U0232038

SHAOSHANGXUE

LINCHUANG XINSHIYE

——SHAOSHANG XIUKE, GANRAN, YINGYANG, XIUFU YU ZHENGFU

烧伤学临床新视野

—— 烧伤休克、感染、营养、修复与整复（第2版）

◎主 编 盛志勇 郭振荣

清华大学出版社
北京

内 容 简 介

本专著由我国著名烧伤外科专家盛志勇院士领衔主编。本专著重点突出，围绕烧伤临床医生共同关注的热点问题——烧伤休克、感染、创面修复、营养代谢和后期整形与康复，进行专题论述。新版增加了烧伤预防知识、脓毒症、烧伤休克病理生理、修复外科、严重大面积烧伤患者心理和功能康复等方面的新知识。

全书文字流畅，图文并茂，是一部理论与实践并重，烧伤学经典知识与进展相结合的专著，对全国烧伤科医生临床工作有很好的指导作用，可作为烧伤科、骨科、康复理疗科临床医师的参考书。

图书在版编目（CIP）数据

烧伤学临床新视野——烧伤休克、感染、营养、修复与整复 / 盛志勇，郭振荣主编 . —2 版 . —北京：清华大学出版社，2019

ISBN 978-7-302-42538-0

Ⅰ. ①烧…　Ⅱ. ①盛…　②郭…　Ⅲ. ①烧伤 - 治疗学　Ⅳ. ① R644.05

中国版本图书馆 CIP 数据核字（2016）第 000898 号

责任编辑：罗　健　王　华
封面设计：傅瑞学
责任校对：王淑云
责任印制：宋　林

出版发行：清华大学出版社
　　　　　网　　　址：http://www.tup.com.cn, http://www.wqbook.com
　　　　　地　　　址：北京清华大学学研大厦 A 座　　　邮　　　编：100084
　　　　　社 总 机：010-62770175　　　　　　　　　邮　　　购：010-62786544
　　　　　投稿与读者服务：010-62776969, c-service@tup.tsinghua.edu.cn
　　　　　质量反馈：010-62772015, zhiliang@tup.tsinghua.edu.cn
印 装 者：三河市铭诚印务有限公司
经　　销：全国新华书店
开　　本：185mm×260mm　　　印　张：42　　　彩　插：10　　　字　数：1065 千字
版　　次：2005 年 5 月第 1 版　 2019 年 5 月第 2 版　　印　次：2019 年 5 月第 1 次印刷
定　　价：198.00 元

产品编号：052121-01

主 编 简 介

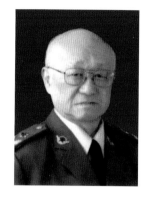

盛志勇 著名创伤、烧伤外科专家，特级教授，中国工程院资深院士，我国创伤、烧伤专业主要开拓者之一。现任解放军总医院第一附属医院专家组组长、全军烧伤研究所名誉所长、博士生导师。历任中华医学会理事、中华烧伤外科学会主任委员、中华创伤外科学会常委、解放军医学科学技术委员会常委、《中华整形烧伤杂志》副主任编委、《中华烧伤杂志》名誉主编、《解放军医学杂志》主任编委、《中华创伤杂志》名誉主任编委、《中国危重病急救医学杂志》副主编、国际烧伤学会《Burns》杂志编委等职。被选为美国创伤学会荣誉会员、美国科学促进学会会员、国际外科学会会员、加拿大创伤学会荣誉会员、以色列烧伤学会荣誉会员，为国际烧伤学会资深会员。在烧伤基础和临床研究方面造诣颇深，为我国创伤和烧伤专业的发展做出了卓越的贡献。荣获国家科技进步奖一等奖 2 项、二等奖 3 项、三等奖 4 项，军队科技进步奖一、二等奖共 23 项，其他奖 24 项。主编和撰写学术专著 27 部，发表学术论文 880 多篇。1991 年享受政府特殊津贴，1996 年获全军首届专业技术重大贡献奖，并被总后勤部授予"一代名师"称号，1999 年荣获何梁何利基金科学与技术进步奖，工程院光华奖，吴阶平医学奖。曾荣立一等功 1 次，二等功 1 次，三等功 2 次。

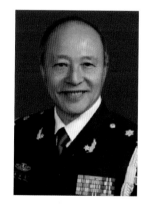

郭振荣 1962 年 8 月毕业于北京医学院，外科教授、主任医师、博士生导师，享受国务院特殊津贴。历任解放军总医院第一附属医院烧伤整形科主任、全军烧伤研究所所长。荣获首届"中华医学会烧伤医学终身成就奖"和"中华医学会创伤分会组织修复与再生委员会终身成就奖"。曾担任中华烧伤外科学会副主任委员、中华创伤外科学会常委、北京烧伤学会副主任委员。中央军委保健委员会专家组成员、中华医学会医疗事故技术鉴定专家库成员、国家食品药品监督管理总局药品评审专家、全国学位与研究生教育评估专家、国际烧伤学会会员、美国科学促进学会会员。担任《中华烧伤杂志》和《感染、炎症、修复杂志》副主编、8 种杂志编委和审稿专家。在烧伤休克、感染、营养代谢、创面修复、烧伤康复与整复等方面颇有建树。担任《危重烧伤治疗与康复学》和《烧伤学临床新视野》主编，以及《中华烧伤医学》《Chinese Burn Surgery》副主编，参加了 33 部专著的编写，以第一作者发表论文 126 篇。获国家科技进步一、二、三等奖各 1、2、1 项，军队科技进步一、二、三等奖各 2、8、12 项，军队医疗成果一、二等奖各 1、4 项，"九五"全军后勤重大科技成果奖 1 项，北京市科学技术二等奖 3 项，中华医学科技奖一、三等奖各 1 项。

编 著 者 名 单

主　编　盛志勇　郭振荣

编　者（以姓氏拼音为序）

曹卫红　浙江大学台州医院烧伤整形科　教授

柴家科　中国人民解放军总医院第一附属医院全军烧伤研究所　教授

陈宝驹　中国人民解放军总医院第一附属医院全军烧伤研究所　教授

陈敏亮　中国人民解放军总医院第一附属医院全军烧伤研究所　教授

刁　力　中国人民解放军总医院第一附属医院全军烧伤研究所　博士

付小兵　中国人民解放军总医院生命科学院　院士，研究员

葛绳德　中国人民解放军海军军医大学第一附属医院全军烧伤研究所
　　　　教授

谷　斌　中国人民解放军总医院第一附属医院全军烧伤研究所
　　　　副主任医师

郭剑颖　中国人民解放军总医院第一附属医院 ICU　副主任医师

郭振荣　中国人民解放军总医院第一附属医院全军烧伤研究所　教授

郝岱峰　中国人民解放军总医院第一附属医院全军烧伤研究所
　　　　主任医师

贺立新　北京右安门医院烧伤整形科　主任医师

胡　森　中国人民解放军总医院第一附属医院创伤外科研究室　研究员

胡大海　中国人民解放军空军军医大学西京医院全军烧伤中心　教授

黄跃生　中国人民解放军陆军军医大学第一附属医院全军烧伤研究所
　　　　教授

贾晓明　中国人民解放军总医院第一附属医院全军烧伤研究所　教授

金　雪　中国人民解放军陆军军医大学第一附属医院全军烧伤研究所
　　　　编辑部　编辑

黎沾良　中国人民解放军总医院第一附属医院　教授

李　峰　中国人民解放军总医院第一附属医院全军烧伤研究所
　　　　副主任医师

李红云　中国人民解放军总医院第一附属医院创伤外科研究室
　　　　助理研究员

李利根　中国人民解放军总医院第一附属医院全军烧伤研究所　教授

梁光萍　中国人民解放军陆军军医大学第一附属医院全军烧伤研究所
　　　　编辑部　主任

林洪远　中国人民解放军总医院第一附属医院 ICU　教授

吕国忠　江苏省无锡市第三人民医院烧伤科　教授

马　兵　中国人民解放军海军军医大学第一附属医院全军烧伤研究所
　　　　副教授

潘银根　江苏省启东市人民医院整形美容科　副主任医师

彭　曦　中国人民解放军陆军军医大学第一附属医院全军烧伤研究所
　　　　教授

申传安　中国人民解放军总医院第一附属医院全军烧伤研究所　教授

盛志勇　中国人民解放军总医院第一附属医院全军烧伤研究所
　　　　院士，教授

宋慧锋　中国人民解放军总医院第一附属医院全军烧伤研究所　教授

谭银玲　中国人民解放军陆军军医大学微生物教研室　教授

汪仕良　中国人民解放军陆军军医大学第一附属医院全军烧伤研究所
　　　　教授

王玉莲　天津市第四医院烧伤研究所　教授

王占科　中国人民解放军第九四医院病理检验科　主任

温学辉　中国人民解放军陆军总医院烧伤整形科　副主任医师

吴焱秋　中国人民解放军总医院第一附属医院全军烧伤研究所
　　　　副主任医师

夏照帆　中国人民解放军海军军医大学第一附属医院全军烧伤研究所
　　　　院士，教授

杨红明　中国人民解放军总医院第一附属医院全军烧伤研究所　教授

杨瑞永　台湾林口长庚医院烧伤中心　教授

姚咏明　中国人民解放军总医院第一附属医院创伤外科研究室　研究员

于　勇　中国人民解放军总医院第一附属医院检验科　主任

周业平　北京积水潭医院烧伤科　教授

朱兆明　中国人民解放军总医院第一附属医院全军烧伤研究所　教授

第2版 前言

本 书第一版出版后，承蒙烧伤医学界各位同仁厚爱，该书已告售罄，承蒙清华大学出版社不弃，拟出版新版。鉴于烧伤临床治疗以及烧伤所涉及的多门学科皆有不少进展，因此在新版中添加一些新的内容，甚至有部分章节是重新编写，以更新其内容。例如编者意识到无论哪门医学学科，皆不能不重视预防，否则该学科将沦为不完整的学科。编者经数十年的临床磨炼，也深感预防对烧伤科学来说，也应该是一个重要的课题，并认识到如果采取某些措施是可以降低烧伤的发生率，或减轻烧伤的范围和程度。为此特邀请中国台湾的专家撰写有关台湾地区通过一些措施显著降低儿童烧伤的发生率的经验。此外，又增加了成批烧伤患者的救治内容，以应付发生森林火灾或地震等灾害引致成批烧伤以及粉尘烧伤患者的收治工作。又如对脓毒症的研究进展、烧伤休克的病理生理的新的研究成果、创面修复重建外科的进展、严重大面积烧伤患者的心理和功能康复等，均予以充实。这些内容的更新或增添，希望可以使读者增添或修正有关烧伤预防和治疗方法的一些概念，对年轻医生在临床工作中有所裨益。

由于医学在最近十多年中有显著的进展，编者受知识所限，书中内容可能有不少谬误，请读者不吝指教！

盛志勇　郭振荣

2018 年 9 月

第1版 前言

自1958年我国烧伤专业起步开始，经过三代人的努力，历经了近50年不平凡的发展历程，我国的烧伤医疗事业从无到有，从小到大，从弱到强，不断发展壮大。治疗经验日臻成熟，基础研究也获得了相应发展，专业队伍茁壮成长，人才梯队逐步形成，救治网络遍布全国。不仅在大城市大医院，甚至在名不见经传的市县级医院也成功救治了不少烧伤面积超过90%，甚至Ⅲ度烧伤面积超过90%的极重度烧伤病患，积累了一整套具有中国特色的治疗经验。我国烧伤救治病例之多，覆盖面积之广，治疗效果之好举世公认，我国烧伤治疗已经达到国际领先水平。

尽管几十年来烧伤专业得到了蓬勃发展，然而全国各地烧伤专业起步早晚不一，发展并不均衡。不少地方受经济水平制约，人力、物力不足，烧伤知识仍显陈旧，科技信息不畅，新技术掌握不多，新设备更新较少，临床遇到的问题不知如何解决。我们发现基层医院临床医生非常渴望学习新知识、新技术，他们希望能紧跟时代的步伐，提高自身诊疗水平。我们深切地感受到有责任也有义务将与临床关系紧密、能反映现代烧伤治疗与研究成果的最重要的知识介绍给广大临床医生。

鉴于我国已有多种版本经典烧伤学著作面世，我们主编的《危重烧伤治疗与康复学》也已出版5年。这次，我们不想面面俱到，主要对烧伤学中最为重要的休克、感染、创面修复、营养代谢、整形和康复几大方面内容进行重点论述。本书既汇集了解放军总医院304临床部专家们多年的临床经验，也反映了国内外烧伤学最新研究成果。参加编写人员皆为本院专家教授，他们都是在该领域辛勤耕耘多年、颇有建树的专家。

尽管本书出版的宗旨是使之成为专题类参考书的经典之作，所有编著者也力求倾心写成尽善尽美之文，但碍于水平与认识的局限性，仍难尽如人意；烧伤医学发展迅速，成果颇丰，区区专著难容烧伤专业的博大精深；加之时间仓促，难免挂一漏万；更由于我本人学识及能力有限，在撰稿、组稿与编辑等方面，也可能会有疏漏或不妥之处，我们殷切期待烧伤界及其他相关专业同道批评指正。

在本书付梓之际，我要衷心感谢我的恩师、烧伤界泰斗、我国烧伤专业的创始人和奠基人之一——中国工程院院士盛志勇教授，本书的选题、定位、组稿都得到了盛老的积极支持和热情指导，他还亲自主笔赐稿，并为本书作序，为本书增色添辉。

最后我还要感谢清华大学出版社的大力帮助，从交稿到印出精美的书籍，用时不到两个月，这样的高速度、高效率令人赞叹，这正是清华人可贵精神的体现。

郭振荣

2005 年 4 月

$\mathbf{C}$ontent

目 录

Chapter 1

第1章

烧伤外科发展简史

烧伤外科起步相对较晚，迄今专科历史尚不足 60 年，是从普通外科分离出来独立建科的，可以称为外科领域里的"小弟弟"。我国烧伤外科历史虽然不长，但发展迅速，在黎鳌、盛志勇、史济湘、汪良能、方之扬等老一代专家的带领下，在烧伤界同仁的共同努力下，我国烧伤专科从无到有，从小到大，从弱到强，从高等学府到广大基层，烧伤诊疗队伍不断壮大，烧伤治疗水平普遍提高，危重烧伤患者治愈率达到国际领先水平，基础研究亦得到相应发展。不仅大城市、大医院建立了烧伤专科实验室，一些基层单位也结合临床开展了实验研究，使我国的许多研究项目达到了国际先进水平。烧伤事业的蓬勃发展和突出业绩日渐为世人瞩目，中国工程院评选出的 20 世纪我国 25 项重大工程技术成就中，由烧伤和显微外科组成的"外科诊疗"榜上有名，也是医学专业惟一获此殊荣的项目。

一、烧伤外科的建立与发展

我国烧伤专业的发展经历了三个重要的历史进程，在每个历史阶段均取得了令人可喜的成绩，推动了我国乃至世界烧伤事业的发展。

（一）1958 年至 20 世纪 60 年代末——起步与经验积累阶段

1958 年由于全民大炼钢铁，致使烧伤患者骤然增多，北京、上海、重庆、西安等大城市率先在 6 家大医院成立了烧伤专科。上海瑞金医院的医护人员群策群力成功救治了烧伤总面积 89%、Ⅲ度烧伤面积 23% 的钢铁工人邱财康，跨越了当时国际上公认的"烧伤面积超过 80% 便不可能治愈"的鸿沟，这一史无前例的医学奇迹，震惊了世界，也鼓舞了国人，在国内迅速掀起了烧伤救治的热潮。自此可以认定我国的烧伤事业起步了，发展了，队伍也逐渐壮大了。20 世纪 60 年代全国各地先后成立了烧伤科或组建了烧伤病房，大量的临床实践造就了一批业务骨干，在烧伤休克、感染与创面处理等方面积累了宝贵经验，为我国烧伤事业的发展奠定了坚实的基础。由于各烧伤科起步早晚不一，发展尚不均衡，可以把这"前 12 年"称作开始起步与积累经验的阶段。

（二）1970 年至 20 世纪 80 年代末——普及提高阶段

上海瑞金医院首创的大面积深度烧伤早期切痂、大张异体皮开洞嵌入自体皮的手术方法，于 20 世纪 70 年代初在国内迅速普及，世人称之为"中国法"，使大面积烧伤的治疗实现了历史的飞跃。截至 1971 年，仅在北京和上海的 5 家医院即治愈了 10 例烧伤总面积超过 90%、Ⅲ 度烧伤面积超过 70% 的烧伤患者，该成果在罗马尼亚国际烧伤会议上报道后受到与会者的称赞，自此我国烧伤临床治疗一举跃居世界领先水平。一些专科力量比较雄厚的单位，通过举办学习班、进修班和学术会议，把各自的经验迅速推向全国。各省市、自治区的烧伤治疗水平普遍提高，甚至某些名不见经传的基层单位也不乏成功救治Ⅲ度烧伤面积超过 70%～90% 的严重病例，标志我国的烧伤事业全面开花，"中 20 年"被称作普及与提高阶段。

（三）20 世纪 90 年代初至今——发展成熟阶段

由于各大单位重视人才培养，不仅壮大了自己的队伍，也为全国培养了专业人才，形成了人才梯队；临床经验趋于成熟，烧伤事业展现了勃勃生机，总结了一套独特的、适合我国国情的治疗经验。在临床治疗飞速进步的同时，也清醒地意识到我国的基础理论研究明显滞后，与发达国家相比有相当大的差距，这也制约了治疗水平的进一步提高。20 世纪 80 年代各大单位相继建立了烧伤实验室，利用人才密集的优势，开展了多学科大协作，率先在烧伤早期损害、休克、感染、创面覆盖、皮肤储存、吸入性损伤等领域开展了基础理论研究。从宏观到微观，从细胞到亚细胞，以至分子水平，取得了令人瞩目的研究成果。这一阶段突出的特点是临床的发展带动了基础理论研究，基础理论研究成果指导临床，进一步促进了临床治疗的进步与发展，临床经验日臻成熟，治疗效果稳居世界领先水平，踏上了学科发展良性循环之路。

1962 年解放军全军烧伤专业组正式成立，每两年召开一次全军学术会议。1983 年成立了中华医学会烧伤外科分会，各省分会及烧伤救治体系逐渐形成网络，烧伤研究所、烧伤中心或烧伤专科几乎遍布全国，使严重烧伤患者大多可在当地得到及时治疗，明显提高了救治成功率。表 1-1 显示 1958—1979 年全军 16 家单位统计的 48 978 例烧伤患者的 LA50（半数治愈的烧伤面积）为 75.93%；1980—1992 年全军 29 家单位 64 320 例烧伤患者的 LA50 达到 90% 以上，而美国统计了 1991—1993 年 28 家烧伤中心的 6417 例烧伤患者的 LA50 只有 66.20%，通过对比充分显示了我国整体治疗水平确居世界领先。

近 60 年来的光辉历程表明我国的烧伤事业已经逐步走向成熟，全面步入了世界先进之林，临床治疗的一些突破性进展，不仅拓宽了中国人的眼界，也为世界烧伤医学的发展做出了重要贡献。

表 1-1　不同年代烧伤治疗水平的比较

统计者	中国医院或世界各国医院	年份	例　数	病死率 /%	LA50/%
黎鳌	全军 16 家单位	1958—1979	48 978	—	75.93
	全军 29 家单位	1980—1992	64 320	—	90.87
	全军 26 家单位	1993—1998	48 085	—	90.91
崔晓林	解放军总医院第一附属医院（解放军 304 医院）	1958—1979	1299	5.64	82.81
		1980—1989	2399	1.91	87.36

续表

统计者	中国医院或世界各国医院	年份	例　　数	病死率 /%	LA50/%
杨红明		1990—2000	3497	0.40	98.67
唐洪泰	长海医院	1959—1978	Ⅲ度≥70% 28 例	89.3	
		1979—1998	45 例	60.0	
Saffle	美国 28 家医疗中心	1991—1993	6417	5.1	66.20
Gibran	美国西雅图各医院	1993—2003	4868	4.0	
Gauner	美国洛杉矶各医院	1994—2003	8406	TBSA* <20% 1	
				20%～40% 8	
				40%～79% 39	
				>80% 83	
Pruitt	美国陆军外研所	1987—1991			82（15～20 岁）
					72（21～40 岁）
Barret	西班牙巴塞罗那各医院	1989—1995	2772	3.5	92.5（<60 岁）
Barisoni	意大利各医院	1969—1988	2615	5.5	41.0（>60 岁）
Pegg	澳大利亚各医院	1972—1996	4094	3.6	
		1997—2003		2.1	
Kobayashi	日本东京烧伤学会	1983—2003	6401	15.4	
Lari	伊朗德黑兰各医院	1995—1998	3341	19.6	
Kwang-Yi Tung	中国台北 43 家医院	1997—2003	12 381	3.1	80

*TBSA: total body surface area，总体表面积。

二、休克期复苏

严重烧伤后的 48h 内，由于大量的血浆成分外渗，造成血容量减少，很容易诱发休克，因此就把伤后 48h 之内的急性渗出期称之为休克期。烧伤休克是大面积烧伤患者治疗过程经历的第一道难关，20 世纪 50 年代之前休克曾是大面积烧伤患者首要的死亡原因。烧伤早期最主要的病理生理变化包括内皮细胞损伤、血管通透性增加、凝血机制紊乱、血细胞破坏、血浆成分外渗，血容量减少造成低血容量性休克。近年来的研究发现，组织细胞在缺血状态下因氧供应不足而极易受到损伤，其损伤程度与缺血时间长短有直接关系。在复苏补液的组织再灌注过程中，无复流现象（no-reflow phenomenon）、细胞内钙超载、白细胞浸润、高能磷酸化合物的缺乏、氧自由基损伤等，都是导致组织损伤的重要机制。细胞生物膜破坏，各种介质大量释放，产生过度炎症反应，为日后的感染和脏器功能障碍埋下祸根。心功能下降也是导致休克的重要因素，近年来研究发现，烧伤后 1h 心肌缺血缺氧损害即可发生，心脏的损害主要表现在心室射血能力下降，其主要原因在于心肌缺血，心肌能量代谢障碍，细胞膜与肌浆网钙通道对钙流入与流出的调控功能下降和缺血导致部分心肌细胞凋亡而使心室收缩能力降低，舒张功能与顺应性异常。伴随研究的深入和临床治疗水平的提高，人们逐渐认识到烧伤休克的本质是缺血缺氧，休克期复苏的关键就是迅速恢复血容量。进入 20 世纪 80 年代以来烧伤患者"度过"休克期已不是难题，然而是否都能平稳度过不留后患，仍值得进一步探索。为了达到真正满意的复苏，我国的烧伤专业工作者历经 30 余年的探索，提出了休克期复苏应遵循的"一个重点"和"三个目标"，即休克期复苏的重点就是通过及时、快速、充分的补液，迅速恢复血容量，保证组织细胞的氧输送（DO$_2$）。达到防治休克的 3 个目标：①防止或纠正显性失代偿休克；②尽快纠正隐匿性休克；③应用氧自由基清除药物，减轻再灌注损伤。

为了让大家有一个易懂、易记的输液方案，于1970年全国烧伤会议上提出了适合中国人的大面积烧伤输液公式：第一个24h电解质与胶体各为0.75mL/（kg·1%TBSA），水分（5%葡萄糖）2000mL；第二个24h晶胶体减半，水分同前。沿用此公式作为休克期补液的参考，曾在休克期复苏治疗中发挥了巨大作用，但在实践中发现特大面积烧伤往往要突破传统公式的计算量才能平稳度过休克期。有的学者认为第一个24h补胶体无助于提高心排血量，反易使蛋白沉积在组织间隙，1968年巴克斯特（Baxter）在美国帕克兰（Parkland）医院提出了新的输液公式：第一个24h只给乳酸钠林格液4mL/（kg·1%TBSA），不给胶体。此公式适用于胶体供应困难的地区或战争时期，但依Parkland公式复苏由于输液量偏多，会加重水肿。美国莫纳福（Monafo）倡导的高张盐公式（含钠离子为250mmol/L）问世，输液量可比Parkland公式减少1/3，但需严格监测渗透浓度，否则易引起高渗性脱水甚至昏迷，因此我国采用者甚少。

国内烧伤界基本都在遵循电解质与胶体并举的原则，解放军总医院第一附属医院主张伤后8h开始输全血，输入量占全天液量的5%～10%，在实验研究与临床实践中都证实具有良好的复苏效果。1985年开始利用Swan-Ganz导管监测血流动力学，其结果提示按国内传统的输液公式进行补液，液量偏少，难以平稳度过休克期，也不能达到血流动力学稳定，在血流动力学监测下，必须突破传统的输液公式，计算输液量时，不仅包括烧伤面积和体重两个参数，还要考虑烧伤深度，因为不同深度丢失的液体量是不同的。第一个24h晶体与胶体各为（0.75～1）mL/（kg·1%TBSA），晶胶体依深度不同而异：浅Ⅱ度烧伤晶胶体之和为（1.5～1.6）mL/（kg·1%TBSA），深Ⅱ度烧伤晶胶体之和为（1.7～1.8）mL/（kg·1%TBSA），Ⅲ～Ⅳ度烧伤晶胶体之和为（1.9～2.0）mL/（kg·1%TBSA）；第二个24h晶体与胶体各为1.5mL/（kg·1%TBSA），水分（5%葡萄糖）则为3000～4000mL，体重轻者偏少，重者偏多；第一个24h累计的输液总量应达到（2.6～3.0）mL/（kg·1%TBSA），据此输液不仅取得最佳前负荷，使血流动力学于伤后16～24h即恢复正常，而且尿量能达80～100mL/h或1～2mL/（kg·h）。心脏指数（CI）达到4L/（min·m²），肺动脉楔压（PAWP）为1.6～2.4kPa（12～18mmHg），氧输送（DO_2）600mL/（min·m²），氧耗量（VO_2）170mL/（min·m²），VO_2脱离DO_2依赖，静脉血氧饱和度（SvO_2）达到75%。

对于伤后6h以上延迟复苏的患者，应在入院后3h内补足按公式计算相应时间应该输入的液体量。实施新的输液方案不仅未见肺水肿、脑水肿等并发症，还保证了各项临床指标维持正常，减少了缺氧损害及并发症，提高了治愈率。

近年来的临床与实验研究证实，纠正显性休克的同时不能立即纠正隐匿性休克（内脏缺血），通过二氧化碳张力计监测胃肠黏膜内pH显示在伤后72h仍处于较低水平，这表明胃肠道缺血时间长，也预示着其他内脏器官血流灌注量不足，此谓之隐匿性休克。在休克期补液的同时，再增加山莨菪碱10～20mg静脉滴注（每6h1次），可明显改善胃肠道缺血状态，48h pH值即可恢复正常，达到7.32以上，此时隐匿性休克方被纠正。研究证实，缺血-再灌注过程中氧自由基的损伤作用是肯定的，20世纪90年代用电子波磁共振技术可以直接测到血液和脏器的氧自由基信号，延迟复苏者信号尤强。应用氧自由基清除剂（4%甘露醇、大量维生素C、维生素E或金纳多），可使氧自由基损伤作用明显减轻。休克期综合复苏措施的改进，有助于减轻缺血、缺氧损害，提高了复苏效果，大大减少了后续治疗过程中的并发症。

三、血管内皮细胞损伤在烧伤早期脏器损害中的作用

烧伤早期可见远隔脏器内皮细胞发生形态学变化，主要表现有细胞间黏附连接受损，裂隙形成，内皮细胞脱落，循环中内皮细胞增多，以致血管通透性增高，导致组织水肿、细胞缺氧。此外，内皮细胞调节血管功能受损，释放收缩物质多于舒张物质，血浆及脏器组织中内皮素（endothelin, ET）-1 增多，ET/一氧化氮比值增高，血栓素 A_2（thromboxane A_2, TXA_2）/前列环素（prostacyclin, PGI_2）比值增高，以及血管紧张素 Ⅱ、肾素增高，导致血管收缩，微循环障碍，细胞缺氧。

烧伤早期即见血栓素上升，血小板活化因子增高，纤溶酶原激活物抑制物活性升高，而组织型纤溶酶原激活物活性下降，因而易发生小血管内血液凝固，引起微循环障碍，也能使细胞缺氧。而且烧伤后细胞间黏附分子 -1（inter cellular adhesion molecule 1, ICAM-1）、选择素、白细胞表面黏附分子 CD_{11}/CD_{18} 表达增高，中性多核白细胞（polymorphonuclear neutrophil leukocyte, PMN）与内皮细胞之间的黏附力增强，大量 PMN 在小血管内积压、聚集，PMN 被激活后释放溶酶体酶和氧自由基，损伤内皮细胞。在体外培养中，发现烧伤患者的血清、肿瘤坏死因子（tumor necrosis factor, TNF）、内毒素、ET 等均能激活或损伤内皮细胞。

四、肠道细菌和内毒素移位

肠道是人体最大的细菌和内毒素库，正常情况下由于肠道具有完整肠黏膜形成的机械性屏障，黏膜表面厌氧菌形成的生物学屏障和大量分泌型 IgA 形成的免疫学屏障，才使得肠内的细菌和内毒素被局限于肠腔之内。严重烧伤后由于肠道缺血时间长和再灌注氧自由基损伤，以致肠黏膜破坏，微生态失衡和免疫功能低下，导致肠道内细菌、真菌和内毒素移位入血。实验大鼠胃内灌入用荧光素分别标记的铜绿假单胞菌或白色念珠菌，烧伤后 3h 即在肠系膜淋巴结、肝、肺、脾、肾中发现标记物；^{125}I 标记内毒素灌入胃内烧伤后 15min 即可在门静脉检测到标记物。严重烧伤后早期，在患者血液中也能测到肠道杆菌的 DNA，说明它们确实经过血循环和淋巴循环引起肠源性细菌移位。因此可以认为细菌和内毒素移位，这也许是烧伤早期不明原发灶发生临床感染的主要原因。虽然进入体内的内毒素量微少，但由于在肝中上调了 CD14 和脂多糖结合蛋白（LPC）mRNA，具有致敏作用，因而导致脓毒症，可能是多器官功能障碍的重要诱因之一。内毒素由肠腔内逸出后，主要集结于肝，使 LPC 和 CD14 上调，内毒素与之结合后，通过 Toll 样受体 4 跨膜转导至细胞内，再经过一系列的信息转导，产生和释放 TNF-α 等炎症细胞因子，引发脓毒症。如脓毒症未被消除且全身炎症失控，即可损害多器官的功能。

细菌和内毒素移位是由多因素促成的，目前尚无特效措施制止其发生，通常需综合防治，例如良好的复苏、山莨菪碱的应用缩短肠道缺血时间；抗氧自由基药物的应用减轻黏膜损害；早期肠道喂养并提供谷氨酰胺以保证肠黏膜的营养和避免肠道淤滞；经口服具有抗细菌定植作用的双歧杆菌生态制剂和选择性肠道去污染等都具有一定的疗效。至于旨在拮抗内毒素和炎症介质的抗体或杀菌性 / 通透性增加蛋白（bactericidal/permeability increasing protein, BPI）等，实验研究证明有一定疗效，但临床应用尚待时日。

五、烧 伤 感 染

烧伤为开放性创伤，大量坏死组织利于细菌生长繁殖，加之大面积烧伤患者防御功能低下，极易发生感染，大宗病例的分析表明，烧伤死亡病例中有50%～70%死于感染，可见防治烧伤感染是提高救治成功率的关键。

创面是感染的主要途径，20世纪五六十年代曾有人主张"彻底清创法"，入院后在全麻下大刷大洗，以求"彻底无菌"，结果非但未能降低感染发生率，反因连续打击，削弱机体免疫力，加重了休克和内环境紊乱。20世纪50年代末至60年代初过分强调无菌隔离，房间的消毒，工作人员的洗澡，隔离衣、帽子、口罩、鞋子的严格消毒，均未能减少感染，因为创面是开放的细菌培养基，绝对做不到一菌不染。观念一经转变，对深度创面就由保痂为主向切痂为主的方针转换，20世纪60年代末以来开展的早期切痂大张异体皮嵌入小块自体皮及20世纪80年代中期开展的微粒自体皮移植是深度烧伤创面治疗的里程碑。在积极防治休克的同时，将切痂时机由伤后4～7d提至伤后2d内的休克期切痂植皮，更为防治创面感染做了积极的探索，且已见成效。

在防治烧伤感染时，抗生素的应用是必不可少的，但是必须有严格的适应证，小面积浅度烧伤，复苏平稳、创面处理好，可不用抗生素，主要使用局部抗菌剂。大面积烧伤可预防性应用抗生素。烧伤早期，在缺乏细菌学证据前，抗生素的选用常是经验性的。待创面培养获得阳性且敏感试验已有结果时，可采用有效的抗生素进行抗感染，通常在伤后5～7d和切痂植皮的围术期应用。应该强调防止感染的最有效方法是正确处理创面，使病原菌无繁殖衍生的基地。一般来说，严重烧伤患者单纯体温升高，但无创面明显感染的证据，可以不用抗生素。有些抗生素，如氨曲南、头孢噻肟、头孢他啶、喹诺酮类抗生素，在杀菌时释放内毒素，恐对治疗脓毒症不利。在采用这些抗生素时，应该看是否对致病菌有效作为用药的主要根据。

近20年的研究认为，多器官功能障碍综合征（multiple organ dysfunction syndrome，MODS）是许多炎症介质或细胞因子的释放或相互作用造成的失控性炎症反应的最终表现。MODS的发病机制是两次打击（或称双相预激）的结果，严重烧伤作为第一次打击，经受了低血容量休克和缺血-再灌注损伤，体内各种免疫细胞被激活，处于一种"激发状态"，常表现有全身炎症反应综合征（systemic inflammatory response syndrome，SIRS），如果再发生创面或其他部位感染，则产生脓毒症，形成第二次打击，使原来处于激发状态的炎症细胞和介质产生瀑布样效应，致使全身炎症反应失控和细胞损伤，导致MODS。

MODS防重于治，预防MODS的重点放在第一次打击阶段，首先要把好休克关，以良好的复苏和器官支持消除或减轻缺氧性损害和过度的炎症反应。其次是尽早切痂植皮，去除坏死组织，使其不出现第二次打击。除此之外，应加强营养支持，保护内脏器官，则可有效地防止或减轻MODS。解放军总医院第一附属医院通过预防为主、防治结合的治疗原则，使烧伤面积超过30%烧伤患者的MODS发病率和病死率明显降低（表1-2）。

表1-2　两组患者（>30%TBSA）MODS发病率和病死率比较

年份	总例数	发病率/%	病死率/%
1970—1989	369	17.3（64）	87.5（56/64）
1990—1999	288	6.9（20）**	40.0（8/20）**

两组比较 **$p < 0.01$

六、创 面 修 复

创面是贯穿烧伤治疗的矛盾焦点，创面愈合的迟早，直接影响着烧伤病情，愈合质量的好坏，关系到日后的形态与功能。

对深度烧伤施行早期切、削痂植皮是救治大面积烧伤的主要治疗手段。若在全身状况稳定的前提下开展早期（伤后 48h 内即休克期）切痂，可以打破渗出 - 补液 - 再渗出的循环模式，减少输液、输血量，有利于减轻或控制感染，改善机体免疫功能，减轻高代谢反应，降低内脏并发症的发生率，对器官有明显的保护作用，是预防 MODS 的重要治疗措施之一。根据 60 例烧伤患者的血流动力学监测，提出了休克期切痂时机的临床指标：第一个 24h 入量为 2.6～3.0mL/（kg·1%TBSA）；尿量 80～100mL/h；意识清楚；口渴明显减轻，无恶心、呕吐；心率 100～110 次 / 分；血红蛋白≤150g/L；血细胞比容≤0.50；中心静脉压为 4～10cm H$_2$O（0.392～0.981kPa）。上述指标可作为其他医院选择切痂时机的参考。20 世纪 90 年代以来国外也相继开展了早期切痂，美国加尔维斯敦（Galveston）的施里纳（Shriner）儿童烧伤中心一次可切除 60%～70% 的烧伤创面，治愈率明显提高。

1966 年上海瑞金医院率先开展的早期大面积切痂、大张异体皮嵌入小片自体皮移植的手术方法在国内外有广泛影响。1985 年北京积水潭医院发明的大张异体皮加微粒自体皮的手术方法，不仅变两次手术为一次完成，而且更省自体皮，1% 的自体皮可满足 10%～20% 创面植皮的需要。切痂后的创面覆盖国内多用液氮或－80℃冰箱储存的大张异体皮，经过抗冻液配方的改进和玻璃化储皮技术的应用，使异体皮成活率明显提高。无条件供应异体皮的地区则用新鲜小猪皮覆盖创面。近十几年来应用脱细胞异种（猪）真皮不会排异，可取代异体皮覆盖微粒皮。国外多用人工皮，20 世纪 90 年代以来开展了小片异体皮常温保存，其优点是携带方便，分期分批揭除人工皮或异体皮，更植自体皮。利用自体表皮细胞培养膜片的方法实验研究已见成效，但由于培养周期长和缺乏真皮层，易破溃，临床应用尚在摸索阶段。

国内近 10 多年来不仅应用了去细胞异体真皮，还开展了去细胞异种（猪）真皮，其表面覆盖刃厚自体皮，可取得类似中厚自体皮的移植效果，色泽与弹性俱佳。已成功地应用于烧伤和整形手术，尤其在功能部位应用居多。也可作为生物敷料直接贴敷在清创后或削痂后的创面上，可以有效地保护创面，促进愈合。

异体或异种皮肤研究的热点是如何减轻其免疫反应，延缓皮肤的排斥时间，至今尚未获突破性进展。一些学者把目光移向不具抗原性的人工皮，Integra 就是最具代表性的双层永久性人工皮。表层为医用硅膜，厚约 0.1mm，有微孔可透气；内层为牛胶原与黏多糖、硫酸软骨素交联而成的海绵状结构的真皮垫，有 70～200μm 的微孔，利于成纤维细胞与血管内皮细胞长入，2 周后去除表层硅胶膜，显露血运良好的人造真皮，在其上移植刃厚自体皮成活率不低于 95%，而且在预防瘢痕增生和消除痛痒等方面都有确切疗效。Alloderm 是去除了异体表皮和真皮中上皮细胞制成的真皮基质，减少了免疫原性，移植后宿主的成纤维细胞和血管皆可长入，表面植以刃厚自体皮，不仅能修复Ⅲ度烧伤，还可填充面部组织缺损，唇整复、硬脑膜修复也有成功报道。

20 世纪 70 年代末以来国外对有关促进创面愈合的生长因子研究日渐深入，其中表皮细胞生长因子（epithelial growth factor, EGF）、成纤维细胞生长因子（fibroblast growth factor, FGF）、血小板衍生生长因子（platelet derived growth factor, PDGF）、转化生长因子（transforming growth factor, TGF）、胰岛素样生长因子（insulin-like growth factor,IGF）、血管内皮生长因子（vascular endothelial growth factor, VEGF）都已引入临床，其生物作用虽各有侧重，但其共有的"三种生物效应"——趋化、合成分泌和增殖分化"两种作用"——促进多种细胞生长和刺激新生血管形成，均有助于加速创面愈合，提高愈合质量。我国20世纪80年代末开始研究，20世纪90年代初已研制出碱性成纤维细胞生长因子（basic fibroblast growth factor, bFGF），其后问世的重组人表皮生长因子（recombinant human epithelial growth factor, rhEGF），均已获得国家一类新药证书，在促进创面愈合，特别是治疗难愈性慢性创面疗效卓著。其剂型不仅有粉剂、喷雾剂，还有EGF凝胶剂，临床应用更加方便。

1979年国外利用分子生物学技术首次获得了重组人生长激素（rhGH），最初用于侏儒症的治疗，颇见功效。rhGH具有减少骨骼肌消耗，增加氨基酸摄取，促进蛋白质合成利用等功效。1995年我国学者将其用于大面积烧伤患者，发现患者精神食欲好转，创面愈合加速，住院日缩短。rhGH的副作用是血糖升高，停药后可自行恢复。近年来国外应用雄性激素氧雄龙，能促进蛋白质合成，强于甲睾酮5～10倍，且无高血糖副作用，具有良好的应用前景。

应用整形外科技术修复深度烧伤创面得以提倡，包括合理使用供皮区，提高取皮技术，反复取用头皮及二度愈合区扩大供皮面积，利用网状皮、筛状皮扩大覆盖面积，功能部位提前更换自体皮，各种皮瓣或肌皮瓣的早期应用，畸形程度和功能障碍明显减轻。结合功能康复治疗，不仅缩短疗程，而且大大提高了生存质量。

七、营 养 支 持

烧伤患者静息能量消耗（rest energy expenditure，REE）测定的结果显示，无论烧伤面积大小REE都有不同程度增高，并伴有血浆皮质醇、胰高血糖素及尿儿茶酚胺升高。大面积烧伤3d内经历缓升期，继而进入高代谢期，感染愈明显，REE升高愈显著，对烧伤后的营养支持要求也愈高。

营养支持的目的不只是维持生命之需，还是维护组织与细胞代谢、保护器官的结构与功能、促进患者康复的治疗手段。烧伤患者代谢率高，热能消耗大。既往能量需要多参考1974年库雷里（Curreri）提出的热量补充公式：每日热量（kJ）＝104.6（kJ/kg）（25kcal/kg）×体重（kg）＋167.4kJ（40kcal）×烧伤面积百分比（%）。实践过程中认识到此公式的热量估计量偏高。第三军医大学（2017年更名为中国人民解放军陆军军医大学）提出的热量计算公式［每日热量（kJ）＝4184（kJ/m²）（1000kcal/m²）×体表面积（m²）＋104.6kJ（25kcal）×烧伤面积百分比（%）］更适合我国使用。近年来应用CCM代谢车（计算机控制的间接能量测量仪）测量烧伤患者的REE更能较准确地反映烧伤后的高代谢变化。结果表明烧伤后能耗明显增加，烧伤面积愈大，感染愈重，能耗愈高，伴随早期切痂植皮和创面的减少而REE降低，但直至创面愈合能耗也不能降至正常水平。营养支持的热量按REE的1.2～1.5倍供给，对改善机体营养状况和促进组织修复有利。蛋白质的补充量，重度烧伤患者按供应热量的20%～25%评估，大面积烧伤需要每日补充蛋白质112～120g。

营养支持途径强调以肠内营养为主，近年来研究的结果提倡早期肠道喂养。第一个24h即可喂养流质或要素饮食500～1000mL。早期喂养的优越性在于：①改善肠道血流，减轻缺血-再灌注损伤，增强肠道吸收功能；②促进黏膜细胞增殖更新、分泌及运动；③保护肠黏膜屏障，预防菌群失调，减少细菌及内毒素移位和消化道出血；④减轻高代谢反应，降低分解激素水平，减少炎症介质释放。

谷氨酰胺（glutamine, GLN）是人体含量最丰富的氨基酸，对维护肠黏膜细胞、肾小管细胞、血管内皮细胞、淋巴细胞和成纤维细胞的形态与功能具有重要作用，通过 30% Ⅲ度烧伤的小型猪实验证实，补充 GLN 能明显改善肠道血流量，减轻肠道缺血 - 再灌注损伤，维护肠黏膜的结构与功能，减少蛋白质分解，增强免疫功能。大面积烧伤患者亦证实，静脉注射或经口服用 GLN 均有助于恢复血浆 GLN 浓度，减轻肠黏膜通透性，降低血浆内毒素水平。

近年来对微量元素锌的研究表明，烧伤创面和尿液是失锌的主要途径，通过对 49 例大面积 [（63.2±20.1）%] 和 57 例中小面积 [（23.5±11.4）%] 患者的研究证实，烧伤愈重，失锌愈多。给予 15% 深Ⅱ度烧伤大鼠不同含锌量饲料和创面涂以银锌霜，结果显示胃肠道和创面均是补锌的有效途径。对 127 例深度烧伤患者的临床观察表明，深Ⅱ度创面应用银锌霜者（15.1±2.7）d 愈合，对照组（19.6±3.3）d 愈合，应用银锌霜者愈合速度为 0.42mm/d（对照组为 0.27mm/d），证明创面补锌可促进创面修复。

八、电　烧　伤

电烧伤的确切诊断名称应为接触性电损伤，不应称为电击伤。

北京积水潭医院根据损伤程度将腕部电烧伤分为四型，将 1980—1989 年 90 例 114 个肢体电烧伤与 1990—1998 年 90 例 102 个肢体电烧伤的治疗情况对比，发现Ⅰ型与Ⅱ型截肢率皆为 0，Ⅳ型截肢率为 100%，主要的进步在于Ⅲ型。前 10 年的截肢率为 80%，后 9 年为 41.2%。主要的治疗经验是对Ⅲ型腕部电烧伤的认识有提高，态度更积极，治疗手段更有效。如尽早充分减张，皮瓣、肌皮瓣、筋膜瓣等手术广泛应用，使组织毁损严重的创面得以良好地覆盖，而吻合血管的游离皮瓣、肌皮瓣和大网膜与带蒂皮瓣相比与创面嵌合更紧密，更能提高Ⅰ期愈合率，有助于腕部重要组织的保存。术前用彩色 B 超及多普勒探察血管变化，以明确血管损伤程度，用去细胞异体肌腱取代坏死肌腱，开展急诊手术等措施，治疗效果更有提高。

颅骨电烧伤者若骨质无感染，可保留坏死颅骨，利用局部皮瓣或斜方肌皮瓣覆盖，也可利用快速组织扩张的皮瓣修复，或利用游离皮瓣或大网膜移植修复。经血液循环丰富的组织覆盖，死骨可作为新生骨爬行的支架，保持了颅骨完整，不需Ⅱ期修复，能有效地保护脑组织，减少并发症。

九、吸入性损伤

重度吸入性损伤的病死率高达 80%，在并发 MODS 的病例中合并吸入性损伤者占 2/3。1978 年以来第三军医大学对吸入性损伤做了深入研究，认识到主要的病理改变是化学性支气管炎、肺水肿和肺萎陷，原发原因是烟雾及热力损伤，继发的原因是几十种介质参与的炎症反应，使毛细血管内皮细胞和肺上皮细胞受损，通透性增加，表面活性物质的减少和变性，产生肺水肿、肺不张和肺部感染。吸入性损伤主要的并发症是肺部感染和呼吸衰竭，是吸入性损伤主要的死亡原因。肺部感染是由于气道黏膜纤毛清除能力减弱；异物、分泌物、坏死组织滞留；巨噬细胞吞噬功能减退和肺表面活性物质减少，肺泡易萎陷，利于细菌繁殖。呼吸衰竭主要由肺水肿以及肺萎陷所致，气体交换功能障碍，无效腔增加，内皮细胞损伤，大量炎症介质释放，加重了肺损伤。对于中重度吸入性损伤应在临床出现明显症状前尽早行气管切开，加强气道雾化、湿化、吸痰和气管内灌洗。对于低氧血症较重者，采用呼气末正压通气（positive end-expiratory pressure，PEEP）进行机械通气，以尽快改善缺氧。药物治疗无突破性进展，肺表面活性物质替代治疗和人工膜肺等治疗，临床尚未推广使用。

十、值得关注的几个问题

（1）建立全国性流行病学网络系统，需要各级医疗机构与行政机构相结合，确切了解烧伤事故的原因、烧伤人数等相关资料。时至今日只能粗略估计每年需住院的烧伤患者约120万，确切数字不详，更不清楚各类烧伤发生的原因。

（2）贯彻预防为主的方针。要提高全民素质，愈是经济落后和文化素质不高的人群烧伤发生率愈高。开展科普教育，提高防护意识，学会自救互救知识，减少烧伤事故发生。因此有必要建立全国性调查、研究、宣传机构。在21世纪，希望能使烧伤发生率降低50%。

（3）加强人才培养，壮大烧伤专业队伍。我国幅员辽阔，受经济条件制约，烧伤事业发展很不平衡，有许多县市还没有设立烧伤科，亟待在每个县、镇都有急救和初步处理烧伤的人才。

（4）烧伤救治的目的不仅是保护生命，更重要的治愈标准应是较满意的功能与形态康复。根据对64 320例烧伤患者分析，烧伤面积小于50%的中小面积烧伤占93%，其中烧伤面积30%以下者占80%。因此对中小面积烧伤更要予以关注，使他们及早愈合，更快地恢复工作。大面积烧伤的救治能显示整体治疗水平，要求在治疗全过程都能注意功能康复，用整形美容的原则处理创面，减少瘢痕挛缩与功能障碍，使他们能很快地走向社会，成为自食其力的劳动者，减轻国家、社会、家庭的负担。

（5）强调科研与临床相结合。我国的基础研究还比较薄弱，许多研究项目与国外相比有较大差距，国内的基础研究发展也不平衡。希望有条件开展基础研究的单位瞄准危害最大的内脏并发症、休克、感染、吸入性损伤等并发症，利用细胞生物学、分子生物学、生物物理学和生物工程学等高新技术手段，在细胞、亚细胞和分子水平研究发病机制和综合治疗措施，使这些严重并发症的发生率有大幅度的下降，大面积烧伤的死亡率有显著的降低。利用科研成果指导临床治疗，加快创面愈合，减轻瘢痕增生，促进瘢痕软化，既能恢复功能，又能改善容貌。深度烧伤愈合后，汗腺不能复生，若能重建汗腺无异为烧伤患者造福。

总之，新世纪的烧伤医学，跟其他学科一样，既有希望又有挑战，每一个从事烧伤研究的人员都不能有丝毫的懈怠，一定要努力、努力、再努力，把我国的烧伤研究提高到一个新的水平。

（郭振荣　盛志勇）

参 考 文 献

崔晓林，郝岱峰，郭振荣，等，1996. 烧伤患者1914例临床资料分析［J］. 解放军医学杂志，21：476—477.

冯祥生，潘银根，谭家驹，等，2000 . 异种（猪）脱细胞真皮与自体表皮复合移植研究［J］. 中华整形外科杂志，16（1）：
    40—42.

郭振荣，2000. 烧伤休克期的治疗［M］// 盛志勇，郭振荣. 危重烧伤治疗与康复学. 北京：科学出版社，64—70.

郭振荣，2000. 我国大面积深度烧伤创面处理的进展［J］. 中华烧伤杂志，16：11—13.

郭振荣，2003. 重视创面修复与瘢痕防治，提高康复质量［J］. 中华外科杂志，41：870—872.

郭振荣，盛志勇，1999. 我国烧伤外科的进展与展望［J］. 中华外科杂志，37：598—601.

黎鳌，1999. 我国四十年来烧伤救治研究的主要成就［J］. 中华创伤杂志，15：325—327.

黎鳌，2001. 我国烧伤救治研究的过去、现在和未来［J］. 中华烧伤杂志，17：5—7.

黎介寿，2002. 高分解代谢患者的营养支持［J］. 中华烧伤杂志，18：197—198.

沈祖尧，向东，王乃佐，等，1999. 特重度腕部高压电烧伤治疗的改进［J］. 中华整形烧伤外科杂志，15：115—116.

沈祖尧，2002. 加强对烧伤外科皮瓣的研究［J］. 中华烧伤杂志，18：330.

盛志勇，2000. 严重烧伤后多器官功能障碍综合征的防治［J］，中华烧伤杂志，16：133—136.

盛志勇，郭振荣. 2000. 危重烧伤治疗与康复学［M］. 北京：科学出版社，214—238，346—359，382—403.

孙永华，李迟，王春元，等，1998. 脱细胞异体真皮与自体薄皮片移植的研究与应用［J］. 中华整形烧伤外科杂志，14：370—373.

汪仕良，黎鳌，解伟光，等，1997. 如何估算烧伤患者热能需要量［J］. 中华整形烧伤外科杂志，13：91—93.

杨红明，盛志勇，郭振荣，等，1994. 延迟复苏对烫伤大鼠心肝肾氧自由基生成的影响及维生素 E 和维生素 C 治疗效果评价［J］. 解放军医学杂志，19：170—173.

BARISONI D, PECI S, GOVERNA M, et al, 1990. Mortality rate and prognosis indices in 2615 burned patients［J］. Burns, 16: 373—376.

BARRET J P, GOMEZ P, SOLANOL, et al, 1999. Epidemiology and mortality of adult burns in Catalona［J］. Burns, 25: 325—329.

BAXTER, C R, 1974. Fluid volume and electrolyte changes in the early post-burn period［J］. Clin Plast Surg, 1: 693—695.

BONE R C, BALK R A, CERRA F B, et al, 1992. Definition for sepsis and organ failure and guidelines for the use of innovative therapies in sepsis［J］. Hest, 101: 1644—1646.

EVANS E I, PURNELL O J, ROBINETT P W, et al, 1952. Fluid electrolyte requirements in severe burns［J］. Ann Surg, 135: 804—815.

GARNER W, 2004. Burn injury in Los Angeles, California, 1993—2003［C］. The 12th congress of the International Society for Burns, Satellite symposium, Yokohama, Japan, 36.

GIBRAN N, 2004. Epidemiological and outcome characteristics of burn injuries in Seattle and the Pacific Northwest［C］. The 12th congress of the International Society for Burns,Satellite symposium, Yokohama, Japan, 36.

GUO Z R,SHENG Z Y, DIAO L, et al, 1995. Extensive wound excision in the acute shock stage in patients with major burns［J］. Burns, 21: 139—142.

GUO Z R, SHENG Z Y, WANG D, et al, 1989. The use of blood in burn shock, clinical and experimental study［J］. J Burn Care & Rehab, 10: 226—240.

KOBAYASHI K, 2004. Epidemiological and outcome characteristics of burn injuries in Tokyo［C］. The 12th congress of the International Society for Burns, Satellite symposium, Yokohama,Japan, 36.

LARI A R, ALAGHEHBANDAN R, NIKUI R, 2000. Epidemiological study of 3341 burns patients during three years in Tehran, Iran［J］. Burns, 26: 49—53.

MONAFO W W, CHUNTRASAKUI C, AYVAZIAN V H, 1973. Hypertonic sodium solution in the treatment of burn shock［J］. Am J Surg, 126: 778—783.

MURPHY J T, GIROIR B, HORTON J W, 1999. Thermal injury alters myocardial sarcoplasmic reticulum calcium channel function［J］. J Surg Res,82: 244—252.

PEGG S, 2004. Burn epidemiology in Brisbane Area［C］. The 12th congress of the International Society for Burns, Satellite symposium, Yokohama ,Japan, 36.

PRUIRR B A, 1996. Validation and verification［J］. Burns, 9: 22(3): 171.

PRUITT B A, 1999. The development of the International Society for Burn Injuries and progress in burn care: the whole is greater than the sum of its parts［J］. Burns, 25（8）: 683—696.

PRUITT B A, 2000. Protection from excessive resuscitation: "pushing the pendulum back"［J］. J Trauma, 49(3): 567—568.

PRUITT B A, RASMUSSEN T E, 2014. Vietnam (1972) to Afghanistan (2014) : the state of military trauma care and research, past to present［J］. Trauma, 77: 557—565.

SAFFLE, J R, DAVIS B, WILLAMS P, et al, 1995. Recent outcomes in the treatment of burn injury in the United States: a report from the American Burn Association patient registry ［J］. J Burn Care Rehabil, 16: 219—232 .

SHENG C Y, GAO W Y, GUO Z R, et al, 1997. Anisodamine restores bowel circulation in burn shock ［J］. Burns, 23: 142—146 .

SHENG Z Y, 2013. A brief history of treatment of burn injury in China ［J］. Burns & Trauma, 1: 51—55.

TUNG K Y, 2004. A Seven year epidemiology study of 12381 admitted burn patients in Taiwan: using the internet registration system of the childhood burn foundation［C］. The 12th congress of the International Society for Burns, Satellite symposium, Yokohama, Japan, 36 .

Chapter 2

第2章

烧伤后病理生理变化与血流动力学监测

烧伤后，不仅烧伤局部的血管通透性升高，而且全身毛细血管壁通透性都有不同程度升高，热损伤是引起烧伤局部血管壁通透性升高的直接原因。另一方面由于介质的释放，既增加烧伤局部血管通透性，又引起远隔部位血管通透性的变化。

第1节　微循环变化及水肿形成机制

烧伤后毛细血管通透性增高可分为两个时相：第一时相发生在烧伤后 30min 内，主要发生在微静脉，可被组胺受体拮抗剂抑制，故认为此相的血管通透性增高与组胺有关；第二时相又称延迟性血管通透性反应，一般在 30min 以后发生，4h 达高峰，其不但发生在微静脉，还可发生在其他毛细血管分支部位，其严重程度和持续时间均大大超过第一时相变化，而且不受组胺受体拮抗剂的影响，故认为与其他化学介质有关。

一、引起微血管壁通透性增加的体液因素

（一）血管活性胺

1. 组胺
组胺的含量取决于烧伤的严重程度，其释放的时间与水肿形成直接相关。中度烧伤患者，在伤后 1h 血中组胺含量达 $60\sim230\mu g/L$（正常值为 $49\mu g/L$），大面积烧伤时血中组胺含量增加更明显，可超过 $1000\mu g/L$。一旦水肿完全形成，则烧伤组织不再释放组胺。组胺有两类受体，其对血管的扩张作用是通过 H_1 受体和 H_2 受体产生效应的，在烫伤前或烫伤后给予 H_2 受体拮抗剂可以抑制微静脉血管通透性增高所引起的水肿形成。大鼠烫伤后立即给予腹腔内注射西咪替丁，在伤后 1h、3h、6h，对水和蛋白渗漏有明显效果，尤以伤后 1h 的效果最为显著。如果延迟至伤后 12h 给药，则无效。

2. 5-羟色胺（5-hydroxytryptamine, 5-HT）
5-HT 可使微静脉扩张，伤后给予 5-HT 拮抗剂可减轻水肿形成。

（二）缓激肽

烧伤或创伤后，由于血管内皮受损，胶原暴露，从而激活激肽系统，其中最显著的是缓激肽。一般认为烧伤后延迟相血管通透性增高有缓激肽参与，是烧伤后水肿形成的因素之一。

（三）前列腺素（prostaglandin E，PGE）

PGE 使微血管扩张和通透性增高的作用都很强，还能使缓激肽和组胺的血管通透性增高的作用明显增强。

（四）氧自由基

氧自由基产生系统次黄嘌呤 - 黄嘌呤氧化酶（HX-XO）与微血管基膜的透明质酸反应，10min 内即可有 44% 的透明质酸被降解；O^{2-} 和 OH^- 等自由基与生物膜的多价不饱和脂肪酸反应，形成脂质过氧自由基（ROO^-）、脂氢过氧化物（ROOH）等产物而损害内皮细胞。例如烫伤大鼠的肺组织内血清脂质过氧化物增多与肺血管通透性增加呈平行关系；经 HX-XO 系统所产生的氧自由基可以改变 Ca^{2+} 内流，使细胞内 Ca^{2+} 浓度上升，导致内皮细胞收缩，间隙增大，渗透性增加；氧自由基还间接通过花生四烯酸和白三烯途径增加毛细血管通透性。

（五）血小板激活因子（platelet activating factor，PAF）

PAF 可使血管内皮细胞骨架蛋白的分子构型改变而影响血管通透性。细胞膜上存在 PAF 的特异受体。大鼠烫伤后，烧伤组织渗出液中溶血血小板激活因子（Lyso-PAF）含量在伤后 2～6h 显著增加，8h 后开始下降，提示 PAF 是烧伤后引起血管通透性增高的重要通透因子之一。

（六）溶酶体酶

粒细胞溶酶体中含有各种酶以及非酶物质达数十种，其中以中性蛋白酶（包括弹力蛋白酶和胶原酶）等最为重要。中性粒细胞聚集和黏附，释放出大量溶酶，中性蛋白酶能水解弹性蛋白及基底膜等结构，而组织蛋白酶除直接损伤细胞外，还可使激肽原变为白细胞激肽，引起血管通透性增高。

（七）纤维结合蛋白

细胞表面的结合蛋白存在于血管内皮细胞表面，以及皮肤、黏膜、外分泌腺的基底膜和结缔组织中。它使血管内皮细胞之间彼此粘合连接，并使内皮细胞黏附于基底膜上，对稳定血管通透性有重要作用。

二、毛细血管通透性增高的局部机制

毛细血管是微循环的主要血管，其管壁由单层内皮细胞组成，厚约 1μm。真毛细血管与组织细胞十分靠近，最远距离不超过 20～25μm，有利于物质交换，据日本山元演男总结，可将微血管通透性的产生机制归结为以下几个方面：①经过微血管内皮细胞紧密连接处狭缝；②微血管内皮细胞质（边突）突入管腔，将微血管管腔内容物包裹，然后在内皮细胞质中往微血管基底方向推进；③微血管内皮细胞质形成小凹，以胞饮的方式将管腔内容物往基底方向转运；④在有"窗孔"型内皮细胞结构的毛细血管壁内，可通过"窗孔"进行；⑤由内皮细胞上的凹陷及内皮细胞中的小泡连成一个沟通微血管内皮细胞壁的小管道，管腔内容物从小管道通过；⑥在断裂型内皮结构的毛细血管壁内，可将内容物经"断裂"排出管外；⑦小分子物质及脂溶性物质可以透过整个内皮细胞渗透出管腔。

休克时内皮细胞的微丝发生收缩，从而裂缝扩大，体液外渗。烧伤休克时有许多因素参与，例如组胺、5-羟色胺及缓激肽生成增加，前列腺素生成增加，氧自由基及一氧化氮（NO）的产生增加等，在各种体液因素直接作用下，微血管通透性明显增高，尤以毛细血管微静脉处特别明显，严重时发生渗漏现象，称为"渗漏综合征"。

三、烧伤后水肿形成

烧伤后局部最明显的变化是由于血管通透性增高，大量血管内液外渗，导致水肿形成。

烧伤后水肿形成取决于致伤温度、持续时间及烧伤面积。豚鼠经 60℃烫伤 5s 后，皮肤含水量很少；当时间增加 3 倍时，水肿也迟至 30～60min 后才发生；但时间持续 30s 或 60s，水肿不仅在几分钟内迅速出现，而且在 1h 内其范围与量达最大值（为正常组织含水量的 4 倍）。此外，如果烫伤温度达 100℃时，水肿形成更快，伤后 5min 可达到最后水肿量的 90%。如果致伤时间与温度不变，水肿形成的速度与量随烧伤面积的增大而增加，烧伤面积为 30%～40% 时，伤后 3h 水肿量达最大值，24h 内几乎不变；烧伤面积为 40% 时，未烧伤皮肤的含水量没有明显增加，而肺含水量有所增加，肝、脾、肾或肌肉含水量则有不同程度的增加。随着局部水肿形成，特别是环形焦痂肢体皮肤失去弹性，组织内压力可不断上升，当组织内压上升超过静脉压时，回流发生障碍，渗出更加增多，组织内压继续上升，形成恶性循环，可导致筋膜腔综合征或远端肢体坏死。

由于血管通透性的增高，故烧伤后水肿液、水疱液及淋巴液内 Na^+、K^+、Cl^-、葡萄糖、尿素等物质与血清含量基本相同，只是白蛋白含量略少。正常组织液仅含少量蛋白质，但烧伤水肿液、水疱液及淋巴液内蛋白含量都增高，约含血浆蛋白量的 80%，其中主要是白蛋白。血管外与血管内白蛋白含量的正常比例为（1.0～1.3）：1，大面积烧伤患者约为正常值的 4 倍。

烧伤后 2～3d 内，水疱液蛋白质浓度可升高至 50g/L，略低于血浆，其后下降。这是因为血管通透性的恢复、淋巴回吸收及可能通过蛋白水解酶而分解所致。除某些 β-球蛋白之外，水疱液含有血浆蛋白质所有的成分。水疱液还含凝血因子 Ⅱ、Ⅹ、Ⅷ，以及抗凝血酶Ⅲ、纤溶酶原、皮质醇和 IgG 等，而较高相对分子质量的化合物如凝血因子 Ⅴ、纤维蛋白原、IgM 和 IgA 在水疱液仅微量存在。此外，水疱液内还可检出乳酸脱氢酶、肌酸磷酸激酶、谷草转氨酶以及含嘌呤嘧啶结构的化合物。

淋巴液蛋白质的含量随烧伤的严重程度而变化。严重烧伤，淋巴液中蛋白质含量从正常的 10～20g/L 上升到 50g/L。血浆蛋白质的成分都可见于淋巴液中，包括凝血因子 I、凝血酶原以及微量血红蛋白。动物实验证实，淋巴液内白蛋白、血清类黏蛋白、庚珠蛋白、IgG 的浓度不仅均有所增加，且伤后不久增至最大值，直至1～2周后尚未恢复正常。烫伤后，淋巴液与血浆的蛋白质浓度比例都增加，说明毛细血管能通过相对分子质量达300 000的蛋白质。

烧伤后淋巴液内有无脂蛋白存在尚有争议。然而，高血脂家兔经70℃烫60s，伤腿引流的淋巴液可检出高密度、中密度和低密度脂蛋白。可能是由于毛细血管压增加或热力对毛细血管基底膜的直接损害，使膜的孔隙扩大或产生新的不同大小的孔隙所致。

此外，烧伤后，由于血管通透性增高，血浆内蛋白质丢失至组织间隙，血浆蛋白浓度下降，导致血浆胶体渗透压急剧下降和组织液升高，也有助于烧伤后水肿形成。

（贺立新）

第2节　烧伤后水、电解质紊乱

一、脱　水

脱水的概念超出水的本身。就狭义而言，包括水和盐。由于氯化钠中Na^+和Cl^-各占体内阳离子和阴离子的大部分，因而就可以把水和盐的问题看成是整个体液的问题。而就广义而言，应该指细胞外液，并通过细胞外液影响整个体液。严重烧伤早期所造成的体液丢失，指的是细胞外液丢失，除含有一部分蛋白质外，约有一半是水和盐，说明烧伤早期存在着血浆丢失和脱水的问题，影响血容量的不足，需要进行液体复苏。脱水的原因主要有以下几方面。

（一）不显性失水过多

正常皮肤内含有一层脂膜，可阻止过多的水分蒸发丢失。烧伤后脂膜被破坏，经皮肤蒸发水量比正常皮肤增加4倍；平均每小时每平方米创面蒸发水量约150mL。体重70kg，体表面积$1.85m^2$，烧伤面积40%（约占体表面积$0.74m^2$）的患者，仅创面蒸发水量可达2500mL。完整的水疱皮，可减少创面蒸发；去除水疱后，经创面蒸发水量为皮肤的100倍，在伤后1周内仍达20～50倍。除从创面丢失外，另一不显性失水途径是从呼吸道蒸发。成人每日蒸发量为500～700mL。严重休克、感染、高烧或其他原因致呼吸增快时，蒸发量可达1500～2000mL。

（二）渗出增多

正常情况下，成人每分钟平均有血浆量的8.80%和总水量的1.05%跨越毛细血管壁，烧伤后由于毛细血管壁通透性增高，烧伤面积50%～70%的患者每分钟跨越毛细血管壁的血浆量和总水量分别增加29.70%和4.54%。大量血管内液渗出，从创面丢失或形成水疱液，或聚积于组织间隙，形成水肿，即所谓"无功能性细胞外液"；伤后几分钟以内，水肿形成的速度为20～40mL/（min·133.322Pa·100g组织），随时间推移而逐渐下降；毛细血管滤过系数增加。成人烧伤面积超过30%者，不仅烧伤局部，而且远隔部位的毛细血管通透性都增高。

（三）从肾丢失

原因是多种的。严重烧伤患者最常见的原因是应用利尿剂［如呋塞米（速尿）、甘露醇等］，使大量电解质和水分从肾丢失；其次是大面积烧伤和（或）全身性感染时，分解代谢增强，大量溶质生成，引起溶质性利尿；此外，如失钾性肾炎常伴有肾小管病变导致尿浓缩功能障碍；非少尿型急性肾衰竭及急性肾衰竭多尿期等也可引起肾性失水增多。

（四）从消化道丢失

常见的是严重休克或全身性感染所致腹胀、呕吐。在小儿，由于消化不良所致反复腹泻也较多见，其他如急性胃扩张等肠系膜上动脉综合征引起的进行性呕吐，假膜性肠炎所致的频繁腹泻均可引起大量消化液丢失。应予指出的是，在烧伤单纯性失水虽非少见，但大都在失水同时常伴有其他电解质，特别是钠的丢失，因而临床上可表现为高渗性、低渗性或等渗性脱水。

脱水的临床症状和体征随病理生理变化逐步发展，呈现由轻到重的发展过程。在临床诊断过程中，病史占有很重要的地位，特别是从烧伤至就医期间是否无节制地大量饮水，所输液体的性质，以及所输入液体的容量。

轻度脱水：在体液丢失量不及体重 2% 时，临床上可无明显的表现。待失液量超过体重 2% 时，会逐渐感到口渴，并开始有尿量减少。此阶段若能在严密观察下及时作出判断，及时进行液体复苏，将会赢得最早和最好的抢救时机。

中度脱水：体液丢失量达到体重的 5%～10%，病情将会呈现全面的变化。原有的口渴会明显加重，尿量呈中度减少，尿色有所加深，可表现有淡漠、恶心、体位性晕厥、皮肤弹性较差，一般较为潮湿的腋窝和腹股沟部皮肤转为干燥，脉搏和心率明显增快，脉力和心力减弱，可出现直立性低血压，伴有中心静脉、右心室和肺动脉等压力降低，以及肺动脉楔压降低，待血压明显降低时，休克已失代偿，而有血流动力学明显改变。体液丢失到如此程度，表明休克期病情已属不平稳，甚至休克已非常严重。说明细胞代谢已有明显的变化，全身免疫功能已遭受到不同程度的损害。不仅复苏难度增大，而且预示后续病程可能多变。此期的条件虽然不如轻度变化阶段，但仍能救治，应多加重视，把握住这一关键时机。

重度脱水：体液丢失量达到体重的 10%～15%。全身情况明显恶化，呼吸深快进而微弱，脉搏细数无力，血压明显低下甚至测不出，卧位颈静脉塌陷，消瘦，严重少尿或无尿，尚可呈现木僵、昏迷，甚至死亡，病情发展到此程度，已属救治的最后时机，临床上应尽力抢救。

二、水　过　多

（一）水中毒

1. 病因

机体在神经内分泌和肾功能都正常的情况下，有能力处理摄入过多的水，即经肾排出体内多余的水。在烧伤后，由于体液丢失过多，心功能不全，发生休克，肾上腺皮质功能不全，血管升压素分泌过多，特别在有急性肾衰竭少尿或无尿时，大量无节制的饮水和（或）静脉补给大量的等渗葡萄糖溶液等，就容易发生水潴留，为水中毒提供条件。

2. 病理生理

体内水过多，使细胞外液增多、稀释，渗透压降低。水因渗透梯度而进入细胞内，使细胞内液也随之扩大。细胞内和细胞外都可发生水肿，最后可因并发肺水肿和脑水肿而死亡。

3. 临床表现

躯体普遍出现水肿，特别是未被烧伤的组织也会发生水肿。在其较为疏松的部位更易发生组织水肿，如球结膜水肿。临床上会有反映病理生理改变的表现，如可出现躁动、嗜睡、谵妄、抽搐、惊厥、昏迷等，即反映有脑水肿的临床表现，还有反映肺水肿的临床表现，如呼吸增快、咳嗽和发绀等。这种并发症多见于小儿烧伤。

4. 实验检测

水过多造成体液容量增大和有关成分被稀释，在实验检测中可见到血细胞比容降低（但因红细胞有水肿而不很明显），血清钠和血浆渗透压降低。

5. 治疗

轻度水中毒仅需限制饮水和输注葡萄糖溶液，同时可以给予溶质性利尿剂，以利于水的排出。但临床上往往因意识不到，未能观察到这一并发症的早期病情，而不易被及早诊断和及时治疗。如属重症，除限制给水和使用溶质性利尿剂外，应根据全身情况进行治疗。如出现肺水肿，行气管插管，必要时行人工通气。为纠正体液渗出，可输入高张盐水，即3%～5%氯化钠液。高张盐水应从静脉缓慢输入，成人氯化钠用量每日不得超过20g，儿童则应酌情减量。值得强调的是，应用高张盐水的目的是尽快缓解脑水肿，进而解除肺水肿，而不是追求迅速纠正低血钠。若操之过急，过快地提高体液渗透压，可使脑细胞在不易察觉的情况下从水肿转变为脱水。应用肾上腺糖皮质激素可有助于改善脑水肿和肺水肿。对并发少尿型急性肾衰竭者，应给予透析治疗。

（二）水和钠过多（输液过多综合征）

1. 病因

一般见于应激情况，特别是伴有心、肝、肾功能障碍的患者，输入过多的盐水，潴留于体内。

2. 病理生理

严重烧伤后的早期，由于血管通透性增高，大量体液渗出，在复苏补液治疗中常需输入大量的含钠溶液。进入体内的水和钠随体液渗出，除有少部分渗出体表外，大部分进入并潴留在组织间，不能及时被排除形成烧伤局部和远隔部位的水肿，构成异常扩大的第三间隙。延迟复苏采用大量液体进行冲击输液时更易发生这种变化。待这部分体液回吸收时，特别是有肾功能损害、排尿受到影响的患者，血管床内过多的循环血容量将会超越心脏的负荷能力，甚至可引起急性心力衰竭，导致肺水肿和脑水肿。

3. 临床表现

严重大面积烧伤，特别在延迟复苏出现休克的情况下，用大量液体作冲击补液，体液超负荷，蓄积于组织间，形成局部和远隔部位明显水肿。时间较久，水肿液可转向体位低处坠积。按压远隔部位和有坠积性水肿的皮肤，可证实水肿是凹陷性的。当进入回吸收阶段，由于大量液体返回血液循环，造成循环血容量超负荷，迫使心脏增加工作力度，临床上会有心音增强和心率加快，并伴有脉搏快速而且宏大，且血压会有所增高。周围静脉充盈明显，并可有颈外静脉怒张。中心静脉压升高。若放置漂浮导管，尚可测得右心室压、肺动脉压和肺动脉楔压均增高，笔者根据 52 例临床检测结果发现，在大面积烧伤患者中，回吸收期心脏高排现象普遍存在。严重者将导致心力衰竭，出现急性充血性心力衰竭的症状和体征。还可发生肺水肿和脑水肿。若抢救不及时或不得力，患者将会很快死亡。

4. 实验检测

血细胞比容和血红蛋白降低，血清钠可以正常或降低。若在补液治疗中输用高张盐水，血清钠可增高。有心、肝、肾损害者，将会有相关的实验指标异常。

5. 治疗

立即停止补给电解质溶液。对曾输用高张盐水者，可以适当地少量慢速补给等张葡萄糖液或经口补水分。应用襻利尿剂，以利水和钠的共同排除，以减少血容量和减轻心脏负荷。还应及时对肺水肿和脑水肿进行治疗。密切观察临床表现和实验检测指标，以便掌握治疗进度。应注意，体重是良好的指标，连续观察体重变化对于治疗会有较大的帮助。

三、电解质平衡紊乱

（一）钠平衡失调

Na^+ 是血浆中主要的阳离子（占 95%），因此对细胞外液溶质浓度（渗透压）和体内水分分布调节有主导作用。血浆 Na^+ 浓度并不能反映全身可交换 Na^+ 的总量。这是因为除血浆 Na^+ 外，细胞内外 Na^+ 交换和人体总水量的变化都影响着全身可交换 Na^+ 的总量。正常血浆 Na^+ 浓度为 142mmol/L（135～144mmol/L）；血浆渗透压为（275～290）mOsm/（kg·H_2O）（测定值），而校正的正常值为（260～275）mOsm/（kg·H_2O）。

1. 低钠血症

烧伤后低钠血症虽比较多见，但只是一种临床表现，已如上述，只是代表血清中钠的含量，而绝不意味着全身钠或全血钠量，也就是说，低钠血症时全身钠或全血钠可以正常，也可低于或高于正常。而只是由于细胞外液相对过多而表现为低钠血症。在大面积烧伤，除前节所述"水过多"所致的稀释性低钠血症多，常见低钠血症的原因尚有：①烧伤后血管通透性增高，大量血管内液漏出，伤后 48h 以内，Na^+ 丢失量为（0.5～0.6）mmol/（kg·%TBSA）。此外，每天经创面丢失 Na^+ 量为 0.02mmol/cm² TBSA。伤后更由于钠泵功能障碍而引起细胞内 Na^+ 含量显著增加，细胞外钠量减少。②当前普遍采用乳酸盐林格溶液（lactated Ringer's solution, LR）复苏，含 Na^+ 量为 130mmol/L，属于低张溶液。③长期应用有肾毒性的药物，如氨基糖苷类抗生素和多黏菌素 B，可引起失盐性肾炎，导致 Na^+ 丢失。④钠盐补充不足，烧伤后由于种种原因体液丢失，而致同时失钠失水，失钠量超过失水量，而补充钠盐不足，致细胞外液 Na^+ 显著减少。⑤烧伤应激还可引起下丘脑功能紊乱，精氨酸血管升压素（arginine vasopressin, AVP）分泌阈降低，大量释放 AVP，使血浆 AVP 浓度升高，水分潴留，血钠被稀释，血浆渗透压降低，此即精氨酸血管升压素分泌不适当综合征（sydrome of inappropriate arginine vasopression secretion, SIAVP），又名抗利尿激素分泌失调综合征（syndrome of inappropriate ADH secretion, SIADH）。

2. 高钠血症

高钠血症指血清钠高于 150mmol/L，并伴有相应的临床症状。

（1）病因：最常见的原因是水分丢失过多和补给不足。严重烧伤时，常因发生炎症而持续发热；因吸入性损伤而行气管切开；因应激、分解代谢增强、给予高热量营养等，使体液中的溶质过多；过多使用溶质性利尿剂；以及感染、缺氧等诸多情况，都可使水分丢失过多，造成体液浓缩，引起高钠血症。由于给钠过多而引起的情况并不多见，早期使用高渗电解质溶液复苏者较易导致高钠血症，但多在上述补水不足的情况下发生。

（2）病理生理：水丢失过多和补给不足，引起体液中水和钠的比例失调，致使血钠增高，并会因此而伴有血浆晶体渗透压的升高。渗透梯度会使细胞内的水分向细胞外转移，以缓和细胞外液高张，因而引起细胞内脱水，导致脑细胞脱水的严重后果。细胞内液也会相应呈现高张，如果主要是由失水引起的，还会伴有血钾的降低。

（3）临床表现：烦渴，可有少尿、尿色加深、皮肤干燥等水分不足的表现，严重者还会有烦躁、恍惚、嗜睡、谵妄和昏迷等中枢神经异常的表现，是脑细胞脱水的症状。

（4）实验检测：血钠超过 150mmol/L，血浆晶体渗透压高于 300mOsm/（kg·H_2O），尿渗透压也会有所升高，血糖和血尿素氮也可以升高。

（5）治疗：停止补给钠，经口摄水或静脉输入 5% 葡萄糖溶液，注意输入速度不得过快，以防止迅速扩大血容量和体液迅速转为低张，使脑细胞由脱水转为水肿。在补水分的同时，可合用襻利尿剂，促使排钠，但应注意把握利尿的程度，保证及时补水，不得出现入不敷出的情况。

在全身治疗时应注意重视改善循环、给氧，并积极防治感染。在增进营养时，应掌握好补充的热量与给水量之间的比例。一般来说，每补给 4.184J（1cal）的热量，需要伴随补充 1mL 的水。伴有血糖明显增高者，使用胰岛素时，还应重视补钾。

（二）钾代谢紊乱

1. 低钾血症

低钾血症指血钾低于 3.5mmol/L，且伴有相应的临床表现。

（1）病因：可概括为钾的丢失过多，摄入不足和细胞外钾向细胞内转移。烧伤后，受损伤的局部和远隔部位的组织会有体液渗出和水肿，伤情诱发的高代谢会促使蛋白质分解代谢增强；与伤情、病情有关的并发症会引起胃肠道中消化液的潴留；呕吐与腹泻使消化液丢失；排尿增多等，都会使钾丢失。另外，在治疗中应用胃肠减压和使用利尿剂（特别是使用襻利尿剂等）均可造成钾的附加丢失。盐皮质激素增多和碱中毒均可促使钾经肾排出，也会加重钾的丢失。面部烧伤和与消化道功能有关的并发症可致禁食或厌食，如又未能通过静脉补充钾，则钾摄入不足。上述情况均可使血钾降低，并伴有相应的表现，在临床上形成低钾血症。

（2）病理生理：钾作为细胞内主要阳离子，在细胞代谢和功能方面具有重要的意义，对神经 - 肌肉的传导和心血管功能有较大影响，血钾的降低可致横纹肌的分解，横纹肌、心肌和平滑肌的纤维化和坏死，心肌功能因此发生异常，出现心律失常，甚至可致心脏骤停。

（3）临床表现：在神经 - 肌肉方面，会有躯体疲倦、无力，甚至发生瘫痪。由于严重烧伤的患者常持续卧床，肌肉多呈废用性萎缩，上述临床表现就很难被发现。在较为严重时，临床可有心率增快，还会出现充血性心力衰竭。心电图可显示 T 波变平，进一步加重还会出现 T 波倒置，QRS 波可以变宽，甚至还会出现 U 波。严重时，可出现心律失常，甚至发生心搏骤停。此外消化功能会出现紊乱，表现为厌食、恶心、呕吐、肠绞痛等。

（4）实验检测：由于临床上常不易在伤后早期发现有钾的缺乏，因而需随病情的发展，对钾缺乏的有关病理生理变化要有高度的预见性，重视血清钾的动态检测。

（5）治疗：严重烧伤病程较长，且病情复杂，仅长期创面丢失、卧床消耗及尿量增多就很容易发生血钾降低。加以全身代谢异常，使血钾的丢失更为严重。低钾血症的治疗过程较长，难以迅速奏效。临床上遇到严重休克或毒血症时，会发生难以救治的并发症，如严重的心律失常等。为此要做到先期预防和主动治疗，以达到防中有治和防治结合。对低钾的问题应做到坚持不懈的防和不失时机的治。在治疗低血钾时，还应考虑到血钙、镁和无机磷酸盐也可能会同时降低。鉴于血钾和血镁降低的心电图变化很相似，若严重低血钾患者在大量补钾后，心电图没能出现相应的好转，应考虑有缺镁的可能。另外由缺钾引起的肌肉无力会掩盖低钙的症状，因而遇有血钾降低时，应注意观察有无血钙降低的病情，并检测血钙。

2. 高钾血症

高钾血症指血清钾高于 5.5mmol/L，并有一定的临床表现。血钾增高并不表示体内总钾量增高。若因肾排钾障碍，不仅血钾增高，而且体内总钾量也增高。但若血钾增高是钾从细胞内转移出来所致的，则体内的总钾量会减少。

（1）病因：总体上可概括为钾摄入过多、排出障碍和钾自细胞内转移到细胞外。烧伤后，高钾血症主要发生在急性肾衰竭的少尿特别是无尿阶段，尤其是同时有钾摄入过多或钾自细胞内向细胞外转移时。有关肾排钾障碍，在烧伤时最为常见的是，早期体液丢失引起低血容量性休克而发生的少尿或无尿型急性肾衰竭。摄入钾量增多是指静脉补钾时所输液体含钾浓度过高和（或）过快。不得静脉使用未经稀释的氯化钾，否则酿成严重后果。钾自细胞内转向细胞外可见于很多种情况，如烧伤后大量坏死组织分解、分解代谢中的蛋白质分解、糖原分解、急性酸中毒、血管内溶血、横纹肌分解症、使用琥珀酰胆碱或阳离子氨基酸等。

（2）病理生理：血清钾增高会影响神经 - 肌肉的功能和细胞膜电位。NERNST 平衡式反映膜电位的变化规律。

$$膜电位＝－60×1gK^+（细胞外）/K^+（细胞外）$$

由此可见，膜电位总是低的。当细胞内钾向细胞外转移时，膜电位会有所改变，从而影响心电冲动传导的速度和心脏搏动的节律。

（3）临床表现：严重烧伤患者由于长期卧床，有关肌肉张力改变的临床表现不易被发现。临床上可有周身无力、感觉异常、四肢麻木、恶心、呕吐、肠绞痛等。心血管的症状和体征，可先有心率增快，后发展成致死性的心律失常，应重视心电图的检查。

临床上不为医护人员重视的是假性高钾血症，多因伴有血小板增多、白细胞增多、溶血。若上升缓慢，即便血清钾上升到 7.0mmol/L，但机体仍可以耐受，致使心电图变化较轻，甚至测不出。若血钾上升较快，达 5～7mmol/L 时，心电图上便会有心传导增快的图像，表现为心肌复极化作用，可以加速舒张期去极化的速度。当血钾大于 5.5mmol/L 时，T 波高而尖耸，Q-T 间期变短，P 波的波幅逐渐变低，而且 P 波和 QRS 波都变宽；当传导进一步变快时，P 波可完全消失，而且

QRS波、T波一起形成正弦波。此外，心电图还会有其他改变，如出现完全传导阻滞、室性心动过速、心室颤动，甚至会发生心搏骤停。

（4）实验检测：血钾增高达 5.5mmol/L 以上，快速增高超过 7.0mmol/L 时，应视为危急信号。应重视血气分析和肾功能的测定。检测中要注意，抽取血标本时不得用止血带，血标本不得发生溶血，其意在排除由于血标本采取不当而人为地造成假性高血钾。

（5）治疗：由于高血钾的危险性大，因而需积极处理、认真治疗。对危重者，应立即救治。治疗重点为降低血钾浓度、减少体内总钾量、促使钾向细胞内转移和对抗钾对细胞膜的作用。

为减少体内的总钾量，应立即停用含钾的药物，减少钾的摄入，增加钾的排出。为促使经胃肠道排出，可经口服用聚苯乙烯磺酸钠离子交换树脂 15g 和 70% 山梨醇 15～20mL。还可以用离子交换树脂 50g 溶入 200mL 水中，保留灌肠，每 50min 更换 1 次灌肠液。为促进经肾排钾，可采用盐皮质激素，有利于钾的排出。另外，还可以使用利尿剂，特别是使用襻利尿剂，以促进排钾。促使细胞外钾向细胞内转移，可静脉给予葡萄糖液加胰岛素，或给予碱性药物。为对抗钾对细胞膜的作用，可给钙盐和高张盐水，但有效作用时间只能维持 30min。

（贺立新）

第 3 节　烧伤后心泵功能的变化和血流动力学监测

烧伤后微血管通透性增高，血管内液迅速而持续的溢出血管外。一方面从烧伤创面丢失，一方面聚积于周围组织，形成水肿。渗出液中的蛋白质和离子含量类似于血浆。如果烧伤面积超过 25%，大量液体丢失引起循环血量减少和血液浓缩，导致低血容量休克。

一、血浆容量的变化

烧伤后血浆容量迅速减少，采用放射性磷的方法检测烧伤面积为 30%～60% 的狗，实验证明，全血量在伤后 2h 下降至伤前的 60%，血浆容量下降 55%，红细胞量减少 10%～30%。有实验表明：烧伤面积 40%，在伤后 12h 内，血浆容量较伤前减少 25%；在伤后 18h 细胞外液量丢失 40%～50%。血浆容量的丧失量与烧伤的严重性，时间和复苏补液量有关系。大面积烧伤达 50% 和Ⅲ度烧伤超过 10% 的患者，如不给充分复苏补液，血浆容量可缺失达 25%，因而可发生血循环量减少和血液浓缩甚至休克。在临床上，如果复苏补液不足，血浆容量减少可持续 5～6d，而复苏充分者可限制血浆容量减少至 10%～20%，且仅持续 24～36h。在大面积烧伤后 4～6h，如果以 4.4mL/（kg·h）的平均速度补液，可维持血浆容量。若不予补液，则血浆容量将以 1mL/（kg·h）的速度减少。烧伤后 24～48h，血浆容量可自行逐渐增加。所以，补液以纠正血浆容量减少的时期，一般为烧伤后 36～48h 以内，自此以后由于毛细血管通透性恢复，血浆渗出减少，组织内的液体经淋巴系统重新进入循环血液，血浆容量逐渐恢复，伤后第 3 天可超过正常值的 10%～20%。烧伤后循环血量减少，使心排血量下降，血灌注量不足，引起组织缺血缺氧，若不予治疗，则血管收缩，外周阻力升高，皮肤及肾、肌肉、胃肠道和肝的血流量进一步降低，血流重分布，以保证心脏冠状血管及脑血管的血流量。

二、心排血量和外周阻力的变化

大量的临床和实验研究证明，在严重烧伤后不久，心排血量明显下降。心脏指数伤后 30min 均下降至伤前值的 44.97%；1h 下降至 33.29%；4h 下降至 24.86%。心排血量在伤后 30min 减少至伤前值的 56.02%；1h 至 32.96%，4h 仅为 24.96%。左心作功指数在伤后降低更为明显，伤后 30min 降至伤前值的 30% 以下，随时间推移继续下降。此外，临床研究也证实，烧伤面积 32%～66% 的患者 18 例，在烧伤早期，大部分患者的心脏指数、每搏作功指数、心室搏出量均降低，全身血管阻力均增加，尤以未存活患者的心脏指数降低更为明显，同时还出现肺动脉高压等现象。

在正常情况下，心排血量对保证机体生命器官的血流分布有着十分重要的意义。当严重烧伤后心排血量降低，内脏血流量重新分布。此时心和脑等生命器官仍可得到应有的血液供应，而其他器官仅得到正常状态下约 1/3 的血液供应。在这种情况下，肾血管强烈收缩，使肾血流减少 90%，从正常的 1500mL 减为 150mL。皮肤血流量亦明显降低。

众所周知，机体动脉血压系由心排血量和外周血管阻力所决定。血管收缩和血黏度增加后，外周阻力增加，导致心脏后负荷增加。有实验研究证明，在伤后 1h，外周阻力增至伤前值的 182%，此时心排血量已降至伤前值的 32.96%，但平均动脉压仍维持在 16kPa 左右，在伤后 4h，心排血量进一步减少，仅为伤前值的 24.96%，而外周阻力却有所降低，此时平均动脉压则显著降低。这意味着血容量不足已十分明显，组织细胞的氧运输及氧耗已发生严重障碍。

三、心肌收缩性的变化

心排血量的测量是反映心脏泵功能的重要指标之一。它受前负荷、后负荷和心肌收缩性的影响。心肌收缩性是心肌细胞在一定的前负荷条件下被激活而收缩时，所产生的最大张力或收缩速度。严重烧伤狗（Ⅲ度烧伤，面积为 40%），在伤后 1h 左右，左心室收缩压峰值（left ventricular systolic pressure, LVSP）、左室压最大变化速率（dp/dt_{max}）、心力环的总面积以及心动周期中各时相的面积都有短暂升高，这可能是烧伤后的应激现象，随后各项指标均下降。值得注意的是烧伤后 $dp/dt_{max}/IP$（IP 为等容收缩压，isovolumetric pressure）的变化，这一指标的下降先于 LVSP 的下降和休克的出现的时间。由于 $dp/dt_{max}/IP$ 可在一定程度上排除前、后负荷的影响，因此可以认为在烧伤休克的发生过程中，除了循环血量和外周阻力等因素外，还与心肌收缩性降低密切相关。还发现在烧伤后心率加快同时，出现 dp/dt_{max} 降低等负性变力性效应，提示烧伤休克时心肌收缩性降低，并非因心脏负性变时性效应所致。在烧伤后，离体豚鼠心房肌标本研究表明，等长收缩张力及 dp/dt_{max} 在伤后并无明显改变，但是 $-dp/dt_{max}$ 却有显著变化，提示心肌虽显示正常的收缩能力，但舒张特性却发生了障碍。在烧伤休克时，$-dp/dt_{max}$ 随时间推移而逐渐下降，说明烧伤休克时心舒张功能也受到了一定损害。

四、烧伤后血流动力学监测

影响血流动力学变化的因素主要有以下几个方面：血容量、心排血量、外周血管阻力和心肌收缩性。烧伤后上述几个方面都存在不同程度的变化，在危重烧伤患者中尤以血容量变化最明显，其剧烈的变化往往是其他几个因素的诱因。因此如何快速准确地恢复血容量极为重要。

由于危重烧伤患者的特殊性，在复苏过程中实施监护是非常必要的。传统的监护方法包括尿量监测和Korotkoff血压听诊测量法，对于大面积烧伤患者尤其是四肢严重烧伤的患者，进行血压听诊法监测比较困难。尿量监测是反映患者全身灌注状况的良好指标，但国外有人研究证实尿量的变化晚于心排血量变化1~2h。基于上述原因，对烧伤患者实施有创血流动力学监测非常必要。

有创性血流动力学监测始于1958年，当时，Stephen Hales用一根尖细的铜管给一匹马做颈动脉插管来测量血压。早在1953年，罗切斯特大学的Lategola和Rahn就在动物身上使用了头端带气囊的导管导向肺动脉，但其目的是为了栓塞肺动脉，并未用于临床测压。1962年Wilson等报道了中心静脉压（central venous pressure, CVP）测定对于监测有效血容量的作用后，这一技术被广泛用于危重症患者的监护。20世纪60年代末，Swan-Ganz发明了气囊漂浮导管，使监测的设备及应用的广度和深度发生了革命性的进步。1970年，Swan报道了使用这种气囊漂浮导管监测100例危重症患者的结果，初步显示了血流动力学监测在病理生理学诊断方面的重要作用。从那以后，这一技术得到了进一步发展，目前可用于危重患者连续测定心排血量及静脉血氧饱和度。

漂浮导管应用于危重烧伤患者在国外起步较早，20世纪70年代已有报道，主要应用于烧伤患者早期复苏阶段及术中监测。解放军总医院第一附属医院烧伤研究所自1985年开始将该技术应用于烧伤患者的监护，10年间监测了52例患者，结合动物实验我们对严重烧伤后血流动力学的变化特点有了初步的认识，本节将重点介绍烧伤患者血流动力学监测意义及监测方法。

（一）烧伤后血流动力学监测

烧伤后由于热力的直接作用和远达效应，烧伤局部和其他部位血管通透性增高，血浆大量渗出到第三间隙，造成有效循环量锐减甚至休克。国外有学者采用核素方法测定烧伤后全血容量变化，发现45%TBSA烧伤后12h功能性细胞外液量丢失约50%。由此可见烧伤早期如何快速准确复苏极为重要。国外采用Swan-Ganz漂浮导管指导复苏及手术开展较早。David认为采用漂浮导管监测烧伤患者、指导复苏较尿量、心率、血压等指标更精确，如能结合氧供、氧耗关系指导复苏则可尽快恢复组织氧供，避免组织长时间缺氧，又不会因输液过快发生肺水肿。William监测了37例成活和15例死亡的大面积烧伤患者，发现对于判断烧伤患者的预后，肺动脉楔压（pulmonary artery wedge pressure, PAWP）、心脏指数（cardiac index, CI）、左室每搏作功指数（left ventricular stroke work index, LVSWI）这3项指标对判断患者预后最有意义，优于中心静脉压、心率、尿量等指标。

我们通过对52例大面积烧伤患者[平均烧伤面积为（68.4±17.4）%]血流动力学监测得出如下经验：

（1）对大面积烧伤患者实施有创血流动力学监测是安全的，如操作得当，可避免并发症的发生。

（2）反映有效循环血量的右心房压力（right atrium pressure, RAP, 简称右房压）、PAWP、心排血量（cardiac output, CO）及心脏指数烧伤后下降明显，刚入院时，未经常规输液复苏前分别只有正常值的20%、42%、61%及52%（表2-1）。

表 2-1　52 例患者血流动力学监测结果

监测指标	入院时	伤后时间 /h						
		8	16	24	36	48	72	96
RAP/kPa	0.16	0.20	0.29	0.43	0.53	0.50	0.54	0.56
	±0.09	±0.06	±0.03	±0.04	±0.05	±0.03	±0.07	±0.07
mPAP/kPa	1.17	1.27	1.58	1.65	1.69	1.73	1.72	1.81
	±0.07	±0.46	±0.05	±0.16	±0.04	±0.05	±0.23	±0.02
PAWP/kPa	0.70	0.72	0.90	0.97	1.19	1.15	1.20	1.28
	±0.50	±0.08	±0.11	±0.13	±0.10	±0.13	±0.06	±0.10
CO/（L/min）	3.09	3.79	3.93	5.30	6.72	10.90	11.24	13.01
	±0.33	±0.32	±0.28	±0.41	±0.39	±0.61	±1.26	±1.36
CI/[L/（min·m²）]	1.82	2.11	2.17	3.76	4.04	6.41	6.61	7.65
	±0.30	±0.11	±0.20	±0.37	±0.39	±1.02	±1.11	±0.97
SI/[mL/(beat·m²)]	13.07	17.51	18.16	37.04	45.72	60.01	70.21	69.83
	±3.62	±3.27	±4.36	±4.67	±3.87	±3.24	±10.29	±9.98
HR/（次/分）	193	120	119	101	88	106	94	109
	±20	±20	±19	±17	±16	±19	±17	±13

注：mPAP：平均动脉压；SI：每搏指数；HR：心率。

（3）采取积极的抗休克措施，所有入院患者在伤后 24h 内各项指标均可基本恢复正常，但需要注意的是欲达到上述结果，伤后第一个 24h 输液量要比公式计算量高出 3000mL 左右，每小时尿量维持在 90mL 左右。

（4）48h 后监测期内 CI、CO 高于正常值，分析发现与容量负荷指标无关，与心脏每搏作功指数有关。较高的 CO、CI 说明机体已从最初的抑制期转入高代谢期，必须维持较高的心排血量才能保证机体对氧耗量的需要。

为了明确烧伤后血容量、心肌收缩性、外周循环阻力等血流动力学指标变化规律，我们设计了小型猪 35%TBSA Ⅲ度烧伤模型，并模拟 ICU 建制对实验动物实施监护。

实验结果发现：反应容量的指标右房压、肺动脉楔压、CI 均迅速下降，伤后 8h 降至最低，经复苏 24h 内可恢复正常（图 2-1～图 2-2）。

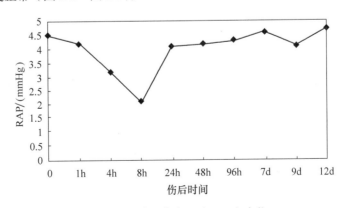

图 2-1　烧伤后右房压（RAP）变化

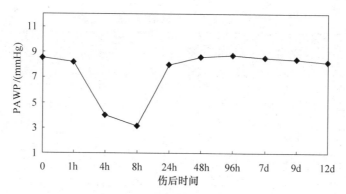

图 2-2 伤后肺动脉楔压（PAWP）变化

烧伤后肺循环阻力指数（pulmonary vascular resistance index，PVRI）及外周循环阻力指数（systemic vascular resistance index，SVRI）均迅速升高，伤后 8h 升至最高点，随后下降，至伤后 96h 降至低于伤前值，说明随病程延长，感染因素介入，有出现高排低阻型血流动力学变化趋势（图 2-3、图 2-4）。

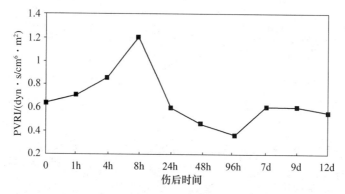

图 2-3 伤后肺循环阻力指数（PVRI）变化

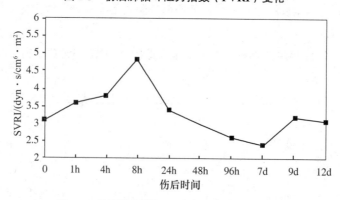

图 2-4 伤后外周循环阻力指数（SVRI）变化

反映心肌收缩功能的左室每搏作功指数、右室每搏作功指数烧伤后都显著下降，虽然在伤后 24h 有所恢复，但伤后 96h 再度下降，实施切痂术后，两指标逐步回升，伤后 7d 才逐渐恢复至伤前水平，说明心肌收缩功能不仅与容量有关，还与焦痂存在有关，及时切除焦痂对恢复心肌收缩性至关重要（图 2-5、图 2-6）。

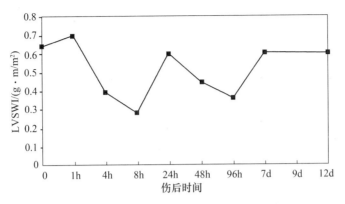

图 2-5　伤后左室每搏作功指数（LVSWI）变化

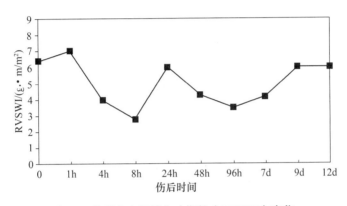

图 2-6　伤后右室每搏作功指数（RVSWI）变化

　　实施复苏的最终目的是保证机体各组织器官的氧供需要，近 10 年来对氧供、氧耗的研究国内外都进行了大量的工作，氧供氧耗关系曲线已成为判断危重患者预后的一个重要指标。我们的动物实验证实，伤后存在氧供不足及低氧代谢，即使通过复苏增加了氧供，动物摄取和利用氧的能力还有障碍，这种状况持续到伤后 9d（图 2-7～图 2-9）。

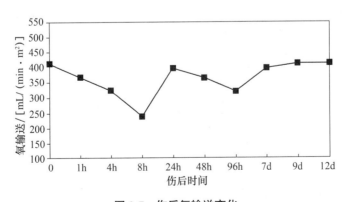

图 2-7　伤后氧输送变化

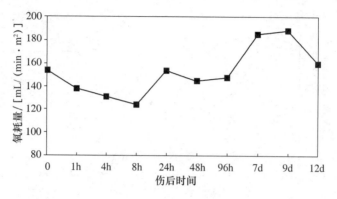

图 2-8　伤后氧耗量变化

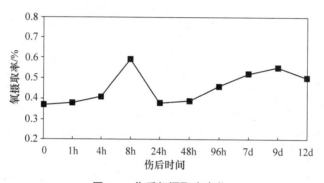

图 2-9　伤后氧摄取率变化

（二）血流动力学监测方法

血流动力学监测是一种有创性监测方法，尤其是大面积烧伤患者，具有特殊性，操作应尽量轻柔，配备熟练操作人员，选择好适应证。如运用得当，可为我们临床工作提供丰富的诊断资料。

1. 适应证

总的来说，血流动力学监测的指征包括复杂的休克、呼吸衰竭、液体复苏阶段、术中和术后监测，不能用于临终患者。血流动力学监测不但能提供诊断或趋势资料，而且能迅速了解患者对治疗的反应，以便根据血流动力学变化随时调整治疗方案。

2. 禁忌证

血流动力学监测没有绝对禁忌证，相对禁忌证包括出血性疾病、免疫抑制患者，缺乏适当设备和技术熟练人员情况下不应进行该项操作。

3. 设备

（1）可供选择的导管，包括 20 号特氟隆动脉导管和四腔热稀释漂浮导管，即 Swan-Ganz 导管，成人选择标准 7F 导管，该导管侧孔位于距顶端 29cm 处，可保证顶端位于肺动脉时，侧孔在右房内。儿童则根据大小选择 5F、4F 导管。生产导管的厂家虽然多，但所有 Swan-Ganz 导管蓝色尾端是右房管、黄色尾端是肺动脉管、红色是气囊开口、白色是热敏电阻导线。

（2）导管 - 套管引导管（静脉穿刺插管）。

（3）配有必要器械的静脉切开包。

（4）传感器，各种规格的换能器较多，推荐使用一次性传感器，其优点是读数准确，且可与冲洗装置连通。

（5）心电监测仪及示波器，如监护仪无心排血量测量装置，尚需心排机。

（6）压力输送管及三通活塞。

（7）肝素化静脉点滴液体（每 500mL 液体加入肝素 2mL）。

（8）连续冲洗装置。

4. 操作人员及监测场所

血流动力学监测的操作人员包括一名具有肺动脉导管术操作经验的医生、一名助手和一名操作监测设备的护士。监测场所可在下列任何一地点进行：特护间、导管室、重症监护室（intensive care unit，ICU）、手术室或急诊室。

5. 导管置入前准备

导管置入前准备主要包括患者准备，如测量体重、身高，计算体表面积。仪器管道准备，导管选择。重点是插管部位的选择，入路包括肘静脉、颈内静脉、锁骨下静脉和股静脉。烧伤患者置入导管部位的选择应遵循以下原则：

（1）首先选择没有烧伤的部位，因为未烧伤部位组织水肿轻，解剖标志易于辨认，也不易出现感染并发症。

（2）经皮穿刺首选颈内静脉和锁骨下静脉，导管直接进入上腔静脉，血流速度快，不容易形成血栓。

（3）选择静脉切开首选肘静脉，但有时置入不顺利，需透视配合。

（4）一般情况下不选股静脉，因为下肢血流慢，烧伤患者尤甚，易形成下肢血栓。穿刺部位距离会阴较近，增加感染机会。

6. Swan-Ganz 导管插入方法

以右锁骨下静脉为例。

（1）平卧去枕，沿脊柱垫一直径约 10cm 棉垫，双肩后展，头偏向对侧。

（2）常规消毒，标记穿刺点，胸锁关节和肩峰连线中点，紧贴锁骨下方为穿刺点。

（3）无菌状态下取出漂浮导管，用肝素盐水冲洗右房及肺动脉管，检查气囊充盈是否对称，是否漏气。蓝色右房管与冲洗装置相连，肺动脉开口通过压力传导管与压力传导组相连。

（4）无菌注射器抽取局麻药（利多卡因或普鲁卡因），自穿刺点，针尖指向喉结方向，针尾与皮肤呈 30° 角穿刺，麻醉锁骨表面，沿锁骨面滑向锁骨后面，继续前进，试抽有静脉回血后拔出注射器。无菌状态下取出配套的静脉穿刺鞘，肝素盐水冲洗穿刺针，沿试穿点穿刺，穿刺长度不超过 10cm，如无回血边缓慢后退边回抽，根据我们的经验有 30% 左右的概率是在后退过程中有回血的。

（5）发现回血后压低针尾，针尖向胸骨上窝方向进针 1cm，轻轻去掉注射器，如用 ARROW 蓝空针，可直接自针尾置入导丝，遇阻力后不可强行进入，导丝置入不超过 15cm（自皮肤表面算起），拔除穿刺针留下导丝。

（6）用尖刀沿穿刺点略微扩张皮肤，将皮肤扩张器与漂浮导管外鞘一起沿导丝置入 12cm 左右，拔出导丝和扩张器。自外鞘口将已准备好的漂浮导管置入，估计置入长度略超过外鞘长度，应停止前进，回抽肺动脉开口，如有回血证明导管确实在静脉内，肝素冲洗后可继续前进。

（7）导管前进15cm后接近右房，将气囊充气到0.8～1.0mL，此时压力出现右房压（RAP）的特点，由一个a波、一个v波或许还有一个c波组成，此时监护仪上记录的就是右房压。

右房压的正常值是：平均压0.267～0.800kPa（2～6mmHg）。

（8）将导管继续轻柔向前推进，波形突然出现变化，出现高尖波，说明导管进入右室。

RAP正常值：收缩压2.67～4.00kPa（20～30mmHg）

舒张压0～0.667kPa（0～5mmHg）

舒张末压0.267～0.800kPa（2～6mmHg）

（9）连续前送导管，直到监视屏上出现肺动脉波形，典型的肺动脉波降支上有一切迹。如自右房前送导管约15cm后，监视屏上还未出现肺动脉压（PAP）波形，可能因为导管在右室内打圈，可将导管慢慢撤至右房，再继续前送，直至出现PAP波形。

正常PAP值：收缩压2.67～4.00kPa（20～30mmHg）

舒张压1.07～1.60kPa（8～12mmHg）

平均压1.33～2.67kPa（10～20mmHg）

（10）保持气囊充气，进一步前送导管，直至出现肺动脉楔压（PAWP）波形，此时气囊阻塞在中等大小的肺动脉，导管不能再进。

PAWP正常值：平均压0.533～1.60kPa（4～12mmHg）

（11）撤走充气注射器，气囊自动放气，出现PAP波形，证明漂浮导管在位。

（12）固定漂浮导管外鞘及袖套，酒精纱布覆盖。接通连续冲洗装置。

（13）漂浮导管置入完成后，只有准确操作，动态压力监测才能提供有价值的资料。

7. 心排血量测定

Fegler于1954年首次报道了用热稀释法测定心排血量。根据指示剂稀释原理，首先需有一已知温度作指示剂，用漂浮导管顶端附近的热敏电阻记录指示剂引起的肺动脉血液温度变化，此温度变化率与血流量是成反比的。用心排血量计算机计算温度/时间曲线下面积，再取一常数，根据Stewart-Hamilton公式就可计算出心排血量。经实验用此法测得的心排血量与Fick法和染料稀释法所测的心排血量相关性好。

操作步骤：

（1）液体温度与体温差别梯度越大，准确性就越高，故一般采用冰盐水作为指示剂。一般标准7F导管注射冰盐水10mL，5F导管5mL，具体应参照漂浮导管附带的说明书决定。

（2）将心排血量测量仪温度电极与漂浮导管温度输出电极连接，屏幕上显示血温，表示连接良好。同时将监测仪温度探子置于与指示剂相同温度的液体中。

（3）注射器（如有条件用注射枪）抽取指示剂，与右房开口连接好，按动测量仪上START（开始）按钮，屏幕出现READY（准备）后4s内将指示剂注射完毕，读取心排血量。输入体表面积可同时读取CI。上述操作每次进行3次，取平均值。

（4）实际操作中可能会遇到与期望或临床不相符的结果，应仔细分析找出原因。

8. 氧的转运、组织的氧需要监测

尽管血流动力学的连续监测提供了涉及前负荷、后负荷、心排血量和心率有关信息，烧伤后的休克是低血容量性休克，其特点是机体氧输送（DO_2）不能满足机体的需要，线粒体不能产生足够维持细胞结构及功能所需要的 ATP，必将导致低氧代谢和酸中毒。在血流动力学监测的基础上如能同时监测同一时间点的血红蛋白（Hb），动脉及静脉氧分压（PaO_2、PvO_2）、氧饱和度（SaO_2、SvO_2），就能根据公式计算出 DO_2、组织氧耗量（VO_2）和氧摄取率（O_2ext，%）。计算公式如下：

$$CI（L/min \cdot m^2）＝CO/ 体表面积$$

$$DO_2（mL/mim \cdot m^2）＝CaO_2 \times CI \times 10$$

$$VO_2（mL/min \cdot m^2）＝C（aO_2－vO_2）\times CI \times 10$$

$$O_2ext（\%）＝（CaO_2－CvO_2）/CaO_2 \times 100\%$$

$$CaO_2（动脉血氧含量）＝Hb \times 1.34 \times SaO_2＋PaO_2 \times 0.0031$$

$$CvO_2（静脉血氧含量）＝Hb \times 1.34 \times SvO_2＋PvO_2 \times 0.0031$$

复苏的理想状态是氧耗脱离氧供，即提高心排血量、血红蛋白或动脉血氧饱和度等因素借以增加氧供，而氧耗量并不增加，氧摄取率保持一稳定值。烧伤患者由于存在高代谢状态，因此要保持较高的氧供才能保证机体的氧需要量，这点应在临床工作中得到高度重视，不能仅仅满足于氧供恢复正常值就认为复苏已达到目的。

9. 与监测有关的其他指标

Swan-Ganz 漂浮导管不仅提供上述监测指标，通过计算还可得到与循环有关的其他相关指标，表 2-2 介绍了这些相关指标的计算方法和正常值。

表 2-2　相关指标的计算方法和正常值

名称及公式	单　位	正　常　值
每搏量（SV）＝CO/HR	mL/beat	60～100
每搏指数（SI）＝CI/HR	mL/（beat $\cdot$ m^2）	35～60
左室每搏作功指数（LVSWI）＝SI（MAP－PAWP）×0.0136	（g $\cdot$ m）/m^2	50～62
右室每搏作功指数（RVSWI）＝SI（mPAP－RAP）×0.0136	（g $\cdot$ m）/m^2	5～10
体循环阻力指数（SVRI）＝80×（MAP－RAP）/CI	dyne $\cdot$ s/（cm^5 $\cdot$ m^2）	1970～2390
肺循环阻力指数（PVRI）＝80×（mPAP－PAWP）/CI	dyne $\cdot$ s/（cm^5 $\cdot$ m^2）	255～285

10. 血流动力学监测并发症

据报道肺动脉插管术总并发症率高达 75%，但这一数字中包含了经常短暂出现而临床意义不大的心律失常。据报道接受肺动脉插管者潜在威胁生命的并发症发生率约为 4%。

（1）心律失常、束支传导阻滞：插入导管时经常发生房性或室性心律失常，多为一过性。休克、电解质紊乱患者的发生率较高，因此对此类患者如有条件可实施心电监测，也可预防性应用利多卡因。

（2）血栓形成：血栓的形成有 3 个部位，导管内血栓，可定时用肝素盐水冲洗。导管外壁血栓，一般的导管外都有一层特氟隆，反复使用磨损可增加血栓形成机会，因此不主张重复使用一次性导管，一是增加血栓形成机会，二是增加肝素盐水使用量，增加出血机会。导管所在的静脉

也可形成血栓，所以应选择血液流速快的血管，并注意上述两因素，可减少血栓形成发生率。

（3）肺梗死：肺梗死的来源包括导管移位、嵌顿时间过长和血栓脱落。预防措施包括小量肝素盐水定时冲洗导管，避免频繁测量PAWP。

（4）感染：据报道肺动脉导管尖端细菌培养阳性率1%～8%，我们研究中的52例导管监测患者没有1例出现导管菌血症，主要经验是穿刺部位勤消毒，勤更换敷料，导管外用袖套固定，留置时间不超过72h。

（5）肺动脉破裂：肺动脉破裂虽发生率低，一旦发生常是致命性的，该并发症多发生于老年伴动脉硬化者，因此对高危患者应尽量减少PAWP监测次数，操作时导管不能进太远，气囊也不能过度充气。

（6）导管打圈或打结：常可导致心内膜损伤，故操作时应注意。导管进入右房后前进15cm还没出现肺动脉波形，应缓慢后退重来。表2-3给出了导管到达正确位置的长度，供操作参考。

表 2-3　漂浮导管到达正确位置的长度

插管部位	距右心房 /cm	距右心室 /cm	距肺动脉 /cm
右肘静脉	40	55～60	65～75
左肘静脉	50	65～70	75～85
颈内静脉	15～20	30～40	40～55
锁骨下静脉	10～15	25～30	35～45
股静脉	30～40	45～55	55～70

（7）导管气囊破裂：气囊破裂虽是小并发症，如不注意会引起气栓。气囊放气时只要移走注射器即可，任气囊自动放气。不可强行抽吸，避免损伤囊壁。一旦发生破裂，应关闭气阀，标明气囊已破，以免误注入气体。

11. 展望

随着技术的进步，血流动力学监测能力将不断提高。也因为血流动力学资料对纠正休克及循环系统支持的特别贡献，相信这项技术将会普遍应用于严重烧伤的救治，建立烧伤ICU也是必然。

血流动力学监测的发展前沿将是研制改良的快反应热敏电阻，通过热敏电阻直接测定心排血量、射血分数，目前这种导管已投放市场，普及尚需时日。将来可能开发双指示剂（吲哚花氰苷和热稀释剂）来估计肺水肿，帮助诊断和处理肺水肿及急性呼吸窘迫综合征。随着光纤技术和计算机技术的发展，连续监测SaO_2的导管将会应用，计算机的应用会更快、更准确地获得患者血流动力学参数变化趋势资料。

（贺立新）

参 考 文 献

郭振荣，盛志勇，刁力，等，1993. 大面积烧伤休克期切痂植皮［J］. 中华整形烧伤外科杂志，9：5—8.

郭振荣，盛志勇，朱兆明，等，1985．293 例严重烧伤病人休克期复苏的评价［J］．中华整形烧伤外科杂志，1：194—197．

郭振荣，余白林，贾晓明，等，1987．烧伤病人水疱液成分分析［J］．中华整形烧伤外科杂志，3（3）：208—209．

盛志勇，赖业馥，周幼琴，等，1984．烧伤病人血清渗透浓度和胶体渗透压的动态变化［J］．中华外科杂志，22：468—471．

闫柏刚，黄跃生，杨宗城，等，1997．大鼠严重烧伤后早期血浆心肌肌钙蛋白 T 的变化［C］// 中华医学会烧伤外科学分会．第五次全国烧伤外科学术会议论文汇编．北京：中华医学会烧伤外科学分会，164．

ALLGOWER M, SCHOENENBERGER G A, SPARKES B G, 1995. Burning the largest immune organ［J］. Burns, 21（suppl）：7．

BAXTER C R, 1974. Fluid volume and electrolyte changes in the early post-burn period［J］. Clin Plast Surg, 1: 693．

BAXTER C R,1978. Problems and complications of burn shock resuscitation［J］. Surg Clin North Am, 58：1313—1322．

BENINGTON S, FERRIS P, NIRMALAN M, 2009. Emerging trends in minimally invasive hemodynamic monitoring and optimization of fluid therapy［J］. Eur J Anaesthesiol, 26(11)：893.

BERGER M, QUE Y A, 2013. A Protocol guided by transpulmonary thermodilution and lactate levels for resuscitation of patients with sever burns［J］. Critical Care, 17: 195.

BORDER J R, 1992. Multiple systems organ failure（Editorial）［J］. Ann Surg, 216（2）. 111．

COTTIS R, MAGEE N, HIGGINS D J, 2003; Hemodynamic monitoring with pulse-induced contour cardiac output(PICCO) in critical care［J］. Intensive Crit Care Nurs, 19(5)：301—307.

DEITCH E A, 1992. Multiple organ failure: pathophysiology and potential future therapy［J］. Ann Surg, 216（2）：117．

DOBKE M K, SIMONI J, NINEMANN J L, et al, 1989. Endotoxemia after burn injury: effect of early excision on circulating endotoxin levels［J］. J bure Care Rehab, 10: 107—111．

DYESS D I, FERRARA J J, LUTERMAN A, et al, 1991. Subeschar tissue fluid: a source of cell-mediated immune suppression in victims of severe thermal injury［J］. J Burn Care Rehab, 12: 101—105．

EDWARDS J D, NIGHTINGALE P, WILKINS R G, et al, 1989. Hemodynamic and oxygen transport response to modified fluid gelatin in critically ill patients［J］. Critical Care Medicine, 17: 996—998．

EVANS E I, PURNELL O J, ROBINETT P W, et al, 1952. Fluid electrolyte requirements in severe burns［J］. Ann surg, 135: 804—815．

GUO Z R, OPPENHEIMER L , 1991. Pulmonary edema in isolated lung lobe after inhalation injury［J］. Burns, 17: 468—472．

GUO Z R, SHENG ZH Y, DIAO L, et al, 1995. Extensive wound excision in zhe acute shock stage in patients with major burns［J］. Burns, 21: 139—142．

GUO Z R, SHENG Z Y, WANG D W, et al, 1989. The use of blood in burn shock, clinical and experimental study［J］. J Burn Care & Rehab, 10: 226—240．

SANCHEZ M, GARCIA-LORENZA A, HNEZO E, et al, 2013. A protocol for resuscitation of severe burn patients guided by transpulmonary thermodilution and lactate levels: a 3-year prospective cohort study［J］. Critical Care, 17:8176.

YANG X B, DU B, 2014. Does pulse pressure variation predict fluid responsiveness in critically ill patients? A systemic review and meta-analysis［J］. Critical Care, 18:650.

Chapter 3

第3章

烧 伤 休 克

第 1 节 休克期复苏——五十余年回顾与展望

严重烧伤后 48h 内，由于血浆外渗和血细胞破坏，导致血容量下降，很容易诱发休克，成为威胁烧伤患者生命的第一道难关，通常把伤后 48h 称之为休克期。五十余年来在几代烧伤研究人员的努力下，大大降低了休克发生率，进而使休克期病死率和内脏并发症发生率明显下降。

一、休克期复苏的主要成就

1. 确立了严重烧伤早期救治原则

20 世纪五六十年代，遇有烧伤就盲目转运，贻误了抢救时机，休克的发生率很高。实践中悟出"大面积烧伤优先就地抢救"的原则，技术骨干前伸救援，待平稳后再转院。到达医院后先抗休克后清创，清创方式也由全麻下的大刷大洗，改为病情稳定后的简单清创，尽量减少对机体的打击，这一救治原则的确立大大减少了由于早期处理不当而引发的休克。

2. 提出烧伤面积快速诊断法

烧伤面积的估算，最初是借鉴国外的"九分法"，欠准确。我国经过大量人体实测，归纳成以九为计算单位的"中国九分法"。散在部位以五指并拢的手掌面积计为 1% 的"手掌法"。二者结合运用便可快速算出相对准确的烧伤面积。

3. 休克期补液公式的建立

建科之初休克期补液主要是参考美国的 Evans 公式，该公式要求烧伤面积超过 50% 只能按 50% 计算，显然不合理。第三军医大学于 1962 年提出了"第一个 24h 输入电解质 1.0mL/（kg·1% TBSA），胶体 0.5mL/（kg·1% TBSA），水分（5% 葡萄糖）2000mL；第二个 24h 晶胶体减半，水分同前"的输液公式。瑞金医院于 1965 年提出"第一个 24h 输乳酸钠林格液和胶体各 0.75mL/（kg·1% TBSA），水分 3000～4000mL；第二个 24h 晶胶体减半，水分同前"。1970 年 6 月在上海举办了首届全国烧伤防治研究学习班，提出了两种补液公式：①第一个 24h 晶胶体总量为 1.5mL/（kg·1% TBSA），水分 2000mL，8h 补入总量的一半；第二个 24h 晶胶体减半，水分同前，被称之为"七〇公式"；②简易计算法（南京公式）：年轻人第一个 24h 补液总量＝（烧伤面积百分比 ×100±1000）mL，面积小者加 1000mL，面积大者减 1000mL。"七〇公式"已作为全国普及公式指导烧伤休克期补液，对烧伤休克的临床复苏发挥了重要指导作用。南京公式因其简单易记，适于战时应用，由于此公式过于粗略，平时很少有人问津。

4. 延迟复苏补液的突破

为了实验研究的统一，约定俗成地把伤后 6h 开始接受正规补液称之为延迟复苏。实际上伤后立即补液最好，但不可能，在 2h 内开始补液常被视为较早时机。杨宗城在 50% Ⅲ度烧伤犬实验中证实伤后 5min 心排血量即见减少，稍后左右心作功和血压亦随之降低，若立即输液，2h 心排血量仍减少 50%，表明伤后 2～3h 循环紊乱已达高潮。如果伤后 6h 开始补液，在 2h 内补足公式计算量的一半，则心排血量和血压迅速恢复，死亡率、内脏并发症和病理损害显著降低；若伤后 6h 开始补液，在其后的 18h 内匀速输入全天的液体，休克未能纠正，心排血量始终在正常值的 50% 以下，全部发生多器官衰竭，多在 72h 内死亡。闫柏刚报道延迟复苏均匀补液的动物全部在 12～36h 死亡。主张延迟复苏的患者在入院后 2～3h 即快速补液到该时段按公式应该补充的液量。这对于快速恢复血容量、改善灌注、纠正休克、防止内脏并发症具有重要意义。快速输液过程中密切观察心肺功能，希望尿量达到 1mL/（kg·1%TBSA）。若无血流动力学监测条件，可做中心静脉压监测，既能保证适量输液尽快恢复血容量，又可避免因输液过多、过快而导致肺水肿等并发症的发生。夏照帆认为延迟复苏应提倡快速扩容和细胞保护并重的救治理念，应用氧自由基清除剂、蛋白酶抑制剂和钙拮抗剂，对减轻各组织脏器再灌注损伤有明显的保护作用。

5. 合并有吸入性损伤补液的创新

20 世纪 80 年代以前普遍认为严重烧伤伴有吸入性损伤易并发肺水肿，应予限制补液。第三军医大学围绕吸入性损伤做了系列研究，发现犬重度吸入性损伤即使不输液，伤后 2h 也出现肺水肿，输液组并未使肺水肿加重。临床分析也证明，早期肺水肿的发生和常规补液并无直接关系，考虑到吸入伤后呼吸道和肺组织也会丢失相当多的体液，限制补液是不恰当的。近 20 余年基本取得共识，合并吸入性损伤的患者休克期不仅不应限制补液，甚至还要适当增多。

6. 隐匿性休克的提出

既往休克期复苏多关注显性临床指标的恢复，而忽略了内脏器官灌注量减少出现的隐匿性休克。胃肠道是早期缺血损伤的靶器官之一，在小型猪 30% Ⅲ度烧伤的实验中显示，伤后 24h 门静脉血流量仅为伤前的 61%，证实胃肠缺血不仅发生早，而且难以纠正，利用二氧化碳强力计监测胃黏膜内 pH 值，伤后 72h 仍处于较低水平，这表明胃肠道缺血时间长，也预示着其他器官同时存在血流灌注不足，为其后的肠源性感染和内脏并发症埋下祸根。提示临床在加强休克期复苏补液的同时，加用山莨菪碱可明显改善胃肠黏膜和多内脏的缺血，使细胞维持较高的氧摄取率，可视为尽快纠正隐匿性休克的有效措施。

7. 休克发生机制研究逐渐深化

烧伤休克的主要原因是血容量降低，组织灌注量不足而致的细胞缺血缺氧性损害，构成其损害的原因：①心肌损害，心肌营养性血流锐减，氧自由基增多，心肌细胞膜和亚细胞结构受损，线粒体 DNA 损伤，加重能量代谢障碍，引起细胞功能与结构损害，心肌细胞凋亡。病理检查发现心肌纤维浊肿、断裂、灶性坏死，基本明确了心脏泵血功能不足是烧伤休克的启动因素。②微循环障碍是重要的发病机制，由于内皮细胞受损，其维护血管舒缩、血液凝固、血管屏障及炎症反应功能全面下降，更加促进了血浆成分外渗。③明确了大分子物质渗出途径有两个：一为内皮细胞间裂隙，二为细胞内损伤，该研究为血管通透性增加的机制提供了依据。④血管的低反应性是临床难治性休克疗效较差的重要因素。

8. 明确了休克易诱发内脏并发症

黎鳌教授统计的全军部分单位资料表明，不含Ⅲ度烧伤的休克发生率低，而含有Ⅲ度烧伤且烧伤面积大于70%者有62.01%的患者发生休克（表3-1）。这说明特大面积深度烧伤仍是抗休克的重点。虽然休克发生在早期，它的严重程度与处理质量直接关系到全身感染和内脏并发症的发生与发展。詹建华报道了发生休克者感染及内脏并发症的发生率显著增高（表3-2），说明只有改善休克期复苏，才能降低组织缺氧损害，减少并发症。

表3-1　不同年代烧伤面积大于50%的休克发生率比较

年代	病例数	单位数	无Ⅲ度烧伤的休克		有Ⅲ度烧伤的休克	
			烧伤面积50%～69%	烧伤面积70%以上	烧伤面积50%～69%	烧伤面积70%以上
1985—1979	48 978	16	56.85%	62.93%	63.25%	78.56%
1980—1992	64 320	29	48.71%**	49.24%**	51.50%**	60.01%**
1993—1998	48 085	26	23.49%△△**	26.54%△△**	44.30%△△**	62.01%△△**

注：与第一阶段相比 $^{**}p<0.01$；与第二阶段相比 $^{△△}p<0.01$

表3-2　烧伤休克与并发症的关系

患者分类	总例数	脓毒症		消化道出血		急性肾衰竭		呼吸衰竭		心力衰竭	
		例数	发生率/%	例数	发生率/%	例数	发生率/%	例数	发生率/%	例数	发生率/%
未休克	14 078	297	2.11	145	1.03	42	0.30	389	2.76	239	1.70
休克	1546	328	21.22**	63	4.08**	137	8.86**	164	10.61**	107	6.92**

注：与未休克患者比较，$^{**}p<0.01$

二、休克期该怎样补液

1. 新休克期输液公式的建立

1970年提出的"通用公式"（电解质和胶体为：1.5mL×面积（m²）×体重（kg），再加水分2000mL），多数患者都可以度过休克期，但实际补液量大都超过了公式计算量，且不能保证血流动力学在24h内恢复正常，更不能使组织微循环和缺氧得以彻底改善。究竟应该补多少为宜，感到茫然，急切呼唤真正符合患者实际需要的补液公式问世。

解放军总医院烧伤研究所利用Swan-Ganz导管监测血流动力学，根据维持血流动力学各指标正常时所需的电解质、胶体及水分量总结出了新的输液公式，第一个24h应给电解质与胶体各0.75～1.0mL/（kg·1%TSBA），晶胶比例1∶1。依据烧伤深浅不同，渗出量不同，其补充的电解质与胶体的系数也不同，Ⅱ度烧伤为主，晶胶之和的系数应为1.5～1.6；偏深的深Ⅱ度和浅Ⅲ度烧伤为主，系数为1.7～1.8；Ⅲ度烧伤、Ⅳ度烧伤为主，系数是1.9～2.0；水分（5%葡萄糖）3000～4000mL。对于大体重，Ⅲ度烧伤、Ⅳ度烧伤面积大者，补充水分偏多；第二个24h电解质与胶体各 0.7～0.75mL/（kg·1% TBSA），水分同前。以此公式补液不仅可使血流动力学指标迅速恢复，而且能维持尿量 80～100mL/h［或 1～2mL/（kg·h）］。意识清楚，心率 100～110 次/分，口渴明显减轻，无恶心呕吐，血压正常，呼吸 20 次/分左右，血红蛋白≤150g/L，血细胞比容≤0.50，中心静脉压 4～10cmH_2O（0.39～0.98kPa）。这些临床指标与血流动力学有良好的相关性，可依据这些临床指标作为满意复苏的参考。

2. 休克期输液如何安排

传统的输液分配是伤后第一个 8h 要输入 24h 计算量的一半，这是缘于既往认为伤后 6～8h 为渗出高峰。实际上渗出速度最快的时间段是伤后至 2h，笔者通过犬离体肺叶吸入性损伤模型证实，热损伤后立即有渗出，半小时渗出达 1.2mL/min，3h 累计损失血浆总量的 32.5%。西南医院在 30% Ⅲ度烧伤犬的研究中发现 2h 血浆容量减少的速度为 5.5mL/（kg·h），心排血量下降 30%，3～8h 血浆容量减少 0.85mL/（kg·h）。因此伤后 2～3h 是补液的黄金时间，大面积烧伤来院后即快速静脉推入液体 1000～2000mL，直至精神好转，尿管出尿，心率下降。伤后 3～4h 内输入第一个 24h 总量的 30%，伤后 8h 输入总量的 60%～65%。在复苏补液过程中，能监测血流动力学最好，或监测中心静脉压，使其保持在 4～10cm H_2O（0.39～0.98kPa）为佳。

三、休克期复苏展望

1. 综合防治烧伤休克

烧伤休克系由多因素促成，因此要提倡以补液为主的综合防治措施，包括加强心肺功能的维护，减轻心肌缺氧损害，增强心泵功能，强化细胞保护，防止内皮细胞损害，降低血管通透性，提高血管反应能力，改善微循环。伤后 48h 内切痂植皮可有效地减轻休克期病理生理反应，再通过行之有效的临床综合治疗方案，达到"纠正失代偿显性休克，纠正代偿性隐匿性休克，清除氧自由基，减轻缺氧损害的目的"。

2. 提倡目标复苏

现行的补液公式尚不够完善，未体现不同原因和不同深度的差异。也缺乏更全面、更准确的监测指标，难以及时评价真正的平稳度。现代烧伤医学应进一步充实和改善复苏手段的同时，当前提倡目标复苏（targeted resuscitation），终极目标（end point）应该达到：维持良好的血液灌注，提供组织有效的氧供，消除氧债，恢复正常需氧代谢，中止细胞死亡。生命体征平稳，血氧分析碱剩余（base excess，BE）低于－6，恢复正常心排血量，氧输送（DO_2）大于 500mL/（min·m^2），胃黏膜 pH 恢复正常。

3. 继续深入理论与实践相结合的研究

烧伤学科的进步得益于基础研究的发展和临床治疗的改进，继续深入开展休克期复苏的研究不仅能提高早期复苏疗效，还会有利于烧伤全程的治疗和预后，解决的途径依然是临床与基础合作，理论与实际结合，特别是完善复苏补液制剂，更符合患者的实际需要，也会方便临床操作。开发细胞保护剂，增加氧的利用，减轻缺氧损害，开展分子复苏（molecular resuscitation），治疗隐匿性休克。实施"补液、强心、恢复血管通透性和改善线粒体功能"的鸡尾酒疗法，将可能成为今后研究的热点。

（贺立新　郭振荣）

第2节　烧伤休克期处理的新认识

伴随休克期复苏水平的提高，休克的发生率日趋降低，直接死于休克者亦见减少，但这绝不意味着休克问题已经解决，尤其在一些基层单位，休克期治疗仍有许多模糊认识需要澄清。归纳起来就是要明确休克期为什么要输液，怎样输，输什么，除了补液之外还要实施哪些综合治疗。

一、休克期为什么要输液

烧伤休克是由于体液渗出所致的渐进性血容量减少造成的，这种减少有一个时间过程，随烧伤面积、深度和机体状况不同而有长短，大面积烧伤患者伤后 1h 就有发生休克的可能。所以烧伤后及时补液，就成为防治休克的最主要措施，我们认为防治烧伤休克，补液应遵循"及时、快速、足量"的六字方针，在这一原则指导下应使休克期复苏治疗达到以下 3 个目的：①纠正"失代偿性显性休克"，尽快改善机体低氧状况，使组织氧输送量和氧耗量恢复正常；②纠正"代偿性隐匿性休克"，迅速恢复胃肠道以及其他组织器官的血液供应；③清除氧自由基，减轻组织再灌注损伤。欲达到此目的，必须迅速有效地恢复血容量。

（一）血容量减少的原因

1. 毛细血管扩张，通透性改变

这是最根本的原因，毛细血管静水压增加 2 倍，促进了血浆样液体渗出增加，导致血容量锐减。致使渗出增加的直接因素是热损伤效应。皮肤损伤的温度阈是 45℃，温度达到 70℃时，1s 即可致表皮坏死，温度越高，时间越长，烧伤越深。受热损伤严重处发生凝固坏死，其深层和周围血管则扩张。血管内皮细胞损伤是导致渗出增加的直接因素。微循环中的毛细血管壁是由单层内皮细胞构成，厚约 1μm，热损伤后内皮细胞的微丝（micro-filament）发生收缩，内皮细胞肿胀隆起，使内皮细胞间的裂隙增宽，造成体液外渗。渗出增加的间接原因是受热损伤的变性蛋白激活了凝血和补体系统释放的各种介质，如组胺、5-羟色胺、缓激肽、前列腺素、白三烯、血小板活化因子等，再加上缺血-再灌注产生的大量氧自由基都对血管内皮细胞有损伤作用。

热力对组织的损害，不仅表现在受热组织的结构与功能变化，还表现在远离烧伤部位的毛细血管通透性增高。烧伤后的低氧代谢，使乳酸堆积增加，产生代谢性酸中毒，血 pH 降低促使肥大细胞释放组胺等血管活性物质，使毛细血管扩张，通透性增高，遂使血浆样液体渗至血管外。与之同时淋巴管也扩张，通透性也迅速增高，有研究证实注射染料后可见创面上大分子蛋白随淋巴液一起渗出。

2. 血管内渗透压的降低加重了血浆成分的外渗

渗出增多，血浆样液体或渗至创面和组织间隙，或渗出后形成水疱。欲了解渗出丢失了哪些血浆成分，最好的办法就是分析水疱液的成分。解放军总医院第一附属医院曾对 90 例烧伤患者在入院当天抽取水疱液与同体血浆对比，分析了钾（K）、钠（Na）、氯（Cl）、尿素氮（BUN）、白蛋白（A）、球蛋白（G）、免疫球蛋白 G（IgG）、免疫球蛋白 A（IgA）、免疫球蛋白 M（IgM）、补

体 3（C₃）、纤维结合蛋白（Fn）、渗透浓度和胶体渗透压，又对比了 50 例水疱液和 33 例血浆氨基酸的关系，分列于表 3-3、表 3-4。

表 3-3　水疱液与血浆成分对比（$\overline{X} \pm SD$）

项目	例数	水疱液	血浆	水疱液 / 血浆 /%
K/（mmol/L）	73	3.83±0.54	4.02±0.47	95.27[*]
Na/（mmol/L）	73	138.62+8.24	140.28±6.94	98.82
Cl/（mmol/L）	73	109.22±7.13	112.12±7.04	97.43
糖 /（mmol/L）	67	6.87±1.84	6.94±1.48	99.06
BUN/（mmol/L）	67	5.46±0.81	5.61±1.48	97.06
A/（g/L）	67	33.00±5.60	36.00±8.40	90.16[**]
G/（g/L）	67	1 0.8 0±3.8 0	18.70±4.30	57.75[*]
IgG/（g/L）	67	7.39±2.69	9.41±12.34	78.53[*]
IgA/（g/L）	67	1.30±0.58	1.95±0.67	67.00[*]
IgM/（g/L）	67	0.97±0.38	1.95±0.28	49.74[**]
C₃/（g/L）	51	119.51±32.85	148.22±29.06	80.63[**]
Fn/（mg/L）	43	60.31±39.69	296.63±148.87	20.33[**]
渗透浓度 /［mOsm/（kg·H₂O）］	73	276.50±14.30	280.79±11.38	98.47
胶体渗透压 /（kPa）	73	2.13±0.51	2.61±0.54	81.61[**]

注：水疱液与血浆比较 [*]$p<0.05$，[**]$p<0.01$

表 3-4　50 例水疱液与 33 例血浆氨基酸的对比（$\overline{X} \pm SD$）

氨基酸	水疱液 /（μmol/L）	血浆 /（μmol/L）	水疱液 / 血浆 /%
缬氨酸	216.2±66.4	184.4±52.4	117
亮氨酸	117.9±39.7	107.9±32.8	109
异亮氨酸	61.3±24.1	41.9±17.1	146
色氨酸	25.0±8.2	27.2±10.2	92
苯丙氨酸	73.5±23.1	80.0±23.7	92
酪氨酸	69.1±14.8	57.8±15.5	120
丙氨酸	377.7±123.0	364.1±122.4	104
甘氨酸	288.6±67.9	188.2±67.0	121
谷氨酸	136.1±41.8	100.9±52.7	135
赖氨酸	135.8±55.2	108.1±37.6	126
组氨酸	70.4±18.9	70.2±20.3	100
精氨酸	55.0±30.2	40.7±14.3	135
胱氨酸	53.4±25.2	35.2±20.3	152
甲硫氨酸	34.8±13.2	28.0±8.9	124
苏氨酸	499.5±131.0	476.1±126.0	105
丝氨酸	151.3±47.1	106.6±37.9	142
脯氨酸	215.7±69.2	179.4±55.8	120

　　从水疱液与血浆成分的对比中不难看出，电解质、糖与尿素氮的含量两者近似，白蛋白相对分子质量较小，渗出较多，水疱液中能达血浆含量的 90%，球蛋白的相对分子质量较大，渗出相对较少，为血浆含量的 57.75%。免疫球蛋白中 IgG 相对分子质量相对较小，约为 150 000，渗出相对较多，IgA 与 lgM 相对分子质量大，分别为 160 000～318 000 和 900 000～1 000 000，故水疱液中含量只为血浆中的 67% 和 49.7%。氨基酸的相对分子质量小，渗出多，伤后第 1 天血浆氨基酸已明显低于正常值，积在水疱液中的氨基酸普遍高于血浆值。胶体渗透压是血管内外液交换维持平衡的主要因素，胶体渗透压的高低主要取决于血浆蛋白的多少，尤其是血浆白蛋白。正常人血浆胶体渗透压的 80% 由白蛋白形成，因为白蛋白的分子数最多，浓度也最高，每克蛋白可维系 0.53kPa（4mmHg）的胶体渗透压，因而血浆白蛋白的降低肯定会使胶体渗透压降低。检测的水疱液中的蛋白含量相当于血浆的 90%，说明渗出是白蛋白丢失的主要途径。其实这种渗出丢失的蛋白不仅体现在创面上，也反应在各内脏器官。大鼠烫伤后用 ^{125}I 标记的白蛋白在肝、肾、肺和肌肉中的分布明显增高，以伤后 24h 最为显著。此外严重烧伤后机体的应激反应，以白蛋白为原料合成急性期反应蛋白，又消耗了一部分白蛋白。严重烧伤后肝功能障碍导致的白蛋白合成减少，再加上高代谢反应使消耗增多，食欲减退、入量减少、营养不良等因素，都促使血浆白蛋白迅速降低。据解放军总医院第一附属医院 55 例危重烧伤患者检测结果，伤后第 1 周血浆白蛋白降至 23g/L，白蛋白的剧减立即导致胶体渗透压的降低，伤后 24h 胶体渗透压就从 2.61kPa（19.56mmHg）下降至 1.93kPa（14.50mmHg），这与胶体渗透压的正常值 3.55kPa（26.62mmHg）相差甚远。由于球蛋白渗出量比白蛋白少，水疱液中球蛋白浓度占血浆浓度的 57%，但若按等浓度比较，α- 球蛋白形成的胶体渗透压最大，γ- 球蛋白形成的胶体渗透压最小。在渗出高峰期血浆蛋白可低于正常的 50%，由于血浆蛋白的不断渗出，胶体渗透压值不断降低，低胶体渗透压又促使液体外渗，恶性循环的结果更趋血容量减少。这提示休克期复苏补充胶体的必要性。

3. 钠离子与水分的同步丢失

　　严重烧伤后一方面水分伴随钠离子渗至组织间隙和创面，另一方面细胞膜因低氧而遭受损伤，细胞跨膜电位下降，细胞膜上 Na^+-K^+-ATP 酶活力显著下降和细胞膜通透性增高，钠泵失灵导致钠离子进入细胞内，钾离子自细胞内逸出。当钠离子进入细胞内时，为了维持细胞内外渗透压的平衡，细胞外液的水分亦随之入内，使细胞变成球形的水肿细胞。细胞外液向细胞内转移的结果，使有效的循环血量明显减少。

　　烧伤早期细胞外液钠离子减少，促成了血浆渗透压降低。渗透浓度是溶解于血浆中溶质颗粒总数的理化指标，主要由小分子物质如 Na^+、葡萄糖、尿素氮等形成，对血管内外液的分布有很大影响。血浆渗透压既可以由冰点渗透压计检测，又可按下述公式计算：

$$血浆渗透压\left[mOsm/(kg\cdot H_2O)\right]=1.86\times 血钠+\frac{血糖}{18}+\frac{血尿素氮}{2.8}$$

　　血浆渗透压的正常值为（285±7.0）mOsm/（kg·H_2O），血浆渗透压值的高低受血浆溶质成分的影响。烧伤早期如果尚未发生血糖和尿素氮明显升高时，由于钠离子的丢失，而使血浆渗透压降低，为保持细胞内外和血管内外渗透压平衡，水分亦随之同步丢失。这一结果提示了休克期复苏补充钠离子的重要性。

4. 创面蒸发量增加

烧伤创面因失去了正常皮肤屏障而使水蒸发量大增。Pruitt 报道暴露创面水蒸发量的公式如下：

$$蒸发量 [mL/(h \cdot m^2)] = [25mL + 烧伤面积(m^2)] \times 体表面积(m^2)$$

解放军总医院第一附属医院曾利用 EP-I 型水蒸发仪（Servomed Evaporimeter EP-I 型，瑞典）对 50 例烧伤患者进行多部位、不同深度烧伤创面水蒸发量的观察。检测结果表明（表 3-5）：

表 3-5　烧伤后不同时间不同深度烧伤创面水蒸发量　　　　　　　　　　mL/(h·m²)

皮肤状况	烧伤后 /d					
	1	2	3	4	5	6
正常皮肤	7.1±1.5	15.1±2.8	10.0±1.8	6.7±0.5	7.5±1.1	6.6±0.6
浅Ⅱ度烧伤（有疱皮）	12.1±2.2	18.2±2.6	12.3±2.3	14.5±2.6	61.2±4.4	64.4±3.9
浅Ⅱ度烧伤（无疱皮）	90.5±7.5	88.6±6.8	65.5±5.2	58.4±5.4	61.2±4.4	64.4±3.9
深Ⅱ度烧伤	93.1±7.8	112.2±8.2	125.1±8.5	122.6±7.4	118.7±62	100.8±5.3
Ⅲ度烧伤	93.5±6.5	93.6±6.2	104.1±6.9	100.3±6.8	121.2±7.1	120.6±6.6

（1）正常皮肤水蒸发量为 6.5～15.1mL/(h·m²)。

（2）烧伤后创面水蒸发量即刻升高，为（65.2±10.3）mL/(h·m²)，相当于正常蒸发量的 10 倍，第 1 天平均达 90.5～93.5mL/(h·m²)。

（3）水疱皮完整时第 1 天蒸发量只有（12.1±2.2）mL/(h·m²)，说明保留水疱皮可以大大减少创面水蒸发量。

（4）深度烧伤创面比浅度烧伤创面水蒸发量大，第 5～6 天Ⅲ度焦痂创面水蒸发量能达到 120mL/(h·m²) 左右，这就改变了某些人认为"Ⅲ度烧伤蒸发量少"的传统观念。

（5）同等烧伤深度，儿童创面水蒸发量多于成人。

假定一成年人烧伤面积 50%，体表面积按 1.7m² 计算，按公式计算则每天创面水蒸发量即为 2640mL。若以水蒸发测定仪检测结果，第 1 天深度创面水蒸发量以 93mL/(h·m²) 计算，则第 1 天蒸发量即为 1897mL，尚有 50% 未烧伤皮肤每日蒸发量约 300mL，总共第 1 天蒸发失水量为 2197mL；若按第 6 天Ⅲ度创面水蒸发量 120mL/(h·m²) 计算，则全天创面水蒸发总量即为 2448mL，加上正常皮肤蒸发量，全天蒸发失水为 2748mL。Pruitt 提出的计算公式没有体现不同深度和不同时间的水蒸发量，看来不如水蒸发量测定仪检测的结果更符合实际。总的规律显示 50% 深度烧伤患者每天水蒸发液体损失量在 2200～2700mL，若实施热风机治疗或卧悬浮床，每日蒸发失水还要再增加 1000～2000mL。因此有理由相信烧伤创面水分的蒸发也是烧伤后血容量减少的重要原因之一。

（二）血管通透性变化规律

由于血管和细胞膜通透性增高，使血管内液体转移到组织间隙和细胞内，造成血容量锐减。对于渗出速度何时最快，说法不一。现行公式强调渗出的高峰段是在伤后 8h，所以要在伤后 8h

补充第1个24h补液量的一半。近年来的研究表明伤后0.5～2h渗出最快，烧伤面积越大，渗出的高峰时间越提前。笔者通过狗离体肺叶吸入性损伤模型证实，组织对热损伤的反应相当迅速，遇热后立即有渗出，半小时内为单位时间的渗出高峰段，达到1.2mL/min，其后渗出速度逐渐减慢。3h内累计损失血浆总量的32.5%，损失的血浆蛋白占伤前血浆蛋白的15%。杨宗城等也在实验中证实，狗30%Ⅲ度烧伤后2h血浆容量下降速度达5.5mL/（kg·h），心排血量降至伤前的50%。6h后才逐渐回升，表明6h开始渗出逐渐减少。伤后3～8h血浆容量平均每小时只下降0.85mL/kg，9～24h虽仍下降，已不明显。Hilton亦在狗烧伤实验中发现，伤后体液迅速外渗，2h后明显减慢，仅1mL/（kg·h）。Brouboard也报道烧伤皮肤的含水量伤后3h即达高峰。伤后36h左右微血管通透性逐渐恢复正常，渗出逐渐停止，但渗到组织间隙的液体和电解质的回吸收要在伤后5～7d。

以上发现皆提示按常规公式于伤后8h补充第1个24h补液量的一半，仍嫌早期补液速度过慢，应加速在2～3h内的补液，希望在3h左右即补充全天入量的30%为好。使心排血量尽快恢复正常，缩短低灌注的时间，可能会更有效地防止烧伤早期的内脏损害。

（三）红细胞变化

烧伤早期绝不仅仅是血浆成分的丢失，还有血细胞的减少，尤其是红细胞在热力作用下会产生溶血、凝集、变形和生成受抑制。有人曾用^{51}Cr和^{32}P标记红细胞，发现大面积烧伤后8～10h红细胞破坏12%，48h破坏42%，伤后1周内每天减少9%的红细胞。红细胞破坏速度惊人，因而烧伤后贫血是不可避免的。

红细胞减少的原因如下：

（1）热损伤直接造成血细胞形成血泥或凝固坏死，Pruitt报道大面积深度烧伤患者1%的Ⅲ度烧伤即损失1%的红细胞。

（2）烧伤后溶血颇为常见，体外研究证实当温度升至40～50℃时红细胞即发生形态和化学方面的损害，红细胞膜受损，K^+丢失，红细胞内的ATP减少，产生延迟性溶血。温度升至50℃以上即可造成红细胞立即溶血。C_3的激活也促进红细胞溶血，Heideman认为大面积深度烧伤患者平均有32%的红细胞溶解。狗50%Ⅲ度烧伤的实验也证实，溶血可使红细胞损失30%。

（3）红细胞变形性下降。正常情况下红细胞为双面凹的盘状，良好的变形性可使其顺利通过毛细血管。若变形能力降低就要导致周围血流阻力增高，影响微循环灌注，促进血液淤滞，甚至堵塞微血管。红细胞变形性下降的原因：①当红细胞受到热力损伤时则呈球形，变得僵硬；②当红细胞内ATP水平低于正常的15%时，引起膜蛋白的脱磷酸作用，使红细胞僵硬；③细胞膜受损时Ca^{2+}逆流至细胞内，使膜结构改变；④红细胞膜受氧自由基损伤，膜蛋白结构破坏和流动性发生变化。

（4）红细胞形态改变。当血液流经52～65℃高温区时，红细胞就受损变形，烧伤后1～2h采血即可发现红细胞形态改变，呈小球形或锯齿形，细胞膜脆性增加，形态改变的红细胞既影响微循环，又易被网状内皮细胞清除。

（5）红细胞半衰期缩短。正常情况下红细胞的寿命大约是120d，而受热力损伤后红细胞寿命大大缩短，烧伤越重，半衰期越短，烧伤面积在51%以上者，红细胞的半衰期缩短至5～6d。

（6）红细胞生成受抑制。其原因：①大面积烧伤患者骨髓造血功能受抑制，合并严重感染者尤甚，主要是由于骨髓内红细胞生成素受到抑制；②烧伤血清中存在抑制红细胞生成的物质，此物质可能是烧伤组织的分解产物，也可能是创面感染释放的毒性物质，它抑制骨髓生成红细胞，促进形成粒细胞或巨噬细胞。

（7）消化道出血使红细胞丢失过多，消化道应激性溃疡是危重烧伤患者常见的并发症。消化道出血会丧失大量红细胞，加重了贫血程度。

（8）烧伤早期创面大，感染重，高代谢，消耗大，食欲差，营养不足，都无助于贫血的纠正。

面临危重烧伤患者伤后就出现的红细胞破坏增多、生成减少的贫血现象，给予临床治疗的启示就是休克期复苏方案中应包括补充全血，以减少因贫血而导致的缺血低氧性损害。

二、对平稳度过休克期的理解

在学术会议上或日常交流中，甚至在杂志审稿中经常见到"平稳度过休克期"的提法，他们认为似乎只要过了 48h 进入了下阶段治疗就谓之"平稳度过"，没有关注度过质量，这种理解是片面的；也有的认为入院初期有一过性休克表现，经过复苏治疗休克得到缓解也称之为"平稳度过"，这种理解是错误的。因为早期血容量减低，组织灌注量不足的核心问题是低氧，如果再合并有吸入性损伤，低氧损害将更加明显，低氧因素已经产生，对机体潜移默化的影响已经形成，怎么能称"平稳"呢？

真正的平稳度过应该被理解为伤后得到及时的救助，经过积极正确的治疗，复苏满意，没有休克临床表现。何谓"正确的治疗"？有人认为休克期主要的任务是抗休克，抗休克的主要措施就是输液，只要按公式计划输液就可以抗休克。这种提法有三个认识误区：①休克期治疗最主要的目标是预防休克的发生而不是出现休克再去"抗"；②休克期输液是最重要的，但不是唯一的，一定要实施综合治疗；③按公式计算只是提供了起始补液的参考量，影响复苏效果的变数很多，怎能一个公式解决全部休克内涵。

大量临床实践证明，凡是平稳度过休克期者，病情就平稳，感染期也度过顺利，感染轻，并发症少，创面愈合快，治愈率高；反之，不平稳者则险象环生，并发症接二连三，轻则增加痛苦延长疗程，重则致残，甚至危及生命，因此切不可小视休克期，狭义地看待这 48h，只有真正实现平稳度过，才能赢得平安的后续治疗时机。

三、休克期输液怎样输

严重烧伤需要补液这是毋庸置疑的，看似应该懂得的道理，并不尽然明确，究竟怎样补才算真正科学合理，才能真正满足患者、尽快恢复血容量。我国临床工作现状却不容乐观，存在种种不尽如人意之处值得深思。

（一）休克期补液问题面面观

（1）限制输液，低标准度过。机械套用 1970 年制定的休克期输液公式，不敢跨越公式计算量。对休克期补液顾虑重重，宁少勿多，认为只要度过48h就算抗休克成功。唯恐液体量比计算量稍多一点会加重水肿、回吸收障碍，甚至诱发脑水肿、肺水肿等并发症。限制输液的患者虽然也过了休克期，却不能使复苏满意，不同程度的低氧后遗症可能在感染期凸显出来，各种并发症接踵而至，以前多抱怨"感染来得太快"，实则是休克期低氧埋下的祸根。

（2）对延迟复苏患者，过于保守。不敢快速大量补液，仍然按照常规的公式和速度补液。这些医生不懂得患者入院较晚已丧失了早期复苏补液的"黄金时间"，如果不在入院后2～3h超常规快速补液不足以尽快纠正低血容量造成的低氧损害，使延迟复苏患者救治难度大增，感染并发症、多器官功能障碍发生率与病死率明显高于早期复苏组。

（3）知识欠缺，经验不足，不甚了解输液的质与量。片面地理解休克期治疗主要就是输液，输什么、输多少、如何安排，不甚了解，重视输液量，轻视输液成分，更不知休克期综合治疗的内容及意义。

（4）受经济利益的驱动，强行把患者留下来，延误了治疗。自己不懂装懂，既缺少专业知识，又不请教他人，输液带有很大盲目性、随意性，跟着感觉走，病情轻者侥幸过关，危重者则危机四伏，不是输少发生休克，就是输多导致肺水肿、脑水肿，等到病情危重不可收拾或经费花光，才转至烧伤专科，其后果可想而知，大大影响了救治成功率。

（5）突破公式，输液获得成功。这是近年来许多医生的共识，几乎所有大面积烧伤治愈者休克期补液都超过了传统公式的计算量。这些患者休克期度过顺利，感染期并发症减少，治愈率明显提高。但是究竟输多少合适，既能有效地恢复血容量，又不致液体超负荷，不少临床医生仍然感到迷茫。

大量的临床实践都表明了既往的输液公式不能满意地指导严重烧伤患者休克期补液，迫切需要新的输液公式作参考。解放军总医院第一附属医院依据血流动力学的变化，随时调整输液量，再根据血流动力学各指标达到正常时的输液量，推算出的输液公式颇具有临床参考价值。

（二）烧伤后血流动力学监测

1. 血流动力学监测的必要性

烧伤后2h内为单位时间血浆渗出量最多的时间段，尤以半小时内渗出速度最快，笔者在离体肺叶吸入性损伤致肺水肿的实验研究中发现，伤后半小时渗液量为其后2h渗出均值的2.5倍。伤后渗出速度之快、失液量之大、血容量减少之程度是难以估量的。既往多靠神志、血压、心率、末梢循环、胃肠道反应和尿量等临床指标来判断有无休克或休克程度作为监测参数，由于这些临床表现都滞后于血容量减少，且受机体的代偿反应和水肿因素的影响，很难及时准确地反映机体缺血低氧的真实状况，尽管烧伤患者入院后及时建立了静脉通路，但输液速度多快、输入量多少，仍缺乏灵敏指标提示。

如何调整输液，最有效的手段莫过于血流动力学的监测。1970年Swan和Ganz试制成功球囊血流导向漂浮导管，开辟了有创血流动力学监测的新纪元。此导管经锁骨下静脉或颈内静脉等通路，进入上腔静脉、右心房后，利用导管尖端的球囊借助血流的推动作用移向右心室，进入肺动脉，通过热敏电阻导线与监测仪相连，凭借Swan-Ganz导管位于右心房和肺动脉处的侧孔可以在监测屏上显示出右房压（RAP）、平均肺动脉压（mean pulmonary artery pressure, mPAP）、PAWP，用热稀释方法测出心排血量，并计算出心脏指数和每搏指数，据此可以判断血容量恢复的时间与程度。影响血流动力学改变的相关因素包括 4 个方面：血容量、心排血量、外周血管阻力和心肌收缩功能。其中最重要的是血容量，血容量不足也是构成其他几个因素变化的诱因，因此快速恢复血容量是休克期治疗的根本。

2. 烧伤患者血流动力学监测

自 1985 年开始我们利用 Swan-Ganz 导管对 52 例大面积烧伤患者进行了血流动力学监测。本组病例烧伤面积为 31%～100%［（69.9±20.1）%］，Ⅲ度烧伤 20%～98%［（60.4 4±13.6）%］，分别于入院时及伤后 8h、16h、24h、36h、48h、72h 连续监测了 RAP、mPAP、PAWP、CO、CI、SI、HR。结果显示各项心功能指标在入院时最低，表明血容量严重不足，以"先晶体后胶体、晶体、胶体、水分循环输入"的方式，加快输液速度，促使血流动力学指标尽快恢复。根据各监测指标的变化以"低"快"高"慢的原则随时调整输液，伤后 8h 已见各指标回升，16h 达到有效恢复，24h 基本纠正，其后一直保持在正常水平（表3-6），证明参照血流动力学的变化调整输液，既能迅速纠正血容量不足，又不会产生液量超负荷并发症，是实施良好液体复苏最有力的保证。

表 3-6　52 例烧伤患者血流动力学监测结果

监测指标	参考正常值	入院时	伤后时间 /h					
			8	16	24	36	48	72
RAP/mmHg	1～10	1.23±	1.50±	2.18±	3.23±	3.99±	3.80±	4.06±
		0.74	0.45	0.23	0.30[*]	0.38[**]	0.23	0.53[**]
mPAP/mmHg	10～20	8.80±	9.55±	11.88±	12.40±	12.71±	13.01±	12.93±
		0.52	3.49	0.38	1.20[*]	0.30[*]	0.38[*]	1.73[*]
PAWP/mmHg	5～15	5.26±	5.41±	6.77±	7.29±	8.95±	8.65±	9.02±
		0.38	0.60	0.83	0.98[*]	0.75[*]	0.98[*]	0.45[*]
CO/（L/min）	4～8	3.09±	3.79±	3.93±	5.30±	6.72±	10.90±	11.24±
		0.33	0.32	0.28	0.41[*]	0.39[*]	0.61[**]	1.26[**]
CI/［L/（min·m²）］	2.5～4	1.82±	2.11±	2.17±	3.76±	4.04±	6.41±	6.61±
		0.30	0.11	0.20	0.37[*]	0.39	1.02[**]	1.11[**]
SI/［mL/（beat·m²）］	40～60	13.07±	17.51±	18.16±	37.04±	45.72±	60.01±	70.21±
		3.62	3.27	4.36	4.67[*]	3.87[*]	3.24[**]	10.29[**]
HR/（次/分）	60～100	193±20	120±20	119±19	101±17	88±16	106±19	94±17

与入院时比：[*]$p<0.05$，[**]$p<0.01$

注：$1\text{mmHg}=0.133\text{kPa}$

（三）新的休克期输液公式的探索

根据达到血流动力学各指标正常时，实际输入的电解质（晶体）、胶体、水分的量，于伤后 24h 和 48h 分别统计，并与未行 Swan-Ganz 导管监测、只参照传统输液公式调整输液的对照组［20 例，烧伤面积（64.1±17.3）%，Ⅲ度烧伤面积（40.7±15.4）%］进行了比较，发现监测组的输液量明显多于对照组（表 3-7）。

表 3-7　两组患者休克期补液量（$\overline{X} \pm SD$）　　　　　　　　　　　　　mL

		第一个 24h	第二个 24h
监 测 组	总量	11 627±1803	8465±663
	晶体	5996±1077	2875±1398
	胶体	2730±881	2763±574
	5% 葡萄糖	2901±917	2811±624
对 照 组	总量	8330±2070	5971±864
	晶体	2736±1303	1982±296
	胶体	1909 ±590	1188±349
	5% 葡萄糖	3685±1021	2801±422

依照血流动力学监测组 24h 和 48h 实际输入的晶体和胶体的量，可以换算出晶胶体的系数 K。

晶胶体总量＝面积 × 体重 ×K，K＝实际输入晶胶体 /（面积 × 体重），据此产生了新的输液公式。第一个 24h 输液量：晶胶体（1.5～2.0）mL× 面积（m^2）× 体重（kg），晶胶比例 1∶1。依据烧伤深浅不同，渗出量亦不同，其补充的电解质与胶体的系数也不同，Ⅱ度为主，晶胶之和的系数为 1.5～1.6；偏深的深Ⅱ度烧伤和浅Ⅲ度烧伤为主，系数为 1.7～1.8；Ⅲ度烧伤、Ⅳ度烧伤为主，系数是 1.9～2.0。水分 3000～4000mL(补充水分多少，参考体重与Ⅲ度烧伤、Ⅳ度烧伤面积)；第二个 24h 电解质与胶体为 1.4～1.5mL/（kg·1%TBSA），水分同前。

参照血流动力学指标调整输液不仅使补液安全系数大了，还保证了各临床指标迅速恢复正常，真正实现了"平稳"度过休克期。为了给不能开展血流动力学监测的单位提供"临床平稳"的评价指标，我们根据本组血流动力学达到正常标准时的临床表现，总结出复苏满意的指标：①第一个 24h 总入量达到 2.6～3.0mL/（kg·1%TBSA）；②意识清楚；③心率 100～110 次/分；④尿量 80～100mL/h 或 1～2mL/（kg·h）；⑤无明显消化道症状（烦渴、恶心、呕吐、腹胀、消化道出血）；⑥血压正常；⑦呼吸 20～24 次/分；血红蛋白（Hb）≤150g/L，血细胞比容（Hct）≤0.5，中心静脉压 4～10cmH$_2$O（0.39～0.98kPa）。

（四）休克期输液如何安排

1. 输液量与时间的分配

特大面积烧伤晶胶体比例希望达到 1∶1。传统的输液分配是伤后第 1 个 8h 要输入计算总量的一半，余下的一半在后 16h 内输入。第 2 个 24h 的电解质和胶体应为第 1 个 24h 的一半，水分同前。这种分配比例是基于原来对体液渗出规律的认识决定的，原认为伤后 6～8h 为渗出高峰，故应在 8h 内输入一半。实际上渗出速率最快的时间段是伤后 0.5～2h，因此入院后即应快速输液，使伤后 3h 左右输入计算总量的 30%，伤后 8h 输入总量的 60%～65% 可能更符合实际需要。

2. 不可拘泥于公式，实施"个体化"输液

输液公式的优点是简单、易记，利于初学者掌握，但公式只是为计算方便而提供的一个基本参考，切不可一成不变地遵循公式输液。因为影响液体需求量的变数很多，例如：① 许多烧伤患者并不能准确地告之伤前体重，病房内又缺乏卧床测重条件，只能靠估计；② 烧伤面积的计算更做不到绝对准确，医务人员经验的多少，患者体型的差异，常致估算有误；③ 烧伤深度不一，失液量相差

悬殊，例如热液一过性烫伤，与钢水烧伤或化学烧伤相比，即使同被诊断为Ⅲ度，其烧伤的实际深度和失液量是大相径庭的，而现行的公式都无从体现这些差别；④ 伴有吸入性损伤或复合伤时都会因渗出、水肿和出血而影响血容量；⑤ 开始复苏时间的早晚和速度的快慢都直接影响复苏效果；⑥ 入院前治疗的未知数和入院后病情的变化各不相同；⑦ 伤员伤前健康状况和个体差异有别，烧伤后会出现明显不同的反应。基于上述因素的考虑，可以认定一个公式不可能包容如此众多的变数，只能把输液公式视为治疗的初步计划，一定要根据每位患者的临床表现随时调整，称为"个体化"输液。

四、休克期输液输什么

1. 胶体溶液

输入胶体溶液，能改善因血浆外渗所致的低胶体渗透压，从而有效地维持血浆容量。常用的胶体包括血浆、白蛋白、全血或红细胞、代血浆（如右旋醣酐、血定安、贺斯、万汶）等。

（1）血浆：因为渗出液主要成分是血浆，所以烧伤后补充血浆是比较理想的。但由于冻干血浆已被禁用，新鲜血浆来源不足，不利于长时间保存和运输，还有传染肝炎、获得性免疫缺陷综合征之忧，因此无须刻意追求大量血浆，根据烧伤面积大小，能在第一个 24h 输入 400～1000mL 即可。

（2）白蛋白：胶体渗透压的维持主要靠白蛋白，而渗出液中白蛋白含量相当于血浆白蛋白浓度的 90%，其丢失量是可观的。因此补充白蛋白对维持胶体渗透压至关重要。临床应用时稀释成 6% 白蛋白，其浓度高于血浆，更有利于提高胶体渗透压，减轻水肿。但由于其价格昂贵，又得不到白蛋白以外的血浆其他成分，因此也不宜多用，第一个 24h 可输入 20～80g。每输入白蛋白 10g，可吸附水分 200mL，45min 即可增加血浆容量 200mL。

有关输注白蛋白的研究进展如下：

1）输入白蛋白与建立微血管屏障的新见解

对于血管通透性的认识都是基于"Starling 原理"，包括血管内外胶体压力差、毛细血管动脉端滤过、静脉端重吸收等理论。2014 年 11 月英国麻醉学杂志发表了一篇关于"Starling 模型修改"的综述，认为血管内皮多糖蛋白（glycocalyx）主要与血浆中白蛋白结合，构成完整的内皮表面被层（endothelial surface layer,ESL）。生理状态下，血管内外向性的静水压使血浆成分向内皮多糖层聚集，与之结合形成一层高胶体渗透压区域，ESL 呈现分子筛样的功能。该分子筛只容许无蛋白质的液体少量滤出。电镜观察发现，带正电荷的白蛋白分子与带负电荷的多糖蛋白分子结合牢固，使血浆成分不容易从血管内漏出到组织间隙。白蛋白仅以 1/4 生理浓度即可。输注白蛋白可以加强受损 ESL 的修复，从而起到维护血管壁完整性的作用。这就可以解释低白蛋白血症时输注白蛋白的扩容效果要优于晶体液了。烧伤后除了血管通透性改变之外，淋巴毛细血管通透性也迅速增加，进入到组织间隙的白蛋白又通过淋巴系统回收至血浆，有助于维持胶体渗透压，促进消肿。

2）血浆白蛋白可以减少血管渗漏

我们曾观察了 17 例烧伤（40%～85%TBSA）延迟复苏的烧伤患者，来诊时间伤后 5～8h［平均（5.41±1.18）h］，入院时血浆胶体渗透压（COP）仍旧能够维持于（18.78±3.40）mmHg［（2.50±0.45）kPa］的水平，切莫据此认为延迟复苏者 COP 不低，其实这是血浓缩掩盖了低蛋白血症的真相。而伤后及时接受补液者伤后 8h COP 下降至（14.32±2.67）mmHg［（1.90±0.36）kPa］，这才是伤后大量血浆蛋白渗出导致 COP 下降的本质，提示临床尽快输注血浆或白蛋白是唯一正确的选择。研究表明通过输注低浓度白蛋白（生理浓度的 1/4），用以维持血管的最低的白蛋白浓度，就可以维持最低的 COP 允许值。这是根据修订的 Starling 原理，白蛋白可以通过与血管内皮多糖蛋白结合修复受损的分子筛，从而维护血管功能上的完整性，减少渗漏。

尽管大面积烧伤的复苏方案对于白蛋白的应用众说纷纭，但是不可否认，诸多临床研究还是证实了输注白蛋白可以改善复苏效果，减轻血管渗漏，稳定血容量，维持血浆胶体渗透压，减轻组织水肿。近期有人发现，输注白蛋白还可以抵消羟乙基淀粉在复苏过程中对内皮细胞和肠道上皮细胞的损伤。

3）休克期复苏提倡双通道补液

当前烧伤休克期补液多为晶-胶-水的联合交替，此种输注方式常会引起患者尿量忽多忽少，静脉压力忽高忽低，心率忽快忽慢。这种情况往往与血浆 COP 的波动密切相关。我们采用双通道分别持续输注胶体（4% 浓度白蛋白），同时交替输入晶体液和水分，观察了 78 例烧伤患者，发现持续性胶体输注可减小血浆胶体渗透压的波动、稳定血容量及各项生命体征，减少总液体的输入量，减轻水肿，减少液体超负荷。若超负荷补液，输入的液体则会有 60% 进入了组织间隙加重水肿，进一步证实休克期补液要严格控制，少则不足，多亦有害。

（3）全血：由于严重烧伤后不仅是血浆成分的丢失，还有大量血细胞的破坏，所以休克期应该输全血。解放军总医院第一附属医院的经验是伤后 6～8h 开始输全血，伤后因大量血浆成分的外渗导致明显的血浓缩，开始复苏时应首先尽快补充电解质、水分和全血以外的胶体，待伤后 6～8h 血浓缩逐步减轻再输全血，更有利于血液循环。全血输入量占全天总入量的 5%～10%。对全血的要求应该新鲜一些，库存时间最好不要超过 1～2 周，以防库存过久的全血由于细胞碎片增多而对微循环不利。若无全血，可输浓缩红细胞。

（4）代血浆

1）右旋糖酐：由于休克期胶体需要量大，全血、血浆和白蛋白供应不足时常应用一些血浆代用品，右旋糖酐就是常用的血浆扩容剂之一。它是葡萄糖的聚合物，输入后能提高胶体渗透压。右旋糖酐 -70 相对分子质量约为 70 000，每日用量不超过 1000mL。因其中杂有高分子右旋糖酐，有封闭单核 - 吞噬细胞系统副作用，渗至组织间隙造成水肿回吸收延迟，故不宜多用。应用低分子右旋糖酐 -40（相对分子质量 20 000～40 000）和右旋糖酐 -10（相对分子质量 10 000 左右）不仅能维持循环血量，还兼有降低血黏度，解除红细胞聚集、改善微循环和利尿作用。由于右旋糖酐 -10 相对分子质量小，排出快，维持血压仅 3h 左右。相比之下右旋糖酐 -40 更好些，全天用量 1000～1500mL。

右旋糖酐的不良反应是过敏反应、肾损害、出血倾向、影响血型鉴定等，相对分子质量大者比相对分子质量小者易出现，值得临床应用时注意。右旋糖酐不可连续输注，每次 500mL，要与其他液体交叉开。在复苏之初血液制品尚未到位时，先与电解质溶液和 5% 葡萄糖交替输入。它只起临时替代作用，最终还是要靠输入全血或血浆成分维持胶体渗透压。

2）血定安：血定安是以改良液体明胶为主的胶体性血浆代用品，相对分子质量 22 500，具有与血浆相似的、符合生理要求的等膨胀压和酸碱度，不会引起组织脱水。其胶体渗透压与人体白蛋白相当，血容效应相当于 4%～4.5% 的白蛋白溶液，生物半减期约 4h，能较好地维持血容量。输入后能使血压、肺动脉楔压、心脏指数、每搏指数和红细胞运氧能力明显增加，改善低氧状况。安全性能好，不影响凝血系统，无器官蓄积，对器官无毒性。也不担心类似血液制品传播的传染性疾病。pH值 7.4±0.3，渗透浓度 274mmol/L，血管耐受性好。每天输入量可根据胶体需要量和血液制品供应量灵活调剂，1000～3000mL/24h。总的评价认为血定安是较好的血浆代用品，在血液制品不足时可选用。

3）国产 6% 羟乙基淀粉（706 代血浆）：相对分子质量与人体白蛋白近似，具有血浆扩容作用，可在休克期应用。由于亦有封闭网状内皮系统作用，影响机体免疫功能，用量不宜过大，每日可给 1000mL 左右。

4）贺斯（HES）：贺斯为费森尤斯卡比医药公司生产的血浆代用品——羟乙基淀粉，原料来自黏玉米，安全性好，扩容效果佳，输入 4～8h 具有 100%～140% 的扩容效果。能改善血流动力学，在升高血容量和心排血量、心脏指数方面尤为有效，改善内脏组织灌注，增加氧输送，促进氧的消耗利用，并有预防和堵塞毛细血管渗漏作用，在休克期内输入可以减少血浆渗出。贺斯有两种浓度产品可供输入，6% 贺斯 33mL/（kg·d），10% 贺斯 20mL/（kg·d），若体重为 75kg 患者，前者给 2500mL/d，后者给 1500mL/d。

5）万汶：2000 年问世，继贺斯后的新一代 6% 羟乙基淀粉，平均相对分子质量 130 000，胶体渗透压 4.80kPa（36mmHg），水结合能力为 21mL/g，扩容效果达到 100%，平台效应能维持 4～6h，安全性好，对凝血功能无影响，最大剂量 50mL/（kg·d），输入后还有分子塞堵渗漏作用，能减少液体外渗。

2. 电解质溶液

主要指以含钠离子为主的电解质溶液，用以补充细胞外液，输入后很快即能显示扩张血浆容量作用。但由于烧伤早期血管通透性增高和细胞外液只能按一定比例存在于血浆中，大部分输入的电解质溶液都要渗至组织间隙或创面，只有输入量的 1/4 左右能留在血管内发挥血浆容量作用。

（1）生理盐水：为等渗的氯化钠溶液，是常用的电解质溶液之一。实际上生理盐水并不完全符合生理，生理盐水中氯化钠的浓度为 0.9%，其中含钠离子和氯离子各 154mmol/L，而血浆中钠离子的浓度为 140mmol/L 左右，氯离子浓度为 103mmol/L 左右。如果大量输入生理盐水，易导致血浆中钠离子升高、氯离子比例升高、碳酸氢根（HCO_3^-）比例降低，易产生高氯性酸中毒，因此输注量大时应与 1.25% 碳酸氢钠按 2∶1 的比例输入。为避免生理盐水的不良反应，当前主张以输注乳酸钠林格液为主。

（2）乳酸钠林格液：含钠离子 130mmol/L，氯离子 109mmol/L，乳酸根 28mmol/L，钾 5mmol/L，pH7.4，习惯上称之为平衡液。氯离子与血浆氯离子近似，不会引起高氯性酸中毒，但钠离子低于血浆钠离子，乳酸根进一步代谢为碳酸氢根。

五、休克期复苏的辅助治疗

诚然，静脉补液是休克期复苏最主要的治疗手段，但不是唯一的，还要实施旨在改善机体状况的综合疗法。

1. 纠正低体温

大面积烧伤血容量不足，暴露太多，散热面积大，伴随创面液体的蒸发，体热大量散失（每蒸发 1mL 水分丧失 0.58kcal（2.43kJ）热量），再加上大量输入低于体温的液体和手术麻醉药物的影响，常使患者伤后及术后体温明显降低。低体温易导致凝血功能障碍、免疫功能抑制、心肌缺血损伤、离子紊乱、酸中毒等严重并发症。临床上纠正低体温除积极抗休克，快速补足循环血量外，可以适当使用血管扩张剂、纠正酸中毒、提高室温至 25～28℃、创面覆盖保温、远红外线照射取暖、实施加温输液、必要时电热毯保温等措施，均有利于恢复体温。

2. 维护心功能

血流动力学的改善，不仅需要迅速恢复血容量，还要有良好的心泵动力功能。为增强心肌收缩力，增加心排血量，常用毛花苷 C（西地兰）0.4mg 静脉滴注，第 1 个 24h 内共给 1.2mg，达到饱和量后每日给维持量 0.4mg 静脉滴注。伴有低血压者可给予多巴胺 20mg，稀释后缓慢滴注 2～10μg/（kg·min），或多巴酚丁胺 2.5～10μg/（kg·min）静脉滴注，其改善左心室功能的作用优于多巴胺。危重病例也可选择应用果糖二磷酸钠（1，6- 二磷酸果糖，FDP），具有调节代谢中若干酶活性的功效，改善细胞代谢，保护心肌，将每支 5g 的 FDP 溶于附带的稀释液 50mL 中，以 0.5～1g/min 的速度静脉滴注，每天 1～2 次。

3. 适量应用利尿剂

血容量在纠正之后常稀释应用溶质性利尿剂甘露醇。应用甘露醇有三大作用：①保护肾功能：甘露醇不受血管升压素的影响，可扩张肾入球动脉，增加肾血流量；②利尿作用：甘露醇不透过细胞膜，不被肾小管重吸收，体内排出快，2h 排出 75%，发挥利尿作用，减轻组织水肿；③氧自由基清除剂：清除体内过量的氧自由基，减轻脂质过氧化损伤。甘露醇的用法：将 20% 的甘露醇 125mL 加在生理盐水或 5% 葡萄糖 500mL 内，根据烧伤严重程度每日给 2～4 次。既可缓慢利尿，又可避免快速脱水而致的血容量不足。如果入院时发现有脑水肿或肺水肿，或伴有急性肾功能障碍时，则以 20% 甘露醇直接快速输入。

值得注意的是在应用甘露醇前一定要保证入量已基本满足，通常是伤后 6～8h 以后开始滴注。切忌在入量不足导致的少尿情况下靠甘露醇利尿，这样会加重休克。

4. 山莨菪碱（654-2）的应用

休克期复苏要达到的第二个目标是纠正隐匿性休克。血容量减少导致组织灌注量不足，胃肠道对缺血很敏感，缺血发生最早，恢复最晚，通过 pHi（胃肠内 pH）检测，显示伤后 pHi 长时间明显降低，直至 72h，证实隐匿性休克确实存在。在补液同时，给予山莨菪碱 10～20mg，静脉滴注 1/6h，可使 pHi 在伤后 24～48h 即达正常，较快地纠正了隐匿性休克。山莨菪碱既能稳定细胞膜和增强细胞对低氧的耐受性，又可改善胃肠道微循环，使门静脉血流量增大，促进 pHi 尽快升至正常水平，利于纠正隐匿性休克，同时利于保护肠道屏障功能，预防内毒素和细菌移位。

5. 氧自由基清除剂的应用

复苏过程中液体再灌注在黄嘌呤氧化酶催化下分子氧被单价还原为大量氧自由基，O_2、O_2^-、OH^-、H_2O_2，它们与生物膜上酶或受体共价键结合，与细胞膜的脂体发生脂质过氧化反应，改变生物膜的结构和功能。为达休克期满意复苏的第三个目标——防止或减轻氧自由基引起的脏器和组织细胞的损害，可以加用氧自由基清除剂和抗氧化剂，常用药物除按前述方法输以甘露醇外，还给予维生素 C 10g/d，维生素 E 100mg 肌内注射，6 小时 1 次。

6. 维持呼吸功能

国外对于伴有中度吸入性损伤的患者，为防止上呼吸道梗阻，早期多行气管内插管，并保留

3~5d，持续吸氧，并以地塞米松等雾化吸入，以减轻黏膜水肿，待头面部消肿后拔管。国内通常对中、重度吸入性损伤者多在入院后即行"预防性"气管切开。摄 X 线胸片，监测血气，若呼吸困难加重，血压低于 9kPa（70mmHg），二氧化碳分压高于 6.7kPa（50mmHg）时，需采用呼吸机辅助呼吸。

7. 碱性药物

大面积烧伤患者在未得到满意复苏前，由于组织血流灌注不足所致低氧代谢，乳酸堆积，易产生代谢性酸中毒。在治疗中除了加速补液，改善组织灌注，减轻低氧代谢所致代谢性酸中毒外，还要输以碱性药物纠正酸中毒。大面积深度烧伤常伴有血红蛋白尿和肌红蛋白尿，为了碱化尿液，使游离的血红蛋白碱化成碱性血红蛋白，不易在肾小管内沉积或堵塞，从而保护肾功能，也需要给予碱性药物。临床应用的碱性药物多为 5% 碳酸氢钠，若无严重代谢性酸中毒，通常稀释成等张碱性液（浓度为 1.25%，将 5% 碳酸氢钠 125mL 加在生理盐水 375mL 中）滴注。可根据血气分析和尿的酸碱度调整碳酸氢钠的用量，常规全天可输入 5% 碳酸氢钠 250~500mL。

8. 抗生素的应用

严重烧伤患者早期应该选用广谱抗生素，可根据各单位的具体条件选择抗革兰阴性杆菌和抗革兰阳性球菌抗生素各一种，预防创面感染及肠道细菌移位入血所致的肠源性感染。入院后即做创面细菌培养，待检出细菌后根据其敏感试验再选择敏感抗生素。

9. 镇静剂的应用

休克期的烦躁，应多考虑由于血容量不足所致，因此要慎用镇静剂，以免药物掩盖休克症状。对于伴有剧烈疼痛而难以耐受的患者，可选用哌替啶与异丙嗪合剂的半量，肌内注射或静脉滴入。

10. 激素的应用

烧伤早期由于肾上腺皮质功能亢进，一般不需要激素治疗。若危重患者早期复苏不利，入院后补足血容量仍不见尿量增多时，可以一次冲击性给地塞米松 50~100mg，接着再快速滴入呋塞米（速尿）100mg，利尿效果较好。当液体入量超负荷或合并有肺水肿和脑水肿时，也应在利尿治疗前先给地塞米松。

11. 减少渗出，促进消肿

七叶皂苷钠具有类激素样作用，通过促进垂体、肾上腺功能增加皮质激素的分泌，发挥抗炎、改善微循环、减少渗出、减轻水肿的药理作用，还兼有清除氧自由基的功能，早期应用效果尤佳。25~30mg 静脉输入，每日 1 次。

12. 适时进食

早期喂养，积极补液防治休克的同时，在没有明显恶心、呕吐的情况下，可于伤后 6~8h 开始给予少量流质，每次 50mL 左右，少量多次。如果能留置胃管缓慢从胃管内滴入更好，第一个 24h 给予要素饮食或其他流质饮食 500~1000mL。打破既往"休克期不能进食"的习惯，在良好复苏的前提下，伤后 6~8h 开始胃肠道喂养，其优越性：①有利于刺激胃肠激素（如胃泌素、胃动素）分泌增多，促进肠蠕动，有助于消化；②保护胃肠黏膜，维持胃肠黏膜组织结构与屏障功能，减少肠道细菌和内毒素移位；③缓冲胃内酸度，减少 H^+ 反向弥散黏膜内，降低应激性溃疡发生率。

（郭振荣　贺立新　温学辉）

第3节 大面积烧伤休克期切痂植皮

伴随治疗水平的提高，烧伤患者大多都能度过休克关，然而漫长的感染关构成了烧伤患者的最大威胁，大宗病例资料证明，死亡病例的70%左右源于烧伤感染。引起烧伤感染的途径包括创面、肠道、呼吸道、静脉、泌尿道等，其中最重要的就是创面。创面一日不除，患者一日不宁，充分认识创面的危害性，尽早去除坏死组织，封闭创面，才能涉险度过感染关，有效地防治烧伤脓毒症。

一、深度烧伤创面的危害性

大面积烧伤早期病理生理变化虽然十分复杂，最重要的当属大量体液丧失所致的低血容量性缺血低氧损害和烧伤坏死组织的感染与中毒，也就是休克和感染。休克也好，感染也罢，都和深度烧伤创面的存在密不可分。

（1）深度烧伤创面是体液丧失的主要途径，血管通透性增高，大量血浆外渗，加之皮肤屏障受损，蒸发量大增，加剧了血容量减少和内环境的紊乱，极易导致休克的发生。

（2）创面是细菌的良好培养基，其坏死组织的存在，再加上渗出的血浆样液体、体表的温度与湿度极适合细菌生长繁殖，使创面成为烧伤感染的主要发源地。1963年Walker就发现伤后24h创面即可培养出细菌，24h后菌量大增，且向深部侵袭，成为诱发脓毒症的主要来源。

（3）焦痂还具有直接细胞毒性作用，皮肤烧伤后可发生聚合反应，产生以脂蛋白复合物（lipid protein complex，LPC）为主的有毒性的多聚体烧伤毒素。此毒素的危害作用表现在：①导致全身病理和生理变化；②诱导淋巴细胞、单核巨噬细胞产生并释放多种炎症介质，是产生全身炎症反应综合征的主要原因，重者可继发脓毒症和多器官功能障碍综合征；③诱发高代谢反应，并抑制肝糖原合成；④造成全身免疫功能紊乱，对体液免疫和细胞免疫功能均有明显的抑制作用；⑤引起骨髓抑制。

尽管有关烧伤毒素问题尚有许多疑团未解，对它的本质及致病机制尚在不断探索之中，但大多数学者还是承认烧伤毒素的存在，也观察到许多临床现象与之密切相关。

既然深度烧伤创面是各种致病因素的罪魁祸首，烧伤治疗的主攻目标就应该锁定在积极处理创面上。

二、切痂时机的选择

大量的临床实践证实，通过手术方式去除坏死组织，并以大张异体皮（或脱细胞异于中真皮）加微粒自体皮封闭创面是调控感染的最佳选择。

因为烧伤焦痂是创面感染之源，焦痂不除，就难言控制感染。我国开展的大面积早期切痂植皮已被认为是控制烧伤感染的最有效手段。但何时为"早切"？值得探讨，既往多在伤后4～7d切痂，我们认为既然承认焦痂是万恶之源，就应尽早除之，去除越早，越能摆脱感染的困扰，遂提出并实施了在全身状况稳定的前提下开展休克期（伤后 48h 内越早越好）切痂植皮。

三、休克期切痂植皮的必要性

1. 打破"渗出 — 补液 — 再渗出 — 再补液"的循环模式

烧伤组织的存在，决定了血管通透性增高，血浆成分外渗，血容量减少，休克期复苏的对策就是静脉补液，不停地渗，不断地补，如此循环往复。如果在急性渗出高峰段的休克期就把深度烧伤创面切除，岂不就可以最大限度地阻断渗出途径，减少体液丧失，从而减少输液量，也可以避免或减轻休克期常见的血浓缩、血黏度增加、微循环障碍等不良反应。减少渗出的同时也就减少了大量输液再灌注所致的过量氧自由基产生，因而就减轻了早期氧自由基的损伤作用。

2. 减少感染途径

烧伤创面是最主要的感染途径，一周内检查痂下细菌量与日俱增，与烧伤面积及伤后时间呈显著正相关。我们的实验证实，小型猪 35% Ⅲ 度烧伤创面不涂任何药物，于伤后 8h、24h、48h、72h、96h 分别切取痂下组织做细菌定量检测，显示细菌量随烧伤时间延长而增加，96h 已达 10^5cfu/g。Dobke 报道内毒素高峰分别在伤后 7～12h 和 4d，早期切痂植皮不仅可以减少内毒素血症的发生率，也可减轻全身对内毒素的反应。消灭感染于萌芽状态，无疑是消除创面感染威胁的最佳选择。

3. 减轻机体的中毒反应

已有许多研究表明，皮肤和皮下组织热损伤后产生的高分子蛋白和低分子蛋白等烧伤毒素可以引起自身中毒。伤后 3d 之内焦痂毒素吸收最多，第 2 天为吸收高峰。血管通透性的改变、代谢、免疫功能的紊乱以及骨髓的抑制都与烧伤毒素有关。Spies 等报道了大鼠腹腔注射焦痂提取物会直接导致动物死亡。Allgower 将烧伤组织匀浆注射小鼠，2d 内死亡率达 93%，而正常皮肤匀浆注射小鼠，只有 2% 的死亡率。Dyess 也报道了烧伤痂下水肿液可抑制细胞免疫调节功能，将此液注入健康人淋巴细胞培养液中，完全抑制了淋巴细胞的增殖。可见烧伤组织是自身中毒的根源，必尽早除之方可解除对烧伤患者的危害。

4. 提高治愈率

尽早去除病灶，提前封闭创面，减轻了感染的困扰，减少了内脏并发症的发生率，从而可以提高治愈率。Herndon 总结了无吸入性损伤的烧伤面积大于 30%，同时 Ⅲ 度烧伤面积大于 20% 的成人（18～54 岁）患者 41 例，72h 内切痂与 2 周后切痂对比的结果表明，前者死亡率为 24%，而后者高达 60%，亦见早期切痂对提高治愈率大有裨益。治愈率的提高，愈合时间提前，住院日缩短，可以大大减轻患者的经济负担。

四、休克期切痂的可行性

人人皆知烧伤焦痂有害，不尽早去除，终不能解除对患者的威胁。应该早切而不敢早切的思想顾虑有三：①担心休克期血流动力学不稳定,此时实施大面积切痂植皮,在血容量尚不稳定的情况下手术有可能诱发或加重休克；②烧伤对机体是一次打击,休克期内手术再遭受麻醉及手术创伤的连续打击,机体难以承受；③烧伤后的应激反应尚未恢复,休克期切痂会加重应激反应。因此传统的观念不主张休克期内切痂,希望等待休克期过后患者情况稳定再行手术。虽然提法不无道理,殊不知在"等待"期间机体并不能达到真正的稳定,此期间焦痂已孕育了感染的种子。细菌的侵袭性感染,各种炎症介质的释放,内环境的紊乱,无时不在威胁着烧伤患者。虽然手术有一定风险,相比之下远不如焦痂构成的风险危害大。能预想到休克期内手术可能发生的各种情况,积极采取预防措施,定会化险为夷。

针对人们普遍关注的烧伤患者能否耐受休克期切痂手术,其关键是血流动力学稳定问题,解放军总医院第一附属医院利用 Swan-Ganz 导管对 21 例大面积烧伤患者［烧伤总面积（63.2 ± 18.1）%,Ⅲ度烧伤面积（35.9 ± 19.6）%］围术期的血流动力学进行了监测。连续监测了术前、术中、术后的 RAP、mPAP、PAWP、BP、HR、CO,并计算 CI。再根据公式计算出每搏指数（SI）、左室每搏作功指数（LVSWI）、右室每搏作功指数（RVSWI）、体循环血管阻力（systemic vascular resistance, SVR）和肺循环血管阻力（pulmonary vascular resistance, PVR）。结果显示了术中与术后 RAP、mPAP、PAWP、BP、CO 和 CI 均能维持较高水平。提示了在满意的循环支持下休克期切痂是安全的。CI、SI、LVSWI 和 RVSWI 的增加表明患者心脏有接受外周氧耗量增加挑战的潜力。

本组病例伤后（24.1 ± 13.9）h 开始手术,全部采用切痂植以大张异体皮加微粒自体皮的手术方法,一次切痂面积（32.3 ± 6.7）% TBSA,手术中和手术后患者均无不良反应,皮片愈合良好,全身状况稳定,全部治愈。并未出现人们担心的"机体难以耐受手术打击",也未产生"加重应激反应"。实践证明只要麻醉成功,补足了血容量,在防治休克的同时切除大面积焦痂,术中及术后保持血流动力学各项指标处于稳定状态,休克期切痂植皮是安全可行的。

五、休克期切痂防治脓毒症

（一）休克期切痂有助于控制或减轻感染

1. 休克期切痂全身感染程度轻

由于在休克期大部分切除了赖以产生烧伤毒素和细菌感染的焦痂,减少了感染途径,创面得以良好地覆盖,不仅来自创面的感染减少,全身感染并发症的发生率也相应降低。我们对比了休克期切痂组的 38 例大面积烧伤患者,在尚未出现明显的全身炎症反应综合征（SIRS）前即实施手术,术后仅 6 例发生 SIRS（15.8%）；而非休克期切痂组的 46 例患者,术前已有 8 例并发 SIRS（19.5%）,术后 23 例并发 SIRS；其发生率高达 56.1%。其他的感染并发症也显示休克期切痂组少于非休克期切痂组。由于创面封闭早,输液时间缩短,静脉导管细菌培养的阳性率降低。感染减轻,脓毒症、MSOF、骨髓炎以及血培养的阳性率都减低。只有肺炎发生率两组相似,系由于休克期切痂组的 5 例都合并重度吸入性损伤所致（表 3-8 ）。

表 3-8 两组烧伤患者感染并发症发生率

组别	例数	肺炎		SIRS		脓毒症		MSOF		骨髓炎		静脉导管培养阳性	
		n	%	n	%	n	%	n	%	n	%	n	%
休克期切痂	38	5*	13.6	6	15.8	6	15.8	2	5.3	0	0	2	5.3
非休克期切痂	41	5△	12.2	23	56.1	12	29.3	4	9.8	2	4.9	7	17.1

注：* 全部合并重度吸入性损伤；△4 例合并重度吸入性损伤

2. 休克期切痂临床疗效好

休克期切痂组创面封闭提前，感染减轻，抗生素应用的种类少，时间短，死亡率低，愈合时间短，效果明显优于非休克期切痂组（表 3-9）。

表 3-9 两组烧伤患者治疗效果

组别	例数	应用抗生素		死亡		愈合时间 /d
		种类	时间 /d	n	%	
休克期切痂	38	5.0±2.0	20.9±14.3	2	5.3	3 2.4±4.6
非休克期切痂	41	7.6±2.7	29.6±11.2	6	14.7	39.7±14.1

3. 内毒素与炎症介质水平降低

（1）内毒素（LPS）：测定 22 例献血者 LPS 正常对照值为（0.074±0.023）EU/mL。大面积烧伤患者早期由于肠道屏障功能破坏而使肠道内细菌和 LPS 入血，甚至形成内毒素血症。伤后 7～12h 血浆 LPS 出现第 1 个高峰，主要来源于肠道，3～4d 为第 2 个高峰，主要来源于创面。休克期切痂组阻断了第 2 次高峰的到来，第 7 天开始 LPS 即明显降低，而非休克期切痂组受 2 次高峰的影响，手术前 LPS 水平已升至 0.5EU/mL，至 21d 仍居高不下。

（2）肿瘤坏死因子 α（TNF-α）：LPS 诱导单核巨噬细胞系统 "脉冲式" 释放 TNF-α。检测 22 例献血者血浆 TNF-α，12 例未测出，10 例测定值为（0.03±0.01）ng/mL。大面积烧伤后 TNF-α 都显著升高。有人认为 TNF 是引起全身炎症反应最关键的介质，Morano 报道的 TNF-α 大于 0.54ng/mL 的 3 例严重感染患者全部死亡，说明了 TNF-α 与感染关系密切。休克期切痂组术后 7～21d TNF-α 水平都低于非休克期切痂组，进一步证实了休克期切痂可以减轻全身性炎症反应。

（3）白细胞介素 -6（IL-6）与白细胞介素 -8（IL-8）：严重烧伤后的应激、烧伤毒素吸收和细菌感染等因素都可以刺激单核巨噬细胞、内皮细胞等合成、分泌 IL-6 和 IL-8。IL-6 是介导免疫、急性炎症反应中的关键性细胞因子之一，IL-8 对中性粒细胞和 T 淋巴细胞具有调节作用，在感染严重时明显升高。测定 20 例献血员正常值，IL-6 和 IL-8 分别低于试剂盒的最低灵敏度 0.1ng/mL 和 0.15ng/mL。休克期切痂组 IL-8 于伤后第 3 天开始，IL-6 于第 7 天开始明显低于非休克期切痂组。这一变化趋势基本与 LPS 和 TNF-α 同步，共同说明休克期切痂确实有助于降低炎症反应。

（4）高迁移率族蛋白 B_1（$HMGB_1$）：$HMGB_1$ 是晚期释放的炎症介质，具有明显的促炎效应，烧伤坏死组织和感染均可促进其 mRNA 表达上调。在大鼠 30% Ⅲ度烫伤的实验中发现伤后血浆 $HMGB_1$ 浓度明显升高，肺髓过氧化物酶（MPO）活性增强 2 倍，肝、肺组织 $HMGB_1$ mRNA 表达量增加 1～2.5 倍，肝细胞、库普弗细胞和肺Ⅱ型上皮细胞 $HMGB_1$ mRNA 表达亦明显增强。休克期切痂可尽早去除诱发因素，减少 HMGB 产生，血浆 HMGBl 明显下降（表 3-10），下调其 mRNA 表达，促进肝、肺组织促炎/抗炎平衡，并促进肝、肺功能改善。

表 3-10 各组烫伤大鼠血浆 $HMGB_1$ 浓度变化（$\overline{X} \pm S$） mg/mL

	伤前	伤后时间 /d		
		2	4	6
正常对照组	37.11±21.48	—	—	—
烫伤对照组	—	179.54±68.54**	153.03±53.41**	85.58±34.63*
24h 切痂组	—	70.69±33.49*##	50.71±33.74##△	46.08±21.20#
72h 切痂组	—		114.89±68.64*	51.50±8.79#

注：与正常对照组比较，$^*p<0.05$，$^{**}p<0.01$；与烫伤对照组比较，$^\#p<0.05$，$^{\#\#}p<0.01$；与 72h 切痂组比较，$^\triangle p<0.05$

4. 休克期切痂可尽早消除细菌培植基地

烧伤创面是细菌生长繁殖的良好培养基，痂下细菌学调查表明，烧伤后痂下细菌检出量与日俱增（图 3-1）。显然尽早切痂可最大限度地减少创面及痂下细菌量。临床资料证实伤后 24h 左右切痂取痂下组织送细菌培养，计算细菌量为（4.6±2.2）×10^2cfu/g；而 4～5d 切痂时痂下组织细菌量则猛增至（8.36±7.43）×10^3cfu/g。这说明时日的迁延孕育了继发性感染的细菌学基础。如果全身情况允许，切痂越早、越彻底，越能减少细菌培植基地，也就越能减少感染的困扰。

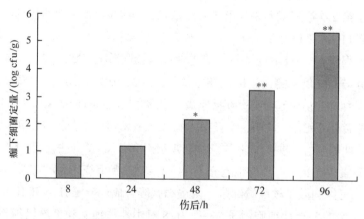

图 3-1 小型猪烧伤后痂下细菌定量
与伤后 8h 比较，$^*p<0.05$，$^{**}p<0.01$

（二）休克期切痂有利于改善机体免疫功能

大面积深度烧伤使机体的免疫功能严重受挫，免疫防御系统功能低下是导致感染发生率高、死亡率高的重要原因。

深度烧伤创面微血管通透性增高致痂下组织水肿，水肿液的特性之一是抑制免疫功能。体外实验证实水肿液能抑制淋巴细胞体外培养的有丝分裂增殖反应，伤后 9h 即出现抑制效应。烧伤组织移植给正常小鼠，也引起 T 细胞介导的免疫功能抑制。因此尽早切除烧伤组织可以明显改善机体的免疫功能。

解放军总医院第一附属医院分析了大面积烧伤患者 T 淋巴细胞亚群的动态变化。发现烧伤后 T 淋巴细胞总数（CD3$^+$）、T 辅助细胞（CD4$^+$）都显著降低，T 抑制细胞（CD8$^+$）升高，CD4$^+$ / CD8$^+$ 亦随之降低。而在休克期切痂组，由于 24h 左右切除了大部分深度烧伤创面及皮下组织，较早地去除了影响 T 细胞免疫功能的不利因素，有利于 T 细胞亚群的功能恢复，术后 3d、7d、14d、21d 检测的 CD3$^+$、CD4$^+$、CD4$^+$/CD8$^+$ 都比非休克期切痂组高，CD8$^+$ 比非休克期切痂组低（表 3-11，表 3-12）。显而易见休克期切痂有利于改善机体的免疫功能。

表 3-11　各组 CD3$^+$、CD4$^+$ 变化（$\overline{X} \pm S$） 　　　　%

组别	CD3$^+$						CD4$^+$					
	正常值	术前	3d	7d	14d	21d	正常值	术前	3d	7d	14d	21d
休克期切痂	70.4 ±6.1	53.4 ±5.79	54.7 ±5.11	49.2 ±4.35	48.7 ±5.47	53.9 ±6.71	47.2 ±5.3	37.3▲ ±4.25	36.8▲ ±4.31	32.4▲ ±3.30	34.6▲ ±3.18	34.4▲ ±4.71
非休克期切痂	70.4 ±6.1	47.2 ±5.76	36.1* ±7.32	42.7 ±6.70	48.5 ±5.85	46.7 ±6.54	47.2 ±5.3	31.2▲ ±4.52	24.3▲▲△△ ±2.71	27.4▲ ±3.65	26.9▲▲ ±2.89	25.4▲▲▲△ ±3.65

注：两组间比较：△$p<0.05$，△△$p<0.01$；与伤前比较：▲$p<0.05$，▲▲$p<0.01$；与术前比较：*$p<0.05$

表 3-12　各组 CD8$^+$、CD4$^+$/CD8$^+$ 变化（$\overline{X} \pm S$） 　　　　%

组别	CD8$^+$						CD4$^+$/CD8$^+$					
	正常值	术前	3d	7d	14d	21d	正常值	术前	3d	7d	14d	21d
休克期切痂	23.4 ±2.9	53.4 ±2.15	31.6▲ ±3.87	32.4▲ ±4.37	30.1▲ ±4.21	37.0*▲▲ ±4.02	1.71 ±0.53	1.39 ±0.53	1.18▲ ±0.71	1.04▲ ±0.61	1.45 ±0.06	1.19▲ ±0.44
非休克期切痂	23.4 ±2.9	32.7▲ ±4.16	42.6*▲▲△ ±5.12	40.2*▲▲△ ±4.25	37.2▲▲ ±4.15	35.1▲ ±4.36	1.71 ±0.53	1.05▲ ±0.14	0.57*▲▲▲ ±0.06	0.68*▲▲ ±0.15	0.72▲▲▲ ±0.14	0.81▲ ±0.20

注：两组间比较：△$p<0.05$；与伤前比较：▲$p<0.05$，▲▲$p<0.01$；与术前比较：*$p<0.05$

严重烧伤后机体发生 SIRS 的同时，内源性抗炎机制随之亦被激活拮抗炎症介质，同时抑制细胞免疫功能，发生代偿性抗炎反应综合征（compensatory anti-inflammatory response syndrome，CARS）。免疫功能的紊乱，极易导致病原微生物侵袭性感染。T 辅助细胞受抗原刺激后可分化为生物学功能不同的两个亚群——Th$_1$、Th$_2$。Th$_1$ 型细胞产生促炎介质为主，Th$_2$ 型细胞产生抗炎介质为主，Th$_1$/Th$_2$ 的失衡与感染的严重程度密切相关。我们在大鼠 30% Ⅲ度烫伤的实验研究中发现伤后 Th$_1$ 型细胞因子 IFN-γ、Th$_2$ 型细胞因子 IL-4 在血循环中的含量增多以及在脾 T 淋巴细胞的 mRNA 表达上调。IFN-γ 在伤后 24h 达峰值，其后逐渐下降，IL-4 则持续增多，明显偏向 Th$_2$ 型反应。切痂组变化幅度较小，尤以 8h 切痂组变化最小，24h 和 96h 切痂组次之，表明尽早切痂有利于抑制 Th$_2$ 型细胞因子的过度表达，缓解 Th_1/Th_2 失衡（表 3-13～表 3-16）。T 淋巴细胞转化率的测定也同样表明烧伤后转化率明显降低，至 168h 降至正常值的 1/3，而切痂组则降低减缓，切痂越早，恢复越快（表 3-17）。

表 3-13　烫伤大鼠血循环 IFN-γ 浓度变化（$\overline{X} \pm S$）　　　　　pg/mL

组别	伤前	伤后时间 /h						
		4	12	24	48	96	120	168
A	50.39±10.34	298.1±33.92**	722.3±80.28**	949.5±105.2**	621.6±63.22**	398.8±49.83**	302.6±33.72**	264.5±24.98**
B	—	—	627.1±77.16**##	834.0±67.45**#	706.2±43.77**#	523.8±22.39**##	488.4±24.78**#	387.7±27.44**#
C	—	—	—	—	557.5±58.61**	461.9±22.73**	392.3±31.75**##	301.6±25.73**#
D	—	—	—	—	—	—	317.8±30.71**	285.2±25.79**

注：A 组不切痂，B、C、D 组分别于伤后 8h、24h、96h 切痂
与伤前比较：*$p<0.05$，**$p<0.01$；与 A 组比较：#$p<0.05$，##$p<0.01$

表 3-14　烫伤大鼠血循环 IL-4 浓度变化（$\overline{X} \pm S$）　　　　　pg/mL

组别	伤前	伤后时间 /h						
		4	12	24	48	96	120	168
A	0	21.55±3.97##*	39.19±5.01**	48.52±7.05**	67.15±6.98**	95.26±9.29**	93.38±9.14**	124.5±20.6**
B	—	—	22.73±4.16**#	31.88±5.22**##	49.85±6.55**##	44.90±5.81**##	63.77±8.07**##	77.53±11.5**##
C	—	—	—	—	41.40±7.74**##	60.34±6.88**##	73.16±8.21**##	88.53±9.65**#
D	—	—	—	—	—	—	67.35±9.16**#	104.6±12.9**

注：与伤前比较：*$p<0.05$，**$p<0.01$；与 A 组比较：#$p<0.05$，##$p<0.01$

表 3-15　烫伤大鼠 T 淋巴细胞 IFN-γ mRNA 的表达强度（$\overline{X} \pm S$）

组别	伤前	伤后时间 /h						
		4	12	24	48	96	120	168
A	0.10±0.04	0.22±0.15**	0.35±0.19**	0.57±0.22**	0.48±0.16**	0.28±0.10**	0.23±0.13**	0.14±0.06*
B	—	—	0.20±0.14**##	0.50±0.19**#	0.43±0.15**	0.37±0.18**##	0.36±0.11**##	0.30±0.12**##
C	—	—	—	—	0.36±0.16**##	0.38±0.20**##	0.33±0.11**##	0.22±0.10**##
D	—	—	—	—	—	—	0.43±0.20**##	0.26±0.11**##

注：与伤前比较：*$p<0.05$，**$p<0.01$；与 A 组比较：#$p<0.05$，##$p<0.01$

表 3-16 烫伤大鼠 T 淋巴细胞 IL-4 mRNA 的表达强度（$\overline{X}\pm S$）

组别	伤前	伤后时间 /h						
		4	12	24	48	96	120	168
A	0	0.36±	0.41±	0.55±	0.66±	0.60±	0.74±	0.70±
		0.09**	0.08**	0.10**	0.09**	0.14**	0.21**	0.18**
B	—	—	0.24±	0.29±	0.31±	0.41±	0.38±	0.42±
			0.10**##	0.08**##	0.14**##	0.19**##	0.22**##	0.16**##
C	—	—	—	—	0.38±	0.52±	0.47±	0.54±
					0.10**##	0.24**##	0.18**##	0.23**##
D	—	—	—	—	—	—	0.57±	0.65±
							0.25**##	0.33**##

注：与伤前比较：*$p<0.05$，**$p<0.01$；与 A 组比较：#$p<0.05$，##$p<0.01$

表 3-17 烫伤大鼠 T 淋巴细胞转化率的改变（$\overline{X}\pm S$）　　　　CPM

组别	伤前	伤后时间 /h						
		4	12	24	48	96	120	168
A	8672±	5689±	5144±	4477±	4587±	3266±	3483±	2907±
	2457	1348**	1380**	1201**	694**	801**	753**	457**
B	—	—	5605±	5049±	5400±	5328±	5997±	6524±
			1511**#	1229**#	811**##	1014**##	1243**##	1007**##
C	—	—	—	—	4410±	4230±	5410±	5972±
					995**	1320**##	1121**##	1449**##
D	—	—	—	—	—	—	4126±	4519±
							1305**##	1055**##

注：与伤前比较：*$p<0.05$，**$p<0.01$；与 A 组比较：#$p<0.05$，##$p<0.01$

（三）休克期切痂可降低高代谢反应

严重烧伤后普遍存在高代谢反应，代谢率随烧伤严重程度增加而升高，随创面愈合而降低。我们利用代谢车（MedGraphic 公司，美国）监测了两组大面积烧伤患者的静息能量消耗（REE）。休克期切痂组（15 例）烧伤总面积（60.6±13.4）%，Ⅲ度（39.5±15.1）%，伤后 1.2d 切痂；非休克期切痂组（6 例）烧伤总面积（56.3±11.7）%，Ⅲ度（37.8±16.0）%，伤后 5.1d 切痂。两组患者分别于伤后 1d、2d、3d、5d、7d、14d、21d、28d 利用头罩法测量单位时间内氧消耗量、二氧化碳产生量及 REE（表 3-18）。另外测定 13 例成年男性志愿者的 REE[（161±9）kJ/（h·m²）]作为正常对照。

表 3-18　休克期与非休克期切痂组患者静息能量消耗的变化（$\overline{X}\pm S$）　　　kJ/（h·m²）

组别	例数	伤后时间 /d								
		当天	1	2	3	5	7	14	21	28
休克期切痂	15	164± 8	191± 10△	181± 8#	203± 13#△	238± 14△△#	275± 17△△#	311± 15△△#	315± 18△△	250± 15△△
非休克期切痂	6	—	193± 8△	205± 10△△	241± 11△△	270± 12△△	309± 13△△	345± 16△△	323± 19△△	256± 17△△

注：与正常人（161±9）比较：△$p<0.05$，△△$p<0.01$；两组同时间点比较：#$p<0.05$

　　烧伤后两组患者的 REE 都明显高于正常对照值，而休克期切痂组又明显低于非休克期切痂组，直至伤后 3 周以后，由于创面大部封闭，REE 才逐渐降低，也只有在此时两组的 REE 才较接近。

　　由此展示休克期切痂虽未能完全逆转高代谢反应（这可能与仍有创面残留有关），但却明显降低了高代谢反应。这与两方面因素有关，一方面是提前封闭了大部分创面，减少了体液渗出与蒸发、散热，减少了能量消耗；另一方面是机体在未进入高代谢期前即切除了深度创面，减少了感染途径，减轻了烧伤毒素的中毒作用，减轻了全身炎症反应。

　　我们在 30% Ⅲ度烫伤的大鼠实验中发现烧伤后血糖、胰高血糖素、皮质醇水平普遍升高，胰岛素水平降低。存在于肝、肌肉、心肌细胞中的葡萄糖转运蛋白 4（glucose transporter 4, GLUT4）在葡萄糖进入细胞并氧化利用方面具有重要作用，烧伤后其 mRNA 表达下调，可能是糖利用障碍的关键因素。休克期切痂可促进血糖、胰高血糖素、皮质醇水平明显下降，胰岛素水平升高并逐渐恢复到伤前水平，骨骼肌和脂肪细胞 GLUT4 mRNA 表达水平明显升高，尤以 8h 切痂组效果更佳（表 3-19、表 3-20）。

表 3-19　血浆中血糖、胰岛素、胰高血糖素、皮质醇含量变化的比较（$\overline{X}\pm S$）

		伤前	伤后时间 /h				
			8	24	96	120	168
血糖 /（mol/L）	A 组	4.5±0.4	7.6±1.7##	11.6±0.9##	12.3±1.8##	10.2±2.1##	9.2±1.5##
	B 组	—	—	10.8±1.0	10.8±0.7	8.3±1.2	6.8±0.8
	C 组	—	—	—	10.4±0.8	9.1±0.5	8.9±1.3
	D 组	—	—	—	—	10.3±0.8	8.6±1.6
胰岛素 /（mU/L）	A 组	22.1±7.3	62.2±10.9##	35.7±6.8	16.0±3.3	17.3±3.6	17.2±3.8
	B 组	—	—	33.2±8.0	15.0±1.9	18.3±6.6	20.7±2.4
	C 组	—	—	—	17.1±4.2	21.9±3.8	23.8±5.8
	D 组	—	—	—	—	14.5±3.1	19.3±3.5
胰高血糖素 /（pg/mL）	A 组	189.6±15.2	188.3±9.2	272.7±48.0#	313.5±16.1##	237.8±41.4	228.2±18.1
	B 组	—	—	216.9±67.4	226.7±37.1##	247.9±50.8	173.5±21.5
	C 组	—	—	—	192.7±38.1##	148.1±57.1	202.7±24.2
	D 组	—	—	—	—	224.4±33.0	212.3±38.1
皮质醇 /（ng/mL）	A 组	21.2±5.3	35.2±6.7##	32.6±7.5	31.2±2.5	30.0±3.4	31.1±7.8
	B 组	—	—	27.7+0.6	24.4±2.0#	25.9±5.1	18.0±5.7
	C 组	—	—	—	19.0±5.1#	24.1±3.2	19.2±4.2
	D 组	—	—	—	—	25.3±6.9	24.1±3.0

注：与 A 组比较：*$p<0.05$**，$p<0.01$；与伤前比较：#$p<0.05$，##$p<0.01$

表 3-20 大鼠骨骼肌、脂肪 GLUT4 mRNA 表达量的变化（$\overline{X} \pm S$）

伤前			伤后时间 /h				
			8	24	96	120	168
骨骼肌	A 组	1.54±0.71	0.75±0.23	0.54±0.07	0.68±0.12	0.70±0.19	0.73±0.03
	B 组	—	—	0.57±0.12	0.79±0.13	1.13±0.21	1.45±0.23*
	C 组				0.82±0.17	0.97±0.18	1.37±0.41*
	D 组				—	0.72±0.18	0.75±0.30
脂肪	A 组	1.42±0.17	0.69±0.14	0.53±0.17	0.78±0.20	0.71±0.30	0.78±0.22
	B 组	—	—	0.60±0.27	0.85±0.14	1.14±0.32	1.38±0.24*
	C 组				0.84±0.39	1.09±0.21	1.30±0.34
	D 组				—	0.75±0.12	0.89±0.41

注：与 A 组比较：*$p < 0.01$

除了整体代谢水平的变化之外，还对大鼠 30% Ⅲ度烫伤动物的骨骼肌、肝 ATP、能量负荷（energy charge，EC）水平进行了研究，证实烫伤后 ATP、能量负荷水平大幅降低，切痂后均有改善，尤以 8h 切痂组更优（表 3-21）。

表 3-21 各组骨骼肌、肝能量代谢水平的比较

		正常对照	烫伤对照	伤后时间 /h		
				8	24	96
骨骼肌	ATP/（μg/mg）	2.49±0.17	1.78±0.22#	2.21±0.15#	2.33±0.22*	1.81±0.57
	ADP/（μg/g）	202.60±64.8	383.40±29.8#	315.70±18.2#	331.70±25.6	361.20±43.7
	AMP/（μg/g）	26.50±4.8	48.50±11.6	34.90±8.6	29.60±5.0*	33.00±12.7
	EC	6.32±0.78	5.03±0.64	6.05±0.56*	5.98±0.97	5.64±1.54
肝	ATP/（μg/mg）	0.21±0.05	0.11±0.03#	0.18±0.06	0.19±0.06	0.15±0.04
	ADP/（μg/mg）	0.27±0.03	0.38±0.04#	0.30±0.10	0.33±0.19	0.36±0.03
	AMP/（μg/mg）	0.31±0.02	0.53±0.24	0.35±0.10	0.31±0.08	0.31±0.08
	EC	0.46±0.06	0.30±0.06	0.41±0.11	0.43±0.05*	0.38±0.13

注：烫伤与正常对照组比较：#$p < 0.05$，##$p < 0.01$；烫伤与切痂组比较：*$p < 0.05$，**$p < 0.01$

瘦素是近年来发现的肽类激素，血中瘦素水平是体脂量多寡的信号、体脂量大者血清瘦素水平高。可作为脂代谢的重要参考指标，烧伤后血清瘦素水平明显降低，切痂后有所回升。解偶联蛋白（uncoupling protein，UCP）是对能量代谢有重要影响的线粒体蛋白，使氧化过程释放的能量不储存在 ATP 的高能磷酸键中，而是以热能释放出来，从而增加消耗。烧伤后大鼠骨骼肌 UCP mRNA 表达明显增高，24h 已达高峰，切痂组明显降低，切痂越早，效果越好。切痂亦见 TNF-α 水平降低，TNF-α 的降低可能是早期切痂降低代谢率的部分生理基础（表 3-22～表 3-24）。

表 3-22 各组烫伤大鼠血清瘦素水平的比较（$\overline{X} \pm S$）　　　　　　　　　mg/L

组别	n	伤前	伤后时间 /h				
			8	24	96	120	168
A 组	40	14.2±3.4	9.2±2.8	6.5±2.3#	5.1±0.7#	3.1±1.5#	3.2±1.8#
B 组	32	—	—	7.2±1.9	8.5±2.2	10.9±2.7**	11.1±3.1**
C 组	24	—	—		8.9±3.4	8.0±2.6*	12.4±4.6**
D 组	16	—	—			5.6±1.4	9.6±1.9**

注：与 A 组比较：*$p < 0.05$，**$p < 0.01$；与正常对照组比较：#$p < 0.01$

表 3-23　各组烫伤大鼠骨骼肌 UCP2、UCP3 mRNA 表达水平的比较（$\overline{X} \pm S$）

组别	n	UCP 亚型	伤前	伤后时间 /h				
				8	24	96	120	168
A 组	40	UCP2	0.24±0.11	0.62±0.13#	0.77±0.27#	0.61±0.33	0.57±0.21	0.71±0.12#
		UCP3	0.41±0.09	0.80±0.29	1.37±0.43#	1.25±0.34#	1.37±0.47#	1.43±0.51#
B 组	32	UCP2	—	—	0.71±0.21	0.48±0.26	0.45±0.14	0.32±0.20*
		UCP3	—	—	1.25± 0.60	0.64±0.25	0.66±0.15*	0.48±.13**
C 组	24	UCP2	—	—	—	0.41±0.14	0.48±0.18	0.35±0.15*
		UCP3	—	—	—	0.71±0.34	0.57±0.27*	0.53±0.15**
D 组	16	UCP2	—	—	—	—	0.55±0.18	0.4 3±0.24
		UCP3	—	—	—	—	1.06±0.15	0.78±0.21

注：与 A 组比较，*$p<0.05$，**$p<0.01$；与正常对照组比较，#$p<0.01$

表 3-24　各组烫伤大鼠血清 TNF-α 水平的比较（$\overline{X} \pm S$）　　　　　　mg/L

组别	n	伤前	伤后时间 /h				
			8	24	96	120	168
A 组	40	0.66±0.17	2.41±0.33	2.08±0.46#	1.47±0.24#	1.38±0.19#	1.52±0.20#
B 组	32	—	—	0.95±0.37**	0.87±0.13*	0.92±0.11*	0.90±0.08*
C 组	24	—	—	—	1.0 6±0.18	0.95±0.27	0.85±0.28*
D 组	16	—	—	—	—	1.16±0.13	1.09±0.24

注：与 A 组比较，*$p<0.05$，**$p<0.01$；与正常对照组比较，#$p<0.01$

综上说明焦痂确为高代谢反应的刺激源，尽早切痂有效地遏制了高代谢反应，也有助于减轻和控制感染。

（四）休克期切痂对机体的保护作用

从一组动物实验研究中可以看出休克期切痂对机体的保护作用。将 16 只小型猪，用 3% 凝固汽油烧成 35% Ⅲ度烧伤，常规复苏补液，分成休克期切痂组（S 组，8 只），伤后 24h 切痂；非休克期切痂组（N 组，8 只），伤后 96h 切痂。分别于一次全部切除焦痂后植以低温保存的同种异体皮。伤后 12d 活杀，取内脏器官做组织学检查。在实验研究中发现休克期切痂对机体有明显的保护作用。

1. 减轻内皮细胞损伤

严重烧伤后血管收缩与通透性增高并存，是血液灌注不良所致的缺血低氧损害的主要原因，其中内皮素（ET）和一氧化氮（NO）参与了早期的致病作用。

ET 是由内皮细胞合成分泌的，是迄今所知最强的缩血管物质，并对支气管、胃肠道平滑肌也有强大的收缩作用。作为一种自分泌 / 旁分泌激素，还能反馈调节内皮细胞自身释放的内皮依赖性舒张因子 NO。血管内皮细胞既是 ET 合成与释放的主要分泌细胞，又是 ET 与内皮细胞表面受体结合的靶细胞，造成内皮细胞损害而增加通透性，使渗出增加，组织水肿，血容量减低，加重休克。伤后 NO 也分泌增多，但其幅度低于 ET，故 ET/NO 比值增加，使血管收缩。

在小型猪烧伤实验中两组 ET/NO 水平在伤后 8h 都明显升高，S 组伤后 96h ET 明显低于 N 组，NO 高于 N 组，ET/NO 值明显低于 N 组，恢复至伤前水平。显然休克期切痂尽早去除了导致 ET 持续升高的诱因，减轻了内皮细胞损伤，进而减轻了水肿及微循环障碍。

采用逆转录 PCR 方法和免疫组化的方法分别观察了肺组织 TNF-α mRNA、ICAM-1、E- 选择素与 P- 选择素等黏附分子的表达规律。8h 和 24h 切痂组于伤后 96h 恢复正常，96h 切痂组伤后 7d 仍未恢复正常。表明尽早切痂避免了内皮细胞大量合成黏附分子，减轻了由黏附分子介导的中性粒细胞对内皮细胞的进一步损害。

2. 增加氧供，改善氧耗，减轻代谢性酸中毒

休克期复苏的目的不仅是纠正血容量不足和血流动力学异常，还要改善机体低氧，使组织氧输送量和氧耗量达到正常。

两组氧输送（DO_2）皆于伤后 8h 降至低谷，但 24h 后 S 组明显高于 N 组。伴随伤后 8h DO_2 降低，氧耗量（VO_2）也随之降低，S 组 VO_2 48h 开始升高，7d 恢复至伤前水平，而 N 组 12d 仍高于正常。由于氧输送减少，氧摄取率代偿性升高，S 组氧摄取率 48h 恢复至伤前水平，标志着氧供与氧耗已脱离依赖关系，而 N 组氧摄取率始终高于正常。

两组动脉血乳酸于伤后 4h 即开始升高，伤后 8h 正值 DO_2、VO_2 降至低谷时，乳酸水平达到高峰。24h 后 S 组乳酸水平逐渐降低，96h 开始一直保持伤前水平；而 N 组乳酸至 96h 又升至第二高峰，至 12d 方降至正常水平。说明休克期切痂能尽早地改善氧供，降低氧耗，减轻高代谢反应，降低低氧代谢及乳酸堆积所致的代谢性酸中毒。

3. 对心肌损伤的防治作用

要维持良好的心排血量，除了有效的血容量，适中的血液流变学之外，还需要正常的心肌收缩功能。严重烧伤后心肌细胞受损、心肌收缩受抑制是已被证实的，有人发现在容量明显减少之前心排血量已开始减少，认为有心肌抑制因子存在，但心肌抑制因子为何许成分尚有争议。

在小型猪心肌酶检测中发现，烧伤后肌酸激酶（creatine kinase，CK）、肌酸激酶同工酶（CK-MB）、乳酸脱氢酶（lactate dehydrogenase，LDH）和 γ- 羟丁酸脱氢酶（γ-hydroxybutyrate dehydrogenase，γ-HBDH）立即升高，24h 后 S 组逐渐下降，而 N 组继续升高，至 96h 方呈下降趋势，始终高于 S 组，至 12d 仍未恢复正常，两组相比差异显著。

肌钙蛋白 T（troponin T，TnT）是心肌结构蛋白中的调节蛋白，在细胞完整时，TnT 不能通过心肌细胞膜进入血循环，当心肌细胞变性坏死时，则易从肌原纤维上解离出来入血，TnT 被视为判断心肌损害特异性和敏感性很强的指标。在大鼠烫伤实验中，3h 即见 TnT 显著升高，12h 达峰值（3.53±0.69）μg/L，正常对照值为 0.14μg/L，当伤后 4h 一次性切除全部焦痂，覆盖异体皮，则 TnT 未再升高，至 12h 仍维持在 0.57μg/L 左右。

上述资料表明烧伤后很快就出现心肌细胞损伤，胞质和细胞器中大量酶蛋白释放入血，尤其 CK-MB 亦具检测心肌损伤的特异性。心肌结构蛋白的分解显示血中 TnT 急剧升高，都提示烧伤后心肌损害出现早，直接影响了心肌收缩力，烧伤早期单纯依靠输液扩容，恐难达较理想的复苏。尽早切除深度烧伤组织，最大限度地去除对心肌细胞造成损害的焦痂，才能最有效地改善血液循环。

4. 对内脏器官的保护作用

小型猪烧伤后第 12 天活杀，取内脏器官进行组织学观察。发现非休克期切痂组的病理改变明显重于休克期切痂组，包括肝细胞肿胀变性，肝窦内充血，汇管区大量炎细胞浸润。肺泡壁增厚，有大量中性粒细胞浸润，肺间质水肿。肾小球周围血管内有凝血，肾小管之间有炎细胞浸润。胃黏膜坏死脱落，固有层充血，肌层有大量中性粒细胞浸润。空肠黏膜上皮细胞坏死脱落，黏膜下组织水肿，毛细血管充血并伴大量炎细胞浸润。心肌纤维排列紊乱，细胞肿胀变性，肌膜横纹消失。

休克期切痂组脏器的病理改变不明显，表明休克期切除深度创面，阻断了烧伤毒素、感染及各类炎症介质对组织器官的损伤，减少了炎症反应综合征和 MODS 的发生，说明了休克期切痂对内脏器官有良好的保护作用。

六、选择休克期切痂时机的临床指标

大量的临床实践业已证实，在应用 Swan-Ganz 导管监测围术期血流动力学实施休克期切痂是安全可靠的。同时也获得了血流动力学指标达到正常时的各项临床指标资料。

从 60 例烧伤患者血流动力学监测的结果可以看出，伤后 16h 各项指标已趋于正常，24h 已基本正常。这期间实施切痂植皮手术不仅保证了术中安全，术后也是稳定的（表 3-25）。

表 3-25　60 例休克期切痂患者血流动力学变化

监测指标	正常值	入院时	伤后时间 /h					
			8	16	24	36	48	72	96
RAP/（mmHg）	1～10	1.06	1.48	2.20*	3.28**	3.96**	3.88**	4.03**	4.32**
		±0.62	±0.52	±0.24	±0.35	±0.43	±0.33	±0.42	±0.30
mPAP/（mmHg）	10～20	8.76	9.51	11.90*	12.34*	12.45**	13.30**	12.96**	11.65*
		±0.41	±3.52	±1.96	±1.38	±0.41	±0.45	±0.70	±1.24
PAWP/（mmHg）	5～15	5.20	5.46	6.85*	7.10*	8.94**	9.03**	9.10**	9.86**
		±0.69	±0.60	±0.87	±0.90	±0.94	±0.86	±1.33	±1.30
CO/（L/min）	4～8	3.11	3.80	3.92	5.37*	7.10*	12.23**	13.39**	14.24**
		±0.30	±0.34	±0.29	±0.30	±0.38	±0.41	±0.35	±0.92
CI/[L/（min·m²）]	2.5～4	1.83	2.14	2.1 9*	3.94**	4.1 6**	7.18**	7.90**	7.68**
		±0.28	±0.14	±0.22	±0.30	±0.45	±0.57	±0.44	±0.80
SI/[mL/（beat·m²）]	40～60	13.09	17.51	18.10	40.79**	46.30**	63.52**	80.07**	76.85**
		±3.51	±3.25	±4.30	±4.37	±3.56	±3.25	±10.95	±11.04

注：与入院时比：*$p<0.05$，**$p<0.01$；1mmHg＝0.133kPa

与此同时如表 3-26 所示，24h 总入量达 13 141mL（包括手术中入量），尿量达 96mL/h。入院时的精神萎靡或躁动、口渴、恶心等临床症状于 16～24h 消除。HR、Hb 和 Hct 也伴随入量的增高而逐渐减低，24h 已恢复正常，手术后仍维持在正常水平。中心静脉压保持在 4～10mmHg（0.39～0.98kPa）。

表 3-26　各临床指标观察

项目	入院时	伤后时间 /h						
		8	16	24	36	48	72	96
HR/（次 / 分）	136	118	120	94*	117	112	94*	96*
	±20	±19	±18	±16	±15	±14	±16	±18
Hb/（g/L）	174.4	170.4	162.9	147.7*	142.8*	136.6*	131.1**	128.4**
	±11.6	±23.2	±9.4	±14.4	±12.7	±11.9	±6.3	±6.8
Hct	0.567	0.564	0.557	0.449*	0.446*	0.410**	0.390*	0.372*
	±0.094	±0.016	±0.028	±0.046	±0.039	±0.049	±0.029	±0.022

注：与入院时比：*$p < 0.05$，**$p < 0.01$

在本组病例总结中发现当伤后 16～24h 血流动力学指标恢复正常时，各临床表现和血红蛋白、血细胞比容也同步接近或恢复正常。以此为据，提出了休克期切痂时机的临床指标：①第一个 24h 入量 2.6～3.0mL/（kg·1%TBSA）；②尿量 80～100mL/h 或 1～2mL/（kg·h）；③意识清楚；④口渴明显减轻，无恶心、呕吐；⑤ HR100～110 次 / 分；⑥ Hb≤150g/L；⑦ Hct≤0.50；⑧中心静脉压 4～10mmHg（0.39～0.98kPa）。在没有条件开展血流动力学监测的单位，依靠上述临床指标实施休克期切痂植皮也是行之有效的。

（郭振荣　贺立新　郝岱峰　李　峰）

第 4 节　烧伤休克延迟复苏

凡严重烧伤后未能及时有效地进行休克期治疗者称之为延迟复苏；因复苏延迟所导致的休克称之为延迟性休克。延迟性休克对机体的影响广泛而深远。统计资料表明，复苏开始时间越晚，休克纠正所需时间越长，全身性感染及多器官功能障碍的发病率和病死率亦越高。因而，延迟性休克已成为制约烧伤救治成功率进一步提高的主要障碍之一。

一、延迟性休克的危害及其损伤机制

（一）对器官组织的损伤效应

延迟性休克可对机体各系统脏器产生广泛而深远的影响，程度随烧伤严重程度的增加和复苏延迟时间的延长而加重。其致病机制主要包括两个方面。

1. 缺血低氧

组织细胞的生存和正常的生理活动有赖于氧的存在，而氧并不能为组织细胞所储存。因此，任何影响组织氧供的因素均可导致细胞的功能紊乱、损伤和最终的死亡，从而导致器官功能障碍或衰竭。同时，延迟性烧伤休克的长时间低动力循环，可引起微循环淤滞和微血栓形成，从而诱发血小板的积聚和活化，预激白细胞并促使其在缺血部位的积聚、趋化和浸润，造成组织细胞间质水肿、毛细血管通透性的增加。通过这一系列的连锁反应，对受累组织器官造成进一步的损害。

2. 氧自由基损伤

这与缺血组织的再灌注有关。器官在缺血状态下，组织细胞的能量储备大量消耗，主要的能量载体 ATP 充分降解，经 AMP、腺嘌呤核苷、次黄嘌呤核苷而生成大量的次黄嘌呤；当组织血液灌注恢复后，在有氧状态下，次黄嘌呤在黄嘌呤氧化酶的催化下，最终生成尿酸并同时产生大量氧自由基。值得注意的是，烧伤后的血容量不足和组织器官缺血是一个渐进的过程。在低灌注阶段，由于 ATP 降解与氧供并存，也有大量氧自由基产生。同样情况也发生在液体复苏不规范、休克纠正不理想的时候。

氧自由基除通过其特有的连锁反应造成组织细胞广泛的氧化损伤外，还可诱导心、肝、肠黏膜等脏器的细胞凋亡。这在烧伤后器官结构和功能损伤中发挥重要作用。

（二）延迟性休克与感染

延迟性休克的患者，由于以下三方面的原因，其发生感染和脓毒症的危险性大大增加。

1. 组织水肿

复苏的延迟，可不同程度地加重组织的水肿，从而增加水肿回吸收期急性感染的发生。

2. 肠道微生态失衡和肠黏膜损伤

肠道缺血 - 再灌注、氧自由基损伤可破坏胃肠黏膜机械屏障和免疫屏障功能，同时还能造成肠道内微生态平衡紊乱。这使肠道细菌移位和肠源性感染的机会增加。

3. 免疫抑制

复苏的延迟可加重巨噬细胞、中性粒细胞的吞噬功能抑制，影响巨噬细胞的抗原提呈，并抑制淋巴细胞的增殖、降低 T 辅助细胞（CD4$^+$）/T 抑制细胞（CD8$^+$）比值，从而导致机体的免疫抑制。这也是延迟复苏增加感染发生危险性的重要原因。

全身性感染发生率和病死率随复苏延迟时间的增长而显著增加。根据一组文献报道，烧伤 8h 后开始复苏的患者，全身性感染的发生率高达 45% 以上。

二、延迟性休克的治疗

（一）实施有效的抗休克治疗

对延迟性休克患者，首先必须实施有效的抗休克治疗。解放军总医院第一附属医院在动物和临床研究的基础上提出了休克防治的 3 个目标，应用于延迟性休克患者后，提高了延迟性休克的救治质量。

1. 及时快速充分的液体复苏

要打破输液公式的限制，在尽可能短的时间内纠正有效循环容量的不足。

患者一入院，立即建立静脉通路，采用推注或加压的方法输液，直至休克表现改善为止。一般在 30～60min 内推注 1500～3000mL 液体不等，然后改用静脉滴注。当开始复苏时间在伤后 6h 或之后，常需在 2～3h 内补足第一个 24h 计划输液量的 1/2。

有条件的单位，应争取血流动力学监测，根据监测结果调节补液速度。若无法开展血流动力学监测，需根据尿量及临床表现综合判断，其中以尿量的变化最为可靠。要求成年患者尿量迅速达到并维持在 80～100mL/h、小儿患者每小时尿量达到并维持在 1～2mL/kg 体重。

2. 迅速恢复肠道血供

烧伤早期肠道血供经历着与心、脑等其他器官不同的改变。烧伤休克患者即使给予充分复苏，使血流动力学指标恢复生理值时，肠道缺血仍持续 2～3d。而肠道缺血性改变势必导致需氧较高的黏膜损伤，并促使肠道内细菌和内毒素移位。因此以纠正组织缺血低氧为目标的抗休克治疗，必须重视恢复肠道血供。我们在适当大量补液的同时对严重大面积烧伤者添加山莨菪碱 10～20mg，每天 2～4 次。实践证明山莨菪碱能充分舒张收缩的肠系膜血管，使肠道血供迅速恢复，减少内毒素吸收。

3. 防治氧自由基损伤

鉴于组织血供必须恢复，而恢复血供必然会导致组织再灌注，氧自由基产生。因此，抗休克的另一重要任务，就是预防伴随血供恢复而来的氧自由基损伤。常用治疗措施包括：①维生素 C 和维生素 E 联合使用。通过其清除氧自由基和阻止氧自由基对生物膜的脂质过氧化损伤的作用，较好地预防组织细胞损伤，保护脏器功能，预防肠道细菌内毒素移位。维生素 C 加入静脉补液中，从补液开始时使用。每天总量约 10g。维生素 E 用量为每日 5mg/kg 体重，分 3 次肌内注射。②甘露醇的合理应用。甘露醇不仅是一种溶质性利尿剂，同时具有较好的氧自由基清除作用。在烧伤休克复苏过程中适量的应用甘露醇，对肾功能的保护和自由基的清除均有积极意义。用法是将 20% 甘露醇 125mL 以 5% 葡萄糖（或生理盐水）500mL 稀释，每天 2～4 次酌情静脉输入。③有关文献报道，小红参醌和丹参等中药制剂也有明显的抗氧自由基作用，合理的应用也可收到良好的临床效果。

（二）注意各脏器的保护和功能支持

延迟复苏患者治疗的第二个方面，是要注意各脏器的保护和功能支持。根据各脏器组织在延迟复苏病理过程中的特点，分别给予相应的处理，包括如下几个方面。

1. 肠黏膜组织的保护

在综合应用黏膜保护剂的同时，可根据患者胃肠功能情况酌情给予肠道喂养，以起到维持肠道微生态平衡、提高机体免疫力的作用。由于此类患者胃肠功能往往有不同程度的抑制，在实施肠道喂养时要秉着少量多次的原则进行。喂养物也应为低脂、易消化的流质食物。

2. 心脏的保护

酌情应用心肌营养药物，如 1，6- 二磷酸果糖、参脉等。心肌损伤较重、心功能较差的患者应给予有效的心力支持，必要时，可应用毛花苷 C 使患者洋地黄化等。

3. 肾的保护

根据烧伤创面深度，酌情应用碱性药物和利尿剂以保护肾的结构和功能。

4. 对其他脏器组织必要的保护治疗和功能支持

对于延迟复苏的患者，还要积极预防全身性感染的发生。由于延迟复苏导致机体免疫异常和造成脏器组织的广泛损伤，从而增加了创面感染、肠道细菌毒素移位等的危险性。因此，对这一类患者应在加强细菌学调查的基础上，适当提高抗生素应用的使用级别；同时使用一些增强免疫力的药物，如丙种球蛋白、胸腺素等。在上述综合处理措施的基础上，还应考虑积极的创面处理，如早期切痂等，以减少严重的脓毒症和多器官功能障碍或衰竭的发生率。

（杨红明）

第5节　烧伤休克期心脏变化的机制与防治

休克是严重烧伤早期普遍存在的病理生理变化。一般认为，休克的发生与血容量、心脏泵功能和血管张力（反应性）等三个主要因素密切相关。虽然20世纪中叶已意识到烧伤休克期的心脏功能也有一定程度的障碍，但是治疗和深一步研究将血循环量严重降低作为重点，而忽视了心脏功能受损对烧伤休克发生、发展的影响，因此须做深一步研究。单纯依赖补液治疗不能完全解决烧伤休克复苏的问题。某些严重烧伤患者（特别是延迟入院者），尽管伤后给予及时液体复苏治疗，缺血缺氧仍难以避免，引起器官功能障碍甚至衰竭，导致患者死亡。

临床现象还提示，在一些休克难以纠正的严重烧伤患者，心肌损害指标于烧伤后立即显著升高，在有效循环血容量显著下降之前，心肌即发生了缺血缺氧损害和功能减退。由此推测，早期发生的心肌损害可能参与了烧伤休克的发生与发展。以往对烧伤休克的复苏，往往单纯强调液体复苏的重要性，忽视了心肌损害对烧伤休克发生和发展的影响，这可能是单纯补液治疗难以纠正某些严重烧伤休克的重要原因。基于这些基本问题，近些年来，对烧伤早期心肌损害，以及烧伤后心肌即刻损害在休克发生中的作用、发生机制及其防治进行了系统的研究。

一、烧伤早期心肌损害和心功能不全的病理生理变化

（一）烧伤早期心肌损害

1. 严重烧伤后可迅即发生心肌损害和心功能降低

以往认为，机体在休克等应激情况下，通过血流再分配，心脏等主要脏器的血流灌注早期可得到保证，而对严重烧伤后心功能降低，大都归咎于有效循环血量减少和（或）心肌抑制因子的作用。

为证明严重烧伤早期存在心肌损害，从心肌结构损伤、细胞凋亡、病理形态和功能等多方面进行了系统研究，证实了严重烧伤早期心肌损害的存在。主要的发现：① 心肌特异性结构蛋白释放。肌球蛋白轻链1（CM-LC1）、肌钙蛋白T（TnT）和肌钙蛋白I是心肌收缩过程中起重要作用的收缩

蛋白，也是反映心肌细胞受损的特异性指标。正常情况下，这些蛋白不能透过细胞进入血循环，当心肌细胞变性坏死时，才通过破损的细胞膜弥散并进入血液。研究发现，大鼠 30%TBSA Ⅲ度烧伤后 1h，血中 CM-LC1、TnT 和 TnI 即显著升高，表明此时已经发生心肌细胞变性坏死。②心肌细胞骨架受损。细胞骨架一般是指由微管、微丝和中间丝构成的胞质骨架（广义上还包括核骨架及细胞外基质等）。作为胞内的刚性物质，细胞骨架除了具有锚定亚细胞结构如线粒体、高尔基体、细胞核、肌丝等而对细胞起稳定性作用外，还参与调节信号转导、核转录及蛋白质合成等。我们的研究还提示，胞质骨架特别是微管在调控能量代谢的关键环节中也起重要作用。大鼠 30%TBSA Ⅲ度烧伤后 10min，即见部分心肌微管断裂，骨架蛋白荧光强度明显降低，微管破坏发生时间早于线粒体结构损害。缺氧对心肌细胞的微管有破坏作用，并且随缺氧时间的延长而加重；缺氧后心肌细胞微管变化与细胞的损伤和活力密切相关。采用维持微管完整性的措施，保持微管网状结构的完整性和均一性以及微管的连续性，可以改善缺氧心肌细胞的活性和活力。③心肌细胞应力（生物力学）受损。将烧伤血清加入培养的心肌细胞，利用细胞微管吸吮技术检测细胞应力，发现加入烧伤血清后，心肌细胞变形且不易恢复。加入烧伤血清后 3h，心肌细胞弹性系数和黏性系数均明显下降。心肌组织弹性成分和黏性成分劲度是决定心肌顺应性的两个重要因素，弹性劲度影响组织形变程度，而黏性劲度则影响心肌组织形变速度。烧伤后心肌细胞黏弹性降低，是造成心肌顺应性降低的重要原因。④心肌细胞自噬和凋亡（图 3-2）。严重烧伤后心肌细胞自噬增加，是烧伤后心功能障碍的重要原因。

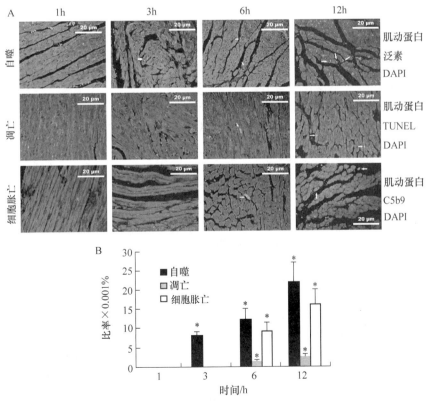

图 3-2 大鼠 30%TBSA Ⅲ度烧伤后心肌组织自噬和凋亡（免疫荧光染色）（彩图附后）

血管紧张素Ⅱ及活性氧自由基通过调节细胞信号转导，在自噬发生过程中起重要作用。大鼠严重烫伤后早期，可见 TUNEL 染色阳性心肌细胞，提示心肌细胞凋亡增多，心肌细胞凋亡与心功能指标的变化基本一致。⑤病理改变。烧伤后 1h，即见心肌肌横纹紊乱，出现波状纤维。此后见心肌间质水肿，部分肌纤维断裂、肌纤维片状溶解。电镜下可见肌丝排列紊乱或断裂，灶性溶解，线粒体肿胀、空化，肌浆网扩张、崩解，部分发生核溶解。⑥心功能和心肌力学降低。烧伤后心脏每搏量、每搏指数、心排血量和心脏指数等心功能指标均显著降低；左室收缩压（left ventricular systolic pressure, LVSP）、左室舒张末压（left ventricular end diastolic pressure, LVEDP）、左室内压最大上升（下降）速率（$\pm dp/dt_{max}$）等心肌力学指标于伤后 1h 即显著降低，并可持续较长时间（图 3-3）。

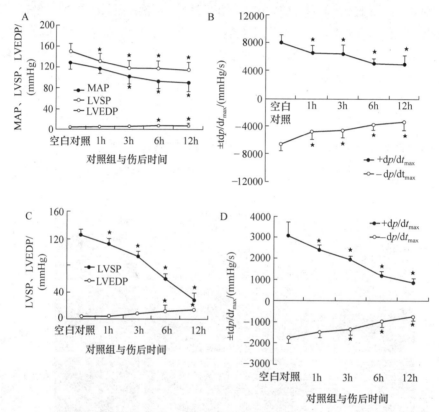

图 3-3　A 和 B：大鼠 30%TBSA Ⅲ度烧伤后 MAP、LVSP、LVEDP、$\pm dp/dt_{max}$ 等心肌力学指标变化；C 和 D：大鼠 30%TBSA Ⅲ度烧伤后 Langendorff 心肌离体灌注模型检测的 LVSP、LVEDP、$\pm dp/dt_{max}$ 变化

注：图 3-2、图 3-3 引自：XIAO R, TENG M, ZHANG Q, et al. Myocardial autophagy after severe burn in rats [J]. PloS one, 2012, 7（6）：e39488.

2. 严重烧伤后迅即发生的心肌损害对休克 / 缺血缺氧的作用

由于心脏是循环动力器官，严重烧伤后即早出现的心肌损害及心脏泵血功能减弱，不仅可引起心功能不全，还可能诱发或加重休克，成为严重烧伤休克和全身组织器官缺血缺氧损害的重要启动因素之一。

为证明早期心肌损害对早期休克和其他组织器官缺血缺氧损害的影响，采用 30% TBSA Ⅲ度烧伤，在按 Parkland 公式补液条件下，分别应用普萘洛尔（抑制心肌）、毛花苷 C（增强心肌）、依那普利拉（改善心肌缺血）以及毛花苷 C 和依那普利拉联合干预。结果发现，严重烧伤后心肌损害在时间上明显早于肝、肾、肠等器官损害，加强心脏功能可增加肝、肾、肠等器官血流量，使其损害减轻。表明严重烧伤后，即使立即按 Parkland 公式进行补液治疗，仍可发生明显的器官缺血缺氧损害，而心肌损害在时间上明显早于肝、肾、肠等其他器官损害。这提示早期心肌损害是严重烧伤早期休克和器官缺血缺氧损害的"启动因素"之一（图 3-4）；预防烧伤早期心肌损害有助于烧伤休克的有效复苏，减轻组织器官损害。

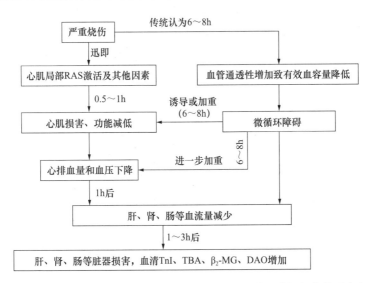

图 3-4　早期心肌损害是导致烧伤休克和组织器官缺血缺氧损害的因素之一

TnI：肌钙蛋白；TBA：总胆汁酸；β₂-MG：β₂- 微球蛋白；DAO：二胺氧化酶

（引自：XIAO R, LEI Z Y, DANG Y M, et al. Prompt Myocardial Damage Contributes to Hepatic, Renal, and Intestinal Injuries Soon After a Severe Burn in Rats［J］. Journal of Trauma, 2011, 71（3）：663-671.

（二）烧伤后心功能不全的病理生理变化

心肌受损、心肌缺血缺氧性损伤时，机体会出现一系列的代偿活动，主要是动员心脏本身的储备功能（如心脏收缩加强、心率增快等），也有的是心脏以外的代偿（如血容量增加、血液再分配等）。

1. 心率增快

心率增快在一定范围内可提高心排血量，并可提高舒张压而利于冠状动脉的血液灌注。但心率增快可使心肌耗氧量增加；可影响冠状动脉的血流量；其结果是心排血量减少。心率越快，上述不利作用越明显。

2. 心脏扩张、前负荷代偿性增加

前负荷过大，舒张末期容量或压力过高，会导致心搏量降低而转向失代偿。

3. 血容量增加，血流重新分配

缩血管 / 潴钠和扩血管 / 排钠两种机制的失衡，是导致钠、水潴留和血容量增加的基本机制。血容量的增加，在一定程度上可通过增加回心血量和前负荷提高心排血量，但血容量过度增加又可加重心脏的容量负荷和心肌耗氧量。

外周循环血液的重新分配。这种重新分配的特点是皮肤、骨骼肌以及腹腔脏器的血管收缩，

从而使其血流量减少，但心脏和脑的供血量相对增加；这样，既能防止血压下降，又能保证心、脑等重要器官的血流量。但近年来的研究证明，这种代偿机制的作用是有限的，在严重烧伤情况下，并不能避免心肌缺血的发生。

4. 心脏及血流动力学改变

烧伤后心脏每搏量（stroke volume, SV）、每搏指数（stroke volume index, SVI）、心排血量（CO）和心脏指数（CI）等心功能指标降低；左室收缩峰压（LVSP）、左室舒张末压（LVEDP）、左室内压最大上升（下降）速率（$\pm dp/dt_{max}$）等心肌力学指标于伤后 1h 开始降低，12h 内呈进行性下降，伤后 24h 仍低于正常水平。严重烧伤早期，大鼠心肌力学处于低水平状态。进一步分析还可以发现，LVSP、$+dp/dt_{max}$ 的下降先于 LVEDP 下降，亦即在血容量还未下降之前，心肌收缩力已开始下降，提示严重烧伤早期，心肌收缩和心肌力学指标已受到损害，导致心泵功能的降低，心排血量下降。

二、烧伤早期心肌损害的机制

（一）严重烧伤后心肌迅即发生缺血缺氧损害和心功能降低的机制

1. 烧伤应激使心脏局部肾素 - 血管紧张素系统（rein–angiotensin system, RAS）迅速被激活

使心脏局部血管紧张素增加，导致心肌微血管收缩，心肌局部营养性血流量减少，是早期心肌损害的重要始动因素。在大鼠 30%TBSA Ⅲ度烧伤，心肌组织血管紧张素转换酶（angiotensin converting enzyme, ACE）和血管紧张素Ⅱ（AngⅡ）含量均显著增加（图 3-5 A、B），心肌局部血流量

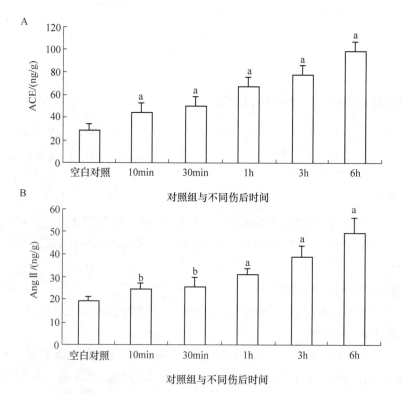

图 3-5　大鼠 30% TBSA Ⅲ度烧伤后 10min，心肌组织 ACE 和 AngⅡ含量即显著增加

与空白对照组比较，[a]$p<0.01$，[b]$p<0.05$

（图 3-6）、血浆心肌损害指标（CM-LC1）、心肌病理改变、心肌微血管通透性、ACE 和 Ang Ⅱ 含量与血浆 CM-LC1 水平呈显著正相关；心肌组织 ACE2-Ang（1-7）轴和 ACE-Ang Ⅱ 轴失衡也是早期心肌损害的重要因素，应用 ACE 抑制剂依那普利拉和外源性 Ang（1-7）调节 ACE-Ang Ⅱ 轴和 ACE2-Ang（1-7）轴的平衡，可显著减轻烧伤早期心肌损害。为进一步证明心肌自身的 RAS 在心肌缺血缺氧损害中的作用，利用 Langendorff 离体心脏灌注模型，发现调节 RAS 失衡可改善烧伤血清刺激的离体心脏冠状动脉流量，改善左心功能，减轻心肌损害。Langendorff 离体心脏灌注模型排除了全身 RAS 对心脏血流量的可能作用，也排除了其他因素对心脏血流量的影响，这就进一步证明了心脏自身的 RAS 激活，是造成烧伤早期心肌血流量减少，引发心肌损伤的重要因素。

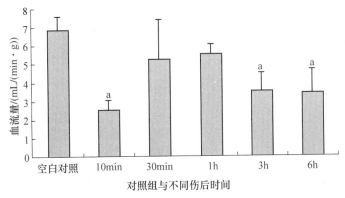

图 3-6　大鼠 30% TBSA Ⅲ 度烧伤后 10min，心脏局部血流量即显著降低

与空白对照组比较，$^a p < 0.01$

2. 应激刺激使心肌组织内皮素迅即升高

严重烧伤可导致心肌组织内皮素迅即升高。研究发现，大鼠严重烫伤后 10min，心肌组织的内皮素的含量即升高，心肌组织局部的内皮素升高可引起冠状动脉血管收缩，导致心肌血流灌注的减少（图 3-7）。心肌收缩功能（LVSP，$+dp/dt_{max}$），舒张功能（$-dp/dt_{max}$）均明显下降。心肌血流灌注的变化趋势与心功能的变化趋势一致。心肌血流灌注减少，导致心肌细胞缺血缺氧，心肌细胞能量供给减少，心肌收缩及舒张功能降低。应用 ETA/ETB 受体拮抗剂 PD142893 能增加心肌血流灌注，改善心肌收缩和舒张功能。这提示阻断内皮素受体可减轻严重烧伤早期心肌缺血损害。

3. 应激刺激激活的信号分子引起细胞骨架迅即变化

p38 激酶等导致细胞骨架受损致能量生成障碍是早期心肌损害的关键环节。研究发现，缺氧迅速启动 p38/MAPK 信号途径，是导致早期心肌微管损伤的重要机制。p38 通过调节微管相关蛋白 4（microtubule associated protein，MAP4）和微管去稳蛋白（Op18），可导致微管结构破坏（图 3-8～图 3-11）。提示在线粒体能量显著改变之前，缺氧可迅速启动 p38 信号途径导致微管损伤，这在一定程度上解释了为什么严重烧伤后在有效循环血容量显著降低之前，心肌即发生了缺血缺氧损伤。研究还证明，缺氧心肌细胞微管损伤可影响能量生成，一是微管损伤导致 MPTP 开放，引起 ADP/ATP 比值降低，抑制线粒体有氧代谢；二是微管结构变化通过调节 HIF-1α 活性和核内聚集可影响缺氧心肌细胞早期糖酵解。稳定微管结构可促进 HIF-1α 入核表达并提高 HIF-1α 蛋白含量，提高厌氧糖酵解关键酶活性和能量供给（图 3-12）。上调 MAP4 表达稳

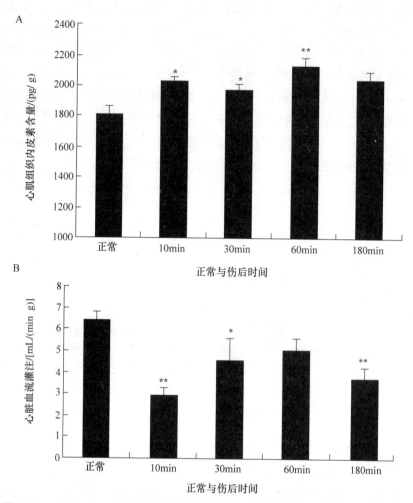

图 3-7 A. 大鼠 30% TBSA Ⅲ度烧伤后 10min，心脏组织内皮素含量即显著增加；
B. 心脏局部血流量于伤后 10min 即显著降低

*与正常组相比 $p < 0.05$，**与正常组相比 $p < 0.01$

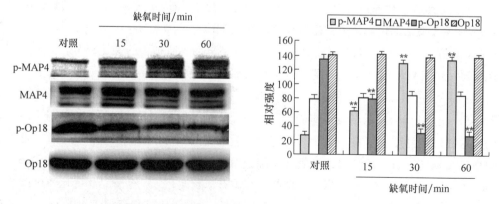

图 3-8 缺氧使心肌细胞 MAP4 活性下降和 Op18 活性上升（缺氧 30min）

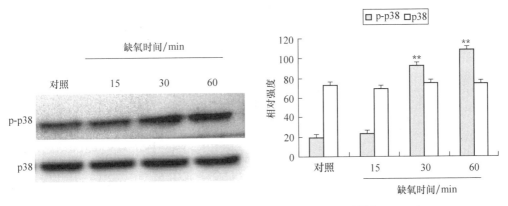

图 3-9 缺氧心肌细胞 p38/MAPK 信号途径激活（缺氧 30min）

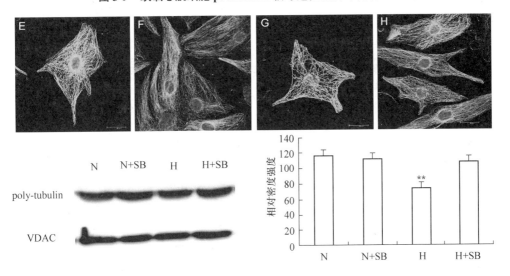

图 3-10 抑制 p38/MAPK 信号途径使心肌细胞微管解聚减少（缺氧 30min）

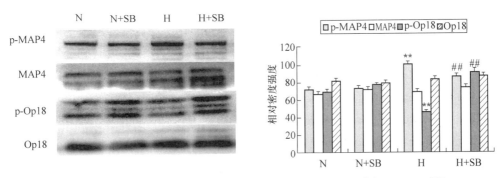

图 3-11 p38 抑制剂 SB203580（5μmol/L）作用后，p-MAP4 减少，p-Op18 增加，
提示 p38 通过调节 MAP4 与 Op18 磷酸化导致细胞微管结构破坏（缺氧 30min）

定缺氧心肌细胞微管结构，可改善心肌细胞缺氧早期的能量代谢，为改善缺氧早期细胞能量代谢提供了新靶点。

4. "分子开关" Gsα/Giα 比倒置变化

鸟嘌呤核苷酸偶联蛋白（G 蛋白）在细胞信号转导过程中起着"分子开关"（molecular switch）

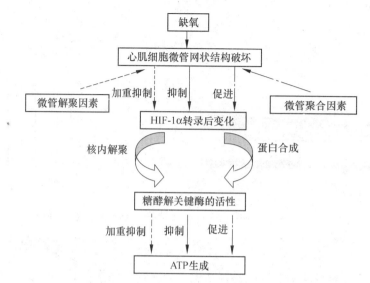

图 3-12　微管结构变化通过调节 HIF-1α 缺氧心肌细胞早期糖酵解示意图

注：图 3-7～图 3-11 引自：HU J Y, CHU Z G, HAN J, et al. The p38/MAPK pathway regulates microtubule polymerization through phosphorylation of MAP4 and Op18 in hypoxic cells［J］. Cell Mol Life Sci , 2010, 67: 321-333.

或 "电话交换机（switchboard）样" 作用，兴奋性鸟核苷偶联蛋白 α 亚基（Gsα）和抑制性蛋白 α 亚基（Giα）蛋白含量变化可导致心肌功能异常。研究发现，大鼠 30%TBSA Ⅲ度烫伤后，心肌组织 β- 肾上腺素受体（β-AR）信号转导系统发生显著变化，左心室功能明显降低，心室 β 受体最大结合率（B_{max}）显著降低；心肌组织信使分子 cAMP 含量显著减少，心肌腺苷酸环化酶（AC）基础活性显著降低，cAMP 含量的减少与 AC 活性降低呈显著正相关，早期 AC 活性降低主要由 β-AR 下调所致。烫伤后 AC 活性降低也与 G 蛋白偶联 AC 催化亚基的功能障碍有关，烧伤后心肌组织 Gsα 及其 mRNA 表达明显减少，Giα 及其 mRNA 则显著增加，导致 "分子开关" Gsα/Giα 分子比倒置，是烧伤早期心肌舒缩功能障碍的重要分子机制。

（二）线粒体受损致细胞凋亡以及心肌细胞自噬是心肌损害的重要机制

研究提示，烧伤后氧化损伤导致的心肌线粒体 DNA 缺失是能量代谢障碍的重要因素。大鼠 30% TBSA Ⅲ度烧伤后，心肌 mtDNA 发生 4.8kb 大片段（含氧化磷酸化关键酶基因）缺失，心肌线粒体 ATP 含量下降，ADP 和 AMP 含量升高，血清中 TnI 含量显著升高。烧伤缺氧使 NRF1 和 mtTFA（调节线粒体呼吸链亚基表达的重要因子）及 CPT-II mRNA 表达下调，提示长链脂肪酸转运到线粒体内过氧化物酶体进行脂肪酸 β 氧化的过程明显抑制，导致能量合成障碍。应用 L- 肉毒碱预处理心肌细胞和转染肉毒碱脂酰基转移酶（CAT）基因可拮抗心肌细胞缺氧损伤，具有潜在的临床应用价值。缺氧可激活线粒体依赖的凋亡途径，诱导细胞凋亡，Ca^{2+} 超载激活 mtPLA2 和导致 mPTP 开放是线粒体损伤并引起心肌细胞凋亡的重要机制。研究发现缺氧可以激活细胞线粒体依赖性 Caspase-3，介导的心肌细胞凋亡。应用 Caspase-3 的特异性抑制剂和细胞内钙螯合剂预处理心肌细胞可以拮抗缺氧诱导心肌细胞凋亡。线粒体 Ca^{2+} 超载引起线粒体 PTP 开放是心肌细胞凋亡的重要机制。研究发现，大鼠 30% TBSA Ⅲ度烧伤后 3h 后，心肌线粒体

［3H］DOG 含量、丙二醛（malondialdehyde, MDA）含量及［Ca^{2+}］m 均显著增高，Cytc 含量明显降低，线粒体［3H］DOG 含量与［Ca^{2+}］m 和 MDA 均呈显著正相关，同时心肌细胞凋亡增加，Caspase-3 活性增强，表明烧伤后心肌线粒体 PTP 开放明显增加，烧伤后心肌线粒体 PTP 开放使线粒体氧化磷酸化障碍并释放细胞色素 C，进而激活胞质 Caspase-3，是心肌细胞凋亡的重要机制，而线粒体 Ca^{2+} 超载及自由基增加可能是烧伤后心肌线粒体 PTP 开放的重要原因。基于这些结果，采用调控线粒体离子通道的物质，如线粒体 K^+-ATP 开放剂二氮嗪、Ca^{2+} 转运阻断剂钌红等，均可改善线粒体呼吸功能，减轻烧伤早期心肌损害。

最近的研究发现，大鼠 30% TBSA Ⅲ度烧伤后，心肌细胞自噬明显增加，而且早于心肌细胞凋亡和坏死，与烧伤后心功能降低呈平行关系。调控心肌细胞自噬可明显影响心功能。在大鼠 30% TBSA Ⅲ度烧伤离体心脏灌注模型，激活自噬可使心功能降低加重，抑制自噬则使心脏功能改善，表明心肌细胞自噬是烧伤后心功能降低的重要因素之一（图 3-13）。为进一步探讨心脏自身的肾素 - 血管紧张素系统和氧自由基在肌细胞自噬发生中的作用，我们又在大鼠 30% TBSA Ⅲ度烧伤离体心脏灌注模型应用血管紧张素Ⅱ抑制剂、血管紧张素Ⅰ抑制剂和氧自由基清除剂（DPI），发现血管紧张素Ⅱ抑制剂、血管紧张素Ⅰ抑制剂和氧自由基清除剂均可减少心肌细胞自噬，改善烧伤后心功能，提示血管紧张素Ⅱ与氧自由基在自噬性心肌细胞死亡信号转导途径中发挥重要作用（图 3-14）。

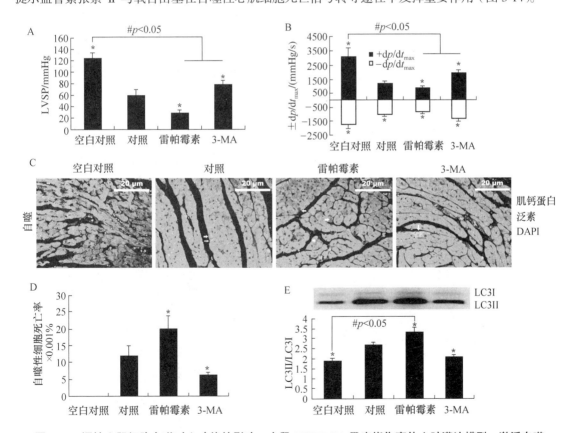

图 3-13 调控心肌细胞自噬对心功能的影响。大鼠 **30%TBSA** Ⅲ度烧伤离体心脏灌注模型，激活自噬可使心功能降低加重，抑制自噬则使心脏功能改善（彩图附后）

注：图 3-12、图 3-13 引自：XIAO R, TENG M, ZHANG Q, et al.Myocardial autophagy after severe burn in rats［J］. PloS one, 2012, 7（6）: e39488.

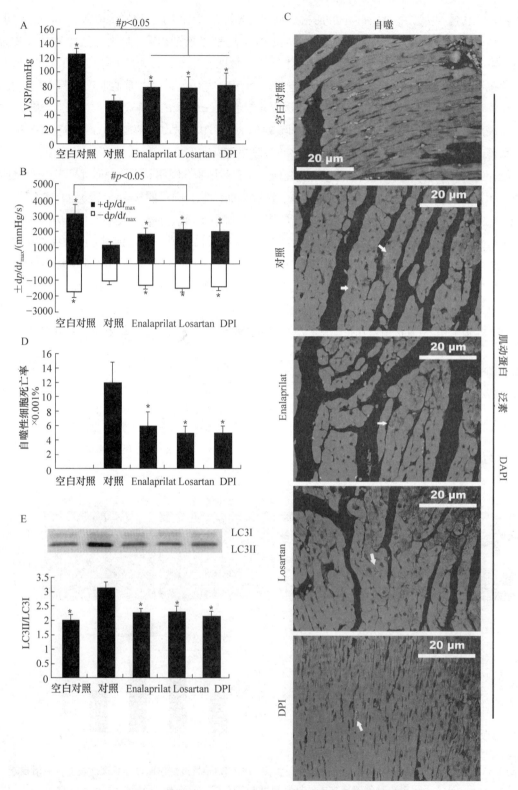

图 3-14　血管紧张素 Ⅱ 抑制剂（依那普利拉，**Enalaprilat**）、血管紧张素 Ⅰ 抑制剂（氯沙坦，**Losartan**）和氧自由基清除剂（**DPI**）对心肌细胞自噬和心功能的影响（彩图附后）

（三）促炎细胞因子表达上调是烧伤后心肌损害的重要因素

促炎细胞因子表达上调是烧伤后心肌损害的重要因素。即缺血缺氧时，炎症细胞尤其 PMN 与内皮细胞活化，使 PMN 黏附、聚集于心脏等脏器组织微血管内，一方面可阻碍微血管血流，加剧微循环障碍和组织缺血缺氧。严重烧伤后，心肌组织 MPO 显著增加，表明烧伤后 PMN 在心肌组织聚集增多；另一方面，活化的 PMN 产生大量 MPO、弹性蛋白酶、氧自由基及 TNF-α 等细胞因子，造成心肌组织细胞损害。因此，缺血缺氧与失控性炎症反应之间存在内在联系（图 3-15）。烧伤后缺血缺氧使肠黏膜屏障受损，肠道细菌和毒素不断进入血液循环，不断刺激机体效应细胞。这种情况也从一个侧面说明缺血缺氧与失控性炎症反应之间是相互关联的。

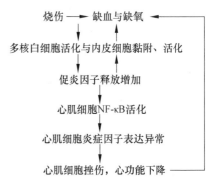

图 3-15　心肌缺血缺氧与细胞促炎因子表达上调，是导致烧伤后心肌损害的重要因素
（引自：HUANG Y, LI Z, YANG Z. Roles of ischemia and hypoxia and the molecular pathogenesis of post-burn cardiac shock [J]. Burns, 2003, 29（8）：828-833.）

p38、NF-κB 等是介导心肌炎性损害的关键信号分子。p38 激酶活化可上调细胞因子表达，是介导烧伤早期心肌损害的重要信号途径。缺氧复合烧伤血清作用心肌细胞后 0.5h，心肌细胞 p38 激酶即明显活化，用 p38 激酶抑制剂 SB203580 预先处理，p38 激酶活化迅速受抑，心肌细胞凋亡减少，活力增强。在整体动物水平，腹腔注射 p38 激酶抑制剂 SB203580 可有效抑制心肌 p38 激酶活化，下调心肌组织细胞因子，心肌细胞凋亡和左心功能损害均减轻。转染反义 p38α 基因也使 p38α 激酶蛋白表达显著降低，NF-κB 活化和促炎因子 TNF-α 等表达显著抑制，心肌细胞损害减轻。

三、内源性保护机制减轻烧伤早期心肌损害的作用

研究发现，烧伤后可同时启动内源性保护机制，缺血缺氧启动内源性保护机制可减轻早期损害，能量代偿（PHD、HIF-1α 分子等）、稳定细胞骨架（p38/MAPK、MAP4 分子等）、减轻线粒体损伤和凋亡（TRAP1、AdR-A1、PI3K/Akt、SOD 分子）是内源性细胞保护的重要环节，早期提高能量代偿水平、启动内源性抗炎和抗氧化机制等可能是防治早期心肌损害新策略，这为烧伤早期缺血缺氧损害防治提供了实验依据和理论指导。

现发现 PHIs-AMPKK-AMPK 是一条内源性细胞能量保护的新途径。在缺氧早期，开放细胞缺氧感受器脯氨酸羟化酶（prolyl hydroxylases, PHD）通路可激活能量感受器腺苷酸活化蛋白激酶（AMPK），将缺氧信号快速传递给能量代偿系统，使耗能途径关闭、产能途径开放，产生显著缺氧保护作用。这提示缺氧细胞在尚未出现明显的能量代谢障碍之前，即启动了内源性能量保护机制（图 3-16）。

心肌细胞肿瘤坏死因子受体相关蛋白 1（TRAP1）增多通过作用于 CypD 可减少 MPTP 开放，从而减轻缺氧导致的细胞损伤。缺氧后，过表达 TRAP1 能阻断缺氧导致的细胞活力降低和细胞死亡的增加；干扰 TRAP1 可使正常心肌细胞活力下降和死亡增多，缺氧细胞损伤加重，表明 TRAP1 增多对缺氧心肌细胞具有内源性保护作用。

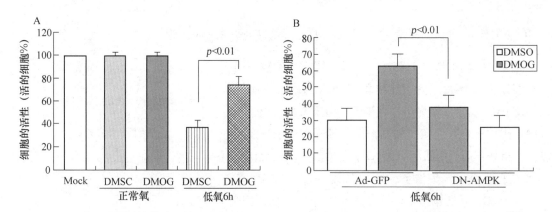

图3-16　能量感受器腺苷酸活化蛋白激酶（AMPK）激活是心肌细胞 PHI 诱导的缺氧保护的关键

注：Mock：空白对照；DMSO：二甲基亚砜；DMOG：二甲氧乙二酰甘氨酸

（引自：YAN H, ZHANG D X, SHI X H, et al. Activation of the prolyl-hydroxylase oxygen-sensing signal cascade leads to AMPK activation in cardiomyocytes［J］. J Cell Mol Med, 2012, 16（9）：2049-2059.）

此外，研究还发现 PI3K/Akt 信号途径在缺血缺氧心肌细胞中具有抗凋亡作用，该作用与 PI3K/Akt 调控促凋亡基因 P53、Bax 的表达、影响 HIF-1α 转录及蛋白活性、减轻线粒体膜损伤和钙超载、抑制 caspase-3 凋亡反应有关。因此，内源性保护机制可减轻早期损害，其相对减弱或受损，也是心肌损害的重要机制。

四、烧伤早期心脏损害的防治

1. ACE 抑制剂

心脏有独立的 RAS，可自身合成、释放肾素。与循环 RAS 不同，心脏局部 RAS 采用自分泌、旁分泌等方式只作用于心脏局部，主要参与心肌局部血流量和血管紧张性的调节，也参与心肌收缩力的调节。心脏局部 RAS 在维持心血管正常功能活动及参与心血管疾病的发生、发展过程中起着不容忽视的作用。ACE 是 RAS 重要的调节分子，ACE2 基因敲除小鼠心肌收缩功能严重受损，且血浆、心脏、肾 Ang Ⅱ 水平明显增高，说明 ACE2 在对 Ang Ⅱ 的清除和失活中起重要作用，有利于对心脏功能的维持。研究表明，烧伤后心肌局部 RAS 迅速被激活，心肌组织 Ang Ⅱ 生成增加，与心肌局部血流量减少和肌球蛋白轻链 1 升高呈显著相关。应用 ACEI 对缺血性心肌具有保护作用，改善冠状血管流和心脏舒张功能，减少心肌细胞凋亡。同时严重烧伤早期在迅速补充血容量后，采用适当剂量的 ACEI 可以减轻心肌损害，而对早期血流动力学指标无明显影响。

2. 调控 β-AR 介导的信号转导及"分子开关 Gsα/Giα"比值

可乐定通过上调严重烫伤后心肌组织 β-AR 信号系统，可改善烧伤后早期心功能；增加烫伤后心肌组织 β-AR 最大结合量（B_{max}）及 GsαmRNA 的表达；抑制烫伤后心肌 Giα 的增加；升高烫伤后心肌腺苷酸环化酶（adenylate cyclase, AC）基础活性及三磷酸鸟嘌呤的非解类似物［Gpp（NH）P］的刺激活性；增加烫伤后心肌组织中环腺苷一磷酸（cyclic adenosine monophosphate, cAMP）含量；三七总皂苷也可上调烫伤后心肌 β-AR 信号系统，明显增加烫伤大鼠心肌组织 Gsα mRNA 的表达，使心肌组织 Giα mRNA 表达量减少、cAMP 含量增加、AC 基础活性增强、改善心脏功能。

3. 调控离子通道

研究表明，大鼠 30%TBSA Ⅲ度烧伤后，线粒体 K^+- 三磷酸腺苷（ATP）开放剂二氮嗪可使线粒体 K^+ 内流速率明显加快，线粒体呼吸控制率（respiratory control rate, RCR）、Ⅲ态呼吸速率（ST3）明显改善，Ca^{2+}、丙二醛（MDA）含量以及血清肌酸激酶（CK）、乳酸脱氢酶（LDH）含量均显著降低，提示二氮嗪可减轻严重烧伤早期心肌细胞损害，其机制与开放线粒体 K^+ 通道，抑制线粒体 Ca^{2+} 超载及减少自由基产生有关。同时 Ca^{2+} 转运阻断剂钌红也可减轻严重烧伤早期心肌细胞和线粒体损害。甘氨酸受体（GlyR）为配体门控的离子通道，我们的研究观察到，心肌细胞存在 GlyR 的 α1 亚基。甘氨酸对体外培养的缺血缺氧心肌细胞和烧伤大鼠心肌组织均具有显著保护作用，显著改善缺血缺氧心肌细胞活力，增加 ATP 含量。甘氨酸可以明显减轻缺氧心肌细胞的钙超载，加入 anti-GlyRα1 阻断 GlyRα1 亚基后，缺氧心肌细胞钙超载明显加重，加入 GlyR 激动剂 Taurine 后钙超载又明显减轻，从不同的侧面证明甘氨酸是通过其受体 α1 亚基发挥其保护作用的。甘氨酸与其受体结合后，导致心肌细胞膜去极化明显减轻，从而使细胞膜电压依赖性钙通道开放减少，钙离子内流明显减少，发挥了其保护作用。

4. 一氧化氮（NO）供体

我们采用 3 种不同浓度的 NO 供体 S- 亚硝基谷胱甘肽（GSNO）加入心肌细胞培养液中，在一定时间内为细胞提供低、中、高 3 种稳定浓度的 NO。结果显示，中浓度 NO 可增强缺氧心肌细胞的抗损伤能力，其机制可能是通过增加心肌细胞内缺氧诱导因子 1α（hypoxia inducible factor-1, HIF-1α）蛋白水平，加强了心肌细胞对缺氧的内源性保护机制。中浓度 NO 诱导缺氧心肌细胞内 HIF-1α 蛋白水平增加的机制可能主要是通过 PI3K 信号途径的活化增强了 HIF-1α 蛋白水平。NO 对严重烫伤大鼠心肌组织也具有保护效应，其作用机制可能是通过生成 NO 促使烫伤大鼠心肌细胞内 HIF-1α 表达增加，进而增加组织的耐缺氧能力。抑制 NO 生成可加重心肌细胞损害，给予 NO 合成前体物 L- 精氨酸则可明显改善烫伤后心脏功能。

5. 拮抗炎症介质

促炎细胞因子表达上调是烧伤后心肌损害的重要因素，心脏是产生肿瘤坏死因子 α（TNF-α）的器官，缺血心肌组织 TNF-α 显著增加与心肌收缩力和冠状动脉血流量降低显著相关，因此减少心肌 TNF-α 产生可能有助于心肌缺血的治疗。p38 激酶途径是介导促炎细胞因子引起烧伤早期心肌损害的重要信号途径，采用 p38 激酶抑制剂或转染反义 p38α 基因抑制心肌 p38α 激酶活化，可下调心肌组织 TNF-α 等表达，减少心肌组织肌酸激酶同工酶（CK-MB）释放和心肌细胞凋亡，减轻左心功能损害。应用吡咯烷二硫代氨基甲酸盐（PDTC）能减少 PMN 在心肌组织聚集，可抑制烧伤大鼠早期心肌细胞 NF-κB 活性增高及心肌组织 TNF-α mRNA 和白细胞介素（IL）8mRNA 表达；降低心肌组织和血浆 TNF-α 和 IL-8 的含量及心肌组织中 MDA 的含量和 MPO 活性，改善左心室收缩和舒张功能。乌司他丁明显减少烧伤后血清 IL-1β、IL-6 和 TNF-α 的含量，减轻由促炎细胞因子介导的炎症反应，动物实验和临床研究均发现可减轻烧伤后心肌损害。

6. 抗氧化剂

心肌缺血 - 再灌注损伤是心脏氧化与内源性抗氧化系统失衡的结果，内源性抗氧化剂如谷胱甘肽过氧化物酶、超氧化物歧化酶和过氧化氢酶，以及维生素 E 均可减轻心肌缺血 - 再灌注损伤。我们研究发现，黄芪甲苷、槲皮素能有效保护缺氧心肌细胞、减轻氧化损伤，作用优于维生素 E。

黄芪甲苷对缺氧心肌细胞的保护作用较槲皮素更好，但槲皮素减轻细胞脂质过氧化损伤的作用优于黄芪甲苷。黄芪甲苷通过进入细胞内，上调超氧化物歧化酶基因和蛋白表达，提高内源性抗氧化酶活性，发挥心肌保护作用。

7. 代谢调理

能量代谢障碍是缺氧损害的核心环节，如何有效地改善缺氧细胞能量代谢，是防治和减轻缺氧损害的关键。但由于其机制未完全阐明，临床上还缺乏针对性措施。我们近来的研究结果提示，缺氧心肌细胞骨架损害可影响能量代谢。缺氧心肌细胞微管损伤早于线粒体结构与功能损害；缺氧早期心肌细胞微管破坏可导致线粒体通透性转换孔（mitochondrial permeability transition pore, mPTP）开放，使线粒体内膜电位（MIMP）损耗及细胞活性降低。微管稳定剂能有效减轻缺氧引起的微管破坏，减轻细胞 mPTP 开放、MIMP 损耗，改善细胞活性，减轻心肌细胞缺氧损害。研究证明，微管破坏可能通过下调 HIF-1α 表达对缺氧早期心肌细胞糖酵解途径及能量代谢产生影响。同时，微管破坏导致的 MPTP 开放，还可通过影响线粒体二磷酸腺苷（ADP）/ATP 比值抑制有氧代谢途径。应用微管稳定剂或转染具有稳定微管作用的微管相关蛋白 4 基因可改善缺氧早期心肌细胞活性及能量代谢，表明细胞骨架破坏在缺氧细胞能量代谢障碍中具有重要作用，这对阐明缺氧细胞能量代谢障碍的机制具有重要理论意义。通过稳定细胞骨架，可能为临床缺氧细胞能量代谢的调理提供新的思路和靶点。

五、基于心脏损害的烧伤休克复苏方案

上述研究证实，严重烧伤早期可迅即发生心肌损害，并证明了心肌损害的确在烧伤早期休克/缺血缺氧损害发生中起重要作用，进一步还探讨了预防心肌损害的措施。由于以往针对血容量减少进行"容量补充"的烧伤休克复苏方案，均难避免组织器官缺血缺氧损害，能否应用这一理论认识指导烧伤临床休克复苏，减轻缺血缺氧损害，减少脏器并发症，提高严重烧伤的救治水平呢？即：将预防早期心肌损害与传统的补液公式结合，形成新的烧伤休克复苏方案，达到有效复苏和减少并发症的目的。

基于这一认识，我们在第三军医大学抗休克公式（容量补充）基础上，增加动力扶持措施，提出了"容量补充＋动力扶持"复苏新方案，以减少因补液不足或过量引起的内脏并发症。动力（心功能）扶持包括采用小剂量 ACEI 减轻心肌缺血，应用左卡尼丁用于改善心肌脂肪酸代谢，果糖二磷酸钠用于改善葡萄糖代谢，前列地尔注射液用于抗心肌氧化损伤。对烧伤后 6h 内入院得到抗休克治疗的患者，容量补充按第三军医大学公式［第一个 24h 补液量（mL）＝TBSA%× 体重（kg）×1.5＋生理需要量（mL）］进行，同时给予动力扶持；对烧伤后在院外未能得到及时有效抗休克治疗、伤后 6h 后入院的延迟复苏患者，按照烧伤休克延迟复苏补液公式［第一个 24h 补液量（mL）＝TBSA%× 体重（kg）×2.6＋生理需要量（mL）］进行容量补充，动力扶持同前。

上述抗休克方案经伦理委员会批准进行临床研究，观察了有效病例 132 例。其中烧伤 6h 内入院者（立即复苏）70 例，分为容量补充对照组 15 例，容量补充＋动力扶持治疗组共 55 例（其中果糖二磷酸钠注射液组 20 例，前列地尔注射液组 21 例，依那普利拉注射液组 14 例），致伤总面积和Ⅲ度烧伤面积见表 3-27。烧伤 6h 后入院者（延迟复苏）入选 62 例，分为容量补充对照组 14 例，容量补充＋动力扶持治疗组共 48 例（其中果糖二磷酸钠注射液组 17 例，前列地尔注射液组

15 例，依那普利注射液组 16 例）致伤总面积和Ⅲ度烧伤面积见表 3-28。

表 3-27　70 例立即复苏病例致伤总面积和Ⅲ度面积（$\overline{X} \pm S$）

分组	例数	致伤面积 /%	
		总面积（TBSA）	Ⅲ度面积（TBSA）
立即容量补充对照组	15	45.07±4.58	11.00±4.34
立即容量补充＋果糖组	20	47.35±4.62	17.15±4.26
立即容量补充＋前列地尔组	21	50.10±3.99	16.38±4.32
立即容量补充＋依那普利拉组	14	44.93±4.50	8.57±3.33
立即容量补充＋动力扶持组（总）	55	47.78±2.51	14.67±2.42

表 3-28　62 例延迟复苏病例致伤总面积和Ⅲ度面积（$\overline{X} \pm S$）

分组	例数	致伤面积 /%	
		<50%TBSA	>50%TBSA
延迟容量补充对照组	14	64.3	35.7
延迟容量补充＋果糖组	17	29.4	70.6
延迟容量补充＋前列地尔组	15	46.7	53.3
延迟容量补充＋依那普利拉组	16	37.5	62.5
延迟容量补充＋动力扶持组（总）	48	37.50	62.50

容量补充对照组患者入组后，按照补液复苏方案制订补液计划，进行"容量补充"，液体成分以晶体液、胶体液、糖分为主。根据受试者临床表现，需要应用毛花苷注射液等治疗者，则按照临床常规临时使用，余处理因素在符合伦理原则条件下按照目前临床常规方法进行系统治疗。

容量补充＋动力扶持治疗组则于病例入组后，按照补液复苏方案制定补液计划，进行"容量补充"，液体成分以晶体液、胶体液、糖分为主。同时分别应用 5% 葡萄糖注射液 100mL＋依那普利拉注射液 1.25mg 静脉输入每日 1 次，5% 葡萄糖注射液 100mL＋果糖二磷酸钠注射液 10g 静脉输入每日 2 次，5% 葡萄糖注射液 100mL＋前列地尔注射液 10μg 静脉输入每日 2 次，连用 3d 以进行"动力扶持"治疗，余处理因素在符合伦理原则条件下按照目前临床常规方法进行系统治疗。

临床研究发现，无论是立即复苏还是延迟复苏患者，在维持满意尿量的前提下，尽管"动力扶持"组烧伤面积和Ⅲ度烧伤面积均大于常规"容量补充"对照组（表 3-25、表 3-26），但补液量、尿量、血压等指标均与无常规"容量补充"对照组明显差异，且"动力扶持"各组 LA 含量均低于单纯"容量补充"对照组（图 3-17，图 3-18）。"动力扶持"各组 cTnI、CK-MB、CK、α-HBDH、LDH、β_2-MG 等脏器损害指标均低于单纯"容量补充"对照组（图 3-19～图3-22）。在立即复苏病例，"容量补充"对照组病死率为 13.30%，容量补充＋果糖二磷酸钠注射液、前列地尔注射液和依那普利拉注射液 3 个治疗组 3 周内均无死亡病例。表明即使在伤情重于容量补充对照组的情况下，"容量补充＋动力扶持"复苏方案能显著降低立即复苏烧伤患者的病死率。在延迟复苏病例组，延迟"容量补充"对照组病死率为 14.30%，延迟容量补充＋果糖二磷酸钠注射液及延迟容量补充＋依那普利拉注射液分别为 5.90% 和 6.30%，延迟容量补充＋前列地尔注射液组无死亡病例。表明即使在伤情重于容量补充对照组的情况下，"容量补充＋动力扶持"复苏方案也能显著降低延迟复苏烧伤患者的病死率。

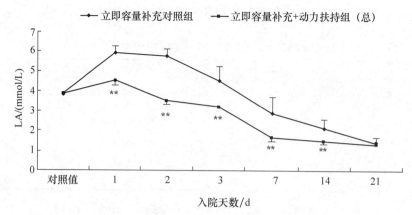

图 3-17 严重烧伤患者立即复苏"容量补充"与"容量补充＋动力扶持"组血清乳酸（LA）含量变化。**p＜0.01 vs 对照值

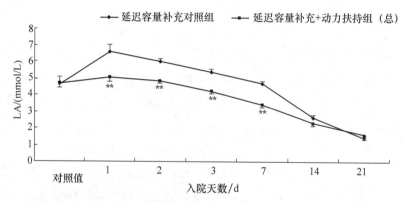

图 3-18 严重烧伤患者延迟复苏"容量补充"与"容量补充＋动力扶持"组血清乳酸（LA）含量变化。**p＜0.01 vs 对照值

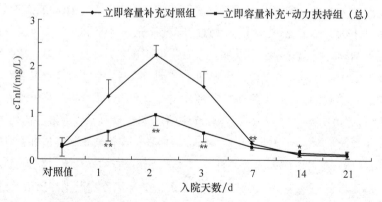

图 3-19 严重烧伤患者立即"容量补充"与"容量补充＋动力扶持"组血清心肌肌钙蛋白 I（cTnI）含量变化

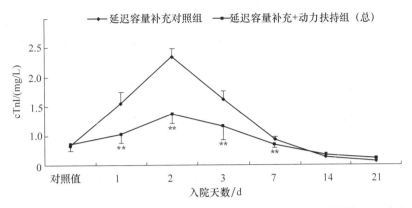

图 3-20　严重烧伤患者延迟"容量补充"与"容量补充＋动力扶持"组血清心肌肌钙蛋白 I（cTnI）含量变化

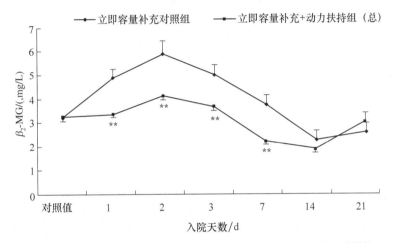

图 3-21　严重烧伤患者立即复苏"容量补充"与"容量补充＋动力扶持"组血清 β_2- 微球蛋白（β_2-MG）含量变化

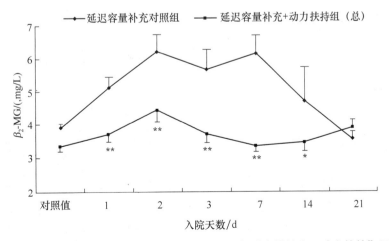

图 3-22　严重烧伤患者延迟复苏"容量补充"与"容量补充＋动力扶持"组血清 β_2- 微球蛋白（β_2-MG）含量变化

这些结果提示，对严重烧伤后早期或延迟入院患者，应用第三军医大常规补液公式或延迟复苏补液公式立即进行"容量补充"，同时应用依那普利拉注射液、果糖二磷酸钠注射液及前列地尔注射液等药物进行"动力扶持"，在烧伤总面积和Ⅲ度烧伤面积大于等于对照组的情况下，可维持较稳定的生命体征，有效地改善组织器官缺血缺氧、改善组织氧合和有氧代谢，从而减少内脏并发症，显著提高治愈率。

总之，对烧伤早期心肌损害的认识虽然不断加深，治疗上也已经引起重视，但仍需要加大力度研究，进一步阐明其发生机制，更加有效地防治烧伤早期心肌损害，以利于烧伤休克的有效复苏，减轻组织器官缺血缺氧损害，减少脏器并发症，提高严重烧伤救治水平。

（黄跃生）

第6节　困难条件下的烧伤休克非常规救治

一、烧伤休克非常规救治的概念

静脉液体复苏作为烧、创伤休克患者的主要急救手段，在交通便利、医疗设施完备的和平环境下能及时挽救伤员生命，也有助于减少伤后的并发症，是目前临床上应用最为广泛的常规治疗休克措施。但在现代战争中，常规武器，尤其是核武器的应用，能产生大量战、创、烧伤伤员，远远超过战时医疗救助系统的能力。和平时期，发生恐怖袭击、突发事故及灾害时（如美国911事件、我国大兴安岭火灾和512汶川大地震），短时间内常出现成批烧伤休克伤员，由于环境恶劣、交通破坏、缺乏后送条件、医疗资源匮乏，夜间无照明条件等困难，以致常规治疗烧伤休克的手段（如输血、输液）难以实施或延迟实施。此外，在边远乡村或欠发达地区，烧伤休克发生后，静脉液体复苏可能被延迟数小时甚至几天，伤员因得不到及时救治，因而将导致阵亡率、伤死率或并发症发生率增高。因此，研究在此类困难条件下烧伤休克的非常规救治技术和措施具有十分重要的意义。

在这些非常规条件下的休克救治主要依靠自救和互救，目前可以实施的技术主要包括口服或经胃肠道补液、骨髓腔输液、生命维持和细胞保护药物等。

二、烧伤休克口服或经胃肠道补液

1. 口服补液定义和意义

口服补液指在伤员清醒时自服或昏迷时由他人通过鼻胃管分次注入含糖电解质溶液的复苏方式。在常规静脉液体复苏难以实施时，口服或经胃肠道补液是一种简单易行的救治休克的有效手段。口服液若能通过胃肠道吸收入血，则能扩充血容量、维持血压、延长生命，并为后续治疗争取时间。从理论上讲，烧伤时的血容量恢复也可通过口服或胃肠道补液方式进行。易遭烧伤者，如战士或护林员等可携带含有电解质和葡萄糖的干粉，如有水源即可制成口服溶液，对无菌要求不如静脉输液那样严格，又不需要静脉注射的技能，用于大批休克患者的救治所需时间也较静脉补液短，对于战场或其他困难条件下的现场自救和互救是一个可供选择的手段。

2. 口服补液的历史和现状

人类开始通过消化道补液的历史远早于静脉补液，Franke 在 1964 年首次报告口服含糖电解质溶液治疗小儿烧伤。Sorensen 等系统地观察了战场烧伤人员口服补液的情况。埃及学者报告儿童根据标准 Parkland 公式的量和速度口服补液盐治疗 20%TBSA 烧伤患者，结果显示口服补液同静脉输入乳酸林格液的效果相似。但 20 世纪 50 年代以后由于静脉补液技术的发展，已极少采用口服补液的方法补充血容量。

3. 烧伤休克口服补液治疗指南的成分、时间和方式

目前还没有足够的临床和实验资料支持形成一个标准的治疗指南。一般认为，躯干及四肢烧伤伤员，当静脉补液难以实施和被延迟时，可选择口服或胃肠补液。烧伤面积小于 20%TBSA 的成人，一般不需要输入胶体液或血浆，口服或者静脉给予少量电解质液足以满足液体复苏的需要。对于 20%～40%TBSA 烧伤，无静脉补液条件时，可先进行口服补液，有条件时，再进行延迟静脉补液。胡森等的动物实验结果显示，胃动力药（如卡巴胆碱和莫沙比利）、维生素 C、1.8% 高渗盐糖在促进胃肠对口服液的排空、减轻胃肠组织缺血 - 再灌注损伤以及减少补液量等方面有一定的作用。

4. 口服补液的禁忌证、局限性及并发症

①腹部创伤特别是胃肠损伤伤员禁忌口服补液；②伴有吸入性损伤及昏迷的烧伤伤员禁忌口服补液；③对大于 40% 失血量和烧伤面积的疗效有限；④口服复苏的烧伤患者在伤后 5d 出现不同程度的低钠血症；⑤严重烧伤休克时胃肠道缺血，对口服液排空和吸收能力降低，导致伤员对口服补液难以耐受，表现为呕吐、腹泻，甚至局部溃疡、穿孔等，而影响口服补液的效果。

5. 烧伤休克口服补液的成分和配方

半个世纪前发现的肠上皮钠盐 - 葡萄糖联合转运体（sodium-glucose cotransporter）以及在此基础上发展和推广的口服补液盐被权威医学杂志 Lancet 誉为 20 世纪最重要的医学进展。

目前的口服补液种类并不多。口服补液盐（oral rehydration salts, ORS）是 20 世纪 70 年代 WHO 指导和开发用于霍乱和儿童急性腹泻治疗的产品，半个世纪以来，WHO-ORS 配方也不断改进，90 年代改进配方，每升水含枸橼酸钠 2.9g 来取代碳酸氢钠，总渗透压为 311mOsm/L。2006 年由世界卫生组织（World Health Organization，WHO）和联合国儿童基金会（United-Nations International Children's Emergency Fund, UNICEF）共同发布的低盐低糖含枸橼酸钠的低渗 ORS 配方：每升水含氧化钠 2.5g、氧化钾 1.5g、枸橼酸钠 2.9g 和葡萄糖 13.5g，总渗透压为 245mOsm/L；应用等量的枸橼酸钠取代原来的碳酸氢钠只是为克服碳酸氢钠水溶液的不稳定性和容易发生胃肠胀气的缺陷，并能改善口服液的口感，方便临床应用。但其效果相同，并无增强水盐吸收疗效的作用。

新近的研究表明丙酮酸盐具备在缺氧、创伤和高糖 / 糖尿病等多种病理状态下增进糖的无氧和有氧代谢，纠正重症酸中毒、抗炎和抗氧化三大特性。解放军总医院第一附属医院烧伤研究所胡森教授和周方强博士改进了原 ORS 液配方，即由丙酮酸钠代替枸橼酸钠，形成新的丙酮酸盐口服液配方，用于烧伤休克动物胃肠道补液取得满意效果后，申报了国家发明专利。

对于口服补液今后需要研究改善胃肠缺血、促进胃排空及肠吸收、减少补液量的药物，提出适合于战、烧（创）伤休克的口服液合理配方和补液方案，制定低血容量休克（包括烧伤休克）口服或经胃肠道的治疗指南。

三、骨髓腔输液

1. 骨髓腔输液定义和历史

在危重患者，外周静脉常收缩塌陷，穿刺困难；中心静脉的建立有一定的难度；静脉切开又耗时长，并影响复苏术的实施。在这种情况下，可以采用骨髓腔输液。经骨髓给药与中心静脉给药进入体循环的时间大致相同，快于外周静脉给药，达血液浓度稍晚于经静脉给药，5~8min 后则差异无显著性，且与静脉给药相比，血药浓度维持时间更长，此后进一步研究被证实其极为有效的输液途径。早在 1922 年就有人提出经骨髓腔输液或给药的设想。20 世纪 80 年代后骨髓腔输液在许多第三世界国家被用于儿童急症抢救，并被许多医疗组织列为技术培训的内容之一，1986 年《美国心肺复苏与急症治疗标准与指南》已正式推荐在婴幼儿复苏中使用该技术。

2. 骨髓腔输液的原理

骨髓腔输液的理论依据是由于骨髓腔是由网状的海绵静脉窦状隙组成，经中央管、滋养静脉和导静脉与血液循环相通。因此，输入骨髓腔内的药物和液体可迅速、有效地进入血液循环。在骨髓腔中有很多非萎缩的静脉网，在休克或因创伤而大量失血的患者体内往往外周的静脉网会发生塌陷或关闭，而此种情况下，处于骨骼保护之中的骨髓腔内静脉网因其特殊的骨质结构仍然能够同体循环保持直接而又完整的连接。此外，通过骨髓腔内的血流量相对恒定，即使在很多休克伤员体内亦是如此。骨髓腔内血管的压力约为 35/25mmHg（4.7/3.3kPa），相当于身体平均动脉压的 1/3。在骨髓腔内的这些密集的非萎缩性的微小静脉网络就像海绵一样能够快速吸收灌注到其周围的液体，并将其快速转运到体循环之中。骨髓腔内静脉的这种特殊解剖结构就成了骨髓腔输注的液体或药物能够被快速转运到体循环并加以吸收利用的根本原因。经骨髓注入液体和药物，由骨髓血管窦直接引入中央静脉窦，经滋养静脉或导管静脉很快进入体循环。且此途径输注药物的药动学、药效学及用药剂量与周围血管用药极为相似，且能在静脉内使用的药物均可经骨髓腔内应用，从而为临床急救输液和用药提供了一条有效的替代途径。

3. 骨髓腔输液救治休克的优点

①在无静脉补液条件时能有效代替静脉途径，经骨髓腔内给药、输液、输血进行急救和抗休克；②能迅速建立输液通道而不影响同时实施心肺复苏；③骨髓穿刺可作为检测标本采取的途径；④操作简单快捷，复苏效果好，安全性高。英军将骨髓腔穿刺技术应用于战场救护，为 26 例伤员建立了输液通道，成功率为 97%，且无感染并发症发生。欧美国家对骨髓腔输液技术的推广十分重视。一份对英国 559 家医疗机构的调查显示：医护人员中，了解骨髓腔输液可用于急救的占 100%，受过骨髓腔输液技术培训的占 74%，而 7% 的人在急救中使用过此技术。因此对于无法进行静脉穿刺和静脉切开插管的危重伤员，骨髓腔输液是一种有效、安全、快速的抢救技术，为危重创、烧伤伤员提供生存的机会，值得现场和院前抗休克及心肺复苏急救中推广与应用。

4. 骨髓腔输液的适应证和禁忌证

适应证：①复苏时静脉穿刺 3 次失败或时间超过 90s；②静脉输液困难，而又必须快速补液或紧急用药时。骨髓腔内输液主要用于迅速建立静脉通路有困难的急危重伤员，包括创伤和大面积烧伤时的急救治疗以及急诊麻醉诱导和维持，在血管通路建立以后应立即停用。此方法尤其适合儿童。2006 年《儿科感染性休克（脓毒性休克）诊疗推荐方案》中也建议在抢救脓毒性休克时需要迅速建立 2 条静脉或骨髓输液通道。

禁忌证：①菌血症及穿刺部位存在感染（蜂窝组织炎、烧伤感染等）为骨髓腔内输液的绝对禁忌证。②相对禁忌证为成骨不全、骨质疏松症、骨质硬化症以及肢体骨折（以免外渗），同侧肢体曾经接受截肢手术。

并发症及处理：①液体外渗：主要原因是穿刺过浅或留置时间过长或给予高渗液体所致，一旦发生立即停止输液，更换穿刺部位；②骨髓炎：骨髓炎是最严重的并发症。国外文献报道，发生率约 0.6%，主要发生在长时间留置或菌血症患者。

5. 骨髓腔输液部位及输液装置的选择

骨髓腔输液部位一般选择在胫骨粗隆内侧下方 1～3cm 平坦处，所覆盖的皮肤和其他组织层薄，也没有大血管、神经和较大肌肉。除胫骨作为输液部位外，有研究报道髂前上棘、髂后上棘及胸骨也可作为穿刺点。穿刺针插入骨髓腔内，有落空感和抽出少量骨髓后，即可外接输液器进行输液和给药。

目前正在使用的骨髓腔输液产品主要有手动骨髓腔输液装置和半自动骨髓腔输液装置（包括电动钻入枪和弹射式钻入枪）两类。国外已有成熟的产品出售，国内类似产品也已研制成功。

四、生命维持和细胞保护药物

在战场、突发事故和灾害现场，既无静脉和骨髓腔输液条件也无水源时，如果能用药物提高伤员对休克的耐受能力，保护休克状态下生命器官的组织细胞不致死亡或凋亡，维持其生理功能，延长伤员的存活时间，为安全转运和后续治疗争取时间，这也是一项亟待研究的课题。休克时生命维持和细胞保护药物：指在静脉补液治疗条件下，能提高伤员对致死性休克的耐受能力，保护组织细胞，维持生命脏器的功能，延长伤员的存活时间的药物。

在抗休克药物方面，除传统的儿茶酚胺类和莨菪碱类等心血管活性药物外，休克时生命维持和细胞保护药物的研究一直受到国内外医学界的重视。目前有一定应用前景的药物主要有氨酸加压素（arginine vasopressin，AVP）、丙戊酸（valproic acid）、依达拉奉（edaravone）、乌司他丁（ulinastatin）、白藜芦醇等。国外的研究表明。AVP 能升高非控制性失血性休克伤员的血压，使血液从腹腔失血部位向心、脑等生命器官转移，减少复苏液体的需求量。多项研究显示，抗癫痫的常用药丙戊酸能提高致死性失血或创伤休克动物的存活率。

而多项研究显示，抗癫痫的常用药丙戊酸对提高致死性失血或创伤休克动物的存活率有非常显著的作用。Gonzales 等证明在大鼠 60% 血容量失血前皮下注射丙戊酸（300mg/kg），失血后 12h 存活率为 70%，而生理盐水对照组为 0。我们近期的研究也证明在无静脉输液条件下丙戊酸能有效维持 50%TBSA Ⅲ度烧伤休克动物的平均动脉压、保护脏器功能，显著提高 24h、48h、72h 存活率。由于丙戊酸是一种组蛋白去乙酰化酶抑制剂（histone deacetylaseinhibitor，HDAI），而组蛋白的乙酰化和去乙酰化过程与机体多种生命基因和蛋白的表达密切相关，因此对于致死性休克时的生命维持和细胞保护有重要作用。根据近年的研究，HDAI 抗休克机制可能与抑制组织促炎基因表达和 NF-κB 活性，抑制心肌、肝细胞和神经细胞凋亡，促进 HSP70 和 SOD 等保护性蛋白的表达有关。我们最新研究发现。丙戊酸还能通过调节肺脏和肠道缺血时 H2F-1α 及其共刺激分子的乙酰化水平，降低 H2F-1α 的活性和含量，抑制肺泡上皮、肺微血管内皮以及肠上皮细胞紧密连接蛋白的降解和重分布，进而发挥保护肺气 - 血屏障及肠上皮屏障的作用，对于吸入性损伤以及缺血、缺氧引起的急性肺损伤和肠上皮屏障损害均有潜在治疗价值。由于丙戊酸已是神经科常用药，其药理、药代和药剂学资料均很清楚，只需确定其抗休克疗效、剂量和不良反应后，通过增加丙戊酸治疗的新适应证，就可能开发成新型抗休克和生命维持药物。据报道在美国丙戊酸已进入休克治疗的 I 期临床研究。今后我们将深入研究丙戊酸及其他有潜力的组蛋白去乙酰化酶抑制药物（南开大学研发的新药）对于致死性休克模型的生命维持和细胞保护作用和安全剂量；并研制相关皮下针剂，用于战场和巨大灾难现场创、烧伤休克救治。

此外，蛋白酶抑制剂乌司他丁具有强大的抗炎作用，可能通过抑制全身和脏器组织微血管通透性增高，减少烧伤休克时血管内的液体丢失和补液量，有效地防治重度烧伤后发生组织水肿和低血容量休克，提高伤员对烧伤休克的耐受能力。近年来研究还显示，氧自由基清除剂依达拉奉和维生素 C 等对提高休克动物的存活率、保护重要脏器功能也有显著效果。白藜芦醇能通过多种机制纠正烧伤休克时血流动力学指标紊乱，减轻组织缺血和氧自由基损伤，改善微循环障碍和器官功能损害，提高休克动物的存活率。

五、中药和针刺

此外祖国医药学在抗休克治疗中作用也有待挖掘。中药生脉和人参有一定的升高血压、改善微循环作用；针刺人中和足三里穴能兴奋交感神经系统和胆碱能神经通路，延长低血容量休克动物的存活时间，减轻脏器功能损害。

低血容量休克在中医学中主要属于"厥证""脱证"等的范畴。我国古代中医学家早就注意到针刺能治疗创伤失血性休克，早在东晋葛洪所著的我国一部临床急救手册《肘后备急方》中就提到针刺水沟穴（即人中穴）能急救厥证。之后唐代孙思邈、王焘以及明代医学家张景岳均介绍了针刺水沟穴急救厥证和脱证的方法，为现代针灸治疗失血性休克奠定了初步理论基础。近年来国内学者还对电针水沟穴抗轻、中度休克做了多中心的随机对照临床研究，证明针刺水沟穴能升高中度休克患者的动脉血压，增加尿量、改善微循环和酸碱平衡紊乱。中医长期的治疗实践还证明针刺合谷、内关、百会和足三里穴均有显著的抗休克作用。其中针刺内关穴对失血性休克时心血管功能具有良好的保护作用；针刺足三里穴能通过调节足阳明胃经和胆碱能通路改善休克和缺血引起的胃肠动力障碍和肠屏障功能损害。在失血性休克口服补液过程中或延迟静脉补液前电针足三里对减轻持续缺血缺氧造成的胃肠道屏障损害、防治脓毒症和 MODS 等并发症具有明显作用。

上述研究表明针灸在治疗低血容量休克方面疗效确切，快捷方便，不受地理环境限制、有良好的疗效和运用前景，值得更深入地研究和总结，使其系统化、规范化。今后需要在以下两方面加强研究：①治疗创伤、烧伤和失血引起的低血容量休克的穴位组合及配伍研究；②进行针刺抗休克的前瞻性、多中心和大样本临床研究，使针刺治疗休克这一祖国医学的绝技在当今创伤、烧伤和失血性休克现场及院前急救中发挥更大的作用。

参 考 文 献

白慧颖，周国勇，张立俭，等，2011．丙戊酸钠对重症烫伤大鼠心肌保护作用及其机制研究［J］．中国临床药理学杂志，27（2）：130—132．

柴家科，郭振荣，盛志勇，等，1995．VitE 对严重烧伤病人早期中性粒细胞吞噬功能损伤的防治作用［J］．中华整形烧伤外科杂志，11（1）：32．

柴家科，郭振荣，朱兆明，等，1992．痂下组织细菌定量培养的临床实验研究［J］．中华整形烧伤外科杂志，8：97—99．

陈炯，韩春茂，夏时春，等，2006，新型羟乙基淀粉应用于烧伤休克期液体复苏的疗效及安全性评价［J］．中华烧伤杂志，22（5）：333—336．

杜明华，罗红敏，石现，等，2012．肠缺血-再灌注损伤对大鼠肠胶质细胞影响的实验研究［J］．感染、炎症、修复，13（4）：201—204．

高维谊，盛志勇，郭振荣，等，1995．烧伤早期山莨菪碱对胃肠道保护作用的实验研究［J］．解放军医学杂志，20（2）：88—91．

葛绳德，2000．我国烧伤休克的回顾与展望［J］．中华烧伤杂志，16（5）：261—264．

郭振荣，2000．烧伤休克［M］//盛志勇，郭振荣．危重烧伤治疗与康复学，北京：科学出版社，56—78．

郭振荣，2003．烧伤休克防治措施的探讨［J］．中华烧伤杂志，19（增刊）：63—65．

郭振荣，2005．烧伤休克［M］//郭振荣．烧伤学临床新视野——烧伤休克、感染、营养、修复与整复，北京：清华大学出版社，35—48．

郭振荣，2005．烧伤休克期补液的思考［J］．中华烧伤杂志，21（5）：321—323．

郭振荣，2006．大面积烧伤休克期切痂植皮［J］．中华损伤与修复杂志，1（1）：55—60．

郭振荣，2008．烧伤休克期补液治疗［M］//杨宗城．中华烧伤医学，北京：人民卫生出版社，21—34．

郭振荣，贺立新，夏照帆，2008．血流动力学变化［M］//杨宗城．中华烧伤医学，北京：人民卫生出版社，55—61．

郭振荣，盛志勇，1999．我国烧伤外科的进展与展望［J］．中华外科杂志，37（10）：598—601．

郭振荣，盛志勇，高维谊，等，1995．休克期切痂有助于控制或减轻感染并发症［J］．中华外科杂志，33：406—408．

贺立新，郭振荣，2012．烧伤休克期复苏——回顾与展望［J］．中华临床医师杂志，6（18）：5389—5392．

贺立新，郭振荣，柴家科，等，1999．52 例严重烧伤休克期血流动力学变化监测［J］．中华整形烧伤外科杂志，15：117—119．

胡泉，胡森，柴家科，等，2009．肠内输入高渗电解质葡萄糖液对犬 35% 体表面积烧伤复苏效果的研究［J］．中华外科杂志，47（20）：1581—1584．

胡森，2010．无静脉输液条件时低血容量休克救治技术的研究［J］．中国危重病急救医学，22（6）：323—325．

胡森，白慧颖，周国勇，等，2011．乌司他丁对烫伤大鼠全身炎症、脏器微血管通透性和组织含水率的影响［J］．感染、炎症、修复，12（3）：149—152．

胡森，车晋伟，包呈梅，等，2009．维生素 C 减轻烧伤休克犬口服补液时内脏脂质过氧化损伤［J］．中华医学杂志，89（33）：2364—2367．

胡森，车晋伟，杜颖，等，2008．卡巴胆碱对烧伤犬肠内补液时肠黏膜血流量和吸收效率的影响［J］．中国危重病急救医学，20（3）：167—171．

胡森，车晋伟，杜颖，等，2009．早期口服补液对 50% 体表面积烧伤休克期血流动力学和组织灌注的影响［J］．中华外科杂志，47（19）：1499—1502．

胡森，车晋伟，王海滨，等，2008．早期口服补液对 50% 体表面积烧伤犬休克期脏器功能和病死率的影响［J］．中华医学杂志，88（44）：3149—3152．

胡森，耿世佳，吴静，等，2008．高渗盐葡萄糖肠内补液复苏烫伤大鼠的实验研究［J］．解放军医学杂志，33（6）：637—639．

胡森，盛志勇，2011．重视战、创（烧）伤休克现场非常规救治技术研究［J］．解放军医学杂志，36（1）：5—7．

胡森，王磊，周洁平，2010．电针足三里对烫伤休克大鼠肠黏膜血流和微血管通透性的影响［J］．微循环学杂志，20（1）：10—12．

胡森，周国勇，白慧颖，等，2010．组蛋白去乙酰化酶抑制剂对 50% 总体表面积烫伤大鼠存活率和脏器功能的影响［J］．感染、炎症、修复，11（3）：133—136.

胡森，周国勇，白慧颖，等．2011．乌司他丁对促炎症因子诱导的肺微血管内皮细胞通透性和细胞因子产生的影响［J］．感染、炎症、修复，12（4）：224—227.

黄跃生，2004．烧伤休克的防治［M］//杨宗城．烧伤救治手册，北京：人民军医出版社，18—45.

黄跃生，2006．严重烧伤后早期心肌损害的细胞分子机制与防治策略研究进展［J］．中华烧伤杂志，22（5）：161—163.

黎鳌，1999．我国四十年来烧伤救治研究的主要成就［J］．中华烧伤杂志，15（5）：325—327.

李峰，郭振荣，柴家科，等，2003．烧伤后大鼠血清瘦素水平的变化及早期切痂的影响［J］．中国临床营养杂志，3：209—211.

李峰，郭振荣，柴家科，等，2004．大鼠烫伤后不同时期切痂骨骼肌解偶联蛋白2、3mRNA表达水平改变［J］．中华烧伤杂志，5：268—270.

刘先奇，白晓东，胡森，2010．组蛋白去乙酰化酶抑制剂抗休克的研究进展［J］．感染、炎症、修复，11（3）：191—192.

罗茜，曹作伟，2007．白蛋白的临床应用及在营养治疗中的意义［J］．中国临床营养杂志，15（5）：315—318.

庞伟，郭振荣，帅秀蓉，等，2004．休克期切痂对烫伤大鼠γ干扰素、白细胞介素4mRNA表达的影响［J］．中华外科杂志，18：1142—1145.

庞伟，帅秀蓉，郭振荣，等，2003．休克期切痂对烫伤大鼠Th_1/Th_2型细胞因子的影响［J］．中国危重病急救医学，15：735—738.

钱铮，闻兆章，2004．高渗/高胶液与休克复苏［J］．中国普通外科杂志．13（7）：534—536.

帅秀蓉，刘同发，郭振荣，等，2004．不同时期切痂对烫伤大鼠骨骼肌和脂肪组织葡萄糖转运蛋白-4mRNA表达水平的影响［J］．中华外科杂志，42：396—399.

苏迅，王莹，任兴华，等，2009．骨髓腔内输液技术在战创伤急救中应用的可行性［J］．解放军护理杂志，26（3B）：35—36.

孙永华，2004．严重烧伤后液体复苏及早期救治的进展［J］．中华外科杂志，42（7）：385—387.

田易军，胡森，杜颖，等，2008．卡巴胆碱对烧伤休克犬口服补液时胃排空和胃黏膜二氧化碳分压的影响［J］．中国危重病急救医学，20（3）：171—174.

王广庆，于宝军，夏照帆，等，2000．烧伤延迟复苏诱导心肌细胞凋亡［J］．中华烧伤杂志，16（1）：40.

王忠堂，姚咏明，盛志勇，等，2004．休克期切痂对烫伤大鼠肝、肺组织高迁移率族蛋白B1表达及促炎/抗炎平衡的影响［J］．中华外科杂志，7：839—844.

夏照帆，方之扬，2001．烧伤休克［M］//杨宗城．黎鳌烧伤学，上海：上海科学技术出版社，38—56.

夏照帆，胡晓燕，2008．烧伤休克发病机制研究［M］//杨宗城．中华烧伤医学，北京：人民卫生出版社，46—53.

许伟石．1995．烧伤早期损害［M］//许伟石．现代烧伤治疗［M］，北京：科学技术出版社，13—14.

闫柏刚，杨宗城，黄跃生，等，2000．快速输液对烫伤后延迟复苏休克犬循环的影响［J］．中华烧伤杂志，16：268—271.

阎汝蕴，陈忠，覃风均，等，1997．烧伤延迟复苏与细胞集落刺激因子［J］．中华整形烧伤外科杂志，13（5）：368.

杨红明，柴家科，盛志勇，等，2000．严重烧伤延迟复苏后多器官障碍综合征的早期防治［J］．中国危重病急救医学，12（10）：610.

杨红明，盛志勇，郭振荣，等，1994．烧伤延迟复苏与T淋巴细胞亚群异常［J］．中国实验临床免疫学杂志．6（1）：14.

杨宗城，2006．改善早期补液减轻烧伤早期内脏损害［J］．继续医学教育，20（14）：1—5.

杨宗城，2006．加强对烧伤休克综合防治的研究［J］．中华烧伤杂志，22（5）：331—332.

詹建华，钱华，严济，等，2006．影响烧伤休克发生的相关因素分析［J］．中华烧伤杂志，22：340—342.

张诚，盛志勇，柴家科，等，2000．氧自由基对烫伤大鼠延迟复苏后肠上皮细胞凋亡的影响［J］．中国危重病急救医学，12（8）：488.

张明良，李迟，马春旭，等．2003．严重烧伤或伴吸入性损伤患者休克期输液问题及死亡原因探讨［J］．中华外科杂志，41（11）：842—844.

郑岩，马朋林，2013．白蛋白用于脓毒症液体复苏：是仅仅无害，还是有益［J］．中国急救医学，33（2）：101—104.

钟毓贤，石现，胡森，2011．针灸治疗失血性休克的研究进展［J］．中国中西医结合急救医学杂志，18（1）：55—57.

BAO C M, HU S, ZHOU G Y,et al, 2010. Effect of carbachol on intestinal mucosal blood flow, activity of Na^+-K^+-ATPas, expression of aquaporin-1, and intestinal absorption rate during enteral resuscitation of burn shock in rats［J］. J Burn Care Res, 31（1）：200—206.

BORDER J R, 1992. Multiple systems organ failure［J］. Ann Surg, 216(2): 111.

CAIRONI P, TOGNONI G, MASSON S, et al. 2014,Albumin replacement in patients with severe sepsis or septic shock [J]. N Engl J Med,370(15): 1412—1421.

CALKINS M D, FITZGERALD G, BENTLEY T B, et al, 2000. Intraosseous infusion devices：acomparison for potential use in special operation［J］. J Trauma, 48（67）: 1067—1074.

CANCIO L C, KRAMER G C, HOSKINS S L, 2006. Gastrointestinal fluid resuscitation of the rmally injured patients［J］. J Burn Care & Research, 27（5）: 561—569.

DUGGAN C, FONTAINE O, PIERCE N F, et al, 2004. Scientific rationale for a change in the composition of oral rehydration solution［J］. JAMA, 291（21）: 2681—2683.

FANG W H, YAO Y M, SHI Z G, et al, 2002. The significance of changes in high mobility group-1 protein mRNA expression in rats after thermal injury［J］. Shock, 17: 329—333.

GONZALES E R, CHEN H, MUNUVE R M, et al, 2006. Valproic acid prevents hemorrhage associated lethality and affects the acetylation pattern of cardiac histones［J］. Shock, 25（4）: 395—401.

GREENHALGH D G, 2007. Burn resusection［J］. Ann surg, 245: 555—628

GUO Z R, SHENG Z Y, DIAO L, et al, 1995. Extensive wound excision in the acute shock stage in patients with major burns［J］. Burns, 21: 39—142.

GUO Z R, HE L X, 2015. Early Fluid Replacement Post-burn Injury［M］// YANG Z CH. Chinese Burn Surgery. New York: Springer Science ＋ Business Media Dordrecht and People's Medical Publishing House, 31—39.

GUO Z R, SHENG Z Y, OPPENHEIMER L, et al, 1991. Pulmonary oedema in isolated lung lobe after inhalation injury［J］. Burns, 17(6): 468—472.

GUO Z R, SHENG Z Y, WANG D W, et al, 1989. The use of blood in burn shock, clinical and experimental study［J］. J Burn Care & Rehab, 10: 226—240.

HAGLUND U, GERDIN B, 1991. Oxygen-free radicals(OFR)and circulatory shock Circulatory［J］. Shock, 34: 405.

HART D W, WOLF S E, CHINKES D L, et al, 2003. Effects of early excision and aggressive enteral feeding on hypermetabolism, catabolism, and sepsis after severe burn［J］. J Trauma, 54: 755—761.

HE L X, GUO ZH R, CHAI J K, et al, 1999. Experimental study of escharectomy during burn shock stage on controlling infection［J］. Med J Chin PLA. 24: 380—382.

HE L X, GUO ZHR, LV Y, et al, 1999. The effect of early escharectomy on expression of ICAM -1 and E selectin mRNA of endothelial cells［J］. Chin J Surg, 37: 692—694.

HU S, CHE J W, TIAN Y J, et al, 2011. Carbachol promotes gastrointestinal function during oral resuscitation of burn shock［J］. World J Gastroenterol, 17（13）: 1746—1752.

HU S, HOU J Y, WANG H B, et al, 2012. The effect valproic acid in alleviating early death of burn shock［J］. Burns, 38（1）: 83—89.

JACOB M, BRUEGGER D, REHM M, et al. 2006. Contrasting effects of colloid and crystalloid resuscitation fluids on cardiac vascular permeability [J]. Anesthesiology, 104(6): 1223—1231.

LAVIS M, VAGHELA A, TOZER C, 2000. Adult intraosseous infusion in accident and emergency departments in the UK［J］. J Accid Emerg Med, 17（1）: 29—32.

LI Y, YUAN Z, LIU B, et al, 2008. Cell protection mechanism of valproic acid in lethal hemorrhagic shock［J］. Surgery, 144（2）: 217—224.

LOU H M, HU S, ZHOU G Y, et al, 2012. The effects of ulinastatin on systemic inflammation, visceral vasopermeability and tissue water content in rats with scald injury［J］. Burns, 2012（Epub ahead of print）doi: 10 1016/j. burns. 11. 004.

MICHAEL A D, CHAD W, GEIR I E, et al, 2005. High—dose vitamin C infusion reduces fluid requirements in the resuscitation of burn-injured sheep［J］. Shock, 24（2）: 139—144.

MICHELL M W, OLIVEIRA H M, KINSKY M P, et al, 2006. Enteral resuscitation of burn shock using World Health Organization oral rehydration solution：a potential solution for mass casualty care［J］. J Burn Care Res, 11, 27（6）: 819—825.

MORANO M A, FONG Y, MOLDAWER L L, et al, 1990. Serum cachectin/tumor necrosis factor in critically ill patients with burn correlates with infection and mortality［J］. SGO, 170: 32—38.

O' CONNOR, 2007. Intraosseous vascular access in the out of hospital setting position statement of the national associatation of ems physicians［J］. Prehospital Emerg Care, 11（1）: 62—66.

OLAUSSEN A, WILLIAMS B, 2012. Intraosseous access in the prehospital setting：literature review［J］. Prehosp Disaster Med, 27（5）: 468—472.

PECQUEUR C, RICQUIER D, 2001. Genetic and physiological analysis of the role of uncoupling porteins in human energy homeostasis［J］. J Mol

Med, 79: 48—56 .

REHM M, ZAHLER S, LOTSCH M, et al, 2004 .Endothelial glycocalyx as an additional barrier determining extravasation of 6% hydroxyethyl starch or 5% albumin solutions in the coronary vascular bed [J].Anesthesiology , 100(5):1211—1223.

REYNOLDS P S, BARBEE R W, WARD K R, 2008. Arginine vasopressin：a promising rescue drug in the treatment of uncontrolled hemorrhagic shock ［J］. Best Pract Res Clin Anaesthesiol, 22（2）：299—316.

SHULTS C, SAILHAMER E A, LI YQ, et al, 2008. Surviving blood loss without fluid resuscitation ［J］. J Trauma, 64（3）：629—640.

SPIES M, HERDON D N, SPARKES B G, et al, 2003. Skin toxicity induced by wet heat ［J］. Burns, 29: 215—220 .

STILL J M, LAW E J, 2002. Primary Excision of the Burn Wound ［J］. Clin Plast Surg, 27: 23—47 .

TAKAHASHI N, WAELPUT W, GUISEZ Y, 1999. Leptin is an endogenous protective protein against the toxicity exerted by tumor necrosis factor ［J］. J Exp Med, 189: 207—212 .

UJI Y, YAMAMOTO H, MORI T, et al, 2008. Edaravone improves the survival of rats subjected to hemorrhagic shock without resuscitation ［J］. Surg Today, 38（5）：476—477.

WANG H, BLOOM O, ZHANG M, et al, 1999. HMGBl as a late mediator of endotoxin lethality in mice ［J］. Science, 285: 248—251 .

WANG H, YANG H, CZURA C J, et al, 2001. HMGBl as a late mediater of lethal systemic inflammation ［J］. Am J Res pir Crit Care Med, 164: 1768—1773 .

WEISS M, HENZE G, EICH C, et al, 2009 . Intraosseous infusion. An important technique also for paediatric anaesthesia［J］. Anaesthesist, 58(9): 863—836, 868—872, 874—875.

XIA ZH F, HU X Y, LUO P F, et al, 2015.Pathogenesis of Burn Shock.2015 ［M］//. YZ CH. Chinese Burn Surgery, New York: Springer Science + Business Media Dordrecht and People′s Medical Publishing House, 31—39.

SHI X, ZHONG YX, YAO J R, et al, 2013. The Influence of Zusanli and Nonmeridian Acupuncture Points on the Survival Rate and Intestinal Tissue Features after Fatal Hemorrhagic Shock in Rats ［J］. Evidence-Based Complementary and Alternative Medicine, Article ID 750620, 4 pages. doi：10. 1155/2013/750620.

（胡　森）

第4章

烧（创）伤后胃肠缺血-再灌注损伤

一、烧（创）伤后胃肠缺血 - 再灌注损伤的概念

胃肠缺血 - 再灌注（ ischemia and reperfusion, I/R ）损伤指胃肠组织因缺血、缺氧和复苏再灌注过程引起的损伤，是严重创伤、烧伤、休克和大手术后常见的病理生理过程，也是诱发创、烧伤后脓毒症和多器官功能障碍综合征（MODS）的重要因素。大面积深度烧伤、严重烧伤休克或烧伤休克延迟复苏或复苏不全均能造成胃肠 I/R 损伤。胃肠 I/R 损伤不仅引起胃肠道局部组织损伤和炎症反应，而且能通过释放大量胃肠源性炎症介质和细胞因子，导致胃排空和肠吸收障碍、肠内细菌和毒素移位，激活循环白细胞、诱发粒细胞和淋巴细胞凋亡等多种途径导致或加重全身炎症反应失控和免疫功能紊乱，甚至脓毒症和 MODS。内脏（尤其是胃肠道）缺血 - 再灌注损伤引起的过度炎症反应和免疫功能障碍，是烧伤休克复苏后导致严重感染和MODS 发生的重要因素。

二、烧（创）伤后胃肠缺血 - 再灌注损伤对机体的损害

严重烧（创）伤后胃肠缺血 - 再灌注损伤对机体的损害主要引起一系列并发症，如胃肠道功能障碍、烧伤休克及休克复苏失败（死亡）、全身感染、MODS 及死亡。

根据解放军总医院第一附属医院全军烧伤研究所的一组 184 例烧伤延迟复苏患者的研究报告（表 4-1）：尽管患者烧伤面积相似，平均均为（53.03±2.98）%，Ⅲ度烧伤面积（22.27±3.80）%，但可以明显看出，随着复苏开始时间的延长，由于发生胃肠 I/R 损伤，患者的休克、感染以及 MODS 的发病率及病死率均显著增加，三组间差异非常显著，充分

表 4-1　烧伤延迟复苏与各种并发症的关系

复苏时间	例数	休克		感染		MODS	
		发生率 /%	病死率 /%	发生率 /%	病死率 /%	发生率 /%	病死率 /%
0～4h	107	12.1	1.9	14.3	10.5	8.4	66.7
4～8h	52	66.2*	3.8*	18.0*	14.0*	15.4*	87.5
>8h	25	100.0	12.0#	45.5#	45.5#	68.0#	100.0

注：4～8h 组和>8h 组与 0～4h 组比较：$^*p<0.01$ ；>8h 组与 4～8h 组比较：$^\#p<0.01$。

说明烧伤延迟复苏引起的内脏（尤其是胃肠道）缺血 - 再灌注损伤是导致休克复苏失败、严重感染、MODS 以致死亡的重要因素。

三、烧（创）伤后胃肠缺血 - 再灌注损伤的临床表现及诊断要点

1. 重度烧伤打击

大面积深度烧伤尤其伴有休克、复合伤或合并吸入性损伤的危重烧伤患者。

2. 延迟复苏或复苏不全

重度烧伤伤后 4h 内未采取液体复苏治疗和（或）虽经液体复苏治疗伤后 4h 仍处于休克状态〔尿量<40mL / h 和（或）胃黏膜内 pH<7.15〕。

3. 烧伤休克

有烧伤休克的临床症状或血流动力学指标异常：即收缩压<12kPa（90mmHg）；平均动脉压<9.33kPa（70mmHg）；尿量<40mL/h，心脏指数<2.5L/（min·m^2）或>3.5L/（min·m^2）

4. 胃肠道缺血

使用黏膜张力计（tonometer）间接测量胃或肠黏膜内的 PCO_2，并据此计算出 pH 值，如患者 pH<7.15 或经复苏 pH<7.30，应视为有胃肠道缺血存在。中国人民解放军总医院第一附属医院烧伤研究所通过对小型猪和 16 例大面积烧伤患者研究发现：烧伤后胃肠缺血发生快而恢复慢，胃肠 pH 于伤后 1h 就迅速降低，而平均动脉压此时无明显变化，右房压、平均肺动脉压、肺动肺楔压及心脏指数等伤后 2～4h 才显著下降；经积极液体复苏后平均动脉压、心脏指数及尿量 24～36h 可恢复正常，胃肠 pH 及门静脉血流量在伤后 72h 仍未恢复正常，明显滞后于血流动力学参数的恢复（表 4-2；图 4-1～图 4-3）。

表 4-2　烧伤患者血流动力学及胃 pH 变化（$\overline{X} \pm S$）

观察指标	入院时	烧伤后时间 /h			
		16	24	48	72
RAP/kPa	0.07±0.03	0.21±0.04	0.33±0.07[*]	0.33±0.11[*]	0.45±0.08[**]
MPAP/kPa	0.68±0.15	1.60±0.32[**]	1.93±0.37[**]	1.70±0.36[**]	1.80±0.31[**]
PAWP/kPa	0.51±0.19	0.86±0.13[*]	1.01±0.32[*]	0.89±0.19[*]	1.05±0.17[**]
CI/[L/（min·m^2）]	1.6±0.4	2.5±0.6[*]	3.9±0.7[**]	4.2±1.1[**]	4.6±0.7
胃 pH	7.02±0.13	7.06±0.16	7.13±0.22	7.26±0.16	7.30±0.14[*]

注：RAP 为右心房压，mPAP 为平均肺动脉压，PAWP 为肺动脉楔压，CI 为心脏指数；与入院时间比较，[*]$p<0.05$；[**]$p<0.01$。

5. 胃肠功能障碍

烧伤休克期出现腹胀、腹泻、肠鸣音减弱，胃肠功能障碍评分达到≥1 分（表 4-3）。实验室指标显示：肠黏膜 pH 降低或 $PrCO_2$ 升高；血浆中内毒素、血二胺氧化酶、D- 乳酸，脂肪酸结合蛋白、乳果糖 / 甘露醇比值、木糖醇吸收实验持续高于正常水平（6 项中任 2 项显著高于

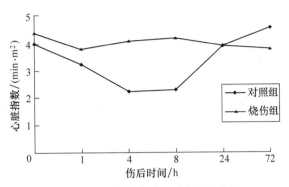

图 4-1 小型猪烧伤后心脏指数的变化

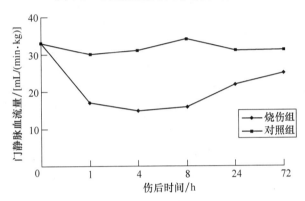

图 4-2 小型猪烧伤后门静脉血流量的变化

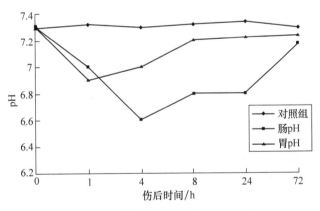

图 4-3 小型猪烧伤后胃肠 pH 的变化

正常水平，≥2 倍正常值更为可靠）。

表 4-3 胃肠功能障碍评分

胃肠功能障碍表现	分数
对等渗食物能够耐受、腹胀、肠鸣音减弱	1 分
对等渗食物不能耐受、腹胀、肠鸣音消失	2 分
麻痹性肠梗阻、应激性溃疡	3 分

四、烧（创）伤后胃肠缺血 - 再灌注损伤的发病机制

1. 胃肠缺血 - 再灌注损伤的发病机制

（1）全身血流重新分布：严重烧（创）伤休克时，机体通过神经体液调节，减少胃肠道、肌肉、皮肤等组织的血液供应，促使全身血流重新分布，以保障心、脑等重要生命器官的血液供应。胃肠道作为首要"牺牲器官"的血流量明显减少，而且复苏后其血供恢复滞后于其他组织。

（2）缺氧和能量代谢障碍：烧伤休克时组织缺血、缺氧，ATP 合成急剧下降，无氧代谢产生的酸性产物大量蓄积。由于肠黏膜绒毛的血管襻呈极度弯曲的环状结构，血液可以经动脉"分流"到静脉端，而且肠黏膜细胞分裂增殖能力较强，能量代谢旺盛，因此肠道对缺血特别敏感，易发生黏膜缺血缺氧。

（3）自由基损伤与 NO 作用减弱：肠缺血 - 再灌注（I/R）时，组织内超氧化物歧化酶及过氧化氢酶活性减弱，增多的氧化型黄嘌呤氧化酶作用于次黄嘌呤，生成大量的氧化剂，它们一方面直接损伤肠黏膜，增加微循环通透性，另一方面生成大量的羟自由基，启动脂质过氧化反应，生成脂质过氧化物，进一步激活中性粒细胞释放氧化剂和多种蛋白酶，加重肠黏膜微循环损伤。伴随过氧化物的大量产生，内皮细胞产生的 NO 明显减少，导致 NO 依赖的血管舒张作用减弱，并促进白细胞与内皮细胞黏附，从而加重缺血缺氧性损伤。

（4）白细胞黏附与内皮细胞损伤：肠系膜血液循环丰富，肠 I/R 可预激流经肠系膜血管床的粒细胞与内皮细胞，在内毒素、IL-1 等介导下，黏附分子表达或转移到活化的血管内皮细胞表面，促进白细胞、血小板黏附于内皮细胞，白细胞游走进入组织间隙，释放氧化产物及多种炎症介质，造成内皮屏障破坏和组织损伤；内皮细胞、白细胞产生的氧化产物可促进内皮细胞生成白三烯 B4 和 PAF，诱导细胞黏附分子的产生，并抑制内皮细胞产生 NO；另外，白细胞与内皮细胞黏附可保护白细胞释放的氧化产物和蛋白水解酶不被循环中的抗氧化剂和抗蛋白酶灭活和清除；而损伤的组织又激活更多的白细胞至损伤部位，形成恶性循环。

（5）胃排空障碍和胃溃疡出血：胃排空受胃血流、胃组织能量供给、胃动素和 NO 等因素调节。胃 I/R 损伤时胃黏膜血流减少、胃动素水平降低、NO 水平增加，胃组织能量供给减少，均导致胃排空障碍。胃缺血、使用抑酸剂及胃动力减弱能导致胃黏膜萎缩、胃酸屏障损害及胃溃疡出血。

（6）肠道吸收和屏障功能障碍：肠道吸收主要受胃排空以及肠道血流、Na^+-K^+-ATP 酶和水通道蛋白调节。肠 I/R 时，肠道血流显著减少，Na^+-K^+-ATP 酶活性和水通道蛋白功能受到抑制，而严重影响肠黏膜对水、电解质和营养物质的吸收，表现为腹胀和腹泻。肠 I/R 可破坏肠黏膜机械及生物屏障完整性，减弱肠黏膜免疫功能，增加肠黏膜通透性，细菌内毒素发生移位；另外，肠 I/R 可使肠道吸收、运动功能减弱，进而引起肠道内 NO 及某些神经肽类物质减少，导致肠麻痹及机体营养不良。

2. 胃肠缺血 - 再灌注损伤引起脓毒症和 MODS 的发病机制

（1）肠道炎症介质释放：肠道遭受缺血 - 再灌注打击后能造成肠道局部炎症反应，激活肠道的炎症细胞和肠道相关淋巴组织（gut associated lymphoid tissue, GALT），释放大量炎症介质和细胞因子，促发全身炎症反应和脓毒症。

（2）预激循环粒细胞，放大全身炎症反应，参与速发型 MODS 发病：肠系膜血液循环丰富，肠 I/R 可预激流经肠系膜血管床的粒细胞与内皮细胞，在内毒素、IL-1 等介导下，黏附分子表达或转移到活化的血管内皮细胞表面，促进白细胞、血小板黏附于内皮细胞，白细胞游走进入组织间隙，释放氧化产物及多种炎症介质，造成内皮屏障破坏和组织损伤。

（3）肠动力障碍、黏膜慢性炎症、细菌和内毒素移位：肠道持续低灌注、慢性炎症和废用致使肠道运动、吸收及免疫功能丧失，不仅难以耐受肠道进食，造成全身营养不良，而且造成肠道大量细菌增殖及毒素产生，引起肠黏膜局部炎症反应和肠黏膜通透性增加，在胃肠道局部及全身免疫功能抑制的条件下，通过细菌和内毒素移位引起全身性感染或脓毒症，引起迟发型 MODS。

（4）肠屏障功能障碍：肠道 I/R 受损导致肠黏膜缺血和氧自由基损伤能通过多种机制破坏肠上皮细胞屏障结构和功能。除以往已证明的氧自由基损伤、炎症介质和细胞凋亡机制外，最近的研究报道还表明，肠缺血能使肠上皮细胞缺氧诱导因子 -1 过度产生，促使其信号通路下游靶基因 NO 和血管内皮细胞生长因子（vascular endothelial growth factor, VEGF）大量表达，抑制肠上皮细胞紧密连接蛋白的表达。肠缺血缺氧还能通过损害肠神经胶质细胞形态和功能，影响肠上皮屏障。以往认为肠胶质细胞仅对神经系统起一个支持性的作用，但近年的研究证明，肠胶质细胞除能调控神经元的生长和发育外，还对维持和修复肠上皮屏障的完整性及通透性有直接的作用，肠胶质细胞主要分布于肠肌间丛和黏膜下丛，黏膜下丛的肠胶质细胞有许多终足与肠上皮细胞紧密接触，并能分泌多种活性介质调节肠屏障功能，其中胶质细胞来源的 S- 亚硝基谷胱甘肽（glial-derived S-nitrosoglutathione, GSNO）是维持肠上皮屏障功能的主要活性物质。研究显示，GSNO 能够促进肠上皮细胞闭合蛋白（zonula occludens-1, ZO-1）和咬合蛋白（occludin）的表达，增强肠上皮屏障功能，利用转基因方法剔除鼠肠胶质细胞后能导致肠上皮屏障严重损害，肠黏膜通透性增加。因此，肠神经胶质细胞对于维护肠上皮细胞屏障的结构和功能有重要作用。

（5）胃酸屏障削弱、反流引起肺部感染：胃肠缺血、使用抑酸剂和静脉营养会导致胃黏膜废用、胃液碱化，胃酸屏障削弱，繁殖的肠道细菌可以经胃和食管上行，引起肺部感染和脓毒症，甚至 MODS。

（6）细胞凋亡：大量研究表明肠 I/R 损伤能促使肠上皮细胞凋亡、外周血中性粒细胞凋亡减少及淋巴细胞凋亡增加；肠上皮细胞坏死或凋亡导致肠功能损害，细菌内毒素移位；中性粒细胞凋亡减少或延迟能加重组织或全身炎症反应，诱发 MODS。

（7）机体免疫功能降低：延迟复苏后 T 淋巴细胞亚群中 CD4[+] 降低和 CD8[+] 增高，CD4[+]/ CD8[+] 比值下降，I/R 通过增强 CD14 依赖途径的作用，可显著提高机体对 LPS 攻击的敏感性。提示延迟复苏可能削弱免疫防御系统功能，增加机体对感染的易感性。我们最近的研究发现，肠部分 I/R 损伤可使外周血淋巴细胞、脾细胞、肠系膜淋巴结细胞的增殖能力明显降低，从而降低机体对异己抗原的免疫力，致使机体易出现病原微生物感染。

五、烧（创）伤后胃肠缺血 - 再灌注损伤的防治

1. 临床证明有效的治疗原则和综合防治方案

（1）治疗原则：首先应及时而有效地补液，进行快速和充分的复苏，以预防和纠正显

性失代偿性休克（overt decompensated shock），保证全身组织供氧；还要纠正隐性代偿性休克（covert compensated shock），迅速改善内脏灌注尤其是胃肠道缺血。目前指导隐性代偿性休克复苏的唯一监测方法是使用黏膜张力计（tonometer）间接测量胃肠黏膜内的 PCO_2，并据此计算出 pH 值，复苏结果应使 pH>7.32。现在临床已逐渐用胃肠黏膜 PCO_2（$PrCO_2$）代替 pH，监测 ICU 患者的内脏灌注。动物实验和临床治疗均已证明，多巴胺和山莨菪碱能使严重烧伤时胃肠道减少的血流恢复，表现为 pH 迅速升高。解放军总医院第一附属医院烧伤研究所观察了山莨菪碱治疗大面积烧伤休克的临床效果（表4-4），其中山莨菪碱（654-2）治疗组 8 例，入院后除常规补液外给予山莨菪碱静脉滴注 20mg/6h，常规治疗组 8 例仅常规补液。研究结果表明，常规治疗组伤后血浆内毒素、肿瘤坏死因子和二胺氧化酶持续高于正常水平，胃 pH 较正常显著降低且恢复缓慢；应用山莨菪碱改善肠灌注后，胃 pH 明显回升，血浆内毒素和肿瘤坏死因子（TNF）水平也随之回降，提示山莨菪碱能保护肠黏膜屏障，改善胃肠功能。为了避免缺血时间过长和持续的低灌注以及减轻氧自由基损害，在复苏的同时给予大剂量的维生素 C 和维生素 E 以及适量的甘露醇是必要和安全的，能有效地拮抗氧自由基损害。超氧化物歧化酶（SOD）是体内有效的自由基清除剂，从牛红细胞中提取出的结晶重组人铜锌 SOD、镁 SOD 等已经应用于临床。糖皮质激素可防止自由基所致的脂质过氧化，抑制磷脂酶 A2（phospholipase A2，PLA2）产生及膜磷脂分解，减轻组织炎症反应，有一定的细胞保护作用。

表 4-4　严重烧伤患者用山莨菪碱治疗后 LPS、TNF、DAO 变化（$\bar{X} \pm S$）

观察指标	组别	烧伤后时间 /d				
		1	2	3	7	14
LPS/（EU/mL）	对照组	0.40	0.42	0.45	0.52	0.49
		±0.09	±0.08	±0.06	±0.07	±0.06
	治疗组	0.41	0.43	0.42	0.28	0.21
		±0.05	±0.06	±0.03	±0.04**	±0.03**
TNF/（g/L）	对照组	1.24	1.31	1.52	2.06	1.97
		±0.32	±0.33	±0.41	±0.38	±0.28
	治疗组	1.17	1.24	1.62	1.21	1.02
		±0.21	±0.42	±0.09	±0.40**	±0.30**
DAO/（U/mL）	对照组	2.21	2.30	2.32	3.82	3.99
		±0.47	±0.43	±0.44	±0.79	±0.47
	治疗组	2.18	2.27	2.30	2.71	2.14
		±0.21	±0.26	±0.31	±0.36*	±0.41**
胃 pH	对照组	7.02	7.06	7.13	7.26	7.30
		±0.13	±0.22	±0.16	±0.16	±0.14*
	治疗组	7.03	7.16	7.27	7.33	7.35
		±0.15	±0.17	±0.11	±0.16*	±0.09

注：与对照组比较，*p<0.05，**p<0.01；LPS：血浆内毒素；TNF：肿瘤坏死因子；DAO：二胺氧化酶

（2）综合防治方案：1998—2003 年解放军总医院第一附属医院烧伤研究所采用综合防治（复苏）方案（充分液体复苏＋山莨菪碱＋抗氧化剂）治疗严重烧伤后胃肠缺血 - 再灌注损伤及其并发症取得良好的效果，综合复苏组 26 例伤员与常规复苏组（22 例）相比，TBSA 和Ⅲ度烧伤面积及开始补液时间相似，但治疗后休克症状消失时间、脓毒症和 MODS 发生率均显著减少，肠道缺血和氧自由基损伤也显著改善（表 4-5、表 4-6）。

表 4-5　不同复苏方案对烧伤休克患者预后的影响

组别	例数	TBSA（Ⅲ度烧伤面积）/%	补液开始时间 /h	休克症状消失时间 /h	脓毒症发病率 /%	MODS/%	
						发生率	病死率
常规复苏	22	52.76±3.16（22.85±4.03）	7.05±0.85	4.20±0.40	54.5	45.5	90.0
综合复苏	26	52.22±2.67（23.08±3.54）$^+$	7.12±0.43$^+$	1.00±0.10**	26.9**	19.2**	60.0*

注：① TBSA 和Ⅲ度烧伤面积相关数据以 "%" 表示；② ＋与常规复苏组相比，$p > 0.05$；*与常规复苏组相比，$p < 0.05$；**与常规复苏组相比，$p < 0.01$。

表 4-6　不同复苏方案对烧伤休克患者胃肠缺血 - 再灌注损伤的疗效

组别	例数	伤后 1d			伤后 3d			伤后 7d		
		pHi	DAO	MDA	pHi	DAO	MDA	pHi	DAO	MDA
常规复苏	22	7.12±0.18	5.47±1.32	42.2±3.2	7.30±0.12	5.58±1.20	46.2±5.3	7.34±0.11	4.89±1.08	33.4±6.0
综合复苏	26	7.30±0.15**	2.35±1.18**	25.0±2.4**	7.36±0.17*	2.41±1.05**	24.5±4.6**	7.38±0.16	2.32±1.10*	19.8±5.5**

注：DAO 为二胺氧化酶，单位 "kU/L"；MDA 为脂质过氧化物，单位 "μmol/L"。*与常规复苏组相比，$p < 0.05$；**与常规复苏组相比，$p < 0.01$。

2. 有运用前景的药物及治疗方法

（1）中医中药：国内学者研究的促动颗粒剂和大黄等中药经动物与临床研究验证，在恢复胃肠动力、保护胃肠黏膜及防治微生态紊乱等方面显示了良好的治疗效果。

（2）拟胆碱药：胆碱能抗炎通路是最近提出的一条新的神经 - 内分泌抗炎途径，也是治疗全身性炎症反应的一条全新措施。研究表明，乙酰胆碱具有明显的抗炎作用，而卡巴胆碱作为一种胆碱能激动剂，不仅具有促进胃肠动力、扩张血管等作用，而且卡巴胆碱肠道给药能抑制肠缺血 - 再灌注损伤动物血浆和肠组织 TNF 释放，减轻肠道局部和全身炎症反应，可以多靶点地针对肠缺血 - 再灌注损伤的基本发病环节进行干预。卡巴胆碱与常用抗休克药山莨菪碱合用，不仅不影响山莨菪碱的抗休克效果，而且能克服其抑制胃肠动力的副作用，有利于烧伤延迟复苏后患者普遍存在的胃肠道功能障碍和全身炎症损害的治疗。

（3）外源性生长因子的应用：严重肠 I/R 损伤能导致肠道 bFGF 等内源性生长因子含量减少，肠道内补充 bFGF、EGF、HGF 等外源性生长因子可促进肠上皮细胞分裂、增殖、分化及离子转运，减轻肠 I/R 所致的黏膜通透性增高，从而减轻 I/R 损伤，促进肠道黏膜上皮细胞修复。另有研究表明肝素结合 EGF 样生长因子可抑制上皮细胞凋亡和坏死，维持肠上皮细胞完整性，减少细菌移位，从而减轻肠 I/R 损伤。

（4）改善肠道能量代谢：肠 I/R 损伤后增殖修复依赖于能量代谢的恢复。一些研究表明，早期肠道喂养及补充外源性 ATP 能明显促进细胞的 DNA 合成及细胞分裂增殖。补充外源性核苷酸混合物可促进损伤细胞的 DNA 及 RNA 合成，从而促进组织细胞增殖及修复。在缺血早期供氧也可以减轻肠组织细胞无氧代谢，使 ATP 生成增加。有人发现在缺血期吸入 2 个标准大气压的氧气，可以明显改善肠 I/R 损伤后的组织损害。而在缺血 60min 的肠腔内持续注入高携氧能力的过氟碳液可以改善肠黏膜结构和功能的损害。也有作者根据动物实验，提出早期给胃肠道营养，如葡萄糖，可迅速改善肠道血流供应。

（5）抑制白细胞黏附：使用化学药物或单克隆抗体抑制白细胞激活、趋化及其与内皮细胞的黏附，可以减轻 I/R 损伤。Prorock 等研究发现，雌激素可在内皮细胞一氧化氮合酶参与下减少白细胞黏附与滚动，从而减轻内皮细胞损伤。研究发现，热激蛋白 HSP72 可抑制白三烯 B4 的产生，继而抑制白细胞激活、趋化，从而防止肠 I/R 损伤；γ-羟基丁酸可以通过减少白细胞在微血管床的聚集来减轻肠 I/R 损伤；抗 CD11 CD18 单克隆抗体和抗 ICAM-1 抗体可以特异性地抑制白细胞和内皮细胞的黏附，从而对肠 I/R 损伤起保护作用。此外，研究发现异氟醚作用于中性粒细胞后可使 L-选择素表达减少，抑制白细胞和内皮细胞的黏附。

（6）NO 的应用：研究表明，吸入低浓度 NO 气体或输入含 NO 的液体可以减少并灭活肠 I/R 过程中产生的氧自由基，抑制血小板聚集及白细胞与内皮细胞的黏附，维持血管通透性，并刺激内皮细胞再生。应用 NO 生成的底物 L-Arg、硝酸钠溶液及 NO 供体如 FK409 均可减轻 I/R 损伤，这可能与适量的 NO 与 O^{2-} 反应使 O^{2-} 的水平下降有关。

（7）免疫增强剂：肠 I/R 损伤可致肠道免疫力下降，肠道细菌和内毒素移位，导致大量细胞因子和炎症介质释放，引起肠源性感染，甚至脓毒症，因而减弱炎症反应、增加机体免疫力，对防治肠 I/R 损伤具有重要意义。Kuenzler 等观察到静脉输入 IL-11 有助于肠 I/R 大鼠肠道吸收功能的恢复，抗 TNF-α 抗体可减轻肠 I/R 引起的损伤。Roos 等报道抑制补体活性能减弱炎症反应，从而减轻 I/R 损伤。小肠内持续灌注含苯巴比妥钠的胎牛血清可使大鼠血清内 IL-8 水平下降，从而减轻肠 I/R 损伤。

（8）肠道局部低温疗法：国外学者发现，肠道局部低温（15～20℃）治疗可降低大鼠肠 I/R 后肠黏膜渗透性，抑制 NF-κB 激活，从而减轻肠 I/R 损伤。有人对比性观察了全身中度低温（31～32℃）与氟碳对大鼠肠 I/R 代谢的影响发现，全身中度低温疗法可减弱高能磷酸盐的耗竭及乳酸盐的升高，并减少肠黏膜的损伤，而氟碳仅能减弱乳酸盐的升高。

（9）针灸足三里穴：祖国传统医学中，足三里穴是足阳明胃经之合穴（经气所汇为合），足阳明胃经是十二经脉中多气多血之经，与胃肠道功能关系最为密切，针刺足三里穴用来治疗胃肠疾病由来已久。研究报道针刺足三里对消化系统的运动、分泌及吸收功能均具有双向调节作用，可通过自主神经的兴奋和抑制、神经介质的增减以及体液因子、胃肠激素的活动调节胃肠功能。我们的研究表明电针刺激足三里能显著改善烫伤大鼠早期小肠动力，增加胃肠黏膜血流量，保护肠道神经胶质细胞和肠上皮屏障。如果切断双侧膈下迷走神经干或腹腔注射胆碱能拮抗剂（阿托品/银环蛇毒素），会加重肠黏膜缺血、肠动力障碍和肠屏障损害，此时再电针刺激足三里，治疗作用明显减弱。由此可见，通过电针刺激足三里产生促动和抗炎作用以减轻肠 I/R 和肠屏障损害的机制与兴奋胃肠胆碱能神经及其受体有关。

（10）其他药物：白藜芦醇能通过多种机制改善肠缺血时的微循环障碍和肠上皮细胞损伤。组蛋白去乙酰化酶抑制剂丙戊酸通过调节肠缺血时缺氧诱导因子 1α 及其共刺激分子的乙酰化水平，降低缺氧诱导因子 1α 的活性和含量，抑制肠上皮细胞紧密连接蛋白的降解和重分布，进而发挥保护肠上皮屏障的作用，对于肠缺血引起的肠屏障损害有潜在治疗价值。

（胡　森）

参 考 文 献

胡森，曹卫红，孙丹，等，2005. 卡巴胆碱对肠部分缺血 - 再灌注损伤所致全身炎症反应和多器官功能障碍的影响［J］. 中国危重病急救医学，17（1）：49—52.

胡森，车晋伟，杜颖，等，2009. 维生素 C 减轻犬 50% 总体表面积烧伤肠内补液时的过氧化损伤［J］. 中华烧伤杂志，25（6）：451—453.

胡森，杜颖，车晋伟，等，2009. 卡巴胆碱对烧伤休克犬肠内补液时肠组织缺血 / 再灌注损伤的影响［J］. 中国中西医结合急救杂志，16（5）：265—267.

胡森，段美丽，夏斌，等，2006. 通腑颗粒对犬缺血 - 再灌注损伤小肠黏膜灌注和通透性的影响［J］. 中国中西医结合急救杂志，13（6）：331—334.

胡森，侯经元，李琳，等，2011. 丙戊酸钠对致死性失血性休克脏器功能和预后的影响［J］. 中国危重病急救医学，23（8）：471—474.

胡森，王磊，宋琪，等，2009. 电针足三里兴奋胆碱能通路对烫伤大鼠胃肠黏膜血流量和肠动力的影响［J］. 中国中西医结合急救杂志，16（2）：79—81.

胡森，王磊，周洁平，等，2010. 电针足三里对烫伤休克大鼠肠黏膜血流和微血管通透性的影响［J］. 微循环学杂志，20（1）：10—12.

胡森，夏斌，黎君友，等，2006. 犬肠缺血 - 再灌注时小肠对早期肠内营养耐受能力的实验研究［J］. 中国危重病急救医学，18（10）：605—608.

胡森，邹晓防，吕艺，等，2007. 肠缺血 / 再灌注时卡巴胆碱对肠上皮细胞凋亡的影响［J］. 中国危重病急救医学，19（8）：463—466.

吕艺，盛志勇，2001. 肠缺血 - 再灌注大鼠远隔器官受损与中性粒细胞黏附扣留的关系［J］. 中华医学杂志，81（4）：244—246.

牛梅梅，邱方，胡森. 等，2007. 中性粒细胞在肠缺血 / 再灌注损伤诱发 MODS 中的作用［J］. 中国危重病急救医学，19（8）：507—509.

田易军，胡森，杜颖，等，2008. 卡巴胆碱对烧伤休克犬口服补液时胃排空和胃黏膜二氧化碳分压的影响［J］. 中国危重病急救医学，20（3）：171—174.

夏斌，胡森，2005. 肠缺血与小肠对肠内营养的耐受性［J］. 中国危重病急救医学，17（2）：126—128.

杨红明，柴家科，盛志勇，等，2000. 严重烧伤延迟复苏后多器官功能障碍综合征的早期防治［J］. 中国危重病急救医学，12（10）：610—612.

杨红明，郭振荣，盛志勇，等，1994. 严重烧伤延迟复苏与主要并发症发生发展关系的统计分析［J］. 中华整形烧伤杂志，10（2）：164—166.

BACH-NGOHOU K, MAHE M M, AUBERT P, et al, 2010. Enteric glia modulate epithelial cell proliferation and differentiation through 15-deoxy-12,14-prostaglandin J2［J］. J Physiol, 588（Pt 14）: 2533—2544.

BAO C M, HU S, ZHOU G Y, et al, 2010. Effect of carbachol on intestinal mucosal blood flow, activity of Na^+-K^+ -ATPas, expression of aquaporin-1, and intestinal absorption rate during enteral resuscitation of burn shock in rats［J］. J Burn Care Res, 31（1）: 200—206.

BASSOTTI G, VILLANACCI V, ANTONELLI E, et al, 2007. Enteric glial cells: new players in gastrointestinal motility? [J]. Lab Invest, 87(7): 628—632.

BERLANGA J, PRATS P, REMIREZ D, et al, 2002. Prophylactic use of epidermal growth factor reduces ischemia/reperfusion intestinal damage [J]. Am J Pathol, 161 (2): 373—379.

CHEN Y, HUNG W T, CHEN S M, et al, 2002. Suppression of elevated plasma interleukin-8 levels due to total ischemia and reperfusion of the small intestine by luminal perfusion with fetal bovine serum [J]. Pediatr Surg Int, 18 (2-3): 107—109.

COSTANTINI T W, BANSAL V, KRZYZANIAK M, et al, 2010. Vagal nerve stimulation protects against burn-induced intestinal injury through activation of enteric glia cells [J]. Am J Physiol Gastrointest Liver Physiol, 299 (6): 1308—1318.

FLAMANT M, P AUBERT, ROLLI–DERKINDEREN M , et al, 2011. Enteric glia protect against Shigella flexneri invasion in intestinal epithelial cells: a role for S-nitrosoglutathione [J]. Gut, 60 (4): 473—484.

FU XIAOBING, CUEVAS P, GAMENEZ G, et al, 1996. Ischemia and reperfusion reduce the endogenous basic fibroblast growth factor in rat skeletal muscles: an immuno- histochemical study [J]. Wound Rep Reg, 4 (3): 381—385.

GRACE P A, 1994. Ischemia reperfusion injury [J]. Br J Surg, 81: 637—64416.

HASSOUN H T, KOZAR R A, KONE B C, et al, 2002. Intraischemic hypothermia differentially modulates oxidative stress proteins during mesenteric ischemia/reperfusion [J]. Surgery, 32 (2): 69—71.

HASSOUN H T, ZOU L, MOORE F A, et al, 2002. Alpha-melanocyte stimulating hormone protects against mesenteric ischemia- reperfusion injury [J]. Am J Physiol Gastrointest Liver Physiol, 282 (6): G1059—1068.

HU S, CHE J W, TIAN Y J, et al, 2011. Carbachol promotes gastrointestinal function during oral resuscitation of burn shock [J]. World J Gastroenterol, 17 (13): 1746—1752.

HU S, SHENG Z Y, 2002. The effects of anisodamine and dobutamine on gut mucosal blood flow during gut ischemia/ reperfusion [J]. World J Gastroenterol, 8 (3): 555—557.

HU S, HOU J Y, WANG H B, et al, 2012. The effect of valproic acid in alleviating early death in burn shock [J]. Burns, 38 (1): 83—89.

KALIA N, BROWN N J, HOPKINSON K, et al, 2002. FK409 inhibits both local and remote organ damage after intestinal ischemia [J]. J Pathol, 197 (5): 595—602.

KATORI M, ANSELMO D M, BUSUTTIL R W, et al, 2002. A novel strategy against ischemia and reperfusion injury: cytoprotection with heme oxygenase system [J]. Transpl Immunol, 9 (2): 227—233.

KOZAR R A, HU S, HASSOUN H T, et al, 2002. Specific intraluminal nutrient alter mucosal blood flow during gut ischemia/ reperfusion [J]. JPEN, 26 (4): 226—229.

KUENZLER K A, PEARSON P Y, SCHWARTZ M Z, et al, 2002. Interleukin-11 enhances intestinal absorptive function after ischemia-reperfusion injury [J]. J Pediatr Surg, 37 (3): 457—459 .

LEE M A, MCCAULEY R D, KONG S E, et al, 2002. Influence of glycine on intestinal ischemia- reperfusion injury [J]. J Parenter Enteral Nutr, 26 (2): 130—135.

LI H H, FU X B, SUN T Z, et al, 2007. Non-mitogenic acidic fibroblast growth factor reduces intestinal dysfunction induced by ischemia and reperfusion injury in rats [J]. J Gastroenterol Hepatol, 22 (3): 363—370.

LI J Y, LU Y, HU S, et al, 2002. Preventive effect of glutamine on intestinal barrier dysfunction induced by severe trauma [J]. World J Gastroenterol, 8 (1): 168—171.

MAGNOTTI L J, DEITCH E A, 2005. Burns, bacterial translocation, gut barrier function, and failure [J]. J Burn Care Rehabil, 26 (5): 383—391.

PULEO F, ARVANITAKIS M A, VAN GOSSUM, et al, 2011. Gut failure in the ICU [J]. Semin Respir Crit Care Med, 32 (5): 626—638.

SHI X, ZHONG Y, YAO J, et al, 2013. The influence of zusanli and nonmeridian acupuncture points on the survival rate and intestinal tissue features after fatal hemorrhagic shock in rats [J]. Evid Based Complement Alternat Med. (Epub ahead of print), 750620. doi:10.115/2013/750620.

VAN LANDEGHEM L, MAHE M M, TEUSAN R, et al, 2009. Regulation of intestinal epithelial cells transcriptome by enteric glial cells: impact on intestinal epithelial barrier functions [J]. BMC Genomics, 10: 507.

VEJCHAPIPAT P, PROCTOR E, RAMSAY A, et al, 2002. Intestinal energy metabolism after ischemia-reperfusion: Effects of moderate hypothermia and perfluorocarbons［J］. J Pediatr Surg, 37（5）: 786—790.

XIA G, MARTIN A E, MICHALSKY M P, et al, 2002. Heparin-binding EGF-like growth factor preserves crypt cell proliferation and decreases bacterial translocation after intestinal ischemia/reperfusion injury［J］. J Pediatr Surg, 37（7）: 1081—1087.

YANG H M, SHENG Z Y, GUO Z R, et al, 1997. Oxygen free radical injury and its relation to bacterial and endotoxin translocation after delayed fluid resuscitation: Clinical and experimental study［J］. Chinese Medical Journal, 110（2）: 118—124.

ZHANG C, SHENG Z Y, HU S, et al, 2004. The role of oxygen-free radical in the apoptosis of enterocytes in scalded rats after delayed resuscitation［J］. J Trauma, 56(3): 611—617.

ZHANG C, SHENG Z Y, HU S, et al. 2002. The influence of apoptosis of mucosal epithelial cells on intestinal barrier integrity after scald in rats［J］. Burns, 28（8）: 731—737.

ZHOU G Y, HU S, YI L, et al, 2011. Carbachol alleviates rat cytokine release and organ dysfunction induced by lipopolysaccharide［J］. J Trauma, 71（1）: 157—162.

Chapter 5

第5章

烧 伤 感 染

感染是烧伤的主要死亡原因。解放军总医院第一附属医院烧伤研究所分析 3383 例烧伤患者，死于感染者占烧伤死亡病例的 67%；北京积水潭医院报道烧伤面积大于 80% 者 75例，死于感染者为 57%；上海瑞金医院 5262 例烧伤患者，感染为死亡原因的 70%；第二、三、四军医大学 9329 例烧伤患者的资料显示，感染为死亡原因的 52%；Mason 等报道 5882 例烧伤患者，死于感染者占 57%。上述国内外资料有力地说明，感染居烧伤死亡原因的首位。另外，感染不仅使创面加深，愈合时间延长，诱发高代谢、高消耗等，而且是常见烧伤死亡原因——多器官功能障碍综合征（MODS）的始发因素。烧伤感染的威胁持续时间长，从皮肤、黏膜的屏障破坏开始直到创面愈合，都有可能发生感染。

第 1 节　烧伤感染的病原菌

在不同的国家、地区及不同的烧伤治疗单位，烧伤感染病原菌的种类、分布虽有不同之处，也有其各自的变化特点，但基本的趋向是在烧伤侵袭性感染中，革兰阴性杆菌中的铜绿假单胞菌比例较过去有所降低，而其他形形色色的阴性杆菌比例有所增加。同时在烧伤感染的病原菌中，也呈现出了革兰阳性球菌多于革兰阴性杆菌的趋势。另外，随着新型抗生素的问世和应用，耐药菌株不断增加，特别是耐药性强的铜绿假单胞菌和金黄色葡萄球菌依然是烧伤感染的主要致病菌。更为严重的是，预防性或滥用的抗生素除导致敏感性细菌易产生耐药外，还破坏了体内的微生态平衡，从而造成过去认为致病性较弱的细菌和真菌亦成为烧伤感染的"条件致病菌"，它们的致病性在烧伤感染中占有重要的地位，应引起医护人员的高度重视。

一、革兰阴性杆菌感染

解放军总医院第一附属医院烧伤研究所 1988—1992 年从烧伤创面、痂下组织以及血液中共检出革兰阴性杆菌 1036 株，铜绿假单胞菌仍占首位，其次是大肠埃希菌，详细情况见表 5-1。

表 5-1　1988—1992 年严重烧伤患者革兰阴性杆苗的菌种及检出率

菌种	菌株数	检出率 /%
铜绿假单胞菌	430	41.5
大肠埃希菌	312	30.1
肠杆菌	88	8.5
克雷白菌	86	8.3
变形杆菌	84	8.1
沙雷菌	36	3.5

表 5-1 中的革兰阴性杆菌大都是人类肠道的正常菌群，只有当机体抵抗力下降时才引起感染，故多年来被认为是条件致病菌。然而，近年来这些细菌在烧伤感染中的地位变得日益突出，严重地威胁着烧伤患者的生命。其共性的原因是上述细菌最适合在腐败组织中生长，而烧伤创面则为这些腐生菌的生长繁殖提供了得天独厚的条件。此外，大量广谱抗生素的长期应用也是不容忽视的重要因素。尤其是占优势的铜绿假单胞菌具有多种酶、溶血素、血管通透因子等，一旦铜绿假单胞菌感染创面可侵犯焦痂甚至焦痂下非烧伤组织，并在其中生长繁殖，有时播散至全身。公认铜绿假单胞菌已成为烧伤临床侵袭性感染的主要致病菌之一。解放军总医院第一附属医院在分析一组 47 个组织标本中，有 4 例痂下活组织菌量大于 10^5 cfu/g 组织，其中 3 例为铜绿假单胞菌感染。从表 5-2 的结果可以看出，该组患者伤情重（平均烧伤面积为 71.5%，平均Ⅲ度烧伤面积为 56.3%），年龄较大（最大者 78 岁，最小 38 岁，平均 56.5 岁）。病例 1、病例 2 和病例 4 创面侵袭的特征是有创面潮湿或干燥，无生机，创面加深，中心渐发黑、坏死，形成脐状溃疡，直径 0.5～2cm 不等，溃疡的边缘不整，有的呈虫蚀样改变。痂下组织镜下可见密集成群的固紫染色阴性杆菌。除此之外，该组患者的临床表现多为体温低、精神抑制和低白细胞等。

表 5-2　4 例大面积烧伤患者痂下组织检出菌种

例号	年龄 / 岁	烧伤面积（Ⅲ度）/%	菌量 /（cfu/g）	菌种
1	78	61（60）	$2.58×10^5$	铜绿假单胞菌
2	65	80（60）	$6.07×10^5$	铜绿假单胞菌
3	45	65（50）	$2.46×10^5$	肠球菌
4	38	80（55）	$4.65×10^5$	铜绿假单胞菌

临床上对此类感染的防治多采用创面暴露，保持干燥和外用磺胺嘧啶银等。这些措施只能抑制或减缓上述细菌的生长速度，为切削痂植皮争得时间，并不能从根本上防止细菌的入侵。我们分析伤后时间与痂下组织菌量以及痂下组织菌量与植皮成活的关系发现：伤后 1 周内痂下活组织菌量随伤后时间推移而增加；组织菌量在 10^5 cfu/g 组织或以下时，植皮成活率达 95% 以上，而菌量大于 10^5 cfu/g 组织时，则植皮成活率明显减低。第三军医大学对 3 周内的组织菌量及其与植皮成活关系的分析也证实，痂下组织菌量仍将随病程延长而增加，而痂下组织菌量增加又和植皮成活率降低密切相关。因此，突破传统的休克期过后（即伤后 3～5d）分期、分批地进行切削痂植

皮的做法，于休克期（伤后48h内）施行切削痂植皮，及时封闭创面是防治该类细菌侵袭性感染、成功救治大面积深度烧伤患者的根本措施之一，良好的创面保护和外用抗菌剂则是辅助措施。

二、革兰阳性球菌感染

迄今，在烧伤感染的革兰阳性球菌中，仍以金黄色葡萄球菌、肠球菌和表皮葡萄球菌最为常见。

1. 金黄色葡萄球菌

金黄色葡萄球菌（staphylococcus aureus，简称金葡菌）是烧伤感染中最常见的菌种之一，在烧伤创面愈合之前，很难从创面上消除。虽然形成创面脓毒症的概率较革兰阴性杆菌少，但具有较易入血的特点。第二军医大学（2017年更名为中国人民解放军海军军医大学）分析95例烧伤合并血源性细菌感染时发现，金黄色葡萄球菌占29.2%，是入血最多的菌种。第三军医大学报道一组50例烧伤总面积20%～30%的非深度烧伤患者，有5例发生脓毒症，血液检出菌均为金黄色葡萄球菌。可见金黄色葡萄球菌在中、小面积烧伤患者的感染中占有重要地位，不应忽视。金黄色葡萄球菌败血症的临床表现一般是稽留热，精神兴奋，肠麻痹，白细胞计数常超过 $20 \times 10^9/L$。金黄色葡萄球菌几乎对每一抗生素都会产生耐药性，而且其耐药性逐年增加。解放军总医院第一附属医院的资料表明，1988年金黄色葡萄球菌对头孢唑啉、阿米卡星的敏感率分别为90%、95%，到1992年敏感率分别降至58%和49%。其他烧伤中心金黄色葡萄球菌的耐药情况也大体相似。第三军医大学20世纪80年代初期阿米卡星对金黄色葡萄球菌的敏感率为88%，至1991年敏感率下降为33%。由此可见耐药菌株形成之快，其中尤应值得重视的是耐甲氧西林金黄色葡萄球菌（methicillin-resistant staphylococcus aureus，MRSA）。事实上这种菌不单纯耐甲氧西林，对多种抗生素都耐药，如对氨基糖苷类、β-内酰胺类、头孢菌素类，甚至对金黄色葡萄球菌较敏感的抗生素——万古霉素已有耐药的报道。自1987年上海瑞金医院从烧伤创面分离的79株金黄色葡萄球菌经鉴定58株（73.4%）为MRSA以来，此后近10年内，国内许多烧伤中心先后报道从烧伤创面、痂下组织和血液等标本中分离到MRSA菌株。第二军医大学（1980—1992年）在检出的金黄色葡萄球菌株中，MRSA占74.2%，1996年该中心又报道87株金黄色葡萄球菌，MRSA占73株（83.9%），与前几年相比呈上升趋势；南京军区总医院（1990—1993年）报道烧伤创面51株金黄色葡萄球菌中，MRSA占38株（67.9%）；天津第四医院（1992—1994年）发现烧伤病房内MRSA占金黄色葡萄球菌株的83%，而耐7～8种抗生素者占77.4%。鉴于MRSA菌株所占比例之高，各大城市烧伤中心又具有其普遍性，因此，加强对MRSA菌株的研究及其防治措施是当前控制烧伤患者感染的一项重要课题。

烧伤临床工作中对顽固的、久治不愈的残余小创面，经常检出金黄色葡萄球菌，对此采用多种抗生素治疗，试图控制其感染，但效果往往不佳。有报道称烧伤残余小创面久治不愈，最后确诊为缺壁L型金黄色葡萄球菌所致。L型是一种变态菌，抗生素的大量使用是诱发L型变态菌的重要原因之一。细菌变为L型后，伴随细胞壁不同程度的缺失，而对作用于细胞壁起抑杀作用的抗生素可呈现不同程度的耐药。实验研究表明，以青霉素诱导的金黄色葡萄球菌L型，对青霉素、苯唑西林、氨苄及羧苄西林、头孢类抗生素均耐药。金黄色葡萄球菌L型不但对抗生素产生耐药，而且可因菌株胞壁有不同程度的缺失，导致其黏附力增强，感染灶内常有L型菌聚集成堆或黏附在细胞表面，甚至侵入细胞内生长繁殖。由于 L 型菌生长需求上比其原菌要求更高，故在基础培养基上不能生长，无从检出，只有在渗透压稳定、营养成分适宜的培养基中才能生长鉴定。综上所述，由于多重耐药菌株的出现，应警惕金黄色葡萄球菌在烧伤单位的暴发流行。

2. 肠球菌

肠球菌（enterococcus）是人类肠道中正常存在的菌群之一，即所谓的条件致病菌。目前，国内外烧伤中心的资料表明，肠球菌是革兰阳性菌中的另一烧伤感染常见菌。解放军总医院第一附属医院从烧伤创面培养的肠球菌所占比例仅次于金黄色葡萄球菌，居革兰阳性球菌的第 2 位。而且，该菌耐药性亦较强，因此肠球菌感染率有可能增加。肠球菌亦是较易入血的菌种之一。Jones 等（1986 年）报道 38 例烧伤创面肠球菌感染，20 例血培养阳性，均系肠球菌，其中 10 例死于肠球菌脓毒症。另有报道称肠球菌脓毒症找不到原发灶，故有人推测肠道可能是肠球菌的一个重要来源。第三军医大学的实验研究表明，预先给动物使用抗生素造成肠道菌群失调，肠球菌所致的肠源性感染明显增加。因此，烧伤合并肠球菌全身性感染时，肠道这一潜在来源不应忽视。

3. 表皮葡萄球菌

过去有人认为凝固酶阳性的葡萄球菌能致病，而凝固酶阴性的葡萄球菌则无致病性。表皮葡萄球菌因其不产生血浆凝固酶，故为凝固酶阴性葡萄球菌的一种，加之表皮葡萄球菌又是人体皮肤与黏膜上的正常菌群之一，故多年认为表皮葡萄球菌为非致病性葡萄球菌。然而，近年国内外烧伤中心发现该菌感染所占的比例明显增加，亦是烧伤菌血症乃至脓毒症中常见的菌种之一。究其原因，表皮葡萄球菌菌株能产生细胞外黏质物（extra cellular slime substance，ESS）。ESS 可黏附于菌体表面，具有抗吞噬、抑制细胞免疫和阻止抗生素渗透等作用。此外，这种 ESS 与细菌易黏附于塑料物品上，也是造成表皮葡萄球菌感染的基础。表皮葡萄球菌的多重耐药性与金黄色葡萄球菌的多重耐药性相似，因此，表皮葡萄球菌感染时也应重视。

（柴家科）

第 2 节　烧伤感染的途径

烧伤后病原菌侵入途径是多渠道的，概括起来主要通过创面、呼吸道、静脉、尿路和肠道等。

一、烧伤创面感染

烧伤创面是病原菌侵入机体的主要途径。可根据创面病原菌密度和侵入深度区分为非侵袭性感染和侵袭性感染。

1. 非侵袭性感染

烧伤创面坏死组织的存在，成为病原菌生长繁殖的良好培养基，适宜的温度和湿度有利于病原菌在创面上生长繁殖。如果烧伤创面较小，深度较浅，细菌毒力较低，伤员全身情况较好，即使创面脓性分泌物较多、菌量较高，如果能及时引流清除，临床上也很少发生侵袭性感染。所谓非侵袭性感染，基本可以将其定义为：烧伤创面仅有少量细菌定植；或虽创面上有大量细菌生长，但仅限于创面表面；或细菌穿透部分焦痂乃至焦痂全层，此时痂下定植的细菌不一定侵入邻近的活组织，其菌量少于 10^5cfu/g 组织。临床表现除有轻度或中度发热，白细胞略增高外，无其他明显的全身感染症状。

2. 侵袭性感染

侵袭性感染系指病原菌侵袭至痂下活组织。Pruitt 根据活组织中病原菌侵入的程度将其分为：①局灶性侵袭，系指痂下周围活组织中有微小细菌病灶；②普遍侵袭，即细菌广泛侵袭至皮下组织；③微血管侵袭，是细菌累及微血管和淋巴管。临床上可见创面水肿、分泌物增多，或创面干燥、局部有凹陷；创面出现坏死灶，随病情发展正常皮肤亦可见局灶性或大片坏死斑，同时伴有全身感染中毒症状，患者常在短期内死亡。上述特点多见于革兰阴性杆菌（如大肠埃希菌，特别是铜绿假单胞菌）或真菌（如曲霉菌、毛霉菌）所致的侵袭性感染。念珠菌、金黄色葡萄球菌的创面侵袭性感染，痂下活组织中常见脓性或干酪性病灶，组织中的菌量常超过 10^5 cfu/g 组织。

3. 烧伤创面脓毒症

这是侵袭性感染的弥散和发展（详见第3节）。

二、吸入性损伤继发肺部感染

解放军总医院第一附属医院曾分析一组 940 例烧伤患者合并吸入性损伤与肺部感染的关系，发现烧伤合并中度以上吸入性损伤者，肺部感染的发生率为 53%，而无吸入性损伤者肺部感染的发生率仅为 0.57%，前者是后者的 90 倍，提示吸入性损伤造成肺部感染的概率显著增加。烧伤合并吸入性损伤不仅增加了肺部感染的概率，而且使肺部感染来得早。中度吸入性损伤患者中，肺部感染的发生时间为伤后第 1 周，而合并重度吸入性损伤者，肺部感染发生于伤后第 2 天，无合并吸入性损伤者，肺部感染的发生时间平均在第 2 周。吸入性损伤后不仅气道黏膜分泌增加，而且大量黏膜坏死脱落。若脱落的黏膜与分泌物未能及时清除，可堵塞支气管而引起肺不张，造成肺部感染。气道内大量分泌物和坏死组织，也有利于细菌生长繁殖，这就为细菌的入血提供了机会。在体表烧伤合并吸入性损伤的动物实验中，伤后 24h 内取肺组织进行细菌定量，同时做血培养时发现，细菌培养的阳性率及肺组织菌量随着伤后时间的推移而增加。而且，血培养阳性的菌种与肺组织检出的菌种相一致。说明烧伤合并吸入性损伤可造成肺部感染，肺可成为细菌入血的途径。有报道烧伤未做气管切开者 10 例，深部痰液和面颈部菌种一致者仅 4.8%，而气管切开后气道内细菌与面颈部菌种一致者明显增加。17 例气管切开者，切开后第 1 天，一致率仅为 11.8%，第 2 天为 41.2%，第 3 天为 82.4%，第 4 天高达 100%。血培养阳性者 7 例，有 6 例的菌种与气道内的菌种一致，说明严重烧伤后呼吸道可成为全身性感染的重要途径，尤其是合并吸入性损伤、气管切开的患者。另外，应用于吸入性损伤或气管切开后的治疗装置，如超声雾化器、输氧装置中的湿化瓶，经常检查出细菌，如不加注意，亦是病原菌入侵机体的途径之一。

三、静脉导管感染

烧伤临床治疗中往往需行静脉切开或行深静脉内置管，若处理不当是病原菌入侵机体的主要途径之一。静脉内置管不仅引发静脉炎、化脓性血栓性静脉炎，而且是菌血症乃至脓毒症的根源。有时在某些烧伤死亡病例中，患者生前有全身炎症反应（如心率和呼吸加快、高热或低温等）或脓毒症表现，但生前未发现烧伤静脉感染的局部症状和体征，相当一部分病例尸检时才证实化脓性血栓性静脉炎病灶的存在。因此，由静脉内导管感染造成的死亡，实际上比烧伤临床观察到的为多。解放军总医院第一附属医院曾分析 278 例次静脉内置管的严重烧伤患者，归纳引发静脉导管脓毒症有 4 个主要因素：①静脉内置管时间与导管脓毒症的关系密切，置管存留时间长于 72h 发生导管脓毒症的危险是等于或少于 72h 的 5.76 倍；②静脉内输入高价营养液是导管脓毒症的另一个危险因素，高价营养液易导致血管内皮细胞损伤，促使血栓形成，营养液中的高糖、氨基酸、脂肪乳剂等成分也分别适合某些细菌的生长，因此易引发脓毒症等并发症；③经创面静脉留置导管，脓毒症的发生概率多于经正常皮肤者，且与创面培养的菌种相符合，说明静脉导管脓毒症的发生可能与插管时的导管污染和（或）创面的逆行感染等因素有关；④经中心静脉置管发生导管脓毒症的危险比经外周静脉插管的危险性高。因此，为了减少或避免烧伤后病原菌由静脉的侵入，治疗中能穿刺的尽量避免切开；能利用浅静脉者不用中心静脉，置管周围部位每日严格消毒和护理；严格限制置管时间于 72h 内，特别注意经创面置管者；如有输液不畅，立即拔除导管，其尖端做培养和药物敏感试验；若浅表静脉发生化脓性血栓性静脉炎，除立即拔除导管、取分泌物作涂片检查并选择相应的抗菌药物外，应同时切除有病变的静脉，并将其做细菌培养与病理检查。在切除静脉前应先在静脉近端结扎，以免手术挤压时导致病原菌扩散。静脉切除后的伤口，全部敞开，用抗生素纱布湿敷引流，每日交换 4～5 次。待伤口新鲜时，行植皮或Ⅱ期缝合。20 世纪 90 年代中期，我们曾遇 1 例严重烧伤患者，创面已接近愈合，而出现脓毒症。拔除左上肢头静脉插管时，见有脓性分泌物从穿刺孔流出，确诊为化脓性血栓性静脉炎。经上述处理后，该患者脓毒症状逐渐消失，痊愈出院。

四、尿 路 感 染

尿道可成为病原菌入侵的途径，主要见于严重烧伤患者长期留置尿管者，其次可见于会阴部烧伤之后，细菌逆行感染所致。致病菌种以大肠埃希菌、铜绿假单胞菌多见，有时亦可见肠球菌。因此强调除治疗必须观察每小时尿量外，若无排尿困难，应尽早拔除导尿管，让患者自行排尿；并应及时封闭会阴部创面，以减少或避免病原菌由尿路感染的可能性。

五、烧伤肠源性感染

既往，从事烧伤的临床工作者，注意到大面积烧伤患者入院后不久，在休克期内尚未见创面感染，却出现明显的脓毒症表现；大面积烧伤患者，有时创面感染的菌种并不与血培养阳性的菌种相一致；烧伤早期创面未出现明显感染时血培养已阳性，而且入血的菌种为肠道常见菌。这些现象提示烧伤感染病原菌的侵入途径，不仅主要来自外源性的创面，而内源性肠道可能是微生物入血的首发器官。20 世纪 80 年代以来，从事烧伤的工作者对上述现象进行了较广泛深入的实验研究，证明严重烧伤后肠源性感染的存在，并发现烧伤后早期即有微生物侵入肠黏膜，并可播散到肠黏膜淋巴结、肝、脾、肺、肾和血液。更令人信服的证据是捕捉到微生物穿透肠黏膜的具体方式。现就严重烧伤后肠源性感染的诱发因素及其防治措施，分别简述如下。

1. 诱发因素

（1）肠黏膜屏障损伤

肠道不仅是体内最大的细菌库，而且是内毒素库，其含量足以将宿主致死数百万次。因此，肠黏膜必须是一道有效的防御屏障。任何原因造成的肠黏膜屏障损伤，都将导致肠道细菌及其毒素乘机侵入。

在肠黏膜损伤造成细菌移位（translocation）的诸多因素中，缺血-再灌注氧自由基的损伤作用在其中扮演了重要的角色。早在20世纪80年代初即发现，肠道对缺血性损伤非常敏感。20世纪90年代Deitch等对一组休克-复苏动物在24h后分别进行了肠系膜淋巴结、肝和脾的细菌学检查，细菌总检出率达61%，而正常对照组仅为7%，但用别嘌醇等氧自由基清除剂对休克-复苏动物预处理，则可使细菌检出率降至14%。彭毅志等在动物实验中比较了烧伤和烧伤氧自由基清除剂超氧化物歧化酶（SOD）处理对回肠黏膜中脂质过氧化产物丙二醛（MDA）含量、病理变化和细菌移位的影响，结果也显示肠黏膜中MDA含量增加，肠黏膜损伤程度重，血液和肝标记的铜绿假单胞菌检出率明显高于SOD处理组。这些实验有力地说明氧自由基释放、肠黏膜屏障损伤与细菌移位的关系密切。

肠道营养不良是促进肠黏膜损伤、导致肠源性感染的另一重要致病因素。第三军医大学对烧伤动物分别行经肠道早期喂养或延迟喂养，以观察肠道营养对防治肠源性感染的作用。结果证实，早期喂养的动物门静脉、肠黏膜下血流量改善，肠淋巴流量亦改善，肠黏膜损伤程度轻，DNA、RNA和蛋白质含量均上升。而血液中的内毒素、TNF和MDA值均减低，说明早期肠道喂养之益处。若烧伤后较长时间不进食，特别是在内毒素的作用下，肠黏膜可发生进行性萎缩，小肠绒毛高度、肠壁厚度以及绒毛数量都显著减少，其减少程度与进食的早晚直接相关。这提示烧伤后早期肠道喂养对减轻肠黏膜损伤，防治肠源性感染有重要意义。除此之外，研究中也发现蛋白质营养不良7d的小鼠，肠源性感染的阳性率为26%，若蛋白质营养不良至21d时，其阳性率高达77%。该研究结果提示，营养不良特别是蛋白质营养不良与肠源性感染有一定关系，肠源性感染发生率的增高与蛋白质营养不良持续时间呈正相关。

（2）肠道菌群失调

报道称人或动物出生时肠道无菌，2～4h后即有细菌进入定居并繁殖，称为定植（colonization）。最初为大肠埃希菌、肠球菌等需氧菌，继为厌氧菌，此过程在1～2周内完成。在生理条件下，定植后菌群的数量和种类相对稳定。肠道菌群有400～500种之多，数量也大，每克干粪中有 10^{11}～10^{12} 个细菌，其中90%～99%为厌氧菌。肠腔内菌群不但数量大，而且有其自然的分布规律：深层寄居着厌氧性双歧杆菌和乳酸杆菌；中层为类杆菌、消化链球菌、韦荣球菌和优杆菌等；表层是大肠埃希菌和肠球菌等。深层的紧贴在肠黏膜表面称为膜菌群；表层的主要在肠腔中为腔菌群。它们之间相互拮抗又相互协同，构成了一个复杂的生态平衡系统，发挥着正常的生理功能。严重烧伤不仅导致腔菌群改变和细菌移位，而且可造成膜菌群的生态失衡。大鼠30%体表Ⅲ度烫伤24h后，需氧的大肠埃希菌增加显著，并上移，而肠球菌和厌氧双歧杆菌、类杆菌于48h后下降。提示肠道菌群失调则易导致肠道内细菌移位，引发内源性感染的发生。该实验发现烫伤后48h血培养阳性率为50%；肠系膜淋巴结、肝、脾、肺等脏器细菌移位率达41%。另有实验发现近系繁殖的 Balb-C 小鼠，于饮用水中加入青霉素、链霉素，连用 7d 或 14d，肠道兼革兰阴性杆菌的菌量由 10^5 cfu/g 组织增至 $10^8 \sim 10^9$ cfu/g 组织，同时内脏检出菌与菌量均增加。以上说明单纯烫伤或单纯抗生素的持续应用，除了足以导致肠道菌群失调外，还可促进肠源性感染的发生。

（3）免疫功能下降

严重烧伤后细胞及体液免疫功能均受抑制，公认免疫功能受抑与感染的发生和发展密切相关。目前的研究表明，烧伤导致机体免疫防御功能降低并突出表现在 T 淋巴细胞和单核吞噬细胞功能异常。关于 T 淋巴细胞功能异常与肠源性感染发生之间的相关性已得到证实。先天性无胸腺的小鼠和后天摘除胸腺的小鼠，肠源性感染的发生率为 50%。对上述动物进行胸腺移植，T 淋巴细胞功能恢复后，肠源性感染的发生率下降为 8%。如果对无胸腺小鼠再造成 30% 体表烧伤，肠道细菌将广泛侵入肝、脾、腹腔乃至血液循环中，可发生致死性的肠源性感染。

机体非特异性免疫防御功能与肠源性感染有一定关系。在生理条件下，覆盖体表内、外表面的黏膜需要分泌型 IgA 加以保护。IgA 在肠黏膜表面的重要功能是防止肠道中腔菌群在肠黏膜表面的定植，并中和肠腔中的毒素和酶等。一旦肠腔中 IgA 含量降低，势必造成肠源性感染的发生。于勇等对大鼠造成体表 40% Ⅲ度烫伤，24h 后肠内容物 IgA 含量明显降低，同时肝、脾、肺和肠系膜淋巴结细菌阳性率均明显升高。提示烧伤后肠道内 IgA 水平的降低是导致肠道细菌移位的原因之一。

如上所述，烧伤肠源性感染的发病机制极其复杂，可由多种因素相互作用而诱发。国内外学者已形成共识，即严重烧伤后细菌、内毒素通过肠黏膜移位至肠黏膜淋巴结、门静脉，且可激活腹腔内巨噬细胞、肝库普弗细胞。过去人们将这些细胞视为单纯清除异物，抵御感染的"清道夫"，而实际上它们是一类多功能的分泌细胞，被激活后可以释放一系列具有直接细胞毒性或有很强生物活性的物质，如 TNF、IL-1、IL-6、IL-10 等细胞素。它们或是直接攻击靶细胞，或是进一步调节免疫物质释放影响各种生理活动，如体温、代谢等。其总的结果是造成机体剧烈的炎症反应，并可表现为高热、高动力型循环、高代谢等"脓毒症的临床综合征"。鉴于烧伤诱发肠源性感染的重要性，许多研究者认为，肠道可能是 MODS 的始动器官，已有大量的实验研究支持这种假说，而相应的临床证据尚有待进一步收集。

2. 肠源性感染的防治

根据上述肠源性感染的发病机制，提出以下防治原则。

（1）防治休克

1）有效复苏。严重烧伤后肠源性感染与休克关系密切。复苏过程中不能仅满足于血压、尿量等一般的检测指标进行判断休克和指导复苏，更重要的是需纠正潜在的隐性代偿性休克（covert compensated shock）。虽然，此时血压正常，脉率小于 100 次/分，尿量大于 30mL/h，无高乳酸血症和血流动力学紊乱等，但实际上胃肠道仍处于缺血低氧状态。根据解放军总医院第一附属医院的实验研究和烧伤患者的血流动力学观察，按正规的复苏方法，即使血流动力学各项指标于伤后 12～24h 已恢复正常，但胃肠道仍显示缺血状态，直至 72h 始能接近正常，反映了胃肠道缺血时间较长，存在着隐匿性休克。缺血所致的肠黏膜损伤，通透性增强，胃肠内微生态失衡，都会导致肠内细菌和内毒素入血。因此，在有效复苏的同时加用山莨菪碱改善胃肠道微循环，缩短胃肠缺血时间，有助于防治肠源性感染。

2）快速复苏，避免持续的低灌注和再灌注损伤。研究证明缺血 - 再灌注可导致肠黏膜损伤和细菌移位。为避免或减轻氧自由基损害，主张在严密心肺监护下，加快补液速度，加大补液量，使尿量达到 80mL/h。对延迟复苏的烧伤患者，应在入院后 2～3h 输入 24h 总入量的 1/3，并强调在复苏中使用维生素 C、维生素 E 和甘露醇等氧自由基清除剂。

（2）早期肠道喂养。这一措施不但能增加肠黏膜的血液灌注，维护其屏障与免疫功能，而且能增加其他脏器的血液灌注，能有效地防治肠源性感染。通常主张休克期通过十二指肠喂养管进行肠道喂养。这不仅能减轻胃的负担，是增加营养的重要手段，而且是防治肠源性感染与减轻全身性炎症反应和其他内脏并发症的辅助措施，值得临床推广使用。

（3）合理使用抗生素。研究证明，严重烧伤后肠源性感染经常发生于伤后早期，休克复苏阶段即有发生脓毒症的报道。因此，在这一阶段针对常见的肠道菌使用较广谱的抗生素，对防治严重烧伤后肠源性感染是非常必要的。多数学者主张应用两种抗生素以兼顾革兰阳性菌和革兰阴性菌，这既有预防作用又有治疗意义。

（柴家科）

第 3 节　创面脓毒症

一、概　　念

烧伤后发生的创面脓毒症（burn wound sepsis），从病因学上来讲主要是由于创面感染的细菌及其毒素所诱发，痂下组织中细菌计数量一般超过 10^5 cfu/g 组织，并向邻近正常组织或深部未烧伤组织侵袭，但血培养不一定为阳性。烧伤患者一旦发生创面脓毒症，其病情迅速恶化，除创面急剧加深外，患者或是高热或是低温，心率增加，部分患者心率与体温下降呈分离现象，精神状态异常、腹胀、食欲缺乏、恶心呕吐、呼吸增快等全身异常反应，同时易导致多器官功能障碍综合征（MODS）。如抢救不及时，常常导致患者死亡。

二、创面脓毒症的防治

烧伤创面脓毒症的防治涉及的内容较多。主要应针对病因学，亦即发病因素采取相应措施。如烧伤所致的全身炎症反应综合征（SIRS）、休克、深度烧伤创面的存在、持续的高代谢反应等均易诱发烧伤创面脓毒症。其中深度烧伤创面的存在及其感染是诱发创面脓毒症的根源。因此减轻烧伤后的炎症反应，改善防治休克和控制感染措施，降低高代谢，特别是尽早、及时封闭创面是防治烧伤创面脓毒症的关键。

1. 保证防治休克质量

休克的危害在于：①持续低灌注导致组织氧传递下降，从而导致全身细胞尤其是内皮细胞低氧性损害和代谢障碍；②休克复苏带来的难以避免的再灌注过程，能造成组织细胞的氧自由基损伤；③发生在肠道的缺血 - 再灌注尤其持久和严重，损伤肠黏膜屏障功能，随之肠内细菌和内毒素进入血循环。

休克所造成的这些后果，为发生和发展创面脓毒症奠下了关键性的基础。因此，要预防创面脓毒症，首先必须保证抗休克质量。针对休克的特点和危害，我们提出了抗休克治疗的 3 个目标，并将之贯彻到临床实践中：①及时快速充分的液体复苏。以往，我们采用的复苏公式在大多数病例中为：Ⅱ度、Ⅲ度烧伤面积（m²）×体重（kg）×1.2，要求尿量为 30～50mL/h。后经心导管监测发现这一输液量远远不能满足组织氧供需要，血流动力学指标低于正常水平。在此基础上，我们通过总结实际补液量，将原系数 1.2 提高到 1.8，并要求在伤后 3～4h 输入总量的 30%，伤后 8h 输入总量的 60%～65%，使尿量达 80～100mL/h，使 CO 等各项指标迅速恢复至生理水平，保证了广泛组织的氧供。②迅速恢复肠道血供。烧伤后有效循环血容量降低，循环总量将发生重新分布，以保证心脑等生命器官获得较充分的血供，而内脏特别是肠道的血供则明显缩减。并且烧伤休克患者即使给予充分复苏，使血流动力学指标恢复生理值，肠道缺血仍持续 2～3d。而肠道缺血性改变势必导致需氧较高的黏膜损伤，以致肠黏膜功能受损伤，有利于肠道内细菌和内毒素移位。因此，以纠正组织缺血低氧为目标的抗休克治疗，必须重视恢复肠道血供。我们在适当大量补液的同时对严重大面积烧伤患者添加山莨菪碱 20mg，每天 3～4 次。实践证明该药能舒张收缩的肠系膜血管，迅速提高 pH 值，提示肠道血供在短时间内获得恢复，减轻黏膜损伤，在一定程度上保护肠黏膜屏障，阻止了肠腔内细菌源源不断地进入血循环。③防止氧自由基损伤。鉴于复苏措施为使组织血供恢复，而恢复血供即组织再灌注可产生氧自由基，导致广泛氧应激损伤。因此，防治休克的另一重要任务，就是预防伴随血供恢复而来的氧自由基损伤。我们在进行复苏同时即采用甘露醇、维生素 C 联合治疗，防止氧自由基损伤。实验证明维生素 C 和甘露醇的联合应用可以较好地预防组织细胞损伤，保护器官功能。同时临床实践也证明，这些药物可以明显减轻处于防御第一线的中性粒细胞功能损伤，从而有助于预防创面脓毒症的发生。

2. 早期切（削）痂消灭创面

烧伤创面特别是大面积深度烧伤创面是引发机体病理生理变化的基础，诱导免疫功能异常的根源，导致高代谢的主要诱因，更是创面感染的根源。因此用手术方法尽早去除深度烧伤的坏死组织。封闭创面可减少细菌入侵机体，减少病毒吸收、感染、炎症介质等有害物质对机体构成的威胁。目前已公认早期切（削）痂，及时封闭创面是防治烧伤创面脓毒症，提高大面积深度烧伤患者成活率最关键、最有效的措施之一。

有报道称无论创面是否出现肉眼可见的炎症反应，细菌都可侵袭至痂下非烧伤组织。也有人证明，不管细菌的种类和数量如何，痂下组织中都可发现细菌侵袭。解放军总医院第一附属医院全军烧伤研究所一组 47 例烧伤患者的研究结果显示，伤后 1 周内痂下组织细菌量随时间的推移而增加，伤后时间与痂下组织细菌量呈显著正相关（$r=0.9839$，$p<0.001$）。我们另一组烧伤休克期切痂植皮控制或减轻感染并发症的临床结果显示，休克期切痂组细菌量（4.6±2.2）×10² cfu/g 组织，非休克切痂组细菌量为（8.36±7.43）×10³ cfu/g 组织，两组差别有统计学意义，休克期切痂组脓毒症的发生率亦较非休克期切痂组为低。

上述结果有力地说明，在积极维持内环境稳定的前提下尽早切除产生烧伤毒素和容易感染的烧伤组织，可减少来自创面感染的威胁，降低创面脓毒症的发病率。因此早期手术切削痂封闭创面，才是消灭创面病原菌，减少创面脓毒症发生的最好办法。然而我们临床工作中常见有因创面未能及时消灭而发生创脓毒症的患者，其病情危重，除创面严重感染征象外，患者或是高热或是低温，心率增加，部分患者心率增加与体温下降呈分离现象，精神状态异常，腹胀、食欲缺乏、恶心呕吐、呼吸增快等全身异常反应，痂下组织细菌定量超过 10^5cfu/g 组织。我们一组病例烧伤总面积达（52±20）%（25%～86%），Ⅲ度烧伤面积为（34±19）%（15%～49%），平均入院时间为伤后 2 周左右，最长者达 25d 之久，由此可见，烧伤面积大，深度面积广，坏死组织未能得到及时清除，创面裸露时间长，继发感染是诱发本症的根源。抢切创面是成功救治烧伤创面脓毒症的关键。既然创面感染是创面脓毒症这一切病理生理改变的根源，那么，及早清除坏死、感染组织并封闭创面在创面脓毒症的救治中就显得至关重要。本组患者都在入院当天或次日行创面坏死组织切除、自异体皮覆盖创面。从治疗结果看，抢切创面并封闭后，患者临床状态明显好转，同时实验室各项异常指标明显回落。抢切创面有效地控制了病情的进一步发展，使患者内环境趋于稳定，为后继治疗奠定了基础，本组患者抢救成功的经验是及时果断彻底地切除坏死组织。封闭创面是抢救烧伤创面脓毒症的关键。

3. 营养支持与调理

营养支持与调理在烧伤后创面脓毒症的防治中占有重要地位，也是防治感染的重要环节。烧伤所致的内环境紊乱，炎症介质的过量释放，往往使机体处于高代谢或高分解状态，尤其是合并脓毒症时高代谢反应更为显著，机体的消耗更加严重，此时机体往往处于负氮平衡状态。若体重较伤前降低 10%，则发生感染的概率明显增加，当体重降低 40% 时，体内蛋白质的丧失量将达机体总蛋白的 1/4，可危及生命。由此可见，卓有成效的营养支持和调理是防治创面脓毒症的重要措施之一。

在烧伤营养支持与调理中经口摄入是最好的途径，最符合生理要求。根据能量代谢的需要摄取各种营养成分和水分的需要，保证蛋白、脂肪、糖及各种维生素、电解质、微量元素不致缺乏。然而，严重烧伤患者胃肠功能往往不佳，单由经口饮食难以达到能量所求，而实施静脉营养。实践证明，静脉营养无法补充肠道黏膜代谢所需的谷氨酰胺，单纯静脉营养将引起肠黏膜萎缩，同时旷置的肠道容易形成菌群紊乱，这是导致肠道细菌、内毒素移位引发高代谢的重要原因。笔者的经验是患者入院后即置入十二指肠喂养管，根据患者胃肠道耐受情况用喂养泵持续泵入肠内营养液。肠内营养液为解放军总医院第一附属医院研制的"复力乳"，其成分含有糖类 50%，蛋白质 20%，脂肪 30%（每 500mL 可提供热量 1000J），氮 4g，适量的电解质、维生素和微量元素。肠营养的配方中再添加"麦滋林"，这是一种可被肠道分解吸收的谷氨酰胺多倍体，它可减轻肠黏膜萎缩，维护其屏障功能。新近，我们更利用代谢车，动态监测静息时能量消耗（REE），以指导代谢支持，尽可能地降低由于高代谢所引起的高消耗、营养不良，由此导致创面脓毒症的发生。

4. 审慎应用抗生素

创面多种病原菌感染，尤其是铜绿假单胞菌感染是形成创面脓毒症的主要诱因。笔者在分析一组病例时发现导致创面脓毒症的细菌虽然有多种，每例患者至少有 2 种，最多者有 3 种，平均为 2.37 种，但每例患者痂下组织均能分离到铜绿假单胞菌，其菌量超过 10^5cfu/g 组织，说明铜绿假单胞菌是形成烧伤创面脓毒症的主要致病菌。针对创面脓毒症常见的病原菌，选用抗生素时，应选好品种，给足剂量，保证防治有效。例如铜绿假单胞菌对头孢他啶、头孢吡肟、亚胺培南敏感度高。又如创面脓毒症来势凶猛时，尤其未明确感染病原菌时，应选用 2 种抗生素，联合用药，重拳出击，不拘泥于"逐步升级"的"阶梯式"用药，而要确保血液中药物的治疗浓度。严密观察治疗效果，及时进行调整，确保病情得到控制，以免实验室报告细菌与临床抗生素疗效不相符合的情况发生。

（柴家科）

第 4 节　烧伤真菌感染

烧伤感染中最常见的致病真菌为白色念珠菌及其他念珠菌属，其次是毛霉菌和曲霉菌等。这些真菌感染发病率虽不及细菌感染率高，但临床表现往往与细菌感染的临床表现非常相似，鉴别诊断常有困难，若得不到及时的诊断和治疗，患者常在短期内死亡。

一、念珠菌感染

念珠菌属是烧伤感染的常见真菌，约占真菌感染的 80%，特别是白色念珠菌更为多见。北京积水潭医院报道 9 例烧伤合并真菌败血症患者，致病真菌均是白色念珠菌；Kidson 等从烧伤患者分离得 423 株真菌，其中白色念珠菌占 292 株（69%）；美国陆军外科研究所报道烧伤面积大于 30% 的成年患者，死于真菌感染者占死亡原因的 30%。近十几年来，虽然由于治疗措施不断改善，侵袭性念珠菌感染的发病率有所下降，但病死率仍很高。

1. 疾病诱因

概括起来有如下几个方面：

（1）与患者抵抗力下降有关：第三军医大学报道一组 8 例尸检证实念珠菌感染病例，平均烧伤面积为 74%，平均Ⅲ度面积为 49%，小儿、老年人较多；该 8 例中有 7 例发生于伤后 13～23d，仅 1 例于伤后 5d 发病。积水潭医院的 9 例念珠菌脓毒症患者，平均烧伤面积为 88%，平均Ⅲ度面积为 44%。该组患者平均发病时间为 19.1d，最早发病为伤后 8d。美军外科研究所的资料显示，这些非细菌性侵袭性感染烧伤患者，不仅平均烧伤面积大（63%），而且合并吸入性损伤者占 47%；多数侵袭性感染于住院过程中后期发病，平均为 31d。美国辛辛那提 Shriners 烧伤研究所小儿烧伤真菌侵袭性感染 125 例，累及 3 个器官以上者 42 例，其中 21 例（50%）并发为真菌脓毒症，平均Ⅲ度面积为 60%，无脓毒症者平均Ⅲ度面积为 38%。上述资料均说明，烧伤诱发真菌侵袭性感染，多见于伤情重、病程较长、机体消耗大、免疫功能已遭严重削弱的烧伤患者。

（2）与多联、大剂量抗生素长期应用有关：上述烧伤念珠菌感染的病死病例，不但生前多数有大量或长期使用抗生素史，而且平均应用多达 8 种以上。实际上大多数真菌感染是体内微生物生态失衡的结果，这已为实验研究和临床观察所证实。预先给动物注射大剂量的抗生素，造成肠道菌群失调，然后管饲标记的白色念珠菌，给菌后 1h 肠黏膜淋巴结、肝、脾、肾组织中可见到标记的菌，总检出率达 30%，6h 达 70%。这一实验说明消化道白色念珠菌菌量增加，很容易经肠道移位并播散至全身。我们发现严重烧伤患者久用抗生素后，肠道菌群失调，粪真菌检出率增加，若停用或减少抗生素的使用后，肠道的微生态失衡恢复，肠源性感染所致的全身脓毒症症状明显减轻。

（3）与长期静脉内插管和静脉内高价营养有关：Still 分析 29 例念珠菌菌血症患者，其中 28 例有一次以上中心静脉插管，死于真菌感染者 8 例，占 28.6%。Strinden 等报道一组 60 例出现一次以上念珠菌血培养阳性者，其中 8 例有中心静脉念珠菌脓性血栓形成。静脉内长期留置导管不仅是念珠菌入血的途径，而且由于静脉插管的机械性刺激，管壁内膜的损伤，容易导致血栓形成。因此，血流中的菌种易在此停留，并形成感染灶。此外，静脉高价营养的配方中含有高浓度的糖，很适宜真菌的生长。

（4）与大剂量激素、免疫抑制剂的长期应用有关：业已证明，严重烧伤可导致机体免疫功能降低。大量激素、免疫抑制剂的长期使用，势必增加诱发真菌感染的概率。Ekenna 等对烫伤小鼠使用免疫抑制剂环磷酰胺，造成白细胞减少，可见小鼠内脏，尤其是肝，白色念珠菌集落形成单位明显增加。白细胞减少越明显，白色念珠菌在内脏器官内播散越显著。

2. 念珠菌脓毒症的临床表现与诊断

（1）病史：具有上述诱发烧伤念珠菌感染的病史，又具有下列临床表现时，就应警惕念珠菌脓毒症发生的可能。

（2）精神状态：有时神志无异常，完全清醒，谈笑自如；有时呈"若明若暗"的表现，精神多呈兴奋状态，类似革兰阳性球菌感染的表现；可出现幻听、幻视、谵妄等症状，严重者亦可出现昏迷。

（3）舌象：舌象改变常不明显，有时给人以舌象正常的假象。

（4）口腔溃疡和吞咽困难：口腔黏膜、咽部及舌常是白色念珠菌感染好发部位，有时其损害延伸至喉头、食管，患者常伴有吞咽困难、进食易呛等。

（5）体温：多为稽留热或弛张热，若伴有其他革兰阴性杆菌混合感染时，热型往往不典型，在病情终末期低体温或不升者较常见。

（6）心率：随体温的升高或下降而相应波动。

（7）呼吸：明显加快者多见，甚至出现呼吸困难。有时可闻及干湿啰音。

（8）创面变化：有时在烧伤创面上出现褐色或黑色的菌斑，呈圆形或不规则形；有时创面加深，或呈虫蚀样改变，类似革兰阴性杆菌侵袭性感染的创面改变；分泌物较少，肉芽创面暗淡，植皮不易成活。

（9）实验室检查：除临床表现外，最重要的诊断为实验室检查和创面活检与培养。早期白细胞多升高明显，晚期也下降。新鲜中段尿液真菌直接镜检的检出率较尿培养的检出率为高。粪涂片染色检查容易检出真菌。普通血培养真菌生长缓慢，应用沙氏培养基阳性率较高。

（10）眼底检查：这是诊断真菌脓毒症的可靠依据之一，可见视网膜和脉络膜上有白色、闪光的圆堤样病灶，该病灶扩大时呈云雾状，常伴有前段玻璃体呈灰白色浑浊，患者往往诉视力下降。

3. 烧伤念珠菌感染的防治

由于全身性真菌感染多见于严重烧伤、病程较长、机体衰耗、免疫功能低下的患者，因而尽管可以采用抗真菌药物治疗并辅助以其他强有力的支持措施，一旦发生此类感染仍难以从根本上解决治疗问题，其病死率至今仍很高。因此，对其重点应放在预防和早期诊断方面。主要防治原则应包括及早封闭创面，缩短病程，加强营养支持，合理应用抗生素，防治其他并发症等。其治疗要点应注意以下几方面。

（1）原则上应停用广谱抗生素或选用窄谱抗生素：由于发生真菌全身性感染的患者往往伴有混合感染，在临床上往往不容易做到停用抗生素。因此，原则上是可用可不用的抗生素敢于停用，必须使用抗生素亦应选择对细菌敏感的抗菌谱窄的抗生素。

（2）拔除静脉导管：如果是静脉导管引起的，拔除静脉导管是一重要措施。

（3）抗真菌药物：① 5- 氟胞嘧啶（5-flourocytosine，5-FC）虽抗菌谱较窄，但对烧伤患者易感染的念珠菌有较强的抗菌活性，经口吸收良好，适用于白色念珠菌侵袭性感染的患者。副作用主要有胃肠道不良反应，服药后可出现厌食、恶心、腹泻等；也可造成白细胞减少，血小板下降，肝、肾功能损害等。常用剂量为 100～150mg/（kg·d），分 3 次经口服用。此药对白色念珠菌侵袭性感染虽不及两性霉素 B，但其毒性低，常作为严重烧伤患者真菌感染的预防与治疗用药。②两性霉素 B（amphotericin B）有良好的广谱抗真菌活性，对新型隐球菌、念珠菌、皮炎芽生菌、荚膜组织胞浆菌等有效。必须通过静脉给药，静脉滴注时溶于 5% 葡萄糖液中（不可用生理盐水，因可发生沉淀）。两性霉素 B 虽具有良好的抗真菌效果，但因其毒副作用较大，如静脉滴注时，患者常出现寒战、高热、恶心、呕吐、呼吸加快、心律不齐、水电解质失衡，甚至血压下降。对肾、肝以及血液系统亦有较大的毒性。上述毒副作用极大地限制了该药的应用。为减少其毒副作用，给药时以逐渐增加剂量为宜。静脉滴注时可加入氢化可的松 30mg 或地塞米松 10mg。开始时为 25mg，以后每日或隔日增加 5mg，最大剂量为每日 1mg/kg。③制霉菌素（nystatinum）虽其抗真菌谱较广，但因经口后吸收较少，只能用于肠道真菌感染。据报道经口制霉菌素后减少了肠道真菌移位至血流，从而侵袭性真菌感染的发病率降低。④大蒜注射液，有较广谱的抗真菌效果，其有效成分是大蒜辣素。成人每日用 40～100mL 加入 50% 葡萄糖 500mL 内，静脉滴注。经口生食大蒜，每日 3～4 次，每次 2～4g，对防治真菌感染有一定疗效。⑤氟康唑（fluconazole）为一新型广谱抗真菌药，高效、低毒，既可经口亦可静脉注射。经口吸收良好，可达静脉注射后血药浓度的 90% 以上。适用于治疗侵袭性念珠菌感染。本药最常见的副作用是对胃肠道有影响，可出现恶心、腹痛、腹泻等，也可能出现肝、肾及造血功能异常，停药后可自行恢复正常。常用剂量为第 1 天 400mg，以后每日 200mg。建议年龄小于 16 岁者慎用。

二、曲霉菌、毛霉菌类感染

自 Robin 1961 年报道 2 例严重烧伤合并毛霉菌深部感染以来，国内多家烧伤单位先后有此类真菌感染的报道。然而，近些年来由于烧伤治疗措施的改进，曲霉菌、毛霉菌类创面侵袭性感染的发病率未见增加。但由于此类真菌有侵犯血管的特点，易造成血管内膜的损害，形成血栓、菌栓、梗死和出血，使皮下及肌肉组织广泛缺血和坏死。因此，一旦侵入，则发病急剧、来势凶猛、死亡率高。所以，在早期诊断、早期治疗等方面必须倍加注意。

1. 早期诊断

（1）症状：①大面积严重烧伤患者创面干燥，突然出现褐色或黑色坏死斑，并迅速向周围组织扩散，几小时内即有明显差异；②焦痂过早分离，其下往往有肌肉坏死；③伴有血行播散时正常皮肤出现坏死斑；④出现不能解释的全身脓毒症症状。

（2）诊断：具有上述临床特点就应高度怀疑有毛霉菌侵袭性感染的可能，应立即做活检和病理检查，这是诊断此类真菌深部感染最迅速和最可靠的方法。采取组织的范围必须包括非烧伤深筋膜和肌肉组织，采得后立即进行冰冻切片快速诊断。镜下可见病变组织内菌丝直径6～50μm，呈分枝状而菌丝不分隔。为了提高诊断率，采得的组织标本宜应用特殊染色（革兰染色或PAS染色），以鉴别常规HE染色切片中易与纤维组织相混淆的偏差。组织标本真菌培养虽需要时间较长，不能早期诊断，难以等待，但亦需要和活检病理结果同时进行，以便早期发现。

2. 早期治疗

（1）手术治疗：当大面积烧伤患者一旦诊断为此类真菌创面侵袭性感染时，当即进行手术治疗。手术的原则是彻底切除所有受侵犯的组织，必要时应包括高位截肢或关节离断术。术后仍需每日检查创面和截肢的残端及其附近的正常皮肤。可疑时再活检，必要时再清创，再截肢。若躯干部有侵袭性病灶，至少应进行"根治性清创术"。在创底或截肢的创面，局部应用0.2%两性霉素B溶液纱布湿敷，或在创周、创面基底局部注射，暂时以异体（种）皮覆盖创面，术后12～24h观察创面。若侵袭性感染已得到控制，无进行性坏死，更植自体皮。

（2）药物治疗：目前认为两性霉素B和氟康唑仍为治疗本症的首选药物。

（柴家科）

第5节　烧伤毒素

一、概　　论

烧伤毒素系指烧伤后皮肤组织或机体内释放出的毒性因子。

烧伤毒素一词，根据文献记载，可追溯到19世纪60年代，当时Werthim报道烧伤动物的血液对正常动物具有毒性，19世纪90年代，Bardeen提出烫伤产生特异的烧伤毒素，并对机体产生损害。此后几十年中，由于当时对烧伤的病理生理学及细菌学等方面尚缺乏系统、细致的研究，烧伤毒素曾在烧伤理论与临床实践中占有相当重要的地位。烧伤病程中的许多症状，甚至于死亡原因都归咎于烧伤毒素所致。

从20世纪40年代开始，对烧伤各方面的研究有了迅速的发展，因而对烧伤后发生的病理生理改变有了比较深入的了解，并且把注意力集中于液体复苏、营养支持、烧伤创面的感染及败血症。20世纪80年代以来，对烧伤后肠黏膜屏障功能障碍、肠道细菌移位引起的内源性感染日益受到重视。公认脓毒症及多器官功能障碍是严重烧伤的最大威胁和主要死亡原因。因此，烧伤毒素在烧伤后发病机制中作用的研究相对未予应有的重视。20世纪90年代以来，一些从事烧伤的工作者经过分析他们的临床和动物实验后发现，严重烧伤患者早期及时切除烧伤焦痂并覆盖创面后，全身情况明显好转，治愈率有明显提高；无菌大鼠烧伤后虽无细菌及内毒素参与，但仍可出现与烧伤患者相似的病理变化。由此推测，可能是在细菌入侵前自烧伤部位吸收了某些毒性物质的缘故，但尚未阐明烧伤毒素与烧伤损害发病究竟是因果关系，还是一种偶然的共存关系，尤其是当烧伤损害发病机制的问题集中到有没有特异性的烧伤"毒素"这样一个专题时，各家的意见就不尽一致了。

二、实验研究提示可能有烧伤毒素

（1）20 世纪 20 年代以前，有人证明烧伤动物的血液、淋巴液或血清是有毒性的，给正常动物注射后产生明显的中毒症状，甚至死亡。有作者在烧伤动物的血中发现有神经毒性蛋白和坏死毒素。由于当时对细菌感染这个因素未加应有的注意，因此目前他们的成果已基本上被否定殆尽了。

（2）交叉血循环实验证明有烧伤毒素。将两只动物的血循环相连接，其中一只动物被烧伤，而另一只动物也产生严重的症状，甚至死亡。这个实验最严重的缺点在于实验设计不能排除下述的重要因素：烧伤动物发生低血容量性休克，在交叉循环的条件下，另一动物的血容量也会减少而继发休克。由于实验设计的缺陷，尚不能完全证实有烧伤毒素存在。

（3）动物的肢体烧伤后，若及时结扎伤肢的血管，或做伤肢截肢术，或早期切除烧伤的组织，使烧伤区域与全身循环分开，均可防止动物的死亡。这种实验方法不能区别该动物的存活是防止了"毒素"吸收，还是免于低血容量性休克，值得研究。

（4）正常小鼠移植烧伤皮肤后，生存率仅为 10%，若同时使用硝酸铈预处理烧伤皮肤以减少烧伤皮肤毒素吸收后再移植，则生存率明显提高为 74%，提示烧伤毒素参与了烧伤损害的发病。

（5）许多研究者从动物或人的烧伤皮肤（活体内或活体外）及水疱内液分离出毒素，而且认为毒素具有抗原的特性。

（6）烧伤后早期（1～2d）尚未出现感染时，烧伤患者血清对正常淋巴细胞转化显示抑制活性，随着治疗的成功而消退。有人发现伤后 1h 骨髓细胞增殖受到抑制；若伤后即刻切除烧伤的皮肤，则不产生抑制作用。因此，认为毒性因子来自烧伤的皮肤。

（7）交叉皮肤移植实验证明有烧伤毒素。将烧伤动物的皮肤移植于未烧伤动物的皮肤创面；反之，应用未烧伤动物的皮肤覆盖烧伤动物的切痂创面，接受烧伤皮肤移植的动物肝脏线粒体呼吸控制率较接受正常皮肤移植者明显为低。由此推断，烧伤皮肤中存在着毒性物质。

三、烧伤毒素的分离提炼

关于烧伤毒素的提炼，各家的方法不尽相同，概括起来大致有以下几种方法。

（1）为了不使肌肉烧伤的产物与皮肤烧伤的毒素混杂，有些作者在动物活体上，用各种方法使烧伤局部的皮肤与肌肉分离，例如预先在皮下注射空气，形成皮下气囊，然后进行烧伤。

（2）也有用离体的小块皮肤，施加高温后（90℃，1min）磨碎，进行提炼。

（3）有学者从活体动物提取毒素时，则用蒸馏水反复注入烧伤皮肤下的气囊内，收集所得的液体，低温干燥后获得固体毒素。

（4）用离体烧伤皮肤、先剪成小块，置水中或生理性电解质溶液中捣烂，挤出液体，沉淀、离心、过滤、层析、电泳等，然后取得毒素。

四、烧伤毒素的理化属性

究竟烧伤毒素是什么，各家意见不一。各式各样的毒素曾被人们发现过，例如胨类、毒性蛋白、脂蛋白复合物、尸碱、甲酸、甲基胍、酪胺、组胺、腺嘌呤甲基化合物、派若宁（pyronin）、染色物质（可能与核糖核酸有关）、具有白细胞诱素特性的多肽、血浆中的中分子物质、纤维蛋白降解物及脂质过氧化物等。但概括起来具有如下意见。

（1）有学者认为"烧伤毒素"具有对小白鼠致死的毒性，而正常皮肤所得出的相应沉淀物则无毒性。用 Sephadex G-200 作凝胶层析以聚丙烯酰胺作圆盘电泳，可获得迁移率为 0.43 的蛋白成分，其中含有烧伤特异性蛋白，以及烧伤皮肤与正常皮肤所共有的蛋白成分。纯毒素可溶于 pH 为生理范围的盐水，经蛋白电泳分析相当于 α_2 球蛋白。

（2）有学者认为毒素具有抗原的特性，并从下列四方面的实验结果证明烧伤毒素与烧伤患者的血清中找到的抗原和自家抗体有关：①吸附于兔血清上的"毒素"与烧伤康复者的血清可形成环状沉淀素反应，正常人血清无此反应；②吸附于正常人血清上的"毒素"，在兔体内产生抗体，后者可在小白鼠中中和"毒素"的致命效应；③将急性烧伤患者的血清注射于兔，也可产生与上述效果一样的抗毒血清；④正常皮肤提取物或佐剂注射后产生的抗血清不具保护作用。

（3）有学者为了排除细菌的污染，采用了无菌动物实验（小白鼠）。应用他们的提炼方法，可证明烧伤皮肤提取物是肯定有强烈毒性的，而正常皮肤的提取物则无毒性。经密度梯度离心可获得 1.14 及 1.18 两个带，1.18 带是烧伤毒素，而 1.14 带为正常皮肤成分。经过电泳及其他生化试验，他们认为"烧伤毒素"是一种脂蛋白，其相对分子质量为 $(2\sim3)\times10^6$，比正常皮肤内的相对分子质量高 3 倍。并且具有明显的抗原性，以此作为抗原免疫家兔，可得到能保护小白鼠的抗血清。

（4）北京积水潭医院曾进行了一系列动物实验，并重复了有关烧伤毒素的一些主要实验，结果并没有发现特异性烧伤毒素的存在。他们认为所谓"毒素"系细菌作用于烧伤焦痂，在适宜条件下，使焦痂中的已凝固蛋白质发生降解，产生多肽类物质，继而进一步分解成大量污臭产物，分析为氨、甲酸、酚、吲哚等，使全身中毒。他们称这些毒素为"烧伤组织分解毒素"。

（5）最近，Suzuki 等声称已将烧伤毒素提纯。薄层层析可获 5 条带，其中第 3 条带对线粒体有毒性；高效液相层析可得 215nm 的峰值，与正常皮肤提取物的一个组分的位置相同，但峰值要高得多。因此他们认为，烧伤毒素为皮肤内的正常成分，只是烧伤后产量多于正常含量，分析为长链脂肪酸。

（6）从严重烧伤患者的血清中可分离出相对分子质量为 $(2\sim3)\times10^6$ 的脂蛋白。Ninnemann 等声称烧伤患者血清中的毒素是一种复合物：①相对分子质量介于 $1000\sim5000$；②含有蛋白、类脂、糖类等组分；③抗热，不被胰蛋白酶、蛋白酶 k、核糖核酸酶、脱氧核糖核酸酶处理破坏；④每克"毒素"含 10ng 内毒素、30ng PGE_2；⑤将该"毒素"复合物注射于小白鼠，具有诱导脾抑制细胞生成的作用，体内预先注射兔抗毒 PGE_2 白蛋白，也能封闭毒素对小白鼠的毒性。若将毒素复合物与淋巴细胞或中性粒细胞混合培养，则中性粒细胞的趋化性和淋巴细胞的增殖反应均受到抑制。若将毒素去脂化，则其毒力丧失，免疫细胞活性恢复。

（7）第三军医大学实验中发现，烧伤患者血清具有免疫抑制活性的毒性组分为触珠蛋白。他们应用各种电泳技术，尤其是从十二烷基硫酸钠 - 聚丙烯酰胺凝胶电泳鉴别出烧伤患者血清中存在相对分子质量介于 17 000～45 000 的 4 个异常区带。又对这些异常区带以免疫印迹、离子交换层析法进一步发现，具有免疫抑制活性的是触珠蛋白。

安静等应用高效液相色谱法检测烧伤患者血清中的 LmwFDP 成分之一纤维蛋白肽 A、B（FPA、FPB）发现，烧伤后 2d 血清 FPA、FPB 含量升高。与 FPA、FPB 一起培养的内皮细胞，细胞变性，胞质内空泡形成，核固缩，此时移去 FPA、FPB，更换新的培养液，细胞不再恢复原来的形态。因此他们认为 FPA、FPB 可能是烧伤血清的毒性物质之一。

宋涛等从烧伤豚鼠血浆中分离得 1500～5000 的中分子，灌注离体豚鼠的心脏，可见冠状动脉血流量减少，心肌血流量减少，心肌收缩力减弱，心率减慢，收缩期延长，心律不齐，而正常血浆中分子对心脏抑制不明显，因此他们认为，烧伤血浆分子的组成成分发生了异常变化。

Hiramatsu 等发现，严重烧伤患者伤后早期血清中脂质过氧化物含量升高，并认为脂质过氧化物与血清中的脂蛋白相交联形成烧伤毒素复合物。

五、烧伤毒素的毒性作用

关于烧伤毒素的毒性作用，涉及的范围很广。如前所述，许多研究者声称从烧伤患者或烧伤动物的血液内找到毒素，或是从人或动物的烧伤皮肤中分离出"烧伤毒素"。单就"烧伤毒素"的理化属性而言，各家意见很不一，尤其是涉及烧伤毒素的特异性抗原性问题，各实验室又不能互相支持。另外，如果说确有"烧伤毒素"存在，那么究竟是一种毒素呢？还是有几种毒素同时在起作用？纵观以上报道，已发现的毒素不下数十种，其毒性各异：有的皮下注射能致死，有的静脉注射才死，有的必须注射到淋巴结内才致死；有的作用于脑，有的作用于心脏，有的作用于肝，有的作用于骨髓，有的作用于细胞等。在此仅就其中的主要问题扼要介绍如下。

1. 对脑的损害

有人提取烧伤患者的血清于免疫扩散板上，产生可见的沉淀素（precipitin）反应，而健康人的血清未见此种反应。将烧伤患者血清中的脂蛋白注射于家兔，产生明显的神经毒性反应：脑血流图波形平坦，脑电图异常。

2. 对心脏和呼吸功能的损害

有学者报道不论从人的烫伤皮肤中提取的烧伤毒素，还是提纯的烧伤毒素，除了与以往所获得毒素一样，具有对小白鼠及 Hela 和 Hepz 细胞系的毒性外，纯毒素是一种糖蛋白，其毒性主要表现于心肌肌球蛋白的三磷酸腺苷位置上；若用超声波处理毒素后，其毒性降低，动物的存活率显著增高。有学者从严重烧伤患者血清中分离出一种相对分子质量为 8000 的毒素。该毒素可使心电图异常，心肌缺血，心排血量降低，血压下降，呼吸功能异常。

3. 对肝的损害

用 ^{14}C 胆固醇标记皮肤天然组分和"烧伤毒素"后，分别注射于小鼠腹腔做自体照相术（autoradiograph），发现注射天然组分的小鼠各重要器官无异常结构的改变，而注射毒素的小鼠中见各器官核素沉着，尤以肝最显著。透射电镜观察见线粒体嵴溶解、空泡形成等病变。扫描电镜下可见肝细胞的表面结构和蛋白受体均遭严重破坏，其损伤的程度与注入毒素的剂量成正比。由于肝超微结构的损伤，致使能量代谢紊乱。如有学者给大鼠亚致死性烧伤或腹腔注入人或小鼠的皮肤烧伤毒素后5d做肝灌注实验，发现大鼠肝内糖原和尿素的合成及ATP的生成均受到抑制。注射毒素的大鼠肝细胞释放氨基酸增加100%。由于灌注肝尚受激素及循环的影响，又作了肝细胞的代谢观察。用肝细胞分别与人体皮肤提取物、人皮肤"烧伤毒素"、小鼠皮肤提取物、小鼠皮肤"烧伤毒素"和严重烧伤患者"血清毒素"温育1h，结果有毒素作用的3个组，尿素和糖原的合成均降低，氨基酸增加70%，正常皮肤提取物温育的肝细胞不呈此种现象。

最近一些作者发现，烧伤皮肤提取物对大鼠肝线粒体呼吸及内膜能化作用均具有明显的抑制性。他们将大鼠肝线粒体与烧伤皮肤提取物温育后，结果发现线粒体呼吸控制指数或控制率、ADP/O之比均降低；线粒体内膜能化作用的紊乱，线粒体解偶联，主要表现于抑制第3态呼吸，刺激第4态呼吸。

4. 对细胞的损害

有学者认为烧伤患者的血清有溶解红细胞的作用，并且与他们从烧伤皮肤中获得的毒素一样，对Hela细胞也有抑制生长作用。当患者病情逐渐好转时，其血清抑制Hela细胞的作用也随之减弱；而当烧伤患者接受康复血清后，其血清丧失了抑制Hela细胞生长的作用。他们认为这些现象可以说明烧伤毒素在人体内产生抗毒素，而这种抗毒素几乎完全包含在血浆丙种球蛋白内。体外的研究揭示，随培养液中皮肤烧伤毒素浓度的增加和温育时间的延长，红细胞脆性增加，溶血现象明显。

最近，一些研究表明，皮肤烧伤毒素在烧伤后机体免疫抑制中扮演着重要"角色"。毒素温育的中性粒细胞，吞噬能力下降，化学发光值降低，毒素与IL-2依赖细胞株共同温育，依赖IL-2的生长细胞受到抑制，其程度与培养液中毒素的浓度、作用时间呈显著正相关。正常皮肤提取物培养的细胞不呈上述现象，若培养液中加入抗毒素IgG，亦可中和毒素对细胞的毒性作用。

5. 毒素作用不具有种的特异性

人、大鼠或小鼠的烧伤毒素均可造成小鼠的死亡，死亡率与注入的剂量有关。抗毒素血清对接受毒素的小鼠的保护作用亦不受种的影响，例如用小鼠烧伤毒素免疫羊或兔所产生的抗毒素血清对烧伤小鼠均具有保护作用。

（柴家科）

第6节　烧伤感染的防治和战略思考

一、基 本 认 识

所谓烧伤感染，指在烧伤基础上引发的感染性并发症。烧伤感染是病原菌在烧伤创面上引发的局部感染和经创面感染病灶扩散和入侵造成的系统性或全身性感染。此外还包括在吸入性损伤的基础上病原菌引发的呼吸道和肺部感染，以及由此形成的侵入性感染。从某种意义上来说，这些与烧伤和吸入性损伤相关的感染是狭义的烧伤感染。而广义的烧伤感染还包括在烧伤病程中以及由于手术和治疗等医源性因素引起的感染性并发症。前者如泌尿系统、神经系统感染等，后者如导管性、呼吸机与麻醉机相关性感染等。

从引发感染的病原菌来源着眼，烧伤早期感染属于社区感染，即由对抗生素敏感的病原菌引起；而在烧伤病程中的感染则属于医院感染，即由在医院内常驻对抗生素耐药的病原菌所引起。由于滥用抗生素问题的长期存在和不断加重，医院感染的病原菌已逐步影响到社区，已经不能排除社区感染由耐药病原菌引起的可能。烧伤创面感染加重和扩散是烧伤感染的主体和重点。应该备受重视。

感染更是烧伤继早期休克后最常见的并发症，也是严重烧伤，特别是严重大面积深度烧伤死亡率最高的并发症之一。严重烧伤感染作为继早期休克后对机体的第二次打击，可以引发一系列的全身性变化，加重系统器官功能的负担和损害，促使并发多系统器官功能障碍，甚至导致多器官衰竭。

值得临床重视的是尽管烧伤感染临床救治的进步和发展，尽管抗生素的应用和手术治疗在感染的防治方面发挥了积极作用，但感染依然是严重烧伤主要的致死原因。临床难点往往是诊断不够及时，影响及时采取有效防治措施。美国烧伤学会对烧伤感染的定义强调烧伤引发的高代谢和炎症反应会掩盖感染的早期症状；吸入性损伤的临床变现会影响对肺炎的识别。

（一）烧伤感染相关问题概述

1. 皮肤带菌

皮肤是位于身体表面最大的覆盖器官，是人体表面的保护层。体表与外界接触，受周围环境的影响。皮肤的保护功能有赖于机械、化学、免疫屏障，使机体免受或减轻来自外界的物理、化学、生物的刺激或损害。以确保体表覆盖器官的完整性和维护保护器官的重要性。

环境中的微生物可以在皮肤表面或表层组织中生存，特别是皮肤附件常带有细菌，属于在皮肤中寄生的致病或非致病的微生物，即皮肤带菌。在皮肤损伤或免疫功能下降时，皮肤所携带的病原菌就会引发局部感染。尤其是在全身和局部免疫功能明显低下时，感染会有所加重，进而导致病原菌在体内的扩散和入侵。烧伤若未损及皮肤全层，则深处附件所携带的病原菌有可能依然生存。断层皮肤烧伤尽管经过早期清创等局部处理，因皮肤带菌而引发感染的可能性依然存在。

2. 创面污染

个人卫生较差或在卫生条件较差的环境中发生的烧伤，尤其是深度烧伤，尽管致伤因素会损害或杀灭存在于体表和附件中的病原菌，但烧伤属于开放损伤，具有相当面积的创面暴露于外界，污染在所难免。

在烧伤临床漫长的救治过程中，因医疗环境简陋，消毒隔离制度不严，创面处理和手术治疗无菌技术较差，还会引发创面感染。在烧伤外科病房中发生的感染，多属于直接或间接接触传染源引发的感染。即属于交叉感染，病原菌多为医院内，特别是在烧伤外科病房中常驻的耐药病原菌菌株。为此，在医院内发生的烧伤创面感染属于医院感染，治疗难度与后果不可低估。

3. 局部感染的易感性

Ⅱ度烧伤，属于断层烧伤。皮肤的完整性遭到破坏，体表屏障受到损害，感染就有可能发生。

裸露的浅Ⅱ度烧伤创面渗出比较多，便易于病原菌的生长繁殖，发生感染的可能性不仅依然存在，而且还有可能会形成严重感染。

深度烧伤，包括深Ⅱ度、Ⅲ度和Ⅳ度烧伤。由于临床上往往会对深Ⅱ度创面还存在希望或幻想，往往使临床治疗陷于被动局面，导致不良后果。因而，深Ⅱ度烧伤被看作为严重烧伤临床诊疗的难点之一，对此应该给予充分注意和认识。

由于Ⅲ度烧伤失去自行修复和愈合的机会，在其自然发展规律的过程中，局部坏死组织必然会自行溶解，而且也必然会引发感染。严重者病原菌还可以进一步扩散或入侵，因而临床多主张采取早期手术的方法，切除或削除坏死焦痂，以绝后患。

4. 病原菌扩散和入侵

深度烧伤创面存在坏死组织，构成感染温床。外界污染的病原菌可以穿透焦痂，在焦痂下的深层组织中滋生和繁殖。当焦痂下细菌计数达到一定数量，就会发生感染。焦痂下细菌计数超过一定数量时，病原菌和毒素就会相伴扩散和入侵，形成创面脓毒症或脓毒症，进而威胁生命安全。

5. 焦痂下细菌计数

正常皮肤带菌，每克存活组织的细菌计数不超过 10，不会发生感染；细菌计数达到 10^2，表明细菌量超越正常范围，有可能会发生感染；若细菌计数达到 10^3，临床呈现局部急性炎症，表明创面已经发生感染；如果细菌计数达到 10^4，局部炎症加重，呈现全身急性炎症反应，表明创面感染加重；而细菌计数达到 10^5，局部炎症和全身急性炎症反应继续发展，表明感染进一步加重和扩散，病原菌有可能向周围正常组织和血循环入侵。

烧伤外科临床以焦痂下细菌计数 10^5 作为创面脓毒症的预警指标，还必须结合临床全身症状和体征以及局部出血坏死病灶作为诊断依据。焦痂的概念还包括硬壳下的坏死脂肪。所谓焦痂下组织应该是紧贴坏死组织的存活组织，即坏死组织和存活组织临界深部的活组织。焦痂下组织采样是活组织检查，而不是将手术切除焦痂硬壳下的坏死脂肪送实验检查。在此基础上，增多的病原菌向小动脉周围移动和汇集，并在小动脉周围呈现套式分布，可视为病原菌穿过血管壁入侵血循环。并以此作为诊断烧伤创面脓毒症和脓毒症的可靠依据。

防治原则和方略如下。

严重大面积深度烧伤临床救治过多地依赖预防性应用顶级广谱抗生素与联合应用两种以上抗生素，引发了一系列以诱发病原菌耐药为弊病等毒副作用的负面影响，构成烧伤外科临床救治的一大弊端。

早期应用顶级广谱抗生素的防治缺乏严格的指征，以谋求放心取代临床用药原则，有悖于合理应用抗生素的临床规范，因而带有盲目性和随意性，客观上形成和加重抗生素的滥用。由此引发的病原菌耐药的问题日趋严重，甚至形成医院感染。由此，又影响烧伤外科的临床治疗。对照WHO的指南，认为采用全身性抗生素预防烧伤感染缺乏足够的证据。而且耐药菌株引发的医院感染，其治疗难度更大。

消毒隔离制度是医院和专科病房的制度，对烧伤外科来说，更是防治感染的一道防线，应该受到重视，更应该切实做好。

烧伤临床面临侵入性感染，毫无疑问，抗生素治疗具有非常重要的作用。然而，如果不消除感染病灶性创面，单独依靠抗生素的作用是难以奏效的，甚至是徒劳的。因此，从根本上说，就是应该首先解决创面修复问题。大面积深度烧伤创面的修复问题不是一朝一夕能够解决得了的。因此，尽早采取有效治疗措施，尽量缩短治疗过程，尽可能及时封闭创面，便成为烧伤外科临床救治的方向。

深度烧伤早期，及时采取手术治疗，是争取烧伤深度创面及早封闭和患者尽快得到治愈的根本措施。从烧伤感染的角度着眼，采用切削痂的方法清除烧伤深度创面，旨在消除病原菌赖以滋生和繁殖的感染温床，创造尽早封闭的条件，从而解决烧伤感染的问题。即从根本上改变烧伤创面的性质，成为可以接受皮肤移植手术的外科手术创面。为永久性地覆盖和封闭创面创造条件，同时也阻断或削弱烧伤组织的病理生理改变，对防治与烧伤相关的感染性并发症产生积极作用。手术治疗从局部和全身着眼，都是全方位地防治感染，为临床救治成功提供前提和保障。

早期清除烧伤深度创面的手术不外乎切痂和削痂两种手术方法。这是烧伤外科临床应用得最为普遍的，也是最基本的手术方法。

（二）治疗策略和手段

1. 切痂手术

切痂手术是开展得最早，也是临床采用得最为普遍的清除深度创面的手术方法。其临床适应证是Ⅲ度烧伤，即全层皮肤烧伤。由于烧伤深度达到皮下脂肪层。肉眼判断受损脂肪组织界面会有一定困难。为避免发生坏死脂肪组织清除不够彻底，影响植皮效果，规范手术要求切痂达深筋膜。由于局部皮下脂肪组织几乎全层切光，修复后体型改变较大。同时体内脂肪组织损耗影响体温和能量储备，对病程营养代谢支持不无影响。突出优点是手术清除坏死组织比较彻底，移植皮片成活率较高。而且手术局部体表周径缩短，缩小植皮创面面积，有益于缓解供皮需求的矛盾。采取手术切痂的方法有利有弊，若从临床以保全生命为主的特大面积深度烧伤尽早修复和功能部位深度烧伤的晚期功能恢复的救治角度看问题，都是利大于弊。

2. 削痂手术

削痂手术是适应仅仅削除断层深度烧伤坏死组织的手术方法，较适应于功能部位的深Ⅱ度和浅Ⅲ度创面。与切痂手术相比，优点是尽量保留存活的真皮和皮下脂肪组织。与切痂手术相比较，手术清除存活组织减少，从而减轻体型变化。缺点是很难做到一次削痂到位，反复削痂则失血较多。由于烧伤和存活组织之间的界面肉眼难以辨认，削痂不易彻底，影响移植皮片成活和植皮效果。

3. 磨痂手术

磨痂手术为采用研磨技术和设备清除深Ⅱ度创面坏死组织的又一种手术方法。一般多用于与美容和功能有关的特殊部位烧伤，如面部和手部等面积不大的深Ⅱ度或混合度创面。从烧伤救治的角度看问题，一般不考虑采用磨痂技术。

（三）植皮手术步骤

1. 自体游离皮片移植

（1）整张皮片移植。自体整张游离皮片移植是中小面积功能部位深度烧伤早期切削痂手术创面修复的最佳选择。从大面积烧伤着眼，由于供皮区的问题，采用整张游离皮片移植就会有一定难度。但这并不排除在掌握原则和把握治疗中，在可能或创造的条件下，给予适当照顾重点实施。比如眼睑深度烧伤，为防止发生暴露性角膜炎和角膜穿孔，以及在此基础上并发的虹膜睫状体炎和全眼球炎。即为保护眼球和维护视力，在供皮区短缺还不致十分苛刻的情况下，争取进行适当照顾，以自体整张游离皮片实行眼睑成形术。还有手部深Ⅱ度和浅Ⅲ度烧伤，在切削痂后，在尚有供皮保证的情况下，可以考虑采用整张中厚皮片移植，以确保手的功能能够得到比较好的康复。

（2）邮票或微型皮片移植。烧伤临床凡属面临供皮区短缺的问题，移植较小的皮片是覆盖较大的创面势在必行的办法。通常将大小如同或近似邮票的游离皮片移植称为邮票植皮。随着皮片缩小，便形成小块皮片移植。这是大面积深度烧伤常用的手术治疗方法。

临床上可以单独采用自体微型皮片移植，必要时也可以借助于使用异体皮片，和异体皮片一起实行混合皮片移植。

（3）MEEK 微型皮片移植。有鉴于烧伤外科临床实施微型皮片移植，技术问题不无困难。既往只能采取手工操作方法进行微型皮片移植，操作困难，效率低下。

MEEK 微型皮片植皮技术属于半机械化操作，从根本上改变了手工操作的低效率等一系列问题，提高了手术工作效率，产生较好的疗效，充分展示 MEEK 微型皮片植皮技术在烧伤外科临床具有较大的应用潜能。不仅如此，人工合成的载体不仅能够确保微型皮片的切割和等距离扩展，而且伴随微型皮片移植，还可以发挥一定的护创作用。从根本上免去对异体皮片移植的依赖。

特别是 MEEK 微型皮片植皮技术应用于早期切削痂手术，在促进深度烧伤创面的修复愈合与感染的防治中具有一定优势。由于 MEEK 微型皮片移植的成活率较高，创面上皮化的速度较快，疗程明显缩短。致使住院日减少，医药费用和资源消耗明显降低。其医疗价值、经济与社会效益不可低估。

2. 混合游离皮片移植

（1）异体皮片打洞嵌植自体皮片。这是我国为救治特大面积烧伤而首创的自体和异体皮片混合移植的方法。由于整张异体皮片需要打洞嵌植自体微型皮片，手工操作笨重繁琐，工作效率很低。特别是需要整张异体皮片。目前由于异体皮来源少，临床上已较少施行。

（2）微粒皮移植。这是以整张异体皮作为自体微粒皮的载体的混合皮片移植。由于方法相对简单，是继异体皮片打洞嵌植自体皮片之后普遍采用的手术方法。但由于微粒皮移植依然需要有整张异体皮片作为载体相伴移植，发挥混合皮片移植的临床效果。虽然移植的微粒皮扩大倍数较高，但由于移植中难以控制和掌握皮片的均匀分布，微粒皮在载体上分布不均的问题难以克服。加以微粒皮因所含组织的比重差异，不能掌握定向移植，影响移植效果。目前已经部分被 MEEK 微型皮片移植技术取代。

3. 创面覆盖物

（1）生物敷料。烧伤外科临床在供皮区非常短缺的情况下，采用异体皮肤移植在一定历史时期发挥了很好的作用。异体皮肤的临床应用存在排异反应和感染等问题，而且来源匮乏，价格昂贵。临床早就有采用异种皮肤移植取代异体皮肤的经验，虽然异种皮肤的来源充裕，价格便宜，但移植后的排异问题较之异体皮肤更为严重，而且对皮片成活和感染问题也不无顾虑。异体皮肤和异种皮肤经人工加工制备的生物敷料，虽然免除排异问题，但保护自体皮片移植的效果并不十分理想。一般只能作为敷料临时覆盖创面。皮肤代用品用于切削痂手术，可以临时覆盖创面，起到稳定全身的过渡作用，为自体皮片更植手术做准备。

（2）人工合成皮肤代用品。即人工皮，代表产品为 Integra。临床应用 Integra 早已获得成功，并证实有效，但多适于深度烧伤晚期整形修复。由于价格昂贵，很难考虑应用于大面积深度烧伤的早期手术治疗。

迄今，也有少数类似产品用于临床，但均属于试用阶段，未能从根本上解决大面积深度烧伤植皮手术的临床治疗问题。

（3）细胞培养。自开展自体细胞培养研究以来，采用细胞悬液或细胞膜片移植虽然获得成功，但均属于探索性的临床应用。所谓成功，也仅仅是细胞悬液和细胞膜片移植封闭了手术创面。由于移植物不具备真皮结构，表皮组织成活后，局部缺乏弹性和韧性，不抗压，也不耐磨。这类修复后的局部皮肤，终不抵外界影响而遭受破损，治愈后又容易反复破溃。最终形成不稳定性瘢痕，为烧伤和整形外科临床治疗中的一大难点。

4. 皮瓣移植

严重深度烧伤达Ⅳ度者，局部坏死组织深达深筋膜以下，损伤尚且可能邻近或达到重要的组织结构或器官。手术治疗原则上应该在彻底清除坏死组织后，采用皮瓣移植手术进行修复。以便于最大限度地保护深部组织结构和运动功能，同时也维护体型和外观。但受供皮区和手术条件的限制，加以考虑麻醉等很多有关的临床实际问题，很难纳入早期手术计划。临床偶有开展，多属局部皮瓣移植。至于早期采用游离皮瓣手术修复罕见报道。

二、有指征用药

任何药物都有适应证。医生用药要根据临床病情需要，在适应证范围内选择和决定用药。从实际病情出发，临床医生更要注重有指征用药。

值得或应该预防的是容易发生感染的深度烧伤创面，即局部存在作为感染温床的坏死组织的深度创面。也就是说，原则上只有深度烧伤才有应用抗菌药物防治感染的指征。而抗菌药物防治还应该区分为外用抗菌药物和全身性抗生素的临床应用，二者还有各自的用药指征，对此，应该规范治疗，不得有任何疏忽。即临床上要强调有目的和有针对性地选用抗菌药物，而不得盲目随意用药。原则上对浅度烧伤一般不需要预防性局部采用。当然，对面积较大或容易发生的浅Ⅱ度烧伤，特别是伤后已经污染和局部处理不够及时或欠理想的浅Ⅱ度烧伤创面，则应另当别论。对大面积深度烧伤，由于全身抗生素防治不起应有的作用，就需要考虑或应该采用局部外用抗菌药物防治创面感染的问题。

外用抗菌药物的选择取决于临床经验和实验诊断。早期病程多考虑社区感染，以环境污染菌为主，多侧重于革兰阳性球菌，如金黄色葡萄球菌和链球菌。早期过后的漫长病程多考虑医院感染，以医院常驻耐药病原菌为主，多侧重革兰阴性杆菌，如铜绿假单胞菌、鲍曼不动杆菌等。晚期经久不愈的残余创面，可以考虑多重耐药的金黄色葡萄球菌和白色葡萄球菌。深度感染继发组织坏死的创面，还应该考虑真菌感染的问题。

病原菌的变迁与治疗有密切关系。采用外用抗革兰阳性球菌的抗菌药物，容易诱发革兰阴性杆菌感染。施用广谱抗菌药物容易引发真菌感染。

临床征象对判断引发感染的病原菌也非常重要，如稠厚的脓液常见于金黄色葡萄球菌感染；稀薄带有血性的分泌物多为链球菌感染所致；蓝绿色渗液伴有特定腥臭味的必为铜绿假单胞菌所致；有恶臭的深部创面要考虑厌氧菌感染；创面局部生长带有色彩的絮状物则要考虑真菌感染的问题。

烧伤外科临床实践经验对感染的判断固然重要，而更为重要的应该是微生物学诊断。临床上应该重视创面采样的细菌培养，要定时和不定时地进行计划部位和随机部位的采样。标本的采取、送检、接种、培养、鉴定等环节，均十分重要。必须严格按照常规程序和操作要求进行采样和实施实验室检测。除常规血平板培养之外，必要时要安排厌氧培养和萨布罗培基的真菌培养。

水剂是外用药物常用的剂型，如氯已定溶液等。外用抗菌药物水剂多用于烧伤早期处理的清创，也常用于烧伤创面换药和手术创面覆盖的内层辅料。

霜剂为学术界推崇的外用剂型和用法，临床采用较为普遍。磺胺嘧啶银霜剂是该外用抗菌药物的规范剂型，全球普遍采用。霜剂中的外用抗菌药物可以持续发挥治疗作用，是比较理想的外用药剂型。局部施用不会造成不良影响，也不会影响创面的后续治疗。不过烧伤深度创面外用磺胺嘧啶银霜剂，由于银的析出，会改变局部焦痂的颜色。使局部焦痂呈现不同程度的灰褐色，影响外观和病情观察。局部施用霜剂外用药会使焦痂变软，即可使硬性焦痂转变成软性焦痂。但却不会促使焦痂溶解和感染，反而会推迟焦痂溶解。估计是由于其对感染防治有效，局部炎症减轻，致使炎症引发的焦痂溶解推迟，过程延长。

目前，国内烧伤外科临床有相当多的医疗单位在局部治疗中采用中药外用药，有的却是中药和西药的复方。常用的西药外用药为磺胺嘧啶银。而中药外用药通常采用的为化腐生肌药物，剂型为煎剂和膏剂，且以后者为多。中药化腐生肌的药味，施用于深度烧伤创面会引发和促进溶痂和脱痂。而专业化程度较高的烧伤外科，对深度烧伤创面往往会采用手术治疗，以期获得最佳疗效，并能缩短疗程和较好康复。然而，化腐生肌药物的溶痂和脱痂作用，无疑会促成和伴随感染，不利于手术治疗。常用药物如下（详细介绍见第9章第4节具体内容）。

1. 氯己定（洗必泰）

结构名双氯苯双胍己烷，成品为白色粉剂，性能较为稳定，较难溶于水，却可溶于乙醇。一般多配制成 0.2%～0.5% 盐酸盐或醋酸盐溶液，也可配制成葡萄糖酸盐溶液。临床应用还能通过抑制脱氢酶活性。即以破坏细菌的结构和干预细菌的代谢来发挥抗菌作用。0.1% 氯己定溶液就能杀死金黄色葡萄球菌、铜绿假单胞菌、肺炎杆菌、大肠埃希菌和变形杆菌。对细菌芽孢和真菌仅有抑制作用。在烧伤外科临床多用于早期清创，也常外用于浅度创面，而且还作为内层辅料用于手术创面。

2. 碘伏

碘伏为碘和聚乙烯吡咯酮的不定型结合物。其具有广谱抗菌作用，能够杀灭细菌、芽孢、真菌和部分病毒。临床应用比较广泛，是烧伤外科临床常用外用抗菌药物之一。

3. 磺胺药系列

20 世纪 60 年代，Fox 把 1% 磺胺嘧啶银霜和 Moncrief 把磺胺米隆霜分别引入烧伤外科，在外用防治烧伤创面感染方面均做出了较大贡献，至今依然受到重视，在烧伤外科临床发挥作用。主要药物包括磺胺嘧啶银、磺胺嘧啶锌、磺胺嘧啶铈、磺胺米隆、纳米银。

抗生素属于全身应用的强而有力的抗菌药物，烧伤外科应该重视以其全身应用来发挥对感染的防治作用。由于外用抗生素容易致敏，还容易加速耐药，因而不得用于烧伤创面。

三、全身性抗生素防治

（一）用药指征

在烧伤早期采用全身性抗生素防止感染原则上没有用药指征。概括地说：一是没有必要使用，二是即便用了也不起作用。全身性抗生素的用药指征主要是针对感染的加重和扩散以及病原菌的入侵。即便用药及时，也还必须通过手术清除感染病灶，封闭病原菌入侵门户。静脉导管性感染也一样，不仅要用药，而且要拔管。还要注意和重视把导管尖端送细菌和真菌培养以及药敏试验。对吸入性损伤的肺部感染性并发症和呼吸机或麻醉机相关感染性并发症也一样，要注意和重视微生物学检测标本的采集，以确保不受污染和培养结果可靠。总之，抗生素针对感染扩散和入侵的临床应用，必须伴随消除病原菌扩散和入侵的来源，并且确认选药恰当和准确，用药及时，途径恰当，剂量准确，治疗有效。

（二）用药时机

对大面积深度烧伤，尤其是特大面积深度烧伤来说，凡属清创不够及时者，同时多半有延迟复苏导致的早期休克。不仅局部污染菌和皮肤附件带菌会引发创面感染，并会进一步形成感染扩散和入侵。为此，凡属明显污染的严重烧伤或大面积深度烧伤，特别是特大面积深度烧伤，尤其是复苏补液不及时者，临床上有必要采用全身性抗生素进行防治。严重烧伤早期，凡属具有临床感染条件和背景者，如在战场或重大灾难时，就有应用全身性抗生素进行防治的指征。

在深度烧伤的临床救治中，均应考虑到深度烧伤创面的手术治疗。由于深度烧伤焦痂下常带有细菌，实施手术的无菌条件不够理想。尽管严格手术消毒和无菌技术，引发感染的机会和可能依然存在。手术操作会扩大污染范围，手术干预会促使感染扩散，甚至会引发病原菌入侵。因此，临床上需要注意和重视围术期抗生素的应用。

在大面积深度烧伤的救治过程中，凡属未能及时手术清除感染温床者，感染的威胁始终存在。由于病程中呈现高代谢和内环境紊乱，临床很难及时发现或确立感染的扩散或入侵。而且，即便能够确诊为感染扩散或侵入性感染，临床上单靠全身性抗生素也难以奏效。对病灶性创面实施手术治疗就显得十分必要和关键。尽管创面脓毒症具有一定的临床表现和局部特征，但要做到判断正确或无一疏漏，也有困难。为此，值得临床倍加重视。也正是由于这一情况，重视和争取尽早手术治疗深度烧伤创面，尽早清除感染温床和封闭创面，就显得尤为重要和关键。

滥用抗生素已经是全球性的问题，中国的问题颇多，不容忽视。学术界早就呼吁提请临床工作人员和医疗管理机构重视滥用抗生素的问题。为此，世界卫生组织和我国卫生监管部门都先后颁发文件和通知，就滥用抗生素的问题和弊端，提出警示。并且制定了规范的用药指南和管理条例。

在严重烧伤的病程中，静脉炎是比较常见的并发症。但通常容易见到的是周围静脉的化学性静脉炎，多因临床治疗通过静脉输液通道输入刺激性比较大的药物引起。而化脓性静脉炎则往往发生在设置静脉导管的静脉段。特别是经烧伤创面放置的导管，由于操作过程难以做到严格无菌，感染的发生率比较高。加以严重烧伤临床长期输液和静脉用药较多，发病原因与医疗护理有关，故属于烧伤外科医源性感染性并发症。

由于化脓性静脉炎局部常会形成感染性血栓，故也称为化脓性血栓性静脉炎。因感染病灶就在血管的管腔内，病原菌很容易通过血液循环系统进行传播。而且感染性血栓脱落，形成感染性栓子，也会经血循环系统散布到全身各处，形成远位感染。

化脓性血栓性静脉炎的影响和后果均十分严重，能够直接威胁生命安全。为此，临床上多强调定时更换设置经脉导管的部位，以便总体控制和限制导管滞留时间，避免发生这一可能会导致严重后果的并发症。然而，大面积烧伤，尤其是特大面积深度烧伤，体表静脉损毁殆尽，选择周围静脉通道十分困难。定期更换静脉通道的设想可以理解，但实际运作却不无困难。特别是随着时间的推移，焦痂下的细菌量会逐步增加，经过创面更换静脉导管难以避免或杜绝置管静脉的化脓性感染。

为此，建议合理地和有计划地使用静脉通道，既保证静脉输液和给药渠道通畅，又不致引发这一严重感染性并发症。

化脓性静脉炎会经过静脉通道不断向血循环播散病原菌和散落的脓性栓子，构成血行播散型的全身性感染，是医源性脓毒症。后果十分严重。临床遇有连续血培养阳性，拟诊脓毒症时，必须排除导管性化脓性静脉炎的诱发脓毒症的原因。所获血培养阳性病原菌与静脉导管部位的局部细菌培养结果一致，则可明确诱发脓毒症的导管性化脓性静脉炎。治疗中除去有针对性地采用有效抗生素之外，拔除诱发脓毒症的化脓性静脉炎部位的导管更是十分关键。有三点提示，必须特别注意。一是在拔管时，要注意经导管抽吸血，以防感染性栓子脱落，血标本还可以送微生物学检测。二是深部静脉插管的感染源很可能是真菌，必须重视针对真菌的微生物学检测和抗真菌药物的应用。三是遇有脓栓形成的情况下，必须切除感染段的静脉。

参 考 文 献

柴家科，郭振荣，陈文元，等，1995. 烧伤患者吸入性损伤和肺部感染的发生特点及其对死亡的影响 [J]. 中华整形烧伤外科杂志，11（3）：193—196.

柴家科，郭振荣，盛志勇，等，1994. 烧伤感染的常见菌及其抗生素敏感性改变 [J]. 中华医院感染学杂志，4（3）：136—139.

柴家科，郭振荣，盛志勇，等，1997. 严重烧伤患者静脉导管引发脓毒症的因素分析 [J]. 中华整形烧伤外科杂志，13（3）：237—238.

柴家科，郭振荣，朱兆明，等，1992. 痂下组织细菌定量培养的临床实验研究 [J]. 中华整形烧伤外科杂志，8（2）：97—99.

柴家科，朱兆明，郭振荣，等，1992. 烧伤肉芽创面 pH 值与植皮成活的关系 [J]. 中华整形烧伤外科杂志，8（3）：177—178.

葛绳德，2005. 烧伤感染防治中合理应用抗生素的原则和策略 [J]. 解放军医学杂志，30：183—186.

葛绳德，2005. 烧伤外科合理应用抗生素的策略原则 [J]. 世界临床药物，26：655—661.

葛绳德, 孙永华, 2012. 烧伤感染［M］// 黎沽良. 外科感染学——抗菌药物预防和治疗. 27—40.

郭振荣, 盛志勇, 高维谊, 等, 1995. 休克期切痂有助于控制或减轻感染并发症［J］. 中华外科杂志, 33（7）: 406—408.

何浙生, 1995. 细菌 L 型［M］// 罗海波, 张福森, 何浙生, 等. 现代医学细菌学. 北京: 人民卫生出版社, 261—267.

黎沽良, 2005. 烧伤感染的抗菌药物防治［M］// 郭振荣, 烧伤学临床新视野. 北京: 清华大学出版社, 161—171.

马利, 黎鳌, 肖光夏, 等, 1990. 肠源性感染的实验研究［J］. 第三军医大学学报, 12: 1.

王晓红, 白刚, 曹洪泰, 等, 1996. 几种常用消毒剂对 MRSA 抑菌作用的实验观察［C］. 第十六届全军烧伤整形外科学术会议, 9: 153.

卫生部办公厅. 关于进一步加强抗菌药物临床应用管理的问题［C］. 卫生部办公厅医改 发［2008］48 号.

卫生部办公厅. 关于抗菌药物临床应用管理有关问题的通知［C］. 卫生部办公厅医改 发［2009］38 号.

夏国俊, 2004. 抗菌药物临床应用指导原则［M］. 北京: 中国中医药出版社,

肖光夏, 1995. 烧伤感染［M］// 黎鳌. 烧伤治疗学. 2 版. 北京: 人民卫生出版社, 228—256.

许伟石, 2000. 烧伤感染［J］. 中华烧伤杂志, 16: 72—76.

郇京宁, 2013. 烧伤患者抗真菌药物的选择［J］. 中华烧伤杂志, 29（2）: 144—147.

应用抗菌药物防治外科感染的指导意见撰写协作组. 2003. 应用抗菌药物防治外科感染的指导意见（草案）Ⅵ, 烧伤感染［J］. 中华外科杂志, 4（11）: 867—869.

张明良, 1993. 真菌感染与治疗［M］// 常致德, 张明良, 孙永华, 等. 烧伤创面修复与全身治疗. 北京: 北京出版社, 242—245.

AHRNS K S, 2004. Trends in burn resuscitation, shifting the focus from fluid to adequate endpoint monitoring, edema control, and adjuvant therapies［J］. Crit Care Nurs Clin North Am, 16: 75—98.

BESAI M H, HERNDON D N, ABSTON S S, 1987. Candida infection in massively burned patients［J］. J Trauma, 27（1）: 1186.

BRACCO D, EGGIMAN N, 2010. Prophylaxis with systemic antibiotics in patients with severe burns［J］. BMJ, 360: 487—488.

CARTER E A, TOMPKINS R G, SCHIFFRIN E, el al, 1990. Cutaneous thermal injury alters macromolecular permeability of rat in testing［J］. Surgery, 107（3）: 335—341.

DRIES D T, 2002. Management of burn injuries, recent development in resuscitation, infection control and outcome research［J］. Scand J Trauma Resus Emerg Med, 17（1）: 14—27.

DULHUNTY J M, BOOTS R Z, RUDD M J, et al. 2008. Increased fluid resuscitation can lead to adverse outcomes in major burn injured patients, put low mortality is achievable［J］. Burns, 34: 1090—1097.

EKENNA O, FADER R C, 1989. Effect of thermal injury and Immunosuppression on the dissemination of candida albicans from the mouse gastrointestinal tract［J］. J Burn Care Rehabil, 10（2）: 138—145.

FITZWATER J, PURDUE G F, HUNT J L, et a1, 2003. The risk factors and time course of sepsis and organ dysfunction after burn trauma［J］. J Trauma, 54: 959—966.

GREENHAL D G, SAFFLE J R, HOLMES J H, et al. 2007. American Burn Association Consensus Conference to define sepsis and infection in burns［J］. JBCR, 28: 776—790.

Infectious Diseases Society of America and the Surgical Infection Society. 2011. Guidelines for the Prevention of Infections Associated With Combat-Related Injuries［J］. J Trauma, 71: S202—S209.

JONES W G, BARIE P S, YURT R W, et al, 1986. Enterococcal Burn sepsis［J］. Arch surg, 121C.

KIDSON A, LOWBURY E J L, 1979. Candida infection of burns［J］. Burns, 6（4）: 231—234.

LE FLOCH R, ARMOULD J F, PILORGET A, 2005. Effect of systematic empiric treatment with imipenum on the bacterial ecology in a burns unit［J］. Burns, 31（7）: 866.

MANGRAM A J, HORAN T C, PEARSON M I, 1999. Guideline for Prevention of Surgical Site Infection［J］. Infection Control Hospital Epidemiology, 20（4）: 247—278.

MASON A D, MCMANUS A T, PRUITT B A, 1986. Association of burn mortality and bacteremia. A 25-year review［J］. Arch surg, 121（9）: 1027—1031.

PRUITT B A , MCMANUS A T, 1992. The changing epidemiology of infection in burn patients ［ J ］. World J Surg, 16: 57.

PRUITT B A, 1985. The diagnosis and treatment of infection in the burn patients ［ J ］. Burns, 11（2）: 79—91.

PRUITT B A, WOLF S E, 2009. An Historical Perspective on Advances in Burn Care Over the Past 100 Years ［ J ］. Clin Plast Surg, 36:
527—545.

RAI M, YODAV A, GACHE A, 2009.Silver nanoparticles as a new generation of antimicrobial ［ J ］. Biotech Adv,27（1）: 76—83.

STILL J R. J M, BELCHER K, LAW E J, 1995. Management of candida septicaemia in a regional burn unit ［ J ］. Burns, 21（8）: 594—596.

STRINDEN W D, HELGERSON R B, MAKI D G, 1985. Candida septic thrombosis of the great central veins associated with central catheters,
clinical features and management ［ J ］. Ann Surg, 202（5）: 653—658.

UGBURO A O, ATOYEBI O A, OYENEYIN J O, et al, 2004. An evaluation of the role of systemic antibiotic prophylaxis in the control of burn
wound infection at the Lagos University Teaching Hospital ［ J ］. Burns, 30: 43—48.

WHO, 2002. Implementation Workshop on the WHO Global Strategy for Containment of Antimicrobial Resistance ［ C ］. Geneva, Switzerland,
Nov, 25—26.

WILLIAMS F N, HERNDON D N, HAWKINS H K, et al, 2009. The leading causes of death after burn injury in a single pediatric burn center［ J ］.
Crit Care, 13: R183.

（葛绳德）

Chapter 6

第6章

烧伤内/外毒素血症

第1节　细菌内毒素血症

已明确，感染是严重烧（创）伤患者的主要死亡原因，其中以全身性感染对患者生命威胁最大。近30年的研究表明，内毒素血症与细菌感染关系密切，它是感染中的重要致病因素之一。实际上，在感染并发症的发病过程中，内毒素常常与细菌协同致病，两者同时并存。尽管感染诱发脓毒症、多器官功能障碍综合征（MODS）的确切机制尚未完全清楚，一般认为细菌内毒素对其发生、发展可能具有促进作用。许多资料揭示，内毒素具有极广泛而又复杂的生物学效应，脓毒症、MODS病理过程中出现的失控炎症反应、免疫功能紊乱、高代谢状态及多脏器功能损害均可由内毒素直接或间接触发。

一、内毒素的结构特点及生物学活性

1. 分子结构特征

内毒素是革兰阴性（G⁻）菌细胞壁的最外层结构，其主要化学成分为脂多糖（lipopolysaccharide, LPS），系脂类、多糖、蛋白质的复合物。脂多糖由三部分组成，外层为 O- 特异性多糖链，为细菌的特异性抗原；中层为 R- 核心多糖，其内部核心含有革兰阴性菌 LPS 所特有的庚糖及 2- 酮 -3- 脱氧辛酮糖酸（KDO），为细菌类属共同的抗原；内层为类脂 A，主要决定其生物活性。类脂 A 是 LPS 的生物活性中心，是一种于氨基和羟基处连接有脂肪酸的二氨基葡萄糖。虽然内毒素的毒性作用和强度随菌种而异，但因各菌属的类脂 A 结构基本相似，因此不同革兰阴性菌感染时，由内毒素引起的机体反应及临床表现均十分相似。

2. 生物学活性

内毒素的生物学活性多种多样，尤其在体内的作用错综复杂，参与了机体许多病理生理反应过程，主要包括：①刺激单核 - 巨噬细胞、内皮细胞、粒细胞等合成、释放一系列炎症介质 [特别是肿瘤坏死因子 -α（TNF-α）、白细胞介素 -1（IL-1）]、蛋白酶类物质等，介导机体内多种组织、细胞的损伤；②促进血小板凝集，激活凝血、纤溶系统，从

而触发弥散性血管内凝血（disseminated intravascular coagulation, DIC）；③对免疫系统的影响：可激活补体、促进 B 淋巴细胞有丝分裂、诱导干扰素（interferon, IFN），并有抗肿瘤及免疫佐剂作用；④引起机体一系列的病理生理改变：如发热反应、血压降低、代谢改变、局部过敏反应等。目前认为，这些效应主要是通过 LPS 与细胞表面的受体结合后产生细胞刺激作用，活化细胞内信号转导通路，合成、释放细胞因子及炎症介质，导致体内异常的炎症反应等。

3. 释放、吸收及灭活途径

内毒素被发现至今已有一百多年历史，一般认为内毒素只有在菌体破坏（菌体自溶或人工方法使细菌裂解）时才能释放出来。随着对细菌内毒素研究的深入，人们发现了许多革兰阴性菌在其生长过程中亦可以"出疱疹"的方式持续释放内毒素。

关于内毒素的吸收、迁移途径，研究提示胃肠道细菌释放的内毒素可通过被动扩散或主动运输由肠壁吸收入血。Jacob 等报道过人体门静脉内毒素血症发生率相当高。肠源性内毒素通过门静脉进入体循环，经肠道淋巴管进入淋巴系统，或由肠黏膜入腹腔。过去普遍认为，门静脉是内源性内毒素的主要吸收途径，然而近年的资料表明，在鼠、狗等动物中，肝系统的支路胸导管是肠道内毒素迁移的重要通道，并且淋巴循环途径的作用及病理生理意义日益受到关注。至于在人体，除门脉系统外的其他迁移途径尚未开展详细研究。

机体对内毒素有清除和解毒作用，使之失活不易造成明显的损害。肝是内毒素灭活、清除的主要部位，通过单核 - 巨噬细胞系统中库普弗细胞发挥作用。有资料证实，非肠道进入机体的内毒素可在血液中解毒，但其具体机制有待进一步研究。另据报道，中性粒细胞、血小板可能参与内毒素的解毒作用，胆汁在肠道中亦可以灭活内毒素以减少其吸收。正常状态下，因存在上述灭活作用，机体不会发生明显的内毒素血症；但在严重感染或外科应激情况下，体内灭活、清除的功能受损或过量内毒素释放入血，则可能出现内毒素血症。

4. 内毒素血症分类

内毒素血症按其来源不同可分为两类，其一为来自创面或伤道的革兰阴性菌感染或输注含热原污染液体而致外源性内毒素血症；其二是由体内菌库尤其是胃肠道细菌代谢产生并大量释放入血所致的内源性内毒素血症。在严重感染、休克、消化系统疾病、大手术等应激状态下，可能出现如下变化，导致内毒素血症的发生：①全身网状内皮系统功能障碍，免疫功能下降，肠道吸收的内毒素过多超过机体清除能力；②胃肠道黏膜缺血、坏死，屏障功能破坏，通透性增高，大量内毒素释放入血；③肠道来源的内毒素因肝功能障碍由侧支循环直接入体循环；④某些组织、器官革兰阴性菌感染病灶产生的内毒素持续吸收入血。有人曾证实，内毒素血症可发生于肠道缺血的早期，此时还没有细菌的移位（translocation）。许多学者的研究表明，内毒素血症的形成较菌血症为早，可单独存在，造成机体的损害。

二、烧伤后内毒素血症及其来源

1. 发生过程及规律

烧伤后内毒素血症的发生过程有一定的规律性。有人对 3 组共 39 例不同烧伤面积患者在伤后 1～5d 连续进行血浆内毒素定量测定，结果表明：患者于烧伤后早期即出现内毒素水平升高，伤后

3～4d 达高峰；循环内毒素水平随着烧伤面积的增加而增加，小于 20% 总体表面积（TBSA）的患者平均总内毒素量为 360 内毒素单位（EU），21%～40%TBSA 及大于 40%TBSA 者分别为 970 EU、1350 EU。这些资料清楚地说明烧伤后易发生内毒素血症，其含量与烧伤面积相关。我们采用显色基质法鲎试验对 35 例 TBSA 大于 30% 的患者血浆内毒素水平的变化进行了动态观察，结果亦证实，严重烧伤早期血浆内毒素含量即显著升高，以后逐渐下降，2～3 周时又出现明显回升。这些患者的烧伤面积为 30%～98%，其内毒素血症的发生率相应达 36.8%～74.7%，而菌血症阳性率仅 3.0%～38.2%（表 6-1），该临床观察结果说明内毒素血症是严重烧伤后较为常见的病理现象。另据第三军医大学烧伤研究所报道，12 例严重烧伤并发内毒素血症的患者中死亡组 4 例患者血浆内毒素水平波动在 105～571pg/mL，明显高于存活组（30～240pg/mL），是正常的 16.3 倍。根据死亡组患者死前血浆内毒素浓度，推测内毒素血症的预后"线"波动在（325±166）pg/mL，血浆浓度超过此值时，有可能导致死亡。相反血中内毒素水平降低者，全身中毒症状、体征多随之减轻，病情好转，预后较好。总之，尽管在认识上尚有分歧，但多数学者认为内毒素血症是较大面积烧伤后常见的病理过程。

表 6-1　不同烧伤面积内毒素血症、菌血症阳性率的比较

组　别	烧伤面积 /%	内毒素均值 / (EU/mL)	内毒素血症		菌 血 症	
			例 次	占比 /%	例 次	占比 /%
I	30～49	0.240±0.086	21/57	36.8	1/33	3.0
II	50～69	0.339±0.112*	23/44	52.3	2/21	9.5
III	70～98	0.525±0.134**##	65/87	74.7	18/47	38.2*#

注：与 I 组相比：*$p<0.05$，**$p<0.01$；与 II 组相比：#$p<0.05$，##$p<0.01$。

2. 烧伤后内毒素血症的来源

既往多认为烧伤后内毒素血症来源于烧伤创面或血循环中 G⁻ 菌感染后大量释放，近 30 年来，随着外科领域中肠源性感染研究的深入，人们对烧（创）伤后内毒素血症产生途径有了新的看法。在较大面积烧伤的早期，患者血浆内毒素水平即显著升高，常表现出明显的脓毒症症状，而此时烧伤创面并无大量细菌繁殖，或者血培养无细菌生长。这些现象提示，烧伤早期的内毒素血症主要不是起源于创面，肠道蓄积的内毒素过量侵入血循环或淋巴循环则可能是最重要的来源。临床观察显示，伤后 7～12h 循环中内毒素含量达峰值，另一高峰则出现在伤后第 4 天。这种早发的内毒素血症主要来源于肠道，与创面细菌无关，其后内毒素的再度上升则可能与创面脓毒症有联系，因为伤后 5d 内早期切痂者可显著降低循环内毒素含量。另有资料证实，烧伤面积超过 60% 的 5 例患者，伤后 1d 鲎试验均呈阳性反应，并于烧伤后 1～4d 内出现 MODS，均未发现明确的感染灶。上述诸多临床资料均不同程度地说明烧伤早期可发生肠源性内毒素血症，肠源性内毒素（及细菌移位）可能是导致脓毒症、MODS 的重要原因之一。至于烧伤稍后期血浆内毒素水平的再度升高，则与难以控制的创面脓毒症密切相关。

业已证明，大鼠重度出血性休克仅 30min，1/3 的动物已经出现肠源性内毒素血症，至休克 2h 其阳性率高达 87.5%，同时约半数动物伴有菌血症。我们的系列动物实验显示，致伤前大鼠门静脉血中含有微量内毒素，低水平内毒素可能在激活机体免疫系统并使之处于"预激"状态中起一定作用。烫伤后 2h 血中内毒素含量迅速升高，伤后 8h 内毒素水平达峰值，体循环内毒素水平明显低于

门脉系统内毒素水平，24h门、体循环内毒素含量基本处于同一水平，说明在烫伤早期肠道内毒素即可通过受损的肠黏膜屏障，由门静脉经过肝而进入全身血循环。生理状态下，肝的库普弗细胞和网状内皮系统具有中和、清除毒素的作用；在烧（创）伤应激状态下，由于肝功能受损而削弱了其灭活、减毒作用，从而使肠道中移位的内毒素得以"溢出"进入体循环或淋巴循环而导致内毒素血症。由于内毒素相对分子质量较小，所以内毒素移位较细菌发生早，达到峰值时间短。进一步研究发现，烫伤后肝、脾、肺组织中内毒素含量均明显高于伤前基础值，提示烧伤后进入体内的内毒素主要分布在肝、脾、肺等组织中。而伤后肝组织内毒素含量明显高于脾、肺组织，表明肝脏可能是烧伤后内毒素最主要的分布场所（表6-2）。据报道，给动物静脉注射放射性标记内毒素后5min，99%以上的内毒素即迅速从循环中清除。免疫组化检查显示，从循环中清除的内毒素迅速分布到肝、肺、肾等组织巨噬细胞内。内毒素及其代谢产物经巨噬细胞代谢转运后可逐渐由胆道排泄，采用酚-水抽提法提取从内毒素血症大鼠胆汁中排出的内毒素，发现它对小鼠仍具有极强致死活性，说明内毒素攻击时，尽管循环中内毒素迅速被单核-巨噬细胞系统所清除，但进入组织中的内毒素仍可保留一定的生物学活性。大量动物实验研究证明，严重烧伤后常伴有不同程度的休克期。由于创伤应激状态，往往破坏肠上皮细胞之间的紧密连接，导致肠黏膜屏障功能削弱，肠黏膜通透性迅速增高，从而使肠道中蓄积的内毒素得以侵入机体内形成内毒素血症，循环中的毒素又反馈性促进肠道中内毒素、细菌持续入血，形成恶性循环。所以，对烧伤休克期的治疗，除液体复苏外，还应注意拮抗早期内毒素血症，以避免或减少对机体的继发性损害。

表 6-2　烫伤大鼠组织内毒素含量的动态变化（$\bar{X} \pm s_{\bar{X}}$）　EU/g

脏　器	对　照　组	伤后时间 /h			
		12	24	48	72
肝	1.39±0.31	17.34±3.69[*]	1.60±0.12	2.81±0.31[*]	3.46±1.72
脾	1.32±0.08	10.85±4.62[*]	1.85±0.24	2.62±0.32[*]	1.83±0.27
肺	4.51±1.14	9.65±2.40	7.12±3.97	6.32±1.59	6.94±1.72
肾	1.52±0.18	1.55±0.16	2.04±0.44	2.17±0.41	0.99±0.26

注：与对照组相比：[*]$p<0.01$。

三、内毒素增敏效应在脓毒症发病中的作用

诸多研究表明，严重烧伤、休克、缺血-再灌注损伤等应激状态下发生的脓毒症及多器官损害与肠道细菌-内毒素移位所致肠源性感染密切相关。但是，急性损伤打击后血浆内毒素水平仅呈现一过性增高，脓毒症患者体内内毒素含量一般在 pg/mL 水平。而离体实验中，pg/mL 水平内毒素并不能刺激细胞应答，剂量提高数百倍才能激活细胞。因此，人们推测机体内毒素增敏效应可能参与了严重烧（创）伤后脓毒症、MODS 的发病过程。近年来体外观察发现，脂多糖结合蛋白（lipopoly saccharide binding protein, LBP）及脂多糖受体（LBP/CD14）系统是机体识别和调控内毒素作用的关键机制之一，内毒素的许多生物学效应可能是通过其增敏作用来实现的，但我们对其体内的作用了解甚少。我们采用多种动物模型，并结合烧（创）伤临床病例的前瞻性研究，从

不同层次观察烧（创）伤后 LBP/CD14 系统的变化规律及其与多器官损害的关系。通过该系列研究，试图初步明确 LBP/CD14 系统在烧（创）伤后内毒素移位诱发脓毒症中的作用，并为进一步探讨脓毒症、MODS 的分子发病机制和早期干预提供新的理论依据。

1. 急性损伤可显著提高宿主对内毒素的敏感性

肠缺血 - 再灌注（I/R）损伤是严重烧（创）伤后常见的病理生理过程，是导致脓毒症及MODS 的重要诱发因素之一。有资料证实，烧伤、I/R 及失血性休克均可显著提高宿主对内毒素的敏感性。据报道，大鼠 40% 烫伤后肺泡巨噬细胞 TNF-α 诱生能力显著增强，高达伤前值的 11.1 倍，表明烧伤可预激与活化机体多种组织巨噬细胞，从而使其对内毒素的敏感性明显提高，但其确切机制尚不清楚。我们采用大鼠急性 I/R 模型，初步探讨了 CD14 在介导内毒素所致炎症反应及器官损害中的意义。结果显示，I/R 组或内毒素组（LPS 组，手术后 12h 注射 LPS 3.0mg/kg）平均动脉压、心脏指数、每搏输出量与假手术组（S 组）相近或仅轻度下降，缺血 - 再灌注合并内毒素组（I/R＋LPS 组，再灌注后 12h 注射 LPS 1.5mg/kg）则血流动力学异常改变显著加重。除血清尿素氮（blood urea nitrogen, BUN）以外，反映器官功能的指标如谷丙转氨酶（alanine aminotransferase, ALT）、D- 乳酸、肺毛细血管通透性等在 I/R＋LPS 组改变最重，其升高幅度均明显大于 I/R 组或 LPS 组（表 6-3）。体外观察发现，LPS 浓度 ≤10ng/mL 时，抗 CD14 单抗可显著抑制全血 TNF-α 的产生；但当 LPS 浓度 ≥100ng/mL 时，其诱导 TNF-α 的产生受 CD14 单抗的影响较小。此外，I/R 后抗 CD14 单抗对内毒素诱导 TNF-α 的抑制效应明显增强，当 LPS 浓度 ≤10ng/mL时其抑制率显著高于伤前值或假手术组。

表 6-3　大鼠肠缺血 - 再灌注后内毒素对器官功能指标的影响（$\overline{X}\pm S$）

组别	MAP /kPa	CI /[mL/(min·kg)]	SV /(mL/beat)	ALT /(U/L)	BUN /(mmol/L)	D- 乳酸 /(μmol/L)	肺血管通透性 /(μg/g)
S 组	13.30	403	0.61	36.4	8.25	46.8	43.1
	±0.53	±17	±0.09	±4.1	±1.76	±4.0	±10.6
I/R 组	12.37	364	0.56	49.8	24.5	66.3	106.1
	±1.20	±28[*]	±0.12	±11.9[*]	±4.8[**]	±29.3	±35.2[**]
LPS 组	13.83	391	0.59	40.1	13.6	43.5	65.9
	±1.73	±33	±0.07	±8.8	±3.4[**]	±8.3	±17.6[*]
I/R＋LPS 组	9.04	265	0.52	98.3	22.3	135.8	255.8
	±1.86[**]	±39[**]	±0.14	±20.5[**]	±6.7[**]	±44.8[**]	±87.3[**]

注：与 S 组比较，[*] $p<0.05$，[**] $p<0.01$。

上述结果提示，I/R 可显著提高机体对内毒素攻击的敏感性，从而为继发性打击导致脓毒症或MODS 起了"预激"作用。关于 I/R 增敏内毒素作用的机制，推测可能与机体识别和调控内毒素效应的 LBP/CD14 系统有关。该研究发现，CD14 介导细胞应答反应与内毒素刺激剂量密切相关。

同时，I/R 后内毒素刺激全血产生 TNF-α 主要依赖于 CD14，且体内 CD14 依赖途径的作用明显增强。因此，I/R、烧伤或失血性休克打击可进一步激活内毒素增敏系统，初步提示该效应与急性损伤后机体 CD14 表达的上调有关。

2. 内毒素移位对 LBP/CD14 基因表达的影响

动物实验和临床观察揭示，内毒素与严重创伤后一系列感染并发症，如脓毒症、MODS 等密切相关，但其详细的分子发病机制仍有待于深入研究，新的防治途径值得进一步探索。在既往研究的基础上，我们采用重度低血容量性休克、烧伤等动物模型探讨 LBP 在严重创伤后内毒素血症诱发多器官损害中的作用及重组杀菌/通透性增加蛋白 21（bactericidal/permeability increasing protein，$rBPI_{21}$）的防治效应。结果显示，重度低血容量性休克 180min 后血浆内毒素水平明显升高，复苏末达峰值。同样，严重烫伤后 2h 外周血内毒素水平亦显著升高，8h 达峰值。给予 $rBPI_{21}$ 治疗则可完全防止休克所致内毒素血症的发生，烫伤治疗组动物内毒素峰值比对照组降低 42.4%。另一方面，大鼠休克、复苏 8h 后肝、肺、肠组织 LBP mRNA 表达均显著增强，肾组织表达则呈阴性。$rBPI_{21}$ 治疗可明显抑制肝、肺组织 LBP 表达水平，但对肠组织影响不大。同样，烫伤治疗组肺、肠、肾组织 LBP mRNA 水平明显下调。病理形态学检查显示，休克对照组动物肺、肝、肠、肾等器官病理损害较重，$rBPI_{21}$ 处理组则相对较轻，病变发生频率亦明显降低。休克对照组及 $rBPI_{21}$ 治疗组 48h 动物存活率分别为 37.5%（6/16）和 68.6%（11/16），$rBPI_{21}$ 组动物预后趋于显著改善。

实验结果表明，严重低血容量性休克、烫伤早期注射 $rBPI_{21}$ 可显著降低循环内毒素水平，从而防止肠源性内毒素血症的发生与发展。与此同时，肺、肝、肾、肠等多种组织 LBP mRNA 表达不同程度地被抑制，尤其以休克、复苏后肝组织及烫伤打击后肠组织下降最为明显。另一方面，病理形态学检查证实，严重休克后多脏器损害明显减轻，动物病死率比对照组降低 31.3%。由此可见，低血容量性休克、烧伤后肠源性内毒素血症在多器官损害的发病过程中发挥了重要作用，及早、有效地阻断急性损伤初期内毒素血症的发生，有助于抑制机体 LBP 的增敏效应和过度炎症反应，从而降低多个器官对内毒素损害的敏感性，防止脏器功能障碍的进一步发展。

体外观察已经明确，CD14 作为 LPS 的功能受体，可能受内毒素的直接调控或内毒素介导产生的各种介质的间接调节。据报道，LPS 可上调人单核细胞 CD14 mRNA 的表达，同时细胞表面膜 CD14（mCD14）分子及培养上清液中可溶性 CD14（sCD14）水平均显著增多，并且 LPS 还可上调猪肺泡巨噬细胞、人中性粒细胞表面 mCD14 的表达。基于上述体外观察的结果，我们推测烧伤后组织 CD14 系统表达上调可能与移位的内毒素有关。动物实验结果显示，组织内毒素水平与组织 CD14 mRNA 表达程度呈显著正相关，提示肠源性内毒素对机体多种组织 CD14 mRNA 表达具有重要影响。为了进一步明确组织内毒素在刺激 CD14 mRNA 表达中的作用，我们采用具有中和内毒素效应的 $rBPI_{21}$ 进行治疗，以探讨二者的因果关系。结果显示，$rBPI_{21}$ 治疗可有效地防止不同组织肠源性内毒素移位的发生，同时，给予 $rBPI_{21}$ 可显著抑制局部组织 CD14 mRNA 水平。伤后 12h，治疗组动物肝、肾、肠组织 CD14 的基因表达均恢复至伤前范围；肺组织表达水平亦明显减弱，伤后 12h 其表达量为烫伤对照的 43.2%，24h 则降至伤前基础值。该结果说明，烧伤早期肠道内毒素发生移位并蓄积于局部组织，它对于进一步上调不同组织 CD14 基因表达具有重要作用。有资料证实，给小鼠腹腔注射内毒素后，各组织内源性细胞中 CD14 mRNA 水平明显高于对照组，同时血浆 sCD14 水平也显著升高，值得注意的是，正常情况下基本不表达 CD14 的上皮细胞和内皮细胞 CD14 mRNA 表达亦明显增强。由此可见，内毒素可引起 CD14 在不同组织中广泛表达，从而为进一步介导器官损伤奠定了基础。这样，机体 CD14 表达上调可能对增强机体对内毒素的敏感性、诱发全身失控炎症反应及脓毒症具有促进作用。

3. LBP/CD14 系统改变的临床意义

临床资料显示，14 例严重多发性创伤患者血浆 LBP 含量伤后第 1 天即明显增多，并呈持续上升趋势。与正常对照组比较 [（4.71±1.59）μg/mL]，多发性创伤组伤后第 3、7 天 LBP 含量显著性升高。进一步分析可见，循环内毒素与 LBP 水平伤后 1、3d 均呈显著正相关。该资料表明，急性损伤早期内毒素血症对体内 LBP 的产生有重要影响。与之相似，在狒狒低血容量 - 创伤性休克模型中观察到，休克打击后 48h、72h 血浆 LBP 均值分别为 22.18μg/mL、30.66μg/mL，显著高于伤前基础值（3.88μg/mL），并且循环 LBP 的合成、释放与肠源性细菌 - 内毒素移位密切相关。因此，创伤、休克早期抗内毒素治疗可能有助于减轻机体 LBP 的大量产生，进而部分阻断 LBP 介导的内毒素增敏效应，这对于防止脓毒症、MODS 的发生与发展可能有一定意义。为了探讨血浆 LBP 水平与患者预后的关系，对 14 例多发性创伤患者中存活者与死亡者进行比较，发现死亡组 LBP 水平伤后第 3 天显著高于存活者。这些结果证明，创伤早期 LBP 可能参与了机体脓毒症的病理过程，并介导内毒素对不同器官的广泛损害。动态检测循环 LBP 水平可能有助于患者预后的判断，关于 LBP 确切的临床预警价值仍有待于深入研究。

另一组资料观察到，生理及病理情况下血清中均存在一定水平的 sCD14。大面积烧伤早期 sCD14 含量改变不明显，伤后第 7 天则明显升高，且一直持续至伤后第 3 周。进一步分析可见，烧伤后第 7 天、14 天和 21 天 MODS 组 sCD14 水平显著高于非 MODS 组（表 6-4），且 sCD14 升高程度与 MODS 发生呈平行关系，当其均值超过 9.00μg/mL 时，9 例患者中有 7 例发生了 MODS。这一观察结果提示，sCD14 水平与严重烧伤后 MODS 的发生、发展密切相关，动态监测其改变对 MODS 的发病过程具有一定的预警意义。值得注意的是，sCD14 含量不仅与 MODS 的发生有关，而且与患者的预后密切相关。该组资料中，随着 sCD14 均值的不断上升，患者病死率亦逐渐增高。sCD14 含量持续于较高水平（≥9.0μg/mL）常为预后不良之兆（表 6-5）。由此可见，动态检测 sCD14 的变化是判断严重烧伤后病情转归较为客观的指标。

表 6-4 MODS、非 MODS 患者血清 CD14 水平比较（$\overline{X} \pm S$） μg/mL

组 别	伤后时间 /d					
	1	3	7	14	21	28
MODS	3.77	5.43	10.76*	14.72**	16.88**	8.91
（n=9）	±0.60	±1.61	±1.78	±4.46	±8.33	±4.96
非 MODS	4.15	4.92	7.25	7.93	6.61	4.50
（n=13）	±0.87	±0.98	±2.64	±3.42	±2.89	±1.83

注：与非 MODS 组同一时间点比较，*$p < 0.05$，**$p < 0.01$。

表 6-5　sCD14 与患者 MODS 及预后的关系

sCD14 /（μg/mL）	例　数	MODS		死　亡	
		例　数	占比 /%	例　数	占比 /%
<6.0	5	0	0	0	0
≥6.0	8	2	25.0	2	25.0
≥9.0	5	4	80.0	3	60.0
≥12.0	4	3	75.0	3	75.0
合　计	22	9	40.9	8	36.4

既往的研究已证实，大面积烧伤可导致内毒素、细菌持续不断侵入体内造成内毒素血症，它对于进一步诱发机体失控的炎症反应及全身多个脏器的损害具有一定作用。一组资料中，我们观察到 sCD14 水平与烧伤后 MODS 的发生、发展密切相关，且其改变与循环内毒素呈平行关系。值得重视的是，该组 9 例 MODS 患者中，肺部并发症出现时间最早、发生率亦最高，推测与循环 sCD14 过量弥散、聚集于肺组织有关。最近，有人发现 ARDS 患者支气管肺泡灌洗液 sCD14 含量与肺部炎症反应呈高度正相关，局部组织 sCD14 大量产生、释放可能是导致急性肺损伤的重要原因之一。有鉴于此，烧（创）伤后循环 sCD14 的持续存在对于促进内毒素血症介导的机体广泛损害可能有一定临床意义。

严重烧伤患者 sCD14 水平升高的病理生理意义还不完全清楚，其致病机制可能是在 LBP 的催化下，较低水平 LPS 与 sCD14 结合形成复合物，在 sCD14 的介导下激活 CD14 阴性细胞，如内皮细胞、上皮细胞等，使其表型发生改变；激活的细胞表达大量黏附分子，释放炎症细胞因子（IL-1、IL-8 等），促凝活性增强；同时，在 sCD14 介导下，LPS 直接使内皮细胞通透性增高，造成损伤。这样，sCD14 介导的一系列反应促使白细胞浸润和微血栓形成，最终产生广泛的机体损伤效应。关于烧（创）伤后 sCD14 水平升高的机制正在研究之中，LPS 或细胞因子等多种因子均可诱导产生 sCD14。我们的临床资料发现，sCD14 与血浆内毒素水平呈显著正相关，有人还观察到其与血浆 TNF-α 水平呈显著正相关。体外实验证实内毒素、TNF-α 均可刺激单核细胞产生 sCD14，释放到培养上清液中。而脓毒症、MODS 时循环内毒素和 TNF-α 均可升高，因此 sCD14 的诱生可能与二者的直接或间接作用密切相关。

4. 内毒素增敏机制在烧（创）伤后 MODS 发病中的作用

基于上述分析可知，LBP/CD14 系统通过介导内毒素刺激组织合成、释放 TNF-α 等炎症介质，在烧（创）伤后脓毒症、MODS 的发病机制中发挥重要作用。而组织 LBP/CD14 mRNA 表达增加可能是严重创伤增敏内源性内毒素作用，从而发挥其生物学效应的主要分子基础。由此，我们设想烧（创）伤、休克后脓毒症、MODS 可能是循以下途径发生、发展的（图 6-1）：创伤、烧伤、休克等应激状

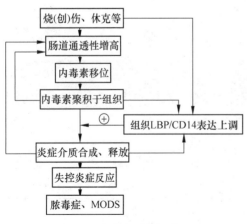

图 6-1　内毒素增敏假说

态（首次打击）一方面引起机体 LBP/CD14 系统表达上调，使机体对内毒素的敏感性增高（致敏阶段）；另一方面，由于免疫抑制、肠道通透性增高以及菌群紊乱等因素，促进肠源性内毒素移位，并聚积于局部组织（二次打击）。组织内毒素通过表达上调的 LBP/CD14 系统激活多种炎症细胞，释放炎症细胞因子（TNF-α 等）。同时，内毒素及炎症介质一方面持续上调组织 LBP/CD14 表达，另一方面则进一步加重肠黏膜损伤，促进内毒素移位。从而在内毒素 - LBP/CD14 - 炎症介质之间形成一正反馈环，致使炎症反应不断放大、加重，最终导致全身失控性炎症反应和 MODS。

四、内毒素血症的临床意义

1. 与感染、免疫的关系

内毒素血症与细菌感染关系密切，它是烧（创）伤感染中的重要致病因素之一。实际上，在脓毒症发生过程中，内毒素常常与细菌协同致病，两者同时并存；但有时血液内毒素检测呈阳性反应，而血液细菌培养不一定阳性，提示内毒素血症也可单独存在。有资料表明，严重烧（创）伤、手术应激后肠源性内毒素血症的出现时间往往要早于菌血症的发生，细菌内毒素对肠源性感染具有促进作用。有学者采用无特殊病原菌（specific - pathogen free, SPF）小鼠观察了内毒素对蛋白营养不良动物肠道细菌移位的影响。实验发现，大肠埃希菌内毒素血症能显著促进营养不良小鼠合并烧伤后肠道细菌的进一步播散，形成全身性感染，并增加烧伤后动物病死率，而单纯营养不良并不能造成细菌移位的发生。目前认为，应激状况下循环内毒素可促进肠源性细菌移位的发生、发展，其机制可能主要是通过破坏肠黏膜机械屏障及提高肠黏膜的通透性所致。应用电镜组化及冷冻蚀刻技术观察到，内毒素能导致连续上皮细胞之间的紧密连接组织结构发生明显改变；使细胞间"通道"异常开放，肠黏膜对肠腔内细菌、内毒素的通透作用增强；内毒素血症不仅对肠道细菌移位具有促进作用，更值得注意的是，它与严重创伤后全身播散性感染的发生亦紧密相关。根据临床观察报道，内毒素血症与革兰阴性菌脓毒症的相关率达 70% 以上，当血浆内毒素含量越来越高时，应警惕播散性细菌感染的发生。因此，早期诊断并及时阻断内毒素血症的发生、发展，对于阻止细菌感染的进一步加剧，防止脓毒性休克、MODS 并发症具有积极作用。

严重烧（创）伤后内毒素血症对宿主的影响是多方面的，它在体内可引起一系列的病理生理变化与临床中毒症状。一些研究揭示，细菌内毒素在创伤后机体免疫抑制中扮演着较重要的"角色"。较大面积烧伤患者细胞免疫的异常表现为外周血淋巴细胞在体外对细胞促有丝分裂原，如植物血凝素（phytohemagglutinin, PHA）、念珠菌抗原等刺激反应降低，同时伴有抑制性 T 细胞（suppressor T cell, Ts）数目增多、辅助性 T 细胞（helper T cell, Th）减少。通过体内、体外试验发现，上述细胞免疫功能障碍均与患者血清中存在过量的内毒素有关。相反，应用较低剂量的多黏菌素 B 治疗后，可部分恢复患者自然杀伤细胞（natural killer, NK）的活性及逆转 Th/Ts 细胞比例的严重异常，且能消除烧伤血清对 IL-2 的抑制反应。由此可见，抗内毒素治疗对改善烧伤后免疫功能的障碍有一定价值。

传统的观点认为创伤、休克时首先导致免疫功能低下，然后才发生细菌及其毒素的侵袭，出现脓毒症或脓毒性休克。近年来，肠源性内毒素对机体全身免疫功能的影响逐渐受到重视。我们的观察证明：休克初期即发生内毒素血症及细菌入血，而通过体内重要免疫抑制因子——前列腺素 E_2（prostaglandin E_2，PGE_2）等介导的免疫抑制作用相对要迟缓，Re-LPS 抗血清输注后血浆 PGE_2 水平较对照组明显降低。因此，肠源性内毒素血症对血浆 PGE_2 水平有一定影响，而后者的大量产生、释放可能与机体免疫功能紊乱、感染的易感性增加密切相关。为了探讨内毒素血症与机体全身性细胞免疫的直接关系，我们还观察了烫伤动物脾细胞对促有丝分裂原增殖应答反应、IL-2 活性及 T 细胞亚群比值等指标的变化。结果发现，大鼠 40% Ⅲ度烫伤后，脾淋巴细胞对刀豆素 A（Con A）或 PHA 刺激后增殖反应及脾细胞诱生 IL-2 活性明显抑制。针对肠道内毒素移位，预防性进行选择性消化道脱污染（selective decontamination of the digestive tract，SDD）后，则可显著降低循环内毒素水平，同时脾细胞的增殖应答及诱生 IL-2 活性较烫伤组明显升高，但对外周血 T 细胞亚群比值无显著影响。这些观察提示，严重烫伤应激后肠道中内毒素的过量入血对于诱发全身性细胞免疫功能异常有一定作用。关于细菌内毒素介导创伤后免疫抑制的作用机制，可能主要有如下几方面：①刺激单核-巨噬细胞系统产生、释放大量的 PGE_2，通过 PGE_2 对免疫系统的负向调控（down-regulation）引起多方面的抑制效应，如 Th 细胞活性增强、单核细胞分泌 IL-1 增加、Th 细胞 IL-2 产生减少等；②直接或间接作用导致单核细胞呈递抗原表达能力降低，并抑制中性粒细胞趋化性受体的表达；③激活体内单核-巨噬细胞系统诱生 TNF-α、IL-1 等细胞因子，介导或协同产生对机体防御功能及多器官的损害效应；④经替代途径活化补体，生成多种补体裂解产物，如 C3b、过敏毒素等。当然，损伤后机体免疫抑制的机制比较复杂，细菌内毒素作为一个较重要的因素可能参与了这一病理过程。

2. 与脓毒症、MODS 的关系

脓毒症、MODS 诱发因素十分复杂，其中革兰阴性菌严重感染为主要原因之一。感染诱发脓毒症、MODS 的确切机制尚未完全明了，一般认为细菌内毒素对其发生、发展具有促进作用。大量研究揭示，内毒素具有极广泛而又复杂的生物学效应，脓毒症、MODS 病理过程中出现的失控炎症反应、免疫功能紊乱、高代谢状态及多脏器功能损害均可由内毒素直接或间接触发。业已明确，细菌内毒素主要是通过激活机体单核-巨噬细胞系统过度释放中间介质而发挥作用，其中 TNF-α、IL-1 可能是介导内毒素损害效应、诱发脓毒症的关键早期细胞因子。我们在家兔 MODS 模型中观察到，内毒素血症与 MODS 的发生、发展密切相关。并发 MODS 的动物血浆内毒素含量升高幅度大、持续于较高水平，且内毒素水平的改变与多器官功能指标相关显著。给失血性休克家兔输注 Re-LPS 抗血清后，血浆内毒素水平的升高幅度及其持续时间均显著降低，动物 MODS 发生率明显低于对照组（11.2% 与 58.0%，$p < 0.01$）。同样，重度出血性休克早期给予具有抗菌及抗内毒素双重作用的 $rBPI_{21}$，可完全中和循环内毒素，能有效地减轻肝、肺、肾及肠道损害等。此外，预防性进行 SDD 大鼠，其各段肠腔中游离内毒素含量较对照组下降 99.5% 以上，门、体循环内毒素水平随之显著降低。防治组肠黏膜损害减轻，严重烫伤后其存活率提高 26.7%。另一方面，我们的临床观察证实，大面积烧伤患者内毒素血症发生率为 58%，脓毒症组血浆内毒素均值显著高于非脓毒症组，且血浆内毒素水平与烧伤后 MODS 发生频率呈正相关。持续严重内毒素血症（≥0.50EU/mL）者，多呈现显著的脓毒症状态，最终可并发 MODS 而死亡（其中 3 例患者死前血浆内毒素浓度超过 1.00EU/mL）。相反，非 MODS 者伤后早期尽管血浆内毒素暂时性升高，但其变化趋势进行性下降，致伤 1 周之后仅表现为轻度内毒素血症，患者感染症状多随之减轻，预后较好（表 6-6）。这与我们的动物实验结果是一致的。上述结果证明了肠源性内毒素血症与烧伤

后脓毒症、MODS 发病可能具有密切关系。

表 6-6　严重烧伤后 MODS、非 MODS 患者血浆内毒素含量比较（$\overline{X} \pm S$）　　　EU/mL

伤后时间 /d	血浆内毒素含量	
	MODS 组	非 MODS 组
1	0.512±0.174	0.407±0.232
3	1.016±0.492*	0.553±0.310
7	0.586±0.382	0.366±0.135
14	0.732±0.321**	0.301±0.214
21	1.127±0.528**	0.284±0.173
28	0.620±0.251**	0.216±0.202

注：与非 MODS 相比：*$p < 0.05$，**$p < 0.01$。

　　创伤后 MODS 常继发于严重感染，因此有人称之为脓毒综合征。Meakins 主张胃肠道是其始动部位，通过细菌和内毒素起作用。近年来，许多学者对于 MODS 的感染机制开展了深入的研究，提出了细菌内毒素作为重要触发因子的观点，并受到人们的普遍关注。虽然很多人支持内毒素在 MODS 发生中起着"扳机"作用，但亦有不少研究者提出异议。有人给大鼠腹内注射酵母多糖复制出非细菌感染性多器官损害的动物模型，认为 MODS 是一种具有广泛炎症特点的全身性自身破坏过程。脓毒并发症是宿主对感染因素的一种全身性反应，其本质及重要性并不在于感染因子（细菌、毒素、病毒等）本身的直接效应，而在于机体的失控炎症反应影响了体内神经 - 内分泌 - 免疫网络，最终造成细胞能量代谢紊乱及功能异常。Moore 等对 20 例可能发生 MODS 的创伤患者进行紧急腹部手术，并行门静脉插管以便连续采集标本，虽然最终有 30% 的患者并发MODS，但在伤后 5d 内门静脉血与外周血中均未检测到细菌和内毒素。不少报道也证实，在急性创伤患者中细菌移位至肠系膜淋巴结并不多见，同样，也未发现失血性休克和严重创伤患者血浆内毒素水平显著升高。另一方面，临床上选择性肠道去污术虽然能明显减少感染并发症，但病死率并未降低。因此，肠源性内毒素血症的临床意义有待进一步探讨。

　　3. 循环内毒素含量监测的临床价值

　　内毒素血症的临床表现大都与革兰阴性菌所致脓毒症相似，对创伤患者内毒素血症的诊断除临床体征外，主要依据血中内毒素测定结果。尽管血液内毒素检测方法尚有待进一步完善，但因其具有快速、灵敏、不受抗菌药物治疗影响等优点而逐渐应用于临床。血浆内毒素含量可以比较稳定和敏感地反映机体革兰阴性菌感染的动态变化过程，内毒素浓度越高，患者全身中毒症状越明显。我们的临床观察表明，并发 MODS 组患者血液内毒素水平自伤后第 3 天起明显高于非MODS 组，且循环内毒素含量与 MODS 发生频率呈正相关关系，内毒素水平持续超过 0.5EU/mL者，应高度警惕并发 MODS 的可能。随着循环内毒素含量的不断升高，MODS 的发生频率及病死率逐渐增加（表 6-7），反之，患者感染症状则多随之减轻，预后较好。另据报道，依据死亡患者死前血浆内毒素检测结果，推测内毒素血症"预后"线波动在（325±166）pg/mL，血中浓度超过此值时，有可能导致死亡。有鉴于此，我们认为循环内毒素水平对于革兰阴性菌感染及其他脓毒并发症的监测具有一定的预警意义。连续动态观察其变化，对脓毒症、MODS 的早期诊断、病程监测、防治方案的制订及预后评价可能有指导作用。

表 6-7　血浆内毒素水平与 MODS 发生例数

内毒素 / (EU/mL)	总病例数	例　　数		
		MODS	非 MODS	死亡
<0.20	18	0	18	0
0.20～0.49	9	1	8	1
0.50～1.00	6	4	2	3
>1.00	2	2	0	2

五、内毒素血症的防治

虽然采用抗菌药物治疗及其他强力支持性措施，但由于一般不能有效中和、灭活内毒素毒性或抑制其诱生的多种活性介质，因此难以从根本上解决内毒素血症的防治问题，严重烧伤脓毒性休克病死率至今仍高达 70% 以上。可以说，目前还缺乏有效的方法用于临床内毒素血症的治疗，成为提高大面积烧伤患者治愈率的一大障碍。现行的防治方案中，主要原则是及早全身应用抗革兰阴性菌的抗菌药物及正确处理烧伤创面。但有人报道，单纯使用敏感抗菌药物往往可迅速杀死细菌，导致短时间内大量的内毒素释放入血，在特定的情况下可能加重患者的临床毒血症反应。可见，对于内毒素血症的治疗仍存在许多矛盾，下面仅就有关的措施及其研究进展作一简要介绍，供读者参考。

1. 免疫疗法

早在 20 世纪 60 年代，Alexander 等用多价铜绿假单胞菌疫苗（含抗脂多糖抗原及内毒素蛋白抗原）预防治疗烧伤患者，取得了一定的疗效，可提供部分保护作用。由于主动免疫抗体产生较慢，加之烧伤后多伴有免疫反应抑制，因此有人主张对于大面积烧伤患者采用高效价铜绿假单胞菌免疫球蛋白或免疫血浆进行被动免疫更为合适。这项措施可作为一项有效的辅助治疗，但存在来源困难、疗效仍不理想等问题，难以推广。为了克服上述缺点，近三十年来国内外学者致力于具有交叉保护作用的内毒素核心单克隆抗体的研制，早期大规模临床试用 E5（来源于小鼠的 IgM 型抗 J5 类脂 A 单克隆抗体）抗体已显示出一定的疗效。在大量动物试验的基础上，人们对 E5 抗体进行了临床验证，表明该抗体是稳定、安全和易接受的。据报道，美国 33 个医疗中心使用 E5 单抗治疗 468 例可疑革兰阴性菌感染患者，结果证实治疗组（无论是否存在顽固性休克）与对照组相比，患者器官损害症状缓解或消失较为迅速，且非顽固性休克患者病死率显著下降，且过敏反应仅占 1.6%，未出现明显的变态反应。在随后进行的另一组随机、对照、双盲临床试验中，E5 单抗对革兰阴性菌感染患者却无明显疗效；但对于其中 139 例伴器官衰竭而无难治性休克的病例，E5 单抗可以改善生存率。从目前的资料来看，还难以肯定 E5 单抗的临床治疗作用。参加临床试验的内毒素单抗制剂除 E5 外，还有一种来自人的 IgM 型抗体——HA-1A。一组 543 例脓毒症患者的临床试验资料显示，给予 100mg HA-1A 治疗组与对照组总病死率分别为 39%、43%，无统计学差异。鉴于其中多数病例未发生革兰阴性细菌感染，他们进一步分析了 197 例培养证实菌血症患者对 HA-1A 治疗的反应，结果发现，HA-1A 治疗明显降低并发革兰阴性菌脓毒症和脓毒性休克患者 28d 病死率。同时，HA-1A 能够改善患者器官功能，治疗组与对照组器官功能恢复率分别占 62% 和 42%。可见 HA-1A 抗体的作用可能主要限于伴有内毒素血症及革兰阴性菌脓毒症的病例。尽管关于内毒素拮抗剂在防治脓毒症中的有效性和确切临床价值仍有待于进行深入、周密的临床研究，但从目前已获得的大量资料来看，内毒素单抗制剂并不能明显改善脓毒症和脓毒性休克患者预后，因此，不宜过高期望抗内毒素抗体治疗的临床应用前景。

2. 多黏菌素 B 和杀菌 - 通透性增加蛋白

业已证明，多黏菌素 B 能通过化学作用结合内毒素的类脂 A 部分而中和或灭活其毒性，并且对铜绿假单胞菌、大肠埃希菌等常见革兰阴性杆菌有强大的抗菌活性。但由于这类抗菌药物不良反应大，尤其对肾的毒性而限制其临床广泛使用。为此，日本学者研制多黏菌素 B 固定纤维（PMX-F）治疗能选择性解除实验动物内毒素休克的毒性，从而显著地提高了动物存活率。近年来的临床应用报道有限，但初步证明有效。鉴于多黏菌素 B 的毒性反应，部分学者主张低于治疗量使用，在不产生明显的毒性作用的情况下，能减轻内毒素血症及提高烧伤患者的免疫功能，对改善患者预后是有利的。

杀菌 - 通透性增加蛋白（bacterial permeability increasing, BPI）是一种普遍存在于人及哺乳动物中性粒细胞嗜苯胺蓝颗粒中的蛋白质，相对分子质量约为 55 000。BPI 由两个活性部分组成：N- 氨基末端具有杀菌活性，羧基末端起固定作用。BPI 对内毒素的 LPS 分子具有高度亲和力，可有效阻止 LPS 激发的一系列免疫病理反应，对致死性内毒素血症具有保护性拮抗作用。同时，BPI 对许多革兰阴性菌外膜有特异性结合能力，发挥其细胞毒作用，促使细菌外膜通透屏障破坏，导致不可逆性细胞损害及死亡。BPI 强有力的中和内毒素及杀灭革兰阴性菌的双重特性表明，在革兰阴性菌脓毒症及 MODS 的治疗中可能具有一定的前景。绝大多数动物实验显示，完整 BPI 及其活性片段对小鼠、大鼠、家兔、猪、狒狒等革兰阴性菌感染或内毒素攻击均可产生良好的防护效应。Ⅰ期临床观察发现，rBPI$_{23}$、rBPI$_{21}$ 可显著抑制人体内毒素血症诱发的一系列免疫病理反应，证明它们是一种安全、高效的抗菌、中和内毒素制剂，故有人称之为"超级抗菌药物"。

BPI 作为体内 LBP-LPS 相互作用的天然拮抗剂，其保护机制与直接中和内毒素、杀灭革兰阴性菌及竞争抑制 LBP 作用等多重效应有关。业已证明，BPI 和 LBP 均为体内调控内毒素活性作用的蛋白，它们在序列上具有同源性及交叉免疫活性。BPI 可与 LBP 竞争结合 LPS 分子，作为 LBP-LPS 复合物的拮抗剂存在。一般认为，LBP/CD14 具有增敏机体内毒素的细胞毒性作用，介导 LPS 诱发的多种细胞因子的合成及释放；而 BPI 则可显著抑制或阻断炎症介质的产生及中性粒细胞补体受体的上调。BPI 与 LPS 结合的能力比 LBP 强，rBPI$_{23}$ 对 LPS 的亲和力大约为重组 LBP 的 75 倍，因此能竞争抑制 LBP 与类脂 A 结合。但当 LBP/BPI 比值增高时，BPI 不足以抑制 LPS 的激活细胞效应；提高 BPI 的浓度则可以拮抗 LBP 的效应。严重烧（创）伤打击可广泛激活机体多种组织 LBP mRNA 表达，因此 LBP/BPI 比值明显增高，导致机体促炎和抗炎细胞因子比例发生失调，此时机体自身产生的 BPI 不足以抑制 LPS 的病理效应，因此给予外源性 BPI 以调节其平衡失调可能对改变机体的过度炎症反应状态及防止 MODS 的发生具有重要意义。并且 BPI 作为机体中性粒细胞中自然存在的防御性抗感染蛋白，是天然的 LPS

抑制物，具有其他外源性生物拮抗剂无可比拟的优点。研究表明，BPI 及其活性片段均无明显毒性和免疫原性，在人体及不同动物模型中都能发挥强有力的结合及中和内毒素作用。据报道，大鼠、小鼠均可耐受高达 10mg/kg 的 BPI 而未产生毒性反应，1 周后动物多个脏器功能与形态学未发现任何异常改变。因此，BPI 作为临床抗感染治疗的重要辅助措施之一，可能具有潜在的应用价值。

3. 抑制肠道内毒素的产生和吸收

Fine 等使用口服非肠道吸收抗菌药物杀灭肠道细菌，减少内毒素的产生、吸收，取得了一定疗效。然而有些学者认为常规应用广谱抗菌药物并不能有效减少肠道内毒素和降低血中内毒素浓度，相反由于杀灭肠道细菌而引起内毒素的释放、吸收，可能使血中浓度升高。另一方面，临床上长时间应用广谱抗菌药物能使肠道微生态失调，存在诱发继发性感染的威胁。因此，有的学者提出针对肠道革兰阴性菌采取 SDD 的防治方法，能有效拮抗潜在性革兰阴性致病菌在宿主体内的定植，可能有助于减少肠源性内毒素的过量吸收，从而阻断内毒素血症的发生与发展。我们对应用 SDD 对烫伤动物全身性细胞免疫功能及预后的影响进行了探讨，结果证实，SDD 组动物在给药 3d 内完全抑制革兰阴性肠杆菌的生长，其各段肠腔内游离内毒素含量较对照组下降 99.5% 以上，门、体循环内毒素水平随之显著降低，从而有效防止肠道细菌移位和内毒素血症的发生。经 SDD 处理动物可部分逆转严重烫伤所致细胞免疫抑制及巨噬细胞的活化，主要表现为脾细胞增殖反应及诱生 IL-2 活性显著升高，血清生物蝶呤水平及血浆 TNF-α 水平比对照组显著降低。同时，SDD 组肠黏膜功能的标志酶——二胺氧化酶活性明显上升，动物 5d 存活率由 63.3% 提高至 90.0%。说明预防性给予 SDD 能有效防治肠源性内毒素血症的发生与发展，其作用机制与减轻内毒素移位诱发机体细胞免疫抑制密切相关。但该方法能否改善患者的预后、降低病死率仍争议较大，有待于临床实践的进一步检验。

4. 其他措施

早期应用糖皮质激素、色甘酸钠等，可拮抗 LPS 活性，稳定粒细胞、肥大细胞释放血管活性物质，降低机体对内毒素的反应性，对缓解毒血症症状有一定作用。此外，一些学者提出抗细胞因子抗体干预，其中抗 TNF-α 抗体、IL-1 受体拮抗剂（IL-1ra）最引人注目。阻断 TNF-α 可采用抗 TNF-α 抗体、可溶性 TNF-α 受体、TNF-α 受体 Fc 段嵌合蛋白等多种方法。在注射活菌攻击后给予抗 TNF 抗体或 TNF 受体 Fc 段嵌合蛋白，研究结果显示出不一致性。早期治疗一般能获得较好的保护作用，延迟治疗在许多模型上缺乏保护作用，一般认为在内毒素攻击后延迟治疗不及攻击早期或预防性给药有效。尽管在动物脓毒性休克和致死性模型上拮抗 TNF-α 已取得令人鼓舞的结果，但抗 TNF-α 抗体在降低 28d 病死率中仍未被证明有效。对抗 IL-1 活性的药物有 IL-1ra 和可溶性 IL-1 受体。IL-1ra 已应用于患有脓毒性休克患者的试验性治疗，多项临床 III 期试验显示对患者预后均无明显影响，这与其他临床试验如用细胞因子或内毒素抑制剂治疗脓毒性休克结果相似。

总之，现代免疫治疗的目的是阻止机体由免疫中间产物所致炎症反应转变成为脓毒症状态。尽管有多种预防或治疗措施应用于脓毒症和 MODS 的防治，如抗内毒素单克隆抗体、抗 TNF-α 抗体、可溶性 TNF 受体、IL-1 受体的拮抗剂等，但是临床大规模试验均未显示出完全有效的、可重复的、统计上有显著性意义的临床价值。这一残酷的教训使我们认识到，预防威胁生命器官损害最有效的方法是尽可能早期阻断或消除多种致病因素对宿主异常炎症反应和免疫功能的激活。一般而言，理想的增强机体防御能力的方法应当是预防创伤后全身炎症反应发展至不可逆转性自身损害效应。这种治疗一定要在损伤早期给药才能起到预防作用，它能保护多种靶细胞（如淋巴细胞、巨噬细胞、中性粒细胞和内皮细胞等），其作用方式可以防止宿主细胞过度激活和细胞损害。从我们目前对免疫机制的理解中可以看出，调节创伤后各种细胞间平衡失调最有效的方法可能是几种药物的联合应用。很明显，只有在机体遭受打击后及时通过对炎症、免疫细胞的直接干预以纠正其内环境紊乱状态，才能够有效预防脓毒症和 MODS 的进一步发生与发展。有人提出一种联合的免疫调理方案值得借鉴，主要包括：①急性损伤早期（≤72h）下调巨噬细胞和中性粒细胞的活性，上调淋巴细胞应答能力；②应用大剂量多价免疫球蛋白和可溶性补体受体，中和循环内、外毒素以防止巨噬细胞的过度活化；③重建细胞免疫功能，注射胸腺类激素、γ-IFN、粒细胞集落刺激因子来增强细胞介导的特异免疫反应以克服创伤后的免疫功能障碍。虽然在临床实际中采用免疫调理能否获得理想的效果受多方面因素的影响，但免疫治疗方案的本质不是被动、简单地"祛邪"，而是调动机体自身以"扶正"，即主动调节和恢复宿主防御反应，维护内环境平衡与稳定，真正发挥较全面的调理作用。

内毒素血症的防治仍是临床上一个棘手的难题，今后的方向可能是联合使用抗菌药物、拮抗内毒素与免疫调理治疗，并辅以强有力的支持措施。

第 2 节　细菌外毒素血症

在过去的二三十年中，由于抗菌药物的普遍应用，革兰阴性菌在脓毒症中的地位更为突出，加之内毒素研究手段的突破性进展，越来越多的学者更关注严重烧（创）伤后革兰阴性菌感染及内毒素的研究，而对革兰阳性菌脓毒症少有问津。然而流行病学调查资料显示，近年来由革兰阳性菌引起的脓毒症和脓毒性休克明显增多，目前已达脓毒症发病率的 50% 以上，其中金黄色葡萄球菌感染的发病率位居首位，是烧伤创面感染、急性肝衰竭和血源性肾炎等疾病的主要病原菌。革兰阳性菌致病的严重程度及致死率与革兰阴性菌相当，且通常与革兰阴性菌脓毒症同时发生，协同作用，使脓毒症的病理生理过程进一步恶化，严重威胁着患者的生命。

与革兰阴性菌相比，以金葡菌为代表的革兰阳性菌致病成分更为复杂，包括细菌细胞壁成分、胞外酶和外毒素等多种因子，其中金葡菌细胞壁成分［主要是肽聚糖（peptidoglycan，PGN）和磷壁酸（teichoic acid，LTA）］、外毒素［包括葡萄球菌肠毒素（staphylococcal enterotoxins，SE）和中毒性休克综合征毒素 -1（toxic shock syndrome toxin-1，TSST-1）］在金葡菌脓毒症和 MODS 的发生、发展中可能占有重要地位。体内外研究表明，肽聚糖和磷壁酸具有很强的抗原性及"内毒素样"生物学活性，可通过脂多糖受体 CD14 介导的信号通路诱导单核 - 巨噬细胞活化以及 TNF-α、IL-6 和一氧化氮等炎症介质合成、释放，但其刺激能力明显低于内毒素。金葡菌的肠毒素和 TSST-1 均属"超抗原"（superantigen），具有强大的抗原刺激能力，T 淋巴细胞为其主要的靶细胞。随着分子生物学和现代免疫技术的发展与应用，人们对细菌外毒素尤其是金葡菌外毒素的认识正在不断地深化。铜绿假单胞菌是烧（创）伤感染的另一重要致病菌，其内毒素所引致的病理生理效应已为人所熟知，但其外毒素 A 的作用往往被忽视。本节拟结合我们的研究工作，重点介绍细菌外毒素与烧（创）伤脓毒症关系的研究内容。

一、外毒素的基本概念与结构特征

自发现白喉外毒素以来，有关细菌外毒素的研究已有近百年历史，但直到 20 世纪 50 年代进入分子生物学时期后，其研究才得到迅速发展。

（一）概念

经典微生物学曾认为，外毒素先是由细菌合成蛋白毒素，具有酶的活性，在菌体内多以酶原形式存在，合成后释放到菌体外，受蛋白酶作用被激活，而形成外毒素。革兰阳性球菌是产生外毒素的主要细菌，但是现在发现，许多革兰阴性菌也能产生大量的致死性外毒素，如霍乱弧菌、铜绿假单胞菌、肺炎杆菌及大肠埃希菌等。以往认为外毒素仅分泌到菌体外，现知也有存在于细胞体内的，菌体破裂后才释放于外环境中。

传统观念认为，仅有内毒素可造成机体血管舒缩功能紊乱，致使低血压并可发生休克。这种观念也已更新，Todd 等首先报道了中毒性休克综合征（toxic shock syndrome，TSS），以后有人证实 TSS 由热原性外毒素 C（pyrogenic exotoxin C，PEC）及葡萄球菌肠毒素 F（staphylococcal enterotoxin F，SEF）引起。PEC 及 SEF 均为外毒素，可见外毒素也可导致休克和 MODS，甚至可以造成多器官衰竭。

多数学者认为，铜绿假单胞菌致病因素主要是内毒素，进入血循环后，形成内毒素血症。Liu 等首先发现铜绿假单胞菌外毒素 A（pseudomonas aeruginosa exotoxin A，PEA），并证实它是一种重要的潜在性致病的毒力因子。PEA 被称为致死毒素，对鼠、狗、猴等多种动物可造成低血压及脓毒性休克，并有明显的致死作用。

在复制脓毒性休克动物模型中，单纯用内毒素攻击，结果往往不稳定。在临床中仅用内毒素抗血清治疗烧伤患者，疗效不显著。Pierson 曾对严重烧伤患者给予多价铜绿假单胞菌免疫血清治疗，使菌血症的发生率及病死率显著降低。综合这些报道，大致可以体会到细菌外毒素确实有致病作用。我们测试严重烧伤铜绿假单胞菌感染患者血清中 PEA 含量变化，发现感染后血液中 PEA 含量剧增，与感染严重程度明显相关。

（二）细菌外毒素的作用特点

从分子水平的研究表明，细菌外毒素都有着相似的生物学特性以及相似的结构和功能。

1. 结构

无论哪一种细菌外毒素都具有双功能蛋白质。其一是结合部分，它可识别靶细胞膜上的特异性受体，并与之结合，决定毒素对机体细胞的选择亲和性。另一为毒素活性部分，在结合成分的协助下，可进入靶细胞，发挥其毒性活性作用，决定毒素的致病特点及作用方式。所有细菌外毒素在其 C 末端附近都有一个胱氨酸，并具有酶的活性；结合成分的 N 末端氨基酸排列顺序极其相似。

2. 作用机制

各种细菌外毒素在敏感细胞中的靶点各不相同，毒素进入细胞靶点的方式包括三方面：①毒

素经由毒素 - 受体复合物形成的通道进入膜内；②毒素与受体特异性结合，启动跨膜信号而激活细胞内信号系统；③通过细胞吞饮作用直接进入细胞。一般认为，细菌外毒素对靶细胞的毒素效应不尽相同，至少可分为肠毒素、细胞毒素、溶细胞毒素和神经毒素 4 类。不同类型外毒素的作用机制均有一定的特异性，如 PEA 属于细胞毒素，它可催化辅酶 I（NAD$^+$）水解为二磷酸腺苷（ADP）核糖基和烟酰胺两个部分，使延长因子 - Ⅱ发生 ADP 核糖基片，抑制肽 -tRNA 及 mRNA 的移位，造成蛋白质合成障碍而导致细胞功能异常甚至破坏。

3. 受体

细菌外毒素进入细胞绝大多数都是由细胞膜上的受体介导的，细菌外毒素与糖苷脂结合，通过吞饮作用（endocytosis）进入细胞。

二、铜绿假单胞菌外毒素 A

铜绿假单胞菌含有与致病有关的物质达十余种，目前公认，铜绿假单胞菌外毒素 A（PEA）是最重要的致死性物质。现已基本搞清 PEA 的结构及功能。

（一）理化性质

PEA 为单链蛋白质，相对分子质量 66 000 左右，最大吸收波长 280nm，等电点 5.0。PEA 由 A、B 两个片段组成，A 为活性片段，是 ADP- 核糖基转移酶；B 为结合片段，链内有 4 对二硫键，无游离巯基，对热不稳定。经晶体衍射图分析，PEA 分子由 613 个氨基酸组成，分成 3 个功能结构区。第 I、Ⅱ区位于氨基端，属结合片段，与易感细胞表面受体结合。第Ⅲ区有 ADP- 核糖基转移酶活性，是活性部分。PEA 毒性作用主要通过受体介导的内化实现，但它也可不依赖于受体的"液相吞饮"而进入细胞。

（二）毒性作用

PEA 毒性很强，对多种哺乳动物及人细胞都有毒性。临床分离的铜绿假单胞菌菌株 90% 以上产生这种外毒素，其致死活性远远高于细菌内毒素。动物实验及临床观察证实多种外科感染与此毒素有关，它是铜绿假单胞菌感染中的重要致病因子。据报道，用提纯的 PEA 给小鼠注射后，可出现局部组织坏死、肝细胞肿胀和脂肪变性、肺出血及肾坏死等，其改变与烧伤小鼠感染产 PEA 的铜绿假单胞菌后病理损害相似。许多实验观察表明，PEA 作用后肝、脾、肾、肺等器官中延伸因子 - Ⅱ活性均降低，以肝表现最为明显。同样，PEA 可以抑制各器官的蛋白合成，其中肝抑制最重。示踪研究发现 PEA 的靶器官主要是肝，其次是肺及肾。PEA 还可引起未烧伤组织的坏疽性深脓疮（ecthyma gangrenosa）。除直接组织损害作用外，PEA 对机体的免疫系统亦有重要调节效应。一方面它可以抑制抗体的产生，对 T、B 淋巴细胞产生细胞毒效应；另一方面它又是淋巴细胞较弱的促分裂原，在一定程度上可以促进免疫反应。

铜绿假单胞菌作为一种条件致病菌，常可使免疫功能低下的患者发生严重的或致命性脓毒症。虽然其发病与多种菌体成分和分泌产物有关，现已明确铜绿假单胞菌产生的 PEA 毒性最强，是最重要的致病因子之一。临床资料提示，PEA 可引起人体中性粒细胞减少，出现酸中毒、低血压或脓毒性休克，并有明显的致死作用。据报道，PEA 对人体外周血中单核细胞可产生显著的细胞毒效应。当分离的细胞与 PEA 共同作用一小时即可抑制细胞对同位素标记胸腺核苷的摄取，并破坏其吞噬能力，还可能出现细胞形态学异常改变，表明 PEA 对机体组织细胞具有广泛的毒性作用及损伤效应，它可能在严重铜绿假单胞菌感染诱发脓毒症、脓毒性休克过程中具有一定的意义。

（三）测定方法

PEA 体外检测方法较多，常用有以下几种。

（1）酶联免疫吸附试验（enzyme-linked immunosorbent assay, ELISA）：杨理邦等建立 BA-ELISA 法，并引入 BA 系统，只需制备一种特异性 PEA 抗血清就可检测。本法可用于临床，具有一定推广使用价值。

（2）ADP- 核糖基转移酶活性测定：用 Collier 法测定 ADP- 核糖基转移酶的活力，是一种较准确的检测法。

（3）血凝抑制试验：血凝抑制试验为 PEA 检测的常用方法之一，其敏感性比 ELISA 低。

（4）细胞毒试验：选用小鼠 L_{929} 细胞做细胞毒试验，可测定少量外毒素，方法可靠。

（四）免疫防治

PEA 的免疫方法较多，一般可以分成两种方式。

（1）主动免疫：PEA 可制成类毒素，用来免疫动物及人。用于小鼠，其保护率达 50%～80%。每周注射一次类毒素，3 周以后体内特异性抗体（主要为 IgM 及一部分 IgG）水平升高，用其超免血浆可治疗铜绿假单胞菌脓毒症。此外，类毒素中含的溶血素及卵磷脂酶还可以提高其免疫效果。铜绿假单胞菌分成许多血清型，与致病有关的物质有多种，因此，制备一种含有几种主要致病物质的混合疫苗进行防治很有必要。Cryz 将 PEA 与菌体 O- 多糖制成复合物疫苗，在健康者中显示良好的免疫效果。Homma 使用多成分铜绿假单胞菌菌苗及 PEA 类毒素免疫接种，明显降低烧伤患者铜绿假单胞菌脓毒症的病死率。

（2）被动免疫：经研究证实，被动免疫可以对 PEA 攻击动物起到保护作用。产生的抗体与 PEA 的 B 亚单位结合，使 PEA 失去与细胞受体结合的可能，从而起到免疫治疗作用。Galloway 研制出抗 PEA 的单克隆抗体，用于烧伤感染大鼠，可延长其存活时间。应用 PEA 抗毒素治疗，虽能中和菌体外毒素但菌体仍存活，因此，联合应用抗内、外毒素的抗体效果会更好，这样既中和外毒素又起到调理作用，促进吞噬细胞功能，杀死菌体。

不同铜绿假单胞菌菌株产生的 PEA 存在着结构上的差异，因此，制备通用型的免疫制剂仍有一定困难，有待于今后解决。

三、葡萄球菌外毒素

临床流行病学资料表明，革兰阳性菌脓毒症的发病率逐年上升，究其原因，可能与以下因素有关：①大量抗菌药物治疗主要是针对革兰阴性菌，从而使得革兰阳性致病菌感染机会增多；②长时间血管内导管的应用越来越多；③手术移植物的广泛应用（如人造关节、瓣膜、血管等）；④革兰阳性菌感染病原菌的变迁；⑤抗菌药物耐药性在革兰阳性致病菌中的播散〔如耐甲氧西林金黄色葡萄球菌（MRSA）、耐青霉素肺炎链球菌、耐万古霉素粪肠球菌〕。流行病学资料显示，革兰阳性菌感染中金葡菌发病率位居首位，是严重烧（创）伤创面感染等危重症的重要病原菌。据保加利亚一烧伤中心的资料证实，无论是烧伤创面还是血标本中金葡菌检出率均居首位（分别为31.4%和35.0%），且MRSA耐药率逐年增高。上海瑞金医院从159例烧伤患者创面分离获得菌株601株，其中金葡菌最多见（271株，45.1%），MRSA耐药率高达79.1%。上海长海医院分析95例烧伤合并血源性感染时发现，金葡菌占29.2%，是导致全身性感染的重要病原菌。

金葡菌可以产生多种外毒素，主要包括中毒性休克综合征毒素、肠毒素、溶血毒素和红疹毒素等，它们作用于体内多种组织和脏器，诱发一系列病理生理异常改变。

（一）中毒性休克综合征毒素-1（TSST-1）

中毒性休克综合征（TSS）系由金葡菌感染后引起的严重多系统疾病，其临床特征为急性高热、皮疹、呕吐、腹泻、低血压及多器官损害等。Todd等首先报道了TSS病例，并进行了有关临床与生化方面的研究。TSS不仅在年轻月经期妇女中发生，而且非月经期的妇女、男性及儿童也可发病。自20世纪80年代以来的文献报道中，在烧伤、皮肤移植、外科手术发生感染后也能并发TSS。现已明确，TSST-1与TSS发病密切相关，是引起TSS的最主要致病因子。

TSST-1是一种多肽蛋白质，大部分由金葡菌噬菌体Ⅰ群产生，相对分子质量约22 000，含有194个氨基酸残基。氨基酸序列分析显示，TSST-1氨基酸序列与相关毒素如金葡菌B、C型肠毒素及链球菌致热性外毒素A几乎没有同源性序列。血清学分析证实，携带有产TSST-1葡萄球菌的人群中仅5%发病，多数人仍健康。TSST-1的抗体随年龄而增加，30%的2岁儿童开始出现毒素抗体，20岁以上抗体滴度上升较快，97%的40岁以上成人抗体滴度大于1∶100，表明多数健康成人都接触过产生TSST-1的菌群，并对其产生了免疫力。据报道，TSS菌株产生TSST-1显著高于非TSS菌株，且产TSST-1葡萄球菌与TSS的发病之间存在显著相关性。

烧伤TSS多出现在伤后1周内，多发生于烧伤4%～40%TBSA的患者，且在创面覆盖包扎后发病。覆盖包扎物的类型不定，有纱布、异种（猪）皮或同种异体皮等。包扎用的敷料及覆盖物极像一个葡萄球菌的培养基。烧伤TSS患者大多数发生于10岁以下儿童。烧伤TSS患者TSST-1的检出率占60%，剩余TSST-1阴性患者很可能体内有其他毒性物质。有资料证实，除TSST-1以外，其他细菌或金葡菌产物也可引起TSS。此后，有学者发现一例烧伤面积12%的儿童，因葡萄球菌肠毒素B引起TSS；另有报道，烧伤后β-溶血性A族链球菌亦可引起TSS。

TSST-1具有广泛的生物学活性，主要包括致热性、增加宿主对内毒素的敏感性、免疫抑制、降低网状内皮系统清除功能、有丝分裂原性等。①致热性：TSST-1可直接诱导发热反应，发热程度与毒素剂量呈正相关，并且因给药途径不同而有所差异。目前认为，TSST-1一方面可透过血脑屏障直接作用于下丘脑引起发热；另一方面它还能够刺激单核细胞产生IL-1等内源性致热物质而间接起作用。②提高宿主对内毒素的敏感性：TSST-1可显著提高宿主及细胞对内毒素攻击的敏感性，与内毒素发生致死性协同效应，这是该毒素最重要的特性之一。健康家兔单独接受TSST-1仅表现为发热反应，即使剂量高达100μg/kg亦不能产生致死效应，提示该毒素本身致死性作用并不强。但如果同时给予较低剂量的内毒素与TSST-1，动物即可出现典型的TSS症状和体征，表现为呼吸、循环、肝、肾及消化道等多系统器官功能严重障碍，导致动物死亡。与之相似，对感染巴斯德菌的动物再进行TSST-1攻击也可产生较强的内毒素增敏作用。体外试验亦证明，TSST-1预处理大鼠肾小管细胞，能明显提高细胞对内毒素的敏感性。③免疫抑制：有资料表明，培养物中含有低剂量TSST-1即可抑制鼠IgM抗体对绵羊细胞的补体结合应答反应，纳克水平毒素则可显著抑制免疫球蛋白的合成，且内毒素可加重这一反应。一般认为，上述作用系TSST-1特异性地结合到T淋巴细胞上，尤其是促进Ts细胞被激活所致。④降低网状内皮系统清除能力：静脉注射TSST-1和内毒素能明显降低家兔网状内皮系统清除胶质的能力，并可能抑制宿主对内源性内毒素等物质的吞噬、清除，进而造成内毒素的蓄积，增强机体对TSST-1的敏感性。⑤有丝分裂性：采用［^{3}H］-胸腺嘧啶掺入DNA的方法证明TSST-1为一种非特异性促有丝分裂原，可以刺激T淋巴细胞增殖，但对B细胞作用甚微。其作用机制可能为毒素诱导单核-巨噬细胞产生IL-1，并进一步刺激T细胞合成IL-2，从而促使T淋巴细胞的分化增殖。⑥其他作用：TSST-1在体外能结合单核细胞、内皮细胞等，刺激它们产生多种内源性炎症介质，如TNF-α、IL-1等。此外，该毒素还可以抑制白细胞的趋化性、介导延迟皮肤超敏反应等。

　　大量研究表明，TSST-1是TSS的重要细菌致病性产物，且流行病学、微生物和动物模型的研究有力地证明它在TSS发病中的重要地位。例如，给家兔和狒狒注射提纯的TSST-1能引起与人类TSS相同的症状，生化指标改变及形态学损害亦与临床患者TSS相似，主要表现为发热、低血压及全身多个器官（心、肝、肺、肾、胃肠道等）的广泛损害。采用抗TSST-1抗体被动免疫的动物对产TSST-1金葡菌的致死性有较强的防护作用。临床资料证实，从典型患者分离的金葡菌绝大多数可检出TSST-1，且TSS常发生于血清中缺乏特异性抗毒素抗体的人群，进一步说明该毒素在TSS发病中的意义。但需要强调的是，TSST-1并非引起TSS的唯一毒素，TSS全部症状和体征可能系多种毒素共同作用的结果，其中许多重要方面由细菌内毒素所介导。此外，其他毒素如金葡菌肠毒素A、B等亦可诱发TSS样脓毒症和全身多脏器损害。有人发现，给动物连续皮下注射肠毒素A，能引起发热、充血、MODS甚至死亡，且这一反应比注射TSST-1要强数倍。因此，TSS是一种多因子作用的并发症，除TSST-1以外，其他细菌或金葡菌产物均可以引起该综合征。

（二）金葡菌肠毒素

1.肠毒素的分布、产毒率与临床意义

由于金葡菌致病因素复杂、耐药性不断增强，特别是中介型抗万古霉素金葡菌的出现，金葡

菌感染所致脓毒症及 MODS 的防治已成为现代烧伤外科和危重病医学面临的棘手难题之一。我们调查了近 8 年间从创面分离病原菌的分布情况，其中金葡菌分离率从 1995 年的 17.7%（居第 3 位）上升为 1999 年的 29.3%（居第 1 位）、2003 年的 44.4%，并呈现进一步升高的趋势。此外，278 例次静脉内置管的严重烧伤患者，7 例次发生导管脓毒症（5 例死亡），其分离病原菌中金葡菌占 50% 以上。由此可见，金葡菌是烧伤感染中最常见的菌种之一，其中 MRSA 耐药性强，易引起脓毒症和 MODS 等致死性并发症。

细菌学研究表明，可溶性外毒素的产生是革兰阳性菌感染的重要标志之一，其中金葡菌肠毒素因其"超抗原"特性以及在中毒性休克综合征、MODS 发病中的特殊意义而备受关注。业已明确，金葡菌的肠毒素和 TSST-1 均属"超抗原"毒素，具有强大的抗原刺激能力，T 淋巴细胞为其主要的靶细胞。与普通抗原不同，肠毒素和 TSST-1 与主要组织相容性复合物 II 类分子（MHC II）结合的部位在抗原结合槽以外的区域，因此可不经加工直接与 T 淋巴细胞抗原受体的 β 链 V 区（TCR Vβ）结合。由于 TCR Vβ 区核苷酸序列非常保守，同一个体内的许多 T 细胞可具有相同的 Vβ 成分，因此单一的超抗原极低浓度（1～10ng/mL）即可激活大量 T 淋巴细胞（可达全部 T 细胞的 5%～10%，甚至 40%）（图 6-2）。而活化的 T 细胞可释放 TNF-α、IFN-γ 等细胞因子，最终导致脓毒症甚至脓毒性休克的发生。

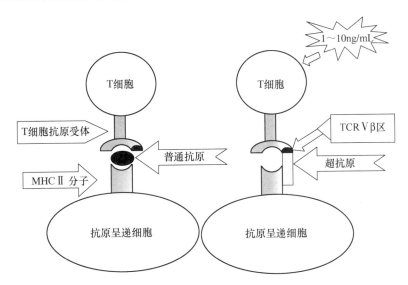

图 6-2　普通抗原与超抗原活化 T 淋巴细胞比较

流行病学调查显示，从笔者医院烧伤患者及医务人员手和鼻腔中分离 131 株金葡菌中，获产毒株 120 株，产毒率高达 91.6%（表 6-8），而且以同时产生多种类型毒素者居多［同时产肠毒素 B、C（SEB、SEC）者最为常见］，其中 90% 以上为耐药菌株（表 6-9）。另检测 100 株金葡菌肠毒素产生情况，结果表明总产毒率为 68%。其中 60 株 MRSA 全部产一种或一种以上肠毒素，而 40 株非 MRSA 产毒率仅为 20%。上述结果初步提示，产肠毒素金葡菌普遍存在于烧伤患者的创面、呼吸道，且 MRSA 较非 MRSA 有更强的毒力和致病性，对烧伤后并发金葡菌感染构成潜在的威胁。

表6-8　131株金葡菌肠毒素产生率

菌株来源	总　株　数	产毒阳性株数	产生率/%
创　面	75	68	90.7
呼吸道	20	18	90.0
血　液	4	4	100
泌尿道	10	8	80.0
阴　道	4	4	100
粪　便	2	2	100
环　境	16	16	100

表6-9　医院分离的12株产两型肠毒素金葡菌的分布

来　源	产毒株数	肠毒素型（株）		
		AC	AD	BC
创　面	8	0	2	6
呼吸道	3	0	0	3
血　液	1	1	0	0
合　计	12	1	2	9

2. 肠毒素的变化规律及其与脓毒症和组织损害的关系

迄今为止，关于金葡菌肠毒素在脓毒症及MODS发病中的变化特点及其作用机制尚缺乏足够的了解。导致这一领域进展缓慢的原因之一是缺乏敏感、快速的金葡菌感染检测手段。目前临床上常规的细菌培养与鉴定方法只能说明是否为金葡菌感染，而金葡菌产毒试验也仅是观察细菌在体外的产毒情况，并不能反映其在体内的生物活性及致病特点，且该方法耗时较长，致使金葡菌感染的早期诊断非常困难，误诊的情况时有发生。因此，建立敏感、快速的金葡菌肠毒素检测方法用来直接监测外毒素在体内的变化特点，将有助于金葡菌感染所致脓毒症及MODS的早期识别与诊断，并可望对金葡菌肠毒素发病机制和临床意义的认识获得新进展。

我们率先采用改良双单抗夹心BA-ELISA方法检测动物血浆及组织匀浆中SEB水平，利用单克隆抗体的特异性和生物素-亲和素系统的放大原理，使该方法的检测灵敏度显著升高，可达0.078μg/L，检测范围为0.078~20.0μg/L，血浆中SEB的回收率为88.7%~106.2%。建立该方法为进一步研究SEB在体内的生物学效应奠定了技术基础。为此，我们采用大鼠20%TBSA Ⅲ度烫伤合并金葡菌攻击所致严重脓毒症模型，探讨了SEB在脓毒症和多器官功能损害中的变化规律及致病机制。结果显示，烧伤后金葡菌感染动物血浆SEB水平迅速升高，并于6h达峰值，其后迅速下降，但至24h仍明显高于伤前值；而心、肝、肺、肾等组织中SEB含量持续上升，其中24h升高幅度最为明显。与其他组织相比，金葡菌严重脓毒症时肝、肾组织中SEB含量明显高于其他脏器，表明肝、肾可能是SEB蓄积的主要场所。由于SEB可经肾小球自由滤过，并被近端小管细胞完全重吸收，因此肾在肠毒素清除中的作用可能尤为重要。给家兔静脉注射标记的肠毒素后，循环中肠毒素迅速清除，并分布到肝、肾、肺、脾等组织，其中肾含量最高，进一步证实肾是肠毒素蓄积和排泄的最重要场所之一。值得说明的是，烫伤合并金葡菌感染可导致动物局部组织内毒素水平亦明显升高，且动物心、肝、肺、肾组织中内毒素水平与血浆 SEB 含量呈明显正相关，提示金葡菌攻击组织内毒素的升高与 SEB 的毒性作用有关。而采用抗 SEB 单抗进行干预后不仅小肠黏膜的损伤程度有所减轻，组织中内毒素水平亦有不同程度的降低。由此可见，SEB 的毒性作用可加剧小肠黏膜屏障功能受损、肠道通透性增加，进而肠源性内毒素移位并蓄积于局部组织。

研究表明，SEB 作为"超抗原"具有很强的丝裂原性，极低浓度即可致 T 细胞大量活化、促炎细胞因子产生显著增加，对金葡菌脓毒症和 MODS 的病理生理过程可能具有重要的促进作用。我们的资料证实，SEB 对家兔肝等多个器官的功能具有直接损害效应。为了探讨 SEB 在烧伤脓毒症所致 MODS 中的作用，我们选取心、肝、肺、肾、肠等重要器官，分析了 SEB 与器官功能改变的关系。结果显示，单纯烧伤打击后 24h，动物心、肝、肺、肾功能明显异常，但反映小肠黏膜完整性的小肠组织二胺氧化酶活性无明显改变。烧伤合并金葡菌攻击后动物肝、肾和心功能损害进一步加剧，肺组织中性粒细胞聚集明显增加；同时，小肠组织二胺氧化酶活性呈持续下降趋势，提示小肠黏膜的完整性亦严重受损。病理形态学检查证实，烧伤后金葡菌感染动物心、肝、肺、肾、肠等组织均可见不同程度的炎细胞浸润和坏死性病变，其中肺改变尤为显著。进一步分析发现，早期给予抗 SEB 单克隆抗体可有效降低血浆及组织中 SEB 水平，同时肝、肾、心功能指标不同程度降低，小肠组织二胺氧化酶活性基本恢复至伤前范围。值得注意的是，抗 SEB 单克隆抗体干预组动物早期病死率明显降低。上述结果表明，随着组织中 SEB 含量的降低，动物相应器官功能和预后亦在一定程度上得以改善，从而证实了 SEB 在 MODS 中具有重要作用。由此可见，烧伤合并金葡菌攻击造成动物多器官功能的损害进一步恶化，其改变与脏器组织中 SEB 含量持续升高密切相关。

3. 肠毒素介导脓毒症发病的分子机制

业已明确，T 淋巴细胞的大量活化是肠毒素所致脓毒症与 MODS 的重要特征之一。而 IFN-γ 是活化 T 淋巴细胞产生的一种强有力的免疫调节因子，在调节单核 - 巨噬细胞和内皮细胞功能方面作用显著，故推测它在金葡菌脓毒症及 MODS 的病理生理过程中可能具有重要意义。我们的实验结果显示，烧伤合并金葡菌攻击后 0.5h，肝、肺等组织中 IFN-γ mRNA 表达明显增强，至 24h 仍处于较高水平。与之相似，伤后组织和血浆中 IFN-γ 含量亦迅速升高。相关分析表明，肺组织 IFN-γ 水平与肺 SEB 的含量呈显著正相关，但内毒素的改变与之无相关性。同时，早期给予抗 SEB 单克隆抗体可显著抑制血浆及肺组织中 IFN-γ 的产生，从而证实 SEB 可能参与了 IFN-γ 的诱生过程。上述结果表明，烧伤后金葡菌攻击可导致不同组织中 IFN-γ 基因及蛋白质表达广泛上调，其改变与组织 SEB 的直接刺激作用有关。进一步分析可见，烧伤后金葡菌感染动物肝、肺、肾组织中 IFN-γ 含量与相应脏器中 TNF-α 浓度呈高度正相关，同时肺 IFN-γ 含量与局部组织中 NO 水平亦呈正相关关系。表明 IFN-γ 可通过上调 TNF-α 和 NO 等介质的诱生在金葡菌感染所致 MODS 中具有促进作用，抗 SEB 单克隆抗体干预对动物脏器功能的保护效应与其在一定程度上抑制 IFN-γ 的产生有关。

以往研究提示，IFN-γ 作为重要的免疫调节因子在细菌感染过程中对机体具有保护和损害的双重作用。Zhao 等利用 IFN-γ 受体缺陷小鼠实验证实，在金葡菌感染所致脓毒症早期，IFN-γ 可通过激活巨噬细胞和中性粒细胞、增强其杀菌活性对机体产生保护效应。但在金葡菌感染的晚期，由于 IFN-γ 诱导了巨噬细胞内 TNF-α、IL-6 等炎症介质的大量合成与释放，其对机体的损害作用则更为突出。此外，IFN-γ 还可上调巨噬细胞等抗原呈递细胞表面的 MHC Ⅱ 分子表达，从而对金葡菌肠毒素和 TSST-1 诱导的 T 细胞依赖性休克具有重要的促进作用（图 6-3）。据报道，在 SEB 攻击的小鼠体内 IFN-γ 水平明显升高，并与 NO 的过度产生密切相关。利用抗 IFN-γ 特异性抗体进行早期拮抗可有效抑制 NO 的产生，同时动物病死率亦明显降低，进一步证实了 IFN-γ 对机体的损伤效应。我们的实验结果亦显示，烫伤合并金葡菌攻击后动物肝、肺、肾组织中 IFN-γ 水平与相应脏器中 TNF-α 的浓度呈高度正相关，同时肺 IFN-γ 水平与肺组织中生物蝶呤和 NO 水平亦呈显著正相关，表明 IFN-γ 可能通过上调 TNF-α 和 NO 等炎症介质的产生参与金葡菌脓毒症的病理生理过程。

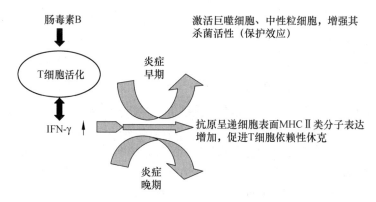

图 6-3　IFN-γ 作为重要的免疫调节因子在金葡菌感染过程中对机体的保护和损害双重作用

在上述工作的基础上，我们进一步探讨了烫伤后金葡菌脓毒症时相关信号通路的活化机制及交汇作用（cross-talk）。实验采用大鼠 20%TBSA Ⅲ度烫伤合并金葡菌攻击所致脓毒症模型，观察 Janus 激酶/信号转导和转录激活因子（JAK/STAT）信号通路在革兰阳性菌脓毒症病理过程中的活化情况，并着重探讨抑制该通路对金葡菌脓毒症发生、发展的影响，同时观察抑制丝裂原活化蛋白激酶（MAPK）、核因子（NF）-κB 信号通路对 JAK2/STAT3 信号通路活化的影响，用以了解脓毒症时信号通路的交互作用。实验结果证实：①烫伤合并金葡菌攻击后，组织中多种细胞因子的基因与蛋白表达明显升高，其改变与血清 ALT、AST、Cr、BUN 等器官功能指标相关。提示金葡菌脓毒症时局部组织致炎/抗炎细胞因子的大量生成可能在一定程度上参与了动物多器官功能损害的病理过程。②烫伤后金葡菌攻击早期动物肝、肺、肾等组织中 STAT3 迅速活化，其改变可能与金葡菌 SEB 的直接刺激作用密切相关。③早期注射 JAK2 激酶特异性抑制剂 AG490 和 STAT3 磷酸化抑制剂雷帕霉素（rapamycin, RPM），动物肝、肺、肾组织中 STAT3 的活化均不同程度地减轻，局部组织中细胞因子基因及其蛋白表达均有不同程度地降低，肝功能指标有所改善。说明直接抑制 JAK2/STAT3 的活化能减轻脓毒症动物局部组织的炎症反应，进而对机体多脏器功能具有一定的保护作用。④金葡菌脓毒症时抑制 NF-κB 信号通路，能在一定程度上抑制 JAK/STAT 通路的活化，说明金葡菌脓毒症时 NF-κB 与 JAK/STAT 通路间可能存在着交会作用，而核转录因子 STAT 可能是信号通路网络中一个重要交会点。应用 MAPK 抑制剂 AG126 早期干预未能抑制 STAT3 的活化，提示在金葡菌脓毒症时动物体内 MAPK 通路与 STAT3 交互作用可能较弱。

在 JAK/STAT 通路的激活机制较为明确后，其反馈调控机制进一步成为研究的热点。目前已发现有多种机制参与了对 JAK/STAT 途径的调控，特别引人注目的是近年来发现一族被称为细胞信号转导抑制因子（suppressors of cytokine signaling, SOCS）的蛋白质，它们作为 JAK/STAT 的特异性内源抑制物参与了对 JAK/STAT 信号传递的"负反馈"调节过程，在维持机体免疫自稳中可能发挥了重要作用。我们的实验结果显示，严重腹腔感染所致脓毒症动物肝、肾、肺等重要生命器官 SOCS1 和 SOCS3 的基因表达均明显上调，分别于术后 6h 达峰值，并且这一改变与细菌毒素及其介导的 TNF-α 等炎症介质刺激作用密切相关。这些资料均提示，内毒素可能参与了体内 SOCSs 的诱生过程。另一组实验中，我们采用大鼠烫伤合并金葡菌攻击致脓毒症模型，进一步探讨脓毒症大鼠体内 SOCS 基因表达的改变及其与细胞因子"消涨"之间的相互关系。结果显示，烫伤合并金葡菌感染后，大鼠肝、肺组织 IFN-γ 生成均显著增加，同时，动物肺组织 SOCS1、SOCS2 和 SOCS3 的基因表达明显上调，其中 SOCS2 和 SOCS3 mRNA 表达改变较为迅速，伤后 0.5h 即明显高于对照组；与之相比，肝组织 SOCS1 mRNA 表达的改变较为缓慢（伤后 2h 才明显高于对照组），但 24h 仍维持于较高水平。金葡菌肠毒素 B 单克隆抗体早期干预后，随着肺 IFN-γ 生成的减少，肺组织 SOCS1、SOCS2 和 SOCS3 的基因表达亦明显降低。结果表明，烫伤后金葡菌感染可诱导体内 SOCS 表达上调，其改变与 IFN-γ 等细胞因子的"消涨"密切相关，提示它们可能参与了金葡菌脓毒症时体内免疫炎症反应平衡的调控过程。

由此可见，在金葡菌感染诱发脓毒症和 MODS 病理过程中，肠毒素、内毒素及其介导的细胞因子在信号转导水平相互调节、相互促进，可能是协同效应的发生机制之一。值得指出的是，SOCS 不仅是 JAK/STAT 途径的有效抑制因子，而且还可在一定程度上抑制 MAPK、激活蛋白（AP）-1 和活化 T 细胞核因子（NF-AT）等激酶及核因子的活化，说明由 JAK/STAT 诱导生成的 SOCS 还可能参与了对其他信号转导途径的调控过程。由此可见，SOCS 不仅对 JAK/STAT 途径具有"负反馈"抑制作用，还有可能是多条信号转导通路的"负反馈交会点"（negative cross-talk）。因此，深入探讨 JAK/STAT 途径在体内的生物学效应及其与 SOCS 相互作用可能会为脓毒症的防治提供新的线索。

总之，鉴于烧（创）伤后并发金葡菌脓毒症的严重性和复杂性，很有必要加强其发病机制和防治新措施的研究，特别应当重视金葡菌外毒素的作用及其临床意义的探讨，进一步弄清金葡菌外毒素的变化规律、组织分布特点、协同效应及其与脓毒症和多器官损害的关系，对其诱发失控炎症反应和免疫功能异常的分子机制进行深入的研究，从而为烧（创）伤后金葡菌感染所致脓毒症及 MODS 的防治奠定基础。

（三）其他外毒素

1. 金葡菌溶血毒素

溶血毒素（staphylolysin）是一种外毒素，不耐热，经电泳分析分为 α、β、γ 及 δ 4 种，其中

以 α- 毒素为主。α- 毒素对哺乳动物及人的红细胞有溶血作用，可损伤血小板；也能使平滑肌痉挛，小血管收缩，造成局部缺血和坏死，为此损伤创面在 α- 毒素作用下，肉芽组织可发生坏死，因而使表浅创面逐渐加深。

2. 金葡菌红疹毒素

金葡菌红疹毒素由噬菌体Ⅱ群的金葡菌产生，儿童易感染该毒素，引起正常皮肤出现猩红热样皮疹。由于大部分金葡菌都含有该毒素，并且儿童体内又缺少相应的抗体，所以发病率较高。

3. 链球菌致热外毒素

烧（创）伤后造成感染的病原菌种类繁多，产生外毒素的细菌达十多种，除铜绿假单胞菌及金葡菌最多见外，也可有其他产生外毒素的细菌，例如破伤风杆菌及 A 族链球菌。烧伤后合并破伤风时有报道，目前因烧伤后常规预防注射破伤风抗毒素，故破伤风的发病率已经非常低了。

A 族链球菌的许多菌株在体内、外均可产生链球菌致热外毒素（streptococcal pyrogenic exotoxin，SPE），其产生与 A 族链球菌携带温和噬菌体有关。SPE 根据血清学检验可分为 A、B、C 3 个不同的型。研究表明，SPE-A 与金葡菌肠毒素 B、C 等基因序列具有同源性，因而这些毒素分子可能有相似的活性位点结构。

目前认为化脓性链球菌和金葡菌毒素均属于细菌性超抗原，其显著的生物学特征是能非特异性地活化 T 细胞增殖，并促进其释放 TNF-α、IFN-γ、IL-2 等细胞因子。超抗原除可激活 T 细胞外，还可诱导 T 细胞的耐受，从而导致人体免疫调节的紊乱，提高机体对感染的易感性。由于极微量的超抗原就可以非特异性激活大量 T 细胞，因而微小的病灶即可以引起过量的细胞因子产生，进一步造成机体明显的多系统损害。

前面提及的 TSS 也是一种与超抗原密切相关的感染性疾病。近年来，又报道了一种链球菌感染引起的毒性休克样综合征（toxic shock-like syndrome，TSLS），其表现与 TSS 相似，主要特征为低血压及多器官损伤。有关研究显示，TSLS 链球菌大多数能产生 SPE-A、SPE-B，小部分能产生 SPE-C，这样有一种或多种链球菌超抗原与 TSLS 发病相关，而且 SPE-B 与链球菌蛋白酶致病作用有关，推测可能是造成机体广泛组织损伤的重要原因之一。另据报道，25 例 A 群链球菌感染者出现 TSLS 占 44%。免疫印迹分析证实分离的菌株产生链球菌 SPE-A、SPE-B、SPE-F 等，且不同临床征象的患者分离出的菌株产生的毒素数量无明显差异。TSLS 患者血清中 TNF-α、IL-6 水平分别比无咽 - 扁桃体炎对照组、菌血症但未并发休克者显著升高，说明链球菌感染后至少有 3 种超抗原参与 TSLS 的发病过程，其机制可能与超抗原激发过量细胞因子产生有关。

SPE 诱发链球菌感染及脓毒症的确切机制尚不甚清楚，许多人认为与其超抗原特性有关，即 SPE 可通过与 T 细胞的相互作用，导致过量细胞因子的释放与宿主的损伤，在临床上表现为脓毒症、休克甚至 MODS。此外，SPE 广泛的生物学活性及其致病作用在诱发脓毒并发症中具有重要意义，包括致热性、增强宿主对内毒素及链球菌溶血毒素 O 的敏感性、细胞毒性及多种组织损害、增加血脑屏障和血管通透性、抑制网状内皮系统的吞噬和清除功能等。

（四）金葡菌外毒素免疫防治措施

1. 肠毒素和 TSST-1 特异性抗体

TSST-1 的某些单克隆抗体可保护动物免受 TSST-1 引起的肝、肾功能损害，大幅度降低动物病死率。目前，肠毒素和 TSST-1 的抗血清及多种针对 TCR 和 MHC Ⅱ分子的单克隆抗体已相继问世，可有效阻断 T 细胞的活化，促进抗体介导的毒素快速清除（图 6-4）。

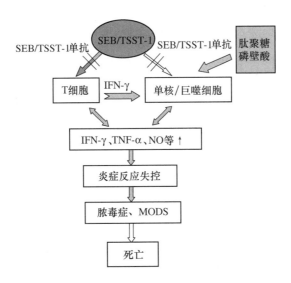

图 6-4　肠毒素和 TSST-1 特异性抗体对金葡菌感染的干预途径

2. MHC Ⅱ分子的单克隆抗体

MHC Ⅱ分子为肠毒素和 TSST-1 诱导 T 细胞活化、增殖的重要辅助因子，因此阻断肠毒素、TSST-1 与 MHC Ⅱ分子的结合有可能成为金葡菌脓毒症免疫防治的有效手段之一。体外试验表明，单一的 MHC Ⅱ分子的单克隆抗体即可有效阻断各种肠毒素诱导 T 淋巴细胞活化的生物学效应。

3. SR31747A

SR31747A 为一种新型的免疫调节剂，与淋巴细胞和单核 - 巨噬细胞表面的 σ 受体具有高度亲和力。该复合物与细胞表面的 σ 受体结合后可刺激淋巴细胞和单核 - 巨噬细胞合成与释放抗炎细胞因子 IL-10，从而有效抑制 SEB 诱导的淋巴细胞增殖反应。同时，其还能抑制 IL-2、IL-4 和 TNF-α 等炎症介质的合成与释放。

4. 其他

机体的一些内源性细胞因子也能够抑制金葡菌诱导的 T 细胞增殖反应，在一定程度上防止致死性休克的发生。有人利用脓毒性休克小鼠模型发现，SEB 攻击前 18h 给小鼠腹腔注射抗 IL-6 抗体，可使动物病死率由 55% 升至 90%；而用 IL-6 或 IL-11 预处理则可使病死率显著降低 50% 左右，且这种保护作用呈剂量依赖性。另据报道，IL-12 对 SEB 诱导的致死性休克具有明显的保护作用。此外，CD28 基因缺陷小鼠可完全耐受 TSST-1 引起的致死性中毒性休克综合征，该种小鼠经 TSST-1 刺激后不能产生 TNF-α，而 IFN-γ 的产生亦下降 90% 左右。

（姚咏明　李红云　盛志勇）

参 考 文 献

陈欣，张雅莲，孙永华，等，1997. 我院耐甲氧西林金黄色葡萄球菌的耐药性及肠毒素分析［J］. 中华整形烧伤外科杂志，13：377—379.

方文慧，姚咏明，施志国，等，1999. 杀菌／通透性增加蛋白对烫伤大鼠脂多糖结合蛋白和CD14 mRNA表达的影响［J］. 中华医学杂志，79：289—291.

方文慧，姚咏明，施志国，等，1999. 烫伤大鼠内毒素的组织分布特点及意义［J］. 中华整形烧伤外科杂志，15：298—300.

方文慧，姚咏明，施志国，等，1999. 烫伤后脂多糖受体CD14和肿瘤坏死因子-α基因表达的变化规律［J］. 中华外科杂志，37：271—273.

李红云，姚咏明，施志国，等，2000. 金葡菌肠毒素B单抗对烫伤脓毒症大鼠脏器功能的影响［J］. 中华医学杂志，80：872—874.

李红云，姚咏明，施志国，等，2001. 金黄色葡萄球菌肠毒素B单克隆抗体对烫伤脓毒症大鼠急性肺损伤的影响［J］. 中华实验外科杂志，18：228—230.

李红云，姚咏明，施志国，等，2002. 双单抗夹心ELISA方法检测血浆及组织金黄色葡萄球菌肠毒素B［J］. 中华医院感染学杂志，12：655—657.

李红云，姚咏明，姚凤华，等，2004. 烫伤脓毒症大鼠细胞因子信号转导抑制因子基因表达的改变及其意义［J］. 中华创伤杂志，20：734—738.

施志国，张延霞，刘伟，等，1994. 金黄色葡萄球菌肠毒素和中毒性休克毒素的分析［J］. 中华医院感染学杂志，4：69—71.

杨丽萍，姚咏明，李杰萍，等，2009. STAT3与MAPK蛋白协同调节肿瘤坏死因子-α转录活性［J］. 生物化学与生物物理进展，36：1003—1011.

杨丽萍，姚咏明，叶棋浓，等，2011. 信号转导和转录激活因子3调节肿瘤坏死因子-α表达的结合位点研究［J］. 生物化学与生物物理进展，38：1145—1152.

姚咏明，2005. 内毒素与革兰阳性菌致病因子的协同效应与意义［J］. 中国危重病急救医学，17：193—196.

姚咏明，2009. 创伤感染并发症免疫功能障碍及其诊治的若干问题［J］. 中华外科杂志，47：37—39.

姚咏明，柴家科，林洪远，等，2005. 现代脓毒症理论与实践［M］. 北京：科学出版社，96—145.

姚咏明，程明华，姚胜，等，2004. 细胞外信号调节激酶抑制剂对烫伤脓毒症大鼠肿瘤坏死因子-α表达的影响及意义［J］. 中华外科杂志，42：391—395.

姚咏明，栾樱译，2011. 提高对创伤感染及其并发症的认识［J］. 临床急诊杂志，12：361—364.

姚咏明，盛志勇，2003. 我国创伤脓毒症基础研究新进展［J］. 中华创伤杂志，19：9—12.

姚咏明，盛志勇，2004. 金黄色葡萄球菌外毒素与脓毒症及多器官损害［J］. 中华创伤杂志，20：711—714.

姚咏明，盛志勇，2005. 加强对烧伤后金黄色葡萄球菌外毒素作用的研究［J］. 中华烧伤杂志，21：152—154.

姚咏明，盛志勇，2005. 重视对脓毒症本质的探讨［J］. 中华急诊医学杂志，14：185—186.

姚咏明，田惠民，王亚平，等，1992. Re型内毒素抗血清对实验性多器官功能衰竭的防护作用［J］. 中华外科杂志，30：244—247.

姚咏明，王亚平，田惠民，等，1993. 严重烧伤内毒素血症的临床意义［J］. 中华外科杂志，31：435—438.

姚咏明，于燕，吴叶，等，1998. 烧伤后多器官功能障碍综合征患者可溶性脂多糖受体CD14的变化［J］. 中华外科杂志，36：668—670.

姚咏明，于燕，盛志勇，等，1999. 肠缺血-再灌注损伤后内毒素增敏作用及其机制的初步探讨［J］. 中华整形烧伤外科杂志，15：301—304.

张庆红，姚咏明，2010. 浅析外科感染的免疫障碍问题［J］. 中国普外基础与临床杂志，17：1129—1131.

AZUMA K, KOIKE K, KOBAYASHI T, et al, 2004. Detection of circulating superantigens in an intensive care unit population［J］. Int J Infect Dis, 8: 92—98.

BIN L, ZHANG R, LI J, et al, 2008. Antimalarial artesunate protects sepsis model mice against heat-killed Escherichia coli challenge by decreasing TLR4, TLR9 mRNA expressions and transcription factor NF-κB activation ［J］. Int Immunopharmacol, 8: 379—389.

BLANK C, LUZ A, BENDIGS S, et al, 1997. Superantigen and endotoxin synergize in the induction of lethal shock ［J］. Eur J Immunol, 27: 825—833.

COHEN J, 2000. The dectection and interpretation of endotoxaemia ［J］. Inten Care Med, 26: S51—S56.

DONG Y L, KO F, YAN T, et al, 1993. Evidence for Kupffer cell activation by burn injury and pseudomonas exotoxin A ［J］. Burns, 19: 12—16.

FANG W H, YAO Y M, SHI Z G, et al, 2001. Effect of recombinant bactericidal/ permeability-increasing protein on endotoxin translocation and lipopolysaccharide- binding protein/CD14 expression in rats following thermal injury ［J］. Crit Care Med, 29: 1452—1459.

FANG W H, YAO Y M, SHI Z G, et al, 2002. Lipopolysaccharide-binding protein and lipopolysaccharide receptor CD14 gene expression after thermal injury and its potential mechanism（s）［J］. J Trauma, 53: 957—967.

FANG W H, YAO Y M, ZHAI H X, et al, 2004. Tissue lipopolysaccharide-binding protein expression in rats after thermal injury: potential role of TNF-α ［J］. Burns, 30: 225—231.

FAURE E, THOMAS L, XU H, et al, 2001. Bacterial lipopolysaccharide and IFN-gamma induce Toll-like receptor 2 and Toll-like receptor 4 expression in human endothelial cells: role of NF-kappa B activation ［J］. J Immunol, 166: 2018—2024.

GAESTEL M, KOTLYAROV A, KRACHT M, et al, 2009. Targeting innate immunity protein kinase signalling in inflammation ［J］. Nat Rev Drug Discov, 8: 480—499.

JACOBS A T, IGNARRO L J, 2001. Lipopolysaccharide-induced expression of interferon-beta mediates the timing of inducible nitric-oxide synthase induction in RAW 2647 macrophages ［J］. J Biol Chem, 276: 47950—47957.

JUN W, ZHOU H, ZHENG J, et al, 2006. Antimalarial artemisinin synergizes with antibiotics to protect against lethal live Escherichia coli by decreasing proinflammatory cytokine release ［J］. Antimicrob Agents Chemother, 50: 2420—2427.

KABELITZ D, 2007. Expression and function of Toll-like receptors in T lymphocytes ［J］. Curr Opin Immunol, 19: 39—45.

KLEIN D J, BRIET F, NISENBAUM R, et al, 2011. Endotoxemia related to cardiopulmonary bypass is associated with increased risk of infection after cardiac surgery: a prospective observational study ［J］. Crit Care, 15: R69.

KUMAR A, BUNNELL E, LYNN M, et al, 2004. Experimental human endotoxemia is associated with depression of load-independent contractility indices: prevention by the lipid a analogue E5531 ［J］. Chest, 126: 860—867.

LEEMANS J C, HEIKENS M, VAN KESSEL K P, et al, 2003. Lipoteichoic acid and peptidoglycan from Staphylococcus aureus synergistically induce neutrophil influx into the lungs of mice ［J］. Clin Diagn Lab Immunol, 10: 950—953.

LI H Y, YAO Y M, SHI Z G, et al, 2003. Significance of biopterin induction in rats with postburn Staphylococcus aureus sepsis ［J］. Shock, 20:159—165.

LI H Y, YAO Y M, SHI Z G, et al, 2003. The potential role of Staphylococcal enterotoxin B in rats with postburn Staphylococcus aureus sepsis ［J］. Shock, 20: 257—263.

LIN J, YAO Y M, DONG N, et al, 2009. Influence of CD14 polymorphism on CD14 expression in patients with extensive burns ［J］. Burns, 35: 365—371.

LIU H, YAO Y M, YU Y, et al, 2007. Role of Janus kinase/signal transducer and activator of transcription pathway in regulation of expression and inflammation-promoting activity of high mobility group box protein 1 in rat peritoneal macrophages ［J］. Shock, 27: 55—60.

MARSHALL J C, FOSTER D, VINCENT J L, et al, 2004. Diagnostic and prognostic implications of endotoxemia in critical illness: results of the MEDIC study ［J］. J Infect Dis, 190: 527—534.

MARTIN G S, MANNINO D M, EATON S, et al, 2003. The epidemiology of sepsis in the United States from 1979 through 2000 ［J］. N Engl J Med, 348: 1546—1554.

MITAKA C, TOMITA M, 2011. Polymyxin B-immobilized fiber column hemoperfusion therapy for septic shock ［J］. Shock, 36: 332—338.

OPAL S M, COHEN J, 1999. Clinical gram-positive sepsis: does it fundamentally differ from gram-negative bacterial sepsis? ［J］. Crit Care Med, 27: 1608—1616.

OTTE J M, CARIO E, PODOLSKY D K, et al, 2004. Mechanisms of cross hyporesponsiveness to toll-like receptor bacterial ligands in intestinal epithelial cells ［J］. Gastroenterology, 126: 1054—1070.

PULEO F, ARVANITAKIS M, VAN GOSSUM A, et al, 2011. Gut failure in the ICU ［J］. Semin Respir Crit Care Med, 32: 626—638.

REDL H, BAHRAMI S, SCHLAG G, et al, 1993. Clinical detection of LPS and animal models of endotoxemia [J]. Immunobiology, 187: 330—345.

RIJNDERS M I, DEURENBERG R H, BOUMANS M L, et al, 2009. Population structure of Staphylococcus aureus strains isolated from intensive care unit patients in the netherlands over an 11-year period (1996 to 2006) [J]. J Clin Microbiol, 47: 4090—4095.

SAIDO S H, ISHIBASHI J, MOMOTANI E, et al, 2004. In vitro and in vivo activity of antimicrobial peptides synthesized based on the insect defensin [J]. Peptides, 25: 19—27.

SCHLIEVERT P M, 1993. Role of superantigens in human disease [J]. J Infect Dis, 167: 997—1002.

SHIRANEE S, COHEN J, 1999. Gram-positive sepsis: mechanisms and differences from gram-negative sepsis [J]. Infect Dis Clin Nor Am, 13: 397—412.

SHUAI K, 1999. The STAT family of proteins in cytokine signaling [J]. Pro Biophys Mol Biol, 71: 405—420.

STEPHENS R C, FIDLER K, WILSON P, et al, 2006. Endotoxin immunity and the development of the systemic inflammatory response syndrome in critically ill children [J]. Intensive Care Med, 32: 286—294.

SULIBURK J, HELMER K, MOORE F, et al, 2008. The gut in systemic inflammatory response syndrome and sepsis: Enzyme systems fighting multiple organ failure [J]. Eur Surg Res, 40: 184—189.

UCHIYAMA T, YAN X J, IMANISHI K, et al, 1994. Bacterial superantigens-mechanism of T cell activation by the superantigens and their role in the pathogenesis of infectious diseases [J]. Microbiol Immunol, 38: 245—256.

UKLEJA A, 2010. Altered GI motility in critically ill patients: current understanding of pathophysiology, clinical impact, and diagnostic approach [J]. Nutr Clin Pract, 25: 16—25.

VENET C, ZENI F, VIALLON A, et al, 2000. Endotoxaemia in patients with severe sepsis or septic shock [J]. Intensive Care Med, 26: 538—544.

WANG J E, DAHLE M K, YNDESTAD A, et al, 2004. Peptidoglycan of Staphylococcus aureus causes inflammation and organ injury in the rat [J]. Crit Care Med, 32: 546—552.

WIERSINGA W J, 2011. Current insights in sepsis: from pathogenesis to new treatment targets [J]. Curr Opin Crit Care, 17: 480—486 .

YAGUCHI A, YUZAWA J, KLEIN D J, et al, 2012. Combining intermediate levels of the Endotoxin Activity Assay (EAA) with other biomarkers in the assessment of patients with sepsis: results of an observational study [J]. Crit Care, 16: R88.

YAO Y M, BAHRAMI S, LEICHTFRIED G, et al, 1995. Pathogenesis of hemorrhage-induced bacteria/ endotoxin translocation in rats: effects of recombinant bactericidal/ permeability-increasing protein [J]. Ann Surg, 221: 398—405.

YAO Y M, BAHRAMI S, REDL H, et al, 1996. Monoclonal antibody to tumor necrosis factor—a attenuates hemodynamic dysfunction secondary to intestinal ischemia/ reperfusion in rats [J]. Crit Care Med, 24: 1547—1553.

YAO Y M, LU L R, YU Y, et al, 1997. The influence of selective decontamination of the digestive tract on cell-mediated immune function and bacteria/endotoxin translocation in thermally injured rats [J]. J Trauma, 42: 1073—1079.

YAO Y M, REDL H, BAHRAMI S, et al, 1998. The inflammatory basis of trauma/shock associated multiple organ failure [J]. Inflamm Res, 47: 74.201—210.

YAO Y M, SHENG Z Y, TIAN H M, et al, 1995. The association of circulating endotoxaemia with the development of multiple organ failure in burned patients [J]. Burns, 21: 255—258.

YAO Y M, SHENG Z Y, YU Y, et al, 1995. The potential etiologic role of tumor necrosis factor in mediating multiple organ dysfunction in rats following intestinal ischemia-reperfusion injury [J]. Resuscitation, 29: 157—168.

YAO Y M, TIAN H M, SHENG Z Y, et al, 1995. Inhibitory effects of low-dose polymyxin B on hemorrhage-induced endotoxin/bacterial translocation and cytokine formation [J]. J Trauma, 38: 924—930.

YAO Y M, WANG Y P, TIAN H M, et al, 1996. Reduction of circulating prostaglandin E_2 level by antiserum against core lipopolysaccharide in a rabbit model of multiple organ failure [J]. J Trauma, 40: 270—277.

ZHANG L T, YAO Y M, LU J Q, et al, 2008. Recombinant bactericidal/ permeability- increasing protein inhibits endotoxin-induced high mobility group box 1 protein gene expression in sepsis [J]. Shock, 29: 278—284.

第 7 章

烧伤脓毒症发生机制与防治

脓毒症（sepsis）是烧伤、休克、感染（infection）、大手术等临床急危重患者的严重并发症之一，也是诱发脓毒性休克（septic shock）、多器官功能障碍综合征（MODS）的重要原因。由于脓毒症来势凶猛，病情进展迅速，病死率高，给临床救治工作带来极大困难。如何早期识别、及时诊断、有效防治脓毒症的形成与发展，是提高急危重症救治成功率的关键所在。国外流行病学调查显示，脓毒症的病死率已超过急性心肌梗死，每年欧洲和美国死于此病超过 35 万人，治疗费用高达 250 亿美元，其中美国每年有 75 万例脓毒症患者，约21.5 万人死亡。每年全球有超过 1800 万严重脓毒症病例，且患者数目每年以 1.5%～8.0%速度递增，地球上每天大约有 14 000 人死于该并发症。有鉴于此，2012 年 9 月 13 日国际脓毒症联盟及其成员组织共同发起并创建了"世界脓毒症日"（World Sepsis Day），定于每年 9 月 13 日在全球各地开展多种形式的活动，促进广大公众对脓毒症的了解和政府机关、卫生部门的重视与政策支持，力争至 2020 年将脓毒症的救治成功率提高 20%。由此可见，脓毒症已经不仅是急危重症，而且是多发的常见病症，已对人类健康和经济发展造成巨大威胁。

我国目前尚缺乏详细的临床流行病学资料，据推算每年有 300 万～400 万例患者发生脓毒症，死于脓毒症者高达 100 万人以上。解放军总医院第一附属医院回顾分析了烧伤面积大于 30% 的患者 657 例，并发脓毒症者占 36.4%，MODS 的发生率为 12.8%，死亡病例中 60% 以上缘于 MODS。近年来，国内一项前瞻性、多中心研究显示，我国 ICU 中严重脓毒症的发病率、病死率分别为 8.68%、48.7%，与欧美国家相近；从 71.7% 患者分离到病原微生物，53.8% 为革兰阴性菌、45.9% 为革兰阳性菌、22% 为侵袭性真菌感染；腹腔和肺是最常见的感染部位。进一步对严重脓毒症患者配对分析，发现在性别、年龄、疾病严重程度及救治原则无显著性差异的情况下，侵袭性真菌感染使脓毒症病死率显著增加 20%、住院时间明显延长、医疗负担和费用也大幅度增加。欧洲一组临床流行病学资料发现，2527 例全身炎症反应患者中，脓毒症、严重脓毒症、脓毒性休克发生率分别为26%、18% 和 4%，但它们的病死率分别为 16%、20% 和 46%。由此可见，脓毒症和 MODS是现代急诊与重症医学面临的普遍存在而又十分复杂的问题，成为直接影响患者预后、阻碍进一步提高临床救治成功率的突出难题。

第 1 节　相关概念与定义的演变

一、历 史 回 顾

　　sepsis 的提法可归功于希波克拉底，他用这个词来描述组织降解。sepsis 指物质腐败或腐蚀的过程，与疾病和死亡相关，如蔬菜的腐烂、伤口化脓等。相比较而言，pepsis 指与新生有关的组织降解，如食物的消化、葡萄发酵酿酒等。在医学领域，sepsis 最初被用于描述与组织分解有关的局限性感染等临床改变。值得注意的是，即使在 19 世纪，sepsis 一词的内涵也绝非仅局限于简单的感染。例如，Green 的《病理学概述》（*Introductory Pathology*，1873 年）中将伴有远处转移脓肿的感染称之为 pyemia，而 septicemia 专指不伴有远处脓肿形成的播散性感染。Flint 在《医学原理》（*Principles of Medicine*，1880 年）中指出，septicaemic 病例中未必能发现细菌，而将含有所谓"脓毒素"（sepsin）的腐败液体注入动物体内，即可引起脓毒症的临床症状。

　　当今炎症（inflammation）的概念源于 18—19 世纪研究者的工作与认识。英国外科医师 John Hunter（1728—1793）认为炎症是机体的防御反应，而 Julius Friedrich Cohnheim（1839—1884）则认为炎症是血管反应性改变的过程之一。Metchnikoff 对细胞吞噬作用的研究奠定了当今机体 - 病原相互作用的基本概念。

　　20 世纪初，脓毒症指播散性凶险感染，菌血症（bacteremia）是其标志。然而在 20 世纪末，3 个重要的医学进展使人们对原有的脓毒症概念产生怀疑。其一，强大的抗菌药物可以迅速杀灭患者体内的病原微生物，但不能因此而改善脓毒症患者的症状，这说明脓毒症不仅仅是由细菌的繁殖导致的；其二，有关人体与病原相互作用机制逐渐明确后，人们意识到脓毒症的发展可能与机体释放的复杂的介质有关，而不是由细菌直接作用于组织细胞引起的；其三，急危重症监护治疗水平的提高可以改变脓毒症发展的进程，应用辅助性器官支持治疗可延长患者的生命，这些患者常伴有复杂而又可逆的器官功能障碍，缺乏明确定义分类，但肯定与感染及机体炎症反应密切相关。

　　21 世纪初，随着我们对于感染、机体反应及 ICU 救治相互影响认识的不断深入，许多问题凸显出来，既往关于脓毒症的定义已不能适应科学发展的需要。对脓毒症认识的深入要求研究者们进一步完善其定义及概念，以方便临床医师对患者的诊断和治疗。尽管可能是重复性的阐述，以下还是有必要对此做一些探讨和回顾。

二、基本概念及定义更新

　　感染和脓毒症是临床上常用的名词术语，也是当前烧伤外科和 ICU 所面临的棘手难题，特别是由其诱发的脓毒性休克及 MODS，已成为急危重患者的主要死亡原因之一。传统的观点认为，感染和机体全身反应系同一病理概念，即感染到一定程度势必产生全身性反应，这样细菌等病原微生物入侵与机体的各种反应发生了直接联系。因此，长期以来，感染、菌血症、脓毒症、败血症（septicemia）、脓毒综合征（sepsis syndrome）、脓毒性休克等名词常互换使用。这些名词术语定义不清且易混淆，不能确切反映疾病的本质、临床的病理过程及预后，给感染和脓毒症的基础与临床研究造成了一定困难。例如，以往认为临床出现体温升高、心率及呼吸加快、血象增高、酸中毒及高代谢状态等是典型的脓毒状态，是严重感染的必然结果，但后来发现，严重烧伤、创伤等多种外科应激情况下均可呈现上述临床表现，且许多患者血培养阴性或找不到感染灶，严重者可进一步发展为休克，甚至死亡。过去此类患者称之为"临床败血症"（clinical septicemia），因而容易导致概念模糊，相互混淆，对临床诊断与治疗也产生不利影响。由此可见，继续沿用传统的概念和定义显然已不合时宜。

近 20 年来，对感染和脓毒症的研究已成为烧伤、创伤外科中十分活跃的领域之一，所取得的进展已使人们从本质上更深刻、更准确地理解感染与脓毒症，从而为临床上争取更有效的手段解决这一棘手问题开辟新的途径。1991 年美国胸科医师学会和危重病医学学会（American College of Chest Physicians/Society of Critical Care Medicine, ACCP/SCCM）共识会议经共同商讨，对脓毒症及其相关的术语做出明确定义，并推荐在今后临床与基础研究中应用新的概念及标准。这次会议对有关感染、脓毒症的传统概念给予了更新和发展，其意义不仅仅在认识本身，更重要的是将从根本上改革感染的治疗观念。明确一系列命名及定义有助于临床早期发现并及时治疗相关疾病，有助于使临床及基础研究标准化及合理利用、比较研究资料，而且为我们加深对脓毒症发病机制及其防治途径的认识具有十分重要的意义。目前，脓毒症及相关术语的概念和定义已被临床多数医师所接受及采纳，以下简要进行介绍。

1. 感染

指微生物在体内存在或侵入正常组织，并在组织中定植和产生炎性病灶。这一定义旨在说明一种微生物源性的临床现象。

2. 菌血症

指循环血液中存在活体细菌，其诊断依据主要为阳性血培养，同样也适用于病毒血症（viremia）、真菌血症（fungemia）和寄生虫血症（parasitemia）等。

3. 败血症

以往泛指血中存在微生物或其毒素。这一命名不够准确，歧义较多，容易造成概念混乱，为此建议不再使用这一名词。

4. 全身炎症反应综合征（SIRS）

全身炎症反应综合征指任何致病因素作用于机体所引起的全身性炎症反应，具备以下两项或两项以上体征或实验室指标：体温＞38℃或＜36℃；心率＞90 次 / 分；呼吸频率＞20 次 / 分或 $PaCO_2$＜4.3kPa（32mmHg）；外周血白细胞计数＞$12.0×10^9$/L 或＜$4.0×10^9$/L，或未成熟粒细胞＞10%。SIRS 上述表现是机体急性病理生理变化的结果，应注意与某些因素所致异常改变相区别，如化疗后白细胞或粒细胞减少症等。

产生 SIRS 的成因是多方面的，它既可以由细菌、病毒、真菌、寄生虫等病原微生物引起，亦可由大手术、烧伤、创伤、急性胰腺炎等非感染因素造成。SIRS 是感染或非感染因素导致机体过度炎症反应的共同特点，MODS 则是 SIRS 进行性加重的最终后果。因此，就本质而言，SIRS 作为一临床病理生理反应是 MODS 产生的基础，也是导致 MODS 的共同途径。从临床发病过程来看，SIRS 既可以一开始就是全身性的，也可先是局部的，而后发展为全身性的。后者表现为在初始打击之后有一短暂的稳定期，以后又进行性加剧造成自身的不断损害。有人称前者为"单相速发型"，后者为"双相迟发型"，其中以后者尤为多见。SIRS 如经积极、有效治疗可恢复，并不一定发生机体组织器官的广泛性损害；但如炎症失控，则可出现难以遏制的病理生理改变，最终发展为 MODS，甚至死亡。

虽然 SIRS 的命名和诊断方法近 20 年得到了广泛的关注与采用，但也有学者对此提出异议。例如，Vincent 认为 SIRS 的定义及诊断标准存在一些缺陷，其临床实用价值值得怀疑。SIRS 的主要问题包括以下几方面：该命名难以区分原发疾病的病理生理状态；诊断标准过于敏感，特异性较差；不能反映病情的轻重程度，需同时采用疾病严重性评分系统或器官功能障碍评分系统等；可能掩盖临床试验性治疗的某些有意义的结果。当然，SIRS 新概念的提出无疑是人们认识上的一次飞跃，但其应用价值仍有待于临床实践的检验与不断完善。

总的来说，对于 SIRS 这一概念，有人支持，也有人反对。支持者认为 SIRS 有助于研究者理解机体反应的本质，其反应的发生并不依赖于外源性刺激的类型，此概念还可帮助明确临床中因自身炎症反应而致病的患者；而另一方面，反对者认为 SIRS 缺乏特异的诊断标准，对临床没有什么帮助，一般人通过剧烈运动就可以达到上述的判断标准。

关于 SIRS 的争论实际上说明我们对它的认识还很不够。尽管我们可以在临床中确认 SIRS，也明确 SIRS 中许多细胞因子的生物学作用，但仍旧没有上升到"病"的高度，缺少有效的诊断及治疗手段。SIRS 作为一个概念，反映紊乱的机体炎症反应，并与危重疾病的发病率、病死率密切相关，已经为人们所接受。但是提出一个概念并不等同于定义一种疾病，现在 SIRS 的判断标准并不特异，不足以描述一种综合征，更不要说为临床提供可操作的执行标准为患者服务了。对于一种综合征的描述，应包括多种临床及实验室指标，足够特异地帮助临床医师确认出特定的患者群，只有这样，其描述才具有实用价值。例如，对于获得性免疫缺陷综合征（acquired immune deficiency syndrome, AIDS）的描述不仅敏感，而且特异，对于 HIV 的发现起到重要的作用。但如果将其描述改为体重下降、同性恋、滥用静脉内药物、近期输血史或为海地后裔等，那么这样的描述就缺乏特异性，会纳入许多非 AIDS 患者，给 AIDS 的研究工作带来很大的困难。SIRS 的判定标准非常不特异，许多病例尤其是烧伤患者都会符合它的标准。实际上，其标准是 APACHE Ⅱ 评分系统中 12 条指标中的 4 条。

还有两个术语——代偿性抗炎反应综合征（compensatory anti-inflammatory response syndrome, CARS）和混合拮抗反应综合征（mixed antagonistic response syndrome, MARS）。同 SIRS 一样，这两个术语也仅仅是概念，缺少可操作的判定标准，只能代表研究者对机体反应的进一步理解与认识。CARS 指机体在发生炎症反应的同时，激活抗炎反应机制，二者最终达到平衡。MARS 指 SIRS 与 CARS 并存。CARS 和 MARS 仅仅表示一种认识，没有在产生机制以及分类学上做深入的探讨，对于进一步的区分没有多少帮助。

5. 脓毒症

脓毒症指由感染引起的 SIRS，证实有细菌存在或有高度可疑感染灶，其诊断标准与 SIRS 相同。有资料表明，脓毒症反应者中，菌血症阳性率约为 45%；菌血症者也不一定表现为脓毒症，约 26% 呈现体温正常。

脓毒症和 SIRS 在性质和临床表现上基本是一致的，只是致病因素不同而已。一般认为，是由于机体过度炎症反应或炎症失控所致，并不是细菌或毒素直接作用的结果。关于感染的来源，除了常见的烧伤或创伤创面、吸入性损伤及医源性污染以外，内源性感染尤其是肠源性感染是近 30

年来引起关注的重要感染源。大量的研究表明，严重烧伤后的应激反应可造成肠黏膜屏障破坏、肠道菌群生态失调及机体免疫功能下降，从而发生肠道细菌移位（bacterial translocation）/ 内毒素血症，触发机体过度的炎症反应与器官损害。即使成功的复苏治疗在总体上达到了预期目标，但肠道缺血可能依然存在，并可能导致肠道细菌 / 内毒素移位的发生。因此，肠道因素在脓毒症发生、发展中的作用不容忽视。

过去，人们认为脓毒症肯定是由病原菌引起的，血液中存在病原微生物，因此将败血症与脓毒症混用。新近研究证实，菌血症只发现于少部分脓毒症患者：一个多中心回顾性研究发现，只有 32% 的患者记录有血液细菌感染。而且，急危重症中菌血症主要反映的是微生物在血管组织中定植（colonization），并不是微生物扩散。因此，败血症这个定义缺乏明确的意义，应予以废用。尽管当今抗菌药物以及感染检测手段得到有效应用，但并不能改善脓毒症的预后，这说明微生物在脓毒症的发展中并非决定性因素。我们需要重新审视不合时宜的脓毒症有关概念，做适度修改以使其能更贴切地反映脓毒症的本质。

需要强调的是，从本质上讲脓毒症是一个临床综合征。一种综合征应该包括多种症状、体征及实验室指标，它是一个疾病的症候群。要实施脓毒症的临床试验，首先必须明确客观、可重复的纳入标准。在早期的研究中，多采用临床判断作为标准。如在一个应用大剂量甲泼尼龙治疗脓毒症的临床试验中，纳入标准为可能有感染、心动过速、呼吸急促、体温升高或降低和存在器官障碍。这种标准当时称之为"脓毒综合征"，只是来自于一个非正式的会议，而不是基于流行病统计学的分析。这个试验最后失败了，没能证实大剂量氢化可的松治疗对脓毒症患者有效。但是，上述研究纳入标准却被以后的脓毒症临床试验广泛采用了。

6. 严重脓毒症（severe sepsis）

严重脓毒症指脓毒症伴有器官功能障碍、组织灌注不良或低血压，低灌注或灌注不良包括乳酸酸中毒、少尿或急性意识状态改变。

7. 脓毒性休克

脓毒性休克指严重脓毒症患者在给予足量液体复苏仍无法纠正的持续性低血压，常伴有低灌注状态（包括乳酸酸中毒、少尿或急性意识状态改变等）或器官功能障碍。所谓脓毒症引起的低血压是指收缩压＜12kPa（90mmHg）或在无明确造成低血压原因（如心源性休克、失血性休克等）情况下血压下降幅度超过 5.3kPa（40mmHg）。值得注意的是，某些患者由于应用了影响心肌变力的药物或血管收缩剂，在有低灌注状态和器官功能障碍时可以没有低血压，但仍应视为脓毒性休克。既往有的文献将这一过程称为脓毒综合征，由于其概念模糊、含义不清而建议停止使用。

脓毒症、严重脓毒症及脓毒性休克是反映机体内一系列病理生理改变及临床病情严重程度变化的动态过程，其实质是 SIRS 不断加剧、持续恶化的结果。其中脓毒性休克可以认为是严重脓毒症的一种特殊类型，以伴有组织灌注不良为主要特征。脓毒性休克是在脓毒症情况下所特有的，与其他类型休克的血流动力学改变有明显不同，其主要特点为：体循环阻力下降、心排血量正常或增多、肺循环阻力增加、组织血流灌注减少等。

8. 多器官功能障碍综合征（MODS）

MODS 指机体遭受严重烧伤、创伤、休克、感染及外科大手术等急性损害 24h 后，同时或序贯出现两个或两个以上的系统或器官功能障碍或衰竭，即急性损伤患者多个器官功能改变不能维持内环境稳定的临床综合征。MODS 旧称多器官衰竭（multiple organ failure, MOF），最早出现是在 1973 年由 Tilney 等报道腹主动脉瘤术后并发"序贯性器官衰竭"；1975 年 Baue 报道 3 例死于 MOF 的患者，称之为 20 世纪 70 年代新的综合征。此后近 20 年内，MOF 的命名被普遍承认和接受，但这一传统的命名主要描述临床过程的终结及程度上的不可逆性，在概念上反映出认识的机械性和局限性，这种静止的提法和标准忽视了临床器官功能动态的变化特征。1991 年 ACCP/SCCM 在芝加哥集会共同倡议将 MOF 更名为 MODS，目的是为了纠正既往过于强调器官衰竭程度，而着眼于 SIRS 发展的全过程，重视器官衰竭前的早期预警和治疗。MODS 的内涵既包括某些器官完全衰竭，也可包括脏器仅有实验室检查指标的异常，能较全面地反映功能进行性的变化过程及病变性质的可逆性，比较符合临床实际。

三、临 床 意 义

进一步明确和澄清上述基本概念与定义无疑具有重要的临床意义，它使我们能从根本上更深刻、更全面地理解感染的本质，并为临床和基础研究中采用统一的标准、尺度，充分利用与比较相关的资料、保证试验性治疗脓毒症的有效性与可靠性等奠定了基础。将感染、菌血症与脓毒症/SIRS 明确区分开，有助于说明脓毒症/SIRS 的特征。虽然感染对于脓毒症发病是重要的，但相当一部分脓毒症患者却始终不能获得确切的感染灶和细菌学证据。Rangel-Frausto 等报道脓毒症、严重脓毒症及脓毒性休克患者血培养阳性率仅为 17%、25% 和 69%。另据报道，336 例创伤后并发 MODS 患者中，其诱发因素与感染有关者仅占 13%。由此可见，脓毒症可以不依赖细菌和毒素的持续存在而发生和发展；细菌和毒素的作用仅仅在于可能触发脓毒症，而脓毒症的发生与否及轻重程度则完全取决于机体的反应性。因此，脓毒症的本质是机体对感染性因素的反应，而且这一反应一旦启动即可循自身规律发展并不断放大，可以不依赖原触发因素。

基于这一认识，某些传统的观念将被改变。例如，当观察到某一患者脓毒症日趋加重时，首先想到的应是患者机体反应更加剧烈，却不一定就是感染加重。抗菌药物的正确应用只在一部分人中有效，而在另一些人则可能完全无效。同样，曾经认为是隐匿性或不可控制的细菌性感染造成 MODS，实质是过度炎症反应引起广泛性组织破坏。经典的抗感染治疗不足以遏制这一过程，把治疗焦点集中在对整体器官功能的支持方面也有其片面性。从总体来看，防治策略应当是通过多方面阻断过度释放的炎症介质，抑制激活的炎症细胞；同时积极补充内源性抑制物，尽可能恢复促炎介质与内源性抑制剂的平衡，从而使炎症反应局限，并注重机体免疫功能的调理与重建，以合理干预 SIRS 和脓毒症、防止 MODS 的发生与发展。

第 2 节　脓毒症发生机制

自 1991 年脓毒症的新概念提出以来，烧伤脓毒症的研究方兴未艾，对其了解亦日益加深。临床流行病学资料显示，脓毒症是急危重症的主要死亡原因之一，已成为进一步提高危重患者救治成功率的最大障碍，提高对该严重感染并发症的认识和防治水平无疑具有重要价值。值得注意的是，严重脓毒症发病机制非常复杂，内容涉及感染、炎症、免疫、凝血及组织损害等一系列基本问题，并与机体多系统、多器官病理生理改变密切相关。

1. 肠道细菌/内毒素移位

大量临床资料表明，严重感染与脓毒症关系十分密切，但死于脓毒症的相当部分患者体内又找不到明确的感染灶或细菌培养阴性，应用抗菌药物预防和控制感染并不能有效地降低脓毒症的发生率与病死率。20 世纪 80 年代以来，人们注意到机体最大的细菌及毒素贮库——肠道可能是原因不明感染的"策源地"，肠道细菌/内毒素移位所致的"肠源性感染"与严重烧伤、休克、外科大手术等应激后发生的 MODS 密切相关。

在家兔 MODS 模型中，观察到内毒素血症与 MODS 的发生、发展密切相关。MODS 动物血浆内毒素含量升高的幅度大、持续于较高水平，且内毒素水平的改变与多器官功能指标显著相关。在犬高速枪弹伤合并休克的实验研究中，发现肠道内游离内毒素含量与肠杆菌过度生长相平行，门/体循环内毒素浓度差缩小与创伤后体内清除、灭活毒素功能障碍相关。同样，在失血性休克或创伤性休克狒狒模型中发现，休克 3h 末和复苏后 1h 血浆内毒素水平增高。这在失血复合缺氧并注射酵母多糖调理血浆的狒狒模型中得到进一步证实。

我们设想，如果肠道内毒素释入体内确实是脓毒症的重要致病因素，那么采用一系列拮抗或阻断内毒素血症的措施将有可能减轻器官功能障碍的发生与发展。结果显示，给失血性休克家兔输注脂多糖（lipopolysaccharide, LPS）抗血清后，血浆内毒素水平的升高幅度及其持续时间均显著降低，动物 MODS 发生率明显低于对照组。同样，重度出血性休克早期给予具有抗菌/抗内毒素双重作用的重组杀菌/通透性增加蛋白（recombinant bactericidal/permeability-increasing protein, rBPI$_{21}$）可完全中和循环内毒素，能有效地减轻肝、肺、肾及肠道损害等。此外，预防性进行选择性消化道脱污染（selective decontamination of the digestive tract, SDD）大鼠，其各段肠腔内游离内毒素含量较对照组下降99.5% 以上，门、体循环内毒素水平随之显著降低。SDD 防治组肠黏膜损害减轻，严重烫伤后其存活率提高 26.7%。上述诸多研究，初步证明了肠源性内毒素血症与创伤后脓毒症、MODS 发病的因果关系，为进一步阐明其诱发全身性组织损害的规律及机制奠定了基础。

临床资料显示，大面积烧伤患者血浆内毒素水平增高，在伤后 7～12h 和 3～4d 形成两个高峰。由于早期烧伤创面是无菌的，且体内并未找到明确感染灶，因此早期内毒素血症并非由于烧伤创面感染所致，更可能是由于肠道细菌/内毒素移位。我们的一组临床资料证实，大面积烧伤患者血浆内毒素含量在伤后 24h 即显著升高，第 3 天达峰值，伤后 2～3 周又出现明显上升。该组患者内毒素血症发生率为 58%，其中脓毒症组血浆内毒素均值显著高于非脓毒症组，且血浆内毒素水平与烧伤后 MODS 发生频率呈正相关。为了进一步探讨血浆内毒素与患者预后的关系，将 25例创伤、外科大手术后患者中存活者与死亡者比较，发现死亡组内毒素水平伤后或术后 1d、7d 显著高于存活者。这些结果证明，创伤早期内毒素血症十分常见，并参与了机体脓毒并发症的病理过程。

临床研究证实，烧伤后肠道通透性可迅速增高，并与伤后早期内毒素血症的发生时间相符。许多资料提示，烧伤、创伤、休克等应激状况下患者早期肠道通透性即可明显增高。另据报道，采用大分子的多聚乙二醇 3350 作为肠道通透性探针，观察到伤后 72h 内，未并发感染或其他疾病的患者肠道通透性增高，且与创伤严重程度相关。这些间接的临床资料虽然有限，但也支持细菌/内毒素移位的假说。值得指出的是，虽然人们对动物的细菌/内毒素移位进行了深入研究，但这些结果在临床观察中尚未得到充分肯定。因此，关于肠道细菌/内毒素移位的临床意义仍存在争议，有待进一步探讨。

2. 革兰阳性菌外毒素及其致病作用

严重损伤和感染性因素可以诱发初期的炎症反应，但由于机体产生的多种炎症介质所形成的瀑布效应，可使炎症反应扩大甚至失去控制，最终导致以细胞自身性破坏为特征的全身性炎症反应。业已证明，细菌、毒素、病毒及寄生虫感染等在机体的脓毒性反应中均可起触发剂作用，其中革兰阴性菌及其内毒素在脓毒症发病中的作用与机制已进行了较为广泛、深入的研究。然而，长期以来，人们对于革兰阳性菌及其外毒素的致病意义认识不足。

临床资料表明，革兰阳性菌脓毒症的发病率逐年上升，至20世纪90年代末已达脓毒症发病率的50%以上，并仍有升高趋势。其中金葡菌发病率位居首位，是烧伤创面感染、急性肝衰竭的重要病原菌。由于其致病因素复杂、耐药性不断增强，特别是中介型抗万古霉素金葡菌的出现，金葡菌感染所致脓毒症的防治已成为现代烧伤、创伤外科和危重病医学面临的棘手难题之一。我们回顾性调查了8年间从烧伤创面分离的病原菌，其中金葡菌分离率从1995年的17.7%（居第3位）上升为2003年的45.0%（居第1位）；278例次静脉内置管的严重烧伤患者，7例次发生导管脓毒症（5例死亡），其分离病原菌中金葡菌占50%以上。细菌学研究表明，可溶性外毒素的产生是革兰阳性菌感染的重要标志之一，在革兰阳性菌感染性疾病的发生、发展中具有重要意义。其中金葡菌肠毒素尤其是肠毒素B（SEB）因其"超抗原"特性以及在中毒性休克综合征发病中的特殊意义而备受关注。在大鼠20%体表面积Ⅲ度烫伤合并金葡菌攻击所致脓毒症模型中观察到，SEB广泛分布于心、肝、肺、肾等重要脏器，并与局部组织促炎/抗炎细胞因子平衡异常及相应器官的功能损害密切相关。其中肝、肾组织中SEB含量最高，可能为SEB蓄积和排泄的主要场所。抗SEB抗体早期干预可有效中和SEB活性，阻止金葡菌攻击所致炎症反应的进一步发展，同时多器官功能损伤亦得到改善。

研究表明，SEB作为"超抗原"具有很强的丝裂原性，且以T细胞为主要靶细胞，极低浓度即可致T细胞大量活化、促炎细胞因子产生显著增加，对金葡菌感染诱发脓毒症的病理生理过程可能具有促进作用。与内毒素（主要成分为脂多糖）所致脓毒症不同，T细胞活化和增殖产生肿瘤坏死因子 α（TNF-α）、干扰素 γ（IFN-γ）是介导SEB损伤效应的关键环节，而革兰阴性菌脓毒症中TNF-α 诱生主要由单核-巨噬细胞所介导。但是，细菌内、外毒素具有很强的协同效应，例如当它们共同作用时，可使各自的致死剂量均降低两个数量级，而且体内促炎细胞因子的水平更高、持续时间更长。金葡菌致病因子与LPS激活炎症细胞的信号转导存在着某些共同途径，这可能是二者在脓毒症发病中具有协同效应的重要病理生理学基础。应当说明的是，创伤、烧伤后金葡菌的致病因子较为复杂，除肠毒素外，金葡菌细胞壁成分（如肽聚糖和磷壁酸）在失控性炎症反应和脓毒症中的地位亦不容忽视。

3. 受体与信号转导机制

业已明确，LPS是触发脓毒症的重要致病因子之一，LPS主要成分——脂质A首先与LPS受体结合，进而激活细胞内信号转导通路与诱导炎症介质的合成、释放，最终导致脓毒症甚至MODS。近来有关LPS受体研究进展迅速，已发现4类分子家族与LPS的脂质A部分结合参与炎症信号转导，包括巨噬细胞清道夫受体（SR）、CD14、Toll样受体（Toll-like receptors, TLR）和 $\beta2$ 白细胞整合素等。研究发现，巨噬细胞SR是参与宿主早期防御的重要受体，它能结合革兰阴性菌细胞壁或循环中游离的 LPS，但不引起炎症反应，这对于清除和灭活 LPS 具有重要意义。内毒素血症或脓毒性休克时，小鼠肝、肺组织内 SR 表达显著减少，LPS 呈明显量效关系。体外观察显示，LPS 刺激可明显下调组织巨噬细胞表面 SR 及其胞内 mRNA 表达。SR 表达下调可能是创伤感染发生、发展过程中机体防御功能降低的一个重要机制。创伤及合并 LPS 攻击后，肝、肺组织内 CD14 和 SR 表达上调和表达下调可能与炎症反应由"自控"向"失控"转化有关。肝、肺组织内 CD14 和 SR 表达上的差异可能与创伤脓毒症时器官功能损害的序贯性相关。

有资料提示，脂多糖结合蛋白（LBP）/CD14 是机体识别和调控 LPS 作用的关键机制之一，为体内增敏 LPS 细胞损伤效应的主要系统之一。体外试验证明，LBP/CD14 系统能明显提高多种细胞对 LPS 的敏感性，使其活性增强数百倍至数千倍。系列动物实验观察到，急性烫伤和休克打击可导致肠腔内 LPS 移位，并明显上调主要脏器 LBP/CD14mRNA 广泛表达，腹腔巨噬细胞基因表达亦显著增强。早期拮抗肠源性内毒素移位，能明显抑制 LBP/CD14 mRNA 表达强度和减轻多器官功能损害。临床前瞻性观察显示，严重多发伤和休克早期血浆 LBP 水平即迅速升高，大面积烧伤后 1 周患者血清可溶性 CD14（sCD14）含量亦明显上升，其中以并发脓毒症和 MODS 者改变尤为显著。这些资料提示，肠源性内毒素经上调的 LBP/CD14 系统介导机体广泛性炎症反应，在创伤后 MODS 发病中具有重要作用。据此，我们提出了创伤后多脏器损害发病机制中的内毒素增敏假说，并针对该增敏效应进一步开展早期干预的研究，初步动物实验取得了良好的防治效果。

然而，由于 CD14 本身是一种膜锚蛋白（缺乏跨膜区和胞内区），不能直接介导跨膜信号转导，因此有关 CD14 参与的信号转导途径仍有待澄清。近年来研究揭示，TLR 跨膜蛋白可能作为信号转导的受体参与了多种致病因子的信号转导过程，其中 TLR2 和 TLR4 的作用尤为显著。除单核 - 巨噬细胞、中性粒细胞等炎症细胞外，LPS 激活内皮细胞的受体机制研究取得了明显进展。研究证实，人内皮细胞亦能表达 TLR4 mRNA 和 TLR4 蛋白，LPS 能明显上调其表达水平，并呈时间和剂量依赖性。转染 TLR4 的功能突变体和运用抗人 TLR4 抗体后，LPS 对内皮细胞激活效应明显减弱，表现为核因子（nuclear factor, NF）-κB 活性明显降低，说明 TLR4 在 LPS 对内皮细胞激活效应中具有重要地位，可能为内皮细胞上 LPS 作用的受体 / 信号转导分子。在严重腹腔感染所致脓毒症模型中观察到，TLR2 及 TLR4 广泛分布于肝、肺、肾及小肠等组织，感染因素可明显上调机体主要脏器 TLR2 及 TLR4 mRNA 的表达，组织 TLR mRNA 表达参与了多器官功能损害的发病过程，其中以 TLR2 的作用尤为明显。脓毒症早期应用 LPS 拮抗剂干预有助于下调 TLR mRNA 表达、减少促炎介质释放和促进抗炎介质产生，防止多器官损害的发生与发展。

LPS-LBP 复合物与细胞表面 CD14/TLR 受体结合，通过细胞信号传导机制将信号从受体传导到细胞核。目前已证实，丝裂原活化蛋白激酶（mitogen-activated protein kinase, MAPK）、Janus 激酶 / 信号转导和转录激活因子（Janus kinase/signal transducer and activator of transcription, JAK/STAT）、NF-κB 等均与受体的活化有关。体外观察表明，LPS、金葡菌外毒素等均可引起免疫与炎症细胞内上述通路的活化，在细胞生理和病理反应中发挥关键调控作用。人们认识到 MAPK 通路参与了脓毒症和脓毒性休克时多种细胞的活化过程，其中特别强调 p38 MAPK 通路在诱导单核 - 巨噬细胞反应及组织诱导型一氧化氮合酶（inducible nitric oxide synthase, iNOS）表达中的重要作用，并进一步探讨了创伤后主要炎症细胞内 MAPK 通路对体内抗炎与致炎反应的特异性调控效应，以及与其他信号通路间的交会作用（cross-talk）。另一方面，JAK/STAT 通路活化与感染时急性组织损害和休克发生等密切相关，金葡菌攻击早期抑制 JAK/STAT 通路活化有助于抑制致炎细胞因子的产生，并减轻多器官损害。此外，细菌内、外毒素均可诱导创伤脓毒症组织 JAK/STAT 的特异性内源抑制物——细胞因子信号转导抑制因子（suppressor of cytokine signaling, SOCS）活化，且不同亚型介导的抗炎/致炎反应具有明显组织差异性，说明 JAK/STAT 和 SOCS 环路是调控炎症反应平衡的重要信号转导机制之一。

4. 炎症平衡失调与细胞凋亡及免疫麻痹

近年来，人们逐步认识到脓毒症并非都由病原体及其毒素直接损害所致，宿主自身应答在疾病自然病程中扮演了重要角色。一般认为，机体对感染和损伤的原发反应是失控性过度炎症反应。但正常的应激反应是机体抗炎机制激活的结果，免疫细胞和细胞因子既有致病作用又有保护效应，若完全阻断这些介质反而可能有害。有研究为脓毒症存在原发性低免疫反应提供了证据，发现脓毒症患者在发病初始阶段就存在大量 T 细胞凋亡和明显 T 细胞免疫功能抑制现象。据报道，大手术后并发脓毒症与患者外周血单核细胞产生促炎/抗炎细胞因子功能缺陷有关，脓毒症患者能否生存与炎症反应而不是抗炎反应的恢复相关。由此推测，脓毒症病程是渐进的序贯反应，以炎症反应开始，随即呈现免疫抑制，免疫功能障碍是对脓毒症的原发反应而不是继发性代偿反应。

脓毒症状态下免疫障碍特征主要为丧失迟发性过敏反应、不能清除病原体、易患医院性感染。脓毒症患者抗炎治疗失败在于不能把握疾病规律，在脓毒症初始阶段以促炎细胞因子增加为主，随着病程的持续，机体将同时或相继表现为抗炎为主的免疫抑制状态，因为脓毒症患者外周血单核细胞在内毒素刺激后产生的 TNF-α 或 IL-1β 比健康人少得多。另外，脓毒症时应用 IFN-γ 可逆转免疫抑制状况，恢复单核 - 巨噬细胞产生 TNF-α 的能力，提高生存率。脓毒症免疫紊乱的机制主要包括两个方面。

（1）促炎介质向抗炎细胞因子漂移：CD4$^+$ T 淋巴细胞活化后分泌两类相互拮抗的细胞因子，其中分泌致炎细胞因子如 TNF-α、IFN-γ、IL-2 的为 Th1 细胞，分泌抗炎细胞因子如 IL-4、IL-10 的为 Th2 细胞。目前，CD4$^+$ T 淋巴细胞发生 Th1 或 Th2 反应的决定因素尚未完全搞清楚，但可能受病原体的种类、细菌疫苗体积大小和感染部位等因素影响。烧伤或创伤患者外周血单核细胞产生 Th1 类细胞因子减少，Th2 类细胞因子增加，若单核细胞 Th2 类细胞因子出现逆转则脓毒症患者生存率增加，若 IL-10 水平居高不下多预示着预后不良。

（2）细胞凋亡与免疫麻痹：免疫麻痹又称免疫无反应性，T 细胞对特异抗原刺激不发生反应性增殖或分泌细胞因子。例如，在一组致死性腹膜炎患者中观察到 T 细胞亚型 Th1 功能减弱且不伴有 Th2 类细胞因子产生增加，此即免疫麻痹。通常烧伤或创伤患者外周血 Th 细胞数量减少，即使存活的 Th 细胞也多表现为免疫麻痹。T 细胞增殖和细胞因子分泌缺陷与病死率相关。

在探索脓毒症发生机制过程中，人们渐渐认识到机体并非一直处于促炎状态，免疫功能紊乱与大量淋巴细胞凋亡及免疫受抑状态密切相关。研究表明，免疫系统时刻发生着凋亡，它在维持免疫稳态和自身免疫耐受方面起着决定性作用，如胸腺细胞的选择、生发中心的发育、杀伤细胞对靶细胞的杀伤，以及免疫应答结束后效应细胞的清除等都是通过凋亡来实现的。因此，凋亡机制紊乱就会引起自身免疫性疾病。业已明确，在动物和人类脓毒症中，大量 CD4$^+$ T 淋巴细胞和 B 淋巴细胞发生了凋亡，而非致死性烧伤小鼠 3h 后，同样也观察到小鼠脾脏、胸腺和小肠内淋巴细胞凋亡明显增加。严重脓毒症时 CD4$^+$ T 细胞和滤泡树突状细胞缺失将是灾难性的，因为 B 细胞、CD4$^+$ T 细胞和滤泡树突状细胞的消失预示着抗体产生、巨噬细胞活化和抗原提呈功能丧失。

许多资料提示，淋巴细胞凋亡与免疫功能障碍密切相关，抑制淋巴细胞凋亡将有助于改善机体免疫功能，进而提高生存率。另外，通过对 T 细胞凋亡机制和调控的研究，应用死亡因子特异性抗体中和循环中凋亡诱导物或抑制凋亡信号转导途径中半胱氨酸天冬氨酸特异性蛋白酶（cysteinyl aspartate-specific protease，caspase）表达，可达到抑制特异性 T 细胞亚群凋亡的目的。

5. "晚期介质"——高迁移率族蛋白 B1

既往普遍认为，"早期"致炎细胞因子（包括 TNF-α、IL-1 等）是引起机体失控性炎症反应与组织损害的关键介质。晚近的研究发现，高迁移率族蛋白 B1（high mobility group box-1 protein，HMGB1）可能作为新的"晚期"炎症因子参与了内 / 外毒素的致病过程。HMGB 是一大类富含电荷的低相对分子质量核蛋白，其中 HMGB1/2 家族含量最为丰富，细胞内外均有 HMGB1 表达。在细胞核内，HMGB1 与 DNA 复制、细胞分化及基因表达的调控等多种细胞生命活动密切相关。HMGB1 被分泌至细胞外后，还可能作为新的重要炎症因子介导脓毒症和组织损害的发病过程。

动物实验证实，严重烫伤和腹腔感染后 6～24h 肝、肺及小肠组织 HMGB1 基因表达显著增多，且一直持续至伤后 72h，局部组织 HMGB1 诱生与 LPS 介导器官功能损害关系密切。同样，金葡菌感染所致脓毒症时，主要组织 HMGB1 mRNA 表达亦明显增加，至 24h 仍维持于较高水平。这一动力学特点与 TNF-α 和 IL-1β 等早期细胞因子明显不同，证实革兰阴性或阳性菌脓毒症时，组织 HMGB1 基因表达均增高较晚，并持续时间较长。有资料证实，给小鼠腹腔注射纯化的重组 HMGB1 可出现脓毒症样表现，较大剂量 HMGB1 攻击则导致动物死亡。上述结果表明，HMGB1 本身即可介导动物一系列病理生理效应，甚至死亡。临床观察显示，严重创伤、脓毒症患者血清 HMGB1 水平显著增高，其改变与脓毒症的发生、发展过程关系密切。进一步研究发现，严重腹腔感染后给予 HMGB1 抑制剂——正丁酸钠治疗可有效降低肝、肺、肾及小肠等组织 HMGB1 mRNA 表达，并显著改善肝、肾、心功能及减轻肺组织炎症反应。尤其值得注意的是，正丁酸钠干预可显著降低严重脓毒症动物 1～6d 的病死率，动物预后得以明显改善。初步说明脓毒症早期应用正丁酸钠治疗有助于减轻 HMGB1 等炎症介质的过量表达，从而抑制机体的过度炎症反应，提高动物存活率，提示针对 HMGB1 这一潜在"晚期"细胞因子进行干预，可能有助于脓毒症及 MODS 的防治。

近年来，我们通过系列动物实验与临床观察，并结合体内和体外试验研究 HMGB1 对 T 细胞、树突状细胞和巨噬细胞免疫功能的影响及其与严重创伤后细胞免疫功能障碍的关系。结果证实，严重烧伤、创伤后机体主要组织 HMGB1 表达广泛、增高较晚，且持续时间较长，HMGB1 可显著影响 T 淋巴细胞、树突状细胞和巨噬细胞免疫功能，并与脓毒症所致多器官损害密切相关。提示 HMGB1 不仅是体内重要的晚期促炎因子，而且与机体细胞免疫功能紊乱有关，HMGB1 很可能是介导创伤脓毒症病理过程中失控性炎症反应和免疫功能障碍的重要调节因子。通过对 HMGB1 进行干预的研究，将为寻求调节严重烧伤、创伤后炎症反应与免疫应答过程提供新思路。

6. 凝血功能障碍

凝血系统对脓毒症的发病过程具有重要影响，它与炎症反应相互促进，共同构成脓毒症发生、发展中的关键因素。抑制异常凝血反应可以影响炎症和脓毒症的病理进程，具有一定的治疗效果，但是，单一抑制凝血过程并不能有效防治脓毒症，只有同时针对抗凝和抗炎环节进行干预才能在临床上取得理想的疗效。业已明确，脓毒症主要是由凝血活化、炎症反应及纤溶抑制相互作用形成的级联反应过程，其中凝血活化是脓毒症发病的重要环节。脓毒症时炎症反应对凝血系统有显著影响，可激活凝血系统；同时，生理性抗凝机制的抑制和下调纤维蛋白溶解，使血液处于高凝状态，微血管内微血栓形成，造成微血管栓塞、弥散性血管内凝血（disseminated intravascular coagulation, DIC），进一步发展可诱发严重脓毒症及脓毒性休克。

内皮细胞作为凝血和炎症相互作用的"桥梁"，脓毒症状态下炎症因子可诱导其表达组织因子，激活外源性凝血途径；内皮细胞也可在凝血酶、纤维蛋白的诱导下表达黏附分子，释放炎症介质和趋化因子，进一步放大炎症反应。因此，内皮细胞的损害可促进脓毒症的发生与发展，如何保护内皮细胞并调节其功能对脓毒症的临床治疗具有重要意义。

信号转导通路是凝血与炎症相互影响的病理生理基础，体内凝血和炎症相互影响，可促进脓毒症的发展；抗凝物有可能通过影响炎症反应的信号转导途径调控炎症因子的产生，如 NF-κB、p38 MAPK 信号通路。研究发现，活化蛋白 C（activated protein C, APC）能影响 NF-κB 的活性，而 p38 信号转导通路在凝血酶诱导内皮细胞表达趋化因子和激活白细胞的过程中发挥重要作用。

7. 神经 - 内分泌 - 免疫网络

神经系统在机体炎症反应及脓毒症的发展中具有重要意义。脓毒症早期，神经系统即将炎症信息迅速传递到中枢神经，从而通过调节内分泌系统、免疫系统等影响脓毒症的病理过程。近年来的研究表明，神经系统本身也可通过神经介质直接参与调节脓毒症的发生与发展，这为脓毒症的防治提供了新思路。

下丘脑 - 垂体 - 肾上腺（hypothalamic- pituitary-adrenal, HPA）轴是脓毒症时神经系统重要的抗炎途径，HPA 轴如果遭到破坏或功能不足，可促进脓毒症的发生和发展。已证实，外周应用 LPS 和 IL-1β 即可通过体液途径或迷走神经等激活 HPA 轴。HPA 轴活化后，下丘脑释放促肾上腺皮质激素释放激素（corticotropin releasing hormone, CRH），CRH 则进一步促进脑垂体分泌促肾上腺皮质激素（adrenocorticotrophic hormone, ACTH），ACTH 通过血循环到达肾上腺皮质，促使其释放盐皮质激素和糖皮质激素，进而调控机体炎症反应和脓毒症病理生理过程。

交感神经在人体内广泛分布于内脏和所有淋巴器官，是脓毒症时仅次于 HPA 轴的神经调控机制之一，通过其末梢分泌去甲肾上腺素影响免疫系统。肾上腺髓质在交感神经作用下可分泌肾上腺素，去甲肾上腺素和肾上腺素都属于儿茶酚胺类物质，刺激交感神经可使血中儿茶酚胺浓度明显升高。近年来研究发现，迷走神经传出支通过抑制 TNF-α 生成降低脓毒性休克的发生率，而乙酰胆碱是迷走神经主要的神经介质，Tracey 将这种抗炎机制称之为"胆碱能抗炎途径"。迷走神经是重要的副交感神经，其纤维广泛分布于拥有网状内皮系统的器官，如肝、肺、脾、肾和肠等。有资料显示，通过电刺激迷走神经传出支激活胆碱能抗炎途径可抑制内毒素血症时肝、脾、心等组织 TNF-α 合成并降低血清中 TNF-α 浓度，减少脓毒性休克的发生率。迷走神经切除后显著提高了炎症刺激下 TNF-α 合成与释放，增强内毒素对动物的致死性。上述资料说明胆碱能抗炎途径可特异性抑制局部炎症，利用脓毒症的神经调节机制来探讨其防治策略是一个较新的研究领域。

许多研究表明，脓毒症涉及机体多个系统功能改变，不仅仅与炎症失控相关，还牵涉到神经系统、内分泌调节、免疫系统、凝血系统等以及它们之间的相互作用。内分泌系统是其中关键的影响因素之一，对神经系统、免疫系统等具有广泛而重要的调控作用。脓毒症时机体高代谢、神经调节、免疫功能变化、炎症反应失控以及心血管系统等改变都与内分泌系统的调节密不可分。内分泌系统好似机体各系统的动员者、组织者及协调者，在脓毒症的发生与发展中扮演着重要角色。因此，通过调节内分泌系统功能可以间接地对机体其他方面进行调控，从而达到治疗脓毒症的目的。这是从整体的观点出发治疗脓毒症的新策略，与以往单一调控某条信号通路、某种介质的治疗思路相比，可能更有效、实用和经济，具有潜在的应用价值。

业已明确，人的机体是一个复杂、协同的整体。脓毒症是机体的"非常时期"，在此"非常时期"，包括内分泌在内各个系统发生相应的变化，以确保机体成功承受打击。目前研究认为，应更多地从整体的角度去看待机体的病理生理变化，区分机体有益的反射性调节和紊乱的错误行为，区分机体反应变化的"过度"与"不足"，以期对机体内的反应进行正确的引导，使之顺利地完成对某一应激打击的反应过程，尽快达到新的平衡。如果忽视了机体的"需要"，不分时机地单一针对某一方面进行调控，有可能破坏了机体自身反应机制，导致出现新的人为紊乱，无异于揠苗助长，结果适得其反。

第 3 节　脓毒症诊断新标准及分阶段诊断系统

近 20 年来随着人们对脓毒症病理生理过程认识的逐步深化，脓毒症的诊断标准也随之有了相应的改变。早期较为统一的认识，脓毒症指由感染引起的 SIRS，证实有细菌存在或有高度可疑感染灶，其诊断标准包括下列两项或两项以上体征：①体温>38℃或<36℃；②心率>90 次/分；③呼吸频率>20 次/分或 $PaCO_2$<4.3kPa（32mmHg）；④外周血白细胞计数>12.0×10^9/L 或<4.0×10^9/L，或未成熟粒细胞>10%。

自 20 世纪 90 年代初脓毒症的新概念提出以来，脓毒症的实验与临床研究方兴未艾，对其认识亦日益加深，但在实践过程中也发现了许多新的问题。有鉴于此，国际脓毒症研究相关学术团体对脓毒症的定义和诊断标准进行了重新审议与评价，提出了一些更新的认识和诊断系统，旨在进一步明确、完善脓毒症及其相关术语的概念及临床意义。

2001 年 12 月，美国危重病医学会（SCCM）、欧洲重症监护学会（European Society of Intensive Care Medicine, ESICM）、美国胸科医师协会（ACCP）、美国胸科学会（American Thoracic Society, ATS）及外科感染学会（Surgical Infection Society, SIS）在美国华盛顿召开联席会议，有 29 位来自北美和欧洲的专家参加，共同讨论与重新评价 1991 年 ACCP/SCCM 提出的脓毒症及其相关术语的定义和诊断标准等问题。通过反复研讨与磋商，最终形成了共识性文件，其主要内容包括：①现阶段有关脓毒症、严重脓毒症、脓毒性休克的概念对于广大临床医师和研究人员仍然是有用的，仍应维持 10 年前的描述，直至进一步提出改变宿主对感染反应分类的合理证据；②脓毒症相关的定义不能精确地反映机体对感染反应的分层和预后；③尽管 SIRS 仍然是个有用的概念，但其 1991 年 ACCP/SCCM 推荐的诊断标准过于敏感和缺乏特异性；④提出一系列扩展的症状和体征应用于脓毒症诊断，它能够较好地反映机体对感染的临床反应；⑤随着人们对机体免疫反应和生化特征认识的逐步深入，可操作的脓毒症定义将得以改进和验证；⑥会议设想，通过对患严重感染的危重病例治疗的改善，将会制定出一个脓毒症的分阶段系统，它以易感因素、病前基础状态、感染性质、机体反应特征以及器官功能障碍程度等为基础，更好地对这个综合征加以识别和诊断。

由于不同的临床学科因疾病过程的相对特殊性，从而导致对脓毒症认识上的差异，故不同的学科习惯于沿用自行修订的脓毒症诊断标准，有时甚至同一专科的不同单位之间对脓毒症的诊断标准也难以统一，这样必将导致脓毒症病例资料间因标准不统一而缺乏可比性，可能会妨碍治疗的进步。鉴于此，2001 年由欧美 5 个学术组织共同发起的"国际脓毒症定义会议（International Sepsis Definitions Conference）"，对相关指标进行了重新修订，提出了比过去更为严格的诊断标准（表 7-1）。主要内容包括：①一般指标：体温升高、寒战、心率快、呼吸急促、白细胞计数改变；②炎症指标：血清 C 反应蛋白或降钙素原（procalcitonin, PCT）水平增高；③血流动力学指标：高排血量、外周阻力下降、氧摄取率降低；④代谢指标：胰岛素需要量增加；⑤组织灌注变化：皮肤灌注改变、尿量减少；⑥器官功能障碍：例如尿素和肌酐水平增高、血小板计数降低或其他凝血异常、高胆红素血症等。

表 7-1　脓毒症诊断新标准

已明确或疑似的感染 [a]，并伴有下列某些征象 [b]：

① 一般指标

　发热（中心体温＞38.3℃）

　低温（中心体温＜36.0℃）

　心率＞90 次 / 分或大于不同年龄段正常心率范围＋2 个标准差

　气促＞30 次 / 分

　意识改变

　明显水肿或液体正平衡（＞20mL/kg 超过 24h）

　高糖血症（血糖＞110mg/dL 或 7.7mmol/L）而无糖尿病史

② 炎症反应参数

　白细胞增多症（白细胞计数＞12.0×10⁹/L）

　白细胞减少症（白细胞计数＜4.0×10⁹/L）

　白细胞计数正常，但不成熟白细胞＞10%

　血浆 C 反应蛋白＞正常值＋2 个标准差

　降钙素原（PCT）＞正常值＋2 个标准差

③ 血流动力学参数

　低血压 [b]［（收缩压＜12.0kPa（90mmHg），平均动脉压＜9.33kPa（70mmHg），或成人收缩压下降＞5.33kPa（40mmHg），或按年龄下降＞2 个标准差）］

　混合静脉血氧饱和度＞70% [b]

　心排指数＞3.5 L /（min·m²）[c, d]

④ 器官功能障碍指标：

　低氧血症（PaO_2/FiO_2 ＜300）

　急性少尿（尿量＜0.5mL/（kg·h）至少 2h）

　肌苷增加≥ 0.5mg/dL

　凝血异常（国际标准化比率＞1.5 或活化部分凝血激酶时间＞60s）

　腹胀（肠鸣音消失）

　血小板减少症（血小板计数＜100×10⁹/L）

　高胆红素血症（总胆红素＞4mg/L，或 70mmol/L）

⑤ 组织灌注参数：

　高乳酸血症（＞3mmol/L）

　毛细血管再充盈时间延长或皮肤出现花斑

[a]：定义为一个由微生物所引发的病理过程。

[b]：在儿童，＞70% 是正常的（正常值为 75%～80%），因此在新生儿和儿童不应被视为脓毒症的征象。

[c]：对于儿童来讲，3.5～5.5 是正常的，因此在新生儿和儿童不应被视为脓毒症表现。

[d]：对于婴幼儿患者，脓毒症的诊断标准是机体炎症反应的体征 / 症状再加上感染，并且伴有发热或低温（直肠温度＞38.5℃或＜35℃）、心动过速（在低温时可以缺乏）以及至少下列一项器官功能改变的提示：意识改变、低氧血症、血乳酸升高和跳脉（bounding pulses）。

值得注意的是，从表 7-1 可以看出，表中所列诸多指标均非诊断脓毒症的特异性指标，各项指标都可能会出现于许多非脓毒症的内、外科急、慢性疾病过程中。因此，只有在这些异常指标难以用其他疾病所解释时，才可用于考虑确立脓毒症的诊断。新的诊断标准也并未强调在感染的基础上必须符合几条或几条以上表现才可诊断脓毒症，而是更加倾向于以异常的指标结合各临床专科的具体病情变化，以相对灵活的方式做出不拘泥于标准因而更加符合临床实际的脓毒症临床诊断。

解放军总医院第一附属医院烧伤研究所根据烧伤临床实践和研究，对美国胸科医师学会和危重病学会制订的 SIRS 加感染的脓毒症诊断标准作了部分修正，制订了符合临床实际的烧伤脓毒症诊断标准：凡临床上具有细菌学证据或高度可疑的感染并符合以下 4 条中的 2 条加第 5 条中的任何一项即可诊断为烧伤脓毒症：①体温 >39.0℃ 或 <35.5℃，连续 3d 以上。②心率 >120 次 / 分。③白细胞计数 >12.0×10⁹/L 或 <4.0×10⁹/L，其中中性粒细胞百分比 >80% 或幼稚粒细胞百分比 >10%。④呼吸频率 >28 次 / 分。⑤临床症状和体征：精神抑郁，烦躁或谵语；腹胀、腹泻或消化道出血；舌质绛红、毛刺，干而少津。临床应用结果证明，该诊断标准更加符合烧伤外科的临床实际，能够真正反映烧伤的病情，有助于诊断的准确性，有助于患者预后判断，更有利于治疗的早期干预。近年来，国内有学者通过临床资料回顾性分析，也提出了与我们相似的烧伤脓毒症诊断标准。烧伤脓毒症的发病因素众多，我们修订的标准正是体现了这一原则，包括了与脓毒症发生有关的几个重要因素，如胃肠道、创面以及全身的情况，可以说比较全面、准确，适用于烧伤临床。该诊断标准与 2001 年"国际脓毒症定义会议"的新认识基本相符，有助于客观评价烧伤脓毒症试验性治疗的有效性与可靠性。我们采用该标准分析了烧伤面积大于 30% 的患者 149例，并发脓毒症者 57 例（38.2%），无脓毒症者 92 例（61.8%）。其中脓毒症组发生 MODS 10 例（17.5%），死亡 6 例（10.5%）；非脓毒症组无一例并发 MODS，全部存活。当然，我们初步提出的烧伤脓毒症诊断标准仍可能存在局限性，其应用价值尚有待于临床实践的检验与不断完善。

严重脓毒症的定义和诊断标准未作修改，仍为脓毒症合并器官功能障碍。严重脓毒症目前被认为是非心脏 ICU 患者的最主要死亡原因。脓毒性休克则为其他病因不能解释的、以动脉低血压为特征的急性循环衰竭状态，即使给予足够的液体复苏，动脉血压仍低于 12.0kPa（90mmHg），平均动脉血压低于 8.0kPa（60mmHg），或较基础血压降低超过 5.33kPa（40mmHg）以上。脓毒症诊断标准的变迁体现了对脓毒症研究和治疗的进步，随着国内外针对脓毒症病理生理过程所进行的大量深入研究，相信会有更多更加精确甚至具有预警意义的分子生物学指标逐渐得到重视和利用，并使脓毒症的诊断标准得到更进一步的修订和完善。

与此同时，会议依据易感因素（predisposition）、感染 / 损伤（infection/insult）、机体反应（response）、器官功能障碍（organ dysfunction）程度等推荐了一个 PIRO 作为脓毒症的"分阶段诊断系统"（staging system），从而可以比较客观地反映病情的轻重程度，进一步完善了脓毒症的诊断（表 7-2）。PIRO 系统的基本内容包括：①易感因素指脓毒症患者病前的基础状况、年龄 / 性别、文化 / 宗教习俗、对疾病及治疗的反应性、对脓毒症的易感性（遗传背景与基因多态性）等；②感染 / 损伤主要涉及感染的部位、性质和程度、致病微生物种类及其毒性产物、药物敏感性等；③要求所采用的指标和（或）标志物能够准确、客观地反映机体反应严重程度，通过临床流行病学观察以确定新的指标是否有助于脓毒症患者分层分析；④希望建立一个类似肿瘤患者诊断的 TNM 系统，清晰而又准确地反映器官功能障碍程度。

表 7-2　PIRO 分阶段系统

领　域	当前（present）	将来（future）	原理（rationale）
易感因素（P）	具有降低短期存活可能性的基础性疾病；文化和宗教信仰；年龄；性别等	炎症反应成分的基因多态性（如 Toll 样受体、TNF、IL-1、CD14）；提高对病原与疾病间特异反应的了解	目前，已确认患病前因素在损伤打击后对发生率和病死率具有影响；损伤的不良预后在很大程度上取决于基因差异性
感染（I）	感染病原菌的培养和敏感性；寻找能够给予控制的起源病灶	检测微生物产物（脂多糖、甘露聚糖、细菌 DNA）；基因转录形式	直接针对损伤的特异性治疗有赖于证明损伤并给予特征化描述
反应（R）	SIRS、脓毒症的其他征象、休克、C 反应蛋白	非特异性的活化炎症标记物（如 PCT、IL-6）或损害的机体反应性（如 HLA-DR）；或对治疗靶目标进行特殊的检测（如蛋白 C、TNF-α、PAF）	死亡风险及对治疗反应的潜力随病症严重性的非特异性检测而不同（如休克）；特异性介质靶标治疗是以介质出现和激活作指示
器官功能障碍（O）	器官功能障碍系以衰竭的器官数目和相应的评分表达（如 MODS、逻辑性器官功能障碍系统、序贯性器官衰竭评估、小儿多器官功能障碍、小儿逻辑性器官功能障碍）	动态地检测机体细胞对损伤的反应——细胞凋亡、细胞病理性缺氧、细胞应激等	如果损害已经形成，则针对微生物和早期介质的治疗不可能有反应；针对有害的细胞过程的靶向治疗须以其出现为前提

第 4 节　严重脓毒症和脓毒性休克治疗指南及评价

与治疗其他病症的原则一样，治疗脓毒症最有效的方法应该以脓毒症发病机制为基础，但遗憾的是，由于脓毒症发病机制目前尚未完全理清以及难以掌握的高难度，即使在今天，这种针对发病机制的治疗方法仍然存在很大的不确定性而不能成为主流。与病因性治疗相比，针对脓毒症所致多系统和器官损害的支持性治疗在过去几十年间却已经取得长足的进步，并体现在能够使患者的存活时间不断延长，以致一些学者提出建议：应该将评估脓毒症患者预后的时间从目前的 28d 延长至 3～6 个月，这便是对支持治疗进步这一事实的反映。支持治疗几乎涉及了全身所有的器官或系统，主要包括：血流动力学支持、呼吸支持、控制病灶、使用抗菌药物、肾替代治疗、抗凝治疗、营养支持、恰当使用镇静剂 / 麻醉剂、免疫调理以及其他支持治疗等。

一、国际严重脓毒症和脓毒性休克治疗指南

2003 年 12 月参与拯救脓毒症战役（surviving sepsis campaign, SSC）行动的 11 个国际学术团体的 44 位专家，以近 10 年文献资料为基础，按照循证医学的基本原则，共同商讨和制订了《2004 国际严重脓毒症和脓毒性休克治疗指南》，推荐了多达 46 条治疗建议。应该说这是当前关于脓毒症治疗方法权威性的指导性意见，得到了高度关注与逐步应用。随着更多的国际学术组织加盟 SSC 行动，新近召开了包括 55 位国际专家参加的统一意见研讨会，会议内容主要是利用循证医学方法来评估此前标准的质量并对所提建议进行优化，以达到对治疗指南补充、更新的目的。《2008 国际严重脓毒症和脓毒性休克治疗指南》对国际脓毒症论坛提出的狄尔菲（Delphi）分级标准进行了修改，根据等

级评估系统（GRADE 系统）来评价支持证据的质量并决定所提建议的可采纳程度，GRADE 系统分为 A～D 级，即高等级（A 级）、中等级（B 级）、低等级（C 级）和很低等级（D 级）。指南中推荐程度分为强烈推荐（strong，1 级）和一般建议（weak，2 级），前者是指其可预见的有益作用（包括风险、负担、费用等）明显优于其不良后果；后者则指意见本身所带来的有益及不利影响相差不大或不明晰。指南推荐程度的强弱更注重其在临床实践中的重要性，而不仅是根据其支持证据质量的等级高低。值得指出的是，虽然这些建议主要用于指导严重脓毒症或脓毒性休克患者的临床处理，但该治疗指南并不能完全替代临床医疗决策，当医师面对患者时还应根据个体情况的差异制订相应的治疗方案，并且这些建议同样适用于 ICU 和非 ICU 脓毒症患者的处理。与《2004 国际严重脓毒症和脓毒性休克治疗指南》相比，本指南的突出特点表现为：①指南制订过程完全是独立进行的，不依赖任何商业支持或赞助，所提意见的客观性和科学性强；②参与讨论的国际学术组织明显增加，代表性更广泛，权威性更强；③所提建议的证据质量应用 GRADE 系统，推荐程度分为强烈推荐和一般建议两级，实际操作中易于记忆和掌握；④指南中同类问题归纳表述，层次和内容清晰，克服了 2004 年版指南中推荐意见阐述分散、分类复杂、可操作性不够强等缺点。最近，《2012 国际严重脓毒症和脓毒性休克治疗指南》已经公开发布，它在《2008 国际严重脓毒症和脓毒性休克治疗指南》的基础上，进一步分析与总结了近年来的文献资料和研究进展，现将主要推荐意见概要介绍如下。

（一）严重脓毒症的治疗

1. 早期复苏

（1）针对确定存在组织灌注不足（经早期冲击液体疗法仍持续低血压或血乳酸浓度 ≥ 4mmol/L）的脓毒性休克患者推荐使用常规复苏方案。此方案应在确定存在血流灌注不足时立刻实施，而不应延迟到进入 ICU 后再进行。在复苏开始的第一个 6 小时，纠正由脓毒症所致组织灌注不足的早期复苏目标应包括以下内容，并应作为整个治疗中必不可少的一部分：①中心静脉压（CVP）1.07～1.6kPa（8～12mmHg）；②平均动脉压（mean arterial pressure，MAP）≥ 8.66kPa（65mmHg）；③尿量 ≥ 0.5mL/（kg·h）；④中心静脉或混合静脉血氧饱和度（$ScvO_2$ 和 SvO_2）应分别 ≥ 70% 或 ≥ 65%（1C）。

（2）乳酸水平增高可作为组织灌注不足的标记物，复苏以乳酸水平降至正常为目标（2C）。

2. 脓毒症筛查与技术改进

（1）推荐对严重感染患者常规进行脓毒症的筛查检测，从而尽早进行诊断及治疗（1C）。

（2）相关诊疗技术的提高能改善严重脓毒症患者的预后（未分级，UG）。

复苏集束化治疗包括两部分：①3 小时集束化治疗：测定血乳酸；抗菌药物治疗之前留取微生物培养标本；使用广谱抗菌药物；在低血压和（或）血乳酸浓度 ≥ 4mmol/L 时，给予 30mL/kg 晶体液。②6 小时集束化治疗：早期液体复苏后仍然存在低血压，可使用血管活性药物维持 MAP ≥ 8.66kPa（65mmHg）；液体复苏仍然持续低血压者，或初始血乳酸浓度 ≥ 4mmol/L 者，则测量 CVP、$ScvO_2$（目标 CVP ≥ 1.07kPa（8mmHg），$ScvO_2$ ≥ 70%，血乳酸浓度正常）；早期复苏时血乳酸水平升高者复查血乳酸。

3. 诊断

（1）推荐在不延误抗菌药物治疗时机的前提下（不超过 45min），要在给予抗菌药物治疗前尽量获得可靠的病原微生物培养结果。为对病原微生物来源做出最佳诊断，在抗菌药物治疗前应分别经外周静脉和留置超过 48h 的血管通路中抽血，每部位至少留取两份血标本分别做需氧菌和厌氧菌培养。其他部位包括尿液、脑脊液、创口、呼吸道分泌物或其余可确定感染来源的体液，也最好进行定量培养（1C）。

（2）考虑可能有侵袭性念珠菌感染时做 1,3β-D- 葡聚糖检测（2B）、甘露聚糖和抗甘露聚糖抗体检测（2C）。

（3）为明确可能的感染灶，建议在充分评估患者转运及相关检查操作的风险后尽早进行影像学检查。同时对于潜在的感染病灶应尽可能进行相关标本留取及送检。床旁检查（如超声）能避免因重症患者转运带来的风险（UG）。

4. 抗菌药物治疗

（1）推荐在脓毒性休克（1B）或不伴休克的严重脓毒症（1C）确诊后 1h 内进行静脉输注抗菌药物治疗。在开始抗菌药物治疗前应获取准确的病原微生物培养标本，但前提是不能妨碍抗菌药物治疗的最佳给药时机。

（2）推荐早期抗感染的经验疗法包括使用一种或多种覆盖潜在病原微生物（细菌 / 真菌 / 病毒）的药物，并具有良好的组织穿透力（1B）。

推荐每日对抗菌药物效能进行评估，及时降阶梯治疗，以达到用药最优化、预防耐药性产生、最大限度减小毒副作用并降低花费（1B）。

对中性粒细胞减少的严重脓毒症患者和发生难治性、多重耐药菌如鲍曼不动杆菌和假单胞菌等感染的患者经验性联用抗菌药物（2B），对铜绿假单胞菌感染合并呼吸衰竭和脓毒性休克者选择超广谱 β- 内酰胺酶抑制剂联合氨基糖苷类或氟喹诺酮类治疗（2B），链球菌感染的脓毒性休克患者建议 β- 内酰胺酶抑制剂联合大环内酯类（2B）。

对脓毒症患者进行经验治疗时，建议不应超过 3～5d，然后根据药敏结果行降阶梯治疗，并尽快选择单一抗菌药物治疗（2B）。

（3）推荐常规治疗时间为 7～10d；对于治疗反应性差、未确定感染源、金葡菌血症、真菌与病毒混合感染、存在包括中性粒细胞减少症在内的免疫缺陷患者，可适当延长治疗时间（2C）。

（4）如果临床判断症状是由非感染因素引起，推荐立即停用抗菌药物，以最大限度地减少细菌耐药所致二重感染或产生与药物相关的副作用（UG）。

5. 控制感染源

（1）应尽快寻找、诊断或排除那些急需进行感染源控制的特定解剖部位感染（如坏死性筋膜炎、弥漫性腹膜炎、胆管炎、肠梗阻等），感染源的处理措施应在做出定位诊断 12h 内完成（1C）；

（2）如果发现感染源为已受感染的坏死胰腺组织时，在未确切区分有活力组织和坏死组织前建议先不要进行手术治疗（2B）；

（3）推荐控制感染源应采取最有效且对生理干扰最小的外科操作，例如对脓肿最好经皮穿刺而不是外科引流等（UG）；

（4）如果确定血管内置管是引起严重脓毒症或脓毒性休克的原因时，推荐在建立其他有效血管通路后立即将现有置管拔除（UG）。

6．建议使用口腔去污染（SOD）和选择性消化道去污染（SDD）来预防呼吸机相关性肺炎（VAP）（2B）。

7．液体治疗

（1）对严重脓毒症及脓毒性休克患者，首选晶体液进行液体复苏（1B）。如患者仍需持续液体复苏以维持足够的平均动脉压，则考虑续以清蛋白（2C），避免应用羟乙基淀粉（1B）；

（2）对脓毒症引起的组织低灌注和可疑的低血压予以液体治疗，晶体液至少 30mL/kg（或等量清蛋白），有些患者可能需要更快速、更大量的液体复苏剂量（1C）；

（3）液体治疗策略持续，直到血流动力学改善，血流动力学观察包括动态（如脉压、SVV）和静态（如 CO、动脉压及心率）两方面指标的变化（UG）。

8．血管活性药物

（1）推荐 MAP 应维持≥8.66kPa（65mmHg）（1C）；

（2）首选去甲肾上腺素（1B）；

（3）当去甲肾上腺素或多巴胺升压效果不明显时，建议将肾上腺素作为治疗脓毒性休克升压替代药物的首选（2B）；

（4）血管升压素（0.03U/min）可与去甲肾上腺素联用以提高平均动脉压至目标值，或联用以减少去甲肾上腺素用量，但血管升压素不能作为首选血管活性药（UG）；

（5）多巴胺替代去甲肾上腺素仅限于少数高度选择患者，如心律失常风险极低、绝对或者相对心率缓慢的患者（2C）；

（6）不推荐使用小剂量多巴胺来保护肾功能（1A）；

（7）当患者接受升压药物治疗时，推荐尽可能留置动脉导管随时观察（UG）。

9．强心治疗

（1）多巴酚丁胺单药治疗或与血管升压素联用主要在以下情况：①心肌功能障碍，心脏充盈压高而心排血量低；②尽管补足血容量并达到足够的平均动脉压，仍存在低灌注状态（1C）。

（2）不推荐人为地将心脏指数预设到一个较高水平（1B）。

10．皮质激素

（1）经予充分的液体复苏和血管活性药物治疗后可维持血流动力学稳定，不建议静脉应用氢化可的松。如经上述治疗仍未能达到血流动力学稳定，建议单独给予氢化可的松 200mg/d（2C）。

（2）接受氢化可的松治疗的成人脓毒性休克患者不建议接受 ACTH 兴奋试验（2B）。

（3）不再需要血管活性药物时，氢化可的松逐渐减量（2D）。

（4）没有休克的严重脓毒症患者不建议使用糖皮质激素（1D）。

（5）使用低剂量氢化可的松时建议持续输注，而不是重复单次注射（2D）。

11．血液制品

（1）一旦组织低灌注得以改善，且不存在某些特殊情况（如心肌局部缺血、严重低氧血症、急性失血、发绀型心脏病或乳酸酸中毒），推荐只在血红蛋白含量降至<7.0g/dL（<70g/L）时给予红细胞，使血红蛋白含量达到 7.0～9.0g/dL（1B）。

（2）不推荐应用促红细胞生成素治疗脓毒症相关的贫血，但由其他原因引起的贫血可考虑适当使用促红细胞生成素（1B）。

（3）除非有出血或即将进行侵袭性手术操作，否则不建议使用新鲜冰冻血浆来纠正实验室的凝血指标异常（2D）。

（4）不推荐使用抗凝血酶治疗严重脓毒症和脓毒性休克（1B）。

（5）当存在下述情形时建议输注血小板（2D）：①无论是否有明显出血，血小板计数<10 000/mm³（10×10⁹/L）；②血小板计数为20 000/mm³（20×10⁹/L）且存在明显出血风险；③需进行外科手术或相关侵袭性操作，但血小板计数<50 000/mm³（50×10⁹/L）。

12. 丙种球蛋白

严重脓毒症或脓毒性休克患者不建议使用静脉丙种球蛋白（2B）。

13. 硒

不建议使用静脉注射硒治疗严重脓毒症（2C）。

14. 重组人类活性蛋白C（recombinant human activated protein C, rhAPC）

rhAPC已退市，SSC无推荐意见。

（二）脓毒症支持疗法

1. 脓毒症所致急性呼吸窘迫综合征（acute respiratory distress syndrome, ARDS）的机械通气治疗

（1）推荐将ARDS患者潮气量维持在6ml/kg体重的目标（1A）。

（2）监测ARDS患者平台压时，考虑到胸壁顺应性，初期目标推荐维持平台压上限≤2.94kPa（30cmH₂O）（1B）。

（3）推荐使用呼气末正压通气（PEEP）预防呼气末出现的广泛性肺萎陷（1B）。

（4）脓毒症诱发的中、重度ARDS推荐更高水平的PEEP治疗（2C）。

（5）肺复张策略用于治疗脓毒症患者因ARDS引起的顽固性低氧血症（2C）。

（6）脓毒症诱发的ARDS，PaO₂/FiO₂≤13.3kPa（100mmHg）时，俯卧位通气可能有益（2C）。

（7）除非存在禁忌证，否则机械通气患者推荐保持半卧位姿势，以降低误吸风险、预防呼吸机相关性肺炎的发生，建议患者保持头部抬高30°～45°（1B）。

（8）无创通气方法（noninvasive ventilation, NIV）仅适用于少数脓毒症所致的ARDS，但要认真权衡利弊（2B）。

（9）当患者满足以下条件时，推荐进行自主呼吸试验（spontaneous breathing trial, SBT）来评估严重脓毒症患者是否可以脱机：①可唤醒；②在不使用血管升压药前提下处于血流动力学稳定状态；③排除新的潜在严重病变；④需要低的通气支持条件及PEEP；⑤面罩给氧或鼻导管吸氧时可确保FiO₂处于正常水平。如果SBT成功，可考虑拔管（1A）。

（10）不推荐将肺动脉导管作为ARDS患者的常规监测手段（1A级）。

（11）为了缩短机械通气及ICU住院时间，对于确诊为ARDS但无明显组织血流灌注不足的患者推荐采用保守的液体治疗（1C）。

（12）没有特殊适应证（如支气管痉挛），不建议使用β₂-受体激动剂治疗脓毒症所致ARDS（1B）。

2. 镇静、镇痛和肌松药的使用

（1）以最低剂量间断或持续镇静，滴定式治疗，达到镇静目标即可（1B）；

（2）未合并 ARDS 的脓毒症患者，避免应用神经肌肉阻滞剂（1C）；

（3）早期 ARDS 且 $PaO_2/FiO_2<20kPa$（150mmHg）的患者，短期应用神经肌肉阻滞剂（不超过 48h）（2C）。

3. 控制血糖

（1）脓毒症合并高血糖患者，两次随机血糖＞180mg/dL 应用胰岛素进行程序化血糖管理，目标血糖值 ≤ 180mg/dL（1A）；

（2）接受胰岛素控制血糖的患者应每 1～2h 进行一次血糖监测，病情稳定后每 4h 一次（1C）；

（3）推荐谨慎分析通过毛细血管所监测的低血糖值，它可能会造成对动脉血或血浆葡萄糖水平的高估（UG）。

4. 肾替代疗法

（1）持续肾替代治疗和间断血液透析对于严重脓毒症和急性肾衰竭患者在改善短期生存率方面是等效的（2B）；

（2）对于血流动力学不稳定患者，建议持续血液滤过能够更好地控制液体平衡（2D）。

5. 碳酸氢盐治疗

对于血流灌注不足所致高乳酸血症（pH ≥ 7.15）时，不推荐为了改善血流动力学状况或减少血管升压药用量而给予碳酸氢盐（2B）。

6. 预防深静脉血栓形成

（1）除非存在禁忌证（包括血小板减少症、严重凝血紊乱、活动性出血、新近颅内出血等），对严重脓毒症患者推荐使用预防深静脉血栓（deep venous thrombosis, DVT）治疗：可使用每天 1 次皮下注射低分子肝素（1B），每天 2 次普通肝素（1B），每天 3 次普通肝素（2C）；当肌酐清除率＜30mL/min 时，推荐使用替地肝素（1A）或另一种低肾脏代谢的低分子肝素（2C）或普通肝素（1A）。

（2）建议脓毒症患者在药物治疗同时联合使用间歇性充气性机械装置预防静脉血栓形成（2C）。

（3）对于有肝素禁忌的患者，如血小板减少症、严重凝血病、活动性出血、近期脑出血，不使用药物预防（1B）。如无明显禁忌，推荐采用机械性预防措施，如加压弹力袜或间歇压迫装置（2C）。如相关药物使用危险性下降就开始药物预防（2C）。

7. 预防应激性溃疡

（1）对于存在出血风险的严重脓毒症、脓毒性休克患者可以使用质子泵抑制剂（proton pump inhibitors, PPI）或 H_2 受体拮抗剂（H2RA）预防应激性溃疡（1B）。

（2）首选 PPI 而非 H2RA 预防应激性溃疡（2C）。

（3）对于没有相关风险（上消化道出血、应激性溃疡）的患者不建议使用药物预防（2B）。

8. 营养

（1）诊断严重脓毒症或脓毒性休克的最初 48h 内，如患者可以耐受，给予口服营养或鼻饲肠内营养，而非单纯静脉输入葡萄糖提供能量（2C）；

（2）第一周避免强制性全热量喂养，而是建议低剂量喂养，仅根据耐受性逐步增加（2B）；

（3）诊断严重脓毒症、脓毒性休克第一周，建议使用静脉输注葡萄糖和肠内营养，而不是单独全胃肠外营养（total parenteral nutrition, TPN）或肠外营养结合肠内营养（2B）；

（4）对于严重脓毒症患者应使用无特定免疫调节补充成分的营养制剂而不是有特定免疫调节补充成分的营养制剂（2C）。

9. 确立治疗目标

对于治疗目标、预后应与患者及其家属及时进行沟通（1B）。护理目标应纳入治疗和临终关怀护理计划，在适当情况下可使用姑息治疗原则（1B）。

在收入 ICU 的 72h 内尽早明确治疗目标（2C）。

二、对脓毒症治疗指南的解析及评价

毫无疑问，SSC 所推荐的这个脓毒症治疗指南是目前最具权威的治疗指导意见。但不难发现，只有小部分指导意见处在较高的推荐级别，而多数仍处在较低的级别。换言之，多数指导意见主要来自专家经验，而非经过严格研究验证的结论。这样，在使用这一指南时采取审慎，甚至挑战的态度应该是允许的。但另一方面，推荐级别只是按照已经获得的证据水平来划分的，这使其存在一定的弊病，对此应该给予特别注意：

（1）尽管缺乏高水平的研究证据，但级别低的建议未必就一定是有待商榷的，有些甚至是无可争议的。如早期使用抗菌药物和积极对感染病灶进行处理，都是对脓毒症的原则性处理，不可能指望这些治疗能够获得高水平的研究证据，因为临床不会允许设置不处理的对照来进行研究。

（2）对于高级别的推荐意见，要注意使用所限定的条件，如果超出限定的条件，就未必是可接受的。例如，小剂量、长疗程的激素治疗目前只被证明对脓毒性休克（更确切地说是此类患者中存在肾上腺皮质功能不全的病例）有益，无证据证明可以向无休克的脓毒症患者推荐使用。但也有与此相反的情况，如 APC 在 2008 年指南中被推荐在十分严重的脓毒症（APACHE II ≥ 25）中使用，而最初的研究却证明，尽管存在部分病例发生威胁生命的出血（颅内出血），并且病情越重，受益越大的情况，APC 治疗仍能够使脓毒症总体相对病死率降低 20%。据称，欧洲制订的治疗指征也较本指南宽，只要伴有一个器官衰竭，就可以考虑使用 APC（值得说明的是，由于近年来更大规模的临床试验未能证实 rhAPC 对严重脓毒症患者具有显著疗效，2011 年底美国礼来公司已宣布将 rhAPC 撤出市场）。看来，2008 年指南所限定的条件主要是来自亚组分析，目的是使病情不是十分严重的患者避免接受此项治疗带来的风险。

综合以上所述，人们可以看到，这个由 SSC 新制订的脓毒症治疗指南汇集了目前最具权威的、主流的治疗意见，对于规范这一领域内繁多而复杂的治疗具有重要意义。但同时也应该注意到，这个指南在许多方面还不成熟，留下了很大的深入探讨的空间。

事实上，在过去的几年里，对脓毒症并没有提出更多新的治疗方法，更多的是对某些传统的治疗方法重新进行了评价。十分有意义的是，这些治疗研究由于考虑到了循证医学的要求，在研究设计和方法学上尽可能地做到了严格和完善，因此，结果可信性很高，这在以往的同类研究中是不多的，这些研究结果已经都被纳入到了 SSC 的治疗指南中。为了使读者对这些研究有更深刻的印象，并加深对指南中相关内容的理解，我们在这里对主要的几项内容作较完整的介绍和点评。

1. 早期目标治疗

（1）背景：20 世纪 80 年代，美国学者 Shoemaker 等观察到预置高危手术患者于"高氧输送"状态能够有效改善预后，提出了对包括脓毒症在内的危重患者实施"高氧输送治疗"的策略，并制订了几项实现该目标的标准，如高氧输送、高心排血量、高氧耗等。这项策略曾经得到高度重视和评价，但进一步研究并没有显示积极的结果：在 ICU 内，治疗出现了不能人为控制的局面，即治疗组与对照组之间数据严重交叉，在某些较危重病例甚至出现治疗组中病死率增加的不良后果。此后，Rivers 等对 263 例到达急诊室的严重脓毒症和脓毒性休克患者随机进行"早期目标治疗"（early goal-directed therapy，EGDT）的研究，方法及结果如下。

（2）方法：进入急诊室的严重脓毒症或脓毒性休克的患者被纳入本研究，130 例进入治疗组，133 例进入对照组。所有患者首先用较快的速度输液（每 30min 500mL）直至 CVP 达到 1.07～1.6kPa（8～12mmHg）；维持 MAP>8.66kPa（65mmHg）。低血压给予血管加压剂，MAP>12kPa（90mmHg）给予扩血管剂；维持尿量>0.5mL/（kg·h）。达到以上标准后对照组的复苏任务便告完成。但在治疗组，除以上标准外，还要求 $SvO_2 \geq 70\%$。为此，可以加用输血（使红细胞比容>30%）和输注多巴酚丁胺 2.5μg/（kg·min），并以每 30min 的间隔逐步增加剂量 [2.5 μg/（kg·min）] 直到取得满意的 SvO_2，但最大剂量不超过 20μg/（kg·min）。所有患者在 6h 内完成上述复苏治疗，然后转入病房。

（3）结果：治疗组中 13 例未能达到目标；对照组中 14 例未能达到目标。72h 内治疗组的重要参数均显示优于对照组：$ScvO_2$：（70.4±10.7）% 与（65.3±11.4）%；乳酸：（3.0±4.4）mmol/L 与（3.9±4.4）mmol/L；碱缺失（2.0±6.6）mmol/L 与（5.1±6.7）mmol/L；pH 7.40±0.12 与 7.36±0.12；APACHE Ⅱ 评分 13.0±6.3 与 15.9±6.4，以上数据 p＝0.02～0.001。治疗组与对照组的预后比较分别是：院内病死率为 30.5% 与 46.5%；28d 病死率为 33.3% 与 49.2%；60d 病死率为 44.3% 与 56.9%，p＝0.04～0.009。

（4）评价：该研究显示，早期通过调整心脏前、后负荷、收缩力及使氧输送与氧耗相匹配的方法，积极的复苏治疗是能够有效改善严重脓毒症或脓毒性休克预后的。与"高氧输送治疗"策略相比，"早期目标治疗"把复苏治疗提前到了急诊室，并强调在 6h 内达到复苏目标。依托机体相对较健全的功能，使复苏能够发挥更大效应，看来这是造成"早期目标治疗"与"高氧输送治疗"结果不同的主要原因。另外，"早期目标治疗"还恰当地选择了 $ScvO_2$ 作为复苏终点目标。SvO_2 是反映氧输送与氧耗匹配情况的简单而准确的参数，与其相比，"高氧输送治疗"策略所选择的参数更像是纠正缺氧的手段，而不是能够反映复苏终点的参数。

2. 低潮气量通气

（1）背景：近年来人们已经认识到机械通气不当可以加重 ALI 和 ARDS 患者的肺损伤，其中过高的潮气量和平台压力是主要因素。有人在实验中发现，采用不同潮气量和 PEEP 时，高潮气量和 0 PEEP 导致炎症介质产生最多。1998 年 Amato 报道"保护性肺通气"能使 ARDS 患者病死率下降近一半（38% 与 71%）。与此同时，美国国家健康研究所则在 1996—1999 年间通过"ARDS 网"展开了一项"低潮气量通气"的多中心研究，并于 2000 年公布了研究结果。

（2）方法：10个医学中心ICU的脓毒症伴有ALI和ARDS而需要机械通气的病例进入研究程序。ALI和ARDS通过低氧血症和X线显示双侧弥漫性炎症浸润确定诊断，部分病例通过测量持续气道正压（continuous positive airway pressure, CPAP）排除心源性肺水肿。治疗组的通气设置如下：通气模式：辅助容量控制（auxiliary volume control, AVC）；潮气量为6mL/kg；平台压≤2.94kPa（30 cmH$_2$O）；按照pH值调节通气频率6～35次/分，使pH值维持在7.3～7.45；吸气流量：调节至吸呼比为1∶1～1∶3；氧合目标：PaO$_2$ 7.33～10.7kPa（55～80mmHg）或SpO$_2$ 88%～95%；给氧浓度与PEEP相配合设置：0.3/5，0.4/5，0.4/8，0.5/8，0.5/10，0.6/10，0.7/10，0.7/12，0.7/14，0.8/14，0.9/14，0.9/16，0.9/18，1.0/18，1.0/22，1.0/24；脱机：当FiO$_2$/PEEP≤0.40/8时，尝试改用压力支持方法脱机。对照组潮气量设置为12mL/kg；平台压控制在<4.9kPa（50 cmH$_2$O），其他同治疗组。

（3）结果：在对研究结果进行第四次统计学分析后，由于两组结果差异十分显著而提前结束研究。共计861例患者进入该研究，治疗组与对照组相比：院内病死率为31%与39.8%（$p=0.007$）；28d患者已脱机的天数为12d与10d（$p=0.007$）；28d已脱机患者的比例为65.7%与55%（$p<0.001$）。

（4）评价：既往治疗ARDS或ALI追求血气"正常化"，由于该类患者无效腔通气增加，因此机械通气往往使用较高的潮气量：10～15mL/kg，几乎是正常人静息状态下潮气量的两倍以维持正常的PaCO$_2$水平，而ALI和ARDS的肺容量可以较正常肺减少1/3以上，因此，经典潮气量不可避免地造成不同程度的气压伤。此外，较高的潮气量还周而复始地引起肺泡复张和关闭，由此产生的剪力伤也是机械通气致肺损伤的重要原因。该临床试验证明，使用生理低限的潮气量对气道压力进行控制，同时通过调整呼吸频率控制PaCO$_2$，不但能够实现血气"正常化"的目标，更能够缩短通气时间和改善预后，相信后者是由于减轻了气道损伤的结果。

人们可以注意到，"低潮气量通气"与Amato所主张的"保护性肺通气"策略是有区别的。"保护性肺通气"允许一定程度的高碳酸血症和酸血症，而"低潮气量通气"要求pH值维持在正常范围，并为此不惜采取高达35次/分的呼吸频率；"保护性肺通气"还十分强调使用较高的PEEP［通常达到3.33kPa（25mmHg）］，使小气道和肺泡尽可能地在整个呼吸周期中处在开放状态，而"低潮气量通气"则采用PEEP与吸氧浓度匹配的设置。根据Amato的报道，"保护性肺通气"能使ARDS患者病死率下降近一半，明显优于"低潮气量通气"，但该报道样本量较小（53例），统计学上缺乏足够的"力度"（power）。所以，"保护性肺通气"与"低潮气量通气"在方法学上的优劣之争看来还要持续存在。另外，"肺复张策略"在机械通气治疗中也拥有重要地位，"低潮气量通气"没有涉及这个问题。"保护性肺通气"虽然强调肺复张，但在方法学上与其他（如欧洲加强治疗学会）所推荐的差别很大，这一切都为进一步改善机械通气策略的研究留下了很大的空间。

3. 小剂量糖皮质激素

（1）背景：使用肾上腺皮质激素治疗脓毒症和脓毒性休克早有尝试，并几乎均采用大剂量和短程的治疗方法［氢化可的松30mg/（kg·d），持续1～2d］。但截止到1995年以前，几乎所有设计较好的研究报道均持否定结论。然而，这种形势并未使糖皮质激素退出脓毒症治疗，尝试性的研究始终在继续。就此，Luce指出："我们不得不得出结论，对脓毒症和脓毒性休克患者给予短程和大剂量皮质激素治疗并不能降低病死率。但这并不意味着皮质激素用不同剂量，在不同患者是无益的。面对大量负性的研究报道，在使皮质激素能够被有信心地使用以前，必须拥有高水平的证据。"由于有增加的证据显示，持续、小剂量的皮质激素对脓毒症患者是有益的，促使法国学者 Annane 进行了一项针对脓毒性休克持续使用中等剂量皮质激素治疗的Ⅲ期临床研究。

（2）方法：脓毒性休克病例被纳入本研究。脓毒性休克的标准如下：有确切的感染证据；经充分输液并给予多巴胺>5μg/（kg·min），但收缩压仍然<12kPa（90mmHg）；PaO_2/FiO_2<280 并进行机械通气；尿量<0.5mL/（kg·h）；乳酸>2mmol/L。该研究为了解患者肾上腺皮质功能状态，静脉一次性注射 250μg 促肾上腺皮质激素，然后 30min 和 60min 两次抽取血标本测量血液中可的松水平，如增幅<9μg/dL 或总水平 <250nmol/L 则确定为 ACTH 试验阴性，说明存在肾上腺皮质功能不全。入选病例从入选到实施治疗允许有 8h 的延迟以完成各项检查。治疗组除进行经典治疗外，给予氢化可的松 50mg 静脉注射，6h 1 次，持续 7d；另外还从胃管给予氟氢可的松 50μg，每日 1 次，连续 7d。对照组则给予经典治疗及安慰剂。所有存活于 ICU 的患者随访 1 年。

（3）结果：19 个 ICU 中 300 例患者进入该研究，治疗组病死率为 53%，对照组病死率为 63%（p=0.023）。另外，229 例患者（76.3%）呈现 ACTH 阴性（治疗和对照组分别为 114 例、115 例），治疗组中 ACTH 试验阴性的患者存活改善最明显。

（4）评价：正如本研究所发现，脓毒性休克合并有肾上腺皮质功能不全的比例很高，因此，给予脓毒性休克以糖皮质激素治疗是符合逻辑的。大剂量皮质激素治疗失败的原因主要是对免疫功能造成强烈的抑制而使感染更难以控制；此外，大剂量皮质激素还诱发高血糖、应激性溃疡等并发症。所以，与不使用激素相比，并没有改善预后的优势，甚至可能恶化预后。目前，大剂量激素冲击治疗的方法已经被彻底否定。但如该研究所显示的，使用小剂量皮质激素并不会产生对免疫系统的强烈抑制，如感染加重；同时，也未发现有诱发胃肠道出血和高血糖等不良反应，因此是值得推荐的辅助治疗。

值得注意的是，除了糖皮质激素以外，该研究还主张同时使用盐皮质激素。研究者认为，脓毒症患者盐皮质激素缺陷较糖皮质激素缺陷更普遍，所以使用盐皮质激素是必要的。还应该注意，该研究只证明了中等剂量糖皮质激素对脓毒性休克的有效性，并没有证明对非休克状态的脓毒症也有效。因此，激素不宜被推荐作为对所有脓毒症均普遍可用的治疗方法。

从研究角度看进行 ACTH 检测是必要的，但难以作为临床常规检测项目。由于该研究资料已经证明大部分脓毒性休克存在肾上腺皮质功能不全（76.3%），而且在 ACTH 试验阳性者使用也没有显示明显的不良反应，因此，ACTH 试验并非为临床使用激素治疗必须做的筛选检查。

4. 严格控制血糖

（1）背景：高糖血症在危重患者十分普遍，并被认为属于适应性反应。因此，既往临床上对高糖血症通常采取较宽容的态度，除非血糖水平过高（>215mg/dL 或>12mmol/L）。但深入的研究发现，高糖血症并不完全来源于适应性反应，伴有高糖血症的危重患者（包括脓毒症）往往有明显升高的胰岛素样生长因子结合蛋白 -1（insulin-like growth factor binding protein 1）。胰岛素样生长因子结合蛋白 -1 与胰岛素水平有密切的关系，其升高提示胰岛素分泌不足和胰岛 β 细胞功能缺陷，并与患者预后关系十分密切。高糖血症因削弱吞噬细胞的功能而容易诱发感染；高糖血症还使创伤难以修复和愈合。所以，给予包括脓毒症在内的危重患者胰岛素治疗，降低由高糖血症所带来的并发症是必要的。为此，Berghe 等设计了一项控制危重患者血糖浓度在生理范围

（80～110mg/dL 或 4.4～6.1mmol/L）的临床研究。

（2）方法：外科 ICU 内进行机械通气的各类危重病例纳入研究程序。随机分组，对照组用胰岛素控制血糖不超过 215mg/dL；治疗组控制血糖在正常水平（110mg/dL，6.1mmol/L）以内，具体操作：①开始的处理：>220mg/dL，给予胰岛素 2～4U/h，1～2h 复检 1 次直至正常；110～220mg/dL，给予胰岛素 1～2U/h，1～2h 复检 1 次直至正常；<110mg/dL，不给胰岛素，但须每 4h 复检 1 次。②每 1～2h 复检结果的处理：>140mg/dL，则增加 1～2 U/h；110～140mg/dL，则增加 0.5～1U/h；接近正常则调整到 0.1～0.5U/h。③每 4h 复检结果的处理：接近正常则调整到 0.1～0.5U/h；正常则维持现剂量；陡降则减少一半现剂量，1～2h 复检 1 次；60～80mg/dL，适当减少剂量，1h 内复检；40～60mg/dL，停止胰岛素；<40mg/dL，停止胰岛素，一次性给予 10g 葡萄糖并在 1h 内复检，重复进行直至恢复血糖达正常。

（3）结果：共有 1548 例患者进入本研究，治疗组病死率为 4.6%，对照组病死率为 8.0%；在 ICU 内治疗超过 5d 的严重脓毒症患者受益最大（病死率为 10.6% 与 20.2%）；治疗组还降低 ICU 内患者菌血症发生率达 46%（4.2% 与 7.8%）。

（4）评价：高糖血症具有较高的感染风险，并与中性粒细胞吞噬功能受损有关，因此纠正高糖血症能够保护白细胞的功能。在降低血糖的同时，胰岛素对 TNF-α 也有抑制作用，并通过激活磷脂酰肌醇 3 激酶 -Akt 途径抑制细胞凋亡，因此使用胰岛素控制血糖的益处可能是多方面的。但该研究者解释说，通过对所有风险因素的多参数分析显示，血糖水平确实能够独立地影响预后，并且指出血糖水平每增加 50mg/dL，死亡风险便增加 75%。

不难看到，按照该研究推荐的方法控制血糖非常复杂，而且存在发生低血糖的较高风险。SSC 推荐血糖控制阈值在 8.3mmol/L 不但有助于降低脓毒症病死率，而且在操作上更安全。我们认为，降低血糖浓度至生理范围无疑好于传统的血糖控制阈值，但生理血糖浓度未必是最好的，因为应激性高血糖具有一定的生理意义，能够为无糖储备能力的细胞提供足够的能源，有助于提高机体抗打击能力，其有害性仅在于浓度过高。鉴于此，滴定式地摸清各段血糖浓度的影响对于确定最佳的血糖控制水平是有帮助的。新近的临床试验提示，将血糖控制在 180mg/dL 或稍低，较 80～110mg/dL 可降低病死率。因此，有提议血糖控制上限应该是 140～180mg/dL，血糖在 80～110mg/dL 可造成葡萄糖缺乏，使心肌能量供应不足，并造成大脑低血糖。

第 5 节　烧伤脓毒症综合防治策略

烧伤脓毒症毕竟不是一种疾病，而是由于微生物侵袭而引起机体反应的一组症状的组合，但其病程可能凶险，一旦演变为脓毒性休克或 MODS，则治疗困难、预后恶劣。因此临床上应强调针对其发病诱因和发病机制，尽一切可能实施预防措施，是为上策。及早清除创面坏死组织是削弱炎症反应、防治创面侵袭性感染，乃至预防脓毒性休克、MODS 发生的根本措施之一。一旦大面积烧伤患者出现脓毒症，特别是创面出现坏死斑时极易演变为脓毒性休克、MODS，其病情凶险，但在强有力支持治疗下，抢切创面有助于改善患者的预后。

1. 诱因防治

在处理严重烧伤时，应对休克的复苏高度重视。通过动物实验和临床实践，我们认为休克的复苏应达到 3 个目标：首先是及时、快速、充分地恢复血容量，使全身细胞迅速地获得充足的氧供应量。因此在烧伤休克复苏时增加了输液量，并要求在伤后 3～4h 内输入估算量的 30%，伤后 8h 输入总估算量的 60%～65%，使尿量达每小时 80～100mL，心排血量等指标迅速恢复至生理水平。第二个目标是给予诸如山莨菪碱等药物，迅速恢复肠道血供应，遏制肠黏膜因缺血而加重黏膜损伤，减轻肠道细菌 / 内毒素移位。第三个措施是立即给予抗自由基药物，如甘露醇、维生素 C 和维生素 E 等，以减轻再灌注损伤。由于坏死组织不仅是感染发生的温床，而且其存在可以诱发诸多的病理生理变化，因此应尽早切除坏死组织，封闭创面。患者入院后，经积极抗休克及支持治疗，短期内（入院后 1～3d 内）尽可能多地切除深度创面。休克期患者胃肠道只要能够耐受，即可实施早期肠道营养。此外，合理应用抗生素是控制烧伤感染、防治脓毒症的重要手段之一，严格抗菌药物的适应证，做到"早用早停，敢用敢停"。

2. 加强多器官功能保护和支持治疗

主要措施：①营养心肌，保护心功能；②对伴有中度或以上吸入性损伤的患者早期气管切开，以保证呼吸道畅通；当 PO_2 降至 9.33kPa（70mmHg）以下，而面罩给氧仍不能纠正时，立即给予呼吸机支持，但通气量应维持于 6～7mL/kg，平台压 ≤ 3.43kPa（35cmH$_2$O）。③注意肾功能保护，避免肾毒性药物的应用，必要时使用连续肾替代疗法（continuous renal replacement therapy, CRRT）。④重视代谢支持，治疗过程中要控制高糖血症，维持血糖在 8.3mmol/L 之下。⑤基于脓毒症病理过程中失控性炎症反应与免疫功能抑制并存的事实，笔者采用新的免疫调理策略对脓毒症进行干预，即同时应用广谱炎症抑制剂——乌司他丁和免疫增强剂——α1-胸腺肽可显著改善患者预后。

3. 严重创面脓毒症及其并发症的治疗

一旦创面脓毒症发生，采用以创面处理为核心的综合治疗。在足量使用有效抗菌药物和抗真菌药物的同时，给予浸浴和各项支持疗法，紧急切除创面，尽可能多地清除已发生感染的坏死组织，严密覆盖创面。创面脓毒症并发休克时，采用大剂量激素（地塞米松）、山莨菪碱和双嘧达莫冲击治疗，有效改善机体状况，为决定性的手术治疗赢得时间。脓毒症并发高钠血症时，采用血仿膜无肝素血液透析治疗，可将血钠水平控制在正常范围，而对凝血机制又无显著影响。

近年来，尽管烧伤脓毒症发病规律与基础研究取得了一定进展，但多项脓毒症、MODS 治疗的临床试验并未能取得预期的效果。动物实验研究与临床试验大相径庭的结果值得反思，暴露了人们对复杂机体反应过程认识的局限性和片面性。这些事实表明脓毒症的根本发病环节及作用机制尚有待深入研究，新的干预途径值得进一步探索。

（姚咏明　林洪远　郭剑颖　盛志勇）

参 考 文 献

董宁，姚咏明，曹玉珏，等，2007. 严重烧伤患者人白细胞抗原 DR 定量表达的临床意义［J］. 中华外科杂志，45：766—769.

脓毒症免疫调理治疗临床研究协作组，2007. 乌司他丁、α1 胸腺肽联合治疗严重脓毒症———一种新的免疫调理治疗方法的临床研究［J］. 中华医学杂志，87：451—457.

盛志勇，姚咏明，2011. 加强对脓毒症免疫功能障碍及其监测的研究［J］. 解放军医学杂志，36：8—10.

盛志勇，姚咏明，林洪远，等，2002. 全身炎症反应和多器官功能障碍综合征认识的变迁及形状［J］. 解放军医学杂志，27：98—100.

王正国，2003. 脓毒症研究概况［J］. 中华创伤杂志，19：5—8.

姚咏明，2012. 重视脓毒症免疫功能的负向调控作用［J］. 中华急诊医学杂志，21：117—119.

姚咏明，柴家科，盛志勇，等，2003. 烧伤脓毒症的诊断标准与防治［J］. 中华烧伤杂志，19：65—66.

姚咏明，黄立锋，2011. 烧伤后脓毒性脑病发生机制与诊治对策［J］. 中华损伤与修复杂志，6：167—173.

姚咏明，黄立锋，2011. 调节性T淋巴细胞与严重烧伤脓毒症［J］. 中华烧伤杂志，27：81—83.

姚咏明，盛志勇，2003. 我国创伤脓毒症基础研究新进展［J］. 中华创伤杂志，19：9—12.

姚咏明，盛志勇，2004. 金黄色葡萄球菌外毒素与脓毒症及多器官损害［J］. 中华创伤杂志，20：711—714.

姚咏明，盛志勇，柴家科，等，2008. 烧伤脓毒症发病机制与防治对策［J］. 中华烧伤杂志，24：337—339.

姚咏明，盛志勇，林洪远，等，2004. 脓毒症定义及诊断的新认识［J］. 中国危重病急救医学，16：321—324.

张庆红，姚咏明，2010. 关注神经内分泌紊乱与脓毒症的关系及其防治策略［J］. 中华烧伤杂志，26：87—89.

张庆红，姚咏明，2011. 浅析脓毒症高血糖治疗的利与弊［J］. 中华急诊医学杂志，20：789—791.

ANGUS D C, VAN DER POLL T, 2013. Severe sepsis and septic shock［J］. N Engl J Med, 369：840—851.

ANNANE D, BELLISSANT E, BOLLAERT P E, et al, 2009. Corticosteroids in the treatment of severe sepsis and septic shock in adults: a systematic review［J］. JAMA, 301: 2362—2375.

BERCZI I, QUINTANAR-STEPHANO A, KOVACS K, et al, 2009. Neuroimmune regulation in immunocompetence, acute illness, and healing［J］. Ann N Y Acad Sci, 1153: 220—239.

CHENG B L, XIE G H, YAO S L, et al, 2007. Epidemiology of severe sepsis in critically ill surgical patients in ten university hospitals in China［J］. Crit Care Med, 35: 2538—2546.

DELLINGER P R, LEVY M M, RHODES A, et al, 2013. Surviving sepsis campaign: international guidelines for management of severe sepsis and septic shock 2012［J］. Crit Care Med, 41: 580—637.

HATTORI Y, TAKANO K, TERAMAE H, et al, 2010. Insights into sepsis therapeutic design based on the apoptotic death pathway［J］. J Pharmacol Sci, 114: 354—365.

HOTCHKISS R S, OPAL S, 2010. Immunotherapy for sepsis: a new approach against an ancient foe［J］. N Engl J Med, 363: 87—89.

HUANG L F, YAO Y M, DONG N, et al, 2010. Association between regulatory T cell activity and sepsis and outcome of severely burned patients: a prospective, observational study［J］. Crit Care, 14: R3.

HUTTUNEN R, AITTONIEMI J, 2011. New concepts in the pathogenesis, diagnosis and treatment of bacteremia and sepsis［J］. J Infect, 63: 407—419.

JIANG L N, YAO Y M, SHENG Z Y, et al, 2012. The role of regulatory T cells in the pathogenesis of sepsis and its clinical implication［J］. J Interferon Cytokine Res, 32: 341—349.

LI H Y, YAO Y M, SHI Z G, et al, 2003. The potential role of Staphylococcal enterotoxin B in rats with postburn Staphylococcus aureus sepsis［J］. Shock, 20: 257—263.

LIN J, YAO Y M, DONG N, et al, 2009. Influence of CD14 polymorphism on CD14 expression in patients with extensive burns［J］. Burns, 35: 365—371.

LIN M T, ALBERTSON T E, 2004. Genomic polymorphisms in sepsis［J］. Crit Care Med, 32: 569—579.

LIU H, YAO Y M, WANG S B, et al, 2009. Inhibition of Janus kinase 2 and signal transduction and activator of transcription 3 protect against cecal ligation and puncture-induced multiple organ damage and mortality［J］. J Trauma, 66: 859—865.

LUAN Y Y, YAO Y M, SHENG Z Y, et al, 2012. Update on the immunological pathway of negative regulation in acute insults and sepsis［J］. J Interferon Cytokine Res, 32: 288—298.

RUSSELL J A, 2006. Management of sepsis［J］. N Engl J Med, 355: 1699—1713.

TERRAGNI P P, ROSBOCH G, TEALDI A, et al, 2007. Tidal hyperinflation during low tidal volume ventilation in acute respiratory distress syndrome［J］. Am J Respir Crit Care Med, 175: 160—166.

WIENER R S, WIENER D C, LARSON R J, et al, 2008. Benefits and risks of tight glucose control in critically ill adults: a meta-analysis [J]. JAMA, 300: 933—944.

YAO Y M, SHENG Z Y, HUANG L F, et al, 2009. The effect of a novel cytokine, high mobility group box-1 protein, on the development of traumatic sepsis [J]. Chin J Integr Med, 15: 13—15.

ZHANG L T, YAO Y M, LU J Q, et al, 2008. Recombinant bactericidal/permeability- increasing protein inhibits endotoxin-induced high mobility group box 1 protein gene expression in sepsis [J]. Shock, 29: 278—284.

ZHANG Q H, YAO Y M, SHENG Z Y, et al, 2009. Dysfunction of neuroendocrine system in sepsis and implication of hormone therapy [J]. J Geriatr Cardiol, 6: 249—254.

ZHU X M, YAO F H, YAO Y M, et al, 2012. Endoplasmic reticulum stress and its regulator XBP-1 contributes to dendritic cell maturation and activation induced by high mobility group box-1 protein [J]. Int J Biochem Cell Biol, 44: 1097—1105.

第8章

烧伤感染常见病原菌及其变迁

随着先进诊疗技术的大量应用，烧伤救治水平不断提高，但是感染仍是导致烧伤患者死亡的主要原因，烧伤感染的防治始终是烧伤治疗中的关键环节。由于导致烧伤感染病原菌的种类受多种因素的影响，处在不断地变化之中，给烧伤抗感染治疗带来了许多不确定因素，也大大增加了抗感染治疗的难度。了解烧伤感染病原菌构成及其变迁的规律，有助于增强临床抗感染治疗的针对性和预见性，也可以通过合理使用抗菌药物防治或延缓病原菌结构发生对临床治疗不利的变化以及耐药水平的升高，在一定程度上实现对病原菌结构的主动调控，提高烧伤临床抗感染治疗的水平。

一、烧伤感染的特殊性以及导致烧伤感染病原菌变迁的相关因素

烧伤作为一种特殊类型的创伤，有着许多不同于一般创伤以及其他内、外科疾病的特点，其治疗、护理也有许多不同于其他临床专科的独特之处，主要表现在：①致伤因子短时间作用于体表，形成大小不一的创面，特别是大面积深度烧伤，体表巨大的创面可存在相当长的时间；这些长期存在的创面成为了病原菌理想的定植部位，尽管临床使用抗菌药物、包扎、外用药物等方法仍无法有效地防止创面感染的形成。②烧伤病区内烧伤患者长期聚集，大量的感染创面成为烧伤病区交叉感染的感染源，病原菌，特别是耐药菌株通过接触、空气等多种途径传播扩散，感染预防困难。③烧伤对于机体是一种巨大的打击，特别是大面积烧伤，造成患者自身的免疫功能及其他正常的生理功能极度抑制和紊乱，抵御感染的能力降低，加大了抗感染治疗的难度。④为治疗烧伤感染往往使用大量的抗菌药物，使烧伤病房成为医院内应用抗菌药物种类和总量最多的病房之一，也是医院中细菌耐药性最严重的地方，病原菌耐药率明显高于其他病区。

烧伤感染病原菌的种类受气候环境、医疗卫生条件、经济发展状况、抗菌药物的使用、细菌本身的变异以及治疗方法的改进等多种因素影响。从理论上讲，烧伤病区局部环境（包括患者密度）和清洁卫生条件的改善有可能影响烧伤感染病原菌的结构；一些烧伤治疗新技术的广泛应用也可能产生类似的影响，如烧伤患者休克期切痂，由于及时清除了适于病原菌定植的坏死、失活组织，在一定程度上改变了病原菌定植、感染的微环境，也

在一定程度上影响到烧伤感染病原菌的结构，但这些因素对烧伤病原菌变迁影响相对较弱。通过长期观察分析，20 世纪 60 年代以前烧伤感染病原菌主要以金葡菌为主，但由于青霉素等针对金葡菌抗菌药物的大量应用，使金葡菌在烧伤感染病菌原中所占比例大幅度下降，从 75% 下降到 20.2%，而铜绿假单胞菌等革兰阴性菌所占比例上升到了 88.1%，成为主要的烧伤感染病原菌。随着以第三代头孢菌素为代表的针对革兰阴性菌的抗菌药物大量应用，在很大程度上抑制了这类细菌，使其在烧伤感染病原菌中的比例明显降低，其结果使金葡菌等革兰阳性菌在病原菌中的比例再次大幅度上升。上述抗菌药物使用导致病原菌变迁的过程提示，抗菌药物的问世和不断的更新换代与各类感染病原菌的变迁关系密切。在烧伤病区这一大量使用抗菌药物的特殊环境内，病原菌对各种抗菌药物不断产生耐药性并持续增强，以适应抗菌药物不断更新所形成的新环境而继续生存；由于环境适应能力存在差别，只有适应新环境的病原菌才能成为优势病原菌，因此可以认为，抗菌药物的更新换代是促使病原菌变迁的最重要的因素之一，而"适者生存"的自然法则是烧伤病原菌变迁的根本原因。

二、国外文献报道烧伤感染病原菌的变迁

国外烧伤专业期刊 *Burns* 经常刊登来自世界各地的有关烧伤感染病原菌研究的文章，是我们了解烧伤感染病原菌变迁信息的主要来源。1992 年英国学者 J. C. Lawrence 在该期刊发表了一篇论文，详细介绍了英国伯明翰急救医院 50 年来烧伤感染病原菌的变迁，并重点分析了 1950—1985 年间主要烧伤感染各种病原菌的消长情况：该医院烧伤患者金葡菌和铜绿假单胞菌的感染率在 1950 年分别约为 65% 和 44%，而后逐渐下降，至 1985 年分别降至 24% 和 15%，有明显的下降趋势，这一变化趋势符合抗菌药物问世后金葡菌感染率逐渐下降的大趋势，但无法解释同期铜绿假单胞菌的感染率的下降，同时该文献未提及主要病原菌感染率的降低是否伴有其他病原菌感染率的升高，也未见其后续报道。在 *Burns* 不同年代发表的相关文献中不同病原菌的构成比有一定的变化，2000 年以前刊登的文献报道以金葡菌和铜绿假单胞菌为主，构成比分别为 14%～19% 和 10%，其他病原菌主要为凝固酶阴性葡萄球菌（coagulase-negative staphylococci, SCN）、肠球菌和克雷伯菌属，同时期其他期刊文献报道导致烧伤感染金葡菌和铜绿假单胞菌的构成比分别为 20%～30% 和 30%；2000—2004 年的文献报道金葡菌和铜绿假单胞菌的分离率分别为 13.2%～37.6% 和 15%～45%；2010 年以后的文献报道金葡菌、铜绿假单胞菌构成比分别为 6.5%～21% 和 11.6%～48.4%，金葡菌有下降的趋势，铜绿假单胞菌的变化不明显，但鲍曼不动杆菌的构成比自 2004 年以后开始上升，特别是 2010 年其构成比上升幅度明显加大。

三、国内文献报道烧伤感染病原菌的变迁

为了全面了解烧伤感染病原菌变迁的情况，笔者收集了大量国内的相关文献，由于文献数量过多，很难从中总结出烧伤感染病原菌变迁的规律，为此笔者从众多的文献中选择了来自直辖市和省会城市三甲医院的文献，以增加文献的参考价值和代表性，将其归纳总结成附表（表 8-1），并对这部分文献进行了重点分析。

表 8-1　烧伤感染病原菌的变迁

作者	发表时间	年代	病原菌构成比 /%					城市
			1	2	3	4	5	
余朝恒	1988	1987—1911	金葡（26.77）	铜绿（19.33）	不动（9.05）	变形（4.33）	嗜麦（3.45）	杭州
		1992—1996	金葡（19.83）	不动（17.38）	铜绿（11.63）	阴沟（6.61）	表葡（4.53）	
胡毕亿	2000	1997—1998	金葡（30.7）	铜绿（23.84）	肠杆（21.36）	不动（11.76）	链球（4.64）	武汉
谭谦	2000	1984—1988	铜绿（41.40）	金葡（35.94）	表葡（7.03）	阴沟（3.91）	大肠（3.1）	南京
		1994—1999	金葡（39.2）	铜绿（27.27）	表葡（10.23）	阴沟（6.25）	肺克（3.98）	
郑利志	2000	1992—1998	金葡（34.17）	阴沟（22.78）	铜绿（19.61）	不动（4.47）	大肠（3.42）	广州
	2001	1993—1996	铜绿（37.37）	金葡（14.37）	不动（7.94）	肠球（6.02）	阴沟（5.63）	
赵永健	2001	1997—2000	铜绿（27.09）	金葡（16.83）	不动（8.78）	肠球（8.84）	阴沟（2.91）	天津
黄伯高	2002	1998—2000	金葡（25.7）	铜绿（19.5）	表葡（10.4）	肠球（6.8）	肺克（4.1）	上海
薛东炜	2002	1991—1995	铜绿（18.5）	表葡（14.38）	金葡（12.8）	大肠（6.9）	阴沟（13.1）	沈阳
		1996—2000	铜绿（15.5）	表葡（11.7）	金葡（10.0）	大肠（9.9）	阴沟（7.5）	
何源沁	2003	2000—2001	铜绿（33.33）	金葡（16.67）	肺克（12.74）	大肠（10.78）	阴沟（8.82）	合肥
于勇	2003	1995	大肠（22.69）	铜绿（19.79）	金葡（16.89）	沙雷（9.76）	变形（8.71）	北京
		2002	金葡（38.35）	铜绿（12.29）	SCN（8.99）	阴沟（5.87）	不动（5.32）	
	2012	2011	不动（20.3）	金葡（19.6）	铜绿（18.3）	肺克（7.0）	大肠（6.0）	
窦懿	2004	1993	铜绿（38.95）	金葡（22.09）	肺克（9.88）	表葡（9.01）	变形（4.36）	上海
		2001	金葡（31.58）	铜绿（24.21）	表葡（8.42）	阴沟（6.84）	链球（6.32）	
	2011	2005	金葡（31）	铜绿（23）	不动（19）	表葡（6）	肺克（5）	
		2009	金葡（28）	不动（17）	铜绿（13）	表葡（15）	肺克（5）	
方林森	2005	1998—2002	铜绿（26.9）	金葡（18.2）	肺克（8.3）	阴沟（8.1）	大肠（4.7）	合肥
孙珍	2005	2001-2004	金葡（36.2）	铜绿（20.7）	表葡（6.3）	不动（4.8）		上海
过孝静	2006	2002-2005	铜绿（32.4）	不动（22.9）	阴沟（11.4）	大肠（8.6）		成都
李爽	2006	2002—2005	铜绿（18.0）	金葡（17.0）	SCN（17.0）	大肠（11.0）	肠球（8.0）	广州
黎明	2007	2003—2005	金葡（16.70）	铜绿（12.5）	大肠（11.1）	不动（9.1）	阴沟（8.2）	北京
邓津菊	2007	2001—2005	不动（29.1）	金葡（26.30）	表葡（17.3）	阴沟（7.4）	铜绿（6.5）	兰州
梁尊鸿	2007	2000—2005	铜绿（27.7）	金葡（21.0）	阴沟（11.8）	不动（7.7）	表葡（4.8）	海口
阮建春	2008	2003—2006	铜绿（44.15）	金葡（13.51）	肠球（12.89）	大肠（5.58）	不动（3.25）	天津
赵广宇	2008	1996—2001	铜绿（36.0）	金葡（24.2）	阴沟（7.0）	大肠（5.4）	肺克（5.4）	上海
		2001—2006	铜绿（32.2）	金葡（28.2）	阴沟（7.9）	大肠（5.9）	肺克（5.5）	
	2009	2006—2007	铜绿（33.28）	金葡（27.71）	不动（11.93）	表葡（5.38）	肠球（5.21）	
张雅萍		1993	铜绿（40.34）	金葡（11.48）	粪肠（8.96）			重庆
		2003	铜绿（47.24）	金葡（10.43）	粪肠（7.80）			
		2007	铜绿（44.39）	金葡（9.31）	粪肠（9.82）			
张艳红	2009	2001	金葡（32.4）	铜绿（31.1）	不动（2.5）	大肠（4.7）	阴沟（3.4）	天津

续表

作者	发表时间	年代	病原菌构成比 /%					城市
			1	2	3	4	5	
吴红	2011	2004	金葡（36.9）	铜绿（20.0）	不动（4.7）	大肠（9.2）	阴沟（1.7）	武汉
		2008	金葡（27.1）	不动（25.3）	铜绿（15.7）	大肠（8.4）	阴沟（9.2）	
刘少娟	2012	2007-2011	铜绿（23.5）	金葡（17.0）	不动（14.6）	嗜麦（6.1）	肺克（5.9）	广州

注：金葡—金葡菌；大肠—大肠埃希菌；表葡—表皮葡萄球菌；铜绿—铜绿假单胞菌；肺克—肺炎克雷伯菌；不动—不动杆菌；SCN—凝固酶阴性葡萄球菌；阴沟—阴沟肠杆菌；白念—白色念珠菌；肠球—肠球菌；假单—假单胞菌属；变形—变形杆菌；枸橼—枸橼酸杆菌；嗜麦—嗜麦芽假单胞菌；链球—链球菌。

（一）革兰阳性菌

如表 8-1 所示，导致烧伤感染革兰阳性病原菌中金葡菌占有绝对优势，40% 的相关文献报道病原菌中金葡菌构成比占第一位，居前两位的报道占 83%，居前三位的报道占 95%。因此可以认为，革兰阳性菌在烧伤感染病原菌中所占比例在很大程度上取决于金葡菌构成比的变化；或者说金葡菌构成比的变化在一定程度上代表了革兰阳性菌在病原菌中所占比例的变化。但是，相关文献报道中统计 2006 年以后病原菌中金葡菌的构成比有较明显的下降，表 8-1 中只有 2 篇文献报道金葡菌的构成比居首位，较 2005 年以前的报道明显减少。这一点笔者对所在医院烧伤病区病原菌变化的研究分析也得到了同样的结果（图 8-1），我们观察到金葡菌构成比 1995 年后持续上升，在 2003 年达到 45%，而后明显下降，至 2011 年基本恢复到 1995 年的水平，约 20%。

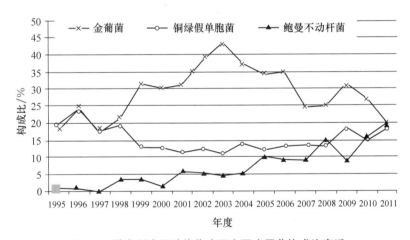

图 8-1 笔者所在医院烧伤病区主要病原菌构成比变迁

近年来虽然也有一定数量的文献报道金葡菌依然是烧伤感染中构成比最高的病原菌，但文献数量相对较少，且主要局限于上海、武汉长江中下游的地区，其他类似报道较为零散，北京、天津、重庆等地烧伤专科中心长期监测结果表明，金葡菌构成比有较明显的下降。而且前面所述国外文献报道烧伤感染病原菌中金葡菌构成比有下降的趋势，提示金葡菌虽然是我国烧伤感染的主要病原菌，但已不是居首位的病原菌，且其构成比有进一步下降的趋势。至于上海等地烧伤中心报道金葡菌构成比保持在较高水平的原因较为复杂，可能与其地理位置、自然环境、烧伤感染菌群结构的特殊性，以及抗感染治疗的策略、抗菌药物选择、医院感染控制措施的差别等因素有关。

表 8-1 中除金葡菌外，构成比排在前 5 位的革兰阳性菌主要为表皮葡萄球菌和肠球菌，但它们大多排位靠后。表皮葡萄球菌出现频率最高（15 次），但多数为 2006 年以前的数据，似有逐渐减少的趋势。肠球菌在表中出现 6 次，只有一次排在第 3 位，其余几次排在第 4、5 位，提示除金葡菌以外的革兰阳性球菌已不是引起烧伤感染的最主要的病原菌。

（二）革兰阴性菌

1. 铜绿假单胞菌

自 1960 年起，人们就认识到铜绿假单胞菌是一种主要的烧伤病原菌。该菌喜好潮湿环境，这使得它有能力在烧伤后的潮湿创面得以生存。从皮肤表面的感染到暴发菌血症，铜绿假单胞菌成为烧伤抗感染治疗的一大难题。表 8-1 所列文献中大多数报道铜绿假单胞菌构成比居前两位，提示该菌是主要的烧伤感染病原菌。2003 年以前开始进行长期监测并进行前后对比的研究文献均报道该菌在病原菌中的构成比明显降低；如前所述，Lawrence 发现他所在医院铜绿假单胞菌的烧伤感染率在 1985 年前有明显的下降趋势。但近年来 Burns 刊登的来自许多国家的相关文献中半数以上报道铜绿假单胞菌构成比超过 20%，同时也是位居首位的病原菌。表 8-1 所列国内文献中，虽然从年代分布上看不出该菌的构成比有明显的变化趋势，但有近 2/3 的文献报道该菌构成比超过 20%，有近 1/3 的文献报道该菌构成比超过 30%；笔者所在医院烧伤区铜绿假单胞菌的构成比从 1995 年的 19.53% 下降到 2003 年的 10.86%，但其后又缓慢回升，至 2011 年达到 18.29%，基本恢复到 1995 年的水平（图 8-1）。上述文献和数据提示铜绿假单胞菌构成比虽然不断地发生变化，但并无上升或下降的长期变化趋势，而且始终是烧伤感染最主要的病原菌之一。

2. 不动杆菌

不动杆菌广泛分布于自然界和医院环境，是临床标本中分离的除铜绿假单胞菌外最常见的非发酵菌，能够在潮湿和干燥表面上生存，常寄居于人和动物的呼吸道、皮肤、胃肠道、泌尿生殖道等，可通过多种途径传播扩散，是导致医院感染的主要病原菌。不动杆菌属包括十余个种，但最常分离到的、危害最大的是鲍曼不动杆菌。芬兰学者 1995 年就报道了导致烧伤感染的鲍曼不动杆菌对亚胺培南耐药；2001 年，印度学者报道该菌在烧伤感染率达 11.5%，其中 46% 发展成菌血症；Albrecht 等 2006 年报道，感染不动杆菌的患者往往烧伤更重，住院时间更长，是导致烧伤患者医院感染最主要的病原菌。虽然一些国外文献报道该菌感染在烧伤病区暴发流行，但均为零散报道，该菌始终不是常见的烧伤感染的病原菌；但近年来文献报道该菌构成比明显增高，根据美国、新加坡等的文献报道，该菌已成为首要的烧伤感染病原菌。国内近年来有关该菌导致烧伤感染的报道逐渐增多，其在病原菌中的构成比也逐渐增高，如表 8-1 所示，在 2006 年以后涉及该菌的文献报道中，该菌的构成比基本排在病原菌的前两位，半数以上报道的构成比超过 20%；笔者所在医院烧伤病区该菌的构成比在 2000 年后开始缓慢上升，至 2007 年达到 10% 左右，其后快速增高，2011 年超过 20%，成为首要病原菌。上述文献提示鲍曼不动杆菌导致的烧伤感染近年来有较大增长，且上升趋势明显，已成为常见的烧伤感染病原菌。其原因与该菌耐药水平高，治疗难度大，以及该菌在环境广泛分布，菌株之间耐药基因易于传播有关。鉴于不动杆菌导致感染的不断增多，以及该菌极高的耐药水平和临床治疗难度，应对其有足够的重视。

3. 大肠埃希菌

表 8-1 所列革兰阴性菌中大肠埃希菌的出现频率虽然较高，但绝大多数构成比绝对值不高，排名在第 4、5 位；近年来国外文献报道该菌构成比不高。笔者所在医院烧伤病区 1995 年后该菌构成比开始下降，2001 年为 3.58%，此后在 3%～8% 之间波动，提示该菌已不是主要的烧伤感染病原菌。但是 2005—2008 年我们检测该菌中产超广谱 β- 内酰胺酶大肠埃希菌高达 66.7%，其耐药水平明显高于不产生该酶的菌株，因此对该菌还应保持足够的警惕。

4. 其他肠杆菌科细菌

在烧伤临床最常见到的该类细菌主要是阴沟肠杆菌和肺炎克雷伯菌，在表 8-1 所列文献中，前者出现频率大于后者，但在国内外相关文献中受到重视程度后者却大于前者，主要由于导致烧伤感染的肺炎克雷伯菌产超广谱 β- 内酰胺酶的比例较高，临床治疗困难。有学者研究发现，对于老年烧伤患者和严重烧伤患者，产超广谱 β- 内酰胺酶肺炎克雷伯菌的感染是致命的。因此，尽管该菌导致烧伤感染的比例不高，但还应对该菌保持足够的重视。至于阴沟肠杆菌，虽然该菌在文献中出现的频率较高，但构成比排名均较靠后，对其进行重点研究和关注的文献很少，提示该菌在烧伤感染病原菌中的重要性低于上述其他病原菌。

（三）真菌

在抗生素问世以前，真菌感染在烧伤感染中并不常见，然而随着抗生素在临床的广泛使用，真菌发病率日渐升高。尤其在烧伤病房，很多大面积烧伤患者在病程早期即使用广谱、高效抗生素抗感染治疗；同时，大面积烧伤患者在救治过程中，长时间被使用多种有创性检查、深静脉置管、呼吸机持续辅助呼吸和留置导尿管等多种治疗手段；加上患者自身免疫功能低下，导致真菌感染发生率有所增高，值得引起重视。

四、烧伤创面愈合前病原菌的更替

如上所述，从总体上看烧伤感染病原菌处在不断的变迁之中，而具体到每一个烧伤创面，在其上定植的细菌或引起感染的病原菌也在不停地变化。烧伤创面一经形成，患者自身携带的细菌、周围环境中的细菌，包括医院环境中的耐药病原菌很快会在创面上定植，在绝大部分情况下这种定植会发展成创面感染。创面的大小深浅、患者对感染的防御功能强弱、感染细菌种类以及救治措施是否得当等因素决定创面感染的严重程度，从而在很大程度上影响创面的愈合速度和患者病情的转归。一般情况下，烧伤患者进入医院后，医院内的优势耐药病原菌会逐步取代创面形成早期定植或感染的细菌，其种类在创面愈合的过程中经常变化，但人们对于烧伤创面愈合过程中感染病原菌更替的规律了解不多，相关文献报道较少。

笔者从所在医院烧伤病区病原菌耐药数据库中选取 1995 年至 2003 年病原菌检测阳性 3 次以上、前后间隔大于 1 周的病例进行统计分析；以第 1 次检测的时间为起点（近似为受伤时间），分别统计第 1、2、3、4、5 和 6 周以后（包括 6 周）检出并进行药敏试验的常见病原菌构成比，并比较 1995—1997 年、1998—2000 年、2001—2003 年 3 个阶段烧伤创面愈合过程中这些病原菌更替的异同。

结果表明，随创面形成时间的延长，金葡菌在创面感染病原菌中的构成比有逐渐升高的趋势。革兰阴性菌方面，1995—1997 年铜绿假单胞菌的构成比有随创面形成时间延长而逐渐增高的趋势，在第 5 周达高点后大幅下降，但在后两个阶段其构成不同的时间点变化不大。不动杆菌伤后前 4 周构成比较高，而后逐渐下降；2001—2003 年不动杆菌属在各时间点的构成比高于前两个阶段（$p < 0.01$）。肺炎克雷伯菌的构成比随创面形成时间的延长有升高的趋势（图 8-2）。

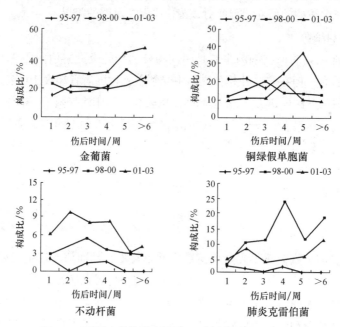

图 8-2　不同阶段烧伤创面常见病原菌构成比的变化

2012 年的 *Burns* 刊登了一篇相关报道，针对 114 例烧伤面积大于 70% 患者的类似研究，在为期 8 周的观察内，金葡菌、不动杆菌、铜绿假单胞菌构成比的高峰分别出现在伤后第 8 周、第 7 周和第 3 周。这一结果与我们先前的研究结果类似，从总体上看，随烧伤创面存在时间的延长，金葡菌、不动杆菌构成比增高的趋势明显，而铜绿假单胞菌则有明显减少的趋势。

五、病原菌的耐药机制

在临床大量使用各类抗菌药物的条件下，对抗菌药物敏感的细菌被杀灭，而耐药菌株得以存活；如上所述，这种由于临床使用抗菌药物的更新换代导致病原菌的"优胜劣汰"是烧伤感染病原菌变迁的重要因素之一。因此，了解病原菌产生耐药的原因和机制对于掌握病原菌变迁的规律，提高抗感染治疗的预见性具有重要意义。抗菌药物类型的不同，病原菌对其产生耐药的机制也不同。下面对病原菌对临床常用抗菌药物产生耐药的机制做一简要介绍。

（一）细菌产生灭活酶

1. β- 内酰胺酶

细菌产生的 β- 内酰胺酶可以水解 β- 内酰胺环，导致药物失活，是细菌对 β- 内酰胺类抗菌药物产生耐药的主要机制。β-内酰胺酶种类繁多，有多种分类方法，按生物学功能分类一般分为广谱β-内酰胺酶（可水解青霉素和头孢菌素）、超广谱β-内酰胺酶（可水解三、四代头孢菌素）、耐酶抑制剂β-内酰胺酶（不被舒巴坦等酶抑制剂所抑制）和碳氢酶烯酶（可水解亚胺培南等碳氢酶烯类抗菌药物）。

2. 钝化酶

细菌产生钝化酶后可对多种抗菌药物产生耐药，以氨基糖苷类抗菌药物为例，该类药物通过与核糖体的 A 位点接合，干扰翻译过程 rRNA 对同源 tTNA 的精确识别，从而干扰细菌的蛋白合成过程，造成后续一系列生理生化改变，最终导致细菌死亡。细菌产生的钝化酶可修饰氨基糖苷类抗菌药物的氨基或羟基，使其不能与核糖体紧密结合而不能发挥抗菌作用，导致细菌产生耐药性。细菌产生的钝化酶可以类似的作用机制对氯霉素、大环内酯类和喹诺酮类等抗菌药物产生耐药。

（二）抗菌药物作用靶位改变

每种抗菌药物通过不同作用靶位干扰细菌细胞壁合成、蛋白质合成、DNA 合成等多种机制，达到杀灭细菌、抑制细菌繁殖的目的；细菌通过靶位的改变，避开或大大减弱抗菌药物的作用，是细菌产生耐药性的重要机制之一。

1. 氨基糖苷类抗菌药物

该类药物靶位的改变主要包括靶位突变和 16SrRNA 的甲基化，主要包括调节 rRNA 的成熟、稳定 rRNA 的结构或者改变翻译速率等，特别是对 16SrRNA 上 A 位点的甲基化能够使细菌对氨基糖苷类药物产生高水平耐药。

2. 喹诺酮类抗菌药物

细菌对喹诺酮类抗菌药物产生耐药的主要机制是由位于染色体上的药物作用靶位基因发生位点突变，使药物与靶位的结合下降所至。这类突变主要包括染色体介导和质粒体介导两类，前者主要是有染色体基因编码的拓扑异构酶Ⅱ和拓扑异构酶Ⅳ在其喹诺酮耐药决定区域的某些位点发生突变，进而引起药物与靶位结合率下降而导致药物抗菌作用降低；后者是由质粒介导的耐药基因 qnrb 编码 QNR 蛋白，保护细菌拓扑异构酶免受抗菌药物的破坏，从而使细菌对抗菌药物产生耐药性。

3. β-内酰胺类抗菌药物

β-内酰胺类抗菌药物作用靶位是细菌体内的青霉素结合蛋白（PBPs），PBPs 参与细菌壁的合成、形态维持和细菌糖肽结构调整等功能，该靶位发生改变后与 β-内酰胺类抗菌药物的亲和力降低，导致现在对该类药物产生耐药性。以耐甲氧西林葡萄球菌为例，该菌所具有 mecA 基因可编码一种肽聚糖转肽酶—PBP2a，该酶与 β-内酰胺类抗菌药物亲和力低，可以在抗菌药物破坏细菌产生的 5 种主要 PBPs 的情况下，替代细菌这些 PBPs 完成细胞壁肽聚糖的合成，使药物对细菌抗菌活性降低。

4. 糖肽类抗菌药物

万古霉素是目前使用最广泛的糖肽类抗菌药物，常用来防治由革兰阳性细菌引起的严重感染，其抗菌机制主要是在细胞外与肽聚糖前体形成复合物，抑制细菌壁肽聚糖的合成，发挥抗菌活性。细菌可产生一种能修饰细胞壁前体肽聚糖的酶，使药物不能与之结合，从而抑制药物抗菌活性的发挥。

5. 大环内酯类抗菌药物

大环内酯类药物的抗菌原理：影响细菌早期蛋白质的合成，使核糖体上延伸的肽链解离，不能形成正常功能的蛋白质而发挥抗菌作用。耐药病原菌可产生甲基化酶，修饰核糖体与大环内酯类药物特异性的结合部位，阻止药物与该部位结合而产生耐药。

（三）细菌主动药物外排机制

细菌的主动药物外排机制是一种非特异性耐药机制，是通过细菌主动外排泵将扩散入菌体内的药物或其他底物排出到菌体外，从而加强细菌在抗菌药物存在环境下的生存能力。主动外排泵是存在于细菌细胞膜上的异类蛋白，一般由三部分组成：外膜通道蛋白、融合蛋白和胞质膜外排蛋白。细菌所携带的最常见的外排泵一般为多药物外排泵，即能够外排多种药物而非某一单一药物的外排泵。这些外排泵在很多细菌中往往是十分保守的成分，通常有染色体上相应的基因编码。细菌所处的外环境往往作为激活外排泵的信号，而外排泵对这些信号的反应也是多种多样的。

不同类型的外排泵在不同药物的外排过程中所起的作用也不同。有一些外排泵是特异性地外排某些种类的药物，且这些外排泵通常是由质粒上的基因编码，可随质粒在不同菌株间传递。最常见的与临床常用药物外排相关的外排泵是 RND 家族中一些多种药物外排泵。除 AcrAB—To1C 外，大多数药物外排泵在正常情况下表达都比较低，外排泵在多重耐药菌株中的高水平表达，有可能是受到某些外来基因的诱导。有证据表明，细菌在抗菌药物压力下首先是利用外排机制来降低细菌内部的药物浓度，以减少药物对其生存的影响，然后再通过其他耐药机制来对抗抗菌药物的抗菌机制以获得耐药性。RND 家族、MFS 超家族和 ABC 超家族是目前细菌外排泵系统的研究热点。

（四）细菌细胞膜通透性改变

细菌外膜是由高度疏水的脂质双层和孔道形成蛋白组成的，能够作为屏障为细菌提供保护，并且与外界进行细菌生长繁殖所需的必要物质的交换。细菌外膜的特性及其与抗菌药物间的理化特性关系对于细菌的抗菌药物敏感性有重要影响。

1. 脂质层介导的细菌外膜通透性下降

疏水性抗菌药物，包括氨基糖苷类和大环内酯类等抗菌药物通过脂质层扩散到菌体内，四环素和喹诺酮类药物既利用脂质层又利用膜孔蛋白进入菌体。位于细菌外膜外部的脂多糖能够对疏水性药物通过脂质层进入菌体起到阻挡作用，脂多糖全长表达的菌株对疏水性抗菌药物能表现出天然的耐药性。而膜通透性增强剂，如 Tris/EDTA、多黏菌素 B 等，则能够增强大肠埃希菌对一些疏水性抗菌药物的敏感性。

2. 膜孔蛋白介导的细菌外膜通透性下降

细菌外膜上一些非特异的具有孔道特征的蛋白称为膜孔蛋白，大肠埃希菌、铜绿假单胞菌和鲍曼不动杆菌等细菌膜孔蛋白的缺失往往会导致这些细菌对 β- 内酰胺类、喹诺酮类抗菌药物的耐药。但膜孔蛋白的缺失与细菌产生耐药之间的关系非常复杂，研究结果表明，缺乏其他耐药机制参与的单一膜孔蛋白的缺失，并不引起肺炎克雷伯菌耐药性的增强，而两种主要膜孔蛋白同时缺失有时也是耐药性增强所必需的。

（五）细菌形成生物被膜

细菌生物被膜指细菌黏附于固体或有机腔道表面，形成微菌落，通过细菌分泌细胞外的多糖基质、纤维蛋白质、质蛋白等包裹细菌自身的结构群体。包被有生物被膜的细菌称为被膜菌，被膜菌常引起慢性感染，特征是持续的炎症和组织损伤。常见的形成生物被膜的病原菌有铜绿假单胞菌、表皮葡萄球菌、大肠埃希菌、肺炎克雷伯菌和鲍曼不动杆菌等。

被膜菌无论其形态结构、生理生化特性、致病性，还是对环境因子的敏感性等都与非被膜菌有显著不同。相对于非被膜菌而言，被膜菌抵御抗菌药物抗菌作用更强，更容易产生耐药性，其可能的机制：①生物被膜可减少抗菌药物渗透；②吸附抗菌药物钝化酶，促进抗菌药物水解；③被膜菌代谢低下，对抗菌药物不敏感；④生物被膜减弱机体抗感染免疫以及抗菌药物对细菌的协同抗菌作用，产生免疫逃逸现象。

六、烧伤感染病原菌变迁给我们的启示

通过以上对烧伤感染病原菌变迁的分析，我们可以得出以下初步结论：①近十余年来金葡菌在烧伤病原菌中的构成比经历了一个冲高回落的过程，在国内大多数医院烧伤病区金葡菌已不是构成比最高的病原菌；②铜绿假单胞菌依然是最主要的烧伤感染病原菌之一，目前在烧伤病原菌中的构成比仍保持很高水平；③以前烧伤感染中并不常见的不动杆菌，特别是鲍曼不动杆菌在烧伤感染病原菌中的构成比快速升高，且上升趋势明显，已成为常见的烧伤感染病原菌。

上述烧伤感染病原菌发生的变迁将在一定程度上影响烧伤临床的抗感染治疗和感染预防，烧伤临床应对已形成相对固定模式的抗感染策略进行必要的调整。烧伤感染病原菌的变迁导致金葡菌构成比的降低，铜绿假单胞菌构成比维持在高位，以及鲍曼不动杆菌构成比的大幅度升高，扭转了 10 年前由于金葡菌构成比的大幅度上升所造成的烧伤病原菌中革兰阳性菌和革兰阴性菌构成比比值接近的趋势，稳定了长期以来烧伤感染病原菌中革兰阴性菌占优势的格局。由于革兰阳性菌和革兰阴性菌感染在抗感染治疗上（抗菌药物选择）有很大差别，因而在抗感染治疗中应充分考虑病原菌变迁所造成的影响。常见的革兰阴性菌，如铜绿假单胞菌、肺炎克雷伯菌，特别是目前明显增多的不动杆菌，大多数对常用抗菌药物耐药，且多重耐药菌株，甚至泛耐药菌株占有很大比例；而金葡菌虽然构成比有所下降，但依然是最常见的烧伤感染病原菌之一，其中耐甲氧西林金葡菌所占比例很高，对绝大多数抗菌药物耐药；上述病原菌耐用水平高，引起的烧伤感染治疗难度大，因此在选择抗菌药物时应以药敏试验结果为依据，尽量避免经验用药，同时注意观察、了解烧伤创面形成后不同种类病原菌的消长和更替规律，有助于明确烧伤后不同时间抗感染治疗的重点以及正确选择抗菌药物。

病原菌耐药机制复杂多样性提示我们，不同病原菌对不同种类抗菌药物的耐药机制既有相似之点，又有独特之处；而且病原菌在多种抗生素的选择压力下，多重耐药机制共同发生作用，不同耐药机制对临床应用抗菌药物的作用错综复杂，这种耐药机制的重叠和相互作用，为临床抗感染治疗增加了许多不确定因素，使临床抗菌药物的选择成为非常棘手的难题。因此，明确患者感染病原菌的种类和耐药谱以及不同种类抗菌药物的作用特点，是进行抗感染治疗的基本要求，而

掌握烧伤感染病原菌构成的现状和变迁趋势、各类病原菌耐药机制的特征，以及综合考虑各类抗菌药物的作用特点，则是对抗感染治疗更高层次的要求；特别是在患者伤后早期，尚未得到实验室细菌学检测结果时，进行经验性抗感染治疗时，对这些信息的了解就显得更加重要。

七、微生物检测技术的进展及其对烧伤感染病原学诊断的影响

近10年来，临床微生物检测技术有了长足的进步。首先，作为临床微生物实验室的主力设备的全自动微生物分析仪、全自动血培养仪等设备进一步普及，目前国内多数二级医院以及发达地区部分县医院的临床微生物实验室已装备了这些设备，将细菌鉴定从不规范、不标准的手工操作中解放出来，同时明显提高了临床微生物检测的准确性和时效性。如果说20年前这些设备开始进入国内大型医院实验室意味着国内微生物检测技术与国外先进技术的接轨，目前这些先进自动化设备的进一步普及，以及与之相伴随的制度化与标准化的微生物检测质量控制和实验室标准化管理则标志着国内微生物检测技术水平的整体提高。虽然迄今为止，临床常规微生物检测，特别是细菌检测流程中手工操作依然占了相当大的比例，常规的标本接种、分离鉴定、药敏试验耗时、费力，对环境设备、操作者的技术要求高，很难满足临床抗感染治疗的要求，但是近年来微生物检测领域基于新理论、新概念的检测技术不断出现，这些新技术的成熟和实际应用已经或即将对临床微生物检测产生重大的影响，有可能使临床微生物检测彻底摆脱传统操作流程的束缚，在很大程度上满足临床医师对微生物检测准确性和时效性的要求。以下简要介绍三种研究较为深入，有的已开始在临床得到应用的新检测技术。

1. **基质辅助激光解析电离飞行时间质谱**（matrix assisted laser desorption/ionization time of flight mass spectrometry，MALDI-TOF MS）

MALDI-TOF MS是近年发展起来的一种新型软电离质谱技术，主要由基质辅助激光解析电离离子源（MALDI）、飞行时间质量分析器（TOF）和检测器三部分组成，MALDI工作原理是用激光照射样品与基质形成的共结晶薄膜，基质从激光中吸收能量传递给生物分子，而电离过程中将质子转移到生物分子或从生物分子得到质子，而使生物分子电离。因此它是一种软电离技术，适用于混合物及生物大分子的测定。MALDI-TOF MS鉴定微生物主要原理是通过检测获得微生物的蛋白质谱图，并将所得的谱图与数据库中的微生物参考图谱比对后得出鉴定结果。目前国内许多大型医院的实验室已引进了该仪器用于微生物鉴定，为微生物的鉴定带来了革命性的变化。MALDI-TOF MS是简便、快速、高通量、低成本，并且准确性较高的鉴定技术，有可能取代现有的对于真菌和细菌的鉴定方法。在细菌鉴定方面，除了部分少见菌株因数据库尚未建立相关参考图谱而暂时无法鉴定外，MALDI-TOF MS已经能够鉴定出大部分的细菌；在酵母样真菌鉴定方面，MALDI-TOF MS鉴定效果也很好，可将细菌鉴定时间从原来的十余小时缩短到几分钟。该方法的局限是在多数情况下仍需要通过常规分离鉴定得到细菌纯培养后才能上机鉴定，故只能缩短约一半的细菌检测时间。

2. **生物传感器**

生物传感器是一种含有固定化生物物质（如酶、抗体、细胞、细菌等），并与一种合适的换能器紧密结合的分析工具或系统，其原理是将生物识别和生物学反应产生的信息由物理或化学换能器转变成可定量和可处理的电信号，且信号的强度与靶标物的浓度成正比。目前研究报道

的基因传感器表面固定的大多都是 DNA 探针。可以用于微生物检测的传感器种类繁多，目前研究较多的传感器有电化学生物传感器（DNA 传感器、免疫传感器、适配体传感器等）、光学生物传感器、压电生物传感器等。采用生物传感器检测细菌速度快（最快可达 2h），灵敏度高（最高可达 1CFU/mL），在临床病原菌检测方面具有重要的潜在应用价值。

3. 基因芯片（gene chip）

基因芯片又称 DNA 微阵列（DNA microarray），属于生物芯片的一种。它将众多探针固化于支持物表面上，然后与标记的样品进行杂交，通过检测杂交信号来实现对生物样品的快速检测，具有微型化、高通量、并行处理、易于自动化等优越性，特别是采用该方法检测细菌时只需对标本进行简单前处理，不需分离出被检菌株纯培养，故可大大提高检测速度。笔者研制的一种临床常见病原菌检测用芯片，可以同时检测 9 种临床常见病原菌，检测全程约 6h，特异度和敏感度均达到或超过目前常规的细菌检测方法。目前该芯片已通过多中心临床验证，有望在临床推广应用。

（于　勇）

参 考 文 献

柴家科，郭振荣，盛志勇，等，1994. 烧伤感染的常见菌及其抗菌药物敏感性改变［J］. 中华医院感染学杂志，4（3）：136—139.

邓津菊，魏莲花，邹凤梅，等，2007. 烧伤病房 728 株感染病原菌的分布特点及耐药性分析［J］. 中华烧伤杂志，23（6）：420—423.

邓诗琳，曹丽萍，苏东，等，1998. 烧伤患者细菌感染及其耐药性分析［J］. 中国危重病急救医学. 10（12）：732—73.

方林森，胡德林，王春华，等，2005. 烧伤病房细菌学调查及耐药性研究［J］. 安徽医科大学学报，40（4）：351—352.

过孝静，范红，马晓波，等，2006. 2002—2005 年烧伤整形病房感染病原菌的分布和药敏分析［J］. 华西医学，21（4）：724—725.

胡毕亿，孙凯，2000. 烧伤病人创面分离菌群耐药性分析［J］. 临床外科杂志，8（6）：366—367.

黄伯高，袁克俭，胡桂芳，等，2002. 1998—2000 年 954 株烧伤感染菌耐药调查分析［J］. 上海第二医科大学学报，22（6）：551—553.

黎明，张国安，刘颖，等，2007. 2003—2005 年积水潭医院烧伤感染常见细菌及耐药性分析［J］. 中华烧伤杂志，23（2）：91—93.

李爽，朱家源，崔颖鹏，等，2006. 烧伤病区患者感染病原菌及抗生素耐药率的调查分析［J］. 中山大学学报（医学科学版），27（4S）：126—128.

梁尊鸿，潘云川，徐家钦，等，2011. 烧伤患者医院感染病原菌分布及耐药变迁分析［J］. 中华损伤与修复杂志（电子版），6（6）：21—24.

刘少娟，彭湘明，赖艳榕，等，2012. 烧伤病房病原菌分布及耐药性分析［J］. 国际检验医学杂志，33（10）：1029—1031.

吕吉云，曲芬，2011. 多重耐药微生物及防治对策［M］. 北京：人民军医出版社，124—168.

欧阳盛萍，1997. 烧伤感染菌群分布及药物敏感性监测［J］. 湖北预防医学杂志，8（4）：16—18.

盛志勇，郭振荣，2000. 危重烧伤治疗与康复学［M］. 北京：科学出版社，127—130.

史清海，翟俊辉，2006. 临床几种常见病原细菌的通用基因芯片检测［J］. 现代检验医学杂志，21（1）：30—32.

苏东，张学英，秦志刚，等，1999. 烧伤感染的细菌学特点及抗菌药物选择［J］. 中华传染病杂志，17（3）：184—187.

苏维奇，乔刚，陈华波，等，2003. 烧伤病房感染菌调查及耐药性检测［J］. 中国实验诊断学，7（2）：125—126.

孙珍，杨丽英，孙景勇，等，2005. 烧伤中心 1077 株细菌耐药性分析［J］. 中国试验诊断学，9（4）：631—633.

谭谦，马文熙，王磊，等，2000. 15 年来烧伤创面感染常见菌和抗菌药物敏感性的变化［J］. 南京铁道医学院学报，19（2）：

118—121.

王枢群，张邦燮，1990. 医院感染学［M］. 重庆：科学技术文献出版社重庆分社，62—66.

王文奎，许伟石，孙珍，等，1998. 70—90年代烧伤创面细菌生态学调查［J］. 上海第二医科大学学报，18（2）：138—140.

王文奎，袁克俭，倪语星，等，2001. 不同时期烧伤创面细菌生态学调查［J］. 中华烧伤杂志，17（2）：80—82.

吴红，谢卫国，丁汉梅，等，2011. 烧伤中心分离菌变迁趋势及院内感染综合防控的研究［J］. 中华损伤与修复杂志（电子版），6（3）：34—37.

许小敏，张民权，廖萍华，等，2001. 烧伤病房细菌耐药性的分析［J］. 中华烧伤杂志，17（2）：83—87.

薛宝升，刘晓虹，唐明睿，等，1999. 1986—1996年我院烧伤病原菌和细菌耐药性变迁［J］. 中华整形烧伤外科杂志，15（4）：309—312.

薛东炜，2002. 1996—2000年我院烧伤感染病原菌及药敏分析［J］. 辽宁医学杂志，（5）：236—237.

于沁，刘嘉琳，谭若铭，等，2009. 瑞金医院重症监护病房和烧伤病房鲍曼不动杆菌的流行病学监测和分析［J］. 诊断学理论与实践，8（5）：487—492.

于勇，姜丽丽，柴家科，等，2008. 烧伤感染病原菌的DNA微阵列检测研究［J］. 解放军医学杂志，33（3）：339—341（0.645）.

于勇，盛志勇，柴家科，等，2012，1995—2011解放军总医院第一附属医院烧伤科感染病原菌结构和耐药水平的变化［J］. 感染，炎症，修复，13（2）：93—96.

于勇，盛志勇，杨小强，等，2003. 抗感染药物使用与烧伤感染病原菌构成比变化关系的初步研究［J］. 世界感染杂志，3（4）：289—292.

张丽，徐英春，2013. MALDI TOF MS在临床微生物实验室的应用研究进展［J］. 中国感染与化疗杂志，13（3）：226—271.

张雅萍，肖光夏，秦孝健，等，1991. 烧伤感染的常见菌和抗菌药物敏感性的变化［J］. 中华整形烧伤外科杂志，7（2）：108—110.

张卓然，夏梦岩，倪语星，等，2007. 微生物耐药的基础与临床［M］. 北京：人民卫生出版社，91—197.

赵广宇，董肇杨，曾勇，等，2008. 烧伤科患者感染病原菌的变迁及抗菌药物耐药性分析［J］. 中华医院感染学杂志，18（4）：564—566.

赵渝徽，陈鸣，黄庆，等，2008. 运用压电石英晶体生物传感器检测产气荚膜梭菌毒素的实验研究［J］. 中华医院感染学杂志，8（3）：321—324.

ALBRECHT M A, GRIFFITH M E, MURRAY C K, et al, 2006. Impact of Acinetobacter Infection on the Mortality of Burn Patients［J］. J Am Coll Surg, 203：546—550.

BAYAT A, SHAABAN H, DODGSON A, et al, 2003. Implications for Burns Unit designfollowing outbreak of multi-resistant Acinetobacter infection in ICU and Burns Unit［J］. Burns, 29：303—306.

BENNETT J W, ROBERTSON J L, HOSPENTHAL D R, et al, 2010. Impact of extended spectrumbetalactamase producing Klebsiella pneumoniae infections in severely burned patients［J］. J Am Coll Surg, 211(3)：391—399.

CHIM H, TAN B H, SONG C, et al, 2007.［J］ Five-year review of infections in a burn intensive care unit：high incidence of acinetobacter baumannii in a tropical climate［J］. Burns, 33：1008—1014.

CHONG S J, AHMED S, TAY J M, et al, 2011. 5 year analysis of bacteriology culture in a tropical burns ICU［J］. Burns, 37：1349—1353.

DONATI L, SCAMAZZO F, GERVASONI M, et al, 1993. Infection and antibiotic therapy in 4000 burned patients treated in Milan, Italy, between 1976 and 1988［J］. Burns, 19(4)：345—348.

DOUGLAS M W, MULHOLLAND K, DENYER V, et al, 2001. Multi-drug resistant Pseudomonasaeruginosa outbreak in a burns unit-an infection control study［J］. Burns, 27：131—135.

FADEYIBI I O, RAJI M A, IBRAHIM N A, et al. 2013. Bacteriology of infected burn wounds in the bum wards of a teaching hospital in Southwest Nigeria［J］. Bums, 39：168—173.

FU Y, XIE B, BEN D F, et al, 2012. Pathogenic alteration in severe burn wounds［J］. Burns, 38：90—94.

KAUSHIK R, KUMAR S, SHARMA R, et al, 2001. Bacteriology of bum wounds—the first three years in a new bum unit at the Medical College Chandigarh［J］. Bums, 27(6)：595—597.

KEEN RD E F, ROBINSON B J, HOSPENTHAL D R, et al, 2010. Prevalence of multidmg-resistant organisms recovered at a military burn center[J]. Burns, 36(6)：819—25.

KOMOLAFE O O, JAMES J, KALONGOLERA L, et al. 2003. Bacteriology of burns at the Queen Elizabeth Central Hospital, Blantyre, Malawi[J]. Burns, 29(3)：235—238.

LARI A R, ALAGHEHBANDAN R, 2000. Nosocomial infections in an Iranian burn care center[J]. Burns, 26(8)：737—740.

LAWRENCE J C, 1992. Burn bacteriology during the last 50 years[J]. Burns, 18(supp2)：S23—S29.

LUO C H, TANG H, CHENG W, et al, 2013. A sensitive electrochemical DNA biosensor for specific detection of Enterobacteriaeae bacteria by Exonuclease Ⅲ-assisted signal amplification[J]. Biosensors and Bioelectronics, 48：132—137.

LYYTIÄINEN O, KÖLJALG S, HÄRMÄ M, et al, 1995. Outbreak caused by two multi-resistant Acinetobacter baumannii clones in a burns unit：emergence of resistance to Imipenem[J]. J Hosp Infect, 31：41—54.

OLMOS A F, CASTILLO M G, Morosini M I, et al, 2012. MALDI-TOF MS improves routine identification of non-fermenting Gram negative isolates from cystic fibrosis patients[J]. Journal of Cystic Fibrosis, 11：59—62.

REZAEI E, SAFARI H, NADERINASAB M, et al, 2011. Common pathogens in burn wound and changes in their drug sensitivity[J]. Burns, 37：805—807.

SENGUPTA S, KUMAR P, CIRAJ A M, et al, 2001. Acinetobacter baumannii-Anemerging nosocomial pathogen in the burns unit Manipal, India [J]. Burns, 27：140—144.

SINGH N P, GOYAL R, MANCHANDA V, et al, 2003. Changing trends in bacteriology of burns in the burns unit, Delhi, India[J]. Burns, 29(2)：129—132.

SONG W, LEE K M, KANG H J, et al, 2001. Microbiologic aspects of predominant bacteriaisolated from the burn patients in Korea[J]. Burns, 27(2)：136—139.

SUN F J, ZHANG X B, FANG Y D, et al, 2012. Spectrum and drug resistance of pathogens from patients with burns[J]. Burns, 38：1124—1130.

第9章

烧伤感染的抗菌药物防治

第1节　烧伤感染的重要性和临床诊断

一、基 本 认 识

所谓烧伤感染，指的是在烧伤基础上引发的感染性并发症。烧伤感染是病原菌在烧伤创面上引发的局部感染和经创面感染病灶扩散和入侵造成的系统性或全身性感染，此外还包括在吸入性损伤的基础上病原菌引发的呼吸道和肺部感染，以及由此形成的侵入性感染。从某种意义上来说，这些与烧伤和吸入性损伤相关的感染是狭义的烧伤感染，而广义的烧伤感染还包括在烧伤病程中以及由于手术和治疗等医源性因素引起的感染性并发症，前者如泌尿系统、神经系统感染等，后者如导管性、呼吸机与麻醉机相关性感染等。

从引发感染的病原菌来源着眼，烧伤早期感染属于社区感染，即由对抗生素敏感的病原菌引起；而在烧伤病程中的感染则属于医院感染，即由在医院内常驻对抗生素耐药的病原菌所引起。由于滥用抗生素问题的长期存在和不断加重，医院感染的病原菌已逐步影响到社区，已经不能排除社区感染由耐药病原菌引起的可能。

烧伤创面感染加重和扩散是烧伤感染的主体和重点，应该备受重视。

感染是烧伤继早期休克后最常见的并发症，也是严重烧伤，特别是严重大面积深度烧伤病死率最高的并发症之一。严重烧伤感染作为继早期休克后对机体的第二次打击，可以引发一系列的全身性变化，加重系统、器官功能的负担和损害，促使并发多系统器官功能障碍，甚至导致多器官衰竭。

值得临床重视的是，尽管烧伤感染临床救治不断取得进步和发展，抗生素的应用和手术治疗在感染的防治方面发挥了积极作用，但感染依然是严重烧伤主要的致死原因。临床难点往往是诊断不够及时，影响及时采取有效防治措施。美国烧伤学会对烧伤感染定义的峰会强调烧伤引发的高代谢和炎症反应会掩盖感染的早期症状，吸入性损伤的临床表现会影响对肺炎的识别。

二、相 关 问 题

（一）皮肤带菌

皮肤是位于身体表面最大的覆盖器官，是人体表面的保护层。体表与外界接触，受周围环境的影响。皮肤的保护功能有赖于机械、化学、免疫屏障，使机体免受或减轻来自外界的物理、化学、生物的刺激或损害。

环境中的微生物可以在皮肤表面或表层组织中生存，特别是皮肤附件常带有细菌，属于在皮肤中寄生的致病或非致病的微生物，即皮肤带菌。正常情况下，皮肤可以带菌，但并不致病。然而，在皮肤损伤或免疫功能下降时，皮肤所携带的病原菌就会引发局部感染，尤其是在全身和局部免疫功能明显低下时，感染会有所加重，进而导致病原菌在体内的扩散和入侵，形成系统性或全身性感染。

烧伤作为致伤因素可以损害皮肤结构，同时也可以损害和消灭体表携带的病原菌，但烧伤若未损及皮肤全层，则深处附件所携带的病原菌有可能依然生存。断层皮肤烧伤尽管经过早期清创等局部处理，因皮肤带菌而引发感染的可能性依然存在，尤其是一般不做手术清除处理的深度创面，自行修复的进程较慢，发生感染的机会就比较多。对此，在临床救治中应该予以足够的重视。病程初期，皮肤带菌引发的感染属于社区性感染。

（二）创面污染

个人卫生较差或在卫生条件较差的环境中发生的烧伤，尤其是深度烧伤，尽管致伤因素会损害或杀灭存在于体表和附件中的病原菌，但创面周围和外界存在的病原菌依然会污染创面，引发创面感染。清创有助于清除污染体表的病原菌，但难以做到完全彻底，尤其是在无菌条件较差的环境中，即便清创比较理想，清创后再次污染的机会也依然存在。总之，烧伤属于开放损伤，具有相当面积的创面暴露于外界，污染在所难免。烧伤前和烧伤后的早期，因体表或创面污染而引起的感染，均属于社区感染。

在烧伤漫长的临床救治过程中，因医疗环境简陋、消毒隔离制度不严、创面处理和手术治疗无菌技术较差，还会引发创面感染。在烧伤外科病房中发生的感染，多属于直接或间接接触传染来源引发的感染，即属于交叉感染，病原菌多为医院内，特别是在烧伤外科病房中常驻的耐药病原菌菌株。为此，在医院内发生的烧伤创面感染属于医院感染，治疗难度不可低估。

（三）局部感染的易感性

1. 浅度烧伤

浅度烧伤包括Ⅰ度和浅Ⅱ度烧伤。

烧伤感染的发生和发展与烧伤创面的严重程度有着非常密切的关系。

最为表浅的Ⅰ度烧伤，由于致伤因素较弱，仅损害表皮的浅层，受损皮肤结构的完整性没有遭到破坏，其屏障作用也依然保持良好，可以认为Ⅰ度烧伤局部没能形成开放创面，尽管受损皮肤带菌，体表会有污染，却不会发生感染。

较强一些的致伤因素，可以造成Ⅱ度烧伤，属于断层烧伤，皮肤的完整性遭到破坏，体表屏障受到损害，感染就有可能发生。

致伤原因不是很强或接触时间短暂，可致浅Ⅱ度烧伤。所谓浅Ⅱ度烧伤指的是损伤程度超过Ⅰ度烧伤，最深可达表皮的生发层和真皮的乳头层的损伤。受损表皮形成水疱或破损渗液，皮肤的完整性遭到破坏，体表屏障受损。可以认为浅Ⅱ度烧伤具有发生感染的基本条件，若临床上能够做到及时早期处理，即及时清创，就会减少感染发生的机会，加之生发层的基底细胞尚存，创面修复比较快，发生感染的机会就不会很多。但若局部处理不够及时或不够理想，裸露的浅Ⅱ度烧伤创面渗出比较多，病原菌便易于生长繁殖，发生感染的可能性不仅依然存在，而且还有可能会形成严重感染。即便是小面积烧伤的浅Ⅱ度创面也还有可能会形成严重感染，甚至会形成感染病灶性创面，危及生命安全。为此，对浅Ⅱ度烧伤，特别是较大面积的浅Ⅱ度烧伤，临床上应给予重视，切不可掉以轻心。当然，小面积的浅Ⅱ度烧伤创面也同样应该予以认真处理。

2. 深度烧伤

深度烧伤包括深Ⅱ度、Ⅲ度和Ⅳ度烧伤。

致伤因素比较强或接触致伤因素的时间比较持久所形成的损伤程度多比较严重，均属于深度烧伤。

深Ⅱ度烧伤虽然依旧属断层损伤，但由于受损的深度超过真皮乳头层，最深可达真皮深层，即次全层损伤。由于存在坏死真皮，不像受损表皮比较容易剥脱，只能自行分离或溶解脱落，而且在其溶解脱落过程中容易引发感染，甚至并发脓毒症，这和全层皮肤损害Ⅲ度以上的烧伤具有近似和甚至同样的临床特点和过程，故深Ⅱ度烧伤归属于深度烧伤范畴。由于临床上往往会对深Ⅱ度创面还存在希望或幻想，通常多采取保守治疗，因而感染的机会和威胁较大，往往使临床治疗陷于被动局面，导致不良后果。因而，深Ⅱ度烧伤被看作为严重烧伤临床诊疗的难点之一，对此应该给予充分注意和认识。

在深度烧伤中，最具有代表性的是Ⅲ度烧伤，即全层皮肤烧伤。从病理学的观点看问题，Ⅲ度烧伤会损伤表皮、真皮以及皮肤附件，即损伤皮肤的全层结构。皮肤附件一般多深达真皮，而有些部位的附件却可以深达真皮以下的表浅脂肪组织。临床观点认为有的部位虽然真皮深层遭到损害，但有的附件依然存活，创面可以依赖存活附件的部分上皮而得以修复。临床上对此常诊断为混合度烧伤，并习惯上称之为浅Ⅲ度烧伤。对此处于临界性的烧伤深度，临床判断比较困难，然而由于在处理原则上与Ⅲ度烧伤基本一致，临床上多将其纳入Ⅲ度烧伤的诊断范围。

由于Ⅲ度烧伤失去自行修复和愈合的机会，在其自然发展的过程中，局部坏死组织必然会自行溶解，而且也必然会引发感染，严重者病原菌还可以进一步扩散或入侵，形成系统性或全身性感染，危及生命安全。因而临床多主张采取早期手术的方法，切除或削除坏死焦痂，以绝后患。

烧伤临床手术治疗的进展推动了创面深度分类和判断，提出以四度五分法取代原先沿用的三度四分法。即从原有Ⅲ度烧伤中派生出Ⅳ度，指的是损伤深度超越深筋膜，有更深和过多的深部组织损害。深部组织缺损越多，修复后遗留的外形缺陷和功能障碍越严重。临床治疗需要对坏死焦痂和深部软组织进行手术清除，并实行皮瓣移植手术，借以争取获得较好的外形恢复和功能康复。

（四）病原菌扩散和入侵

浅度烧伤创面，由于创面基底全面暴露在外，加上局部渗出较多，有发生感染的可能。若早期清创及时，全身治疗正确，感染可以避免。烧伤局部创面的表浅感染，容易引流，处理及时，措施正确，治疗有效，一般不致发生明显感染或感染加重和扩散，病原菌也不致入侵。然而，若创面较大或部位特殊，就难免局部创面受压和浸渍，也难以避免汗水或分泌物甚至尿粪的浸渍和污染。极个别的情况，浅度烧伤不仅会发生创面感染，而且感染还会加重和入侵，形成脓毒症，危及生命安全。

深度烧伤创面存在坏死组织，构成感染温床，外界污染的病原菌可以穿透焦痂，在焦痂下的深层组织中滋生和繁殖。当焦痂下细菌计数到达一定数量，就会发生感染，病原菌和毒素就会相伴扩散和入侵，形成创面脓毒症或脓毒症，进而威胁生命安全。

（五）焦痂下细菌计数

正常皮肤带菌，每克存活组织的细菌计数不超过 10，一般不会发生感染；细菌计数达到 10^2，表明细菌量超越正常范围，有可能会发生感染；若细菌计数达到 10^3，临床呈现局部急性炎症，表明创面已经发生感染；如果细菌计数达到 10^4，局部炎症加重，呈现全身急性炎症反应，表明创面感染加重；而细菌计数达到 10^5，局部炎症和全身急性炎症反应继续发展，表明感染进一步加重和扩散，病原菌有可能向周围正常组织和血循环入侵；当细菌计数达到 10^6，表明病原菌已经向周围正常组织扩散，甚至已经穿透血管壁入侵血循环，呈现脓毒症；假如细菌计数达到 10^7，表明脓毒症继续加重，已经威胁生命安全；而当细菌计数超过 10^8，表明病情重笃，濒临死亡。

烧伤外科临床以焦痂下细菌计数 10^5 作为创面脓毒症的预警指标，还必须结合临床全身症状和体征以及局部出血坏死病灶作为诊断依据。最值得注意的是焦痂下细菌计数的基本概念和送检标本的采集要求。焦痂的概念不仅仅是烧焦了的坏死皮肤组织构成的硬壳，还包括硬壳下的坏死脂肪。所谓焦痂下组织应该是紧贴坏死组织的存活组织，即坏死组织和存活组织临界深部的活组织。焦痂下组织采样是活组织检查，而不是将手术切除焦痂硬壳下的坏死脂肪送实验室检查。

诊断烧伤感染，特别是脓毒症，标本采取非常重要，否则将会导致错误诊断。所谓焦痂下组织指的是焦痂及其下坏死脂肪以下的有生机的存活组织。细菌在坏死组织中增殖只能说明贴近坏死组织的存活组织表面有细菌定植，而且以坏死组织和存活组织之间界面的细菌量为最多。要求采样规范，实属重要。

曾有焦痂下细菌计数高达 10^{10} 以上而患者却依然存活的报道，还引出焦痂下细菌计数不可靠的论点，纯属概念不清和判断错误以及操作不到位带来的不科学的检查结果和错误的研究结论。有关焦痂下组织细菌计数的基本认识，国内外报道都出现过偏差，为此提请临床注意，以防对实验室检测结果的误判影响临床治疗。

（六）病理组织切片

烧伤感染扩散和入侵应该以病理组织切片作为诊断依据。创面存活组织中有细菌增殖，同时还有充血和炎症细胞浸润，方能诊断为局部感染；病原菌继续增殖，数量明显增多，并且伴随充血与炎症细胞浸润的范围扩大，便可诊断为感染扩散；在此基础上，增多的病原菌向小动脉周围移动和汇集，并在小动脉周围呈现套式分布，可视为病原菌穿过血管壁入侵血循环，并以此作为诊断烧伤创面脓毒症和脓毒症的可靠依据。

（七）血培养

临床上诊断侵入性的系统性或全身性感染，即脓毒症，需要有血培养3次阳性结果为依据。所谓脓毒症，即临床通常称谓的败血症，或指菌血症伴有急性炎症反应综合征，属于血行播散性感染，有可能会形成转移性感染病灶。

（八）局部循环

烧伤会影响局部创面的血液循环。浅度烧伤会因损伤因素的刺激引发神经性和反应性血管收缩，在烧伤后短时间内影响局部循环。局部循环变化会影响对创面生机的辨别和损伤深度的判断。

第2节　防治原则和策略

一、重　要　性

烧伤属于开放性损伤，局部创面与外界接触，容易发生感染，特别是深度烧伤创面的坏死组织构成感染温床，使感染难以避免。严重烧伤感染一旦形成，特别是感染继续加重，病原菌不但会扩散，致使感染范围扩大，而且还会入侵。所谓入侵就是病原菌侵入到感染创面周围和深部的正常组织，引起更大范围的感染，甚至形成病灶性感染创面。病灶性创面的病原菌和毒素会穿透血管壁，进入血管内，形成入侵循环的感染，即血行播散性的系统性或全身性感染。侵入性感染的危害非常严重，可以危及生命。

严重感染造成的创面脓毒症和入侵循环形成的脓毒症具有同等的临床意义，其临床致病效应基本一致，病死率都很高。严重烧伤，特别是特大面积深度烧伤，延迟复苏的重度休克、侵入性感染、多器官功能障碍综合征是其三大致死性并发症。侵入性感染作为其中之一，值得重视和认真对待。

侵入性感染通常伴随严重休克或继严重休克而发生的暴发性的系统性或全身性感染，即创面脓毒症和脓毒症。严重烧伤全身性感染作为第二次打击，会进一步加重休克灌注不良所造成的脏器功能损害，从而引发多器官功能障碍综合征。因此，烧伤临床所见系统性或全身性感染常与多器官功能障碍综合征不同程度地同时存在。但就多器官功能障碍综合征来说，受损脏器超过3个以上者，不仅本身的病死率很高，而且还会进一步加重全身性感染的救治难度，影响救治效果和预后。

可以说，严重大面积深度烧伤早期救治不到位，在严重休克的基础上或继其影响之后，容易并发侵入性感染和多器官功能障碍综合征。这两种并发症可以相互影响，病情交织叠加，救治难度很大，病死率非常高。

二、历　史　回　顾

烧伤外科创建半个多世纪以来，临床治疗和实验研究都取得了长足的进步和发展，但严重烧伤感染的治疗效果却仍然不够理想，病死率依然居高不下。由于治疗效果比较差，自然会另觅出路，走预防感染道路的理念和动机便应运而生，预防性应用抗生素的观点被普遍接受，从而引发很多意想不到的问题。

预防烧伤感染的环节较多，能够采用的措施也不少。预防的重点当然被锁定在引发感染的源头，即要从源头上控制住感染的发生和发展。所谓感染的源头，很自然被认为是针对引发感染的病原菌。为此，预防性抗菌治疗自然就跃居烧伤临床救治的重要地位，成为严重烧伤临床救治方案的重要组成部分，应用抗生素防治烧伤感染的方略发展到早期大剂量联合应用广谱抗生素，甚至将顶级广谱抗生素也应用于早期预防。

由于抗生素被看作为抗感染防治措施的核心，于是被列入严重烧伤的常规治疗。临床救治寄希望于应用抗菌力强和抗菌谱广的抗生素，即亚胺培南和美洛培南等碳氢霉烯类抗生素，致使这一顶级广谱抗生素的临床应用日趋广泛且用量迅速增多。不仅如此，两种以上抗生素的联合应用同样日趋广泛且用量逐步增多。

临床上很少具体考虑应用抗生素的指征，以所谓的放心代替用药指征，客观上形成顶级广谱抗生素和多种抗生素联合的无指征用药。有关做法形成烧伤外科感染防治中的一个偏向，引领了临床滥用抗生素的弊端。

严重大面积深度烧伤临床救治过多地依赖预防性应用顶级广谱抗生素与联合应用两种以上抗生素，引发了一系列以诱发病原菌耐药为弊病等毒副作用的负面影响，构成烧伤外科临床救治的一大弊端，影响之大和后果之重令人担忧。

早期应用顶级广谱抗生素的防治缺乏严格的指征，以谋求放心取代临床用药原则，有悖于合理应用抗生素的临床规范，因而带有盲目性和随意性，客观上形成和加重抗生素的滥用，由此引发的病原菌耐药的问题日趋严重，甚至形成医院感染。对此，抗生素学术界大声疾呼，提请应用抗生素比较多的医疗单位重视，特别是烧伤外科和加强监护病房应该格外注意。然而烧伤外科学术界未能就此给予足够重视，依然我行我素。

客观现实是烧伤外科滥用抗生素带来的耐药菌株形成的医院感染，回过头来又影响烧伤外科的临床治疗。不仅如此，这一不良后果正在向社区扩大影响，引发社会关注。有关现实和严峻局面，值得从事烧伤外科临床工作的同道和学术界反思，目的在于总结经验教训，纠正偏差，消除弊端。

在美国、英国和澳大利亚等国确实有些医院采取外用抗菌药物和全身应用抗生素来预防烧伤感染，但学术界主张可以采用外用抗菌药物来防治烧伤感染，但全身性抗生素预防烧伤感染是否有效和值得尚缺乏依据。对照 WHO 的指南，认为采用全身性抗生素预防烧伤感染缺乏足够的证据。

三、战　略　问　题

全身应用抗生素的做法并没有带来预想的结果，反而付出促使抗生素耐药和加重医院感染的沉重代价。从事烧伤外科临床工作的医务工作者应该正视抗生素学术界的警示，正视现实。

客观情况是自然界中新抗生素的来源早已枯竭，走人工合成新抗生素的道路代价很大，周期很长，最终能够筛选出符合临床防治感染要求的品种却为数不多。因此，新抗生素上市的品种和速度早已滞后于病原菌耐药的发展和老抗生素被淘汰的速度。抗生素学术界呼吁，抗生素学已经进入后时期。所谓后时期就是说明抗生素学已经进入晚年。现实情况表明抗生素的研制和开发面临危机，前景不容乐观。抗生素学术界发出呼吁，提倡和鼓励合理应用抗生素，制止滥用抗生素的混乱局面，否则要不了多久，临床上将会面临无药可用的严峻局面。对此，烧伤外科学术界和同仁应该认清形势，采取措施，积极参与合理应用抗生素，规范烧伤外科抗生素的临床应用。

应该认识到抗生素问世是人类为防治感染和感染性并发症做出的重大贡献，被列入20世纪人类重大发明之一。然而，迄今为止，抗生素学的历史还不到一个世纪，与人类文明历史长河相比，应该说还十分短暂。然而，由于滥用抗生素的弊端，抗生素学处于晚年，不禁令人惋惜。

人类在发明和发展抗生素学的漫长岁月中，在研发抗生素的过程中，已经付出了宝贵的智慧和巨大的代价，但病原菌不仅依然存在，而且照样致病。不仅如此，耐药菌株引发的医院感染，其治疗难度更大。如果还依然盲目依赖抗生素，滥用抗生素的弊端得不到整治，后果将不堪设想。

病原菌以形成各种耐药机制来保全自身，充分体现微生物界具有很强的适应本能和顽强的反对抗的能力。病原菌的顽强抗争的能力从另外一面维护了自然界的生态平衡，这是大自然的规律和法则，不可抗拒。

为此，需要进一步研究和认识抗菌治疗的目的和意义。企图以消灭病原菌从根本上解决烧伤感染问题的指导思想是不够全面的，因而也是徒劳的。反思之余，痛定思痛，值得进一步思考，争取开辟新的征途，以谋求有所收获。

应用抗生素对抗病原菌防治烧伤感染还是要坚持的，但不应作为唯一的重点或核心，必须另觅方向，寻找新的突破口。分析烧伤感染，重新认识，也许会有所启发。皮肤自身带菌也好，环境存在病原菌也罢，哪怕还有交叉感染，单从烧伤感染本身来分析，就可以得出，烧伤感染的源头是烧伤，基础是烧伤创面，当然也还有肠源性感染等，其源头是严重休克，基础是体内的细菌库。

笔者认为防治烧伤感染正确的方向应该是加强创面修复，尽快实现深度创面的永久性覆盖，其目的和意义是从根本上消除病原菌赖以滋生和繁殖的基础，消除感染温床，而抗菌治疗则是为创面修复和覆盖提供安全保障的有力措施。这样做既发挥了抗菌药物的积极作用和最大效果，又避免了顶级广谱抗生素和多品种抗生素的长期、联合大剂量应用，不仅能减少抗生素治疗带来的毒副作用，而且还会从根本上扭转抗生素滥用的不良局面。

四、感 染 预 防

通过加强预防的措施来解决比较难治的烧伤感染问题，体现医学中以预防为主的方针和精神，是非常重要的，但这并不等于提倡把抗生素仅仅当作预防用药来使用。

对烧伤感染的预防，若从病原菌上着眼，消毒隔离应该是第一位的。认为有了强有力的抗生素就可以忽略消毒隔离制度是本末倒置的错误。有这样一种看法，由于国外在烧伤治疗中提倡人文主义，重视在病房中营造家庭环境和气氛，允许家属全程陪伴烧伤患者，参与治疗期间的护理，因而国内烧伤界有人就认为消毒隔离不再重要。

最近，美国很多专业化程度较高的烧伤专科都进行了硬件更新，新建的烧伤病房基本上是单间，条件较好的单间病房还增添了家庭化的设施，家属被允许进入病房参与生活护理，从精神方面对患者提供亲情和安慰，在生活方面提供个体化护理和照顾。护士长指定护士专人负责家属的培训，要求陪伴家属学习护理知识和掌握护理操作。可以说，医院允许家属进病房，客观上组织了一支经过培训的、有指导和管理的、由家属组成的生活特护梯队。值得注意的是，培训的内容就包括消毒隔离的理论知识和正规操作。这说明，家属进病房不仅没有取消消毒隔离制度，而且每个患者都有一组与其他病房不交叉的专门特护小组。这说明消毒隔离制度不仅并没有被取消，反而从另一个方面得到加强。这种做法不仅有益于患者的医疗和护理，而且有益于医院感染问题监控和管理。

国内的烧伤外科发展很快，病房条件也有所改善，也在一定程度上允许家属进病房，但与发达国家的烧伤外科相比，在管理方面、物质条件方面仍然存在一定的差距。特别是交叉感染问题，与无菌技术和基本操作关系密切，除去条件不足的情况以外，不够重视和制度不严的问题依然比较严重。

从国内现实情况来看，还是要面对现实，消毒隔离制度还是应该得到重视和加强，当然实施方案和做法可以机动、灵活，但是基本原则不能改变。

消毒隔离制度并非万能，却能够发挥积极作用。也就是说，加强消毒隔离制度虽然难以做到从根本上杜绝烧伤感染，却可以减少和推迟交叉感染的发生，为烧伤临床提供救治时机创造条件。应该认识到，消毒隔离制度是医院和专科病房的制度，对烧伤外科来说，更是防治感染的一道防线，应该受到重视，更应该切实做好。

五、战　略　转　移

病原菌是一切感染的引发者，是引发感染和感染性并发症的"罪魁祸首"。一旦形成感染，需要采取抗菌治疗的手段。但感染是个复杂的问题，临床治疗涉及的方面很多，对抗病原菌防治感染仅仅是一个侧面。抗生素仅仅是针对病原菌的治疗性药物，抗菌治疗不是感染防治的唯一措施，抗生素作为治疗药物应用于烧伤外科临床不是预防性药物。换言之，感染是临床应用抗生素的指征，尽管有烧伤，没有形成感染就没有应用抗生素的指征。所谓抗感染是严重烧伤临床救治的常规，不应该理解为抗生素是烧伤的常规用药，而应该理解为抗菌治疗是烧伤感染和感染性并发症防治的重要方面和战略方向之一。

从感染发生和发展动态的角度认识问题，也的确存在防治时机的问题。理想的做法是感染一旦确立，立即着手治疗。但临床现实表明，这样做也往往不够及时。因为，临床上对感染发生和发展的认识有一个过程，临床确诊感染需要观察和检查，还需要实验诊断检查和影像与超声等特殊检查。临床观察和检查与测试也都需要时间，要做到诊断和治疗都能够及时，就要靠医者的学术造诣和临床经验，以及动态地看待临床病程发展的规律和病情防治的进度。临床上要做到有预见、有目的地进行治疗，即预防性治疗，就可以做到用药及时，疗效可靠。比如早期延迟复苏的大面积深度烧伤休克期病程度过不平稳或险恶、污染严重的创面和严重缺血的肠道黏膜，均可能发生病原菌和毒素入侵；手术可以增加病原菌污染和扩散的可能，围术期就可以和应该使用抗生素进行防治。为此，对烧伤感染的防治，与其说是预防，莫如说是主动治疗。

烧伤临床面临侵入性感染，毫无疑问，抗生素治疗具有非常重要的作用。然而，如果不消除感染病灶性创面，单独依靠抗生素的作用是难以奏效的，甚至是徒劳的。显然，也只有阻断病原菌入侵门户和消除感染病灶，全身性抗生素治疗才能发挥应有的作用，争取到积极的疗效。

感染是病情发展和变化的关键因素，而烧伤则是变化和关键的前提，没有烧伤就不存在烧伤感染和感染性并发症。换句话说，解决烧伤本身的临床问题，就能从根本上解决烧伤并发感染的问题。而要解决感染问题，从根本上说，就是应该首先解决创面修复问题。

大面积深度烧伤创面的修复问题不是一朝一夕能够解决得了的，因此，尽早采取有效治疗措施，尽量缩短治疗过程，尽可能及时封闭创面，便成为烧伤外科临床救治的新方向和新出路。换句话说，狠抓烧伤创面处理，采用有效手术和治疗手段，采取全面临床治疗，便成为救治严重烧伤面临的实际问题和争取救治成功的根本出路。一句话，建立以修复创面为核心的烧伤救治策略，进行烧伤临床救治的战略转移，是关键性的战略构思和明智的临床救治决策。

从深度创面处理和抗生素应用的结合上打开烧伤临床救治的新局面，奠定烧伤外科发展的新基础，有必要进行临床救治战略全方位的思考和调整。要建立新的严重烧伤临床救治战略思想，把深度创面手术治疗放在战略重点与核心地位，战役计划要进一步提前修复深度创面，战术上做到争取尽早封闭创面，最大限度地缩短疗程，最终获得治愈。

从早期全身预防应用抗生素转移到在有指征的关键时刻有目的地应用抗生素，从依靠抗生素防治感染的战略方向转移到用手术修复烧伤创面的战略认识上来，把抗生素从目的不明确的直接与病原菌拼搏的战略地位转移到作为制空权确保战略手术治疗成功的基点上来，这是一个战略思想、战役部署、战术变更方面的创举，值得考虑和采纳。

早期、及时、有目的地把临床涉及与感染有关的诸多问题和并发症一并纳入总体治疗计划，进行通盘考虑、统一安排，以便达到一次有计划地应用抗生素能够同时解决诸多临床问题的目的，把长期目的性不够明确的预防用药转移到为诸多目标综合利用抗生素的基点上来，使抗生素用得有目的、有指征、有成效、有时限。实行有指征的及时用药和达到防治目的果断停药，形成对抗生素有指征的阶段性用药，达到抗生素等医疗资源消耗少、药物反应和毒副作用少、病原菌耐药的弊端少等目的，即完成从滥用抗生素到合理应用抗生素的战略转移，从根本上提升烧伤的临床救治水平，也从根本上改变抗生素临床应用的地位和作用。

六、战 略 思 想

军事家和指战员都熟读和掌握历代兵书和现代军事著作，有关知识和经验积累构成战略思考和战役方案以及战斗决策的基础。战略思考是制定战役计划和组织战斗实施的根本。历代载入史册的著名战例，恐怕没有一例是按照本本主义的指导思想获得成功的。军事格言说得好，那就是"知己知彼，百战不殆"。烧伤外科也一样，救治难度较大的严重烧伤之所以获得成功，恐怕无一不是超越常规，根据患者病情、实际需要和救治条件，灵活、机动地运用各种治疗手段所取得的。

战略转移不是从根本上丢掉专业著作的指导和医护常规的指引，而是一切从临床实际出发，制订出更加合乎病情需要的救治策略和方案，以便于最大限度地发挥其积极作用，同时也最大限度地避免其消极影响。当前倡导的循证医学就是从现代医学科技、临床经验以及患者利益三个要素出发，考虑和实施烧伤救治战略转移，顺应医学科学的进步和发展，最大限度地满足和适应患者的要求和利益。

按照实际情况决定具体处置，是应该遵守的基本准则。

第 3 节　手 术 治 疗

一、手 术 目 的

在深度烧伤早期及时采取手术治疗，是争取烧伤深度创面及早封闭和患者尽快得到治愈的根本措施。从烧伤感染的角度着眼，采用切、削痂的方法清除烧伤深度创面，旨在消除病原菌赖以滋生和繁殖的感染温床，创造尽早封闭的条件，从而解决烧伤感染的问题。即从根本上改变烧伤创面的性质，成为可以接受皮肤移植手术的外科手术创面，为永久性地覆盖和封闭创面创造条件，同时也阻断或削弱烧伤组织的病理生理改变，对防治与烧伤相关的感染性并发症产生积极作用。手术治疗从局部和全身着眼，都是全方位地防治感染，为临床救治成功提供前提和保障。

换句话说，深度烧伤早期实施外科手术治疗可以干预烧伤病程发展的前景和规律，通过手术疗效创造新的病程，改变既往临床治疗服从病情和病程的被动救治观点，开创病情变化和病程发展服从临床救治策略的主动救治观念。

二、深度创面清除手术

早期清除烧伤深度创面的手术不外乎切痂和削痂两种手术方法，这是烧伤外科临床应用得最为普遍的，也是最基本的手术方法；还有磨痂和剥痂手术以及清创手术等作为补充手术方法和后续病程的治疗和处理手段，临床使用有效，但多属于补充和辅助手段，临床开展得不够普遍。

有关手术方法均根据其自身条件和要求，各有利弊。临床上应该做的是扬其长而避其短，根据主、客观条件，以患者的病情和利益为核心，结合各种手术方法的优缺点，进行全面分析和充分考虑，按照临床需要和可能，选择最适合病情需要的手术方法，以便于最大限度地发挥其治疗作用，并最大限度地争取其治疗效果。当然，医院的设备和技术条件也是关键问题，必须根据主、客观条件，选择妥善手术方案。

（一）切痂手术

切痂手术是开展得最早，也是临床采用得最为普遍的清除深度创面的手术方法，其临床适应证是Ⅲ度烧伤，即全层皮肤烧伤。由于烧伤深度达到皮下脂肪层，肉眼判断受损脂肪组织界面会有一定困难，为避免发生坏死脂肪组织清除不够彻底，影响植皮效果，规范手术要求切痂达深筋膜。切痂手术的缺点是由于局部皮下脂肪组织几乎全层切光，修复后体形改变较大；同时体内脂肪组织损耗影响体温和能量储备，对病程营养代谢支持不无影响。突出优点是手术清除坏死组织比较彻底，移植皮片成活率较高；而且手术局部体表周径缩短，缩小植皮创面面积，有利于缓解供皮需求的矛盾。采取手术切痂的方法有利有弊，若从临床以保全生命为主的特大面积深度烧伤及早修复和功能部位深度烧伤的晚期功能恢复的救治角度看问题，都是利大于弊。为此，深度烧伤早期实施切、削痂手术是烧伤外科学术界公认且临床救治广为采用的治疗策略和手段。

对烧伤深度达深筋膜以下的Ⅳ度烧伤，切痂深度不受深筋膜的限制，而以清除坏死组织为原则，但对重要的组织结构，如重要脏器与动、静脉和神经主干周围的间生态组织，原则上应该尽量予以保留。

深度烧伤早期实施切、削痂手术，其目的和意义不仅限于封闭深度创面和维护晚期功能，更在于对感染的防治和全身系统器官功能的维护，在于总体临床救治的有效和成功。中国烧伤临床救治的成功特点之一就是早期手术治疗，对此拥有深刻的体会和丰富的临床经验，值得继续探索和改革，争创新的发展和突破。

（二）削痂手术

削痂手术是仅仅削除断层深度烧伤坏死组织的手术方法，较适应于功能部位的深Ⅱ度和浅Ⅲ度创面。与切痂手术相比，削痂手术的优点是尽量保留存活的真皮和皮下脂肪组织，手术清除存活组织减少，从而减轻体形变化。缺点是很难做到一次削痂到位，反复削痂则失血较多；由于烧伤和存活组织之间的界面肉眼难以辨认，削痂不易彻底，影响移植皮片成活和植皮效果。

由于深Ⅱ度创面存在一定自行愈合的条件和机会，医患双方都有存在侥幸和抱有幻想的问题，因而手术开展得不如国外普遍。有鉴于深Ⅱ度烧伤的临床治疗具有一定特点，大面积深Ⅱ度烧伤的临床治疗又具有一定难度和潜在危险，积极探索手术治疗具有一定临床意义，特别是从感染防治策略的角度着眼，将会赋有一番新意。

（三）磨痂手术

磨痂手术为采用研磨技术和设备清除深Ⅱ度创面坏死组织的又一种手术方法。一般多用于与美容和功能有关的特殊部位烧伤，如面部和手部等面积不大的深Ⅱ度或混合度创面。从大面积深度烧伤救治的角度看问题，一般不考虑采用磨痂技术，但不排除在进行总体战略思考中，对个别有限范围的深度创面实施磨痂手术。磨痂是持续、快速、重复性损伤，术中出血比较多，临床应予慎重。

对于已经发生感染的深Ⅱ度烧伤创面，则不宜采用磨痂手术进行治疗，以防手术操作引发的扩散和入侵。

（四）剥痂手术

剥痂是在焦痂下坏死组织自然溶解基础上实施的手术，适用于错过早期手术时机，已经开始溶痂，并伴有轻度感染的创面。采取手术切痂或削痂容易引发感染扩散和入侵，因而顺应自然溶痂，在溶痂的界面上进行简单操作，促使在坏死组织界面上进行分离。由于损伤小，操作比较方便。剥痂后的创面对外敞开，便于引流，没有加重感染的不利影响。由于剥痂界面不好掌握，容易残存坏死脂肪组织，因而不适合立即进行皮片移植。严格地说，剥痂不属于早期手术范围。从感染的角度上考虑问题，剥痂不属于积极争取消除感染温床的手术方法，但却可以用于早期无法或不允许手术所遗留的深度创面，能够以几乎没有损伤的轻微代价清除坏死焦痂，从而避免焦痂溶解加重感染和感染扩散与入侵的危险，临床上不失为一种代价小的后续补救措施。

剥痂手术的难度不大，但时机却较难确切把握，通常多顺应自然，适当开展。

（五）清创手术

清创手术是在手术不够彻底或溶痂不够完全的深度烧伤创面上清除残存坏死组织的手术方法，目的是为创面自行修复和植皮手术创造条件，做好准备。少数情况是严重深度烧伤构成感染病灶的创面，由于全身情况不允许实行较大手术，但又必须清除病灶所采用的手术方法。要求手术尽快清除坏死感染病灶，又不致对创周的组织造成损伤或引发感染扩散或入侵。

清创手术属于病情发展、创面演变到一定程度，为适应溶痂创面需要手术干预的形势而被动性的手术治疗，往往是不得已而为之。

三、植　皮　手　术

（一）自体游离皮片移植

（1）整张皮片移植。自体整张游离皮片移植是中小面积功能部位深度烧伤早期切、削痂手术创面修复的最佳选择。从大面积烧伤着眼，由于供皮区的问题，采用整张游离皮片移植就会有一定难度，但还是可以争取的。比如眼睑深度烧伤，为防止发生暴露性角膜炎和角膜穿孔，以及在此基础上并发的虹膜睫状体炎和全眼球炎，即为保护眼球和维护视力，在供皮区短缺还不致十分苛刻的情况下，争取进行适当照顾，以自体整张游离皮片实行眼睑成形术；但能否做到应用整张全厚皮片，那就要更加全面考虑和统筹安排。还有手部深Ⅱ度和浅Ⅲ度烧伤，切、削痂后，在尚有供皮保证的情况下，可以考虑采用整张中厚皮片移植，以确保手的功能能够得到比较好的康复。

（2）邮票或微型皮片移植。烧伤临床一旦面临供皮区短缺的问题，移植较小的皮片覆盖较大的创面是必行的办法。通常将大小近似邮票的游离皮片移植称为邮票植皮；随着皮片缩小，便形成小块皮片移植，这是大面积深度烧伤常用的手术治疗方法；皮片供求矛盾加重和激化，就只能进一步缩小皮片形成微型皮片移植，以满足特大面积深度烧伤创面覆盖的需要。这是特大面积深度烧伤创面覆盖必不可少的方法或手段。

临床上可以单独采用自体微型皮片移植，必要时也可以使用异体皮片，实行混合皮片移植。

（3）MEEK 微型皮片移植。烧伤外科临床实施微型皮片移植既往只能采取手工操作方法，操作困难，效率低下，弊端很多，如手术时间过长，创面暴露散热过多，产生低体温；麻醉时间延长，并发症增多；脱离病房较久，影响临床医疗和护理等。烧伤外科临床迫切需要对落后的微型皮片移植技术进行创新，MEEK 微型皮片植皮技术便应运而生。

MEEK 微型皮片植皮技术属于半机械化操作，从根本上改变了手工操作的低效率等一系列问题，提高了手术工作效率，疗效较好，在烧伤外科临床具有较大的应用潜能。不仅如此，人工合成的载体不仅能够确保微型皮片的切割和等距离扩展，而且伴随微型皮片移植，还可以发挥一定的护创作用，从根本上免去对异体皮片移植的依赖。

MEEK 微型皮片植皮技术应用于早期切削痂手术，在促进深度烧伤创面的修复愈合与感染的防治中具有一定优势。由于 MEEK 微型皮片移植的成活率较高，创面上皮化的速度较快，疗程明显缩短，可使住院日减少，医药费用和资源消耗明显降低，其医疗价值和经济与社会效益不可低估，目前正在推广和普及之中。MEEK 微型皮片植皮技术的优势和特点颇受烧伤外科同仁青睐，关注者逐步增多，采用者日益增多，不仅如此，还在烧伤外科早期治疗的基础上，扩大到烧伤晚期整形外科治疗，更扩大到复合伤大面积皮肤缺损的手术覆盖以及疾病和肿瘤切除后的巨大创面覆盖和修复。

（二）混合游离皮片移植

（1）异体皮片打洞嵌植自体皮片。异体皮片打洞嵌植自体皮是我国为救治特大面积烧伤而首创的自体和异体皮片混合移植的方法。由于整张异体皮片需要打洞嵌植自体微型皮片，手工操作笨重烦琐，工作效率很低；特别是需要整张异体皮片，排异和感染问题难以解决；操作技术不统一、不规范，移植质量难以保证，加以来源困难和价格昂贵，临床已经很少采用。

（2）微粒皮移植。微粒皮移植是以整张异体皮作为自体微粒皮的载体的混合皮片移植。由于方法相对简单，是继异体皮片打洞嵌植自体皮片之后普遍采用的手术方法。但由于微粒皮移植依然需要有整张异体皮片作为载体相伴移植才能发挥混合皮片移植的临床效果，虽然移植的微粒皮扩大倍数较高，但由于移植中难以控制和掌握皮片的均匀分布，加以微粒皮因所含组织的比重差异，不能掌握定向移植，影响移植效果，目前已经部分被 MEEK 微型皮片移植技术取代。

（三）创面覆盖物

（1）生物敷料。烧伤外科临床在供皮区非常短缺的情况下，采用异体皮肤移植在一定历史时期发挥了很好的作用。异体皮肤的临床应用存在排异反应和感染等问题，而且来源匮乏，价格昂贵。临床早就有采用异种皮肤移植取代异体皮肤的经验，虽然异种皮肤的来源充裕，价格便宜，但移植后的排异问题较之异体皮肤更为严重，而且对皮片成活和感染问题也不无顾虑。异体皮肤和异种皮肤经人工加工制备的生物敷料，虽然可以免除排异问题，但保护自体皮片移植的效果并不十分理想，一般只能作为敷料临时覆盖创面。皮肤代用品用于切削痂手术，可以临时覆盖创面，起到稳定全身的过渡作用，为自体皮片移植手术做准备。

（2）人工合成皮肤代用品。人工合成皮肤代用品即人工皮，代表产品为 Integra。临床应用 Integra 早已获得成功，并证实有效，但多适于深度烧伤晚期整形修复。由于价格昂贵，很难考虑应用于大面积深度烧伤的早期手术治疗。

迄今，也有少数类似产品用于临床，但均属于试用阶段，未能从根本上解决大面积深度烧伤植皮手术的临床治疗问题。

（3）细胞培养。自开展自体细胞培养研究以来，采用细胞悬液或细胞膜片移植虽然获得成功，但均属于探索性的临床应用。所谓成功，也仅仅是细胞悬液和细胞膜片移植封闭了手术创面。由于移植物不具备真皮结构，表皮组织成活后，局部缺乏弹性和韧性，不抗压，也不耐磨，这类修复后的局部，终不抵外界影响而遭受破损，治愈后又容易反复破溃，最终形成不稳定性瘢痕，成为烧伤和整形外科临床治疗中的一大难点。

（四）皮瓣移植

严重深度烧伤达Ⅳ度者，局部坏死组织深达深筋膜以下，损伤尚且可能邻近或达到重要的组织结构或器官，临床容易形并发感染，特别是有可能或容易形成厌氧感染，防治难度相对较大。

手术治疗原则上应该在彻底清除坏死组织后，采用皮瓣移植手术进行修复，以便于最大限度地保护深部组织结构和运动功能，同时也维护体形和外观。

大面积深度烧伤，早期手术多以保全生命为主，兼顾远期功能康复。晚近虽然总体治疗更多地重视功能和康复，但受供皮区和手术条件的限制，加上考虑麻醉等很多有关的临床实际问题，很难纳入早期手术计划。临床偶有开展，多属局部皮瓣移植，至于早期采用游离皮瓣手术修复罕见报道。

严重的Ⅳ度烧伤，由于损伤范围较大，且常波及重要的血管、神经和组织结构，手术清除难以彻底，故多采取比较保守的态度，保留间生态组织。为此，手术清创难以做到彻底，术后感染在所难免。

四、手 术 时 机

深度烧伤采取早期手术清除深度创面和实施皮肤移植，既是基本方略，又是有效措施。所谓早期的提法，概念模糊，难以界定，临床上缺乏可以遵循的严格标准。有关著作对此均有提及，提法并不统一，总的趋势是手术时机在提前，这也是学术界的共识。美国感染性疾病学会和外科感染学会于 2008 年颁发战斗（格斗）感染防治的指南（适用于烧伤），指出早期手术指的是伤后5d 之内，可供参考。

早期手术尽管是学术界的共识，但却缺乏尽量争取提前的认识和理念，还缺乏对早期手术的目的和要求的理解，更缺乏对及早达到治疗目的和要求的追求。因而，在诸多临床情况的影响下，手术日期往往一拖再拖，以致对推迟手术的做法习以为常，丧失早期手术时机的情况可谓司空见惯，有的还将已经处于痂下溶解，甚至已经发生感染的阶段依然归属早期，把已经形成肉芽组织的创面外科治疗仍称为早期手术，确实令人困惑与费解。

临床上应该提倡尽早清除深度创面坏死组织的观点，休克期切痂的做法表明早期切、削痂和植皮手术时机可以大幅度地提前。当然，要提请临床注意，要实事求是，不能蛮干。事先需要严格选择病例，更需要进行良好的复苏和针对应激等全身情况进行及时、正确的处理和治疗，手术和麻醉以及监护的技术力量和设备条件更不容忽视。简言之，在充分的技术和物质准备和条件下，争取手术治疗时机提前，不仅可能，而且可行，关键是搞好围术期的治疗和处理，做到有备无患。

要以动态观点来认识手术时机提前的意义和作用。深度创面作为感染温床的情况不是静止的，而是发展的。皮肤附件带菌也好，污染病原菌穿透焦痂也罢，深入到焦痂下病原菌的数量和感染的威胁与日俱增。因此，早期手术不仅仅是手术时机的问题，更为重要的是潜在的感染危机问题。

手术时机推迟一日，手术安全性就减少一分，病原菌扩散和引发感染入侵的机会就会增多一分。从这一意义上来说，要以争分夺秒的精神来进行战略思考和战役与战术安排，即对手术治疗不仅要有策略方向，还要制订系列手术计划和部署，更要注重手术的时机、围术期治疗。

休克期切痂植皮的观点符合深度烧伤病情发展的客观需要，有准备地去做，切实可行，行之有效。但休克期切痂植皮手术并非所有医疗单位都能够做得到，要看主、客观条件，要把动机和效果统一起来，看是否需要和能否进行手术治疗。换句话说，确定手术时机要看医疗单位的主、客观条件，但尽可能地争取手术时机提前是总体方向，更是救治严重深度烧伤中的严峻挑战。

要切实做到把手术时机尽量提早，哪怕只有一天，那就要争取提早一天。在抢救特大面积深度烧伤中，要考虑手术时机问题，要认真把握好伤后的天数，要做到尽早安排，不要因双休和节假日等推迟手术，从而丧失最佳手术时机。赢得了手术时机就等于把握住了从根本上防治和控制感染的战机，从而能够做到掌握病程发展的导向和主动权。这样做也就等于争取到最大限度地消除以感染为二次打击所引起的系列并发症。可以说，只有把握好手术时机，才能真正掌握主动权，做到有备无患。这是严重烧伤，特别是特大面积深度烧伤临床救治成功的希望所在、目标要求，不可掉以轻心。

五、围术期治疗

（一）准备会议

召开抢救组会议组织大型会诊，确定救治方案，制订救治计划，其中包括手术治疗的时机、计划、安排。组织术前讨论会是提出和实施手术治疗的统一战略思想和救治方向、部署战役设计、安排战术要求的重要会议，把严重烧伤临床救治和诸多并发症的防治结合起来，明确手术治疗在总体救治战略和感染防治策略中的重要性，进而争取搞好围术期治疗，确保手术过程顺利成功，为感染防治和最终救治成功奠定坚实的基础。由于手术时机靠前，术前讨论会也是救治动员会议，会议要组织有关人员全面了解总体救治任务，更要明确各自分担的工作任务，确保分工明确，任务落实。

务必请麻醉师参加会议，以便于麻醉师全面了解伤情以及专科救治意图和计划，从掌握麻醉的角度最大限度地确保手术平稳、安全、有效，杜绝麻醉和手术并发症。麻醉医师应该全面了解和掌握烧伤的严重程度、临床的全面情况、救治的总体方向、治疗的具体安排。简言之，麻醉师应该成为烧伤外科专业梯队的成员之一，以便于明确任务和要求，确保工作的落实和任务的完成。

（二）休克复苏

把握好严重烧伤早期休克的复苏补液治疗是大面积烧伤，特别是严重大面积深度烧伤休克期和回收阶段施行手术治疗的重要关键和保障。手术前和手术后由烧伤医师把握，术中则由烧伤医师和麻醉师共同掌握，即烧伤救治组要有一位资深烧伤外科医师在手术台下与麻醉师协作，共同把握好手术中的液体治疗。尤其是休克期手术，要考虑手术对烧伤病理生理的干预和对液体复苏的影响，要适时对补液治疗做出及时和正确的调整。要认识到补液过少或过多均非常不利，补液过少会发展成重度休克，补液过多可能导致气道阻塞、心肺功能衰竭以及腹腔间隙综合征等并发症。因早期手术而加重休克和并发输液过多综合征都有悖于尽早手术所要争取的救治目的和方向。

值得提示的是，休克期手术是对早期休克病理生理的干预，也是创面性质的变迁，即由烧伤创面转向手术开放创面，其中的病理生理变化和治疗效果交织一起，临床上要有足够认识。治疗措施，尤其是补液的质与量要及时根据病理生理变化的进程做出相应的调整。

（三）全身治疗

围术期处理好严重烧伤休克、吸入性损伤、复合伤、应激、手术、麻醉、感染和相关并发症等问题，是维持全身情况、确保早期治疗和手术安全的重要所在、更是确保以手术治疗为整体救治战略重点与核心的战役和战术成功、实现战略发展的多方面综合措施的作用所在，任何疏忽和大意都会带来意想不到的后患和结果。

全面防治手术后感染和感染性并发症。手术组的成员要深刻了解在术中承担的任务，切实保证手术质量。重点要求严格的无菌技术和正确的外科操作，以确保手术区域无菌条件，认真保护组织避免过度损伤，及时彻底止血。总之，不得因手术疏忽导致手术部位发生感染，也不得因失血失液引发或加重休克，以致引发手术中病原菌的扩散和侵入性感染。

值得提请注意的是，重视无菌技术和外科操作与是否会引发感染是两个概念，原因在于焦痂下并非绝对无菌。但就此问题而论，越早实施手术，就越安全，因为如前文所述，推迟手术，焦痂下细菌量会与日俱增。所谓无菌技术并不限定于术前的消毒铺单，而在于贯穿于手术全过程的各个步骤和细节。这需要手术成员具备一定的学术造诣和医疗技能，要有严格遵守医疗规范的素养，更要有因地制宜、当机立断的应变能力。

（四）麻醉

承担烧伤手术麻醉的麻醉师不仅是麻醉专家，还应该是烧伤专业梯队的成员。换句话说，配合烧伤救治，承担手术麻醉的麻醉师必须具备烧伤专业知识，要作为烧伤救治的一部分来掌握麻醉，而不仅仅以配合完成烧伤手术过程为目的，要使手术后与麻醉相关的并发症，特别是感染性并发症减少到最低程度，比如为预防肺部感染性并发症，要确保麻醉机处于彻底消毒和功能良好的备用状态，使用专用吸痰用具，维护呼吸道通畅，把握好麻醉深度，掌握好必要的体位变化，对术中出现的有关烧伤病情和手术以及麻醉问题进行果断处置，掌握拔管时机。严重大面积深度烧伤早期手术暴露的范围比较大，散热较多，必须重视调节控制手术室内温度等。

麻醉师应该及时将麻醉过程和手术中的问题向手术组烧伤医师通报，并与台下烧伤医师合作，共同面对发生的问题，积极采取有效措施，做好一切对应工作。

第 4 节　抗菌治疗中值得重视的问题

一、有指征用药

任何药物都有适应证，医生用药要根据临床病情需要，在适应证范围内选择和决定用药。

首先是无指征用药，指的是本来不该采用的药，却都用上了。就防治感染的用药来说，其意图不外乎加强对感染的预防。从动机来看，应该说无可非议，但若从实际需要和后果来看，却是成事不足败事有余。

应该强调一个基本观点，在感染的临床防治中，用药都应该有指征。简言之，治疗用药要有指征，预防用药也要有指征。

令人费解的是，烧伤外科竟然会存在以动机和意愿来代替原则和规范的做法。提出要以预防为主的观点无可非议，但扬言预防用药为的是图谋放心，就离谱了。可见提不出需要用药物预防感染的依据，就只能以谋求放心为口号了。目的性不明确，当然也就无所谓用药指征。应当指出，因图谋放心而采取的预防用药纯属于无指征用药，这是犯了抗生素临床应用的大忌，是个原则问题。

当前，人民生活不断得到改善，卫生条件和习惯也在不断改进，医疗保障更在逐步提高。在大多数情况下，一旦发生烧伤通常都能比较及时地得到妥善处理和应有治疗。一般在烧伤后的早期，创面均未经受严重污染，在及时、正确的早期处理中，能够得到正规清创，发生感染的机会一般不会很多。尤其是未经污染的中小面积的浅Ⅱ度烧伤，创面修复得比较快，发生感染的机会就不会很多。即便是发生了感染，及时给予正确的创面处理和全身治疗，很少会造成严重后果。为此，一般应该突出强调的是早期处理和正规清创，而不是依赖常规实施抗菌药物预防。

值得或应该预防的是容易发生感染的深度烧伤创面，即局部存在作为感染温床的坏死组织的深度创面。也就是说，原则上只有深度烧伤才有应用抗菌药物防治感染的指征。抗菌药物防治还应该区分为外用抗菌药物和全身性抗生素的临床应用，二者还有各自的用药指征，对此，应该规范治疗，不得有任何疏忽。临床上要强调有目的和有针对性地选用抗菌药物，而不得盲目随意用药。

二、外用抗菌药物

（一）用药指征

深Ⅱ度以上的深度烧伤创面，由于创面存在不同程度的坏死组织，客观上构成感染温床，可以采取抗菌药物进行预防。深度创面坏死组织的循环被破坏或阻断，全身用药无法抵达坏死组织内部，因而只能采取外用抗菌药物进行防治。总体上看，原则上深Ⅱ度以上的深度创面均具有外用抗菌治疗的指征。

然而，外用抗菌药物的选用也有指征，基本点就是创面的深度，也就是坏死组织的多少的问题。深度烧伤偏浅的创面，虽然仍属深度创面，但坏死组织少，而且比较表浅，不需预防性使用抗菌药物；偏深的烧伤创面的坏死组织就比较多，波及真皮的深层组织，可以而且应该外用强而有力的抗菌药物进行感染的防治。

然而，临床在这方面的认识不足或重视不够，用药就显得不够规范。由于缺乏认真的态度，对关键问题和处理原则多有疏忽。对此，特别提请注意，外用抗菌治疗也存在或也会引发某些临床问题，为此也需要予以认真对待。

烧伤外科临床应该强调按照原则办事，实施规范治疗。

（二）规范用药

浅度烧伤中，Ⅰ度烧伤不会发生感染；浅Ⅱ度烧伤经过及时清创，一般也很少发生感染。后者即便发生感染，若处理及时、治疗得当，则比较容易控制。为此，原则上对浅度烧伤一般不需要预防性局部采用抗菌药物。当然，对面积较大或容易发生感染的浅Ⅱ度烧伤，特别是伤后已经污染和局部处理不够及时或欠理想的浅Ⅱ度烧伤创面，则应另当别论。

深度烧伤，由于致伤因素的作用较强，创面表面污染菌和附件带菌容易被消灭，虽然伤后难免会与外界环境接触，总会存在污染的机会，但及时清创有助于消除污染，即便是存在附件带菌，若全身情况良好，短时间内也不致发生感染。尽管深度烧伤创面构成感染温床，也并非伤后很快就会发生感染。因此，深度烧伤的早期也没有采用抗菌药物防治感染的指征，起码是指征不强。

但对烧伤很深的深度创面，特别是特大面积深度烧伤，即便采用手术治疗，也很难做到彻底解决。即虽然采用手术治疗，也难免还会有深度创面没有被清除掉。随着时间推移，焦痂下的坏死组织会液化溶解，加以存在体位变化等问题，深度创面局部受压和浸渍，均会影响创面变化过程，促使加速溶痂，引发难以及时发现的痂下感染。为此，对大面积深度烧伤，由于全身抗生素防治起不到应有的作用，就需要考虑或应该采用局部外用抗菌药物防治创面感染的问题。

（三）选药和剂型

除去上述外用抗菌治疗用与不用的问题，还存在不同剂型外用药物的抗菌功效问题。前者属于发挥抗菌作用的载体，属于根据基本认识和习惯选用药物的问题。

外用抗菌药物的选择取决于临床经验和实验室诊断。临床经验靠的是长期实践和总结，即凭借经验积累。早期病程多考虑社区感染，以环境污染菌为主，多侧重于革兰阳性球菌，如金黄色葡萄球菌和链球菌。早期过后的漫长病程多考虑医院感染，以医院常驻耐药病原菌为主，多侧重革兰阴性杆菌，如铜绿假单胞菌、鲍曼不动杆菌等。晚期经久不愈的残余创面，可以考虑多重耐药的金黄色葡萄球菌和白色葡萄球菌。深度感染继发组织坏死的创面，还应该考虑真菌感染的问题。

病原菌的变迁与治疗有密切关系，采用外用抗革兰阳性球菌的抗菌药物，容易诱发革兰阴性杆菌感染，施用广谱抗菌药物容易引发真菌感染。

临床征象对判断引发感染的病原菌也非常重要，如稠厚的脓液常见于金黄色葡萄球菌感染；稀薄带有血性的分泌物多为链球菌感染所致；蓝绿色渗液伴有特定腥臭味的必为铜绿假单胞菌所致；有恶臭的深部创面要考虑厌氧菌感染；创面局部生长带有色彩的絮状物则要考虑真菌感染的问题。

烧伤外科临床实践经验对感染的判断固然重要，而更为重要的应该是微生物学诊断。临床上应该重视创面采样的细菌培养，要定时和不定时地进行计划部位和随机部位的采样。标本的采取、送检、接种、培养、鉴定等环节均十分重要，必须严格按照常规程序和操作要求进行采样和实施实验室检测步骤。在常规血平板培养之外，必要时要安排厌氧培养和萨布罗培基的真菌培养。

值得提请注意的是，烧伤外科临床对局部创面的细菌培养工作常有所疏忽，似乎外用抗菌药物仅仅是局部创面常用的外用药，而不多加思考和选择。换句话说，外用抗菌药物所谓剂型似乎比其所含的抗菌药物还要重要，尤其是临床存在滥用抗生素的问题，往往把感染防治寄希望于全身性抗生素的应用，而并不重视局部外用抗菌治疗。对此，应该根据前文阐明的道理，深刻领会外用抗菌疗法的意义和作用，认真实施微生物学检测，为合理应用外用抗菌治疗奠定理论基础，从而纳入临床诊疗常规，在临床实践中贯彻执行。

（四）剂型与功效

选定外用抗菌药物之后，在确定剂型方面，也值得认真考虑和反复推敲。

水剂是外用药物常用的剂型，如氯己定溶液等，外用抗菌药物水剂多用于烧伤早期处理的清创，也常用于烧伤创面换药和手术创面覆盖的内层辅料。但常用的创面外用药，如磺胺嘧啶银，在水中的溶解度比较低，所谓水剂通常只不过是混悬剂，放置后会有沉降，使得外用低浓度的水剂磺胺嘧啶银难以发挥其抗菌作用，因此，临床上很少或并不采用水剂或混悬剂的磺胺嘧啶银。

常见将磺胺嘧啶银的粉剂用水调成糊状，以期获得较好疗效。然而，将糊剂涂抹于创面后，经蒸发变得干燥，形同局部撒布粉剂，很难发挥其应有的抗菌作用。然而，临床却多将粉剂调成糊状施用于局部作为经验推广，效仿者众多。国内的这种用法，效果如何，难以说清。磺胺嘧啶银的发明家 Charles Fox 教授曾对此提出质疑，认为缺乏科学根据，不认同磺胺嘧啶银的如此用药方法。

霜剂为学术界推崇的外用剂型和用法，临床采用较为普遍。磺胺嘧啶银霜剂是该外用抗菌药物的规范剂型，全球普遍采用。霜剂中的外用抗菌药物可以持续发挥治疗作用，是比较理想的外用药剂型，局部施用不会造成不良影响，也不会影响创面的后续治疗。不过烧伤深度创面外用磺胺嘧啶银霜剂，由于银的析出，会改变局部焦痂的颜色，使局部焦痂呈现不同程度的灰褐色，影响外观和病情观察。局部施用霜剂外用药会使焦痂变软，即可使硬性焦痂转变成软性焦痂，但却不会促使焦痂溶解和感染，却反而会推迟焦痂溶解。估计是由于其对感染防治有效，局部炎症减轻，致使炎症引发的焦痂溶解推迟，过程延长。

顾名思义，外用抗菌药物的作用在于防治创面感染，临床施用的目的性十分明确。但也有的只图换药方便，外用抗菌药物就变成为常规外用药，说明外用抗菌治疗也存在用药指征不明确和应用过多的问题。

目前，国内烧伤外科临床有相当多的医疗单位在局部治疗中采用中药外用药，还有的是中药和西药的复方，常用的西药外用药为磺胺嘧啶银，中药外用药通常采用化腐生肌药物，剂型为煎剂和膏剂，且以后者为多。专业化程度较高的烧伤外科，对深度烧伤创面往往会采用手术治疗，以期获得最佳疗效，然而，化腐生肌药物施用于深度烧伤创面会引发和促进溶痂和脱痂，无疑会促成和伴随感染，不利于手术治疗。特此提请注意，凡有手术指征的深度烧伤，应该根据病情发展和治疗需要，制订适当的治疗方案，在选用外用药物治疗时，应该加以全面考虑，选择适当的外用药物和剂型。

（五）常用药物

1. 氯己定

氯己定结构名双氯苯双胍己烷，国外商品名 Hibitane。国内于 20 世纪 50 年代末，由第二军医大学药学院试制成功，按原名谐音取名洗必泰。成品为白色粉剂，性能较为稳定，较难溶于水，却可溶于乙醇，一般多配制成 0.2%～0.5% 盐酸盐或醋酸盐溶液，也可配制成葡萄糖酸盐溶液。

最初，在第二军医大学长海医院烧伤科临床应用验证，具有对抗革兰阳性球菌和革兰阴性杆菌的广谱抗菌作用。抗菌机制为破坏菌体的细胞膜，还能通过抑制脱氢酶活性，即以破坏细菌的结构和干预细菌的代谢来发挥抗菌作用。0.1% 氯己定溶液就能杀死金黄色葡萄球菌、铜绿假单胞菌、肺炎杆菌、大肠埃希菌和变形杆菌，对细菌芽孢和真菌仅有抑菌作用。毒性低，对皮肤和黏膜无刺激作用。在烧伤外科临床多用于早期清创，也常外用于浅度创面，而且还作为内层辅料用于手术创面。

随后，逐步在临床推广使用，成为常用创面消毒剂和外用药。临床应用为水剂，应用方便、有效，颇受欢迎。至今，依然是临床常用的外用抗菌药物和局部消毒剂，与磺胺嘧啶银合用具有广谱抗菌的协同作用。国外尚研制氯己定的衍生物，如双葡萄糖酸盐氯己定和双磷酸苯胺氯己定。

虽然临床应用氯己定的时间比较长，由于其外用消毒和抗菌的效果比较好，使用比较方便，迄今依然广泛应用于烧伤外科临床。

2. 碘伏

碘伏为碘和聚乙烯吡咯酮的结合物，具有广谱抗菌作用，能够杀灭细菌、芽孢、真菌、部分病毒。0.5% 碘伏作为外用消毒剂对皮肤和黏膜均无刺激，烧伤外科作为外用抗菌药物可以局部用于烧伤创面和手术创面，临床应用效果较好。由于局部施用后不需要脱碘，使用较为方便，加以没有明显毒副作用，临床应用比较广泛，是烧伤外科临床常用外用抗菌药物之一。

3. 磺胺药系列

早于抗生素问世之前，磺胺药曾经是临床最常用的全身性有效抗菌药物，但由于对肾功能会造成损害，是其突出的缺点和不足。随着抗生素的研发和在临床上的广泛应用，磺胺药逐步被抗生素取代，从而淡出全身性抗菌治疗。柳暗花明又一村，磺胺药又从外用防治创面感染方面开辟了通路。

20 世纪 60 年代，Fox 和 Moncrief 分别把 1% 磺胺嘧啶银霜和磺胺米隆霜引入烧伤外科，在外用防治烧伤创面感染方面均做出了较大贡献。1% 磺胺嘧啶银霜和磺胺米隆霜至今依然受到重视，在烧伤外科临床发挥作用。

第二军医大学长海医院和药学院长期协作研制烧伤外用抗菌药物。笔者和屠世忠教授多年合作。

（1）磺胺嘧啶银：磺胺嘧啶银为由磺胺嘧啶和硝酸银反应合成的有机银化合物。

外用磺胺嘧啶银接触烧伤创面后，释放出磺胺嘧啶和银离子，磺胺嘧啶可以发挥抗菌作用；而银离子可以和细菌的 DNA 结合，取代 DNA 中嘌呤和嘧啶之间的氢离子，使细菌失去繁殖能力，从而发挥抗菌和防治感染的作用。磺胺嘧啶银具有广谱抗菌作用，可以对抗常见的革兰阳性球菌和革兰阴性杆菌，在临床外用治疗中发挥防治创面感染和确保早期手术治疗安全的作用。

由于长期推广，磺胺嘧啶银已经普及全球各地应用于烧伤外科临床，在取得较好的疗效的同时，证实已经呈现耐药问题，但却依然对病原菌保持着较好的敏感性，因而至今依然是烧伤外科领域普遍采用的防治创面感染的外用药。

外用磺胺嘧啶银除去在创面表面发挥对感染的防治作用外，所释出的银离子可以达到毛囊和皮脂腺导管的管腔，发挥防治皮肤附件带菌引发感染的作用。但由于磺胺嘧啶银对坏死组织的穿透能力较差，对已经深入到坏死组织中的病原菌或焦痂下的感染则无能为力。为此，磺胺嘧啶银的适应证是烧伤后的早期，适用于经过及时清创的烧伤创面，并具有良好的防治感染的作用。

外用磺胺嘧啶银在烧伤创面会产生渗出，这是药物对创面刺激而产生的效应，并非感染的局部表现；渗出停止后，局部逐渐干燥，会使创面呈现灰色，临床经验提示，这是治疗中的正常现象，并非创面加深或坏死。

磺胺嘧啶银霜外用烧伤创面，可均匀施用，并可根据需要分别采用暴露或包扎的方式。由于磺胺嘧啶银的半减期较短，需要每日换药两次，以确保治疗有效；待局部防治有效，数日后，可以酌情改为每日换药一次。

（2）磺胺嘧啶锌：磺胺嘧啶锌为磺胺嘧啶金属盐系列继磺胺嘧啶银之后的又一选择，在磺胺嘧啶银初呈耐药的情况下问世，抗菌机制为在磺胺嘧啶发挥抗菌作用的同时，锌离子与细菌 DNA 结合发挥抗菌作用，且其结合率高于银离子。国外对磺胺嘧啶锌的评价比较高，认为其抗菌作用优于磺胺嘧啶银。国内检测磺胺嘧啶锌的 MIC 要高于磺胺嘧啶银，故认为其抗菌作用不及磺胺嘧啶银。

锌具有促进上皮细胞代谢的作用，外用于烧伤创面有益于创面的上皮化和修复，因此，磺胺嘧啶锌在烧伤外科临床还有一定实用价值。磺胺嘧啶锌霜可以单独外用，也可与磺胺嘧啶银复合霜剂用于临床。

（3）磺胺嘧啶铈：磺胺嘧啶铈也属于磺胺嘧啶金属盐系列。起初，Monafo 曾将硝酸铈霜剂外用于烧伤创面，观察到具有对感染的防治作用，在此基础上与磺胺嘧啶银霜合用，外用防治创面感染效果明显。

临床上曾将磺胺嘧啶铈和磺胺嘧啶银与磺胺嘧啶锌的复方霜剂用于烧伤创面，也取得明显的感染防治效果。由于其可以增强免疫系统的积极作用，虽然在抗菌作用的功效方面不及银和锌盐，却依然具有临床实用价值。

（4）磺胺米隆：磺胺米隆是第二次世界大战期间德国研制成功的，属于磺胺系列的全身性抗菌药物，名称为 p-（aminomethyl）benzenesulfonamide。

二十余年之后，磺胺米隆受到美国烧伤外科学术界重视。Moncrief 等配制成 10% 磺胺米隆霜剂，外用于烧伤创面，显示出较强的广谱抗菌疗效。1965 年我国试制成功，投入生产粉剂磺胺米隆，有其醋酸盐和盐酸盐两种产品，剂型有 5%～10% 溶液和 10% 霜剂，商品名 Mafenide，其中文名称还有氨苄磺胺、磺胺氨苄、甲磺灭脓，为白色或淡黄色结晶或结晶粉末，容易溶于水，水溶液呈弱酸性。

磺胺米隆的抗菌机制为与对氨基苯甲酸竞争，影响细菌二氢叶酸合成酶的作用，阻止叶酸合成，由于四氢叶酸减少阻止嘌呤、胸腺嘧啶核苷和脱氧核糖核酸的合成，可抑制细菌的生长繁殖。由于全身应用的毒性反应较大，疗效不够显著，而未能被临床采用。

最初，磺胺米隆用于烧伤外科临床，证实具有良好的广谱抗菌活性。对革兰阴性杆菌有效，特别对铜绿假单胞菌有较好的抗菌活性，但对普罗非登夏菌无效。对革兰阳性球菌和梭状芽孢杆菌也有效，但对金黄色葡萄球菌效果较差。实验室检测证实标本接种菌量对其抗菌活性的检测会有一定影响。

临床证实，磺胺米隆具有穿透深度烧伤创面坏死组织的特性，可在穿透焦痂后在坏死组织和存活组织界面上达到有效抗菌浓度，高于一般烧伤创面常见病原菌 MIC 的 4～5 倍。这一特点突出了磺胺米隆对防治深度烧伤创面感染扩散和入侵的优越性，加上不会被组织灭活，奠定了其在烧伤外科临床外用防治感染的作用和地位。

烧伤临床外用磺胺米隆防治感染，为了维持其有效抗菌作用，必须做到每日外用治疗两次，以确保其外用治疗有效。长期临床应用已经观察到铜绿假单胞菌对磺胺米隆的耐药菌株，提示重视临床观察和试验检测的重要性。然而，磺胺米隆的抗菌活性依然远远高于磺胺嘧啶银，其防治深度烧伤感染的地位未曾被动摇。

外用磺胺米隆对创面具有一定刺激性，在防治浅度烧伤创面感染时，最初数日会有局部显著疼痛；而且外用磺胺米隆还会诱发过敏反应，呈现过敏性皮疹。磺胺米隆会在显示抗菌作用中控制炎症反应，推迟焦痂分离，还会抑制表皮细胞的增殖，因此不宜用于皮片移植手术后的受皮创面。

磺胺米隆外用经创面吸收，可被体内的氨基氧化酶分解为对羧基苯磺酰胺，由于含对羧基的分子具有酸性，使体内氢离子负荷增加，而且对羧基苯磺酰胺还是作用较强的碳酸酐酶抑制剂，可以抑制对氢离子的清除和碳酸氢根的重吸收，使尿液转呈现碱性，尤其是肾功能受到损害时，有关作用就更为明显。

磺胺米隆外用于大面积创面，由于吸收增多，容易引发急性代谢性酸中毒。为此，提请临床重视和注意，要控制外用治疗创面的面积不得超过 60%TBSA，以确保避免发生代谢性酸中毒。在外用磺胺米隆治疗中，一旦观察到呈现过度通气的呼吸代偿，应该立即停药。两岁以下婴幼儿，由于肾脏功能发育不够健全，在外用磺胺米隆治疗中，更容易发生代谢性酸中毒，对此，应更加重视。

磺胺米隆在烧伤创面感染的防治中具有特殊的作用和疗效，其负面影响也很突出，其临床应用因此多受限制。然而，在重危病情中，对重度感染创面，特别是很可能会发展成为病灶性创面的，应及时外用磺胺米隆。但不得对其外用治疗过分信赖，对病灶性感染创面必须果断采取外科手术切除的办法。磺胺米隆作为围术期外用抗菌治疗的外用药，与全身抗生素的应用同样重要，目的在于有效控制感染，防止感染扩散和入侵，以确保清除感染病灶的手术安全、有效。

4. 氟喹诺酮类

这是第二军医大学长海医院和药学院再次合作，是笔者和屠世忠教授在烧伤创面感染防治领域合作的又一成果。

（1）吡哌酸银：从第二代喹诺酮类的吡哌酸开始，研制吡哌酸的银盐。试验检测证实有较宽的抗菌谱和较强的抗菌活性，实验研究证实外用防治烧伤创面感染具有较好的疗效。

（2）诺氟沙星银：进而研制第三代氟喹诺酮的银盐。试验检测抗菌谱和抗菌活性，实验研究和临床应用均证实有较宽的抗菌谱和较好的抗菌效果，而且诺氟沙星银的抗菌谱和抗菌力均较吡哌酸银有明显提高。

氟喹诺酮类的抗菌机制为抑制细菌 DNA 旋转酶和拓扑异构酶，通过抑制细菌 DNA 的复制发挥抗菌作用。

微生物学检测证实诺氟沙星银具有广谱抗菌作用，而且不论对革兰阳性球菌还是革兰阴性杆菌均具有较低的 MIC。动物实验证明有效，临床验证外用于烧伤创面具有突出的防治感染的作用。由于考虑诺氟沙星银在当时依然具有一定全身性防治感染的作用，而未予扩大试用和商品化。

经过 30 年的时间跨度，烧伤感染防治又呈现新的形势。由于氟喹诺酮类药物研制开发和临床应用的发展较快，新品种不断研制成功，并提供临床应用，诺氟沙星银类药物的临床选择增多。

5. 纳米银

银用于烧伤外科感染的防治具有较大的临床意义，银制剂的临床应用均有各自的优缺点。纳米银是银应用于烧伤外科又一种形式，多以制成纳米银凝胶或纳米银辅料用于临床。纳米银凝胶作为外用抗菌药物用于烧伤局部创面，纳米银敷料通过包扎缓释银对烧伤创面发挥抗菌作用。纳米银敷料防治烧伤创面感染的作用已属公认，目前广泛应用于烧伤创面的局部处理。

常用的凝胶产品有阿杰姆抗菌凝胶、清创佳、斯立凯等，纳米银辅料有纳米银抗菌医用辅料等，国外产品有 Actisorb Silver、Acticoat 和 Silverlon 等。

除去烧伤外科之外，纳米银敷料还广泛应用于创伤和糖尿病溃疡等创面。

6. 莫匹罗星

莫匹罗星（muciprocin）系假单胞酸，商品名为百多邦，其抗菌机制为抑制细菌的异亮氨酸 tRNA 合成酶上的异亮氨酸结合点，从而抑制细菌蛋白质与 RNA 的合成，起到抗菌作用。外用治疗可经局部创面吸收，在体内代谢成为首一酸，经肾排出体外。临床应用未见毒性反应。

抗菌谱主要针对革兰阳性菌，包括大多数的葡萄球菌，主要有金黄色葡萄球菌、化脓性葡萄球菌和溶血性链球菌；对嗜血流感杆菌和淋球菌也有效，但对肠球菌、厌氧链球菌、类白喉杆菌、肠杆菌、假单胞菌属、厌氧菌等均无效。无交叉耐药，临床应用对病原菌依然保持较好的敏感度；但持久应用，仍然要注意产生耐药问题。目前已分离出耐药菌株，值得临床重视。

莫匹罗星在临床上多用于皮肤科的感染性疾病；烧伤外科作为外用抗菌药物多用于小面积烧伤感染的防治；烧伤外用治疗晚期病程残余创面的耐甲氧西林金黄色葡萄球菌（MRSA）感染有效；对深度烧伤创面修复后，局部并发毛囊炎、疖肿、脓疱疮等感染创面，临床外用治疗证实有效。

由于半衰期很短，需要每日多次用药，以便获得应有疗效。

国内烧伤外科临床应用莫匹罗星的评价并不高，估计其原因是临床日常工作习惯，即每日换药一次。换言之，没有按照其特点把握用药时间和次数，做不到每日多次换药，因而难以获得应有的疗效。

烧伤外科临床普遍采用莫匹罗星，也会引发耐药问题，特此提请注意。

7. 复方溶葡萄球菌酶

复方溶葡萄球菌酶为生物酶制剂，商品名百克瑞，系生物体内所含的溶菌因子，是能使细胞壁溶解导致微生物溶解死亡的蛋白酶，称为溶菌酶（lysozyme）。每一种生物酶都具有底物专一性，因而通过酶群的复合作用起到杀菌作用，如溶葡萄球菌素（lysostaphin）就是通过其葡萄球菌酶和酰胺酶（amidase）等发挥杀菌作用。百克瑞就是溶葡萄球菌酶的复方制剂。其具有对革兰阳性球菌、革兰阴性杆菌、真菌等病原微生物的杀菌作用，尤其对 MRSA 具有高度敏感性，临床证实疗效突出。由于是含锌的金属蛋白酶，外用于烧伤创面在呈现抗菌作用之外，还有益于创面修复、促进愈合。外用治疗对创面没有刺激，无不良反应或毒副作用。

百克瑞是溶葡萄球菌酶复方喷剂，为烧伤外科临床诸多有效外用抗菌药物之一。由于临床应用的安全性较高，适合较大面积创面的外用治疗，宜外用治疗烧伤晚期 MRSA 感染的残余创面。

（六）外用抗菌治疗的弊端

烧伤外科在外用抗菌治疗中存在弊端，虽非主流，却屡禁不止。所谓外用抗菌治疗中的弊端，指的是把全身性抗生素当作外用抗菌药物应用于创面局部治疗。

抗生素问世在临床医学治疗感染性疾病和保障生命安全中发挥了不可估量的作用，然而抗生素是具有双刃剑性质的药物，既可在防治感染性疾病和并发症中对抗和消灭病原菌，又会在防治感染中对患者带来危害。临床上使用抗生素，要严格掌握原则和切实把握适度，要考虑周全，做到扬其长而避其短，就是说在临床应用抗生素中，既要最大限度地发挥其抗菌治疗作用的积极一面，又要最大限度地避免其产生毒副作用的消极一面。

然而，临床在应用抗生素中，要绝对做到扬长避短，甚至绝对不允许出现消极影响，几乎难以做到。应该看到在追求防治感染的积极目的中，不可避免地要准备承受一些消极影响，即要承受治疗付出的代价，但所付出的代价要小，而且要值得，否则就是得不偿失。

三、全身性抗生素防治

（一）用药指征

前面已经阐明，在烧伤早期采用全身性抗生素防止感染原则上没有用药指征。概括地说，一是没有必要使用，二是即便用了也不起作用。如果不顾原则肆意采用，那就是属于无指征用药的错误做法，更属于滥用抗生素的弊端范畴，当然也是对医疗资源的浪费。无指征用药也好，滥用抗生素也罢，均会引起抗生素的毒副作用和耐药问题，造成医疗疑难和病家痛苦以及社会负担。

全身性抗生素的用药指征主要是针对感染的加重和扩散以及病原菌的入侵。即便如此，也是用早了没有作用，当然用得过迟也很难及时发挥作用，难以达到理想的疗效。为此，提倡临床上应该严密观察，适时采取有效措施，应用符合原则，果断掌握抗生素治疗，即该用就用，不该用就不用，达到治疗目的就要及时停用。

即便用药及时，也还必须通过手术清除感染病灶，封闭病原菌入侵门户。静脉导管性感染也一样，不仅要用药，而且要拔管，还要注意和重视把导管尖端送细菌和真菌培养以及药敏试验。对吸入性损伤的肺部感染性并发症和呼吸机或麻醉机相关感染性并发症也一样，要重视微生物学检测标本的采集，以确保不受污染和培养结果可靠。总之，抗生素针对感染扩散和入侵的临床应用，必须伴随消除病原菌扩散和入侵的来源，并且确认选药恰当和准确，用药及时，途径恰当，剂量准确，治疗方能有效。

严格地说，全身性抗生素临床应用的指征是对脓毒症或创面脓毒症的防治。从严重烧伤救治战略上讲，对容易引发感染或诱发感染扩散，乃至促使病原菌入侵的病情和医源性因素，抗生素的临床应用也就具有针对性，也就有较强的用药指征。

（二）用药时机

严格地说，未遭受明显污染、又经过早期及时清创的烧伤创面，均无应用全身性抗生素的指征。经受明显污染和处理不够及时的创面，发生感染的机会就会增加。对大面积深度烧伤，特别是特大面积深度烧伤来说，凡属清创不够及时者，同时多半有延迟复苏导致的早期休克，不仅局部污染菌和皮肤附件带菌会引发创面感染，并会进一步形成感染扩散和入侵，而且休克引发的肠道黏膜屏障受损会给肠道菌以入侵的机会，引发肠源性感染。

为此，凡属明显污染的严重烧伤或大面积深度烧伤，特别是特大面积深度烧伤，尤其是复苏补液不及时者，临床上有必要采用全身性抗生素进行防治。临床上应该注意和重视及时采取血标本送细菌培养和药敏检测。然而，临床应用抗生素在很大程度上取决于临床判断，凭借经验用药，而不必等待血培养的阳性结果，以防失去抗生素防治的最佳时机。从这一意义上来说，临床判断十分重要，需要有深厚的理论知识和学术造诣，同时还需要有丰富的临床实践经验。

在此值得特别强调的是，严重烧伤早期，凡属具有临床感染条件和背景者，就有应用全身性抗生素进行防治的指征。相反，凡属仅为图谋放心而常规应用抗生素进行防治者，均属滥用抗生素，应该在制止之列。

在深度烧伤的临床救治中，均应考虑到深度烧伤创面的手术治疗。由于深度烧伤焦痂下常带有细菌，实施手术的无菌条件不够理想，尽管严格手术消毒和无菌技术，引发感染的机会和可能依然存在。手术操作会扩大污染范围，手术干预会促使感染扩散，甚至会引发病原菌入侵。因此，临床上需要注意和重视围术期抗生素的应用。换句话说，确保手术治疗安全、有效就是全身性抗生素的用药指征。对此，不容丝毫忽视。

在大面积深度烧伤的救治过程中，凡属未能及时手术清除感染温床者，感染的威胁始终存在。由于病程中呈现高代谢和内环境紊乱，临床很难及时发现或确立感染的扩散或入侵，而且，即便能够确诊为感染扩散或侵入性感染，临床上单靠全身性抗生素也难以奏效，对病灶性创面实施手术治疗就显得十分必要和关键。尽管创面脓毒症具有一定的临床表现和局部特征，但要做到判断正确或无一疏漏，也并不容易。为此，值得临床倍加重视，也正是由于这一情况，重视和争取尽早手术治疗深度烧伤创面，尽早清除感染温床和封闭创面，就显得尤为重要和关键。

值得提请注意的是，一般凡属尚存大于5%TBSA的开放创面者，感染的威胁就依然存在，临床上就不得掉以轻心。

（三）弊端和偏差

1. 弊端

等级较高的大医院，技术力量雄厚，设备条件优异，重危患者集中，抗生素应用广泛，医院感染问题突出。基层医院技术力量薄弱，设备条件较差，危重患者较少，但由于盲目追求高级医院的做法，加以管理和制度不够严密等原因，也存在不少类似的问题。

总之，抗生素学的发展史也是抗生素临床应用弊端的形成和演变过程。各医院或多或少地存在不同程度的问题，之所以有所不同，基本在于抗生素应用的档次有所差别。简言之，抗生素临床应用问题与病原菌的生存能力和生态平衡有关。其临床应用之所以形成弊端，与医师滥用抗生素推波助澜大有关系，因而医师难辞其咎。

滥用抗生素已经是全球性的问题，中国的问题颇多，不容忽视。抗生素学术界早就呼吁提请临床工作人员和医疗管理机构重视滥用抗生素的问题。为此，世界卫生组织和我国卫生管理部门都先后颁发文件和通知，就滥用抗生素的问题和弊端提出警示，并且制定规范的用药指南和管理条例。

2. 偏差

就专业知识而言，各专科医生都应该熟悉本专业的理论知识，正确把握临床实践。但要求各专科医师在感染防治的理论知识和临床实践方面都达到抗生素专业的水平和要求，却谈何容易。高标准和严要求都好，但却不实际。俗话说"隔行如同隔山"和"失之毫厘，谬以千里"，深刻地反映了难以避免临床科室在抗生素应用方面不够规范。也可以说，这就是普遍滥用抗生素问题的原因之一。

为此，组织临床和与感染问题相关的学科和医护人员加强学习和严格遵守有关合理应用抗生素防治感染的规定，提高合理应用抗生素的水平，显得十分重要。推动合理应用抗生素的活动，是医院的一项经常性的管理工作，也是一项长期的业务建设。以期提高合理医用抗生素的正确认识和意识，对修正偏差和改正错误具有非常重要的意义和作用。消除滥用抗生素的弊端，有益于推动合理医用抗生素的工作。有关动向将会使烧伤外科临床在感染的防治中，在合理应用抗生素的轨道上，端正态度，认真学习，正确处置，力求在抗生素临床应用方面做到合理与规范。

（四）误解和误导

在抗生素临床应用方面，学术界曾经提出过若干指导性意见，在临床应用中起到一定的引导作用。曾经采用过某些比喻来表示理论性问题或实践性做法，如多年前对明确了病原菌的严重感染主张采用大剂量敏感抗生素的做法被比喻为重锤猛击，对静脉应用抗生素奏效后改用口服给药被比喻为序贯疗法等。随后提出的是策略性换药和降阶梯疗法，影响面比较宽，尤其是对烧伤外科临床大面积烧伤救治产生较大的影响。

降阶梯疗法是针对进入 ICU 的危重感染患者提出应用抗生素方面的指导意见，推理符合逻辑思维，提法比较辩证，观点容易被接受，因而深受医学界关注，临床应用颇为普遍。

降阶梯疗法的提法和作用都是积极的，其意义在于对病原菌尚不明确和病情发展较快的危重感染要不失时机地选用抗菌谱最广和抗菌力最强的碳氢霉烯类抗生素。

值得提出讨论的是降阶梯的问题，要降就必先有升，只有升高才能降低，这样理解既符合逻辑思维又适应临床需要。问题是思维偏离主线，理解进入岔道，自然是误入歧途，客观上变积极为消极。烧伤外科学术界曾有如下提法，即大面积烧伤患者入院后就要立即采用碳氢霉烯类抗生素，认为从最高档次抗生素起步，把从一开始就应用碳氢霉烯类抗生素做法冠之以降阶梯疗法。这种理解和看法有悖于降阶梯疗法的原意，实属误解。这种观点和提法必然导致滥用碳氢霉烯类抗生素，从而引发各种不良后果，包括增多毒副作用、引发病原菌耐药、加重医院感染、造成医药资源浪费。

倡导变相的降阶梯疗法者有之，盲目追随者往往众多。不管主观意愿如何，客观上误解形成误导，影响面比较大，后果更为严重。为此，有必要提请烧伤外科临床的医护人员注意有关动向，认真学习和深入理解降阶梯疗法的真实含义和实际做法，纠正错误理解和认识，重新回到降阶梯疗法的正确概念和规范用药的轨道上来。

（五）选药指导意见

1. 倡导合理应用抗生素

顾名思义，所谓合理应用抗生素，就是临床应用抗生素要规范，也是针对不合理应用抗生素的客观现象而提出来的。常说抗生素是双刃剑，既有抗菌的积极、有益一面，又有产生毒副作用的消极、有害一面。不合理使用抗生素会使负面影响超越正面疗效，有悖用药目的，客观上呈现本末倒置的现象，这就是当前临床医学实践中，在抗感染治疗中存在的弊端。仅就这一问题来说，烧伤外科的情况不容乐观。

烧伤外科面临着如何在临床上用好抗生素的问题。合理应用抗生素就能够充分发挥和利用抗生素的积极作用，并最大限度地避免和减少其消极后果。合理应用抗生素是医者必须遵守的临床医疗法规和医德规范，对此，不得有任何异议和偏离行为。前文所述偏离和误导，无一不是在逻辑思维和医学辩证法上偏离了主线，以至医疗活动有悖于法规和医德。有关问题，值得正视。

临床医学是实践性和应用性科学，在规范治疗中允许根据实际情况灵活运用，但不得偏离病情和救治的主线，更不得违背医疗护理法规和医德规范。比如，对未能及时进行复苏和清创的严重特大面积深度烧伤，面临着休克复苏和创面感染防治的问题，并在此基础上，存在病原菌经局部感染病灶或肠道受损黏膜入侵的可能。对此，临床上不但可以，而且还有必要进行积极主动的防治。这与不加分析和一律照搬的常规处理有着本质的不同，前者属于有指征用药，而后者则属于无指征用药。

临床上，对上述这类少数危重烧伤可以考虑从救治开始就应用广谱抗生素，个别的甚至可以根据用药经验选用碳氢霉烯类抗生素。这种做法是对个别情况的特殊对待，即针对非一般的情况采取特殊处置的变通做法。不这样做，就是无视面对的特殊情况，墨守成规，无所作为。不及时采取果断措施，就会坐失救治良机，后果可想而知。然而，如果把这样的特殊情况下的变通做法肆意扩大，甚至变成常规做法，那就离谱，就是错误。如果对此非但不予禁止，反而要大力推广，那就是误导。因为，把超常做法进行常规化处理和对待，有悖于合理应用抗生素的规范要求。

2. 根据临床实际情况选药

众所周知，理论指导实践的普遍意义和指导作用值得强调和推崇，然而，毕竟更应该重视实际情况。所谓实际情况指的是科室、医院、社区、地区和时间、条件等情况下的耐药病原菌的存在和传播。讲究客观实际就是提倡一切从实际情况出发。换句话说，理论固然重要，还要结合实际情况才能发挥作用和解决问题。简言之，书本定论和文献意见虽然重要，但那只是拓宽知识面的来源和依据，切不可盲目信赖和追随，更不应机械照搬和被动遵从。

3. 科学用药和经验用药

科学用药，顾名思义，是按照科学依据产生的治疗理念而采取的用药方法。这无疑是符合客观实际的规范做法，值得推崇。所谓科学用药，指的是根据临床病情和微生物学检测结果决定治疗和选择药物。这是根据来自患者的直接科学依据所决定的治疗，从实际出发所采用的疗法，应该说是正确的和科学的。然而，这一正确和科学做法，却不是烧伤临床每每都能够做到的。原因很简单，那就是临床病情发展有一个过程，微生物学检测更需要时间。就后者而言，即便是医院拥有最先进的设备，从标本采集和送检起，常需要数日的时间跨度，才能获得细菌培养和药敏试验的报告。临床上等待微生物学检测结果，要在数日后才决定救治方案和选用最恰当的药物，是不现实的，也是不明智的。科学用药只能是在经验治疗的基础上，进行科学验证和调整。也就是说，科学用药适合于病程之中，即在经验用药治疗的基础之上，进一步加强或调整治疗的用药方法。

经验用药，顾名思义，是凭借临床经验产生的治疗理念而采取的用药方法。从字面上看，经验用药似乎是凭借临床经验办事，按照医师个人的临床经验决定用药。这是狭隘的经验主义产物，其中影响选药的因素很多，不够科学。应该说，学术界提出的经验用药也是科学的用药方法。其科学性建立在医疗单位对医院感染的重视程度和监管手段，也是管理和指导方法。具体地说，医院和科室要有组织有计划地开展对感染的临床流行病学调查，从临床感染病学和临床微生物学的结合上，了解和判断医院感染病原菌的动态和变迁。了解医院和科室流行的主要病原菌及其药敏检测结果，并以此作为临床了解医疗场合感染的动态和决定临床治疗的科学依据。应该说，经验用药是以一定时间跨度内群体患者和医疗场合的微生物学监测资料为依据的，因此也是科学的。也可以说，经验用药是以间接的科学依据为基础的用药方法。由于不是直接的科学依据，虽然在科学性方面不如科学用药，但却还是具有临床意义和参考价值的用药方法。

概括地说，科学用药和经验用药都是科学用药，与凭借医师个人临床经验的用药方法具有本质上的差别。临床上确有认识上的不足和概念上的模糊，盲目信赖和依靠狭隘的个人临床经验，进行所谓的经验用药。但这只能说是幼稚者的蒙昧，不足论道。

4. 病原菌的变迁

医院感染问题既是医院临床感染诊疗的重大难题，也是医院对感染防治的管理项目，既是每家医院日常面临的重要工作问题，更是各级政府卫生行政管理机构的重点管理问题，其重要性可见一斑。

可以说，医院感染问题是医疗机构人人皆知和人人关注的问题。在医院中，医护人员和医疗辅助人员，乃至行政管理人员，都在各自的工作岗位上，从事与医院感染有关的有益工作。也就是说，医院工作人员的工作对医院感染都进行了有益的工作，并为之做出了贡献。然而，正是在这些工作中，疏忽就会使这一工作遭受损失。认知不足，工作不到位，足以影响到涉及医院感染的工作质量。耐药菌株引发的交叉感染和在此基础上的医院感染的流行，都产生在有关工作的疏漏之中。

第 5 节　合理应用抗生素的问题

一、背　景

在临床医学实践中，合理应用抗生素是一项重要的医疗原则和用药规范。也是医院组织医护人员实施临床救治的要求和法规。然而，由于医生的理论知识欠缺，学术造诣肤浅和临床经验不足；还有治疗不惜代价，怕负责任而求稳，图谋放心，争创所谓突破性疗效等心理和意念干扰；以及病家与患者的对治疗的过高要求和医患关系紧张的不良环境；加以医药促销和社会因素的干扰，致使合理应用抗生素的要求得不到很好的贯彻和执行。致使在感染性疾病和并发症的防治中，抗生素的应用不够规范。表现在选药不规范，用药剂量不恰当，给药途径不妥当，联合用药品种过多，用药疗程过长，特别是无指征用药和联合用药过多以及创面外用和局部用药失控等。

抗生素的预防性临床应用所引发的病原菌耐药问题颇令人担忧，权衡预防性抗生素应用的利弊有一定困难，需要组织大规模的临床观察和研究。

简言之，临床应用抗生素的情况比较混乱，导致大量抗生素，特别是很多高档、广谱抗生素被大量消耗，医疗资源被无端浪费，非常可惜。

抗生素应用过多的不良现象和倾向被称为滥用抗生素。其后果是多方面的，除去医疗资源浪费过大，医护临床工作过多，患者痛苦增多，病家病原菌耐药和医院感染问题失控，日趋严重，成为临床医学中的难题和弊端。有关问题虽经提示，呼吁重视，但却在相当长的一段时间，进展不大，收效甚微。有关问题经久不息，所显示的弊端比比皆是，可谓泛滥成灾。

濫用抗生素引发细菌耐药的问题，远远超出医学领域。农牧业滥用抗生素引发细菌耐药的问题最早暴露。Jennifer Nuunery 于 2000 年在日内瓦提出合理应用抗生素的问题，推动世界卫生组织发布遏制抗生素耐药的全球战略，警示 21 世纪抗生素耐药的威胁。表明抗生素耐药问题的显现和发展将会威胁临床医学感染性疾病的防治。针对抗生素耐药对人类健康的威胁，提出遏制策略，要求重视流行病学调查。要求重视对抗生素抗菌谱的研究，重视微生物学检测，特别是细菌培养和药物敏感试验。

早就不单是临床医疗的问题，而是医疗卫生机构的管理问题，也是涉及多方面的社会问题。为此，世界卫生组织于 2002 年颁发文件制订全球战略和呼吁提倡合理应用抗生素。很多国家的卫生行政管理机构也都行文推动合理应用抗生素的工作，很多涉及感染防治的学科也都纷纷制定合理应用抗生素的指南。有关工作对克服滥用抗生素的问题发挥了积极的作用。

我国卫生部于 2004 年颁发了《抗菌药物临床应用指导原则》，这是一个既有学术性，又有政策性的重要文件。随后，卫生部在 2006 年、2008 年、2009 年分别就以上文件的补充和修订以及管理机构监督工作颁发文件。有关文件对国内推动合理应用抗生素的工作和加强合理应用抗生素的管理工作发挥了重要作用，收到积极效果。此前，在 21 世纪初，中华医学会外科学会在盛志勇院士任名誉主委、黎沾良教授任主任委员的领导和组织下，大外科各专科学会的专家执笔撰写应用抗菌药物防治感染的指导意见，并于 2003 年至 2006 年相继发表于中华外科杂志和中国实验外科杂志。笔者和孙永华教授一起参与了这一有意义的工作，该文以命题《应用抗菌药物防治外科感染的指导意见（草案）Ⅵ》发表于中华外科杂志 2003 年的第 41 卷第 11 期。有关意见的修订稿被收进黎沾良教授主编的《外科感染学 —— 抗菌药物预防和治疗》一书，于 2012 年出版发行。

笔者有幸参与烧伤外科合理应用抗生素的工作，加之在上海医学会抗感染化疗学会委员会工作学习多年，以外科学新视野为契机，本着上述有关文件的精神，学术界倡导的理论和经验，国内外相关文件，以及个人就烧伤外科合理应用抗生素问题的体会和感悟，进行汇报阐述。有关内容的重点均按照国家卫生部颁发有关应用和管理抗菌药物的通知和文件和中华医学会外科学会有关临床应用抗生素的指导意见，以及参考美国有关战伤（涵盖烧伤）并发感染预防的指南，结合国内烧伤外科实际情况提出。

二、基 本 原 则

（一）临床指征

所谓抗生素应用的临床指征就是要有明确的防治目的，不能仅凭抗感染是烧伤临床治疗的重要组成部分而列为常规用药。抗感染是烧伤临床总体治疗的一个重要方面，但不是病程自始至终都要用抗生素。治疗要有用药指征，比如创面局部有感染征象，创周有炎症反应，全身有炎症表现。预防也要有指征，不能图谋放心用药，比如创面污染严重、早期清创过迟、延迟复苏严重休克、围术期用药等。

有指征用药就是临床防治有明确的用药目的，要做到师出有名，既不是常规用药，也不是随意用药，更不是盲目用药。严格把握有指征用药就可以在很大程度上控制抗生素滥用现象，是杜绝滥用抗生素的重要一步。

烧伤外科临床在感染防治的问题上，全身性抗生素的用药指征是局部创面感染的加重，即针对病原菌的扩散和入侵。严格地说，深度烧伤存在感染温床才有全身性应用抗生素的基础。当然，临床问题要具体问题具体分析，不能绝对化。在特殊情况下，小面积的浅Ⅱ度烧伤也会发生感染，甚至还可能发展成为脓毒症。但这并不等于说不需要诊疗规范，更不是不需要科学做法。个案体会珍贵，临床经验重要，但不能唯经验是从，否则就是经验主义。个案体会和经验只能在同类情况下具有参考价值，把局部问题扩大化，甚至全面化，只能说是荒谬。

（二）微生物检测

在烧伤感染的防治中，微生物学检测是必不可少的。微生物学检测主要指病原菌的培养和药物敏感试验，其中包括需氧菌和厌氧菌以及真菌的培养和药物敏感试验等检测。重视临床征象固然在诊疗中非常重要，但定时和适时进行微生物学检测更是十分关键。前者只能提示临床是否存在感染问题和是否需要对感染采取有效的防治，而后者却是指导有针对性地采取有效的抗菌治疗，即针对感染的病原菌选用敏感的抗生素。这是专业化诊断和规范化防治的依据，更是谋求有效临床救治的前提。为此，烧伤外科临床诊疗中微生物学检测的重要性非常明显。当然，具备条件的医院和科室，还可以就感染问题进行必要的研究，进行更多的微生物学领域的检测。

然而，由于临床上存在从烧伤救治开始就采用抗菌力最强和抗菌谱最广的碳氢霉烯类抗生素的偏差，临床微生物学检测的目的和意义被忽略或淡化。因为所采用的措施已经到头了，认为没有必要进行相关病原菌及其药敏的检测。于是就会在一些文献中，在缺乏微生物学检测的情况下，竟有笼统提到"采用敏感抗生素"这样的报道。纯属无稽之谈，没有丝毫科学性。问题是，这样的做法竟然会被认为是想当然。这不是一个病例处理中的欠妥，也不是个别医生的无知，而是有关专业学风和医风的重大问题。误解引发误导，误导引出盲从，其影响决不可低估，十分可怕。

（三）不失时机地果断用药

临床上偶尔可以听到"治疗方法是正确的，而结果是失败的"这样的说法，其中不乏治疗时机滞后的问题。和打仗一样，强而有力的战斗部署，如果失去最佳战机，照样会失利，甚至会失败。在烧伤感染的防治中，针对性选用抗生素的科学用药固然重要，但若用药时机滞后，收效会很差，甚至无效。

烧伤外科临床重视微生物学检测固然重要，但实验室诊断需要时间。临床救治措施针对性强而有力固然重要，但重要原则是贵在治疗时机。因此，不能坐等实验室诊断报告而丧失最佳用药时机。要强调不失时机地根据医院感染，特别是病房感染的流行病学调查结果选用有效广谱抗生素。即不失时机地采用经验用药，以确保防治有效。

（四）合理把握用药

1. 合理防治

合理防治指不失时机地果断地采取有效措施，进而科学地验证所采取的防治措施，以确保临床救治有效。在临床实践中，应该不失时机地采用经验用药，并在临床观察和微生物学诊断的基础上实施科学用药。临床上依靠经验用药和科学用药的结合来把握合理防治。

2. 科学用药

科学用药指上述以微生物学诊断结果为依据的用药，即凭借细菌培养和药敏结果用药。以患者个人微生物学检测为依据的用药是科学的，但还必须结合临床的实际情况，以避免盲目按照实验室诊断结果实施治疗。因为有很多环节会影响实验室诊断结果的可靠性，进而影响临床判断。科学用药虽然规范，但要求临床上绝对照搬是不符合实际的。因为实验室诊断需要时间。所以对于新入院的重危患者和病情突然加重的住院患者，应该而且只能做到及时采取标本送实验室检测，其结果只能是对必须当机立断采取的治疗措施进行验证和调整。

3. 经验用药

经验用药指病情不允许等待实验室诊断结果而必须采取的果断和应急治疗，这种治疗只能凭借经验，即所谓经验治疗。有关经验治疗的问题存在误解，即认为经验治疗就是凭借个人临床经验，其实不然。个人的临床经验只是狭隘的个人在临床实践中所积累的一些体会，有一定实用性，但也存在很大的盲目性。应该说，个人狭隘的临床经验不具备普遍意义，即没有指导作用。真正需要遵从的治疗经验，指的是根据病房、病区、医院、地区等不同范围的流行病学调查，即群体患者的微生物学检测结果的统计学处理结论。因此，真正的经验用药也是科学的，只不过其科学依据不是来自患者本身，而是来自一定范围、一段时间的群体患者。当然，其科学性不如依据来自患者本身的科学用药，只不过是病情不允许等待，不得已而求其次，其作用和疗效需要验证，以决定经验用药是否有效，是否需要调整或撤换。

4. 策略性换药

临床上遇有对严重感染长期采用广谱抗生素进行防治，一旦证实或考虑已用的抗生素存在耐药问题，就应该立即提高抗生素的档次，进行升级换代。比如，临床上长期应用头孢第三代抗生素，一旦发现严重耐药，就不宜再使用第三代头孢菌素。特别是烧伤外科临床，在防治创面脓毒症或脓毒症时，常会选用对铜绿假单胞菌敏感的具有良好抗菌作用的头孢他啶。由于长期应用头孢他啶，铜绿假单胞菌的耐药菌株在逐步增多，不宜继续使用，应该改用抗菌作用与头孢他啶相当的其他抗生素。比如可以选用第四代头孢菌素的头孢吡肟，因为其抗菌谱和抗菌力与头孢他啶比较相似，而对 β- 内酰胺酶的稳定性更强；还可以选用抗菌谱最广，抗菌力也很强，而且对超广谱酶（ESBL）和高产头孢菌素酶（AmpC）具有高度稳定性的碳氢霉烯类抗生素，如亚胺培南、美洛培南、帕尼培南；其他可以考虑的抗生素还有头霉素类和氟喹诺酮类，以及多黏菌素 E。

策略性换药的目的是对已经呈现耐药的抗生素进行搁置，即停用一段时间，使其逐步恢复对靶细菌的抗菌活性和敏感度，以便于需要时还可以再度启用。

5. 降阶梯疗法

在各专科病房经过一段治疗的感染性疾病或并发症，若出现病情加重，往往会转入 ICU 进行抢救。对已经采用过一些抗生素，而因疗效不佳转入 ICU 的患者，应该立即采用碳氢霉烯类抗生素，以便争取到能够有效控制感染，以免失去救治机会。然后，在病情得到控制和稳定的基础上，再根据微生物学诊断选用敏感性高、抗菌力强的窄谱抗生素，以避免久应用碳氢霉烯类抗生素引发的菌群失调和二重感染。其意义在于及时换用碳氢霉烯类抗生素，使危重感染得到及时、有效的治疗，从而使病情呈现逆转，继之在保全生命的前提下，在后续治疗中根据微生物学诊断，即细菌培养和药敏试验选择针对性较强的窄谱抗生素，以便使后续治疗有效，最终得以治愈。

值得注意的是，在原用抗生素未能奏效且病情不允许逐步提升抗生素档次的情况下，为求保全生命，而立即提升到碳氢霉烯类的做法，与对新入院的危重患者直接采用碳氢霉烯类抗生素的做法相比，有本质的不同。

（五）有针对性地用药

实验室诊断报告一旦明确感染病原菌及其药敏试验结果，临床上就应该及时调整抗菌治疗，停用广谱抗生素，改用对病原菌敏感的窄谱抗生素。既保证抗菌治疗延续有效，又避免广谱抗生素连续应用所带来的诸多弊病，如菌群失调、毒副作用、耐药等问题。同时，从接替广谱抗生素的角度，说明了降阶梯疗法的全部概念和内容。也从另一个方面起到制止滥用抗生素的流弊的积极作用和遏制滥用抗生素所带来的不良后果。

实验室诊断的科学性不容置疑，但并非毫无问题。关键是标本采集要严格遵守无菌技术和条件，以确保标本不受污染。特别是进行血培养，特大面积深度烧伤几乎难以寻觅适当的采血部位，通常不得已只能经焦痂穿刺采血，尽管穿刺点经过严格消毒，仍难以保证操作绝对无菌。因焦痂看似完整，但焦痂下却有细菌。随着病程推移，焦痂下细菌计数可以达到很高的程度。如果病程稍久，焦痂下坏死组织呈现溶解，穿刺针有可能经过脓腔，所获血标本会因此受到污染，致使血培养的结果不可靠。不仅如此，穿刺采血后压迫穿刺点止血的动作很可能将局部炎性渗液或脓液挤压进入经过穿刺的血管，从而引发血行传播的全身性或系统性感染。

（六）单一和联合用药

1. 单一用药

单一用药指应用单一敏感抗生素，有针对性地防治感染。一般多强调大剂量用药，以确保感染防治有效，有比喻以"重锤猛击"，比较形象。如果做到选药得当，剂量足以有效抗菌，感染自当控制。这是合理应用抗生素中的关键内容，应该说是临床追求的最好的方式和目标。

2. 联合用药

临床感染严重时，为使感染得到及时和有效控制，考虑单一用药的作用可能还不够，有必要采取联合用药。目的在于争取联合用药下的协同作用，起码要达到累加作用，即确保抗菌活力得到增强，使得严重感染能够得到有效控制。但若选药不妥或组合不当，便会产生拮抗作用，结果不仅抗菌作用得不到增强，却反而会遭到削弱。拮抗作用的效果与联合用药的目的相悖，可以说是南辕北辙。为此，临床采用联合用药必须尊重理论基础，以防出现弊端，欲速不达。

另外，联合用药以二联为宜，特殊情况或交替阶段可以在增添抗生素时，暂时保留原用的抗生素，形成短时间的三联。临床往往由于病情重笃或经验不足，特别是有关联合用药的理论认识不足，致使用药不规范。遇有临床治疗效果不够明显时，往往会盲目增加抗生素的品种，形成四联，甚至五联用药。这种不良倾向，既往较为常见，如今虽然有所减少，但尚未杜绝。

（七）同类抗生素不得联合应用

同类抗生素共属一个大家族，具有类似的结构和功能。同类抗生素联合用药不大可能获得更好的抗菌疗效，相反，其毒副作用会叠加增强，负面影响不可低估。因此，同类抗生素不得联合应用。

（八）毒副作用相同的抗生素不得联合应用

目的性不明确的组合抗生素未必能够增强抗菌功效，却可以增加毒副作用，其负面影响不可低估。特别是对重要脏器毒副作用相同的抗生素，如肾毒性抗生素，不得合用，即氨基糖苷类抗生素和糖肽类抗生素不得合用。

（九）发挥老抗生素的作用

耐药的问题促使抗生素学快速发展，抗生素的类别和品种增多。在新抗生素不断研发问世的同时，老抗生素逐步退出历史舞台。人世间客观事物的发展遵循着类似的规律，新抗生素问世，老抗生素被替换，理所当然。然而，对老抗生素不仅要肯定其历史作用，还应该重视老抗生素在退休后发挥余热。即在临床上，还要在一定范围内和某些情况下继续发挥老抗生素在感染防治中的作用。

青霉素是最老的抗生素，但对链球菌比较敏感。虽然肺炎链球菌已存在耐药问题，但对大多数链球菌来说，青霉素依然有效。所以在溶血性和草绿色链球菌感染的防治方面，还应该继续使用青霉素。

多黏菌素曾经是对抗铜绿假单胞菌的特效抗生素，在头孢菌素系列的快速发展中，第三、四代头孢菌素和碳氢霉烯类等抗生素取代了多黏菌素的地位。然而，面临头孢菌素和碳氢霉烯类等抗生素的耐药问题，促使考虑再度使用多黏菌素的可能。起码说，在上述当前经常应用的抗生素呈现多重耐药问题时，应用多黏菌素还会发挥应有的抗菌作用。

（十）计划使用抗生素

有关抗生素的耐药问题的规律性研究提示，病原菌对抗生素耐药总的说是可逆的。抗生素在退出临床应用后，其耐药问题会逐步得到缓解。一般来说，抗生素在退出临床应用3个月，耐药问题就会有所减轻；退出应用半年，耐药问题就会有明显缓解；停用一年，就有可能基本上恢复其抗菌活性。

有计划地组织抗生素临床应用，使得每种抗生素都能在临床应用一个时期后得到阶段性地休整，抗生素的耐药问题就会因轮流休整而被处于控制或掌握之中，医院感染问题自然就有所缓解和好转，不会像耐药病原菌交叉感染失控时那样难以驾驭和对付。

医院感染监控机构应该重视制订严密的管理方案，提出抗生素临床应用的阶段性轮换计划。有关方案和计划的设置和实施会有助于缓解抗生素耐药问题的发展，有利于解决医院感染救治中的疑难问题。

（十一）掌握和运用药学知识

在实施合理应用抗生素的过程中，必须重视累积和掌握学科知识与提高和深化学术造诣。从事烧伤外科临床工作的同道，除去熟知烧伤外科学术领域的知识之外，还必须掌握一定的药学知识。在针对烧伤感染临床实际病情进行预防性治疗中，在合理选用抗生素的过程中，应该考虑抗生素的药代动力学和药效学（PK/PD 参数），如 $T>\mathrm{MIC}$、$\mathrm{AUC/MIC}$、$C_{\max}/\mathrm{MIC}$。并且要注意在选用有效抗生素的同时，尽量注意防止和避免发生毒副作用，特别应该注重选用对病原菌敏感度高和释放内毒素少的抗生素。做到充分和最大限度地发挥抗生素抗菌治疗的积极作用，同时也要最大限度地避免抗生素的毒副作用，尤其是在治疗有效中从被消灭病原菌中释放出的内毒素。简言之，就是要在实施抗生素治疗时，从不同角度注意和做到扬其长而避其短。有关内毒素释放过多的问题，可以引发内毒素血症，并导致因内毒素性休克而死亡。这种抗菌治疗有效患者却依然死亡的既往教训很多，特此着重提示，提请临床重视和注意。

（十二）禁止外用抗生素

外用抗菌治疗应该采用外用抗菌药物，而不应采用全身性抗生素。原因有二，一是外用抗生素容易致敏；二是容易引发病原菌耐药。对此，临床却有不同认识，观点也有所分歧。因而，禁止外用抗生素的约束显得不够有力，不断受到冲击。不仅日常治疗在外用抗生素，而且每当有新抗生素问世时，就会有人从所谓的创新的角度把新上市的抗生素外用于局部创面。这不仅对维护抗生素的临床疗效而提出的合理用药是个干扰，而且还会促使新抗生素过早呈现耐药。有关不良做法笔者多次呼吁，抗生素学术界更是不断提出警示，然而屡禁不止，甚堪担忧。

上述两个原因被质疑，理由是全身应用抗生素同样要通过血循环达到体表，只不过外用更加直接。仅此认为外用有致敏和耐药问题，很难有说服力。尽管对有关观点分歧，学术界也没有做出确切的解答，但禁止外用抗生素的规范要求依然受到重视。国际抗生素学术界对此坚持原则，维护合理应用抗生素的基本法则。原因不外乎是，外用药要比全身用药广泛得多，药物用量会因此明显加大。产生毒副作用的机会显然大幅度增加，耐药问题自然趋向失控和严重。应该说这是值得十分重视的原则问题，我国烧伤外科学术界应该做出更加积极和明确的反应。

禁止二字比较绝对，没有商量余地，但客观实际是相对的，因为临床也确有需要。为此，学术界认为凡属因毒副作用而被从全身用药中淘汰下来的抗生素，可以允许外用，因为即便出现负面影响也不致影响抗生素的全身性应用和治疗。但对适合全身应用的抗生素来说，外用仍在被严格禁止之列。

至于临床面临的特殊情况，比如严重的局部创面感染、全身情况不允许手术的创面脓毒症或可以手术要确保手术成功和安全，应急外用抗生素还是不得已或可以考虑的。问题是偶尔为之的权宜之计，不可轻易地经常采用，更不可把对特殊病情需要的应急处理常规化和扩大化。然而，抗生素的外用剂型的商品化却在悄悄增加，说明监控机制不仅应该作用于临床科室用药，而且还应该体现在医药管理机构，制定切实可行的外用抗菌药物的申报和审批机制与管理条例。

临床外用抗生素应该在药物剂型和浓度、施用范围和面积、用药方法和次数等方面给予充分注意和重视，目的是防止抗生素经局部创面吸收过多，引发毒副作用。文献上对烧伤外用抗生素引发的过敏反应和脏器功能损害时有报道，值得注意。

三、临 床 用 药

（一）浅度烧伤早期

1. 基本观点

中小面积的浅Ⅱ度烧伤，在比较理想的早期处理和良好的全身治疗情况的前提下，局部创面完全可以获得一期愈合，因而没有应用抗菌药物进行防治的必要。换句话说，如果情况不够理想，则另当别论。比如入院不够及时、未能获得正规早期处理的中小面积Ⅱ度烧伤，或面部、外阴与臀部等容易受到污染的创面，可以允许外用抗菌药物。

如果还存在防治全身性感染的需要，或许尚可考虑应用全身性抗生素。大面积浅Ⅱ度烧伤，尤其是特大面积者，由于存在早期休克和可能伴随的吸入性损伤的问题，不仅创面污染的机会较多，而且尚有复苏液体和呼吸功能治疗等问题，临床救治要求从严，感染防治要求的总体原则不变。但因临床问题比较复杂，影响因素较多，加以医源性因素的存在，有关指征则可以考虑适当放宽。

2. 外用抗菌药物

外用抗菌药物品种较多，临床上允许有选择的自由度。就浅Ⅱ度烧伤外用抗菌药物来说，采用磺胺嘧啶银和（或）磺胺嘧啶锌与磺胺嘧啶铈的单方或复方霜剂比较适合。尽管临床应用磺胺嘧啶银将近半个世纪，且较早呈现耐药问题，但耐药率并没有持续升高。因此，目前烧伤临床尚在应用，在防治浅Ⅱ度烧伤感染方面还有一定作用。

要指出和强调的是，磺胺嘧啶银要用得早，重在防治。若来院较迟，已经有明显的感染，特别是严重感染，就不适用，而应该选用抗菌能力强的抗菌药物，如诺氯沙星银和对组织有一定穿透力的外用抗菌药物如磺胺米隆。

3. 全身性抗生素

浅Ⅱ度烧伤在原则上并不主张应用全身性抗生素。早期感染主要属于社区感染，一般多考虑皮肤带菌和环境污染所致，临床主要针对社区球菌感染的病原菌，即葡萄球菌和链球菌。由于葡萄球菌早已广泛耐药，所谓针对球菌主要指的是链球菌，以采用青霉素为妥，也可以考虑应用第二代头孢菌素，如头孢拉定。

仅从应用青霉素的角度来考虑，也有两种截然不同的认识。一种是，葡萄球菌早已对青霉素呈现广泛耐药，采用青霉素预防葡萄球菌感染已经不起作用；在链球菌中，除去肺炎链球菌已呈耐药之外，余者尚属敏感，且因环境中链球菌较多，值得一防。另一种是，既然除肺炎链球菌以外的链球菌对青霉素依然敏感，由于感染率不高，发生感染再治不迟，根本没有必要把青霉素用于预防。有关分歧，各持己见。好在问题的严重性不很大，如何认识和处理，只得见仁见智，按照具体情况决定。

（二）深度烧伤早期

1. 基本观点

深度烧伤由于存在坏死组织，构成感染温床，感染问题在所难免。然而，深度烧伤由于致伤因素较强，体表微生物多已消灭殆尽，若伤后局部污染不明显，早期处理比较及时，清创和处理均比较理想，严格地说，也没有进行早期抗菌防治的必要。从深度烧伤创面发生感染的影响和后果来看，可以考虑对感染温床采取防治措施。然而，不论外用抗菌药物还是全身性抗生素的应用都必须遵从用药指征。

2. 外用抗菌药物

作为对感染温床的处理或对局部感染的防治，深度烧伤创面外用抗菌药物还是有适应证的。深度烧伤创面均存在或多或少的坏死真皮组织，局部外用治疗的药物必须具备对焦痂的穿透力。问题是临床上常不加分析地普遍采用磺胺嘧啶银和（或）磺胺嘧啶锌与磺胺嘧啶铈的单方或复方霜剂，值得分析和注意。

对早期处理比较及时和清创比较理想的深度烧伤创面，局部施用上述磺胺嘧啶银等单方或复方霜剂尚且可以考虑。但若早期处理不够及时，而且局部清创也不够理想，难免会有病原菌深入到坏死组织之中，甚至会穿透焦痂形成痂下感染，对焦痂不具有穿透力的磺胺嘧啶类的外用抗菌药物就难以发挥对局部感染的防治作用，此时外用抗菌防治应该选用对焦痂具有穿透力的抗菌药物，即磺胺米隆霜剂。

由于磺胺米隆还具有对碳酸酐酶的抑制作用，若用药浓度过高、换药次数过多、使用创面面积过大，则经创面吸收的磺胺米隆就会过多，并进而引发代谢性酸中毒。故对大面积烧伤和儿童烧伤均应特别注意。

3. 全身性抗生素

由于大面积深度烧伤，尤其是特大面积深度烧伤，局部外用抗菌治疗受到一定限制，而且疗效也会受到一定影响，临床就会更多依赖于全身性抗生素防治。因为大面积烧伤，除去外界污染创面之外，自身污染的机会很难避免，尤其是交叉感染后果的严重性更值得注意和重视；加上这类严重烧伤或多或少存在休克期度过不平稳的问题，全身免疫功能不同程度地受到损害；不仅如此，还在某种程度上存在内源性和医源性感染的问题，因此，除去伤情并非十分严重和早期处理及时到位与全身和局部条件均比较理想之外，采用全身性抗生素进行防治，还是有一定指征的。但常规进行全身性抗生素防治，特别是一次到位采用顶级广谱抗生素防治，从原则和理论上看，都绝对说不通。

选药宜从第二代头孢菌素开始，一般最多用到第三代头孢菌素。只有面临对脓毒症的防治时，采用降阶梯疗法。换句话说，碳氢霉烯类抗生素临床应用的指征是脓毒症和创面脓毒症的防治，不能轻率地常规用于预防。

（三）感染创面

烧伤感染创面的临床防治，局部外用治疗原则上同上述情况和方法一致。不论局部还是全身用药均应在临床判断的基础上，根据微生物学诊断中的培养和药敏结果，选用药物和调整治疗。

应该重视局部换药、促进渗出液和脓性分泌物的引流以及坏死组织的清创，更应该不失时机地实行手术治疗，争取尽快封闭创面，从根本上解决感染来源的问题。除去局部处理和抗菌治疗之外，全身治疗也不可忽视，否则，全身免疫功能减退，单凭抗菌药物难以奏效。清创和手术也会促使局部感染的扩散和入侵，形成脓毒症，对此必须予以充分重视和注意。

值得提出的问题是，临床上由于盲目依赖全身性抗生素防治的观点，有依于应用顶级广谱抗生素进行防治的保险思想。这种保险做法会产生轻视微生物学诊断的倾向，会错误地认为抗生素用到了头，实验室微生物学检查就没有作用和意义。对此，需要对有关错误认识和做法给予警示和限制。

（四）脓毒症

烧伤创面感染加重会迅速扩散，致使全身表现严重感染征象，创面加深形成出血坏死性的感染病灶，创周呈现炎症表现并有散在出血坏死斑，即呈现施华斯曼反应。病原菌和毒素入侵，呈现反映严重感染的全身炎症表现。因局部感染形成的创面脓毒症或脓毒症，临床病情往往会迅速发展，治疗难度很大，救治效果较差。在有效抗菌治疗中，病原菌在死亡过程中会释放出内毒素。一般抗菌疗效好，就会出现病原菌大量死亡，释出大量内毒素，引发严重的内毒素血症，更为严重的还会促成中毒性休克，危及生命安全，因此要注意选用释放内毒素较少的抗生素。

临床上应该做到全身用药和局部治疗并重，重点应该放在从源头上制止病原菌和毒素继续入侵。具体做法就是实施有效局部和全身抗菌治疗，支持全身营养代谢和免疫功能，维护系统器官功能和生命安全。

1. 抗菌治疗

创面脓毒症和脓毒症均为病原菌和（或）毒素入侵血循环引起的全身性感染，必须对病原菌采取有效抗菌治疗。血标本和感染病灶局部标本送痂下细菌和真菌培养至关重要，并以药物敏感试验结果指导和选用有效抗生素。细菌培养以 3 次阳性结果为可靠，但临床抗菌治疗不能等待，革兰阴性菌感染可以在原有抗菌治疗的基础上实行降阶梯疗法，然后根据微生物学诊断更改和调整全身性抗生素应用；革兰阳性菌感染则应考虑万古霉素、去甲万古霉素、替考拉宁或利奈唑胺。烧伤 10d 以后，特别是两周左右或更迟发生的感染，应该充分重视久用广谱抗生素后引发的菌群失调，特别是真菌感染的问题。深部组织感染还应该重视局部活检组织条真菌培养。

2. 病灶性手术治疗

感染病灶性创面的外科处理非常重要，是脓毒症救治的关键。如果不从源头杜绝病原菌的入侵，要单凭抗生素迅速和彻底控制和治愈脓毒症，往往是徒劳的。为此，在总体救治中，必须着眼于从根本上控制病情发展，创造确保治愈的希望和前景。全身性抗生素的应用既是治疗也是病灶性创面外科手术的围术期处理和用药，以确保全面治疗有效和成功。围术期用药还包括对全身情况的防治和调整，以确保在危重病情下能够承担麻醉和手术，保障手术治疗安全。

值得特别强调的是对病灶性感染创面的认定，只有准确认定才能确保手术治疗能够彻底清除病灶和杜绝感染扩散和入侵的源头，这对手术治疗是否成功具有关键性的作用和意义。否则，手术不彻底，还有病灶性创面遗留，感染扩散和入侵源头依然存在；再加上手术和麻醉的负担，病情不仅难以逆转，反而会继续加重，导致结果事与愿违。对此，临床救治必须尽量考虑周全，切不可掉以轻心。

3. 连续性血液净化治疗

连续性血液净化治疗是治疗脓毒症和内毒素血症的辅助治疗措施,主要通过净化治疗的滤过功能清除毒素和依靠柱微球的吸附作用吸附毒素,来达到对脓毒症的治疗目的。不仅如此,还通过滤过、净化的功能维护机体内环境稳定,为危重患者确保生命安全和治疗有效提供可靠保障。

（五）化脓性静脉炎

在严重烧伤的病程中,静脉炎是比较常见的并发症。通常容易见到的是周围静脉的化学性静脉炎,多因临床治疗通过静脉输液通道输入刺激性比较大的药物引起。化脓性静脉炎往往发生在设置静脉导管的静脉段,特别是经烧伤创面放置的导管,由于操作过程难以做到严格无菌,感染的发生率比较高,加上严重烧伤临床长期输液和静脉用药较多,发病原因与医疗护理有关,故属于烧伤外科医源性感染性并发症。

由于化脓性静脉炎局部常会形成感染性血栓,故也称为化脓性血栓性静脉炎。因感染病灶就在血管的管腔内,病原菌很容易通过血循环系统进行传播;感染性血栓脱落形成感染性栓子,也会经血循环系统散布到全身各部,形成远位感染。

化脓性血栓性静脉炎的影响和后果均十分严重,能够直接威胁生命安全。为此,临床上多强调定时更换设置静脉导管的部位,以便总体控制和限制导管滞留时间,避免发生这一可能会导致严重后果的并发症。然而,大面积烧伤,尤其是特大面积深度烧伤,体表静脉损毁殆尽,选择周围静脉通道十分困难,定期更换静脉通道的设想可以理解,但实际运作却很困难。特别是随着时间的推移,焦痂下的细菌量会逐步增加,经过创面更换静脉导管难以避免或杜绝置管静脉的化脓性感染。

为此,建议合理地和有计划地使用静脉通道,既保证静脉输液和给药渠道通畅,又不致引发这一严重感染性并发症。笔者曾接手抢救肢体大静脉近端均已切开插管的特大面积深度烧伤,手术中仅在前臂焦痂下找到一段长约 3cm 的浅静脉段,在严格无菌技术下,建立了静脉通道。在保证手术顺利的前提下,逐一拔除原设置的深部导管,仅留这一处在手术中放置的浅静脉导管,一直维持使用了一个月,保证了救治成功。可见能否防止导管感染的关键并不完全在于缩短置管时间,合理与计划使用静脉通道十分重要。特别是重视导管设置的无菌技术操作,以及置管后的局部处理和护理,更是至关重要。上述个别成功经验,在于笔者当时深知这一导管放置的重要性。为此,这一操作由笔者亲自实施,严格消毒和无菌操作,每一步骤,每个动作,都十分注意,因而获得成功。看来,严格和认真才是至关重要的。一例成功没有统计学意义,却破除了必须定时换管的共识和迷信。这里无意否定换管的做法,而是说,在置管条件十分困难的情况下,只要认真、严格重视消毒和无菌技术,还是有机会争取确保静脉通道长时间成功和有效的。

化脓性静脉炎会经过静脉通道不断向血循环播散病原菌和散落的脓性栓子,构成血行播散型的全身性感染,导致医源性脓毒症。临床遇有连续血培养阳性,拟诊脓毒症时,必须排除导管性化脓性静脉炎诱发脓毒症的原因。所获血培养阳性病原菌与静脉导管部位的局部细菌培养结果一致,则可明确脓毒症的诱因为导管性化脓性静脉炎。治疗中除有针对性地采用有效抗生素之外,拔除诱发脓毒症的化脓性静脉炎部位的导管更是十分关键。有 3 点提示,必须特别注意:一是在拔管时,要注意经导管抽吸血,以防感染性栓子脱落,血标本还可以送微生物学检测；二是深部静脉插管的感染源很可能是真菌，必须重视针对真菌的微生物学检测和抗真菌药物的应用；三是遇有脓栓形成的情况下，必须切除感染段的静脉。有鉴于此，要尽量避免在肢体近心端大静脉的尽头置管，以防万一发生化脓性血栓性静脉炎时，难以或无法切除有感染的静脉段。一旦面临这一尴尬局面，强力吸引感染性脓栓和经此通道滴注有效抗生素至关重要。

（六）吸入性损伤

吸入性损伤既是体内又是和外界相通的黏膜上皮和组织细胞的损伤。呼吸道和肺泡的面积非常大，其总体面积在成人如同一个网球场，损伤引起的影响与后果不可低估。吸入性损伤常见的致伤原因主要是蒸汽的热力和烟雾中的化学物质。烟雾引发的吸入性损伤实为呼吸道和肺组织的化学性损伤，且常伴有化学物质吸收中毒。吸入性损伤会影响呼吸功能，会因呼吸道阻塞引发窒息，也可因损伤本身和并发感染造成呼吸衰竭而导致死亡。

复合伤，如颅脑脊柱损伤、胸壁损伤、爆震伤等，均会给肺部带来附加损伤，进一步损害肺部功能，加重病情和救治难度。严重烧伤的临床救治也会影响肺部功能，如复苏补液过多，体液超负荷，会并发肺水肿和心肺功能异常。吸入性损伤的治疗和严重烧伤临床救治密切相关，需要对烧伤临床有比较系统的了解和全面的认识。在临床救治中，要在总体部署中有计划地和统筹地安排好呼吸功能的支持疗法。

由于呼吸道与肺组织与外界相通，污染机会难免。严重烧伤长期卧床，肺部容易发生坠积性肺炎，还可因伴有胃肠功能紊乱和吞咽障碍引发呕吐和误吸，导致胃内容反流，进而引发呼吸道和肺部感染。吸入性损伤诱发的呼吸道和肺部感染也是烧伤感染的组成部分，不仅如此，还会经严重肺部感染病灶入侵，形成全身性感染。

烧伤并发肺部感染多与吸入性损伤有关。呼吸道和肺部感染与住院时间较久、长时间使用人工通气等因素有关。一般入院后在早期发生的感染多属于社区感染，在后续病程中并发的感染则属于医院感染。

对吸入性损伤应该充分重视呼吸道的管理和呼吸功能的维护。医疗和护理并重，对呼吸道和肺部感染救治的影响和意义非常重要。就感染的防治来说，原则上应该与烧伤感染防治的情况和要求一致，即伤后早期并无预防性应用全身性抗生素的适应证和必要。临床用药指征应该基于呼吸道和肺部的病史、体征以及影像学诊断，比如反流和误吸、呼吸运动的改变、胸部体征、影像学和超声检查发现等，尤其是影像学检查结果对肺部感染诊断的重要性要给予充分重视。

呼吸道分泌物和痰培养应该受到重视，但不能排除标本受口咽部污染的影响。呼吸机和麻醉机相关的肺部感染，应该重视气管冲洗液和支气管镜下吸引所获得分泌物的培养和药敏试验，具有重要的微生物学诊断价值。

抗生素使用原则基本一致。吸入性损伤引发或病程中并发的肺部感染属于医院感染，抗生素治疗的档次应该给予充分考虑。革兰阴性菌感染应该采用广谱抗生素，考虑第三代头孢菌素，必要时按照降阶梯疗法处理。革兰阳性菌感染则应考虑万古霉素、去甲万古霉素、替考拉宁或利奈唑胺。

按照临床诊断和微生物学检测结果针对感染病原菌选用敏感抗生素是一项基本原则。用药的策略遵从不失时机地以流行病学调查为基础开始经验用药和以微生物学诊断为依据的科学用药。

针对严重肺部感染和危重病情，经验用药可采用降阶梯疗法，必要时组织联合用药，相应考虑和重视毒副作用，计划轮替使用，抵制滥用抗生素的弊端。在临床应用中，药物剂量、给药途径、用药时间均应充分注意。

四、常见病原菌抗生素防治原则和策略

（一）鲍曼不动杆菌

鲍曼不动杆菌广泛存在于自然界，为条件致病菌，是医院感染的重要病原菌。对抗生素的耐药问题发展较快，耐药性逐步增加。对第三代，甚至第四代头孢菌素的耐药率达 63.0%～89.9%；对氨基糖苷类和环丙沙星的耐药率达 96.3%。耐药机制为产 ESBIS、AmpC 酶、金属酶、OXA 型酶。有质粒介导或染色体介导。编码核糖体蛋白质的基因突变引发结构改变，编码孔道蛋白质基因突变致使抗生素不能渗透。产钝化酶不能对抗核糖体的功能。

抗生素在烧伤外科临床的广泛应用，致使病原菌不断发生变迁。鲍曼不动杆菌成为当前烧伤外科临床诱发医院感染最常见的病原菌之一，在很多烧伤外科引发医院感染的病原菌中排名第一。由于鲍曼不动杆菌对抗生素的耐药性发展较快，已经构成当前烧伤感染救治的重要问题之一。

防治鲍曼不动杆菌感染可以选用的抗生素主要为碳氢霉烯类。对耐碳氢霉烯类的鲍曼不动杆菌可以选用抗生素与酶抑制剂的复方，如氨苄西林与舒巴坦复方、舒哌酮（头孢哌酮与舒巴坦复方），也可考虑采用多黏菌素 B、替加环素，或用氟喹诺酮类。

国内资料认为舒哌酮对鲍曼不动杆菌最为敏感，可能是最为有效的防治用药，值得重视和参考，并在临床实际运用中进行验证。

针对鲍曼不动杆菌引发的严重感染，可能有效的联合用药有碳氢霉烯类加氨基糖苷与利福平、多黏菌素 B 加碳氢霉烯类与利福平、他唑西林或头孢他啶加氨基糖苷，临床可以考虑采用。

此外，尚可考虑应用米诺环素、多西环素来防治鲍曼不动杆菌感染。

（二）嗜麦芽窄食单胞菌

嗜麦芽窄食单胞菌属于黄单胞菌目的黄单胞菌科，又名嗜麦芽黄单胞菌，为专性需氧非发酵革兰阴性杆菌，是常见的条件致病菌，在临床引发感染的重要性仅次于铜绿假单胞菌和鲍曼不动杆菌。

耐药机制为外膜的通透性较低，抗生素不容易渗透。还可以产生多种 β- 内酰胺酶，如青霉素酶、头孢菌素 L2 酶、金属锌酶等。对 β- 内酰胺类、碳氢霉烯类、氨基糖苷类、喹诺酮类抗生素都耐药。由于耐药问题严重，临床防治难度较大，临床用药应该尽量按照微生物学检测结果选用敏感抗生素。

可选用的抗生素有舒哌酮（头孢哌酮与舒巴坦复方）、复方替卡西林（替卡西林与克拉维酸复方）、头孢他啶、多西环素、米诺环素、氟喹诺酮、SMZ-TMP。

（三）洋葱伯克霍尔德菌

洋葱伯克霍尔德菌属于假单胞菌属，是医院感染的病原菌之一，对很多抗生素呈天然耐药。

洋葱伯克霍尔德菌感染临床可用头孢他啶、碳氢霉烯类、SMZ-TMP、氟喹诺酮类、多西环素、米诺环素。

（四）铜绿假单胞菌

铜绿假单胞菌曾用名绿脓杆菌，属于假单胞菌属，为条件致病菌，是医院感染最常见的病原菌之一。其生物习性决定与烧伤外科关系密切，是烧伤外科临床常见感染的主要病原菌之一。

铜绿假单胞菌的耐药机制为能够产生多种 β- 内酰胺酶；能够改变外膜的渗透性；具有主动泵出系统；形成生物膜。

可以选用的抗生素比较多，头孢菌素系列有头孢他啶、头孢哌酮、头孢吡肟；青霉素系列有哌拉西林、阿洛西林；复方有他唑西林（哌拉西林和他唑巴坦）、复方替卡西林（替卡西林和克拉维酸）、舒哌酮（头孢哌酮和舒巴坦）；碳氢霉烯类的亚胺培南、美洛培南、帕尼培南；单环类的氨曲南；氨基糖苷类有庆大霉素、妥布霉素、阿米卡星、异帕米星；氟喹诺酮类的环丙沙星、左旋氧氟沙星。

虽然可选用的范围比较大，但耐药问题也很突出。届时可以考虑搁置已久的多烯类的多黏菌素 B、环丙沙星、氨基糖苷。体外试验证实有效的有氨曲南、头孢他啶、他唑西林或头孢他啶与氨基糖苷。

国内资料提示，舒哌酮的抑菌水平最高。

（五）肠杆菌

对产 ESBL 的肠杆菌科可以选用第三代头孢菌素和氨曲南，还可以采用碳氢霉烯类、头孢吡肟。头孢类与酶抑制剂复方体外测定具有抗菌活性，然而动物实验效果较差。氟喹诺酮可能部分有效。

对产碳青霉烯酶、ESBLs 耐药谱较广的肺炎克雷伯菌，可采用多黏菌素 B、替加环素；有时还可以采用多西环素和氨基糖苷类，可能有效。

（六）肠球菌

肠球菌具有较厚的细胞壁，形成固有耐药，尚有获得耐药。对抗生素的耐药机制多样。

临床常见感染的有粪肠球菌和屎肠球菌，发病率前者占 85%～95%，后者占 5%～10%。

可以首选采用青霉素或氨苄西林，全身感染可考虑与氨基糖苷类合用。对耐药的肠球菌可以采用氨苄西林与舒巴坦复方。对青霉素过敏的可以采用糖肽类，必要时可以联合应用磷霉素或利福平。对糖肽类过敏的可以采用利奈唑胺、达拉霉素、替加环素。

头孢菌素对肠球菌无效。

（七）葡萄球菌

不产青霉素酶的葡萄球菌非常少，即对青霉素依然敏感的葡萄球菌非常少。对产青霉素酶的葡萄球菌可以采用耐酶的青霉素或第一代头孢菌素，以及与酶抑制剂的复方。

对 MRSA 和 MRCN 可以选用糖肽类、利奈唑胺、达拉霉素，必要时，可以联合应用糖肽类和利福平，也可将糖肽类与磷霉素联合应用。

糖肽类与氨基糖苷类不得联合应用，因为可致肾功能损害；也不能将万古霉素与利奈唑胺联合应用，因体外试验证实有拮抗作用。

（八）真菌

念珠菌是烧伤真菌全身性感染常见的病原菌，尤其是血行播散性霉菌病，多以临床高热为特征。烧伤临床应该重视血标本和局部创面标本的采集，接种萨布罗琼脂培养。局部深度创面也会并发严重真菌感染，常见的有曲菌和毛霉菌，深度烧伤创面还需要重视采集组织条，进行培养和病理检查。隐球菌多通过呼吸道和肺部入侵，标本采集应避免污染，以支气管镜下采样和灌洗液送检较为可靠，临床诊断尤应重视影像学检查。

针对真菌感染的临床防治用药，以下提供参考。

（1）念珠菌感染：严重烧伤，特别是特大面积深度烧伤，由于全身免疫功能低下和持续过多应用广谱抗生素或多种抗生素联合应用，会引发菌群失调和二重感染，肠道常驻念珠菌可以入侵，通过血循环进行播散；深部静脉导管尖端诱发的白色念珠菌栓子可以引起血行播散。临床常见白色念珠菌引起的血行播散性霉菌病，防治有一定难度，病死率较高。

（2）曲菌感染：深度烧伤真菌感染多由曲菌引起，对深部组织入侵造成继发性坏死。应重视组织条活检接种萨布罗琼脂培养。

（3）毛霉菌感染：毛霉菌感染多发生于面部烧伤创面，容易入侵深部组织，破坏骨质，侵犯动脉，可以引发颅内感染，病死率较高。

（4）隐球菌感染：隐球菌多从呼吸道进犯，形成呼吸道和肺部感染，继续入侵可致严重后果。临床诊断多依靠附诊手段进行确诊。

五、临床观点

原则是必须严格遵守的，方法是可以灵活运用的。普遍规律可以广泛应用，狭隘经验不得肆意推广。医学理论可以指导临床实践，局部实践成功并不都能够上升为理论。真理跨越一步就会是错误。

（葛绳德）

六、常用抗生素

（一）青霉素类

青霉素是开创抗生素学的第一个抗生素。在研制成功青霉素母核 6- 氨基青霉素烷酸（6-APA）以后，半合成青霉素发展较快，形成青霉素类，是第一个抗生素家族，品种较多，历史悠久，在烧伤感染的防治中发挥了较大的作用，影响较大。

由于青霉素是第一个问世的抗生素，耐药问题也最先呈现，很多品种已经因耐药问题而退出临床应用。

青霉素常量治疗，主要针对革兰阳性球菌。由于葡萄球菌耐药问题突出，青霉素早已退出防治用药。肺炎链球菌也已经呈现耐药，而对其他链球菌却依然敏感，作为老药的青霉素，目前主要用于除肺炎链球菌以外的链球菌感染，在临床上依然有可以继续发挥作用的余地。

链球菌在环境中较为常见，应重视引发感染的可能性，尤其是在烧伤外科，链球菌引发的创面感染会影响上皮修复和移植皮片成活。为此，临床上常作为烧伤围术期用药，而且还用于受皮创面以确保移植皮片成活和手术成功。

在革兰阴性杆菌感染的临床防治中，目前可以被选用的抗生素较多。在头孢菌素研发之前，采用超大剂量青霉素曾被证实也有防治效果。青霉素除过敏性休克和剥脱性皮炎以外，一般毒性较低，加上价格便宜，可以允许超大剂量使用，边远地区和基层单位遇有临床危重感染救治需要，不妨可以采用，以解燃眉之急。

对革兰阳性球菌和革兰阴性杆菌均有效的广谱青霉素有氨苄西林、阿莫西林、普卡西林和哌拉西林，其中后二者还对铜绿假单胞菌和厌氧菌具有抗菌作用。

能产生 ESBL 的病原菌可以使青霉素类抗生素失效，与 β- 内酰胺酶抑制剂形成复方，便可以维护青霉素类抗生素的抗菌作用。常用的青霉素类抗生素和 β- 内酰胺酶抑制剂的复方有氨苄西林和舒巴坦、阿莫西林和克拉维酸、哌拉西林和他唑巴坦。

（二）头孢菌素类

头孢菌素研制成功后，由于合成了头孢菌素母核 7- 氨基头孢菌素烷酸（7-ACA），很快研制成功很多产品，构成头孢菌素类，成为继青霉素类之后又一系列抗生素家族，新的品种陆续增多，至今已到第四代产品。

（1）第一代头孢菌素：抗菌谱较广，有轻度肾毒性。对革兰阳性球菌的抗菌作用较强，而对革兰阴性杆菌的抗菌作用较弱，对铜绿假单胞菌无效。临床常用头孢氨苄、头孢唑啉、头孢拉定，适用于外科感染的防治，符合轻度烧伤感染防治需要。

（2）第二代头孢菌素：抗菌谱比第一代头孢菌素还要广，对病原菌产生的灭活酶比较稳定，肾毒性比较小。对革兰阳性球菌的抗菌作用不如第一代，而对革兰阴性杆菌的抗菌作用较强，但对铜绿假单胞菌无效。临床常用的有头孢呋辛、头孢西丁、头孢美唑。

（3）第三代头孢菌素：抗菌谱更广，对病原菌的灭活酶的稳定性较第二代更好。基本上没有肾毒性，但属于氧头孢烯类的拉氧头孢会引发低凝血因子Ⅱ反应，有出血倾向或接受抗凝治疗的患者应该慎用。临床常用头孢噻肟、头孢哌酮、头孢他啶、拉氧头孢，其中头孢哌酮和头孢他啶对铜绿假单胞菌具有较强的抗菌活性，在烧伤外科感染的临床防治中具有一定作用和地位。

（4）第四代头孢菌素：在第三代头孢菌素结构的基础上发展而成，即在母核 7-ACA 的 C-3 位引入 C-3′ 季铵取代基，使抗菌机制发生变化，能够更快地穿透革兰阴性杆菌的外膜，对青霉素结合蛋白有更高的亲和力，对 β- 内酰胺酶更为稳定，对革兰阳性球菌也有更强的抗菌活性，因而获得较第三代头孢菌素更强的抗菌作用。临床常用的有头孢吡肟、头孢匹罗。

（三）其他 β- 内酰胺类抗生素

（1）单环类抗生素：单环类抗生素对 β- 内酰胺酶稳定，对革兰阴性杆菌有较强的抗菌活性，而对革兰阳性球菌的抗菌作用较弱。临床用于防治革兰阴性杆菌感染，对铜绿假单胞菌也有抗菌作用。由于极少引发过敏反应，临床多用于对青霉素类和头孢菌素类抗生素过敏的患者。

（2）碳氢霉烯类抗生素：碳氢霉烯类抗生素是已知抗生素中抗菌谱最广的，对革兰阳性球菌和革兰阴性杆菌均具有较强抗菌活性。对铜绿假单胞菌、肠球菌、绝大多数厌氧菌都有效。对多重耐药的病原菌，如产 C 类 β- 内酰胺酶的肠杆菌属，均有较强的抗菌活性。由于抗菌谱最广，容易引发菌群失调和二重感染。由于优点突出，临床上适用于防治危重感染病例，是经验用药降阶梯疗法应采用的抗生素。临床常用亚胺培南、美洛培南、帕尼培南。前者由于在肾小管内容易被脱氢肽酶灭活，因而需要和脱氢肽酶抑制剂西司他丁合用。泰能即亚胺培南和西司他丁复方。

作为抗菌谱最为广泛的有效抗生素，碳氢霉烯类是经验用药的首选抗生素，临床应用有效率达 90% 以上。但长期应用，不仅会引发耐药问题，而且更会产生多重耐药，值得临床注意和重视。如果能够做到按照降阶梯疗法的原则和方法应用，加上采用药动学和细菌生态学方面的监测，临床应用还比较安全有效。

（四）氨基糖苷类抗生素

氨基糖苷类抗生素为广谱抗生素，对革兰阳性球菌和革兰阴性杆菌均有较好的抗菌活性，对铜绿假单胞菌也有效，而厌氧菌天然耐药。庆大霉素由于应用较早，已呈明显耐药，临床已经较少使用。烧伤外科多不做全身用药，但有的单位在植皮手术后还当作外用药用于受皮区内层辅料。尚有妥布霉素、阿米卡星、奈替米星，其中妥布霉素的抗菌活性优于庆大霉素，而又以阿米卡星的抗菌活性最强，抗菌谱也最广。氨基糖苷类抗生素具有耳肾毒性，临床应用应多加注意，避免与其他具有肾毒性的药物同时使用，肾功能不全的患者不宜使用。奈替米星的肾毒性较低，是其优点。

（五）糖肽类抗生素

糖肽类抗生素为对抗革兰阳性球菌的窄谱抗生素，临床常用万古霉素和替考拉宁（壁霉素），二者作用相似，主要用以对抗 MRSA。虽然万古霉素已有耐药，却依然保持较高的敏感度，故仍以万古霉素的作用具有优势。糖肽类虽然对肠球菌也有效，但耐药率在增高。对抗厌氧难辨梭状芽孢杆菌有效。糖肽类抗生素有肾毒性，替考拉宁虽有肾毒性，但发生率较低。静脉用药对静脉壁有刺激作用，可以引发血栓性静脉炎，有时还会引发红人综合征，表现皮肤潮红、瘙痒和血压降低，值得临床注意和重视。

（六）林可霉素和克林霉素

林可霉素和克林霉素为窄谱抗生素，仅对革兰阳性球菌和杆菌具有较强的抗菌活性，且克林霉素的抗菌活性优于林可霉素。代谢过程经胆汁和肠道排出体外，会引起肠道菌群失调，从而引发伪膜性肠炎。体内分布偏向骨组织，骨组织中的高浓度有益于防治骨关节的化脓性感染。深度烧伤损及骨组织者，为防治骨组织的革兰阳性菌感染，可以考虑使用。

（七）喹诺酮类抗菌药物

早年曾用于临床的为萘啶酸，由于近期发展较快，品种增多，成为系列抗菌药物。第一代产品为萘啶酸，第二代为吡哌酸，但由于抗菌作用不够强和存在一定副作用，都已基本上退出感染防治的全身应用。第三代是氟喹诺酮类，产品较多，如诺氟沙星、氧氟沙星、左氧氟沙星、环丙沙星、司帕沙星等，还有较新的产品，如莫西沙星、加替沙星、克林沙星等。氟喹诺酮类为广谱抗生素，尤其是对革兰阴性菌具有较强的抗菌作用，还具有组织分布广、组织浓度较高、半减期较长等优越性，其突出优点是与抗生素之间不存在交叉耐药的问题，临床上多用于对抗生素耐药的严重感染。虽然属于广谱抗菌药物，但对革兰阴性菌的抗菌作用较差，对厌氧菌的抗菌作用也不够理想。由于对软骨生长和发育有影响，不宜用于儿童患者。

（八）抗厌氧菌药物

很多抗生素都对厌氧菌有一定的抗菌活性，在临床应用中发挥作用。甲硝唑是较好的抗厌氧菌药物，优点较多，临床首选。甲硝唑是硝基咪唑类的衍生物，对厌氧菌有较广的抗菌谱，容易穿透菌体胞膜，抗菌作用好，不容易耐药，毒副作用少，临床多普遍采用。随后研发的替硝唑，其抗菌作用更强，不良反应也较少，是其优势，然而价格昂贵，为其不足。由于厌氧菌感染多追随需氧菌感染，临床常呈混合感染，因此甲硝唑类药物多和其他抗生素合用。

广谱抗生素中有些能够兼顾需氧菌和厌氧菌，具有一定临床优势。在青霉素系列中有哌拉西林、替卡西林和美洛西林，以及其与 β- 内酰胺酶抑制剂的复方；在头孢菌素系列中有头孢哌酮、拉氧头孢、头孢西丁和头孢美唑；碳氢霉烯类抗生素中的亚胺培南和美洛培南；氟喹诺酮类的莫西沙星和加替沙星。

（九）抗真菌药物

两性霉素 B 是强有力的对抗真菌的抗生素，对绝大部分真菌感染均有较好的疗效，然而毒副作用较多，尤其是肾毒性，影响临床应用。再有用法剂量掌握和调整，静脉滴注要求避光等均较烦琐，对临床应用不无影响。和其他抗真菌药物合用，可以适当减少用量，有助于避免和减少肾毒性损害。脂质体两性霉素 B 和胶质分散体两性霉素的毒性比较低，可以适应临床需要。

氮唑类药物为防治真菌感染的常用药物，其中的三唑类产品氟康唑由于对最常见的白色念珠菌具有较强的抗菌活性，而且组织分布广、半减期较长、肝毒性小、安全性好，临床常作为首选防治深部真菌感染药物，但对曲菌和毛霉菌无效。尚有伏立康唑和伊曲康唑，后者治疗念珠菌和隐球菌等真菌感染有效，副作用有白细胞减少、血小板减少、视力影响、听力障碍等不良反应。

5- 氟胞嘧啶对抗真菌具有毒性较小的特点，但抗菌谱较窄，而且容易产生耐药，临床多与其他抗真菌药物合用。

棘白菌素类的抗真菌药物卡泊芬净（caspofungin）能够抑制 β-1, 3-D 葡萄糖的合成，干预真菌细胞壁的形成，从而发挥抗真菌的治疗作用。临床主要用于治疗曲菌感染，毒副作用有静脉反应、胃肠反应、皮肤潮红等。米卡芬净主要用于治疗曲菌感染，有白细胞减少、肝肾功能损害、胃肠功能紊乱、过敏性皮炎和休克等毒副作用。

（黎沾良）

参 考 文 献

葛绳德，2005. 烧伤感染防治中合理应用抗生素的原则和策略［J］. 解放军医学杂志，30：183—186.

葛绳德，2005. 烧伤外科合理应用抗生素的策略原则［J］. 世界临床药物，26：655—661.

葛绳德，孙永华，2012. 烧伤感染［M］// 黎沾良. 外科感染学——抗菌药物预防和治疗. 北京：人民军医出版社，27—40.

黎沾良，2005. 烧伤感染的抗菌药物防治［M］// 郭振荣. 烧伤学临床新视野. 北京：清华大学出版社，161—171.

卫生部办公厅，2008. 关于进一步加强抗菌药物临床应用管理的问题. 卫生部办公厅医改　发［2008］48 号.

卫生部办公厅，2009. 关于抗菌药物临床应用管理有关问题的通知. 卫生部办公厅医改　发［2009］38 号.

夏国俊，2004. 抗菌药物临床应用指导原则［M］. 北京：中国中医药出版社.

许伟石，2000. 烧伤感染［J］. 中华烧伤杂志，16：72—76.

郇京宁，2013. 烧伤患者抗真菌药物的选择［J］. 中华烧伤杂志，29（2）：144—147.

应用抗菌药物防治外科感染的指导意见撰写协作组，2003. 应用抗菌药物防治外科感染的指导意见（草案）Ⅵ，烧伤感染［J］. 中华外科杂志，4（11）：867—869.

AHRNS K S, 2004. Trends in burn resuscitation, shifting the fo cus from fluid to adequate endpoint monitoring, edema control. and adjuvant therapies［J］. Crit Care Nurs Clin North Am,16：75—98.

BRACCO D, EGGIMANN, 2010. Prophylaxis with systemic antibiotics in patients with severe burns［J］. BMJ, 360：487—488.

DRIES D T, 2002. Management of burn injuries, recent development in resuscitation, infection control and outcome research［J］. Scand J Trauma Resus Emerg Med, 7(1)：14—27.

DULHUNTY J M, BOOTS R Z, RUDD M J, et al, 2008. Increased fluid resuscitation can lead to adverse outcomes in major burn injured patients, put low mortality is achievable［J］. Burns, 34：1090—1097.

FITZWATER J, PURDUE G F, HUNT J L, et al, 2003. The risk factors and time course of sepsis and organ dysfunction after burn trauma［J］. J Trauma, 54：959—966.

GREENHAL D G SAFFLE J R, HOLMES J H, et al, 2007. American Burn Association Consensus Conference to define sepsis and infection in burns［J］. JBCR, 28：776—790.

LE FLOCH R, ARMOULD J F, PILORGET A, et al, 2005. Effect of systematic empiric treatment with imipenem on the bacterial ecology in a burns unit［J］. Burns, 31(7)：866.

MANGRAM A J, CHORAN T, PEARSON M I, et al, 1999. Guideline for Prevention of Surgical Site Infection［J］. Infection Control Hospital Epidemiology, 20(4)：247—278.

PRUITT B A, WOLF S E, 2009. An Historical Perspective on Advances in Burn Care Over the Past 100 Years［J］. Clin Plast Surg, 36：527—545.

RAI M, YODAV A, GACHE A, et al, 2009. Silver nanoparticles as a new generation of antimicrobial［J］. Biotech Adv, 27(1)：76—83.

UGBURO A O, ATOYEBI O A, OYENEYIN J O, et al, 2004. An evaluation of the role of systemic antibiotic prophylaxis in the control of burn wound infection at the Lagos University Teaching Hospital［J］. Burns, 30：43—48.

WILLIAMS F N, HERNDON D N, HAWKINS H K, et al, 2009. The leading causes of death after burn injury in a single pediatric burn center［J］. Crit Care, 13：R1 83.

Chapter 10

第10章

严重烧伤和脓毒症的代谢紊乱：
机制和防治的研究

临 床和相关的实验研究中可以观察到严重的烧伤患者，尤其是在脓毒症状态下往往存在以高代谢和机体消耗为特征的代谢紊乱。对其发生规律和机制的研究是烧伤外科临床和基础研究中的重要领域。

第1节 引　言

　　近年来这一研究领域的重要性甚为突出，原因有以下三方面：

　　（1）烧伤休克治疗的进步使得大多数严重烧伤患者能够度过休克期进入后续治疗。大面积烧伤患者因为创面的存在、内源性感染、机体免疫功能紊乱等原因，容易出现过度炎症反应和严重的脓毒症，由此导致的脏器损害和多器官功能障碍综合征是近年来烧伤患者的主要死亡原因。以高代谢为主要表现形式的代谢紊乱不仅是这一病理过程的重要特征，还是脓毒症导致脏器损害和衰竭的重要环节。因此，对烧伤后代谢紊乱的发生和发展机制的研究对阐明烧伤后脓毒症和多器官功能障碍综合征的发生机制、探索相应的治疗措施有重要的意义。

　　（2）有关研究表明，烧伤后高代谢的病理意义不仅是提供机体病理状态下增加的热量需要，还在局部和整体水平对机体其他病理生理过程有重要的影响。严重烧伤者的高代谢，在并发脓毒症时更为显著，机体消耗更加严重。若体重比伤前下降10%易发生感染，若体重下降40%以上，体内蛋白质将丢失1/4，可危及生命。有关学者提出所谓免疫代谢综合储备的概念，强调病理状态下一些特殊的代谢通路的启动或增强，在局部屏障、整体免疫和创伤修复等环节中的重要作用。因此，研究并改善对患者的代谢调理措施使其满足烧伤后机体的各种生理和病理过程的需要，寻找通过有效的代谢调控手段增强机体免疫、促进创伤修复的途径，对提高严重烧伤的治疗水平有重要的意义。

　　（3）近年来细胞和分子生物学研究的迅速进展，为代谢研究提供了全新的研究方法、研究角度和思路。有关烧伤代谢的研究正在逐渐从对组织器官整体水平代谢指标的观察向对代谢通路和模式变化的细胞和分子水平机制研究过渡，这一方面避免了传统代谢研究实验方法的烦琐，另一方面也使代谢研究逐步摆脱了单纯的现象观察，而注重代谢变化的原因分析，提高了代谢研究的针对性，烧伤代谢的研究领域因此大为扩展、研究前景十分广阔。

（柴家科 刁力）

第 2 节 烧伤和脓毒症代谢的特点

通过前瞻性的研究，我们利用代谢车等先进的代谢监测手段观察到烧伤患者的代谢率随着烧伤面积增加而升高，以后随着创面的愈合及封闭，代谢率逐步下降。有关研究资料表明，发生脓毒症患者的烧伤面积、Ⅲ度烧伤面积均高于未发生脓毒症的患者，提示烧伤面积越大、深度烧伤创面越多越容易并发脓毒症（表 10-1）。

表 10-1　两组烧伤患者一般临床资料

项　目	脓 毒 症 组	非脓毒症组
例数	22	34
平均年龄 / 岁	32.4±8.3	29.1±10.6
烧伤总面积 /%	68.7±16.4	51.2±14.8[*]
Ⅲ度烧伤面积 /%	29.0±18.6	24.5±13.7[*]

注：两组比较 [*]$p<0.05$。

同时，发生脓毒症的患者静息能量消耗（REE）在整个住院治疗期间均较非脓毒症的患者高（表 10-2）。

表 10-2　两组患者 REE 比较　　　　　　　　　　　　　　　　$J/(h \cdot m^2)$

分　组	伤后时间 /d							
	1	2	3	5	7	14	21	28
脓毒症组	189.6	200.1	255.7[*]	277.5[*]	290.5[*]	320.6[*]	325.6[*]	267.5[*]
	±9.2	±8.0	±10.0	±9.6	±13.0	±16.3	±17.2	±15.9
非脓毒症组	186.3	207.6	235.2	249.0	272.9	294.2	299.7	243.6
	±7.5	±8.4	±7.1	±10.9	±10.9	±15.5	±21.3	±7.5

注：两组比较 [*]$p<0.05$。

因此，我们认为从整个病程来看，引起脓毒症组患者 REE 较非脓毒症组患者高的重要原因之一是烧伤面积和深度创面面积较大。但烧伤患者一旦并发脓毒症，在原有高代谢的基础上，REE 更有进一步的升高，在整个病程中 REE 峰值前移，高代谢持续时间更长，随着脓毒症得到有效控制及创面的及时覆盖、愈合，REE 明显下降（表 10-3）。

表 10-3　脓毒症患者发生脓毒症前后 REE 变化　　　　　　　J/（h·m²）

项　　目	发　生　前	发　生　期　间	发　生　后
REE	260.3±15.1	324.4±17.6*#	285.9±13.8

注：与发生前相比：*p<0.05；与发生后相比：#p<0.05。

利用代谢车对连续收治并成功救治的 8 例烧伤创面脓毒症患者，分别对大面积侵袭感染组织切除前后 REE 的变化进行监测，结果也证实创面的存在和创面感染可以导致机体代谢水平的显著增高。当出现创面组织侵袭性感染时，REE 值明显升高，高于正常成人 REE 值 [（172.4±9.3）J/（h·m²），$n=7$]。侵袭性感染组织切除后 REE 水平较切除前显著降低（$p<0.01$），生命体征平稳时 REE 值进一步降低，与感染组织切除后比差异有显著意义（表 10-4）。

表 10-4　烧伤创面脓毒症患者不同时间 REE 比较　　　　　　J/（h·m²）

例　　次	侵袭性感染组织切除前	切　除　后	生命体征平稳
8	365.6±18.9	307.7±31.3△	258.9±12.6△☆

注：与术前比：△p<0.01；与术后比：☆p<0.01。

目前普遍认为，创面是多种炎症介质和细胞因子的产生地，同时也是机体营养物质、能量丢失的直接源地和感染的主要诱因。大量的临床和基础研究已经证实，来自创面和肠源性的内毒素是多种细胞因子的强烈刺激因素。然而，从整体水平的研究来看，脓毒症时的高代谢反应可以认为是神经内分泌和体液介质共同作用的结果，并特别与 TNF-α、IL-1、IL-6 等细胞因子的变化有关。IL-6、IL-8、TNF 是主要由单核巨噬细胞、内皮细胞产生的炎症介质，伤后应激、机体内环境失调和感染等因素，均可导致这些炎症介质的释放。我们的临床实验研究结果也表明，脓毒症组患者 LPS、TNF、IL-6、IL-8 在整个病程中均高于非脓毒症组，其中尤以发生脓毒症期间为甚（表 10-5）。

表 10-5　创面脓毒症患者血浆炎症介质及内毒素水平的比较

项　　目	例　数	IL-6/（ng/mL）	IL-8/（ng/mL）	TNF/（ng/mL）	LPS/（Eu/mL）
手术前	8	0.09±0.05	1.09±0.27	2.87±0.79	0.84±0.23
手术后	8	0.06±0.03*	0.93±0.23*	2.32±0.37*	0.63±0.17*
病情稳定时	8	0.04±0.01**	0.61±0.18**	2.09±0.34**	0.47±0.11**

注：与手术前比：*p<0.05，**p<0.001。

通过解放军总医院第一附属医院部分病例的回顾分析发现，现有的治疗可以保证大部分患者都能平稳度过休克期，高热、呼吸心率快等中毒症状一般出现在伤后 1 周左右，伤后 2 周达到高峰。此间创面出现感染或感染迹象是其中的主要原因，非脓毒症组的 LPS 和 IL-6、IL-8、TNF 的变化无明显相关性，这间接说明 IL-6、IL-8、TNF 之间形成连续的分泌环，并不完全依赖 LPS 来激活。但在脓毒症组患者，LPS 水平与 TNF、IL-6 水平的升高关系密切（$p<0.05$）。TNF、IL-6、IL-8 的大量释放，必然导致远较早期反应更为剧烈的全身炎症反应，使机体进入"脓毒症状态"。

在这种状态中，炎症反应开始从"有序"转向"失控"，如发展到不可逆转阶段，最终会导致多器官功能障碍的发生。

脓毒症时的代谢具有"自噬"性和强制性特点，这种强烈的促体内蛋白分解、抑制糖和脂类利用的高代谢反应，可使机体在短期内迅速陷入营养不良，组织器官以及各种依赖酶的结构和功能均会全面受损。

同时，临床研究发现，烧伤和脓毒症中机体能量的消耗存在很大的个体差异性。因此决定烧伤脓毒症患者的能量需要量，除采用公式推算进行必要的估外外，应尽可能使用代谢车测定当时患者的能量消耗，根据测定结果给予必要的调整，从而达到对机体能量代谢更为准确把握。

在大量的临床观察基础上，我们建立了山羊烧伤及合并脓毒症的动物模型，通过动态的血流动力学监测和代谢监测，结合有关的实验室生化检测和免疫学检测等指标，观察和分析了烧伤早期和脓毒症状态下，机体糖、蛋白、脂肪代谢及机体能量消耗的动态变化规律性及其影响因素。初步的研究表明，烧伤早期充分复苏的情况下机体静息能量消耗（REE）即显著升高，随着合并内毒素血症的确立机体 REE 升高更为显著（表 10-6）；氧输送、氧耗量和组织氧摄取率在烧伤后短暂下降，随休克复苏及脓毒症的确立逐渐升高（表 10-7）；血乳酸、血糖、尿 3- 甲基组氨酸在烧伤后和脓毒症中均显著高于伤前水平（表 10-8）。与之相应地，在烧伤后及合并内毒素血症的情况下，循环内毒素、TNF-α、IL-6、IL-8 水平显著增高，与 REE 的升高有显著的时相正相关性（表 10-9）；同时，血清胰岛素、胰高血糖素、皮质醇等代谢相关激素水平在伤后均高于伤前（表 10-10）。

表 10-6　烧伤及烧伤合并内毒素攻击导致山羊 REE 的动态变化　$J/(h \cdot m^2)$

	伤前	伤后时间 /h									
		3	6	12	24	36	48	60	72	96	120
B	165.2	180.8	201.4	222.2	250.1	280.0	310.7	330.8	342.3	312.3	308.5
	±14.3	±5.2	±6.3#	±14.4#	±7.4#	±9.7*	±14.0*	±11.7*	±7.5*	±17.6*	±6.5*
S	170.0	183.3	197.7	217.5	252.2	292.3	325.8	327.4	347.7	352.5	367.7
	±11.1	±7.9	±10.5	±12.0#	±8.8#	±12.1*	±15.3*	±12.6*	±13.8*	±17.6*△	±8.1*△

注：与伤前比：#$p<0.05$，*$p<0.01$；与单纯烧伤组比：△$p<0.05$。

表 10-7　烧伤及烧伤合并内毒素攻击对山羊氧输送、氧耗量和组织氧摄取率的影响

项　目		伤前	伤后时间 /h									
			3	6	12	24	36	48	60	72	96	120
DO_2 [mL/(min·m²)]	B	375	234	176	242	280	319	330	379	327	350	390
		±45	±21#	±28*	±33#	±16#	±13	±18	±29	±19	±14	±24
	S	388	286	230	243	328	317	400	392	392	353	378
		±51	±33#	±14*	±18#	±20	±22	±17△	±37	±31	±28	±32
VO_2 [mL/(min·m²)]	B	120	110	97	103	109	118	132	125	118	124	117
		±20	±8	±12	±11	±12	±7	±13	±14	±11	±11	±15
	S	125	117	110	114	118	130	143	145	149	144	140
		±20	±20	±16	±14	±17	±21	±16	±25	±22△	±17	±31△

续表

项目		伤前	伤后时间 /h									
			3	6	12	24	36	48	60	72	96	120
O_2ext	B	0.32	0.47	0.56	0.52	0.39	0.37	0.40	0.33	0.36	0.35	0.30
		±0.01	±0.08	±0.07#	±0.12#	±0.10	±0.07	±0.07	±0.05	±0.12	±0.13	±0.02
	S	0.32	0.41	0.48	0.47	0.36	0.41	0.35	0.37	0.38	0.41	0.37
		±0.05	±0.10	±0.09#	±0.13	±0.04	±0.13	±0.11	±0.14	±0.16	±0.15	±0.03

注：与伤前比：#$p<0.05$，*$p<0.01$；与单纯烧伤组比：△$p<0.05$。

表 10-8　烧伤及烧伤合并内毒素攻击对血糖、血乳酸和尿 3 甲基组氨酸水平的影响

成分		伤前	伤后时间 /h				
			24	48	72	96	120
血糖	B	4.7±0.7	5.8±0.8	5.6±1.4	5.3±1.2	5.1±0.7	5.4±1.9
/（mmol/mL）	S	4.7±0.7	6.1±1.7	5.9±0.9	6.8±2.0#	9.3±1.6*△	10.8±2.1*△
血乳酸	B	8.8±3.3	10.2±2.4	11.3±5.2#	12.1±4.1#	11.4±8.7#	10.6±6.2
/（mmol/mL）	S	8.8±3.3	9.8±1.7	12.0±6.6#	13.5±3.7#	14.7±5.2*△	15.0±5.0*△
尿 3 甲基组氨酸	B	187±99	275±148#	239±133	221±142	243±111	287±156#
/mmol（24h）	S	187±99	198±52	281±190#	343±117*△	351±140*△	347±191*△

注：与伤前比：#$p<0.05$，*$p<0.01$；与单纯烧伤组比：△$p<0.05$。

表 10-9　烧伤及烧伤合并内毒素攻击循环内毒素及炎症反应相关的细胞因子水平的变化

项目		伤前	伤后时间 /h									
			3	6	12	24	36	48	60	72	96	120
内毒素	B	0.14	0.15	0.18	0.21	0.21	0.19	0.17	0.16	0.15	0.14	0.16
/（EU/mL）		±0.02	±0.01	±0.03	±0.01#	±0.01#	±0.02#	±0.04	±0.01	±0.01	±0.02	±0.03
	S	0.14	0.14	0.18	0.20	0.23	0.27	0.30	0.28	0.38	0.31	0.31
		±0.02	±0.01	±0.02	±0.02#	±0.04#	±0.05*△	±0.01*△	±0.02*△	±0.04*△	±0.03*△	±0.01*△
TNF-α	B	66±15	80±14	180	254	210	198	133	154	193	232	200
/（pg/mL）				±36#	±33*	±51*	±62#	±61#	±46#	±61#	±38#	±57#
	S	66±15	81±17	156	267	233	251	278±	292	321±	330±	319±
				±31#	±42*	±47*	±34*	64*△	±39*△	63*△	45*△	87*△
IL-6	B	213±65	257	298	352	331	300	322	346±	358	401	375
/（pg/mL）			±121	±106#	±94*	±103#	±68#	±102#	±119#	±107*	±126*	±147*
	S	213±65	245	301	364	338	370	384	410	424	448	430
			±98	±97#	±132*	±104#	±142*	±144*	±156*	±139*	±91*	±65*

续表

项　目		伤前	伤后时间 /h									
			3	6	12	24	36	48	60	72	96	120
IL-8 /（pg/ mL）	B	180±98	212 ±102	269 ±88#	345 ±106*	300 ±68#	247 ±53#	252 ±102	269 ±98#	310 ±100#	325 ±74*	298 ±57*
	S	180±98	220 ±107	287 ±110#	324 ±97#	307 ±118#	331 ±95*△	354 ±132*△	368 ±119*△	357 ±101*	389 ±121*	340 ±108*

注：与伤前比：#$p<0.05$，*$p<0.01$，与单纯烧伤组比：△$p<0.05$。

表 10-10　烧伤及烧伤合并内毒素攻击几种代谢相关激素水平的变化

激　素		伤前	伤后时间 /h							
			12	24	36	48	60	72	96	120
胰岛素 /（MU/mL）	B	15.3 ±4.8	18.8 ±7.1	20.4 ±5.2	24.1 ±7.8#	23.7 ±6.3#	22.8 ±6.8#	20.5 ±4.7	18.6 ±7.7	19.0 ±5.3
	S	15.3 ±4.8	16.4 ±6.2	19.8 ±3.1	22.4 ±3.5#	26.2 ±5.3*	24.4 ±3.4#	23.0 ±3.9#	21.5 ±4.2	22.8 ±3.1#
胰高血糖素 /（ng/L）	B	200.3 ±66.8	219.6 ±77.0	234.7 ±55.5	250.8 ±42.3	274.6 ±79.4#	270.8 ±100.8#	301.2 ±97.5#	315.9 ±81.6#	321.8 ±69.0*
	S	200.3 ±66.8	220.3 ±33.3	250.4 ±50.8	247.9 ±92.9	290.3 ±68.2#	313.5 ±77.4#	330.2 ±98.0*	325.1 ±87.8*	330.4 ±96.1*
皮质醇 /（ng/mL）	B	17.8 ±3.5	25.2 ±6.7#	23.8 ±7.4#	21.0 ±9.2	19.0 ±2.8	18.3 ±4.6	15.9 ±9.3	18.8 ±6.1	17.6 ±6.2
	S	17.8 ±3.5	24.7 ±8.1#	24.5 ±6.8#	22.8 ±3.5	20.1 ±6.7	17.2 ±6.9	16.8 ±8.7	15.3 ±3.3	18.0 ±5.8

注：与伤前比：#$p<0.05$，*$p<0.01$。

这些结果提示，在烧伤尤其是合并脓毒症的情况下，机体存在显著的代谢增强过程。这一过程与系统性炎症反应（TNF-α、IL-6、IL-8 的过度表达和分泌）有关，受相关代谢激素的调控，组织细胞代谢的增强是其重要的源动力。在成功地建立可以较好反映烧伤和脓毒症中以高代谢为特征的机体代谢紊乱过程大动物模型的基础上，我们目前正在进一步研究骨骼肌组织细胞有氧糖酵解过程和蛋白分解代谢的变化对机体整体水平代谢的影响，从而进一步深化对烧伤和脓毒症代谢紊乱的细胞、分子和基因机制的认识。

总之，严重烧伤和脓毒症状态下的代谢紊乱，是机体应激、内环境稳态失衡及系统性炎症反应等的结果，又对机体的免疫功能、创伤修复机制等有深远的影响。因此，对烧伤后代谢紊乱机制的研究始终是烧伤外科学研究的重要领域。通过在细胞和分子水平上对有关代谢过程进行深入的研究，有可能从根本上改变对脓毒症状态代谢紊乱发生机制的认识，即机体代谢紊乱的根源和始动因素可能并不一定是组织细胞本身的能量代谢障碍，还可能是其在特定的病理状态下特殊的反应方式。如果这一推断得到证实，可以在多个方面和环节进一步完善相应的治疗措施，因此，有关机制的研究具有很大的临床应用前景，在外科学的理论研究和临床实践中将有重要意义。

（柴家科）

第3节 烧伤和脓毒症代谢紊乱机制初探

对严重烧伤和脓毒症中代谢紊乱的发生发展规律和相关机制的研究，大致可划分为糖、蛋白、脂类代谢的细胞和分子机制研究及其对机体整体代谢影响的分析等几个侧面。

一、骨骼肌"有氧糖酵解"

近年来的研究提示，烧伤和脓毒症中组织细胞存在糖酵解增强的现象。基于经典的糖代谢理论，有氧氧化的供能效率（38mol ATP/1mol 葡萄糖）远高于糖酵解（2mol ATP/1mol 葡萄糖），生物组织细胞在氧供充分的条件下总是利用有氧氧化代谢供能，而不利用低效的糖酵解供能方式。因此，通常认为，高乳酸血症的发生主要机制：①组织缺血缺氧导致糖酵解过程增强；②组织细胞功能紊乱，能量代谢机制障碍。然而，近年来有关脓毒症病理过程的深入研究提示：①脓毒症动物中，组织乳酸生成的增加先于组织缺氧的发生；②充分的复苏治疗，可以维持有效循环和足够的组织氧供，从而防止细胞缺氧，却无法避免高乳酸血症的发生；③应用核素示踪代谢底物监测法，磁共振光谱分析法等对烧伤及脓毒症动物细胞代谢过程的监测和分析显示，在烧伤休克及脓毒症状态下，组织细胞的线粒体功能及有氧氧化过程并无障碍。

据此提出有氧糖酵解的概念，即组织细胞在氧供充分的条件下依然存在糖酵解过程增强、乳酸产生量增加的病理生理状态。

在某些情况下，糖酵解增强有积极的病理意义。例如，创面组织细胞的糖酵解增强所导致的局部乳酸浓度升高是局部酸性环境产生和维持的重要因素，这一方面有利于控制细菌的生长和繁殖；另一方面可刺激胶原代谢，对组织修复和重塑有积极意义。

然而，对有氧糖酵解发生发展过程和机制的研究尚处于起步阶段。国内少见相关报道。国外有关领域的研究，已在多种病理过程导致的脓毒症中，观察到有氧糖酵解增强的现象；而目前研究的焦点则集中于对脓毒症状态糖代谢整体动力学的分析，而对糖代谢机制发生变化的细胞生理学基础研究则很少开展。

我们在这一领域开展了初步的研究。考虑到骨骼肌细胞在机体组织细胞中占有相当大的比重（40%），对机体整体代谢水平影响巨大，因此我们的研究主要以骨骼肌为对象。借助大鼠烧伤和脓毒症模型，建立肌肉的充分供氧离体孵育系统，选择含 60% 红肌纤维、30% 中间肌纤维的比目鱼肌和含 45% 白肌、45% 中间肌纤维的趾长伸肌，进行了较为系统的观察和分析。

1. 严重烧伤、脓毒症时不同的肌纤维类型在"有氧糖酵解"中的特点

研究表明，两种骨骼肌在正常、烧伤后和脓毒症状态下，其有氧糖酵解的变化幅度有显著不同（图 10-1、图 10-2）。这提示不同的肌纤维具有各自不同的糖酵解特点。以红肌为主的比目鱼肌与以白肌为主的趾长伸肌相比，其有氧糖酵解水平偏低，烧伤后有氧糖酵解增强的幅度亦较小，而在脓毒症状态下，两种肌肉组织的有氧糖酵解则均有显著的增强。

2. 严重烧伤、脓毒症时骨骼肌"有氧糖酵解"的发生机制

利用特异性 Na^+-K^+-ATP 酶抑制剂——毒毛旋花苷 G，干预细胞膜钠钾泵的活性，观察细胞

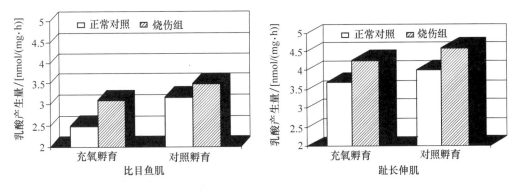

图 10-1　大鼠烧伤后骨骼肌组织乳酸产生量变化的分析

与正常相比：$^*p < 0.05$

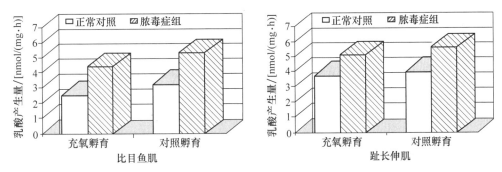

图 10-2　脓毒症大鼠骨骼肌组织乳酸产生量变化的分析

与正常对照组相比：$^*p < 0.05$

膜有关能量代谢状态的改变对正常及脓毒症大鼠的不同类型骨骼肌乳酸产生量的影响，结果提示，白肌纤维较多的趾长伸肌，不仅在正常状态下乳酸的产生量仍较比目鱼肌为多，而且对毒毛旋花苷 G 的反应性亦较为敏感（图 10-3、图 10-4）。

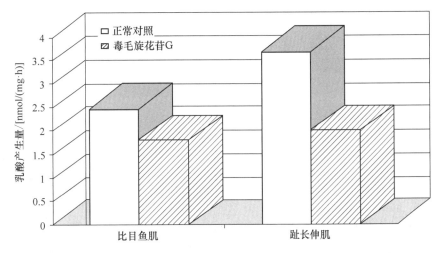

图 10-3　毒毛旋花苷 G 对正常大鼠两种肌肉组织乳酸产生量的影响

与对照组比：$^*p < 0.05$

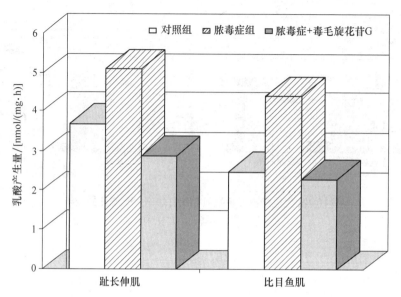

图 10-4　毒毛旋花苷 G 对脓毒症大鼠两种肌肉组织乳酸产生量的影响

与正常组比：$*p<0.05$；与脓毒症相比：$\#p<0.05$

　　这提示与红肌纤维相比，白肌纤维的有氧糖酵解过程在其细胞生理活动中具有更为重要的意义。同时，脓毒症肌肉组织的乳酸产生量显著高于正常对照，而脓毒症对肌肉细胞有氧糖酵解的这种刺激作用能明显地被 Na^+-K^+-ATP 酶抑制剂所阻断。这表明 Na^+-K^+-ATP 酶活性的增加以及与之相关的细胞生理活动的增强是脓毒症刺激肌肉细胞有氧糖酵解增强的重要原因。

　　利用钠离子载体——莫能霉素（monensin）干预细胞内外的钠离子分布状态，我们分析和观察了细胞内钠离子浓度变化对正常及脓毒症大鼠的不同类型骨骼肌乳酸产生量的影响（表 10-11、图 10-5）。

表 10-11　莫能霉素对充分供氧孵育肌肉组织乳酸产生量的影响（$\bar{X}\pm SD$）　　　nmol/（mg·h）

		孵育液中莫能霉素浓度 /（μg/mL）			
		对照	1.0	10	100
趾长伸肌	普通 Kreb-Hesenleit 孵育液	3.7±0.35	6.9±0.52	14.7±0.66	22.5±1.22
趾长伸肌	Kreb-Hesenleit 液＋毒毛旋花苷 G	2.0±0.31	3.5±0.24	4.9±0.23	—
比目鱼肌	普通 Kreb-Hesenleit 孵育液	2.5±0.34	3.8±0.31	8.6±0.85	16.3±1.57
比目鱼肌	Kreb-Hesenleit 液＋毒毛旋花苷 G	1.8±0.25	2.6±0.30	2.8±0.33	—

　　研究显示，肌肉组织细胞膜 Na^+ 通透性的改变以及细胞内 Na^+ 浓度的增加可诱导肌肉组织有氧糖酵解过程的增强。这一机制在脓毒症所导致的肌肉组织有氧糖酵解过程的增强中有重要意义。同时，含白肌纤维较多的趾长伸肌对莫能霉素的敏感性高于比目鱼肌。而且，在正常孵育状态和高浓度的莫能霉素环境下，趾长伸肌的乳酸产生量均高于比目鱼肌。这提示白肌纤维的有氧糖酵解水平和潜力均高于红肌纤维（图 10-6、图 10-7）。

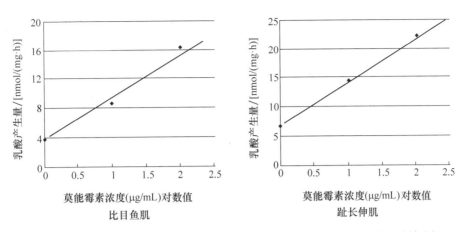

图 10-5　比目鱼肌和趾长伸肌乳酸产生量与孵育液中莫能霉素浓度的相关性分析

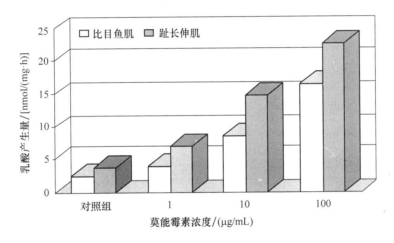

图 10-6　不同肌肉类型在莫能霉素作用下乳酸的产生量

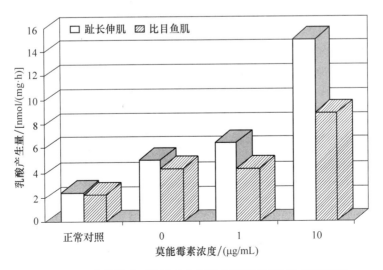

图 10-7　莫能霉素对脓毒症大鼠肌肉组织乳酸产生量的影响

二、严重烧伤、脓毒症骨骼肌蛋白分解代谢的机制及意义

高代谢或高分解代谢是严重创伤、烧伤、大手术等应激病理状态下物质与能量代谢改变的显著特点，这种高分解代谢在脓毒症时具有"自噬性"和"强制性"特点，因为这种强烈的促体内蛋白分解，抑制糖和脂类利用的高代谢反应，可使机体迅速陷入负氮平衡和营养不良，导致并发症的发生。针对高度应激病理状态下的高分解代谢，临床上主要采取的措施是营养支持、促进合成代谢等，虽然这些措施改善了营养代谢状态，但在严重烧伤脓毒症状态下单纯支持、促合成措施有其片面性，临床效果往往不佳。随着研究的深入，人们逐渐意识到分解代谢在这一病理过程中的重要性，尤其是严重烧伤脓毒症等病理应激状态下的高分解代谢，特别是占机体细胞总重量50%的骨骼肌，可能对整体代谢产生深远影响。骨骼肌蛋白分解机制的阐明有可能使人们不仅仅认识到，氨基酸从骨骼肌蛋白中释放有益于急性期患者，提供机体用于糖异生、新蛋白合成和产生能量所必需的氨基酸，支持了重要器官的结构和功能等，同时更重要的是将有助于人们从理论上阐明，高度应激状态下骨骼肌蛋白高分解代谢的机制，以便于在疾病的某阶段进行干预或调控，获得降低其高分解消耗的"自噬性"和"强制性"突破性措施。

（一）骨骼肌蛋白高分解代谢的危害性

蛋白质是细胞组织的主要成分之一。正常的氮平衡是维持组织细胞生长、更新的前提。此外，体内有多种特殊功能的蛋白质，例如酶、多肽类激素、抗体和调节蛋白等。肌肉收缩、氧气运输、血液凝固等均由功能蛋白来实现。氨基酸代谢还可产生胺类、神经介质等含氮化合物。蛋白质降解成氨基酸后，经脱氨基作用生成的 α-酮酸可以直接或间接参加三羧酸循环氧化分解、供能。一般来说，成人每日约有18%的能量来自蛋白质，但是供能是蛋白质的次要功能。严重烧伤和脓毒症早期，机体抗脂解激素的分泌导致脂类的利用受到限制。烧伤脓毒症时骨骼肌细胞内有氧糖酵解增强，蛋白降解率明显升高。这提示烧伤脓毒症时糖和脂类的供能利用远不能满足机体高代谢的需求。由于骨骼肌占机体细胞干重的50%以上，是机体最大的含氮库，如果大量的结构蛋白被分解供能，不仅导致负氮平衡，还会引发并发症。从目的论来讲骨骼肌的这种分解代谢反应在严重烧伤脓毒症早期对机体是有利的，如向重要器官提供了游离氨基酸，有利于机体保护性调节反应，如供肝脏合成急性期蛋白及糖异生，供给免疫系统细胞和肠上皮细胞大量谷氨酸以适应其需要量的明显增加等。但由于机体中没有供储备的蛋白质，所有蛋白均被认为是有功能的。骨骼肌分解代谢增强主要表现为肌纤维蛋白分解的增强，而单纯靠补充营养素并不能有效改善骨骼肌蛋白的高分解代谢。肌纤维蛋白的过度消耗，长期负氮平衡的后果是严重的。如果是四肢肌肉，尤其是小腿肌肉萎缩和消耗，静脉血栓形成和器官栓塞的危险性就会明显增加；患者的呼吸肌一旦受到影响，将会有肺部并发症的出现。事实上因严重肌肉蛋白分解代谢而死亡的患者，多是由于不能清除肺内分泌物和由此引发的肺部感染所致。既然骨骼肌蛋白分解代谢对机体整体代谢产生如此深远的影响，那么，是什么机制在控制着骨骼肌蛋白分解过程？影响因素是什么？这些基本问题的阐明将有助于临床采取措施调控骨骼肌蛋白高分解代谢。

（二）骨骼肌蛋白降解途径 - 泛素 - 蛋白酶体途径

骨骼肌细胞和其他机体细胞一样具有多种蛋白降解途径，如溶酶体蛋白降解途径、钙依赖蛋白酶（calpain）系统、泛素 - 蛋白酶体途径，但究竟是哪种途径在骨骼肌蛋白降解中占主导地位呢？新近的研究发现，将脓毒症动物骨骼肌孵育液中添加泛素 - 蛋白酶体能量依赖途径的 ATP，结果是反映骨骼肌总蛋白降解率的酪氨酸（Tyr）增加了 172% 和反映骨骼肌肌纤维蛋白降解率的 3- 甲基组氨酸（3-MH）增加了 4 倍多；应用溶酶体的半胱氨酸酶抑制剂 leupeptin 和 E64 来阻断溶酶体蛋白降解途径后，骨骼肌蛋白降解率未见明显变化；应用钙依赖途径的抑制剂阻断钙依赖性途径后，骨骼肌蛋白降解率较对照组无差异。新近我们的研究也证实了抑制溶酶体蛋白降解途径和阻断钙依赖性蛋白降解途径后，骨骼肌蛋白降解率未见明显变化，相反，使用 MG132 阻断泛素 - 蛋白酶体途径后，骨骼肌蛋白降解率显著降低。以上研究结果表明脓毒症状态下骨骼肌蛋白降解增加可能不是经由溶酶体蛋白降解途径和钙依赖性途径介导，而是泛素 - 蛋白酶体途径。

泛素 - 蛋白酶体途径从发现至今已有 20 年的历史，其主要特点是高度选择性和能量依赖性。泛素 - 蛋白酶体途径由泛素（ubiquitin）、泛素相关酶、蛋白酶体和辅助酶四部分组成。泛素是泛素 - 蛋白酶体蛋白降解途径中重要的组成部分，由 76 个氨基酸残基组成的、相对分子质量约为 8500 的高度保守热稳定多肽，它存在于所有有核细胞中。相关酶包括泛素活化酶（ubiquitin-activating enzyme，E1）、泛素偶联酶（ubiquitin-conjugating enzyme，E2s）、泛素 - 蛋白连接酶 E3s（ubiquitin-protein ligating enzymes）、泛素碳末端水解酶（ubiquitin-end hydrolysis）或异肽酶（isopeptidase）和蛋白酶体（proteasome）。E1 是催化泛素与蛋白底物结合所需的第一个酶，细胞内含量丰富，为细胞的活性和生存所必需。E2s 是泛素与蛋白底物结合所需的第二个酶，多数 E2s 为小相对分子质量蛋白质，E3s 是泛素与蛋白底物结合所需的第三个酶。E3s 在决定泛素介导底物蛋白降解的选择性方面具有重要意义。泛素碳末端水解酶或异肽酶能够使游离泛素再循环，对泛素系统的正常运行必不可少。20s 蛋白酶体和 26s 蛋白酶体作为多亚基高相对分子质量复合体是催化泛素与底物蛋白偶联体降解的关键酶。我们新近的研究结果显示，泛素 - 蛋白酶体途径在严重烧伤脓毒症骨骼肌蛋白高分解代谢过程中确实发生了变化，而其改变与严重烧伤脓毒症骨骼肌蛋白代谢有着本质的联系，并有多种因素调节着骨骼肌蛋白的高分解代谢过程。

（三）泛素 - 蛋白酶体途径在严重烧伤脓毒症骨骼肌蛋白降解中的作用

研究表明，肌细胞胞质很少，大部分由肌纤维蛋白构成，而肌纤维蛋白主要由肌动蛋白（actin）和肌凝蛋白（myosin）组成。3- 甲基组氨酸（3-MH）是一种只存在于肌肉肌动蛋白和肌凝蛋白的氨基酸，释放产生的 3-MH 由于不再参与骨骼肌细胞新蛋白的合成，故其释放量可间接反映肌纤维蛋白的降解，而酪氨酸（tyrosine，Tyr）存在于肌细胞所有蛋白中，故其释放量可间接反映总蛋白的降解。我们新近的研究表明，烧伤、脓毒症、烧伤合并脓毒症的大鼠，无论是反映骨骼肌总蛋白降解率的酪氨酸还是反映肌纤维蛋白降解率的三甲基组氨酸（3-MH），都较无烧伤组显著增加，尤其是肌纤维蛋白的降解率增加更显著。同时随着烧伤、脓毒症、烧伤合并脓毒症伤情的加重，骨骼肌蛋白降解率增加更明显。有趣的是在上述 3 种动物模型情况下比目鱼肌总蛋白降解率和肌纤维蛋白降解率变化不明显。这与我们以往有关骨骼肌"有氧糖酵解"的研究结果是一致的。不同的肌纤维类型（比目鱼肌含 60% 的红肌纤维和 30% 中间肌纤维，趾长伸肌含 45% 白肌纤维和 45% 中间肌纤维）各有其不同的代谢特点。进一步的研究发现，在骨骼肌组织中 Tyr 和 3-MH 增加的同时，泛素 2.4kb 的 mRNA 表达上调，说明骨骼肌蛋白降解增强与泛素 - 蛋白酶体蛋白降解途径在转录水平被激活密切相关。我们所做的相关性分析亦证实，泛素 mRNA 表达增加与 Tyr 和 3-MH 增加量之间均呈显著正相关。

在另外一组实验中，我们专门研究了烧伤、脓毒症、烧伤合并脓毒症大鼠泛素 - 蛋白酶体降解途径中重要组成成分泛素、E2-14K、RC2 亚基转录表达，结果发现在上述 3 种不同病理状态下，①大鼠趾长伸肌组织泛素 mRNA 在 2.4kb 和 1.2kb 相对分子质量区域条带表达明显，尤以 2.4kb 条带泛素 mRNA 表达上调显著，烧伤组增加 310%，脓毒症组增加 470%，烧伤合并脓毒症组增加 679%。提示伤情越重，泛素基因表达增强越显著。②E2-14kb 含有 2 种 mRNA 片段，长度分别为 1.8kb、1.2kb，两者起源于同一基因，只是碱基对和编码区不同，我们的研究结果显示，在烧伤、脓毒症、烧伤合并脓毒症 3 种不同的刺激条件下，骨骼肌组织 E2-14kb 在 1.2kb 条带基因转录水平出现不同程度的表达增强。而 1.8kb 条带无明显变化。结果说明，在骨骼肌蛋白降解中，发生了某种基因转录失控，使 1.2kb mRNA 转录增多，以满足机体的需要，但其转录失控的确切机制和调控因子尚不清楚，两种转录片段的不同表达能否推断两者在骨骼肌蛋白降解中具有不同的功能还有待进一步研究。③20s 蛋白酶体亚基 RC2 在烧伤、脓毒症、烧伤合并脓毒症不同刺激条件下，大鼠骨骼肌组织中 mRNA 表达，均出现显著增强，其中烧伤组增加 121%，脓毒症组增加 168%。烧伤合并脓毒症组增加 238%。20s 蛋白酶体亚基 RC2 在转录水平的表达增强更进一步说明泛素 - 蛋白酶体途径参与烧伤，尤其是烧伤合并脓毒症时骨骼肌蛋白的降解，这为了解分解状态下骨骼肌蛋白高消耗的分子机制提供了证据。

游离泛素及泛素化蛋白在烧伤、脓毒症、烧伤合并脓毒症大鼠趾长伸肌组织中均发生了不同程度的变化，如烧伤组游离泛素 2h、6h、12h、24h 分别增加 15%、17%、33%、30%，泛素化蛋白分别增加 46%、52%、186%、163%；脓毒症组 2h、6h 游离泛素分别增加 21%、46%，12h 和 24h 较对照组无明显差异。泛素化蛋白 2h 增加 140%，6h 增加 240%，12h 和 24h 泛素化蛋白较正常对照组无统计学意义。烧伤合并脓毒症组游离泛素分别增加 45%、76%、38%、29%；泛素化蛋白分别增加 191%、335%、168%、127%，提示在严重烧伤脓毒症几种病理状态下，泛素蛋白水平表达增强和流经该途径的底物蛋白也显著增加。

随着烧伤、脓毒症、烧伤合并脓毒症伤情的加重，泛素蛋白在大鼠趾长伸肌胞质中淡黄色颗粒状泛素阳性物质异常分布越明显。这说明泛素 - 蛋白酶体途径中的泛素在骨骼肌组织中蛋白表达出现明显增加，结合与骨骼肌蛋白降解率增加间的关系，更进一步说明在烧伤、脓毒症、烧伤合并脓毒症状态下泛素 - 蛋白酶体途径在骨骼肌蛋白降解中具有重要作用。

（四）激活泛素 - 蛋白酶体途径导致骨骼肌蛋白降解增强中的调节因子

既往的研究表明，严重烧伤脓毒症时常伴有炎症介质的大量释放，是诱发高代谢的重要原因之一。参与调节骨骼肌蛋白分解代谢的细胞因子可能主要是 IL-1、IL-6、TNF 和糖皮质激素。

1. 激素调节

临床观察显示，严重烧伤脓毒症患者外周血皮质醇浓度明显升高，24h 尿内 3-MH 排出量显著增加，3-MH 排出量与外周血皮质醇浓度变化呈显著正相关；股四头肌泛素 - 蛋白酶体组分 mRNA

表达显著增加，说明重症烧伤脓毒症患者体内糖皮质激素增加，从基因水平激活泛素 - 蛋白酶体途径，导致骨骼肌蛋白降解增强。我们在动物实验中也发现，烧伤后大鼠趾长伸肌总蛋白降解率明显增加，更以肌纤维蛋白为显著，泛素 - 蛋白酶体途径中的 20s 蛋白酶体亚基 RC2mRNA 表达上调，且与肌纤维蛋白降解率呈显著正相关。在另一组的研究中发现，烧伤后血浆糖皮质激素水平，与肌纤维蛋白降解率和 RC2 mRNA 表达呈高度正相关。进一步研究发现，地塞米松是通过糖皮质激素受体在基因水平增强泛素蛋白酶体途径活性的，从而导致严重烧伤、脓毒症大鼠骨骼肌总蛋白，特别是肌纤维蛋白降解增强，而给予糖皮质激素受体拮抗剂干预可有效阻断泛素 - 蛋白酶体多种组分的表达，同时可有效抑制骨骼肌蛋白降解率。这些研究结果说明，烧伤脓毒症时骨骼肌蛋白降解增强与泛素 - 蛋白酶体组分高表达有关，糖皮质激素参与了骨骼肌蛋白降解过程。

2. 细胞因子调节

我们新近的研究结果表明，烧伤脓毒症大鼠趾长伸肌蛋白降解率与血浆内 TNF-α 浓度呈显著正相关，同时骨骼肌泛素组分 2.4kb mRNA 和 C2 mRNA 的表达均升高，而变化趋势与血浆 TNF-α 的含量变化趋势是一致的；TNF-α 亦能使离体孵育骨骼肌泛素系统组分 mRNA 表达上调；静脉注射 TNF-α 骨骼肌重量减轻，蛋白降解增强，糖皮质激素受体拮抗剂可有效抑制骨骼肌蛋白降解。于体外培养的骨骼肌肌管中加于 TNF-α，能显著增强骨骼肌蛋白降解率。而使用蛋白酶体抑制剂可显著降低骨骼肌蛋白降解率，这些研究结果说明，TNF-α 能与骨骼肌细胞间接或直接发生作用，增强泛素蛋白降解途径的活性，参与骨骼肌蛋白降解过程。

最近的研究发现，泛素 - 蛋白酶体系统的活化与转录因子的活化有着密切关系。烧伤脓毒症状态下骨骼肌 NF-κB 活性明显增加，而使用 NF-κB 的抑制剂 PDTC（二硫代氨基甲酸吡咯烷）可明显降低 NF-κB 在骨骼肌中的活性，与此同时骨骼肌总蛋白及纤维蛋白的降解率明显下降，说明通过使用 NF-κB 抑制剂确能起到调控脓毒症状态下骨骼肌蛋白分解代谢的作用，也说明炎症介质过度释放是导致烧伤脓毒症骨骼肌蛋白降解增强的重要原因。

3. 治疗与研究展望

严重烧伤脓毒症状态下的骨骼肌高分解代谢，目前尚无一种有效的防治措施。单纯增加热量和蛋白供给并不能较好地改善负氮平衡，只是增加了尿中氮源性废物。给予生长激素、类胰岛素样生长因子等激素类治疗，尽管骨骼肌蛋白降解可减少，但同时有很多副作用。泛素 - 蛋白酶体途径研究的进展，使我们对骨骼肌消耗的分子机制有了较好了解，它是严重烧伤脓毒症时骨骼肌蛋白降解的重要途径。糖皮质激素、TNF 等介质是直接或间接导致骨骼肌蛋白降解的重要诱导或调节因子。抑制炎症介质 NF-κB 途径可有效降低脓毒症状态下骨骼肌蛋白降解率。早期切除烧伤的焦痂导致泛素转录表达、蛋白表达下降，骨骼肌蛋白降解减少。应用泛素 - 蛋白酶体抑制剂可减少实验动物骨骼肌蛋白降解率，但其临床应用的可行性尚未得到证实。初步的研究结果说明，防治严重烧伤脓毒症状态下骨骼肌蛋白高分解消耗的有效方法，首先是消除其根源，防治脓毒症，即治病；其次是针对泛素 - 蛋白酶体途径的作用机制和调节机制进行调控，这将是减少机体骨骼肌蛋白高分解消耗的有效措施之一。

然而，有关泛素 - 蛋白酶体途径在严重烧伤脓毒症状态下骨骼肌蛋白降解中的作用研究尚处于探索阶段，仍有许多问题需要澄清。例如严重烧伤脓毒症状态下炎症介质是如何相互作用导致骨骼肌蛋白消耗，骨骼肌蛋白降解的分子机制中哪些蛋白被泛素化，具体识别机制是什么，这些蛋白与泛素偶联通过哪些具体酶的催化，泛素-蛋白偶联体如何被26s蛋白酶体识别、降解等问题还需广泛地研究。相信随着严重烧伤脓毒症状态下骨骼肌蛋白降解机制和调节机制研究的深入，这些问题都会找到答案。

（柴家科　吴焱秋　申传安）

第4节　烧伤和脓毒症代谢紊乱防治措施探讨

基于目前的临床实践和有关代谢紊乱机制研究的初步结果，可以在以下几个层次对代谢紊乱进行调控和干预。

1. 对机体神经内分泌系统功能的调理

通过干预和调控激素、神经介质的分泌水平和表达强度，综合调理机体的代谢水平。以目前临床上广泛应用的生长激素（GH）为例，由于它是体内重要的促合成代谢激素，对生长发育及代谢调节起着重要的作用。近年来，随着重组DNA技术的应用，能够人工合成大量的重组人生长激素（rhGH），而且合成的rhGH与垂体内源性分泌的GH作用及药物动力学无异，使得rhGH在临床上得到了较广泛的应用。我们的临床和实验观察表明，应用rhGH治疗可明显降低烧伤后的静息能量消耗水平。尽管在切痂后早期，应用rhGH治疗组REE高于对照组，但至实验中后期下降迅速，伤后7d、12d时已明显低于C组（$p < 0.05$）。应用rhGH后在治疗早期基础代谢高于对照组，其原因可能与GH的强力脂解作用有关，其调节代谢的特点是促进蛋白合成，节省体内蛋白质的消耗，减少糖氧化，由于增加了脂肪动用而使静息能量消耗有所上升。由此可见，由于GH的正性调节作用，应用rhGH引起的短暂代谢升高与烧伤后的高代谢反应是迥然不同的。许多研究表明，GH通过IGF-1与一些具有胰岛素样受体特征的受体起反应，来发挥其促合成作用。

2. 对体液介质水平的干预和调控

通过影响和调节机体的各种细胞因子、炎症介质的水平干预机体的代谢状况，如中药、胰岛素样生长因子（IGF-1）、鱼油、ω-3脂肪酸等。以IGF-1为例，它是在肝脏产生，是一种既有胰岛素样合成代谢作用，又有生长促进作用的多肽。严重烧伤后血清GH和IGF-1水平均迅速下降，此后缓慢回升。而给予rhGH治疗后，二者水平明显增高，IGF-1甚至增高至伤前3倍以上。烧伤后存在明显的蛋白代谢紊乱，二者在循环中的显著减少，正说明了这些正性调节因子的减少是形成烧伤后以蛋白分解代谢为主持续高代谢的主要原因。通过给予外源性的rhGH治疗后，血中IGF-1显著升高，补充了烧伤后正性调节因子的减少，避免了分解激素此消彼长的应激性高分解代谢反应，从而起到纠正代谢紊乱，减轻高代谢反应，缩短高代谢持续时间的作用。

3. 针对脏器组织水平的代谢调理

针对脏器组织特殊的代谢需要和病理生理反应的要求，给予针对性的代谢支持，如目前临床上所用的谷氨酰胺类药品。

4. 对组织细胞特定代谢通路的调控

对于组织细胞代谢通路改变机制和意义的研究是近年来逐步开展起来的研究领域，因而目前尚未有成熟的产品进入临床应用。但由于这一领域的研究可能揭示烧伤和脓毒症代谢紊乱的本质，由此所派生的治疗和调控手段有可能从根本上解决对代谢紊乱的纠正和治疗，因此，这一领域的研究值得给予高度重视。

（柴家科　吴焱秋　申传安）

参 考 文 献

柴家科，刁力，盛志勇，等，1999. 烧伤及脓毒症中骨骼肌有氧糖酵解及其发生机制的实验研究 [J]. 中华整形烧伤外科杂志，15：49—52.

柴家科，刁力，盛志勇，等，1999. 脓毒症大鼠骨骼肌有氧糖酵解过程与细胞内钠离子浓度改变的关系 [J]. 中华医学杂志，79（7）：546—548.

柴家科，刁力，盛志勇，等，1999. 脓毒症中骨骼肌有氧糖酵解增强与细胞 Na^+-K^+-ATP 酶活性改变间的关系 [J]. 军医进修学院学报，20：89—91.

柴家科，高建川，郭振荣，等，1999. 严重烧伤病人合并脓毒症时能量消耗的变化 [J]. 解放军医学杂志，24：88—90.

柴家科，郝岱峰，郭振荣，等，1999. 重组人生长激素对烧伤后高代谢的影响 [J]. 解放军医学杂志，24：418—421.

柴家科，郝岱峰，吴焱秋，等，2002. 严重烧伤患者术后应用重组人生长激素的代谢效应 [J]. 中华外科杂志，40（2）：107—111.

柴家科，盛志勇，杨红明，等，1999. 八例烧伤创面脓毒症的治疗经验 [J]. 中华医学杂志，79：908—910.

柴家科，盛志勇，高建川，等，1999. 111 例烧伤脓毒症的发生特点及转归 [J]. 中国危重病急救医学，11：721—724.

柴家科，申传安，姚永明，等，2002. 严重烧伤脓毒症病人骨骼肌蛋白降解变化及其机制探讨 [J]. 解放军医学杂志，27（9）：774—776.

柴家科，申传安，盛志勇，2002. 糖皮质激素在烧伤脓毒症骨骼肌蛋白代谢中作用的研究 [J]. 中华外科杂志，40（9）：705—708.

柴家科，申传安，2003. 静脉注射肿瘤坏死因子 α 对大鼠骨骼肌蛋白降解的影响及机制初探 [J]. 中华烧伤杂志，19（2）：100—103.

柴家科，吴焱秋，盛志勇，2001. 脓毒症对大鼠骨骼肌组织泛素及泛素化蛋白表达的影响 [J]. 中华外科杂志，39：721—723.

柴家科，吴焱秋，盛志勇，2001. 脓毒症对不同类型骨骼肌蛋白降解率的影响及其机制初探 [J]. 中国危重病急救医学，13（5）：272—274.

柴家科，吴焱秋，盛志勇，2002. 脓毒症大鼠骨骼肌蛋白降解增强与泛素转录表达关系的研究 [J]. 军医进修学院学报，23（2）：81—85.

柴家科，吴焱秋，盛志勇，2002. 烧伤大鼠泛素活化酶转录表达 [J]. 中华外科杂志，40（1）：72.

柴家科，吴焱秋，盛志勇，2002. 烧伤后大鼠骨骼肌组织泛素及泛素化蛋白表达的变化研究 [J]. 解放军医学杂志，27（7）：608—609.

申传安，柴家科，姚咏明，等，2002. 肿瘤坏死因子在烧伤脓毒症大鼠骨骼肌蛋白高分解代谢中的作用及其机制 [J]. 中国危重病急救医学，14（6）：341—343.

申传安，柴家科，盛志勇，2002. TNF 对离体孵育骨骼肌的蛋白代谢与泛素系统基因表达的影响 [J]. 解放军医学杂志，27（7）：582—584.

申传安，柴家科，姚永明，等，2002. 糖皮质激素对大鼠骨骼肌蛋白分解代谢的影响及其机制探讨 [J]. 中国危重病急救医学，14（7）：428—431.

吴焱秋，柴家科，盛志勇，2003. 糖皮质激素在烧伤大鼠骨骼肌蛋白降解中的作用及其与蛋白酶体亚基表达的关系 [J]. 中华实验外科杂志，20（3）：211—213.

吴焱秋，柴家科，盛志勇，2001. 烧伤后大鼠不同类型骨骼肌蛋白降解率的变化规律及其与糖皮质激素间的关系 [J]. 解放军医学杂志，26（12）：887—889.

吴焱秋，柴家科，2000. Ubiquitin-proteasome 途径在骨骼肌蛋白降解中的作用［J］. 解放军医学杂志，25（6）：466—468.

吴焱秋，柴家科，2001. 骨骼肌蛋白分解途径的研究进展［J］. 国外医学创伤外科基本问题，21（4）：216—219.

吴焱秋，柴家科，2001. 泛素 - 蛋白酶体途径的组成及生物学作用［J］. 生物科学进展，32（4）：331—333.

吴焱秋，柴家科，盛志勇，2001. 烧伤早期大鼠骨骼肌组织泛素转录表达的变化研究［J］. 中国危重病医学，13（7）：422—425.

吴焱秋，柴家科，盛志勇，2002. 休克期切痂对烧伤大鼠不同类型骨骼肌蛋白降解的影响［J］. 中华外科杂志，40（3）：219—221.

CHEN A, MANNEN H, LI S S, et al, 1998. Characterization of mouse ubiquitin-like SMT3A, SMT3B cDNAs and gene/pseudogene［J］. Biochem Mol Boil Int, 46(6): 1161—1174.

CIECHANOVER A, 1994. The ubiquitin-mediated proteolytic pathway: mechanisms of action and cellular physiology［J］. Bio Chem Hoppe-Seyler, 375: 565—581.

CHAI J K, WU Y Q, SHENG ZH Y, 2002 The relationship between skeletal muscle proteolysis and ubiquitin-proteasome proteolytic pathway in burned rats［J］. Burns, 28 (6): 527—533.

CHAI J K, WU Y Q, SHENG ZH Y, 2003. Role of ubiquitin-proteasome pathway in skeletal muscle wasting in rats with endotoxemia［J］. Crit Care Med,31(6)：1802—1807.

JAMES J H , FANG C H , SCHRANTZ S J , et al. 1996. Linkage of aerobic glycolysis to sodium-potassium transport in rat skeletal muscle implications for increased muscle lactate production in sepsis［J］. J Clin Invest, 98: 2388—2397.

TANAKA K, 1995. Molecular biology of proteasomes［J］. Mol Biol Reports, 21:21—26.

MITCH W E, GOLDBERG A L, 1996. Mechanisms of muscle wasting. The role of ubiquitin-proteasome pathway［J］. N Eng J Med, 335:1897—1905.

PELLERIN L, MAGISTRETTI P J, 1994. Glutamate uptake into astrocytes stimulates aerobic glycolysis: a mechanism coupling neuronal activity to glucose utilization［J］. Proc Natl Acad Sci USA, 91: 10625-10629.

HOTCHKISS R S , KARL I E . Reevaluation of the role of cellular hypoxia and bioenergetic failure in sepsis［J］. JAMA, 267:1503—1510.

TIAO G M, FAGAN J M, SAMEULS N, et al, 1994. Sepsis stimulates nonlysosomal, energy-dependent proteolysis and increases ubiquitin mRNA levels in skeletal muscle［J］. J Clin Invest, 94: 2255.

ANGERAS U, HALL-ANGERAS M,WAGNER K R, et al, 1991. Tissue metabolite levels in different types of skeletal muscle in sepsis［J］. Metabolism, 40: 1147—1151.

VARSHAVSKY A, 1997.The ubiquitin system［J］. TiBS, 22: 383—387.

第 11 章

烧 伤 营 养

第 1 节　营养支持疗法的意义

近半个世纪以来临床医学进步的主要标志之一、也是外科领域重大进展之一就是重视了营养支持疗法。

一、营养支持疗法的必要性

对严重烧伤患者来说，伤后高代谢是普遍存在的，代谢率相当于正常人的 2.0～2.5 倍，静息能量消耗（REE）为 1.2～1.5 倍，Ⅲ 度创面蒸发量 100mL/（h·m²），每蒸发 1mL 水分就要散热 0.58kcal（2.43kJ），此外氮的损失也增加，尿氮增加 2～3 倍，创面失氮第一周为 0.2g/1%TBSA。为补偿患者的过度消耗，强调营养支持十分必要。烧伤营养的目的不再被认为是一种饱腹的手段，更重要的是把它作为治疗措施，成为综合治疗方案的重要组成部分。严重烧伤患者的营养支持难度较大，由于胃肠道功能障碍，静脉通路不畅，常致肠内营养不足，肠外营养受限，加之内环境紊乱，并发症干扰，营养不良时有发生，因此必须实施营养支持治疗。营养支持既要有总量的要求，又要有热量与氮的合理匹配，少则不足，多亦有害，不能机械套用营养公式，要根据营养支持的个体化随时调整，以便改善营养状况，达到迅速封闭创面，保护各组织与器官的结构与功能，维护细胞代谢，改善免疫功能，调控机体的生理活动，促进患者康复的目的。

二、营养支持疗法的内容

观念更新了，营养支持手段也随之丰富了，近年来开展了各种营养制剂的研究与开发，并广泛应用于临床，对适应证、应用方法、治疗效果及不良反应等方面都有了新的认识，改变了既往单纯靠饮食调剂的营养模式。20 世纪 70 年代以前，静脉输入能量靠葡萄糖，输入氮只有水解蛋白。当前大大丰富了肠内与肠外营养支持内容，除饮食外还应用了各种要素饮食，补充能量除葡萄糖外还有各种品牌的脂肪乳剂，补充氮有适用于不同疾病的氨基酸，白蛋白、丙种球蛋白、各种配方的电解质溶液、微量元素和维生素，一应俱全，足以满足各类患者的营养支持需要。

随着营养研究工作的深入，已经认识到给予患者的营养量应适合不同疾病的需要，既不能"千人一方"，也不是越多越好，"高营养"一词的提法已不适用，应该结合病情恰如其分地补充营养，过少的供给不敷机体需要，当然不利，若过多的供给将导致代谢紊乱，对机体也是有害的。

补充营养的途径趋向于肠内营养为主、肠外营养为辅的综合治疗。实施补充营养的手段也在进步，肠内营养的要素饮食、鼻饲胃管、十二指肠管和饲养泵的应用；肠外营养在提倡周围静脉补液的同时，开展了中心静脉插管，改进了防治静脉导管感染的措施。各种营养制剂与3升袋的问世及输液泵的应用等，都为营养支持提供了便利。

三、营养支持疗法的合理应用

机体需要适量的各种营养素，绝非某一种营养素所能涵盖危重烧伤患者的全部营养需要。供给能量是保证机体功能运转所需，减少为转化能量而消耗蛋白质。供给氮可保持脏器与肌肉等组织的结构与功能。糖、蛋白质、脂肪、电解质、维生素、微量元素等缺一均不能达到最满意的组织合成。当前在实施营养支持中，有时不尽合理，带有盲目性，缺乏计划性。例如只知输入脂肪乳剂可以补充能量，却不知输入剂量与速度；只知输入氨基酸可以补充氮，却不了解不同疾病需求不同配方，也不知需要与糖或脂肪乳剂同时输入的道理。如果不了解这种输注方式，非但达不到营养支持的目的，还将造成代谢紊乱或药物浪费。

应当承认20世纪80年代以来在临床营养支持疗法方面取得了可喜的进步，但还不能达到完美境界。尚存在一些问题亟待解决，如大面积烧伤患者分解代谢急剧增加，临床难以及时满足所需营养，器官功能障碍既增加了消耗，又影响了营养物质的吸收利用与组织合成，现有的外源性营养物不能完全补偿内源性耗损，出现了供与需的矛盾。为缓解这一矛盾，"开源节流"的方针值得记取，一方面研制更适合临床需要的营养新产品，更重要的是尽快消灭创面，减轻感染，降低代谢率，减少消耗。有学者提出代谢支持（metabolic support）的观点，希望提供适当的非蛋白质热能，降低糖的用量，糖脂比例调整到6∶4。也有提出代谢调理（metabolic intervention）、介质细胞调控（mediator cell control）的方法，以药物或生物制剂抑制分解激素的作用，降低消耗，促进蛋白质合成，加速创面愈合。这些都是合理应用营养支持更深层次的研究范畴，也是临床营养的研究方向。

（郭振荣）

第2节　烧伤患者的营养需要量

正常人体的能量消耗包括基础代谢、肌肉收缩、调节体温和食物转化等。烧伤后的高代谢高消耗，血浆蛋白减少，血细胞成分破坏，组织分解，自身消耗，感染及胃肠功能障碍，组织修复等都需要补充足够的营养。营养需要量随烧伤的严重程度、不同阶段、不同的年龄、身高、体重等有所差异。

一、热能需要量

1. 直接测热法

将被测者放在一密闭环境中，通过环境周围水所吸收的热量，或穿着特制的服装测一定时间内散发的热量，通过仪器直接测量。此法虽较准确，但装置昂贵，操作复杂，难以推广。

2. 间接测热法

由于人体能量均经氧化生成，所以能量生成量可通过氧耗量和 CO_2 排出量测定。间接测热有两种方式。

（1）闭合式：被测者在一定容量氧气的密闭容器内呼吸，通过容量或压力的变化测定氧耗率和 CO_2 排出率。

（2）开放式

① 被测者吸气与呼气用三通分开，吸气端与大气相通，呼气端连接 Douglas 袋收集呼出气体，监测 15～30min，用血气分析仪分析 O_2 与 CO_2 百分浓度。与实验环境空气比较，通过每分钟氧的消耗量和 CO_2 呼出量，代入公式，计算静息能量消耗（resting energy expenditure, REE）。

$$REE（kJ/d）=[3.9× 吸入 O_2（L/min）+1.1× 呼出 CO_2（L/min）]×1440×4.184$$

第三军医大学测 13 例正常人 REE 为（163±9.2）$kJ/（m^2·h）$。

② 利用计算机控制的间接能量测量仪——CCM 代谢车（美国 MedGraphic）测定烧伤患者的 REE，能较准确地反映烧伤后的高代谢变化。CCM 代谢车由压力换能器、氧气分析仪和红外 CO_2 分析仪组成，利用头罩法测量单位时间内的通气量、氧耗量、CO_2 产生量，然后由计算机计算出 REE。每次测量时间不少于 10min，在环境温度 27～32℃、湿度 50%～60%、大气压 100kPa 条件下，解放军总医院第一附属医院利用 CCM 代谢车测定 13 例健康成年男性的 REE 为（161.1±8.8）$kJ/（m^2·h）$。烧伤患者监测 REE 的结果表明伤后即开始缓慢增加，烧伤面积越大、深度越深、感染越重，增加幅度越大，1～3 周为高峰段，可达 278～344$kJ/（m^2·h）$，为正常对照值的 2 倍左右，直至创面愈合 REE 也不能完全恢复正常。

间接测热法测定 REE 是监测热能供应的好方法，但 REE 是静息状态下的能量消耗，向患者提供的总能量除 REE 外，还应包括食物产热及活动耗能，通常认为营养支持的热能按 REE 的 1.1～1.3 倍供给，可满足烧伤患者的需要，对改善机体营养状况有利。

3. 估算热能需要量的常用公式及评价

估算烧伤患者热能需要量的公式有多种，常用公式简介于表 11-1。

表 11-1 烧伤患者热能需要量的计算   kJ/d

第一作者	计算方法
Harris-Benedict	BEE（基础能量消耗）×（2.0～2.5）
	男：BEE=[66.5+13.8× 体重（kg）+5× 身高（cm）-6.8× 年龄（岁）]×4.184
	女：BEE=[665+9.6× 体重（kg）+1.8× 身高（cm）-4.7× 年龄（岁）]×4.184
Wolfe	REE×（1.5～2.0）×4.184

续表

第一作者	计算方法
Curreri	成人：[25×体重（kg）＋40×烧伤面积（超过50，按50计）]×4.184
	8岁以下：[60×体重（kg）＋35×烧伤面积（%）]×4.184
Wiliamson	男：[25×体重（kg）×系数＋40×烧伤面积（%）]×4.184
	女：[22×体重（kg）×系数＋40×烧伤面积（%）]×4.184
	系数：20～40岁为1，40～50岁为0.95
	50～70岁为0.9，>70岁为0.8
Wilmore	2000×体表面积（m^2）×4.184
解伟光	[1000×体表面积（m^2）＋25×烧伤面积（%）]×4.184
解放军总医院第一附属医院	REE×（1.1～1.3）

Harris-Benedict公式（简称HB公式）是计算基础能量消耗（basal energy expenditure，BEE）的2.0～2.5倍作为严重烧伤患者的能量需要，该计算量偏大，且不能表达不同烧伤面积的能量需求，故不实用。Wolfe公式热能估计偏高。Curreri公式应用最广，虽然将烧伤面积因素考虑在内，但在临床实践中逐渐认识到估计大面积烧伤热能需要量过高，且没有体现性别与年龄的差别。Williamson则考虑到男性比女性、青壮年比老年人的能耗大，故对Curreri公式的能量需求作了修正，更为合理一些，但仍显偏高，只适用于代谢高峰期。第三军医大学公式是根据92例烧伤患者REE测量结果推导而来，此公式比Curreri公式的进步之处有两点：一是基础需要量以体表面积取代了体重；二是每1%烧伤面积需要的能量由40kcal（167.4kJ）降为25kcal（104.6kJ）。因此认为第三军医大学公式最接近REE的变化，可作为我国危重烧伤患者补充热能的主要参考依据。此公式的不足之处是不能体现不同病程能耗不同，所补能量亦应有所变化，例如烧伤早期REE升高缓慢，1～3周达高峰，4周逐渐下降，公式只能表示均值；另外烧伤面积越大，公式计算值超过REE均值越多。解放军总医院第一附属医院按REE实测结果随时调整热能供给量当属科学，然而代谢车价格昂贵，难以普遍开展REE检测。就全国而言只能参考现行公式，以第三军医大学公式为主，根据患者性别、年龄、病程、病情、创面愈合情况等进行调整。

利用第三军医大学公式计算时涉及体表面积，可按简化公式计算：

$$体表面积（m^2）＝[身高（m）－0.6]×1.5$$

4. 热能的主要来源

（1）糖类：糖类是热能的主要来源，占全天能量的50%～55%。由于烧伤后糖异生作用增强，葡萄糖生成增加，而胰岛素相对不足，出现胰岛素抵抗，细胞不能充分利用葡萄糖，致使细胞外高糖，而细胞内能量匮乏。为促进葡萄糖的利用，在补充葡萄糖的同时应补充胰岛素，并且要限制输糖速度，控制在5～6mg/（kg·min），过快则细胞不能充分利用。

（2）脂肪：烧伤后适量补充脂肪是必要的，应占总热量的20%～35%。补充脂肪主要目的是提供热能，减少内源性蛋白质的消耗，其次是为补充脂溶性维生素所需和防止必需脂肪酸（亚麻酸、亚油酸）的缺乏。因为烧伤后游离脂肪酸增加，必需脂肪酸减少。必需脂肪酸是不能在体内自行合成的，需由外源性补充，亚麻酸在食物中的主要来源是鱼油，亚油酸的主要来源是植物油。

严重烧伤后多伴有胃肠消化吸收功能障碍，经口摄入脂肪量大易引起腹泻，所以烧伤前期补充脂肪，应以静脉输入脂肪乳剂为主，待胃肠功能恢复后再逐渐增大肠内脂肪摄入量。

二、蛋白质需要量

1. 每日蛋白质需要量的估算方法

（1）正常人每日需要蛋白质 0.8~1.0g/kg。烧伤后蛋白质分解加速，一方面用于糖异生供热能消耗；另一方面还要由肝脏合成蛋白供急性期反应蛋白和组织修复所需，创面及尿中丢失氮增加，通常轻中度烧伤每天尿氮排出 10~20g，重度及特重度烧伤可排出 20~30g。创面丢失氮第 1 周为 0.2g/（d·1%TBSA），渗液失氮占总失氮量的 10%~30%，相当于尿氮的 1/3。粪氮每日丢失 1~2g。补充氮量不足则出现负氮平衡，体重下降。

（2）烧伤患者补充蛋白质的量，一般来说中度烧伤按总热能的 15%，重度烧伤按总热能的 20%~25% 估计。例如重烧伤患者如果全天需总热量 12 552kJ（3000kcal），则需蛋白质供热 1883~2510kJ（450~600kcal）相当于补充蛋白质：（450~600kcal）÷4＝112~150g，折合氮量为 18~24g。

（3）国外文献对蛋白质需要量的报道，各作者的意见不尽一致，摘要介绍于表 11-2~表 11-4。

表 11-2 烧伤患者每日蛋白质需要量的计算

第一作者	计算方法
Sutherland	成人：1g/kg ＋ 3g/1%
	儿童：3g/kg ＋ 1g/1%
	kcal：N＝100~150：1
Curreri	3g/kg
Wolfe/Burke	1.5~2.5g/kg
Wilmore	93.8g/m²

注：1kal = 4.184kJ

表 11-3 不同烧伤面积对蛋白质需要量

烧伤面积 /%	需蛋白质量 /（g/kg）
~30	1.0~1.5
~50	1.5~2.0
~70	2.0~2.5
> 70	2.5~3.0

表 11-4 烧伤不同时间对氮需要量

第一作者	伤后天数 /d	需氮量 /（g/kg）	需氮量 /（g/m²）
Soroff	7~16	3.2~3.9	
	30~39	2.0~2.5	
	60~69	0.5~1.4	

续表

第一作者	伤后天数 /d	需氮量 / (g/kg)	需氮量 / (g/m²)
Pruitt	< 30		20.7~25
	30~39		13.1~16.4
	> 45		3.3~9.3

2. 对蛋白质补充方案的评价

如何参考诸多的蛋白质补充方案是值得临床医生仔细斟酌的。

（1）以热能的 20% 供给蛋白质的优点是便于估计，但缺点是过分依赖于热能补充量，当前烧伤患者总热量的估算方法尚无统一意见，势必影响蛋白质估计的准确性。

（2）根据失氮量的多少决定蛋白质的补充量应当被认为是比较客观的，然而目前的检测手段只能精确地算出每日尿中失氮量，粪氮则因检测有困难大多不测，只能估计每日粪便排氮 1~2g，当便秘、几天无便或腹泻不止，则难估计。说及创面渗出失氮量占尿氮的 1/3，误差更大，不同程度的烧伤、休克期内和休克期后渗出量明显不同，这 "1/3" 的准确性更难以置信。因此该估计方法只适于烧伤早期，待到感染期只能以估计尿氮与粪氮为主了。

（3）在拟定蛋白质补充方案时，当考虑烧伤面积和深度不同、伤后时间不同，对蛋白质的需求量是不同的。表 11-2 列举的计算方法没有考虑上述因素，显然不够科学，表 11-3 中蛋白质需要量比较符合实际，可供临床参考。表 11-4 的思路可取，但 1 个月之内的补充量过高，不适用于我国的烧伤患者。

（4）解放军总医院第一附属医院依据 55 例大面积烧伤病例的分析，综合伤情及时间等因素，提出每天补充蛋白质 120~180g（氮 20~28g）较为合适。

（5）在补充蛋白质时，必须注意同时给予非蛋白热量（糖、脂肪），以防止蛋白质作为热量被消耗。通常热能：氮不能低于 628kJ（150kcal）：1g，严重烧伤可按 418kJ（100kcal）：1g。

三、不同程度烧伤患者每日所需基本营养物质

不同烧伤面积的患者对热量需求不同，对各种营养物质供应的比例也不同。根据营养支持的临床经验，以Ⅲ度烧伤为例，将糖类、蛋白质、脂肪的每日需要量列于表 11-5 作为参考。

表 11-5　烧伤患者所需三大营养素的比例

烧伤面积 /%	糖类			蛋白质			脂肪			总热量 /kJ
	占能量 /%	热能值 / kJ	需要量 / g	占能量 /%	热能值 / kJ	需要量 / g	占能量 /%	热能值 / kJ	需要量 / g	
Ⅲ度 < 10	50	4184	250	15	1255	75	35	2929	77	8368
Ⅲ度 10~30	50	6276	375	20	2510	150	30	3766	100	12 552
Ⅲ度 30~50	50	8368	500	20	3347	200	30	5020	133	16 736
Ⅲ度 > 50	55	9136	550	25	4184	250	20	3347	90	16 736
		～10 460	～637		～4707	～280		～3766	～100	～18 828

四、无机盐需要量

烧伤患者的 Na、K 需要比正常人多（表 11-6）。

表 11-6　烧伤患者 Na、K 需要量

伤后天数 /d	Na/（mmol/kg）	K/（mmol/kg）	K:N/（mmol:g）
7～16	3.78	2.69～4.32	5.2：1
30～39	1.98	1.95～2.17	6.0：1
60～69	2.00	1.48	6.4：1
90～99	1.70	0.74	4.2：1
正常对照	0.64	0.74～0.57	4.5：1

在补氮的同时补 K，可促进机体对氮（N）的有效利用，5～6mmol 的 K 与 1g N 的比例较合适。机体分解代谢增强，磷的需要量也增加，7～9mmol/4180kJ 可维持血浆磷含量正常。

五、微量元素需要量

见第 12 章。

六、维生素需要量

维生素在体内含量虽少，但对机体三大营养成分的代谢和某些生理、生化功能的运行起着重要作用。烧伤后大多可按日常的维生素需要量给予，但烧伤面积超过 40% 的患者对某些维生素的需要量可比正常人多 6～10 倍。摄食不足或完全静脉营养状况下，2～3 周即可出现维生素缺乏症。在营养支持中既往多忽视维生素的补充，当前虽日益引起重视，但所补剂量尚无统一意见，表 11-7 推荐剂量可供参考。

烧伤面积大于 20% 的患者，除每天给予表中所列维生素供应量外，还需增加维生素 C 3g 左右，维生素 A 3～6mg（5000～10 000U）。

表 11-7　正常成人与烧伤面积＜ 20% 患者每日维生素需要量

分　类	名　称	正常成人	烧伤患者
水溶性维生素	维生素 B_1/mg	2.4	3.0
	维生素 B_2/mg	3.6	3.6
	维生素 B_6/mg	3.6	4.0
	维生素 B_{12}/μg	3.6	5.0
	维生素 C/mg	1.0	100
	酰胺/mg	2.4	40
	叶酸/mg	0.4	0.4
	泛酸/mg	12	15
	生物素/μg	60	60

续表

分　类	名　称	正常成人	烧伤患者
脂溶性维生素	维生素 A/mg	0.6	1.0
	维生素 D/μg	2.4	5.0
	维生素 K/mg	0.1	1.0
	维生素 E/mg	9.0	10

（郭振荣）

第 3 节　营养补充途径

提倡综合营养疗法，从胃肠内和胃肠外两种途径供给。

一、胃肠内营养为主

近年来伴随肠黏膜屏障功能与细菌易位的研究不断深入，越来越多的人更加重视肠内营养，一个普遍认同的原则是"肠道有功能，能安全使用时，首先选择使用它"。

胃肠内营养的优越性：①获得营养全面，符合生理需要；②方法简便，无须特殊的监测；③食物刺激分泌胃肠激素增多，促进肠蠕动，有助于消化；④改善胃肠道血液循环，增进门静脉系统血流；⑤保护胃肠道黏膜，促进黏膜代谢与生长，维持肠道组织结构与屏障功能，预防菌群失调，防止菌群移位，减少肠源性感染机会；⑥减少应激性溃疡发生率。

胃肠内营养包括：①经口饮食；②匀浆饮食；③管饲混合奶饮食；④要素饮食。

1. 经口饮食

这是最好途径，不仅经济、方便、营养完全，而且还是一种享受。通过咀嚼吞咽既增加肌肉活动，又促进唾液腺分泌，起到清洁口腔作用，防止腮腺炎等并发症发生。进食的原则：

（1）尽早开始进食，改变伤后 1～2d 禁食的观点，如果没有恶心、呕吐，伤后当天即可进流食 500～1000mL。早期肠道喂养对保护胃肠黏膜、改善黏膜血运、促进肠蠕动、增强肠黏膜的屏障功能、改善吸收功能、预防消化道出血、减轻高代谢反应等很有好处。

（2）先清淡试餐，若无不良反应再逐渐增加营养量。

（3）高蛋白饮食，忌过于油腻，以优质、易消化食物为主。

（4）荤素兼顾，干稀搭配，花样勤变。

（5）少量多餐，不要过饱，以免影响下一餐进食。

2. 匀浆饮食

按照烧伤患者的营养需要量，由营养师根据日常食物（肉、蛋、豆制品、蔬菜类）配方，经机器捣碎成匀浆状，经较粗的胃管灌入，也可用喂饲注射器注入口腔中吞咽。由于匀浆饮食采用天然食品制成，营养成分全面，对长期胃肠内营养尤为适宜。

3. 管饲混合奶

配方有多种，主要由牛奶、鸡蛋、糖等成分配制而成，由于配制方法简便，适合基层医院应用。列举两种配方：

配方 1：奶粉 100g，糖 150g，面粉 10g，鸡蛋 80g，巧克力 60g，40% 脂肪乳剂 50g，加牛奶少许搅成糊状，再加牛奶或豆浆 1000mL，搅匀煮沸即可。含热量 13 727kJ（3281kcal），蛋白质 123.3g。

配方 2：表 11-8 所列之混合奶中蛋白质、脂肪与糖类的热量比为 1：2：2，非蛋白质热量：氮为 524kJ（125kcal）：1g。其营养液成分还可根据患者情况调整，并适量加入电解质、微量元素与维生素。

表 11-8　管饲混合奶成分

营养配方	量 /g	蛋白质 /g	脂肪 /g	糖 /g	非蛋白质热量 /kJ
牛奶	750	24.8	31.5	38.3	1824.6
豆浆	250	6.3	2.8	3.3	157.7
鸡蛋	200	23.6	30.2	2.6	1179.6
蔗糖	90	0.4	0	87.0	1451.6
合计	1290	55.1	64.5	131.2	4616.5

4. 要素饮食（elemental diet）

要素饮食是包括了自然食物中各种营养素的治疗饮食，这种食物已被精制至可以直接吸收或接近直接吸收的程度，无须消化。由于没有纤维素，也不含高分子蛋白质，所以几乎能全部被利用。每日摄入 2000～3000mL 即能基本满足人体需要的营养量。

要素饮食的特点：①加水后能形成溶液或悬液，氮源来自氨基酸或低聚肽的蛋白水解物，热量主要来自糖类，热量高，在不能进食时亦可代替正常饮食；②容易吸收，以结晶氨基酸或蛋白分解为原料，小肠几乎能完全吸收，有的含低聚肽或低聚糖，稍经消化即可吸收，无须胰酶或胆汁参与。由于无渣，排便次数和量大大减少；③有利于小肠功能的代偿，刺激肠黏膜增生，增加空肠与回肠绒毛高度，对肝的损害小，肝脂肪沉积少；④热能与氮的比例较合理，一般为 630kJ（150kcal）：1gN；⑤用法简单，按配制方法的说明稀释后可以直接经口，也可放在吊瓶内经胃管滴入，如果应用饲养泵连续注入更好，速率由 40～60mL/h 开始，渐增至 80mL/h，3～5d 后可达 100～125mL/h。让胃肠道逐步适应，可减少恶心、腹胀或腹泻等不良反应。

鼻饲要素饮食的方法：选一直径 3mm 的硅胶胃管，从鼻腔送入，尖端到达咽部时，配合喝水吞咽动作将管送至胃内。选带有金属头的十二指肠管更好，6h 可通过幽门进入十二指肠。既可以将营养饮食经管推入，又可经吊瓶缓慢滴入，我们认为缓慢滴入效果好，因为：①不会明显增大胃容量，随滴随消化吸收；②不影响正餐进食；③睡眠时滴入，在不知不觉中获得营养；④不易引起恶心、呕吐。

常用的要素饮食简介。

（1）爱伦多（Elental 日本）：氮源来自结晶氨基酸，几乎不经消化便可吸收，尤其适用于不能接受含有蛋白质的肠内营养制剂患者。每包 80g 产热 1255kJ（300kcal），含 2gN，非蛋白热量 /N=

128，一包爱伦多溶在 250mL 温水中，搅拌溶解后的液量为 300ml，热量为 4.18kJ（1kcal）/mL。可以分次经口，也可用鼻饲法注入。开始时以 2.1kJ（0.5kcal）/mL 的浓度投予，适应后逐渐增加浓度至 4～10d 达到标准浓度，速度 75～100mL/h，每日可给 6～8 袋。

（2）能全力（Nutrison 荷兰）：白色粉剂，由酪蛋白、麦芽糊精、植物油、六种膳食纤维、磷脂酰胆碱、矿物质、微量元素和维生素组成，不含蔗糖或乳糖，能量分布合理（蛋白质 16%，脂肪 35%，糖类含量较低 49%），适合血糖高的患者应用。有 3 种规格：每毫升分别含 3.14kJ（0.75kcal）、4.18kJ（1.0kcal）、6.28kJ（1.5kcal）热量，可根据胃肠功能分别选用不同浓度。大面积烧伤首选低浓度 0.75/mL 开始，经胃管滴入，初始剂量每次 50mL，每天热量 2092～4184kJ（500～1000kcal），适应后可逐渐增至 2000mL/d。

二、胃肠外营养

当胃肠内营养难以满足烧伤患者的需求或胃肠道功能有障碍时，就需借助于胃肠外营养手段，即通过静脉补充营养。

1. 周围静脉

周围静脉是经常采用的补充营养渠道。但由于周围静脉管径细，血流量小，输入高渗或偏酸的液体易引起静脉损伤，为避免静脉炎与栓塞，最好选用等渗液体。常用 5%～10% 葡萄糖、复方氨基酸、脂肪乳剂、全血、血浆、白蛋白等。尽管周围静脉难以达到机体所需全部的营养量，但操作简便，并发症少，仍不失为最常用的输注途径。

2. 中心静脉

主要指经腔静脉补充营养，腔静脉管径粗，血流量大，不易产生静脉炎或栓塞。常选锁骨下静脉、颈外静脉、颈内静脉入路穿刺，或切痂时经头静脉插硅胶管至上腔静脉。解放军总医院第一附属医院的动物实验结果证实颈外静脉血流量为（99.8±17.6）mL/min，而股静脉仅为（48.4±19.6）mL/min，流经上腔静脉的血流量比下腔静脉的流速大一倍左右。留置导管的股静脉血栓要比颈静脉血栓长而粗。因此临床推荐经上腔静脉补充营养，输入高浓度液体不易产生静脉炎和栓塞。中心静脉插管有时会出现气胸、出血、感染等并发症，操作应谨慎，留置导管时间不要长。我们认为导管入口的保护、严格无菌操作、3～5d 拔管更换部位至关重要，可减少导管感染的发生。Herndon 报道 39 例超过 50% 烧伤面积的患者，静脉营养组病死率 63%，肠道营养组病死率 26%，可见静脉营养应谨慎从事，肠内营养能满足需求者，就不用肠外营养，周围静脉能满足要求者，尽量不用中心静脉。

3. 静脉营养液成分

（1）GIK 溶液：G 代表葡萄糖（glucose），糖类中葡萄糖最符合人体生理要求，能被所有器官组织利用，是肠外营养的主要能源。红细胞、白细胞及肾上腺髓质只能靠葡萄糖供能，中枢神经系统也主要利用葡萄糖供能。糖的最佳利用速率为 4.7～6.8mg/（kg·min），实际上每天给糖 300～400g 为宜，最大量不超过 500g/d，葡萄糖浓度不超过 25%。糖超量则易引起高血糖，转化为脂肪沉积于内脏，甚至造成高渗性非酮性昏迷。I 代表胰岛素（insulin），严重烧伤后机体内分泌和代谢功能紊乱，胰岛素分泌减少，周围组织对胰岛素产生抵抗（insulin resistance），儿茶酚胺、皮质醇、胰高血糖素分泌增加，使机体对输入的葡萄糖利用率下降，因此通常需由外源性补给胰岛素，以改善细胞膜对葡萄糖的通透性，有助于糖被吸收氧化和糖原合成。输糖的同时按 4(9)：1(U) 的比例给予胰岛素，并根据监测血糖尿糖的结果随时调整胰岛素的用量。K^+ 代表钾离子（kalcium），细胞合成需要 K^+，糖和胰岛素促进细胞代谢的同时，也将 K^+ 带进细胞内，因此需要增加钾盐，通常 25% 葡萄糖 500mL 中加氯化钾 1.5g。

（2）脂肪乳剂：输入脂肪的目的是为机体提供能量，以及生物合成用的碳原子和必需的脂肪酸。由于脂肪不能直接输入静脉，必须制成微细颗粒直径小于 0.6μm 的乳剂方可输入。华瑞制药厂的 intralipit 中 99.8% 的乳糜颗粒直径小于 1μm，平均为 0.13μm，与体内乳糜颗粒近似。

脂肪乳剂是以大豆油、红花油等植物油为原料，大豆磷脂或磷脂酰胆碱为乳化剂、甘油等作等渗剂，加水经高压匀化器乳化而成的白色乳状液体，与天然乳糜相似，性能稳定。脂肪乳剂的优点：①供热能值高，每克脂肪代谢后可供热能 38～39kJ（9.1～9.3kcal），10% 脂肪乳剂所含热能是等渗葡萄糖液的 5 倍余，且不从尿便中排出，全部被机体利用；②渗透效应小，无刺激血管内膜作用，故可经周围静脉输入；③能提供亚油酸等必需脂肪酸，防治因缺乏必需脂肪酸所致的皮炎、湿疹、生长不良等并发症；④脂肪作为脂溶性维生素的载体，有利于吸收利用维生素 A、维生素 D、维生素 K 和维生素 E 等脂溶性维生素；⑤脂肪代谢后的呼吸商（0.7），低于糖（1）和蛋白质（0.9），不增加肺功能负担；⑥与氨基酸联合应用，可提高氨基酸的利用率，节氮效应明显。其节氮作用必须有两个前提：一是在葡萄糖供能的基础上；二是有外源性氮源补充，缺一则无节氮作用。

脂肪乳剂可供给较高的热量，10% 或 20% 的脂肪乳剂每 500mL 可分别提供 2299kJ（550kcal）和 4602kJ（1100kcal），渗透压分别为 300～345mOsm/L 和 350～380mOsm/L，pH 6.5～8.7，可经周围静脉输入。机体对利用脂肪乳剂的能力有限，一般不超过 2～4g/kg，以 1.0～1.5g/kg 为宜，500mL 需输 4h 以上，每天总量 500～1000mL。其不良反应有凝血机制紊乱，肝功能受损、寒战、发热等，输液速度慢一些可减轻其不良反应。

根据碳原子数目的多少，脂肪乳剂可分为长链、中链与短链脂肪乳剂，16～20 个碳原子的长链三酰甘油（long chain triglyceride, LCT）需借助肉毒碱进入细胞线粒体内氧化产能，但在应激状态下肉毒碱产生减少，影响脂肪的利用，6～12 个碳原子的中链三酰甘油（medium chain triglyceride, MCT）则不需肉毒碱便可进入线粒体，能产生较多的酮体，成为良好的能源被迅速利用，且不形成脂肪组织，但它不含必需脂肪酸，因此中链需与长链三酰甘油混合输入，比例为 1：1。

由于脂肪乳剂生产工艺比较复杂，我国尚无单独产品问世，所用产品皆为中外合资药厂生产，几种常用的脂肪乳剂成分与性能列于表 11-9。

表 11-9 不同脂肪乳剂的成分与性能比较

组成部分 （每 1000mL）	英脱利匹特 （Lntralipit, 瑞典）		力保肪宁 （Lipofundin, 德国）		力能 （Lipovenos, 德国）	
	20%	10%	10%	20%	10%	20%
大豆油 /g	100	200	50	50	100	200
中链三酰甘油 /g			50	100		

续表

组成部分 （每 1000mL）	英脱利匹特 （Lntralipit，瑞典）		力保肪宁 （Lipofundin，德国）		力能 （Lipovenos，德国）	
	20%	10%	10%	20%	10%	20%
磷脂酰胆碱 /g	12	12	12	12	6	12
甘油 /g	22.5	22.5	25	25	25	25
pH	8	8	6.5～8.5	6.5～8.5	7.5～8.7	7.5～8.7
渗透压 /（mosm/L）	300	350	345	380	310	360
能量 /（kJ/L）	8400	4600	4430	7900	4552	8400
（kcal/L）	2000	1100	1058	1908	1080	2000

（3）氨基酸：氨基酸是蛋白质最简单的结构单位，复方氨基酸注射液是肠外营养惟一的氮源，复方氨基酸制剂所含氨基酸的组分配比与剂量各不相同，氨基酸组分由 11 种增至 14 种、15 种、17 种、18 种和 20 种，氨基酸总浓度由 3% 增至 5%、10% 和 12%。应用比较普遍的营养性结晶 L- 氨基酸注射液是按一定的模式（如人奶、鸡蛋的各种氨基酸比例）配制而成，含有必需氨基酸（E）与非必需氨基酸（N），其比例为（1∶1）～（1∶3），且各氨基酸的比例适当，称平衡氨基酸。溶液中含的盐是醋酸盐或磷酸盐，不是盐酸盐，可避免发生代谢性酸中毒。复方氨基酸溶液含氨量甚微，输注后不会发生高氨血症。鉴于烧伤后有关氨基酸变化规律不完全一致，目前尚无统一的处方可供临床应用。国外有的医院根据患者氨基酸谱的变化临时配制，国内尚无条件，只能采用成品氨基酸输入。常用的氨基酸注射液列于表 11-10，有条件测氨基酸谱的单位可根据某些氨基酸短缺的情况选择适宜的复方氨基酸注射液。

表 11-10   常用营养性氨基酸注射液的组成

氨基酸	凡命（Vamin） （华瑞）	Proteamin （西南三厂）	17 种复合结晶氨基酸 （费森尤斯）	安复命 15-HBC （天津氨基酸公司）
L- 赖氨酸 /（mg/dL）	390	980	421	410
L- 苏氨酸 /（mg/dL）	390	504	270	200
L- 蛋氨酸 /（mg/dL）	190	433	270	250
L- 色氨酸 /（mg/dL）	100	187	105	90
L- 亮氨酸 /（mg/dL）	530	1138	285	1378
L- 异亮氨酸 /（mg/dL）	390	597	210	766
L- 苯丙氨酸 /（mg/dL）	550	974	250	320
L- 缬氨酸 /（mg/dL）	430	690	230	886
L- 精氨酸 /（mg/dL）	330	1488	847	580
L- 组氨酸 /（mg/dL）	240	706	236	160
甘氨酸 /（mg/dL）	210	1568	780	330

续表

氨基酸	凡命（Vamin）（华瑞）	Proteamin（西南三厂）	17 种复合结晶氨基酸（费森尤斯）	安复命 15-HBC（天津氨基酸公司）
L- 丙氨酸 /（mg/dL）	300	821	1300	400
L- 脯氨酸 /（mg/dL）	810	1063	700	630
L- 谷氨酸 /（mg/dL）	900	102	550	
L- 天门冬氨酸 /（mg/dL）	410	202		
L- 胱氨酸 /（mg/dL）		23	半胱 54	半胱 <20
L- 丝氨酸 /（mg/dL）	750	467	700	330
L- 酪氨酸 /（mg/dL）	50	57	39.8	
氨基酸浓度及数目	7.0%（17 种）	11.4%（18 种）	7.25%（17 种）	6.9%（15 种）
E/N 比	1：1.5	1：2	1：2.5	支链 45%，其他 55%
渗透压 /（mOsm/L）	700	—	1050	620
pH	5.2～5.6	5.7～6.7	5.5～6.5	6.5
总 N 比例 /%	0.94	1.82	1.11	0.98

严重烧伤后由于机体代谢率增高，组织分解加速，加之营养摄入不足，蛋白质的分解代谢远远超过合成，尿氮和三甲基组氨酸排出明显增加，苏、丝、组、精、甘、丙和脯氨酸显著降低，支链氨基酸（tranched-chain amino acid, BCAA）也有一定程度降低，而由于肝功能障碍，使主要由肝脏转化的芳香族氨基酸（AAA）升高，当发生脓毒症时这些氨基酸谱的改变尤其明显（表 11-11）。尽管当前氨基酸输液种类不断增多，但尚无非常适合危重烧伤患者的品种，北京费森尤斯公司生产的 17 种氨基酸液，含必需氨基酸 28.2%，非必需氨基酸 71.8%，比较接近烧伤患者血浆非必需氨基酸明显下降的需要。

表 11-11　烧伤患者血浆总氨基酸、支链和芳香氨基酸浓度（$\overline{X} \pm S$）　　　　μmol/L

氨基酸	健康人（n=58）	分组	烧伤患者烧伤后时间 /d				
			1	2～4	5～10	11～16	16～23
总氨基酸	2501.6	○	2120.6	2161.6	2101.8	2277.3	2129.5
	±625.4		±902.8	±902.8	±910.2	±910.2	±896.3
		△	2292.1	1910.2	2052.2	2337.4	1924.3
			±744.6	±640.4**	±694.9*	±1059.1	±634.0**
BCAA	382.0	○	313.0	363.2	364.1	326.7	391.6
	±105.0		±84.8	±184.3	±134.7	±66.9	±115.7
		△	338.7	370.8	360.9	382.2	327.0
			±67.1	±128.8	±76.7	±125.2	±72.5
AAA	122.8	○	169.0	189.2	200.1	336.3	268.5

续表

氨基酸	健康人（n=58）	分组	烧伤患者烧伤后时间 /d				
			1	2~4	5~10	11~16	16~23
AAA	±29.4	△	±61.1***	±27.7***	±78.5***	±169.7***	173.9**
			157.1	165.6	186.8	208.4	177.1
			±33.6***	+45.7***	±62.6***	±96.9***	±47.5***

注：○为败血症组患者；△为无败血症组患者；与健康人相比，*$p<0.05$，**$p<0.01$，***$p<0.001$。

危重烧伤患者和其他创伤、感染等应激情况一样，BCAA 都有不同程度降低，此时选用 Proteamin 和氨复命等高支链氨基酸输液比较合适。BCAA 是唯一能在外周组织代谢的氨基酸，是肌肉能量代谢的基质，也是蛋白质合成的构件，应激状态下肌肉蛋白质大量分解释放氨基酸以供内脏合成蛋白质。理论上多补充 BCCA 可减少肌肉中蛋白质分解，促进肝与肌肉蛋白质合成，能在周围组织中代谢供能，起节氮效应。在对比研究中发现，在含等氮量的各种复方氨基酸的营养支持中，富含 BCAA 者能改善危重烧伤患者的氮保留。BCAA 与总氨基酸的最适比例尚难确定，有人认为含 45%BCAA 的氨基酸效果较佳，也有研究提示每天供能 117~167kJ（28~40kcal）/kg 时，给 BCAA 0.5g/kg，可能达到最明显作用。由于伤情不一，总蛋白质的摄取量各异，使各研究结果很难作出比较。

谷氨酰胺（Gln）是人体和组织中含量最丰富的氨基酸，血浆中浓度为 600~900μmol/L，占血浆中氨基酸总量的 20%~30%，占肌肉细胞内液中的 60%，机体可合成 Gln，属非必需氨基酸，Lacey 及 Wilmote 称之为条件必需氨基酸。Gln 具有调节酸碱平衡作用，是组织间氮的载体，血循环中氨基酸氮的 35% 是由 Gln 转运的。能合成肝糖原，是高效供能物质，每摩尔 Gln 氧化能产生 30mol 的 ATP，为肠黏膜细胞、肾小管细胞、淋巴细胞、成纤维细胞、血管内皮细胞等代谢氧化提供能源，尤其肠黏膜主要以 Gln 为燃料，每天都要消耗 Gln，Gln 缺乏会导致肠黏膜萎缩，通透性增加，导致肠源性感染。Gln 也是生命物质如 DNA、RNA 中核苷酸和谷胱甘肽合成的原料。Gln 主要在骨骼肌内合成，因此骨骼肌是体内 Gln 的主要来源，构成骨骼肌细胞内游离氨基酸的 61%。严重烧伤后机体对 Gln 的需求大大增加，肠道、肾、免疫细胞对 Gln 的代谢增强，加速了肌细胞内 Gln 的外流，使细胞和血浆中的 GLN 浓度明显下降，细胞内下降 50% 以上，血浆中下降为 20%~30%，亟待由外源性 Gln 补充。若补充不及时或补量不足，则会导致肠黏膜结构及功能受损，发生代谢异常和免疫功能紊乱等一系列并发症。

近年来大量的实验和临床研究证实，严重烧伤后补充 Gln 具有以下作用：①防止肠黏膜萎缩，维持肠黏膜的完整性、DNA 含量和肠绒毛高度，降低肠黏膜通透性，减少细菌内毒素移位；②降低高代谢反应，降低肌肉分解和释放内源性 Gln，提高肌肉蛋白的合成速率，抑制负氮平衡；③调理机体免疫系统，抑制过度免疫反应，增强单核巨噬细胞吞噬细菌的能力，增加小肠黏液中 S-IgA 的含量，改善肠道免疫学屏障功能；④提高组织细胞内谷胱甘肽水平，增强抗氧化能力，稳定细胞膜结构，对抗氧自由基损伤；⑤提高调节机体酸碱平衡能力，减少烧伤感染并发症发生。

Gln 不耐热，在水溶液中不稳定，对酸敏感，故氨基酸注射液中均不含 Gln，实施营养支持可从

2 个途径补充：静脉输入丙氨酰 -L- 谷氨酰胺二肽及甘氨酰 -L- 谷氨酰胺二肽，溶解度好，能耐受121℃高温消毒。静脉输入后在二肽酶的作用下分别水解成丙胺酰或甘胺酰和 Gln，被机体利用。由于 Gln 二肽渗透压太高，必须和其他氨基酸同时输，药价要高于经口的 Gln 8～10 倍，因此凡胃肠功能无障碍者还是以经口为佳。通常服用安凯舒 - 谷氨酰胺颗粒 0.5g/（kg·d），连服 7～10d，大面积烧伤可服 20～30d。也可口服麦滋林 -S（marzlin-s），每克麦滋林 -S 含谷氨酰胺 990mg，每天可按0.35g/kg 给予，未见不良反应。

（4）中心静脉输液的常用配方

处方 1：50% 葡萄糖 250mL，复方氨基酸 250mL，胰岛素 32U，氯化钾 1.5g，维生素 C 1g，ATP 40mg，辅酶 A 50U，每日输入 2～3 组，可获热量 4184～6276kJ（1000～1500kcal），氮6～10g。若每日再输入 20% 脂肪乳剂 500mL，可增加热量 4184kJ（1000kcal）。

处方 2：40% 葡萄糖 500mL，10% 复合氨基酸（如 18F，Novamin）750mL，20% 脂肪乳剂（如Intralipit）500mL，胰岛素 75U，氯化钾 3.0g，复合微量元素、维生素、电解质适量，其中包括能量 9414kJ（2250kcal），氨基酸 75g，氮 11g。

处方 3：全合一营养液包括 50% 葡萄糖 250mL，10% 氨基酸 500mL，20% 脂肪乳剂 250mL，胰岛素 32U，15% 氯化钾 20ml，磷 14～24mmol/L，镁 2.5mmol/L，微量元素锌 3mg、铜 1mg、锰1mg、氟 0.35mg、碘 0.12mg，维生素 C 2g，其他适量。成人每日总量 1～2 组，也可用 3 升输液袋按此比例输入。

3 升输液袋（All-in-one，简称 3 升袋）用无毒聚氯乙烯制成，在层流装置中按无菌要求配制混合营养液，顺序是：①电解质、水溶性维生素、微量元素、胰岛素等先加至葡萄糖液内；②磷制剂加入氨基酸内；③脂溶性维生素加入脂肪乳剂内；④用与 3 升袋配套的三头式充袋管将上述液体借重力作用同时注入袋内，并不断晃动混匀。也可先将含添加成分的葡萄糖和氨基酸注入袋内，最后加入脂肪乳剂。配制好的营养液应在 24h 内使用完毕。

使用 3 升袋的优点：①改变了传统的多瓶液体串联或反复添加药物的操作模式，简化了操作程序，减少了污染机会，也防止了气栓的发生；②同时均匀输入更利于机体代谢利用；③混合营养液的渗透压接近 10% 葡萄糖液，可经周边静脉输入。

（5）生长激素：生长激素（growth hormone, GH）是由 191 个氨基酸组成的单链多肽，是垂体中含量最多的激素。最初获得的 GH 制剂主要从牛垂体中提取，作为激素替代治疗应用于儿童侏儒症。1985 年重组人生长激素（rhGH）合成成功，并获准应用于临床。研究证实 GH 的靶组织比较广泛，成纤维细胞、淋巴细胞、血管内皮细胞、脂肪细胞等都存在 GH 受体，对全身很多组织的糖、蛋白、脂肪、磷及水盐代谢均能发挥调节作用。GH 对蛋白质代谢的影响主要通过胰岛素样生长因子 -1（insutin- like growth factor-1，IGF-1）介导发挥作用，GH 刺激 IGF-1 的合成与释放，通过内分泌、旁分泌和自分泌作用于细胞。IGF-1 对肌肉有很强的合成代谢效应，抑制蛋白质分解。GH 能增加氨基酸的摄取和细胞增生，促进骨骼肌蛋白合成，减少尿氮的排出，改善正氮平衡，加速创面修复结构蛋白的合成，增加生长因子受体表达，促进创面愈合。

严重烧伤、感染等应激状态下，持续高分解代谢，单纯外源性补充营养物质，并不能有效地阻止自身消耗，需要通过代谢调理（metabolic intervention）才能有助于改变异常的代谢状态，降低分解，促进合成。rhGH 则能担此重任，应用 rhGH 能明显地增强营养支持的治疗效果，抑制蛋白质分解，加速蛋白质合成，促进创面愈合。早在 1974 年 Wilmore 就报道了烧伤患者应用高能量饮食和应用生长激素后增加正氮平衡，减少体重下降。Herndon 在严重烧伤儿童应用 rhGH，蛋白质丢失比对照组减少三分之一，不仅能促进创面愈合，而且能提高创面愈合质量，rhGH 治疗组的皮肤在表皮与真皮连接处层粘连蛋白、Ⅳ型及Ⅶ型胶原、细胞角蛋白是对照组的 3 倍，增加了生物力学强度。

rhGH 的应用时机各单位经验不尽一致，多数是在首次切痂植皮手术以后开始，也有的建议在应激代谢高峰期后（伤后 7～10d）应用。每日皮下注射 0.3～0.6U/kg，如果经济不富裕给予 0.15U/kg 也有效，连续应用 7～14d。疗效可以概括为 6 个字：①多——血浆蛋白增长多；②快——创面愈合加快；③好——精神及食欲好转；④少——感染并发症发生减少；⑤短——住院日缩短；⑥省——总体消费省。尽管 rhGH 价格不菲，但由于愈合提前，并发症减少，住院周期缩短，总体消费还是减少的，Herndon 曾统计住院日缩短 20d，治疗费用降低 23%。

rhGH 的不良反应：有的病例应用 3～5d 可能产生水潴留，减少用量可以得到控制，停药后自动消失。还有常见的不良反应是使血糖升高，可以通过增加胰岛素用量对抗血糖升高，停药后即可恢复。

4. 营养途径的合理选择

营养支持的方针已定，只有合理选择营养途径，才能将营养计划付诸实施。解放军总医院第一附属医院将 1987—1995 年收治的 ≥ 30%TBSA 的烧伤患者 204 例［烧伤面积（55.6±22.1）%、Ⅲ度烧伤面积（30.2±17.4）%］进行了营养途径分析。总的原则是胃肠内和胃肠外营养并举，以胃肠内营养为主，包括经口饮食、鼻饲或口服要素饮食，鼓励早进食，伤后 24h 之内进食要素饮食 500～1000mL，利用硅胶十二指肠管和喂养泵泵入效果更好。每天肠胃内营养可获 10 460kJ（2500kcal）热量和 19g 氮，占全天营养需要量的 2/3 以上。肠外营养可作为肠内营养途径的补充，尤其在第 1 周由于胃肠功能恢复较慢，再加上手术的影响，接受不了更多的肠内营养，主要靠中心静脉功能，经此每天可获热量 7113kJ（1700kcal）/d，接近全天需要量的一半，1～3 周（平均 13.1d）改为周围静脉。肠内与肠外营养的比例大约第 1 周为 1:2，第 2 周 1:1，第 3 周 2:1，第 4 周以后全部靠肠内营养。表 11-12 分析了伤后 30d 内不同营养途径供给营养的情况，显示胃肠内营养是补充营养的主要途径。

表 11-12　不同营养途径的营养供给

营养途径	例数（n）	天数/d（$\overline{X}\pm S$）	入量/（ml/d）	热能/［kJ/d（kcal/d）］	氮/（g/d）
饮食	204	30	2825±335	5225±1003（1250±240）	7.5±2.5
口服要素饮食	129	29.3±20.1	1075±375	2248±786（538±188）	4.3±1.5
鼻饲要素饮食	34	23.5±19.3	1550±550	3240±1150（775±275）	6.2±2.2
中心静脉	125	7.2±2.6	3720±825	7256±1797（1736±430）	4.8±1.7
周围静脉	198	13.1±11.1	3867±478	3071±1045（950±250）	4.2±1.2

大面积烧伤患者常有以下三种情况实施大静脉插管：①入院后为快速补液留置 Swan-Ganz 导

管，常选锁骨下静脉、颈内静脉或股静脉，维持 3~4d；②早期切痂植皮时选近端头静脉，其次为大隐静脉；③如果进食不满意，更换大静脉入路，再选对侧锁骨下静脉、颈外静脉或股静脉。大静脉插管至腔静脉，虽是快速补液和补充营养的重要途径，但易出现感染并发症。通过加强无菌操作和缩短插管时间，可减少感染机会。我们总结了 1987—1995 年 204 例 347 次的插管，与 1975—1986 年 126 例 236 次插管进行比较，由于留置导管时间从平均 5.5d 缩短至 3.4d，使导管培养的阳性率由 13.9% 降至 9.5%，导管感染所致的脓毒症由 5.9% 降至 2.0%。20 世纪 90 年代以来经创面插管不超过 3d，经健康皮肤插管不超过 5d，多部位交替，细菌培养阳性率进一步下降至 1.6%，无导管脓毒症发生。

（郭振荣）

第 4 节　烧伤营养评价

　　评价营养程度，有许多指标，但不一定都适用于烧伤患者，大面积烧伤患者双上肢常受累，一般采用的上臂周径（肩峰与鹰嘴连线中点）、三头肌皮皱（中点处皮肤折叠厚度）、上臂肌周径（上臂周径− 0.314× 三头肌皮皱）等就难以测得。烧伤后分解代谢增强，尿肌酐排泄量明显增多，因此肌酐身高指数（24h 尿肌酐 / 相同性别身高 24h 尿肌酐标准值 ×100%），也就失去了评价意义。比较有实际意义的指标包括在表 11-13。

表 11-13　烧伤患者营养状况评价标准

项　目	正　常	轻度缺乏	中度缺乏	重度缺乏
白蛋白 /（g/L）	35~45	30~35	25~30	< 25
转铁蛋白 /（g/L）	> 2.0	1.5~2.0	1.0~1.5	< 1.0
前白蛋白 /（mg/L）	> 150	100~150	50~100	< 50
维生素 A 结合蛋白 /（mg/L）	> 260	200~260	100~200	< 100
淋巴细胞计数 /（10^8/L）	> 17	12~17	8~12	< 8
皮试红斑直径 /mm	20	10~15	5~10	< 5
体重 /（标准 %）	> 90	80~90	60~80	< 60
氮平衡 /（g/24h）	±1	−10~−5	−15~−10	<−15

　　（1）血浆蛋白和血红蛋白：清蛋白和血红蛋白各医院都可测，常作为一项重要指标。但清蛋白半衰期长约 20d，不易在较短时间内观察出营养程度的变化。转铁蛋白半衰期只有 8d 左右，临床常用。前白蛋白和维生素 A 结合蛋白半衰期分别为 2d 和 12h，更能迅速反映出蛋白的变化。

　　（2）免疫功能：临床常用淋巴细胞计数，免疫球蛋白、纤维结合蛋白、皮试红斑直径、白细胞功能等作为营养评价的指标。

　　（3）体重：体重是评价营养最直观的指标，住院后尽快利用床旁电子秤称体重（或参照伤前体重），以后每周称1～2次以对比体重减轻的百分数。需要注意的是称体重时必须要除去水肿、切痂、敷料等因素的干扰。

（4）尿三甲基组氨酸：三甲基组氨酸由肌肉中分解释放后不再合成蛋白而由尿中排出，故可作为骨骼肌、内脏肌肉蛋白分解的指标。测定时禁肉食，24h排出量为150～200μmol。

（5）氮平衡：观察摄入氮与排出氮之差，计算方法：

$$24h\ 氮平衡＝摄入氮－尿、粪、创面失氮$$

摄入氮包括进食及静脉输入，若为蛋白质可除以6.25折合成氮，尿氮可从24h尿中测得，粪氮常以1.5g计算，创面失氮尚无确切方法，有的估计为4g/d，有的估计为尿氮的1/4～1/3，受伤情、伤后不同时间与个体差异的影响，此估计欠准确。

为评价营养治疗中的作用，解放军总医院第一附属医院1992年分析了149例严重烧伤患者的营养。病例分3组，H组为高营养组，营养来源包括饮食、要素膳、周围静脉和中心静脉等综合营养；N组为非高营养组，营养单靠进食和周围静脉；D组为死亡组，营养手段同N组，只是量更少（表11-14、表11-15）。

表11-14　149例烧伤患者概况分析

分组	例数	年龄/岁	总面积/%	Ⅲ度面积/%	愈合时间/d
H	55	31.8±12.1	61.4±18.9*##	42.7±19.6**##	53.4±11.3
N	47	28.9±10.9	49.4±22.9△△	17.3±19.5△△	70.2±43.3
D	47	31.9±15.5	79.1±22.1	49.3±26.9	

注：H组与N组比较，$*p<0.05$，$**p<0.01$；H组与D组比较，$##p<0.01$；N组与D组比较，$△△p<0.01$。

表11-15　各组热能入量比较（$\overline{X}±S$）　　　　　　　　kJ/（1%·d）

分组	1周	2周	3周	4周	6周	8周
H	$n=26$	$n=23$	$n=23$	$n=22$	$n=9$	$n=8$
	241±34**	254±37**	245±38**	249±26**	266±32**	257±22**
N	$n=23$	$n=23$	$n=25$	$n=24$	$n=24$	$n=22$
	141±44	166±46	170±48	187±45@@	190±34	200±38@@
D	$n=47$	$n=24$	$n=15$	$n=7$	$n=5$	$n=2$
	92±11	98±44	95±30	77±27	97±36	69±11

注：H组与N组比较，$**p<0.01$；H组与D组比较，$##p<0.01$；N组与D组比较：$@@p<0.01$。

2个月内，H组平均每天获得热量14 828～7979kJ（3544～1907kcal），入氮量17.6～29.0g，氮与热量之比为1：140，出氮量20.4～21.9g；N组每天获热量6983～9895kJ（1669～2365kcal），入氮12.1～16.0g，氮与热量之比为1：146，出氮量13.6～19.3g；D组每天获热量4660～7075kJ（1114～1691kcal），入氮量3.8～12.9g，氮与热量之比为1：212，出氮量16.8～21.6g。图11-1显示平均每天每1%烧伤面积为单位的入氮量、出氮量及氮平衡的情况。H组第2周开始转为正氮平衡，N组第6周转为正氮平衡，D组则始终为负氮平衡。

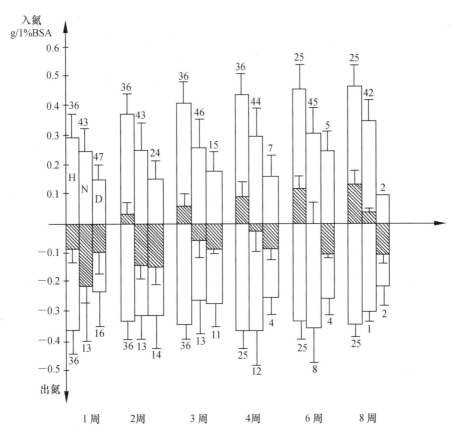

图 11-1 烧伤后不同营养支持的氮平衡变化

H 组输血最少，血红蛋白却最高，浓度维持在 118～144g/L；N 组居中；D 组输血量最多，贫血最重，血红蛋白于第 3 周即降至 92g/L 以下（表 11-16、表 11-17）。血清白蛋白普遍低下，H 组呈上升趋势，N 组及 D 组则持续下降，球蛋白变化不大（表 11-18）。H 组转铁蛋白都在正常范围。免疫功能亦以 H 组为优，白细胞、淋巴细胞总数无显著变化，IgG 除第 1 周外都在正常范围，且呈上升趋势（表 11-19）。表 11-20 显示纤维结合蛋白（Fn）的变化。Fn 正常对照值 280mg/L，除伤后 48h 外，H 组都在正常范围，D 组则除 72h 外皆低于正常值。

表 11-16 各组输血量比较（$\overline{X} \pm S$） mL/（1%·d）

分组	1周	2周	3周	4周	6周	8周
H	$n=55$	$n=50$	$n=39$	$n=34$	$n=20$	$n=16$
	4.6±1.8	3.2±1.4	2.1±1.6	1.2±0.5*	1.0±0.5	0.5±0.2*
	$n=39$	$n=25$	$n=14$	$n=5$	$n=2$	$n=1$
N	4.0±2.6△△	4.0±2.2	3.3±2.1	3.4±2.8	3.0±3.4	1.0±1.3
	$n=47$	$n=25$	$n=17$	$n=9$	$n=4$	$n=2$
D	7.0±3.9	5.9±4.0#	6.5±7.2	5.7±4.9##	4.6±2.3##	8.9±4.5#

注：H 组与 N 组比较，*$p < 0.05$；H 组与 D 组比较，#$p < 0.05$，##$p < 0.01$；N 组与 D 组比较，△△$p < 0.01$。

表 11-17　血红蛋白的动态变化（$\overline{X} \pm S$）　　　　　　　　　　g/L

分组	1周	2周	3周	4周	6周	8周
H	$n=55$	$n=50$	$n=42$	$n=34$	$n=13$	$n=13$
	142 ± 2.5	118 ± 23	$135\pm10^{**}$	$129\pm14^{*}$	$133\pm11^{**}$	$144\pm13^{*}$
	$n=47$	$n=39$	$n=39$	$n=23$	$n=18$	$n=12$
N	138 ± 24	117 ± 24	$101\pm11^{\triangle}$	$106\pm10^{\triangle\triangle}$	$103\pm11^{\triangle\triangle}$	$107\pm13^{\triangle}$
	$n=47$	$n=26$	$n=18$	$n=10$	$n=5$	$n=3$
D	135 ± 25	110 ± 13	$92\pm1.5^{\#\#}$	$89\pm7^{\#\#}$	$86\pm6^{\#\#}$	$79\pm3^{\#\#}$

注：H组与N组比较，$^{*}p<0.05$，$^{**}p<0.01$；H组与D组比较，$^{\#\#}p<0.01$；N组与D组比较，$^{\triangle}p<0.05$，$^{\triangle\triangle}p<0.0$。

表 11-18　清蛋白的动态变化（$\overline{X} \pm S$）　　　　　　　　　　g/L

分组	1周	2周	3周	4周	6周	8周
H	$n=55$	$n=50$	$n=41$	$n=34$	$n=11$	$n=2$
	23 ± 5	22 ± 7	23 ± 4	$29\pm3^{**}$	$28\pm4^{**}$	$30\pm4^{**}$
	$n=24$	$n=12$	$n=10$	$n=8$	$n=3$	$n=3$
N	25 ± 5	25 ± 5	22 ± 7	$20\pm1^{\triangle}$	19 ± 4	17 ± 1
	$n=35$	$n=21$	$n=14$	$n=6$	$n=5$	$n=8$
D	25 ± 4	24 ± 3	22 ± 5	$22\pm3^{\#\#}$	$20\pm2^{\#\#}$	$16\pm5^{\#\#}$

注：H组与N组比较，$^{**}p<0.01$；H组与D组比较，$^{\#\#}p<0.01$；N组与D组比较，$^{\triangle}p<0.05$。

表 11-19　H组 IgG 的动态变化（$\overline{X} \pm S$）　　　　　　　　　　g/L

例数	1周	2周	3周	4周	6周	8周
12	7.9 ± 2.4	9.1 ± 1.1	12.7 ± 4.2	13.3 ± 1.2	13.1 ± 2.1	17.0 ± 0

表 11-20　纤维结合蛋白（Fn）的动态变化（$\overline{X} \pm S$）　　　　　　mg/L

组别	例数	24h	48h	72h	1周	2周	3周	4周
H	23	312 ± 264	231 ± 139	347 ± 188	409 ± 217	414 ± 225	431 ± 314	$400\pm43^{**}$
D	8	202 ± 113	250 ± 265	290 ± 75	250 ± 103	252 ± 42	125 ± 4	184 ± 46

注：两组比较，$^{**}p<0.01$。

利用美国 Scale-Tronix 2001 型电子体重计每周称一次体重，各组体重都下降，H组降得最少，至第8周体重恢复，N组降低17.2%，D组下降最多，达25.1%（图11-2）。

综上所述，重视综合营养各项生化指标较满意，免疫功能得以改善，正氮平衡恢复早，体重增长快，创面愈合时间缩短，治愈率提高。

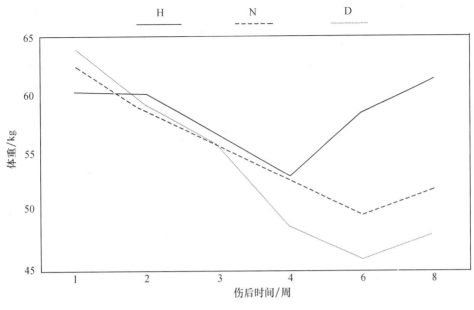

图 11-2　烧伤后不同营养支持的体重变化

（郭振荣）

第 5 节　烧伤营养近年来的一些问题

通常对伤病的营养补充称营养支持（nutrition support），由于逐步认识营养对伤病治疗重要性，出现了 nutrition support therapy 这一表述，中文也相继出现营养治疗、营养支持治疗、营养支持疗法等表述词汇。不论何种表述，均说明已提高了营养对伤病治疗重要性的认识。

一、营养状况评定

（一）体质量指数（body mass index, BMI）

BMI＝体重（kg）/ 身高^2（m^2）。我国成人体质量指数参考值：正常为 18.5～23.9，超重为 ＞24，过低为 ＜18.5。观测烧伤患者体重应注意水肿、输液、去痂等使体重变化大的因素，应连续观测，才有参考价值。我国各地报道体重指数不尽一致，有 18.5～22.99、18.5～23、18.5～24 等，低限均为 18.5，上限则不一致，尚待调查收集更多数据统一标准。世界卫生组织建议标准值为 18.5～25，军事医学科学院卫生学环境医学研究所提出我国青年男子标准体重计算公式：标准体重（kg）＝［身高（cm）－150］×0.6＋50。

（二）双能 X 线吸收法与多频生物电阻抗分析（DXA / BIA）合用

双能 X 线吸收法（dual energy X- ray absorptiometry, DXA）能测定机体组织总重量、体脂、瘦体组织、骨矿物质含量及其百分数。操作简便，结果分析易，精确度较高，不需被测者作特定姿势而感不适，放射剂量较小，价格相对便宜，便于临床推广。多频生物电阻抗分析（multifrequency bioelectrical impedance analysis, BIA）可检测机体总体水、细胞外液、细胞内液、非脂肪组织、体脂含量及机体细胞总体。BIA检查简单、快捷、安全、非侵入性，测量误差率小，可床旁应用。

DXA系用两种不同能量的光子透过机体某一部位，不同密度组织其光子衰减程度不同，通过记录两种不同光子能量被不同组织衰减程度，即可计算出各种组织的含量。已有关于用DXA检测烧伤患者康复训练前及康复训练12周后的瘦体组织和肌肉强度增加百分数的报道。

BIA根据人体脂肪和非脂肪组织不同的电阻抗特性，非脂肪组织含大量水和电解质，电阻抗较低，而脂肪是无水组织，电阻抗高。通过放置在体表的电极向人体施加安全的测量交流电流，电流通过身体组织流动的电压差不同，记录两电极之间的电压差，即可计算出电流的阻抗。38例烧伤患者，平均面积（33.1±17.6）%，烧伤后1d、3d、5d、7d、14d、21d、28～70d用生物电阻抗法测定人体组成，患者瘦体组织、体脂，随烧伤病程发展逐渐减低。有报道烧伤后恢复期应用促蛋白合成氧雄龙（oxandrolone）20mg/d，经BIA检测应用氧雄龙患者的体重和瘦体组织恢复较常规营养支持组快2～3倍（$p < 0.05$），在停用氧雄龙后6个月其效应仍存在。尚有BIA用于评估外科营养不良、糖尿病、肾功能、心血管危险、HIV感染等患者报道。

（三）磁共振波谱检测法

磁共振是指能发生共振跃迁的原子核在静磁场发生能级分裂，并在射频场的作用下，发生共振吸收、能级跃迁现象，又称核磁共振（nuclear magnetic resonance, NMR）。发生磁共振时，用一定射频接收器（如感应线圈）感应到吸收或发射电磁波，经信号放大后，可在示波器显示共振位置（反映共振原子核性质）和强度（反映共振原子核数目）的曲线，该曲线称为磁共振波谱，该技术则称为磁共振波谱检测（magnetic resonance spectroscopy, MRS）。如同时检测空间三维的磁共振电磁波强度（反映质子密度）和共振后平衡恢复时间，经过信号转换、光点重建最终形成直观图像即为磁共振成像。磁共振技术已应用在能量、糖、脂肪、氨基酸等代谢研究。①如采用 ^{31}P MRS，通过共振波谱可直接观察到ATP的3个磷酸基团信号（α、β和γ磷酸基）、游离磷酸信号、磷酸肌酸信号，并通过计算得到二磷酸腺苷的浓度值，共同反映能量代谢状态。②糖代谢研究中 ^{13}C MRS应用最广，天然 ^{12}C 质子数与中子数均为偶数，属非自旋核，不能产生磁共振，而 ^{13}C 自然丰度1.1%，化学位移范围广，分辨率高，故常用13C标记糖代谢底物观察糖代谢过程，如对三羧酸循环、糖酵解、糖异生、糖原代谢等研究。③脂类代谢研究中，最常用是 ^{1}H MRS与 ^{31}P MRS。脂肪含有较多的亚甲基（—CH_2—）和甲基（—CH_3），而在颗粒密度增加时，两者的 ^{1}H 共振峰会向高频场移动，根据不同密度颗粒的移动程度不同，可将乳糜微粒、极低密度脂蛋白、低密度脂蛋白和高密度脂蛋白分开。可以通过 ^{31}P MRS检测到磷酸一酯、磷酸二酯、游离磷酸的共振峰，磷脂是生物膜重要组成部分，磷脂代谢从一个侧面反映了细胞膜代谢，如磷酸二酯/三磷酸腺苷比值可以反映细胞膜完整性的能量。④采用 ^{13}C 标记的氨基酸亦可以用于氨基酸代谢的研究，采用 ^{13}C 标记的醋酸盐静脉注射后进行监测，结果发现谷氨酸、谷氨酰胺以及γ-氨基丁酸均有共振信号且比例大不相同，但该三种物质由碳水化合物转化时需要经过三羧酸循环，但乙酸盐并不是经典三羧酸循环过程中的中间产物，这提示乙酸或许是另一种三羧酸循环的底物。⑤水、电解质的监测如pH值、Na^+、Mg^{2+}、Ca^{2+} 等也可以采用磁共振技术研究，采用一种随pH变化共振信号可发生显著变化的自旋核作为测量目标，然后借助于 pH 与共振信号关系计算出相应的 pH。Na^+ 的测定多直接采用 ^{23}Na MRS，Mg^{2+} 与 Ca^{2+}，两种离子的质子数和中子数均为偶数，故不能产生自旋，不能经过磁共振进行直接测量，但可与某些物质形成螯合物，通过对这些物质结合型与游离型的磁共振测量，并据化学平衡的解离常数（螯合常数），便可计算出金属离子的浓度。⑥通过 ^1HMRS 可发现肝衰竭时芳香族氨基酸（苯丙氨酸、酪氨酸、色氨酸）共振峰增强，肾功能异常时甲基组氨酸（1 位或 3 位）、二甲基甘氨酸在尿液中共振信号增加。N- 乙酰天冬氨酸可以作为神经元损伤的指标，如其共振信号降低，说明该部位存在神经元受损，且其降低程度与损伤程度相关。

（四）营养状况综合评定

营养不良及盲目营养支持均可影响患者预后，营养状况评定是实施营养支持疗法关键，需要综合判断营养摄入史、消化吸收状况、体格检查、人体测量、机体成分分析、生化和实验室指标及临床表现。营养状况综合评定方法有预后营养指数（prognostic nutritional index，PNI），营养危险指数（nutritional risk index, NRI），营养评定指数（nutritional assessment index, NAI），住院患者预后指数（hospital prognostic index, HPI），主观全面评定（subjective global assessment，SGA），微型营养评定（mini nutritional assessment, MNA），MUST（malnutrition universal screening tool）是为社区医院成人设计筛查营养不良通用工具，以及营养风险筛查（nutritional risk screening, NRS）等。目前似以 NRS2002 接受范围较广。

ESPEN 提出营养风险筛查 2002（NRS2002）是由体重指数（BMI）、近 3 个月体重变化、近几周内摄食减少状况、伤病严重程度、年龄是否 ≥ 70 岁 5 种指标构成。NRS2000 以总分 0～7 筛查营养风险，将营养不良及伤病状况各分为 3 级，轻者 1 分、中度 2 分、重者 3 分，≥ 70 岁者加 1 分。总分＝营养不良分数＋伤病状况分数＋≥ 70 岁者分数，总分 ≥ 3 分者则存在营养风险，应予营养支持疗法。

二、烧伤热能需量

烧伤后组织分解加剧，蛋白质丢失，能量代谢率升高，高代谢视伤情可持续数天、周、月或更长。烧伤后早期分解代谢大于合成代谢，恢复期则合成大于分解代谢。烧伤高代谢来源至少由两部分：一为创面，即创面蒸发失热及创面刺激；另一为内脏如肠道引发。严重烧伤后早期隐性代偿性休克（covert compensated shock）可引起肠道缺血缺氧性损害，通过肠道内毒素移位及肠道分泌炎症介质而引发高代谢，称肠源性高代谢。介导烧伤高代谢反应的物质尚有分解代谢激素、脂类介质、细胞因子等。代谢率随烧伤面积、深度增加而增高，合并吸入伤者代谢率高，男性患者高于女性，伤后早期去痂植皮者能明显降低代谢率。严重伤病患者如代谢率始终处于较低水平，如升高后又突然降低，常提示预后不良。

如何正确而又简便估算烧伤患者热能需量，也是烧伤临床治疗重要问题，通常应用公式估算及代谢车。重症伤后早期分解代谢剧增而合成代谢受阻，若按估算、检测的热能耗量补充，则机体难以完全吸收，反可扰乱代谢内环境。所以，重症伤后早期能量补充应适当少于估算、检测的能耗量，及至伤情趋稳，分解代谢与合成代谢趋向平衡，才可参照估算、检测的能耗量补充，而在修复阶段则应酌情多补。

　　估算烧伤患者热能需量的国外公式已不少，第三军医大学烧伤成人热量需求估算公式已被我国 2005 年版烧伤营养指南收录，2002 年 Dikerson 等收集估算烧伤患者能量消耗 46 个方案中最确切的三个方案之一 ［JPEN，2002，26（1）：17-29］。

　　第三军医大学烧伤成人热量供应公式：每日热量（kJ）＝4184（kJ/m²）× 体表面积（m²）+104.6（kJ）× 烧伤总面积百分比（%）；或者每日热量（kcal）＝1000（kcal/m²）× 体表面积（m²）+25（kcal）× 烧伤总面积百分比（%）。

　　Curreri 成人热量供应公式：每日热量（kJ）＝104.6（kJ/kg）× 体重（kg）+167.4（kJ）× 烧伤总面积百分比（%）；或每日热量（kcal）＝25（kcal/kg）× 体重（kg）+40（kcal）× 烧伤总面积百分比（%），详见图 11-3。

　　Curreri 成人公式曾是应用于烧伤成人最广泛的公式，虽然在其 20 多年的使用过程中提出了一些修改方案，如不断地评估并修改体重，根据创面愈合及供皮区状况不断地调整用于计算的烧伤面积的大小等。但该公式最大缺点是估算大面积烧伤患者的热能需量过高，详见表 11-21、表 11-22。

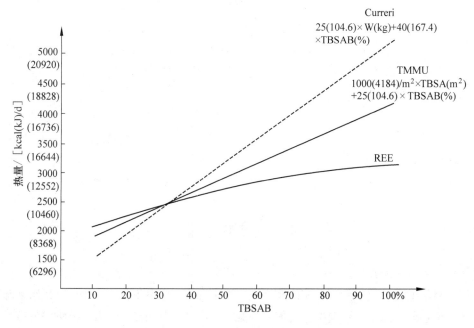

Curreri 公式估算烧伤成人热量供应比第三军医大学公式偏移大 （TMMU）

TBSAB:total body surface area of burn，烧伤总面积

图 11-3　Curreri 与第三军医大学烧伤成人热量供应公式比较

表 11-21　第三军医大学与 Curreri 烧伤成人热量供应公式比较（$\bar{X}\pm S$）　　kJ（kcal）/d

方案	烧伤面积 /%			
	~30	31~50	51~70	71~100
REE	8230±439	9669±415	10 799±276	11 355±100
	（1967±105）	（2311±100）	（2581±66）	（2714±24）
第三军医大学	8556±1046	11 171±741	13 263±741	15 878±1046

续表

方案	烧伤面积 /%			
	~30	31~50	51~70	71~100
	（2045±250）	（2670±177）	（3170±177）	（3795±250）
	（n=25）	（n=15）	（n=16）	（n=19）
Curreri	8125±1774	12 627±1289	15 966±1987	20 071±1787
	（1942±424）	（3018±308）	（3816±475）	（4797±427）

表 11-22　公式计算值 /REE 值

热量供应公式	烧伤面积 /%				均　　值
	~30	31~50	51~70	71~100	
第三军医大学	1.040	1.155	1.228	1.398	1.205
Curreri	0.987	1.306	1.478	1.768	1.385

以上资料对比看来，第三军医大学公式较 Curreri 烧伤成人热量供应公式合理。

此外，天津市烧伤研究所提出烧伤患者肠外营养热能供给量：25~30kcal/（kg·d）；解放军总医院第一附属医院提出烧伤患者热能需量（kJ/d）：REE×（1.1~1.3）。

三、早期肠道喂养降低烧伤高代谢

早期肠道喂养是否可降低烧伤高代谢，至今存在不同看法。烧伤后高代谢发生原因曾主要环绕两种看法即"内热"与"外冷"。主张"外冷"者认为烧伤创面蒸发水量增加，伴随蒸发水的热量丧失也增加，如大面积烧伤患者每天创面丢失水量超过数升，可伴有数千千焦的热量丢失，机体为保持中心体温而增加了代谢反应。阻止表面失热，可降低代谢率。但是将创面用不透水膜包绕以阻止蒸发水丧失，蒸发水丢失量显著降低的同时，代谢率并不同时降低。所以，"外冷"不是高代谢的主要原因，但也是高代谢的一个因素，如把烧伤患者的环境温度自 21℃升至 32℃，可适当降低其代谢率，但不能使高代谢恢复正常。烧伤后高代谢的主要原因之一是"内热"，中等面积以上烧伤患者，其中心及体表温度均较正常高 1℃左右，是体温调节中枢重新调整的结果。一般认为介导烧伤高代谢反应的物质有三类：①分解代谢激素；②脂类介质如血小板活化因子、前列腺素 E_2、血栓素（血栓噁烷，TXA_2）、白三烯 B4；③细胞因子如白介素 1、肿瘤坏死因子、白介素 6、γ干扰素。此外，内毒素、补体活化、自由基均参与引发代谢反应。如上所述，烧伤后高代谢不但来源于创面，也来自内脏（内源性高代谢），尤其是肠道。严重烧伤后早期隐性代偿性休克（covert compensated shock）可引起肠道缺血缺氧性损害，这是形成烧伤后肠源性高代谢的基础。如确实存在肠源性高代谢，则针对肠道引发高代谢机制给予适当调理措施，则可降低伤后高代谢。

自 1984 年 Mochizuki 及 Alexander 等提出早期肠道喂养可降低烧伤后高代谢以来，许多学者赞同这一意见，但也始终存在不同见解。1990 年，Wood 等认为烧伤后高代谢是创面蒸发水量增加所致，覆盖创面以减少创面水分蒸发所致热量丧失，则可降低高代谢，早期喂养不能降低水分蒸发所致热量丧失，不能降低高代谢。2004年，Peck等通过对27例烧伤患者研究（J. Trauma, 2004），认为早期肠道营养不能降低高代谢。但该文资料至少存在两个问题：①早期喂养组与延迟喂养组的分组时限不清楚，早期喂养组于伤后24h内开始喂养，延迟喂养组则始于伤后7d，而延迟组伤后7d前并未控制摄食；②代谢率计算也有问题，作者以REE/BEE计算代谢率。用代谢率测定REE，应该是没问题的；但用Harris-Benedict（HB）公式计算BEE则有问题，HB公式不包含烧伤因素，也不是推算烧伤患者热能消耗的确切公式（Dickerson RN, et al, 2002）。由于实验设计有缺点，其结论也成问题了。我们从1985年开始对早期肠道营养作用及其机制进行了系列研究。共用实验动物豚鼠、大鼠600余只、家兔60只、小猪60头，创制、改建了4种研究早期肠道营养的动物模型。在700多只动物及上百例烧伤患者进行了早期肠道喂养（early feeding,EF）与延迟肠道喂养（delayed feeding,DF）对比观察，重点研究了21例严重烧伤患者［年龄（32.8±10.9）岁，烧伤面积（45±12.6）%，深度烧伤（29.8±8.9）%］。EF组伤后2h内（动物）或伤后12h内（患者）开始喂养，DF组伤后48h（动物）或72h（患者）开始喂养。早期肠道营养改善全身营养状况外，尚可减轻伤后肠道损害，调理肠黏膜细胞活化，减少肠道内毒素移位以及降低伤后高代谢。

（一）早期喂养减轻肠道缺血缺氧损害，促进肠道复苏

烧伤后早期肠道喂养可改善门脉及肠道血流量，减轻肠道缺血-再灌注损害，改善肠黏膜细胞能量代谢，减轻肠黏膜增殖受抑，维护肠道结构功能。

1. 早期喂养可改善门静脉及肠黏膜血流量，减轻肠道缺血-再灌注损伤

早期喂养可减少伤后30%Ⅲ度烧伤小猪、大鼠门静脉、肠黏膜血流量下降（表11-23、表11-24），改善30%Ⅲ度烧伤大鼠小肠氧摄取率［抽取大鼠腹主动脉（a）和肠系膜上静脉（v）血液后测定血常规（Hb）及血气分析，并计算氧摄取率：$(SaO_2 \times Hba - SvO_2 \times Hbv)/SaO_2 \times Hba$］，降低血浆MDA，升高血浆SOD，减少肠黏膜线粒体MDA，改善肠道血管通透性（以 ^{99m} 锝标记血清白蛋白测定大鼠肠道血管通透性变化）。

表 11-23　30%Ⅲ度烧伤小猪门静脉血流量（$\bar{X}\pm S, n=6$）　　mL/（kg·min）

PB	0	6h	4d	7d	10d
早期喂养组	25.8±5.2	12.6±3.2**	14.1±2.2**	20.6±2.9	24.4±5.1*
延迟喂养组	25.7±6.1	6.4±2.8	8.8±3.0	17.3±3.1	16.4±3.3

注：与延迟喂养组比较，*p<0.05,**p<0.01。

表 11-24　30%Ⅲ度烧伤大鼠回肠黏膜血流量（$\bar{X}\pm S, n=10$）　　mL

PB	0	6h	1d	3d	7d	10d
早期喂养组	144.3±17.3	85.9±11.1**	94.2±11.7**	117.9±11.5**	147.5±10.5	129.8±12.9*
延迟喂养组		65.4±12.7	62.2±10.3	99.5±9.3	149.1±8.1	114.6±10.6

注：与延迟喂养组比较 *p<0.05,** p<0.01。

2. 早期喂养改善肠黏膜能量代谢

与延迟喂养组比较，30% Ⅲ度烧伤大鼠早期喂养组空回肠黏膜 ATP、ADP、能荷［（ATP＋1/2ADP）/（ATP＋ADP＋AMP］、呼吸控制率（RCR，ST3/ST4）、磷氧比（P/O）均增加，AMP 量则降低。

3. 早期喂养促进肠黏膜增殖修复

早期喂养减轻烧伤后肠黏膜增殖修复受抑，减少小肠黏膜 ^{3}H 胸苷掺入率（incorporation rate of ^{3}H thymidine）、^{3}H 尿苷掺入率（incorporation rate of ^{3}H uridine）、^{3}H 亮氨酸掺入率（incorporation rate of ^{3}H leucine,）、增殖指数（proliferating index, S＋G$_2$＋M）、增殖细胞核抗原、肠三叶因子、胰岛素样生长因子Ⅱ以及小肠黏膜 DNA、RNA、蛋白质量下降。

4. 早期喂养维护肠道结构功能

早期喂养减少肠黏液层变薄及黏液己糖、蛋白、SIgA 下降，减轻肠黏膜变薄、绒毛变短、绒毛表面积变小、隐窝变浅、肠黏膜 Na$^+$-K$^+$-ATP 酶活性降低及反映黏膜屏障完整性的肠黏膜跨膜电位差的下降；降低尿乳果糖 / 甘露醇（L/M）比值增加、血清二胺氧化酶（diamine oxidase, DAO）升高、肠黏膜细胞线粒体 MDA 升高及肠黏膜细胞内 Ca^{2+}增加；改善肠道对葡萄糖、脂肪、氨基酸吸收，抑止血胃泌素、血胃动素及肠道传输性（碳染肠黏膜占全肠百分比）降低。

（二）早期喂养降低激素、炎症介质水平，减少肠道内毒素移位

烧伤后门静脉血内毒素高于中心静脉，血内毒素与 REE 显著相关，且内毒素注入豚鼠门静脉可引发高代谢。

早期喂养降低血胰高糖素、皮质醇及尿儿茶酚胺激素，降低血 TNF、IL-1、IL-6、IL-8、PGE$_2$等炎症介质水平，升高血胰岛素，调理库普弗细胞活化，降低门静脉及中心静脉内毒素水平，详见表 11-25～表 11-27。

表 11-25　45% 烧伤成人尿儿茶酚胺变化（$\bar{X}\pm S$）　　　　　nmol/L

PBD	1	4	8	14
早期喂养组（n＝11）	2881.8±375.9	1694.9±269.8**	1574.2±407.2**	1347.0±301.7**
延迟喂养组（n＝10）	2876.5±379.1	2872.0±322.1	2559.5±345.5	1864.8±328.7

注：与延迟喂养组比较，**$p<0.01$。

表 11-26　45% 烧伤成人血浆 TNF 变化（$\bar{X}\pm S$）　　　　　μg/L

PBD	1	4	8	14
早期喂养组（n＝11）	1.875±0.179	2.410±0.028**	2.617±0.176**	2.608±0.193**
延迟喂养组（n＝10）	1.946±0.204	3.162±0.165	3.729±0.356	3.360±0.241

注：与延迟喂养组比较，**$p<0.01$。

表 11-27　45% 烧伤成人血浆内毒素变化（$\bar{X}\pm S$）　　　　　EU/L

PBD	1	4	8	14
早期喂养组（n＝11）	308±63	546±118**	495±150**	449±133
延迟喂养组（n＝10）	321±101	756±113	754±130	533±164

注：与延迟喂养组比较 **$p<0.01$。

30% Ⅲ度烧伤大鼠KC获得数DF组明显高于EF组，二组均较正常组高，详见表11-28。

表 11-28　KC获得数、成活率及纯度

组别	KC获得数/×10^7	成活率/%	NSE染色阳性率/%
正常组	1.554±0.296	96	94
EF组	2.754±0.550[*#]	98	94
DF组	5.124±0.650[*]	98	92

注：与伤前比较，$^*p<0.05$；与DF组比较，$p^\#<0.05$；　NSE：非特异性酯酶。

KC培养12h（10μg/mL LPS）上清液中TNF量DF组明显高于EF组，KC培养上清液中PGE$_2$量DF组也明显高于EF组，详见表11-29、表11-30。

表 11-29　KC培养上清中TNF含量　　　　　ng/×10^6 cells

组别	伤前	PBD		
		1	3	5
EF组	4.50±0.93	5.56±1.21[*#]	28.78±3.31[**#]	14.24±3.74[**#]
DF组		14.03±4.91[**]	40.69±5.30[**]	23.10±3.40[**]

注：与伤前比较，$^*p<0.05$，$^{**}p<0.01$；与DF组比较，$^\#p<0.01$。

表 11-30　KC培养上清液PGE$_2$含量　　　　　ng/×10^6 cells

组别	伤前	PBD		
		1	3	5
EF组	0.261±0.021	0.415±0.036[*#]	0.670±0.041[*#]	0.391±0.029[*#]
DF组		0.590±0.115[*]	0.861±0.111[*]	0.531±0.097[*]

注：与伤前比较，$^*p<0.01$；与DF组比较，$^\#p<0.01$。

正常及30% Ⅲ度烧伤大鼠活杀前12h，由尾静脉注入印度墨汁（1%明胶稀释14倍）1mL/100g体重，观察吞噬墨汁颗粒的KC数及面积。吞噬墨汁颗粒的KC数（个/100倍视野）DF组明显高于EF组。KC吞噬墨汁颗粒面积（μm^2/100倍视野）DF组也明显高于EF组，详见表11-31，表11-32。

表 11-31　吞噬墨汁颗粒的KC计数　　　　　个/100倍视野

组别	伤前	PBD		
		1	3	5
EF组	64.80±8.87	102.00±18.85[*#]	132.40±20.89[**##]	121.20±16.15[**##]
DF组		153.20±42.75[**]	200.00±62.96[**]	175.60±54.42[**]

注：与伤前比较，$^*p<0.05$，$^{**}p<0.01$；与DF组比较，$^\#p<0.05$，$^{\#\#}p<0.01$。

表 11-32　KC 吞噬墨汁颗粒面积数　　　　　　　　　$\mu m^2/100$ 倍视野

组别	伤前	PBD		
		1	3	5
EF 组	0.852±0.291	1.866±0.242[**##]	3.402±1.277[**##]	3.150±0.589[**##]
DF 组		5.276±0.791[**]	6.832±1.193[**]	5.412±0.572[**]

注：与伤前比较，[**]$p<0.01$；与 DF 组比较，[##]$p<0.01$。

上列库普弗细胞获得数、KC 培养上清液中 TNF、PGE_2 含量、吞噬墨汁颗粒的 KC 数及面积，DF 组均明显高于 EF 组。所以，早期肠道喂养可调理烧伤后库普弗细胞活化。

（三）早期喂养降低伤后高代谢

1. 早期喂养可降低骨骼肌蛋白质分解

早期喂养减少烧伤大鼠腓肠肌含氮量降低，下降烫伤大鼠比目鱼肌总酪氨酸释放量，调理伤后骨骼肌 20S 蛋白酶复合体的活化，详见表 11-33。

表 11-33　37% Ⅲ度烧伤大鼠比目鱼肌 20S 蛋白酶复合体活性（$\overline{X}\pm S,\ n=6$） cpm/100μg 蛋白·2h

	正常对照	PBD5
早期喂养组	123.97±16.87	315.61±51.05[*]
延迟喂养组		409.15±40.27

注：与延迟喂养组比较，[*]$p<0.05$。

注：表 11-33 引自第三军医大学生化教研室资料。

2. 早期喂养降低 30% Ⅲ度烧伤小猪及 45% 烧伤成人 REE 和尿氮排量

详见表 11-34。

表 11-34　30% Ⅲ度烧伤小猪静息能量消耗（REE）变化（$\overline{X}\pm S,n=6$） kcal/（kg·d）

PBD	0	1	4	7	10
早期喂养组	17.00±2.69	12.57±1.78	17.96±5.93	18.2±2.40[**]	27.76±2.90[*]
延迟喂养组	16.80±2.78	10.74±2.48	13.28±3.54	27.18±4.27	33.57±3.62

注：与延迟喂养组比较，[*]$p<0.05$，[**]$p<0.01$。

早期喂养组降低 PBD4、7、10 REE 均值 13.6%，降低 PBD7、10REE 均值 24.3%，详见表 11-35。

表 11-35　烧伤 45% 成人 REE 变化（$\overline{X}\pm S$）　　　　　　kcal/（m·h）

PBD	正常（n=8）	PBD1	PBD4	PBD8	PBD14
早期喂养组（n = 11）	38.4±3.9	47.8±5.4	50.0±7.9[*]	53.8±9.2[**]	60.3±9.1[**]
延迟喂养组（n = 10）		47.0±4.2	62.1±9.7	66.7±6.8	70.7±10.1

注：与延迟喂养组比较，[*]$p<0.05$，[**]$p<0.01$。

早期喂养组降低 PBD4、8、14REE 均值 17.7%，详见表 11-36。

表 11-36   烧伤 45% 成人 24h 尿总氮变化（$\bar{X} \pm S$）   g/d

PBD	1	2	3	4	5	6	7	8	9	10	11	12	13	14
早期喂养组	12.8	13.1	16.4	18.9	21.5	25.0	25.2	25.5	20.2	18.2	22.6	22.5	23.9	20.4
(n=11)	±2.6	±4.2	±5.8	±7.7	±9.3	±7.8	±9.1[*]	±9.4	±7.4[**]	±4.4[**]	±8.8	±7.2[**]	±6.9[**]	±6.6[**]
延迟喂养组	13.1	16.1	21.7	22.0	24.4	28.7	30.2	31.0	25.2	28.4	28.5	28.8	30.2	33.5
(n=10)	±4.2	±6.3	±6.6	±5.6	±6.8	±5.5	±6.3	±6.9	±9.3	±8.3	±6.1	±6.7	±4.9	±9.2

注：与延迟喂养组比较，[*] $p<0.05$，[**] $p<0.01$。

PBD1～14 尿氮均值：早期喂养组（20.4±4.2）g/d，延迟喂养组（25.8±5.4）g/d，两者均值差别 5.4g/d，差异有统计学意义。

从以上第三军医大学西南医院烧伤研究所资料来看，早期喂养可降低烧伤后高代谢的观点是可以成立的。严重烧伤后早期，早期喂养可改善伤后隐性代偿性休克所引起肠道缺血缺氧性损害，可复苏严重烧伤所致肠道缺血，这是早期喂养降低伤后高代谢的关键。

早期肠道喂养

↓

促进肠道复苏，改善肠黏膜能量代谢

↓

维护肠道结构功能，促进肠黏膜增殖修复

↓

减轻肠道移位及肠黏膜细胞、库普弗细胞激活，减少炎症介质释放

↓

降低 26S 蛋白酶复合体活性、含量，减少肌蛋白分解

↓

降低高代谢

严重烧伤后在沿用常规抗休克治疗情况下，肠道存在明显缺血缺氧性损害。早期喂养减轻肠道损害，促进伤后肠道复苏，改善门脉及肠黏膜血流量，减轻肠道缺血 - 再灌注损害，改善肠黏膜细胞能量代谢，促进肠黏膜增殖修复，维护肠道结构功能，降低激素、炎症介质水平，减少肠道内毒素移位，调理库普弗细胞活化，降低骨骼肌蛋白质分解及尿氮，降低伤后高代谢。

四、依赖 ATP- 泛素系统是烧伤后蛋白质降解的主要途径

细胞内蛋白质降解在调节酶水平、清除损害和异常蛋白质及提供氨基酸方面有重要作用，是细胞代谢、分裂及分化的重要组成部分。研究表明，细胞内蛋白质降解主要通过溶酶体蛋白降解系统、依赖 ATP- 泛素系统、依赖 Ca^{2+} 的蛋白降解系统及不依赖 ATP 降解系统。

泛素在细胞内的作用主要是介导可溶性蛋白质的降解，泛素可与底物蛋白质结合，然后将该

底物提呈给 26S 蛋白酶复合体进行降解，具体过程如下：首先在 ATP 存在下，泛素激活酶 E_1 催化泛素羧基末端腺苷酸化，然后激活的泛素与 E_1 的末端半胱氨酸形成高能硫酯链相连；第 2 步是通过转酰基作用，将泛素转移到泛素的载体蛋白 E_2 上，泛素与 E_2 形成高能硫酯链。第 3 步是 E_2 将泛素转移给与底物蛋白质相连的泛素连接酶 E_3，泛素于是通过其 C 端的 Gly 与底物蛋白上 Lys 的 ε- 氨基形成同肽键（isopeptide bond），于是得到泛素 - 蛋白质复合物；但 E_2 也可直接将泛素转移给蛋白质，形成泛素 - 蛋白质复合物。这些不依赖 E_3 而与泛素结合的蛋白质多为碱性蛋白质，如组蛋白。所结合的泛素可以是单个的，也可以是聚合的。某种 E_2 甚至可使泛素不与其他蛋白质结合而只形成多聚泛素链；第 4 步是在 ATP 存在下，该复合物的蛋白质部分被一种 26S 蛋白酶复合体降解为小分子肽；最后在泛素羧基端水解酶的作用下释放出游离的泛素，可被下一次反应重复利用。

依赖 ATP- 泛素系统是烧伤后蛋白质降解的主要途径。有研究者利用不同蛋白质降解途径的特异性抑制剂，以荧光分光光度法测定比目鱼肌酪氨酸体外总释放量作为蛋白质分解代谢速率的指标。结果发现，依赖 ATP- 泛素的 26S 蛋白酶复合体途径被抑制后，蛋白质分解速率显著下降，达 60.1%；而溶酶体系统或依赖 Ca 途径被抑制后，骨骼肌蛋白质分解速率只下降了 15.5% 与 4.5%。进一步采用 Western blot 法及 Northern blot 法观察泛素蛋白水平及 mRNA 水平的变化，发现泛素含量及其基因表达水平呈明显的进行性增加。该结果提示，烫伤后骨骼肌蛋白质高分解代谢主要是通过依赖 ATP- 泛素的 26S 蛋白酶复合体途径进行的。

将大鼠骨骼肌初提物经 45%～65% 饱和度硫酸铵分级盐析、阴离子交换层析和凝胶过滤，最后从 Sepharose 4B 层析柱上获得单一活性洗脱峰，经活性检测及电泳确定为单一区带的骨骼肌多功能蛋白酶。用常规方法免疫兔并制备其多克隆抗体，再以此多抗为工具，用免疫沉淀扣除法及免疫印迹法观察严重烫伤大鼠骨骼肌 20S 多功能蛋白酶含量及活性的变化。结果发现，烫伤后 20S 多功能蛋白酶的含量与活性均有显著增加，并与骨骼肌蛋白质分解代谢速率呈明显的正相关；提示烫伤后 20S 多功能蛋白酶与骨骼肌蛋白质的降解密切相关。

利用泛素抗血清与酶标二抗建立的 ELISA 法测定泛素蛋白含量，同时利用 RNA-DNA 杂交的 Slot blot 法测定 mRNA 水平，尾静脉注射 TNF-α 后 24h 内，伤肢与未伤肢比目鱼肌酪氨酸释放量泛素含量及其 mRNA 水平均明显增加，且伤肢变化更为显著，烫伤与 TNF-α 的交互效应显著。提示烫伤可能借局部产生的 TNF-α 作用于泛素依赖的 26S 蛋白酶复合体系统促进烫伤局部骨骼肌蛋白质降解。进一步研究还发现 TNF-α 与 IL-1 可以刺激烧伤后大鼠骨骼肌中 26S 蛋白酶复合体及 19S 调节复合体的活性和蛋白表达水平明显升高，提示 TNF-α 对烧伤后大鼠骨骼肌中 26S 蛋白酶复合体系统的激活具有重要作用，从而加强蛋白质的分解代谢，这可能与烧伤后负氮平衡的发生密切相关。

给予 37%TBSA Ⅲ度烫伤大鼠早期（伤后 2h）或延迟（伤后 24h）肠道营养安素营养液，发现烫伤后早期肠道喂养大鼠比目鱼肌酪氨酸释放量和 20S 多功能蛋白酶活性及血中 TNF 和皮质醇水平的升高程度均显著低于延迟肠道喂养组大鼠。该结果提示烧伤后早期肠道喂养有降低骨骼肌蛋白质分解代谢增强的作用，其作用可能与其减少体内 TNF 等高代谢介质的产生有关。

分别利用免疫沉淀扣除法、间接 ELISA 法及荧光分光光度法检测肠道喂养与肠外营养烫伤动物模型的骨骼肌中 19S 调节复合体的活性和蛋白表达水平及蛋白质降解速率的变化，结果发现与肠外营养相比，肠道喂养能明显降低烫伤大鼠骨骼肌中 19S 调节复合体活性和表达水平，减少骨骼肌蛋白质分解。因此，早期肠道喂养可以显著抑制 26S 蛋白酶复合体系统的活化，从而在整体上降低骨骼肌蛋白质分解代谢，可能有助于烧伤患者的代谢调理。

五、谷氨酰胺促进烧伤后肠道复苏

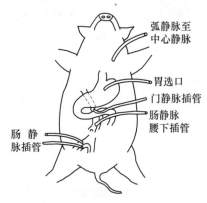

图 11-4　贵州小型香猪胃造口及颈静脉、门静脉、肠系膜静脉、髂动脉、髂静脉插管模型

严重烧（创）伤后常发生隐性代偿性休克，以致肠道发生缺血缺氧性损害。谷氨酰胺（Gln）是否能促进伤后肠道复苏，鲜见报道。为此，我们在建立贵州小型香猪［体重（23.4±3.8）kg］胃造口及颈静脉、门静脉、肠系膜静脉、髂动脉、髂静脉插管模型（图 11-4）基础上，对 Gln 的复苏效应作了观察，探讨 Gln 是否能促进烧伤后肠道复苏。

14 只猪随机分为两组：补充 Gln 组［Gln 0.64g/（kg·d），$n=7$］；不补充 Gln 组（补充等氮量不含 Gln 氨基酸，$n=7$）。两组均予以 30% Ⅲ度烧伤，并均给予早期肠道喂养（伤后 2h 开始），摄入等氮、等热量［142kJ/（kg·d）］，其中蛋白质 21.1%、脂肪 10.4%、糖 68.5%），第一个 24h 补 1/3 量，第二个 24h 补 1/2 量，第三个 24h 补全量。

与不补 Gln 组比较，Gln 组门静脉血流量 PBD4、7、10 分别增加 35.1%、27.1%、18.1%（p 均<0.01），门静脉系统氧耗量于 PBD1、4、7、10 Gln 组分别增加 47.6%、42.7%、30.2%、19.5%（$p<0.05$），门静脉血浆 MDA 量于 PBD1 Gln 组降低 25%（$p<0.05$）；肠道对葡萄糖吸收于 PBD1、4、7、10 Gln 组分别增加 82.7%、52.2%、47.7%、41.0%（$p<0.05$），肠道吸收脂肪于 PBD4、7、10 分别增加 35.7%、27.5%、24.1%（$p<0.05$），吸收氨基酸于 PBD1、4、7、10 分别增加 36.5%、49.0%、33.9%、35.5%（$p<0.05$）；于 PBD4、7、10 动脉血内毒素量 Gln 组分别降低 31.0%、33.9%、17.1%（p 均<0.01），门静脉血内毒素量则分别降低 29.1%、35.7%、32.5%（p 均<0.01）。因此我们认为 Gln 可促进严重烧伤后肠道复苏。

六、胰　岛　素

胰岛素促进合成代谢，调节血糖稳定及脂肪、蛋白质代谢。目前，胰岛素被认为是唯一促进葡萄糖有氧氧化分解、促进糖原合成、抑制糖异生，降低血糖浓度的重要激素。胰岛素能改善烧（创）伤高分解代谢而形成负氮平衡，促进组织愈合，也有抗炎作用。

烧（创）伤后胰岛素抵抗最早在 1942 年由 Cuthbertson 描述，低潮期（ebb phase）胰岛 β 细胞对高血糖刺激不应答以致胰岛素分泌相对受抑，而儿茶酚胺、胰高糖素等拮抗激素增加，抑制胰岛素功能，还通过减少胰腺血供、增加了交感活性从而减少胰岛素的合成分泌；涨潮期（flow phase）则胰岛 β 细胞敏感性恢复，开始接受高血糖刺激正常分泌胰岛素，但高血糖仍然持续，即胰岛素抵抗。胰岛素抵抗是指严重烧伤、创伤患者胰岛素生物敏感性下降和组织利用葡萄糖障碍，主要表现为血糖升高、糖耐量异常及对常规剂量胰岛素治疗无效而发生难以控制的高血糖。烧（创）伤后胰岛素抵抗的原因可分为受体前、受体及受体后因素。在严重创伤大鼠模型中，肝及骨骼肌的 IRS/PI3K/AKT 信号通路受损严重，而调控胰岛素另一 Ras/MAPK 信号通路却无明显变化，创伤后组织以肝及骨骼肌胰岛素抵抗最为明显。传统治疗将血糖控制在 200mg/dL 以下（150～160mg/dL），2001 年提出强化胰岛素治疗维持血糖在 80～110mg/dL，其并发症、病死率显著降低。强化胰岛素治疗机制除抑制高葡萄糖的有害作用，改善血脂、蛋白质代谢及促进合成代谢外，尚可促细胞生存，即抑止内皮细胞功能紊乱以及抗炎、抗凋亡作用。

胰岛素抵抗发生机制中的多个靶点均可为胰岛素抵抗的治疗提供思路，比如 TNF-α 可通过多种途径诱导胰岛素敏感性下降以及血糖水平升高；PKC 活化过度可激活丝氨酸激酶机制，导致胰岛素受体及受体底物的异常磷酸化，从而阻碍胰岛素信号传导；JNK、mTOR 途径亦可激活胰岛素受体底物 Ser^{307} 磷酸化，干扰正常胰岛素信号传导。烧（创）伤亦可以从上述多种途径、多个环节导致胰岛素抵抗，因此采用 TNF-α 拮抗剂、PKC 抑制剂、JNK 抑制剂、mTOR 抑制剂可能会对烧（创）伤胰岛素抵抗的改善有一定的作用，且该论点已经得到多个动物实验证实，但目前仍无相关的高质量临床试验证明其可行性。另外，上述特异性抑制/拮抗剂中，除了 mTOR 抑制剂外，其他仍无已上市的药物成品，目前只有科研制剂。mTOR 抑制剂西罗莫司（又称雷帕霉素）目前临床上多作为免疫抑制剂用于移植后的抗排异作用，且价格不菲，用于胰岛素抵抗治疗可行性亦较低。

七、亚麻酸与亚油酸

（一）多不饱和脂肪酸与 α- 亚麻酸和亚油酸

机体不能合成 α- 亚麻酸、亚油酸，必须由食物供给，称必需脂肪酸。α- 亚麻酸是 n-3（ω-3）族多不饱和脂肪酸（poly-unsaturated fatty acids, PUFAs），通过碳链去饱和、延长，可形成十八碳四烯酸、二十碳四烯酸（Δ8,11,14,17）、二十碳五烯酸（eicosapentaenoic acid, EPA）、二十二碳五烯酸（docosapentaenoic acid, DPA）、二十二碳六烯酸（docosahexaenoic acid, DHA）。含 α- 亚麻酸食物有绿叶蔬菜、核桃、亚麻仁油、油菜油，海产品富含 EPA、DHA 等 n-3 PUFAs。亚油酸是 n-6（ω-6）族不饱和脂肪酸 γ- 亚麻酸、双同 -γ- 亚麻酸（dihomo-γ-linolenic acid, DGLA）、花生四烯酸的前体物质。含亚油酸食物有谷类、蛋类、动物油、全麦面包、葵花籽油、玉米油等。

食鱼为主的格陵兰人、阿拉斯加人中缺血性心肌病、心肌梗死、哮喘、银屑病、糖尿病的发病率低，其饮食 n-3FA 与 n-6FA 大致相等，n-3FA 量较一般饮食高。现代人（尤指西方社会）冠心病、高血压、糖尿病、癌症发病率大大增加，饮食中脂肪含量高，多不饱和脂肪 / 饱和脂肪降至 0.44，n-3 FA/n-6FA 降至 0.06。然而 n-3FA 在调节脂质、抗炎、抗过敏、糖尿病及抗肿瘤等均有作用。

由 Δ5（自脂肪酸羧基端第 5 碳原子）和 Δ6（碳链）去饱和酶及（碳链）延长酶作用，亚油酸和 α- 亚麻酸通过碳链的去饱和及延长，以形成其代谢产物。糖尿病、高血压大鼠 Δ6 去饱和酶活力降低，胰高糖素、肾上腺素、糖皮质激素和甲状腺素抑制 $\Delta 5$ 和 $\Delta 6$ 去饱和酶活力，而胰岛素则是 $\Delta 6$ 去饱和酶的激活剂。肥胖者由于去饱和酶活力降低而使必需脂肪酸代谢减少，由于性激素调节而使 $\Delta 5$、$\Delta 6$ 去饱和酶活力产生性别差异。如正常生理状况下 n-3/n-6 比率 1/（1～4），则 $\Delta 5$、$\Delta 6$ 的去饱和酶及延长酶显示对 n-3 脂肪酸代谢亲和力超过 n-6 脂肪酸。

西方饮食 n-3/n-6 脂肪酸比率 1 :（15～16），而健康者比率大致为 1 :（1～4）。摄取 EPA、DHA（均为 n-3 脂酸）可部分取代血小板、红细胞、白细胞、单核细胞及肝细胞等细胞膜 n-6 脂肪酸，尤其是花生四烯酸，$\Delta 5$ 和 $\Delta 6$ 去饱和酶、延长酶倾向于代谢 n-3 脂酸，因而 n-6 与 n-3 脂肪酸衍生的类二十烷酸产物趋于平衡。

花生四烯酸衍生的类二十烷酸生物活性强，浓度高则促使形成炎症、血栓，摄取 EPA、DHA 则减少血栓烷（血栓素、血栓噁烷）A_2（TXA_2，一种强力血小板凝聚及血管收缩剂）和白三烯 B_4（LTB_4，一种强烈炎症和白细胞趋化、黏附的诱导剂）；而 TXA_3（一种弱的血小板凝聚及血管收缩剂）增加，PGI_3 增加，PGI_2 不减少，PGI_2、PGI_3 均为血管扩张剂及血小板凝聚抑制剂，LTB_5（一种弱的炎症、趋化诱导剂）增加（图 11-5）。

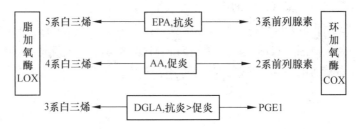

图 11-5　由 EPA（n-3）、AA（n-6）、DGLA（n-6）衍生的抗炎和促炎介质 [*]

EPA：二十碳五烯酸；AA：花生四烯酸；DGLA：dihomo-γ-linolenic acid；

COX：cyclooxygenase；LOX：lipoxygenase

[*] 本图修译自 A.M.EI-Badry,et al. J. Hepatology, 2007, 47：719.

因此，摄入 n-6 脂肪酸多则促炎、促凝，增加血液黏滞和血管痉挛收缩。相反，n-3 脂肪酸抗炎、抗栓塞，使血管扩张、血脂降低，并使肝脂生成降低。

（二）n-3 和 n-6 多不饱和脂肪酸对细胞、组织、器官、系统及伤病的效应

1. 烧（创）伤、手术、皮肤瘢痕、皮肤病

（1）烧（创）伤、手术、伤口：30 例烧伤患者烧伤面积（45.6±27.7）% 伤后 3～7d 和 8～14d 平均每日脂肪摄入量分别为（67.0±8.2）g 和（83.0±9.1）g，占总热量的 26.2% 和 29.0%；多不饱和脂肪酸平均每日摄入量分别占脂肪酸总量的 28.0% 和 28.6%，占平均每日总能量摄入量的 7.3%～8.1%。伤后 6～8 d 和 13～15 d 血清相对脂肪酸浓度 C16 : 1（棕榈油酸）/C18 : 2（亚油酸）和 C20 : 3（双同 -γ- 亚麻酸）/C20 : 4（花生四烯酸）比值均大于对照组，说明严重烧伤患者伤后 2 周有必需脂肪酸缺乏趋势，应注意补充。

烧伤患者血浆亚油酸含量明显下降，其代谢产物花生四烯酸含量在伤后 3～4 周明显上升，使伤后前列腺素 E_2 升高。烫伤小鼠巨噬细胞膜磷脂通过磷脂酶 A_2、C_2 释放大量花生四烯酸，并在环加氧酶作用下合成前列腺素 E_2。但有的却认为烧伤后两周血浆和细胞膜磷脂的亚油酸和亚油酸

衍化物花生四烯酸等持续进行性下降，伤后 7～10d 脂肪酸变化明显，而同时对免疫和炎症介质生成影响大。n-3PUFA 作为花生四烯酸代谢途径的竞争性抑制物，对烧伤后花生四烯酸代谢的异常活跃有抑制作用。研究证实给烧伤动物增加鱼油摄入，n-3PUFA 可整合到巨噬细胞膜上，对细胞膜的花生四烯酸代谢起调节作用，可抑制 PGE_2 等介质产生，改善淋巴细胞功能，使腹腔巨噬细胞产生 PGE_2 明显减少。

手术应激反应可致脂肪酸的氧化利用增速，导致体内亚油酸急骤下降，术后应即补充。成人补充亚油酸 13g，不足以维持机体需要量。术后补充亚油酸 52g/d 持续 1 周，并没有引起 Δ6 去饱和酶抑制；补充亚油酸 26g/d 持续 1 周，也没有发现亚油酸摄入不足。认为成人普外手术后亚油酸补充量应适当增加，有建议成人术后亚油酸用量为 26～52g/d。

喂饲大鼠亚油酸、油酸，可促进炎症时期伤口愈合。亚油酸在伤后 1h 增加伤口炎症细胞、H_2O_2、白细胞趋化因子 -2αβ（cytokine-induced neutrophil chemoattractant -2αβ, CI NC-2αβ）及激活蛋白 -1（activator protein-1, AP-1），在伤后 24h 降低炎症细胞、IL-2、IL-6 及巨噬细胞炎症蛋白 -3（MIP-3）、NF-κB，亚油酸在 7d 过程中加速伤口愈合。油酸则于伤后 1h 增加 TNF-α、NF-κB，伤后 24h 降低 IL-1、IL-6、MIP-3α、NF-κB。

有研究者认为单、多不饱和脂肪酸对外科创伤炎症反应主要作用系构成细胞膜磷脂或生成可溶性脂类介质。局部应用 n-3、n-6、n-9 脂肪酸后，n-9 脂肪酸促使创伤愈合最快，伤口生成一氧化氮最少；n-6 脂肪酸促使外科创伤愈合较好，伤后 48h 有生成一氧化氮高峰；n-3 脂肪酸使外科创伤愈合延迟，伤后 3h 有生成一氧化氮的高峰，5d 后创面细胞外基质沉积增加。

核果油（nut oil from pouteria lucuma）含亚油酸 38.9%、油酸 27.9%、棕榈酸 18.6%、硬脂酸 8.9%、γ- 亚麻酸 2.9%，可促使人成纤维细胞移行及肌动蛋白丝与质膜的联结蛋白表达。核果油减少内毒素引发一氧化氮生成，无抗细菌、抗真菌作用，可加速 CD-1 小鼠皮肤创伤愈合。

（2）皮肤瘢痕、皮肤病：一种蜂蜜甲醇提取液中含油酸、亚油酸等多种脂肪酸，可对抗瘢痕疙瘩成纤维细胞增殖。n-6 族、n-3 族脂肪酸可辅助治疗许多皮肤病如特（异反）应性皮炎、银屑病、寻常痤疮、全身红斑狼疮、非黑素瘤皮肤癌、黑素瘤。其作用可维护角质层通透性、角质层成熟和分化，板层体（片层体，lamellar bodies）形成和分泌，抑制促炎类二十烷酸，提高日晒伤阈值，抑制促炎因子（TNF-α、γ- 干扰素、IL-12），抑制脂氧合酶，促进伤口愈合，促使恶性细胞含黑素瘤的凋亡，这些作用通过过氧化物酶体增殖蛋白激活性受体（peroxisome proliferator activated receptor, PPAR）及 Toll 样受体。

2. 心血管系统

（1）保护作用：血浆中富含 α- 亚麻酸的人群可以对心血管系统有明显的保护作用，可降低冠心病威胁。有认为每日摄入 1g n-3 族脂肪酸可降低冠心病威胁，减少心律失常发生。

n-3（ω-3）PUFAs（植物衍生 α- 亚麻酸、EPA、DHA、α- 生育酚）饲动物，4 周内增加心肌细胞膜 n-3 PUFAs 含量及减轻脂质过氧化（心肌组织 MDA 减少、SOD 及 CAT 增加）。n-3 脂肪酸处理后可改善大鼠心肌缺血 - 再灌注期间心肌舒缩力，减少心肌梗死面积，使心肌线粒体损伤程度显著减轻以改善心肌供氧，减轻大鼠心肌缺血 - 再灌注损伤。灌喂大鼠 4 周植物 α- 亚麻酸（n-3 多不饱和脂肪酸），其对离体心脏急性缺血 - 再灌注损伤保护效应与海洋鱼油 α- 亚麻酸类似。

（2）降压及抗心律失常：α- 亚麻酸可使培养的大鼠心肌细胞跳动减慢，饲以鱼油大鼠的心律失常发生率显著降低，室性早搏的诱出阈值与 DHA、EPA 浓度有关。

（3）抑制血小板聚集及血栓形成：使血小板聚集率降低和出血时间延长，血栓噁烷 A_2（TXA_2）生成减少，TXA_2/PGI_2（前列环素）比值下降。EPA 可生成三烯前列腺素（PGI_3）和血栓噁烷 A_3（TXA_3）。TXA_3 的促凝作用比 TXA_2 弱，而 PGI_3 与 PGI_2 的抗凝作用相当，因而抑制血小板聚集。

3. 呼吸系统

脂质用于 ARDS 或急性肺损伤尚有不同意见，脂类可引起或加强 ARDS 气体交换异常而对其有毒性，而对若干肺伤病有利方面却是脂类可调节炎症免疫反应。

虽然有些作者认为输注 LCTs 可引起肺气体交换及炎症变化，使肺内分流增加，PaO_2/FiO_2（肺泡氧分压 / 吸入气中氧的分数浓度）降低，同时肺血压、血管阻力增高，这些不良反应系亚油酸衍生血管活性物质，促使生成舒缩血管的前列腺素不平衡所致。而有的作者却认为这些变化仅发生在急性肺衰竭，而不发生在肺功能正常或慢性阻塞性肺疾患者。有研究者认为只在大量快速输注 LCTs 时，才对 ARDS 引起通气 - 血流比值异常等有害效应，而按 1:1 重量混合 MCTs/ LCTs 几乎不影响前列腺素代谢。在脓毒症、ARDS、急性肺损伤，以通常速度剂量输注 MCTs/LCTs 与 LCTs 脂乳比较，血浆白三烯 B4、血液凝固、前列腺素生成、尿前列腺素代谢产物及气体交换效应均无明显改变。所以，尚不能证实 MCTs/LCTs 脂乳优于 LCTs。

富含 EPA（20:5, n-3）、DHA（22:6, n-3）或 / 及 γ- 亚麻酸（GLA, 18:3, n-6）可能有益于一些急性肺疾患，含花生四烯酸少的饮食减少促炎前列腺素合成，富含 DHA 饮食降低白三烯 B4/B5 及前列腺素 E2/E3，并不改变巨噬细胞杀菌活力，或肺表面活性物质表面张力活性的特征。146 例感染、创伤或支气管吸入所致 ARDS 患者分两组，一组给予常规 EN，另一组等热量 EN 中含 EPA/GLA。含 EPA/GLA 组患者支气管肺泡灌洗液细胞总数、多形核细胞比例减少，PaO_2/FiO_2 比率改善，减少呼吸机使用及 ICU 停留时间，EPA/GLA 组仅 8% 而对照组则 28% 患者发生并发症（$p<0.05$）。EPA/GLA 组支气管肺泡灌洗液 IL-8、白三烯 B4 及白细胞计数降低。EPA/GLA 并不改变 ARDS 患者氧化应激水平，可恢复抗氧化剂 β- 胡萝卜素及维生素 E 的浓度。

44 个医院 200 名作者参与观察 n-3/n-6（DHA＋EPA/γ- 亚麻酸，比值＝1.7297）对急性肺损伤的随机、双盲、多中心对照试验。272 例急性肺损伤分两组，143 例 n-3/n-6 组，补 n-3 脂肪酸（二十二碳六烯酸 -DHA, 二十碳五烯酸 -EPA）、γ- 亚麻酸（n-6 族）及抗氧化剂，对照组 129 例。虽 n-3/n-6 组血浆 EPA 增高 8 倍，脱离呼吸机天数短（14.0d vs. 17.2d，$p＝0.02$），ICU 停留天数少（14.0 vs. 16.7，$p＝0.04$），非肺其他器官衰竭天数也少（12.3 vs. 15.5，$p＝0.02$）；而 60d 住院病死率 n-3/n-6 组、对照组分别为 26.6%、16.3%（$p＝0.054$），经校正后 60d 病死率则 n-3/n-6 组、对照组分别为 25.1%、17.6%（$p＝0.11$）。n-3 组腹泻天数比对照组多（29% vs. 21%，$p＝0.001$）。作者认为急性肺损伤患者每天两次肠道补充 n-3/ n-6 族不饱和脂肪酸（DHA、EPA/γ- 亚麻酸）及抗氧化剂，并不能改善临床结果，可能还有害处。

11 个西班牙 ICU 多中心、随机对照临床试验。成年脓毒症、急性肺损伤、急性呼吸窘迫综合征 132 例，随机肠道喂养 EPA（二十碳五烯酸，n-3）/GLA（γ-linolenic acid，γ- 亚麻酸，n-6）或对照膳食。结论为危重脓毒症患者合并急性肺损伤或 ARDS，肠道喂养 EPA/GLA 及抗氧化剂，不能改善气体交换、降低器官衰竭发生率及感染并发症。

4. 胃肠道

急性肺损伤危重患者（实验、对照共100例）肠道喂养EPA、GLA及Vit A、C、E，可显著降低应激性溃疡发生率。

通过鼠肠上皮细胞株培养实验，二十碳五烯酸盐（EPA盐，n-3）、亚油酸盐（n-6）、α-亚麻酸盐（n-3）、γ-亚麻酸盐（n-6）及花生四烯酸盐（n-6）均能促使损伤肠黏膜愈合，当然还有n-3、n-6脂肪酸的剂量和比例问题。

5. 肝、胆、肾

n-3PUFAs对肝调节脂肪储存和清除起主要作用。肝n-3/n-6比率紊乱，通过调节肝内脂质的量而影响脂肪肝的组织类型。PUFAS及其类二十烷酸（类花生酸）产物可影响肝微循环及缺血-再灌注损伤。

（1）PUFAs对形成脂肪肝的作用：n-3脂肪酸对肝脂平衡是通过其作用于脂肪酸积储及代谢的转录因子和酶。如n-3脂肪酸下调转录因子固醇调节元件结合蛋白-1（sterol regulatory element binding protein 1，SREBP-1）及降低DNA与核因子-Y（nuclear factor-Y，NF-Y）结合。SREBP-1上调脂肪生长基因如脂肪酸合酶（fatty acid synthase, FAS）及硬脂酸辅酶去饱和酶-1（stearoyl Co-A desaturase-1, SCD-1），因而促使肝积储三酰甘油。转录FAS必须利用NF-Y，如NF-Y突变，则由n-3脂肪酸减少或/及n-6/n-3脂肪酸比率增加，而通过SREBP-1对FAS使脂肪生成增加的作用受阻抑（图11-6）。

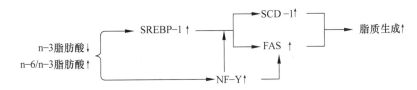

图11-6 n-3、n-6脂肪酸与脂质生成 [*]

[*] 修引自 A.M.EI-Badry，et al. J. Hepatology, 2007,47:720

另一方面，n-3 PUFAs上调过氧化物酶体增殖蛋白激活性受体-α（PPAR-α），促使肝脂肪酸氧化，增加分解脂肪基因的转录因子，如线粒体的肉碱棕榈酰基转移酶-1（carnitine palmitoyl transferase-1, CPT-1）及过氧化物酶体酰基-辅酶A氧化酶（acyl-CoA oxidase, ACO）。活化PPAR-α则增加分泌载脂蛋白B-100（apolipoprotein B-100，Apo B-100，这是极低密度脂蛋白的主要结构蛋白）以及上调肝脂肪酸结合蛋白（liver fatty acid binding protein, LFABP）表达，这是分泌 Apo B-100 所必需。因此，减少n-3脂肪酸有利于脂肪酸、三酰甘油合成而降低其分解，使脂肪积储于肝（图11-7）。

肝存积三酰甘油多则相应增加其脂肪小滴大小，如肝脏n-3脂肪酸量减少或n-6/n-3脂肪酸比率增加，则可能形成严重肝脂肪变性。

脂肪变性分为轻微及严重两类，轻微脂肪变性在肝细胞质充满1μm以下脂肪酸微泡，胞核仍在中央。而严重脂肪变性则含单个脂肪大泡致使核移至细胞边缘，肝细胞巨大囊泡是肝切除或移植后发生并发症的危险因素。n-3脂肪酸与肝脂肪变之间可能存在一定关联，糖尿病患者肝脂肪小泡增大与肝EPA量减少有关，反之亦然。非酒精性脂肪酸肝病特点是肝积储三酰甘油同时，n-3脂酸量减少，

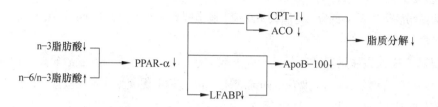

图 11-7　n-3、n-6 脂肪酸与脂质分解[*]

* 修引自 A.M.EI-Badry，et al. J. Hepatology, 2007,47:720

且 n-6/n-3 脂肪酸比率增高。许多早期轻微肝脂变者，其线粒功能失常包含其对脂肪酸 β- 氧化受抑制。

脂肪肝大鼠模型饲以 EPA，明显降低肝内脂肪储积，减少脂肪大滴百分率。鼠试验显示瘦而轻微脂肪变性肝，n-6/n-3 脂肪酸比值几乎均为 4∶1；而严重肝脂肪变者的比值为 9∶1，饲以 n-3 脂肪酸，则减少肝脂量及肝严重脂肪变性范围，且 n-6/n-3 比值趋正常。非酒精性脂肪酸肝病者肝磷脂含高 n-6、低 n-3 脂肪酸，n-6/n-3 比值升高，如较长期给予 n-3 脂肪酸，则可改善生化指标及超声波检查征象，降低血清转氨酶及三酰甘油，血花生四烯酸及 n-6/n-3 比值下降。

（2）PUFAs 是否影响肝微循环及缺血 - 再灌注损伤。肝脂肪变性可能与肝窦状隙血流障碍而 ATP 生成减少、库普弗细胞功能不全及白细胞黏附等有关。补充 EPA 可通过降低 TXA2 合成及提高红细胞通过血管时变形性，从而增加肝脏血流。

双同 -γ- 亚麻酸（DGLA）、花生四烯酸（AA）及 EPA 这些脂肪酸通过磷脂酶 A2 作用而从细胞膜释放类二十烷酸。应用 DGLA、AA、EPA 是合成其相应类二十烷衍生物的限速步骤。这些前体由环加氧酶途径衍生主要产物是前列腺素和血栓噁烷，由脂加氧酶途径衍生则为白三烯。n-6/n-3 脂肪酸比值紊乱则可影响各种类二十烷酸的合成（参见图 11-5）。

PGE1 通过一系列机制保护再灌注损伤，可改善肝血液灌注，抑制白细胞黏附，减少血管内皮细胞间黏附分子 -1（ICAM-1）表达。PGE1 可减轻培养大鼠肝细胞经特丁过氧化氢（tert-butyl hydroperoxide）处理后的氧化应激损伤，PGE1 也可通过抑制氧化氮诱导酶及基质金属蛋白酶释放而防止培养人肝窦状隙内皮细胞的凋亡。PGE1 通过增加前列环素（PGI2）及抑制血栓烷 A2（TXA2）使狗缺血 - 再灌注后肝损伤减轻。大鼠肝缺血 - 再灌注损伤后，门静脉内注射 PGE1 可明显改善门静脉及肝周围的血流。

在缺血 - 再灌注损伤后，库普弗细胞释放另一种保护性前列腺素 PGE_2 受抑制，以致再灌注后肝细胞受损。TNF-α 促使巨噬细胞产生 PGE_2 增加，则使 TNF-α 合成受抑制。TXA_2 合成抑制剂及 TXA_2 受体拮抗剂，可保护缺血 - 再灌注伤大鼠肝窦状隙的被覆上皮，减轻肝坏死，降低血清转氨酶，恢复肝组织血流及提高存活率。人肝切除术时，血 TXB_2（TXA_2 代谢产物）显著增加，狗肝切除术后 24h 内血浆 TXB_2 显著增加，而门静脉及肝组织血流量下降，应用 TXA_2 合酶抑制剂可提高肝切除术后 2 周内存活率。人手术中静脉应用 TXA_2 合酶抑制剂可降低血浆 TXB_2 及血清谷草转氨酶（AST）水平下降。在肝切除术时脾分泌 TXA_2 增加，脾静脉 TXB2 比肠系膜静脉显著升高，大的肝切除术后脾巨噬细胞生成 TXA_2 增加。肝脾同时切除，可预防存留肝的功能不全。猪肝异体移植前应用 TXA_2 合酶抑制剂，使血清 TXA_2 水平明显降低，移植肝的功能及存活率明显改善。

　　前列环素 PGI_2 触发若干抗 TXA_2 生物效应，缺血 - 再灌注损伤后，PGI_2 及 TXA_2 生成均经环加氧酶作用。PGI_2 降低血小板凝聚及白细胞对内皮的黏附。大鼠肝缺血 - 再灌注后，PGI_2 类似物显著改善微循环，减少白细胞黏附，改善血流速度。

　　白三烯 B4（LTB_4）与肝损伤如肝炎、肝硬化有关。在大鼠，抑制 LTB_4 未见对白细胞聚集及肝细胞损伤有作用。大鼠肝缺血 - 再灌注损伤，半胱氨酸白三烯生成，伴有肝水肿及肝细胞损伤。但是，即使白细胞显著浸润，LTB_4 并不增加。

　　总之，膳食缺乏 n-3 脂肪酸及 n-6/n-3 比率高可影响肝脂肪代谢而引发许多疾病。n-3 脂肪酸可减轻小鼠肝炎症状及减少肝脂肪变的脂肪含量。预先补充 n-3 脂肪酸，可减少缺血 - 再灌注伤后微循环衰竭的范围，以及减轻严重肝脂肪变性大鼠肝细胞损伤。n-3 脂肪酸对人的肝炎、脂肪肝、肝微循环及缺血 - 再灌注损伤尚待更多研究。

　　亚麻油（flax oil，富含 α- 亚麻酸）喂饲大鼠，使其肝、肾 n-3 PUFA 及 n-3/n-6 FA 比值增加，可减轻肾损伤，降低血清肌酐、血胆固醇及低密度脂蛋白，减少使类二十烷酸（类花生酸）的碳链延长前体物质。

6. 神经系统

　　DHA 是哺乳动物中枢神经系统主要 n-3 脂肪酸，可增进神经细胞突触活力。在缺血 - 再灌注损伤后，DHA 可减少脑坏死，这主要通过调理突触前后细胞膜生物物理特性及其功能完整性，在缺血缺氧时可稳定细胞间离子平衡。此外，DHA 减少脑凋亡是由其引发抗凋亡活力，如降低活性氧反应，上调抗凋亡蛋白表达，下调凋亡蛋白表达，维持线粒体结构功能。

7. 调节脂质代谢

　　脂类（脂肪及类脂）提供热量、必需脂肪酸及脂溶性维生素。其系生物调节剂，影响细胞膜结构功能、细胞膜受体活性、前列腺素代谢、细胞因子生成和相互作用以及基因表达。脂类尚有药理、免疫营养效用，可调节炎症免疫反应而影响伤病预后。

　　n-3 脂肪酸能增强过氧化物酶的活性，降低谷胱甘肽过氧化物酶的活性，增强谷胱甘肽转移酶的活性，并可使血小板聚集程度或聚集率明显降低。每日膳食 EPA、DHA 供给量 3～5g 时，可降低血脂水平。

8. 氧化应激

　　α- 亚麻酸可减少伤后血清炎症介质的生成，减轻氧化应激水平，具有抗炎和抗氧化作用。可降低伤后血清 TNF-α、可溶性 P- 选择素（P-selectin）、可溶性细胞间黏附分子（sICAM-1）、一氧化氮（NO）、丙二醛（MDA）等含量，升高超氧化物歧化酶（SOD）和过氧化氢酶（CAT）的活性。P- 选择素可反映血小板和内皮细胞受损和激活，血小板活化、内皮细胞受损时，与血小板活化、炎症有关的血管黏附分子 P- 选择素在血小板、内皮细胞表面及血浆明显增多，许多疾病尤其是心脑血管疾病都有 P- 选择素增高，可反映病变程度、范围及预后。

　　必需脂肪酸是组成细胞膜的重要成分，影响膜流动性及与膜结合的酶和受体的作用。人骨骼肌细胞膜磷脂中长链 PUFAs 含量不同，则对胰岛素敏感性也不同。缺血 - 再灌注损伤时，可激活磷脂酶 A2，使细胞膜磷脂分解而释放。

9. 炎症免疫、脓毒症

　　（1）炎症免疫：α- 亚麻酸、EPA、DHA 可减少白三烯 B4（LTB4）生成，从而减少中性粒细胞、单核细胞、巨噬细胞及白细胞与血管内皮细胞的黏附和聚集，并可减少损伤内皮的炎症反应，阻止过敏反应发生发展。

经 n-3 不饱和脂肪酸处理人单核细胞后，IL-1、IL-6、TNF-α 的水平显著降低，表明其抗炎反应可能部分是由于过氧化物酶体增殖蛋白激活性受体（PPAR）激活核因子-κB（NF-κB）被抑制的缘故。鱼油用于试验性治疗炎症性疾病和自身免疫性疾病，如类风湿关节炎、克罗恩病、溃疡性结肠炎、银屑病、系统性红斑狼疮、多发性硬化症和偏头痛。

n-3 PUFAs 可抑制促炎因子如白介素、TNF、γ 干扰素、IL-6。烧伤后花生四烯酸代谢途径被激活，而鱼油能抑制花生四烯酸代谢产物 PGE2 和白三烯 B4 等免疫抑制物质和炎症介质的产生，对烧伤后免疫功能低下、过度炎症反应及高代谢有改善作用。烧伤动物增加鱼油摄入，n-3 脂肪酸可至巨噬细胞膜，对花生四烯酸代谢起调节作用，可抑制 PGE2 等产生，改善淋巴细胞的功能。

（2）脓毒症：脓毒症时供应蛋白与热量最佳比例尚待探讨。在提供脂质中，一般认为 MCTs 比 LCTs 好，因其代谢较快且沉积较少。有认为重危感染患者用 30%LCTs（n-6）脂乳，其磷脂/三酰甘油比值 0.04，这比 20%、10%LCTs 小，临床应用安全，脂质代谢紊乱减少，使极低密度脂蛋白中胆固醇、三酰甘油及磷脂减少。脂质可能降低重危患者感染的发生率及严重程度。大鼠非致死出血性休克前后使用高脂 EN 可降低血浆内毒素及细菌移位，认为富含三酰甘油的血浆脂蛋白可中和内毒素而起保护作用。n-3 脂乳由于影响脂类介质生成、中性粒细胞代谢及细胞因子变化，可改善脓毒性休克患者预后。n-3 脂乳 PN 可影响重危患者白细胞功能及血浆脂类。严重脓毒症或脓毒性休克患者静脉应用 n-3 脂乳，使血浆游离 n-3 脂肪酸增加，n-3/n-6 比值改变，应用鱼油脂乳 3d 后可达最高值。患者应用鱼油脂乳后，在白细胞、单核细胞膜 EPA、DHA 迅速增加数倍，这些来自体内细胞受内毒素刺激后生成 TNF-α 和白介素-1β、6、8 较不用脂乳者减少 30%。10 例脓毒休克患者分为 PN n-6、PN n-3 脂乳二组，使用 10d，n-6 组 C-反应蛋白、白细胞计数增加（差异无统计学意义），n-3 组血浆 n-3FAs、血小板活化因子、血栓烷 A_3/A_2 比率均增加。当前，这些研究尚不足以证实 n-3FAs 对脓毒休克患者作用优越性。n-3FAs 可调理影响脓毒休克预后的两个主要决定因素，即关键炎症介质生成及白细胞功能。给予 EPA、DHA 较给予其前体 α-亚麻酸更有效。

富含 n-3FA 的 PN 用于各种不同病例组，可改变血炎症免疫介质浓度及白细胞生成炎症介质能力。鱼油脂乳输注 0.2g/（kg·d）于择期腹部外科手术后持续 3 周（平均 21.8d），其凝血及血小板功能无异常，可降低术后转氨酶活性、胆红素浓度，体重丢失降低。鱼油脂乳可增加术后 IL-2 生成，减少 γ-干扰素降低。术后输注 5d 20% MCTs/LTCs/鱼油（5/4/1）脂乳与 20% 大豆油油脂乳比较，含鱼油组白三烯 B_5 及 B_5/B_4 增加。综上所述，n-3FAs 可能减轻大手术、严重创伤后过度炎症反应，维护免疫功能。但有临床研究术前及术后 5d 应用 10% 鱼油，并不能降低感染率、病死率。也有报道使用鱼油较多者病死率、呼吸机使用及住院天数均降低。所以，对于 n-3 FAs 效果，尚需大量临床研究予以肯定。

早期脓毒症（无器官功能不全）106 例，肠道喂养 EPA（二十碳五烯酸,n-3）/GLA（γ-linolenic acid,γ-亚麻酸,n-6）组与对照组比较，可减少发生严重脓毒症脓毒性休克（26.4% vs. 50.9%，p=0.0217），降低心血管衰竭发生（20.7% vs. 37.7%，p=0.03），减少呼吸衰竭（26.4% vs. 39.6%，p=0.04），减少 ICU 停留时间（20.8 d vs. 14.3 d，p<0.0001），减少住院时间（19.1 d vs. 10.2 d，p<0.001），病死率则无明显差异（26.4%EPA/GLA 组 vs. 30.18% 对照组，p=0.79）。作者认为早期脓毒症（无器官功能不全）患者，给予

肠道喂养 EPA/GLA，可降低脓毒症并发的器官功能不全，尤其是心血管及肺功能不全。

小鼠喂饲体重 5% 芝麻籽油（sesame seed oil）3 周，盲肠结扎穿刺后观察 4d，喂饲芝麻籽油组存活率 65% 而对照组仅为 20%；腹腔内注射非致死量内毒素（50μg/ 鼠）饲芝麻籽油组血浆 IL-10 显著升高，而 PGE_1、PGE_2、TNF-α、IL-6、IL-12 则无明显变化。芝麻籽油可抑制 Δ-5 脱氢酶活性，增加 DGLA，降低促炎的 2 系前列腺素及 4 系白三烯，增加抗炎的 PGE1 系列前体物质。

必需脂肪酸有抗生素样作用，α- 亚麻酸可迅速杀死金黄色葡萄球菌；n-3 PUFAs 可调理肠黏膜益生菌如副酪蛋白乳杆菌。

10. 剂量、剂型、时相（用法）

生理状况下，建议膳食中 n-3 脂肪酸占能量摄入 0.5%。有研究者认为 ALA（α- 亚麻酸）最适摄入量是 800～1100mg/d。

对大鼠灌喂 4 周植物 α- 亚麻酸（n-3 多不饱和脂肪酸），其对减轻离体心脏急性缺血 - 再灌注损伤效应与海洋鱼油 α- 亚麻酸类似。

近年来，已有许多有关基因组学、蛋白组学作用的探讨，也有鉴定严重损伤患者与临床表型有关创伤反应决定因子的研究。现已清楚许多单个核苷酸存在多态性，不仅可影响其个体固有细胞因子生成的轮廓，也影响其对治疗药物反应及临床结局。应当了解究竟是由于营养干预还是个体基因的影响，如应用鱼油 12 周 6g/d，先天 TNF-α 水平高的个体（TNF-β2 基因型）与 TNF-α 水平较低个体比较，其抗炎效应更敏感。

损伤产生一系列代谢、炎症及免疫反应，有称全身炎症反应综合征。损伤早期，促炎介质（如 TNF-α）增加，随后是 IL-6 增加，启动急性相反应，以后则为 IL-10，IL-10 是反向调节因子，避免促炎介质产生过多而引起多器官功能障碍、衰竭。脂类可降低过高炎症反应，则有利于机体。炎症反应相后，则为代偿的抗炎反应相，可发生免疫过度抑制，遭受引发感染风险。有两个主要问题，一是患者对组织创伤反应发生的模式可交替更迭，二是目前尚不能在床旁决定患者处于哪一时相阶段。应当积累更多创伤后炎症 / 免疫反应模式知识，研发简单手段、方法以确定伤后处于什么状态（剧烈炎症反应、内环境平衡、免疫抑制），以更恰当使用脂质免疫营养。

此外，共轭亚油酸（conjugated linoleic acid, CLA）是亚油酸的立体和位置异构体的混合物，不同异构体具有不同不饱和双键的位置和空间构型。每个双键可以以顺式或反式构型存在，不同异构体的生理活性、生理功能也不同。在自然界中，亚油酸（linoleic acid，LA）的双键分别在第 9 位和第 12 位碳原子上，且均为顺式空间构型；而 CLA 的双键则位于 7,9；8,10；9,11；10,12；11,13。它们的三维空间结构呈顺式或反式共轭形式。由于 CLA 和 LA 的双键位置和所形成空间结构不同，它们化学性质存在一定差异。在异构体中，顺 -9，反 -11CLA 和反 -10，顺 -12CLA 具有主要生理功能。最主要的共轭亚油酸天然来源是用反刍动物制成的食品，主要是具有生物活性的顺 -9，反 -11 异构体。CLA 具有许多有益的生理特性，如减少三酰甘油含量、减少脂肪沉积、防止动脉粥样硬化、提高机体免疫、抗糖尿病、抗癌，促进生长发育，维护皮肤健康，维持生殖作用等。在烧伤、创伤领域，CLA 的研究资料不多，尚待加强。

增加各种脂肪酸的代谢、炎症、免疫调理知识，以创制新 EN、PN 脂乳，使脂质成为处理危重患者主要手段之一。此外，脂质生物效应的复杂，基因对创伤反应的个体差异，伤后炎症免疫反应的时相均需进一步研究，以针对临床情况、个体差异、时相等选择适用脂质。应加强在烧伤、创伤领域共轭亚油酸的研究。

八、三叶肽与肠内营养

近年来，一种由胃肠道特异分泌的小分子多肽在减轻胃肠道损伤、促进黏膜修复方面的功效引起人们关注，其氨基酸序列含有一个或几个三叶因子结构域，被命名为三叶肽（trefoil peptide）。三叶因子结构域由 38～39 个氨基酸残基组成，其中含 6 个半胱氨酸，按照 1～5、2～4、3～6 的顺序依次形成 3 个二硫键，从而产生特异而稳定的三叶结构。目前在哺乳动物体内发现的三叶肽有 3 种，即乳癌相关肽（breast cancer-associated pS2 peptide, pS2/TFF1）、解痉多肽（spasmolytic polypeptide，SP/TFF2）和肠三叶因子（intestinal trefoil factor, ITF/TFF3）。三叶肽家族蛋白具有很强的消化道黏膜保护效应，由于空间结构的特殊性使该家族蛋白不仅具有一般生长因子的特性，还具有维护胃肠黏液层稳定的功效，加之它们具有耐蛋白酶水解和酸碱稳定性等特点，使之成为目前消化道损伤修复领域的研究热点。

（1）三叶肽基因和蛋白结构：三叶肽的肽链中含有一个或多个三叶因子结构域，该结构域特点就是由于肽链中的半胱氨酸通过分子内的二硫键相互连接，引起整个肽链的扭曲和折叠，而形成的 3 个环状结构。三叶因子结构域的最小共有序列为：C-X$_{6-7}$-R-X$_2$-C-G-X-P-X$_6$-C-X$_4$-C-C—F-X$_7$-P-W-C-F（C 代表半胱氨酸、R 代表精氨酸、G 代表甘氨酸、P 代表脯氨酸、W 代表色氨酸、F 代表苯丙氨酸、X 代表任意氨基酸残基）。整个基序有 38～39 个氨基酸残基。由线性分布的 6 个半胱氨酸组成的二硫键在理论上有 15 种方式，而所有三叶肽的连接顺序均为 1～5、2～4 和 3～6，这种连接方式别于其他生长因子的连接方式，如表皮生长因子和转化生长因子的顺序为 1～3、2～4 和 5～6，胰岛素样生长因子的顺序为 1～4、2～6 和 3～5。采用磁共振光谱分析和 X 射线晶体衍射等手段对三叶肽的物理结构进行分析的结果显示，三叶肽表现出独特的三维空间构型，三个环形结构都为"一大二小型"，即一个由 16 个氨基酸组成的大环和二个由 11～12 个氨基酸组成的小环，而且总是第 1、3 环为小环，第 2 环为大环。进一步的研究发现，凡位于小环中的氨基酸其结构都较大环紧密，在二、三环之间有一个 0.8～1.0nm 的裂隙，在这个间隙周围的氨基酸都是三叶形结构中最保守的，而且这些氨基酸都位于间隙的一侧。此间隙有可能为粘蛋白寡糖侧链的链接处，而该区也可能是三叶肽与其受体或转运蛋白的结合位点。三叶肽均为分泌蛋白，成熟肽是其活性形式，TFF1 的成熟肽为 60 个氨基酸，TFF2 为 106 个氨基酸，TFF3 为 59 个氨基酸。

（2）三叶肽的组织分布与表达：三叶肽在体内分布多种组织，主要在胃肠道表达，不同三叶肽在胃肠道内的分布呈一定的组织特异性。在胃肠道内，三叶肽与黏蛋白（MUC）之间存在着各自独特的共表达模式，如 TFF1 和 MUC5AC、TFF2 与 MUC6、TFF3 与 MUC2 等。一般情况下，这种共表达方式在不同物种间表现一致，这从另一角度反映了三叶肽在进化上的保守性。

（3）三叶肽的生理功能及作用机制：①保护胃肠黏膜：三叶因子结构域中有一些特定的位点能同黏蛋白的糖链相连，使之形成稳定的凝胶复合物，稳定胃肠黏液层，防止机械的、化学的损伤。采用体外培养的肠上皮细胞株 IEC-6 来研究三叶肽对肠黏膜屏障的作用，发现分别加入黏液糖蛋白和 TFF3 都可增强培养细胞抗损伤能力，且如将 TFF3 同黏液糖蛋白合用，其抗损伤能力更强。②促进胃肠黏膜修复。三叶肽通过抑制细胞间黏附分子表达，改变细胞连接、诱导正常上皮细胞向受损区域迁移，以取代受损上皮细胞。TFF2 或 TFF3 可使上皮细胞运动迁移到伤口部位的速度增加 3～6 倍；当 TFF 多肽蛋白与黏膜糖蛋白联合使用，上皮细胞运动速度增加 15 倍。三叶肽可以通过上皮细胞钙黏素降低细胞间连接，发挥促进细胞移行的作用。TFF3 可能通过激活自身受体，使 Vangl1 失活，并解除对 Wnt/JNK 的抑制，从而引起肠上皮细胞迁移。③分化调节：TFF3 可以抑制细胞从 G1 期向 S 期分化，调控干细胞向肠上皮细胞分化，促进肠黏膜修复。TFF3 可促进黏膜干细胞如胃窦黏膜干细胞、支气管纤毛细胞的分化，这种作用部分是通过 EGF-R 受体途径来实现的。④免疫调节：小肠上皮细胞 TNF-α 通过结合蛋白酶体的信号转导途径持续降解 Twist 蛋白，导致 NF-κB 激活延长；与之相反，TFF3 短暂激活 NF-κB，并通过 ERK 激酶途径延长上调 Twist 蛋白。而 Twist 蛋白是一种下调 NF-kB 活性的必需分子，因而认为 TFF3 与 TNF-α 通过不同的信号传导通路激活 NF-κB，并且 TFF3 诱导的 Twist 蛋白在调节小肠上皮细胞炎症因子产物中起到重要作用。⑤减少细胞凋亡和促进血管重建等参与修复胃肠道：一个高表达 TFF3 的结肠细胞系（HT-ITF1）则能抵抗由神经酰胺和血浆缺乏诱发的凋亡；外源性的 TFF3 同样可以保护肠上皮细胞免于凋亡。TFF3 是内源性胃肠道具有抗凋亡特性肽类物质，同时只有完整的 TFF3 才能保留在激活磷脂酸肌醇 -3 激酶和 EGFR 信号途径中的抗凋亡作用。在胃肠道修复后期，TFF 也参与了血管重建，其机制可能与 TFF 通过激活 Src 和 STST3，诱导 VEGF 表达增加有关。

（4）三叶肽的调控机制：三叶肽基因调控逐渐成为黏膜保护领域的研究热点，三叶肽的基因表达特异地分布于肠道杯状细胞。许多化学物质、调节蛋白及转录因子参与了三叶肽的调控过程。发现至少 9 种物质上调三叶肽的表达，如雌激素、表皮生长因子（EGF）、转化生长因子 α（TGF-α）、上游刺激因子（USF）、杯状细胞沉默基因抑制因子结合蛋白（goblet cell specific silencer inhibitor binding protein，GCSI-BP）、白介素 -4、白介素 -13、12-O- 十四烷酰佛波醋酸酯 -13（TPA）及缺氧诱导因子 1（HIF-1）。雌激素除对 TFF3 有上调作用外，对三叶肽家族中另外两个成员（TFF1 和 TFF2）也有促进表达作用，而且在 TFF1 和 TFF2 的启动子中明确发现了雌激素反应元件（estrogen response elements，ERE），因此可以推测在肠三叶因子的启动子中可能也存在 ERE。EGF、TGF-α 可能通过 EGF 受体激活转录因子，结合于相应的 EGF 反应元件上调 TFF3 的表达，该反应元件在 TFF1 和 TFF2 的启动子中已经被确认（ERE/URO），但在 TFF3 启动子中尚未确认。HIF-1 的结合位点（缺氧反应元件，hypoxic response element，HRE）也存在于多种基因中，TFF3 的启动子中 HRE 位于 −129～ −122bp（TACGTGGG），HIF-1 正是通过 HRE 上调 TFF3 的表达。但在 TFF3 的启动子中还发现了 2 个顺式作用元件，即 −135～ −127bp（CCCCTCCCC）的杯状细胞反应元件（goblet cell response element，GCRE）和 −181～ −170bp（ACCTCTTCCTG）的 TFF3 增强反应元件（TFF3 enhance response element，ERE）。TFF3 上游 −300/ −200bp 之间可能对转录起关键作用。

（5）三叶肽应用前景：三叶肽主要作用为保护胃肠道黏膜、促进受损胃肠道黏膜的修复。然而，其作用范围不仅局限于胃肠道，而作用于整个消化道，包括口腔、食管、胃、小肠、结肠。TFF 常见适应证有放化疗所致胃肠道损伤、药源性胃肠道损伤、烧（创）伤后胃肠道损伤、胃十二指肠溃疡、胃食管反流、溃疡性结肠炎、克罗恩病等。TFF 对呼吸道黏膜损伤也有显著疗效，过敏反应、哮喘、病源菌感染、吸入性损伤、药源性肺损伤、慢阻肺、医源性气管插管等因素均可导致呼吸道黏膜损伤，而 TFF 气雾剂吸入呼吸道则有明显治疗作用。TFF 直接滴眼，对各种角膜结膜炎症、损伤具有治疗作用。在临床上，应用抗炎药、抗生素、抗病毒药、抗真菌药、镇痛药和化疗药时会出现各种副作用，最常见的是肠炎和静脉炎，如果将 TFF 和其他药物制成复方制剂，口服和（或）静脉注射，则显著减少各种不良反应的发生。

母乳中低水平 TFF 与新生儿坏死性小肠结肠炎的发生风险相关，对其中关系的研究将有助于改进配方奶成分，以降低早产新生儿坏死性小肠结肠炎的发病风险。随着生活水平提高，慢性创面如压疮、糖尿病足等发病率较前明显增加，由于患者自身基础疾病而无法耐受手术，且临床尚无特效药物，因此慢性创面一直是困扰着患者和临床医生的一道难题。介于三叶肽强大的促黏膜修复作用，若将其制作成膏剂或水剂应用于创面，有可能产生良好的治疗效果。目前，"基因重组人小肠三叶因子"已被批准为国家 I 类新药，商品名为胃安素，其治疗适应证为修复黏膜、预防与治疗胃肠道溃疡及炎症，也可用于对放射治疗、化学治疗造成的黏膜损伤的辅助支持治疗。"基因重组人小肠三叶因子"目前可使用的为口服剂和注射剂两种剂型，随着更多的临床实践评估报道的发表，以及临床疗效的证实及使用范围的推广，相信新的剂型和适用范围将会得到更新。

特异而稳定的三叶草型结构确保三叶肽不受消化酶和 pH 变化的影响，有利于在胃肠道内复杂的环境中发挥生物效应，而这种特性决定了其潜在药用价值。目前，一般作为药用、具有生物活性的蛋白质主要通过基因重组获得，酵母表达系统则是应用广泛的表达系统。第二代酵母表达系统在保留了第一代的所有特点之外，还增加了可以大规模工业化发酵表达的特点。所以可以预测，第二代酵母表达系统将成为获得三叶肽的主要形式。胃肠道黏膜是三叶肽发挥作用的位置，大量研究表明，口服较之静脉注入更能有效地发挥其胃肠道的保护和修复作用。随着对三叶肽研究的深入，必将为各种胃肠道疾病，甚至眼结膜炎、呼吸道损伤的治疗开辟一个全新的途径。

（汪仕良　彭　曦　周业平　王玉莲　夏照帆　胡大海　谭银玲　王占科）

参 考 文 献

郭振荣，等，1991. 静脉导管血栓的实验研究 [J]. 中华实验外科杂志，8（增刊）：27.

郭振荣，等，1992. 营养因素对创面愈合的影响 [J]. 中华医学杂志，72：635.

郭振荣，郝岱峰，高维谊，等，1998. 烧伤营养途径的选择 [J]. 军医进修学院学报，19（1）：31—33.

郭振荣，盛志勇，李昌国，等，1991. 静脉导管血栓的实验研究 [J]. 中华实验外科杂志，8（增刊）：27—28.

郭振荣，盛志勇，朱兆明，等，1992. 149 例严重烧伤病人的营养评价 [J]. 中华整形烧伤外科杂志，8（4）：253—256.

郭振荣，朱兆明，宁淑华，等，1982. 烧伤病人静脉高营养的应用及并发症的预防 [J]. 解放军医学杂志，7（5）：293.

黎介寿，2000. 我国临床营养支持的现状与展望 [J]. 肠外与肠内营养，7（1）：1—3.

黎介寿，2002. 高分解代谢患者的营养支持 [J]. 中华烧伤杂志，18：197—198.

黎君友，郭振荣，盛志勇，1992. 烧伤败血症病人血浆游离氨基酸浓度的变化 [J]. 中华整形烧伤外科杂志，8：272.

汪仕良，2000. 我国烧伤代谢营养支持研究进展 [J]. 中华烧伤杂志，16：197—200.

汪仕良，2003. 谷氨酰胺与烧创伤修复 [J]. 中华烧伤杂志，19（4）：193—194.

汪仕良，邓诗琳，2009. 烧伤代谢营养学 [M]. 石家庄：河北科技出版社.

汪仕良. 2014. 早期肠道营养与静脉营养对比研究 [M] // 汪仕良，邓诗琳. 烧（创）伤代谢营养的理论和实践 [M]. 石家庄：河北科学技术出版社，836—852.

王磊，陈光，张平，等，2003. 肠外营养与生长激素联合应用对外科大手术术后患者蛋白代谢的影响 [J]. 中国临床营养杂志，

11（4）：259—261.

王秀荣，马恩陵，郭惠琴，2003. 不同置放途径中心静脉导管的临床效果研究［J］. 中国临床营养杂志，11（2）：116—119.

吴肇汉，2001. 脂肪乳剂的应用现状及其进展［J］. 中国临床营养杂志，9：203—204.

周业平，蒋朱明，孙永华，1999. 谷氨酰胺双肽改善重度烧伤患者肠黏膜通透性的研究［J］. 中华医学杂志，11：825—828.

FURST，2004. 21 世纪的临床营养［J］. 中国临床营养杂志，12（4）：223—227.

ASTON V, 2000. Community management of peripherally inserted central catheters［J］. Br J Community Nurs, 5（7）：318—325.

CURRERI P W, 1990. Assessing nutritional needs for the burned patient［J］. J Trauma, 30：520.

HERNDON D N, 1989. Increased mortality with intravenous supplemental feeding in severely burn-ed patients［J］. J Burn Care Rehab, 10：309.

HERNDON D N, BARROW R E, KUNKEL K R, et al, 1990. Effects of recombinant human growth hormone on donor site healing in severely burned children［J］. Ann Surg, 212：424—431.

KORETZ R L, LIPMAN T O, KLEIN S, 2001. AGA technical review on parenteral nutrition［J］. Gastroenterology, 121：970—1001.

MAINOUS M R, DEITCH E A, 1994. Nutrition and infection［J］. Surgical Clinics of North America, 74：659.

MANELLI J C, BADETTI C, BOTTI G, et al, 1998. A reference standard for plasma proteins is required for nutritional assessment of adult burn patients［J］. Burns, 24：337.

MILNER E A, CIOFFI W G, MASON A D, et al, 1994. A longitudinal study of resting energy expenditure in thermally inJured patients［J］. J of Trauma, 37：167.

RAFF T, GERMANN G, HARTMANN B, 1997. The value of early enteral nutrition in the prophylaxis of stress ulceration in the severely burned patient［J］. Burns, 23：313.

RUBIN M, MOSER A, VASERBERG N, et al, 2000. Structured triacycerd emulsion, containing both medium and long chain fatty acids, in long-term home parenteral nutrition:a double-blind randomized cross-over study［J］. Nutrition, 16（2）：95—100.

WAYMACK J P, HERNDON D N, 1992. Nutritional support of the burned patient［J］. World J Surg, 16：80.

WILLIAMSON J, 1989. Actual burn nutrition care practices［J］. J Burn Care Reh, 10：185.

WILMORC D W, MOYLAND J A, BRISTOW B F, et al, 1974. Anabolic effects of human growth hormone and high caloric feeding following thermal injury［J］. Surg Gynecol Obster, 138：875—884.

Chapter 12

第12章

微量元素与烧伤

自然界中有 92 种天然元素，其中 81 种已在人体内检出。人体重量的 99.95% 以上都是由元素周期表上前 20 个元素中的 11 种，即氢、碳、氮、氧、磷、硫、钙、镁、钠、钾、氯等元素组成。其中前 6 种是蛋白质、脂肪、糖类与核酸的主要成分，即构成生物体的基本元素，后 5 种则是体液的必需成分，它们统称为宏量元素或构成元素。除此之外，人们把占生物体重量不足万分之一的元素称作微量元素。

顾名思义，微量元素在机体组织中的作用浓度是非常低的，往往以百万分之一（part per million，ppm 即 $\mu g/g$ 或 10^{-6}）来描述，有一部分甚至以十亿分之一（part per billion，ppb 或 10^{-9}）来描述，微量元素与其他一些营养素不同，它们不会被机体代谢掉，不会像糖一样变成水和二氧化碳，但在代谢过程中，它们可以从一种形式变为另一种形式存在，只有被排出和排泄时才失去。现已知有 15 种微量元素是必需的。它们包括锌、铜、铁、锰、镍、铬、钼、硒、钴、碘、氟、锡、钒、砷等 15 种。关于微量元素的研究，以前往往是与营养缺乏或地方性疾病有关，如缺碘引起甲状腺肿，硒缺乏引起克山病等，到 20 世纪 80 年代，解放军总医院第一附属医院郭振荣等注意到烧伤患者特别是严重烧伤患者伴有血清锌的降低，其他微量元素及宏量元素也有变化。

第 1 节　几种微量元素在体内的含量及主要功能

一、锌

1. 锌在体内的含量

成人整个机体含锌 1.4～2.3g，其中约 20% 在皮肤，表皮含量为 70.5$\mu g/g$ 干重，而真皮为 12.6$\mu g/g$ 干重，锌还有一部分存在于骨骼，为 150～25$\mu g/g$，器官中的锌在 12～102$\mu g/g$，血液中的锌存于血浆、红细胞、白细胞和血小板中，血浆中 30%～40% 的锌紧密地与 α-巨球蛋白结合，而 60%～70% 则与白蛋白结合。

大部分与红细胞结合的锌存于碳酸酐酶中，小部分则与其他含锌酶结合，根据 Kauee 等人的测定，正常人血液内总锌的 75%～88% 是在红细胞内，12%～22% 在血浆中，3% 在白细胞，血小板含锌 0.2～0.4μg/10⁹，成人血浆或血清正常的锌浓度在 0.5～1.5μg/mL 之间。

锌主要由粪便、尿、汗液及毛发等排出，粪便中主要是肠道内未吸收的锌，少量为内源性分泌到小肠的锌。

健康成人 24h 尿中排泄的锌量为 0.3～0.6mg，较正常吸收锌量（10～15mg/d）低很多。大手术及严重烧伤后，尿锌排出增加，往往导致体内缺锌，其严重程度和持续时间同代谢损害和受伤程度相一致。

锌由汗液大量丢失，正常人汗液平均含锌（1.15±0.3）μg/mL，按每日分泌 2L 汗液计，每日失锌约 2mg。

2. 锌的生物学功能

锌在体内的含量虽然很低，但生物学作用广泛而重要。

（1）锌与创伤愈合：分子和细胞水平的实验表明，在创伤愈合处对锌的需要量增加，在组织修复和上皮形成时，锌是细胞快速增殖和分化所必需的，同样锌也是胶原基质取得正常抗张力强度所必需的，早期伤口的 DNA 和胶原含量在缺锌时减少，随着缺锌的纠正而增多。锌的缺乏与补充对胶原合成的影响是锌对蛋白质合成一般性影响的一部分，缺锌动物伤口愈合速度受阻，补锌后伤口愈合加快，Strain 等在 1953 年发现补充锌后大鼠伤口愈合加快，但有学者认为锌对创伤愈合的作用限于校正本来已有内在缺锌状态者继发的愈合失败。

（2）锌与酶的功能：锌参与酶的功能和结构是该金属功能方面研究得最清楚的，1940 年 Keilen 和 Mainn 分离和提纯的碳酸酐酶是第一个含锌金属酶，1954 年又鉴定了另一个锌金属酶——牛胰羧肽酶 A，现在鉴定出的含锌酶或其他蛋白已超过 200 种。锌在金属酶中有几项公认的功能，包括催化、结构和调节作用，Vallee 和 Williams 推测，金属酶中锌结合在催化部位的酶蛋白上，造成围绕金属离子的一个扭曲和部分配位的球体，由这种扭曲几何形构成的张力造成扭键状态，这就使锌为其催化功能做好准备，当与底物结合时，这种扭曲键的键能就释放出来，或传给底物，这一理论与碳酸酐酶和其他一些金属酶的结构相配合，人们设想锌的催化功能是通过与底物的直接结合而实现，或是通过结合在金属分子上的水分子从而实现形成氢氧化锌，最可能的是二者结合起作用。

（3）锌与细胞：锌能稳定酶蛋白的细胞结构，乙醇脱氢酶中每克分子酶合 4g 原子锌，2 个锌离子是催化功能所必需，其余 2 个起结构功能。果糖二磷酸酶是锌金属酶作为以调节抑制物的一个例子，其中锌起重要生理作用。锌的结构功能还有，能稳定 RNA、DNA 和核糖核蛋白体的结构，锌在生物膜和质膜的结构和功能上也可能起着至关重要的生理作用，缺锌时可能造成膜的损伤，结构变形，特定受体和运载蛋白的功能改变。

（4）锌与酶活性：血浆中的含锌酶活性与锌含量有密切关系，Weismann 等人研究表明，当患者处于中度或重度缺锌时，血清锌浓度及碱性磷酸酶（AKP）活性均降低，给予经口或注射补锌治疗后都有显著升高，呈正相关关系，而不缺锌组患者补锌后 AKP 活性无明显变化甚至略有下降，这是由于机体锌储备充足而对补充的锌吸收率下降造成的。因此将血清 AKP 活性与血清锌浓度结合对补锌的反应进行综合评价，可了解体内的锌状况。

（5）锌与金属硫蛋白（MT）：MT 是一种低相对分子质量的蛋白质，巯基含量高，与金属结合力强，存在于肝、胰、肾和小肠黏膜中，少量循环于血浆和红细胞中，MT 在体内有调节锌、铜吸收的功能。正常生理条件下 MT 首先结合锌和铜。因此组织中的锌结合型 MT 浓度与锌状态存在正比关系，缺锌时锌结合型 MT 不能被诱导，而下降至不易被检测的水平；肠道补锌后肝 MT 合成被诱导，浓度升高，并导致血浆 MT 的相应变化；在应激状态如烧伤或激素水平改变以及某些重金属如镉中毒时，肝 MT 的变化可引起血浆 MT 的显著变化，但是在缺锌及应激同时存在时，缺锌动物肝 MT 的合成不能被应激诱导，血浆锌及 MT 水平均较低。由此可见，同时测定血浆锌和 MT 可使血浆锌浓度得到更好的解释：一旦血浆锌和 MT 均下降，则说明由于低锌摄入可改变的锌池容量大小降低，机体处于缺锌状况；当血浆锌下降，而 MT 水平却升高时，说明机体处于应激状态，组织锌正在重新分配，并不表明机体处于缺锌状况。

（6）锌与激素：微量元素对内分泌腺的结构和功能、对激素的代谢、生物学效应以及对靶细胞的生理状态均有影响。相反，激素又能调节微量元素的吸收、利用、分布、运输和排泄。必需微量元素过多或缺乏均可导致激素功能紊乱，发生疾病。迄今为止，已知与锌有关的激素包括胰岛素、胰高血糖素、生长激素、性激素和促肾上腺皮质激素等。Scott 首先发现结晶胰岛素中含锌，缺锌大鼠糖耐量降低。

（7）锌与维生素：近年来许多研究证明了维生素与微量元素之间代谢上的依赖性。曾有人推测锌与硫胺素在功能上有相似之处。Arora 报道低锌组羔羊出现夜盲症，血清维生素 A 水平（37μg/100mL）低于对照组的水平（48μg/100mL）。因此认为锌在维持维生素 A 的代谢和利用中起一定作用。已知锌与维生素 A 结合形成视黄醇结合蛋白后，方可将维生素 A 自肝动员进入血液。另有报道维生素 E 可保护缺锌细胞膜免受过氧化物的损伤。

（8）锌与其他微量元素：锌与机体内其他金属元素的竞争可降低其生物利用率，主要发生在消化道管腔内、黏膜内和细胞内。生物性矿物质间的相互作用发生在化学结构相似的金属间。动物实验结果表明，锌、铜、铁、锡相互间竞争性作用明显，以人为例，高锌水平可减少铜的吸收，铁/锌比值达 2∶1 或更大时可减少饮食中锌的吸收。

（9）锌与免疫：微量元素是机体对包括感染物在内的各种抗原刺激进行正常免疫应答时必不可少的物质。锌、铜、锰、硒都显示出对免疫功能有重要影响，适度补充锌对提高免疫功能有益。机体中微量元素的边缘性缺乏会直接影响免疫功能的发挥和维持。

二、铜

1. 铜在体内的含量

人体有很少量的铜，最近的分析结果表明，成人平均含铜量约为 110mg。肾铜的浓度最高约 12μg/g，其次是肝、脑，再次就是心脏和整个骨骼，肌肉中的浓度约为 1μg/g，由于肌肉和骨骼的重量和容积较大，其铜含量大约分别占总体铜的 25% 和 42%，肝和脑约 9%，而血液占 5%（其中 60% 在血浆中）。

文献报道人尿铜浓度差别很大，正常范围为 3.8～66μg/L，成人每天尿中排出铜 5～50μg 被认为是正常的。尿铜排泄也受肾上腺皮质激素的影响，未经治疗的肾上腺皮质功能不全的患者与对照比较，血清铜水平很高，而尿铜排泄很少，正常志愿者给予促肾上腺皮质激素（ACTH）后，血清铜浓度降低，尿铜排出增加，肾上腺皮质切除和垂体切除的猫可看到血清、肝铜很高，而尿铜排出很低，从这些研究可以看出，血浆皮质激素和尿铜排出之间的直接关系是非常明显的，烧伤患者尿铜明显增加，可能与伤后血浆皮质激素水平上升有关。

2. 铜的生物学功能

铜的生物学作用与酶和蛋白有关，至少有 3 种含铜酶具有抗氧化保护作用，它们就是在细胞内外广泛分布的超氧化物歧化酶（SOD），细胞外的血浆铜蓝蛋白和主要在细胞内的铜硫蛋白。细胞内胞质的 SOD 常在每个活性位点含有一个锌原子和一个铜原子（Cu/ZnSOD），有些细菌和线粒体的 SOD 却含有锰离子或铁离子，血浆的细胞外 SOD 只是在功能上才有关联，因为它含有铜，所有的 SOD 都能催化超氧阴离子转变为过氧化物，过氧化物又能通过过氧化氢酶或依赖于硒的谷胱甘肽过氧化物酶转变为 H_2O，如果 SOD 基因遭受破坏，对氧自由基的耐受性明显减弱，最近用纯化的硫蛋白研究表明，原来以为这种蛋白质的功能只是储存铜和去除铜的毒性，其实它还有清除自由基的活性，由于多数哺乳动物的金属硫蛋白通常都不是以铜而是以锌作为其金属离子组分，因此，除非铜蓄积过多，铜硫蛋白的这种活性似乎重要性不大。

血浆铜蓝蛋白是来对付细胞外氧自由基的。由于有一个三核铜原子团，加上两个其他铜原子，过量的电子能够进入细胞而进行扩散，因此，血浆铜蓝蛋白不是一种 SOD 而是几种氧自由基清除剂，血浆铜蓝蛋白很可能与多数细胞质膜上的细胞表面受体相结合，并可能保护那些特别容易受到羟基氧化和破坏的不饱和脂肪酸。赖氨酰氧化酶，存在于结缔组织细胞外，是另外一种含铜酶，此酶对胶原蛋白和弹性蛋白的正常成熟是必要的。铜酶对铁在哺乳动物中的正常代谢和功能是很重要的。Cu/ZnSOD 是一种红细胞的重要酶，除此之外，血浆铜蓝蛋白和另一种依赖铜的酶（亚铁氧化酶）在支持与血细胞生成有关的铁流入中都起作用，按照这一假说铁从储存部位（如肝铁蛋白）释放出来时是 F^{2+} 价态，而血浆铜蓝蛋白（也称亚铁氧化酶）将其氧化成 Fe^{3+}，以便与血浆的转运蛋白质相结合，亚铁氧化酶的活性降低，会导致铁流回到骨髓减少，从而降低细胞生成的速度。

激素的形成和失活似乎是含铜酶的另一种催化功能，几种有活性胺的失活，包括组胺酸、多巴胺、5- 羟色胺，被认为是细胞外和细胞内依赖于铜的胺氧化酶和二胺氧化酶催化的结果。

铜缺乏时，最有可能降低活性的酶是 Cu/ZnSOD，此酶活性降低通常会增加细胞膜的脆性，因为细胞周边的不饱和脂肪酸特别容易受氧化作用的损伤。实际上，铜缺乏会缩短红细胞的寿命，导致脂质氧化产物在红细胞中的蓄积增加。

三、铁

1. 铁在体内的含量

正常人按 70kg 体重计，估计铁总量为 4～5g 或每克体重 60～70μg。体内铁大部分以复合物的形式与蛋白质结合，或者是原卟啉或血色素化合物，特别是血红蛋白和肌红蛋白；或者是非血色素的与蛋白相结合的复合物，如运铁蛋白、铁蛋白和血铁黄素。血液中的铁以血红蛋白存在于红细胞中，并以运铁蛋白存在于血浆中，其比例近乎 1000∶1。少量的铁以铁蛋白形式存在于人类血液的红细胞、白细胞、血清中。血红蛋白是由珠蛋白和 4 个亚铁原卟啉或"血红素"部分组成的络合物，这种联结使铁稳定于亚铁状态，使它能与氧反复结合，这使血红蛋白具有携氧的能力。运铁蛋白或铁传递蛋白，是一种糖蛋白，具有 2 个相同的或几乎相同的铁联结位点，每一位点上能结合 1 个 3 价铁原子，运铁蛋白在血液中主要为铁的传递者，因为它在铁的代谢中起中心作用，运铁蛋白第二个重要功能是参与机体抗感染的防御机能，正常人仅有 30%～40% 的运铁蛋白携带铁，其余部分作为潜在的铁结合力。

正常成年男女尿中铁的平均排泄量为 0.2～0.3mg/d，尿中铁的含量直接受膳食铁水平的影响，但不超过上述排出量，而烧伤患者尿铁排出增加。

2. 铁的生物学功能

在具有生物学功能的主要铁化合物中，最主要的为含血红素铁的化合物，血红蛋白用于运输氧，肌红蛋白用于肌肉储氧，以及细胞色素用于氧化产生 ATP 形式的细胞能量，其他含铁酶类如含铁的非血红素酶（脱氢酶和琥珀酸脱氢酶的铁 - 硫复合物）也参与能量代谢，这些酶是电子转运链首次反应所必需的，在线粒体中这些酶所含的铁比细胞色素多，过氧化氢酶和过氧化物酶都是含血红素的酶，以过氧化氢为底物，缺铁将其转化为水和氧，对大鼠和人红细胞的研究表明，将加重脂肪过氧化损伤。

四、硒

1. 硒在体内的含量

血硒浓度受膳食中硒水平的影响，一般在 0.1～0.4μg/mL，尿硒的量与从膳食中摄入硒的量有关，平衡实验表明每天摄入硒量在 9～26μg 时，经尿排出的硒量占总排出量的 50%～60%，研究表明，膳食中亚硒酸盐的硒存在一个阈水平（0.054～0.084μg/g），膳食硒高于此水平时尿硒排泄与膳食硒水平是正相关，如低于上述水平则无这种关系。

2. 硒的生物学功能

硒谷胱甘肽过氧化物酶（GSH-Px）为一种硒蛋白，每克酶中含硒 4g 原子，GSH-Px 催化过氧化氢或脂质过氧化物按下列反应式还原：

$$ROOH + 2GSH \xrightarrow{GSH\text{-}Px} ROH + GSSG + H_2O$$

硒和维生素 E 都能保护生物膜免受氧化降解，Noguchi 等提出了一个假说，认为维生素 E 在膜内作为一个特殊的脂溶性抗氧化物而起作用，而硒的功能则是作为细胞液内 GSH-Px 的成分还原过氧化物，换言之，人们认为二者中以 GSH-Px 更重要，它在过氧化物达到细胞膜以前就将其破坏，而维生素 E 的作用是在膜本身内部阻断膜脂的自身氧化反应链。

（李利根　郭振荣）

第 2 节　烧伤后微量元素的变化规律

烧伤后微量元素的变化近年来引起了人们的关注，特别是大面积烧伤的患者，血、尿中微量元素的变化明显，解放军总医院第一附属医院郭振荣等对 106 例大小烧伤面积患者血清、尿、水疱液中的锌（Zn）、铜（Cu）、铁（Fe）进行了动态观察，揭示了微量元素的变化规律，微量元素变化幅度与烧伤面积大小、伤后时间关系密切（表 12-1～表 12-4）。

表 12-1 烧伤患者分组和标本采集时间

组别	例数	TBSA/%	Ⅲ度/%	血清、尿采集时间/伤后 d
L	49	63.2±20.1	38.9±21.9	1、2、3、7、14、21、28
S	57	23.5±11.4	5.3±3.2	1、2、3、7、14、21、28

注：L 为大面积组，S 为小面积组。

表 12-2 烧伤患者血清锌、铜、铁的变化（$\overline{X}\pm SD$）　　　　　μg/mL

元素及正常值/（μg/mL）	组别	伤后时间/d						
		1	2	3	7	14	21	28
锌（0.5～1.5）	L	0.44**	0.40**	0.51**	0.73*	0.85*	0.96*	1.01
		±0.15	±0.12	±0.25	±0.24	±0.26	±0.27	±0.29
	S	0.98	0.91	0.95	0.96	1.10	1.14	1.14
		±0.23	±0.11	±0.16	±0.38	±0.32	±0.20	±0.23
铜（0.7～1.4）	L	0.49*	0.46*	0.59*	0.72*	0.98	0.96*	0.98
		±0.19	±0.18	±0.17	±0.25	±0.27	±0.27	±0.17
	S	0.68	0.67	0.76	0.99	1.12	1.14	1.18
		±0.20	±0.13	+0.20	±0.24	±0.25	±0.24	±0.16
铁（0.6～1.9）	L	2.40**	1.42*	1.27	1.08	1.07	1.07*	1.04
		±0.57	±0.49	±0.32	±0.30	±0.40	±0.36	±0.29*
	S	1.59	1.15	1.10	1.15	1.18	1.28	1.14
		±0.34	±0.23	±0.30	±0.18	±0.35	±0.24	±0.17

注：L 为大面积组，S 为小面积组。

组间比较：*$p<0.05$，**$p<0.01$。

表 12-3 烧伤患者尿中锌、铜、铁的变化（$\overline{X}\pm SD$）　　　　　mg/d

元素及正常值/（mg/d）	组别	伤后时间/d						
		1	2	3	7	14	21	28
锌（0.3～0.6）	L	1.62	1.47	1.44	1.75	2.49	2.33	2.22
		±0.10	±0.10	±0.09	±0.11	±0.13	±0.10	±0.14
	S	1.39	0.71	0.82	0.81	0.93	1.27	0.66
		±0.49	±0.27	±0.25	±0.25	±0.27	±0.34	±0.01
铜（0.005～0.05）	L	0.27*	0.16	0.17	0.22	0.23**	0.14**	0.15**
		±0.02	±0.10	±0.01	±0.02	±0.03	±0.09	±0.01
	S	0.10	0.16	0.12	0.11	0.03	0.043	0.041
		±0.01	±0.02	±0.01	±0.06	±0.01	±0.01	±0.01

续表

元素及正常值/（mg/d）	组别	伤后时间/d						
		1	2	3	7	14	21	28
铁（0.2～0.3）	L	0.54	0.90	0.89	0.73	0.61	0.66*	0.33
		±0.04*	±0.04	±0.06	±0.05	±0.03	±0.05	±0.02
	S	1.11	1.58	0.43	0.47	0.39	0.21	0.12
		±0.34	±0.31	±0.14	±0.17	±0.10	±0.02	±0.01

注：L 为大面积组，S 为小面积组。

组间比较：$^*p<0.05$，$^{**}p<0.01$。

表 12-4　水疱液中锌、铜、铁的变化（$\overline{X}\pm SD$）　　　　　　　　μg/mL

元素/（μg/mL）	伤后时间/d			
	1（$n=19$）	2（$n=21$）	3（$n=16$）	4（$n=11$）
锌	1.20±0.26	1.37±0.37	1.13±0.22	1.10±0.17
铜	0.48±0.15	0.42±0.14	0.45±0.12	0.33±0.09
铁	0.70±0.27	0.68±0.13	0.43±0.11	0.58±0.13

1. 锌

L 组血清锌伤后 1～3d 明显下降，低于 S 组（$p<0.01$），第 2 天最明显，仅为 0.4μg/mL，3d 后回升，7d 升至正常水平的下限，但仍低于 S 组（$p<0.05$），S 组血清锌伤后 7d 内也有所下降，但在正常范围之内。

L 组尿锌伤后第 1 天明显上升，第 14 天达高峰，高至正常 3～7 倍，至伤后 42d 恢复正常，S 组也呈上升趋势，但其幅度小于 L 组，伤后 28d 基本恢复正常，两组差异显著。

水疱液中锌含量高于同时间血浆中锌含量，接近正常值上限，伤后第 2 天最高。

2. 铜

血清铜的变化与锌相似，L 组伤后 1～3d 明显下降，伤后第 2 天最明显，低于 0.5μg/mL（正常 0.7～1.4μg/mL），伤后 1 周恢复至正常值下限，伤后 2 周恢复正常，S 组血清铜的变化与 L 组趋势一致，但其下降幅度相差 0.2μg/mL。

L 组尿铜也呈上升趋势，14d 达高峰，高出正常（0.005～0.05mg/d）3.6～36 倍，42d 后恢复至正常值上限，S 组上升幅度小于 L 组，伤后 2 周恢复至正常水平。

水疱液中铜的变化低于烧伤患者同时间血清铜含量。

3. 铁

L 组血清铁伤后第 1 天急剧上升，而后大幅度下降，7d 后低于 S 组，而 S 组除第 1 天略上升外，其后保持在正常水平。

尿铁上升，与上不同的是，前 2d S 组高于 L 组，而后 L 组大于 S 组。

4. 硒

血清在伤后第 1 天开始下降，持续伤后 10d。

尿硒伤后第 1 天开始明显增加，第 2 周达高峰，以后逐渐下降。

5. 其他微量元素的变化

烧伤患者血清镍显著升高，第 7 天恢复正常。血浆中的碘以三碘和四碘酪氨酸（T_3、T_4）形式存在，烧伤后大鼠血清中 T_3 和 T_4 降低，这种改变和人群中的变化相似。用 ^{51}Cr 标记研究发现烧伤患者体多核白细胞内铬的摄取量增高，尿中铬排出增加。兔腿烫伤后，腿淋巴液中钴的含量立即上升，4h 后仍维持较高水平。

6. 烧伤后微量元素变化的机制及对机体的影响

烧伤后血清锌的变化与烧伤面积大小、伤后时间有关。大小面积烧伤患者其血清锌的变化曲线相似，但大面积组患者其血清锌下降幅度明显大于小面积组。血清锌下降的原因包括：①创面渗出造成锌的大量丧失，这是血清锌下降的主要原因，血清中的锌 80% 和白蛋白结合，18% 和 α-巨球蛋白结合，约 2% 和其他蛋白结合，如铜蓝蛋白、转铁蛋白。伤后血浆大量外渗伴随锌的大量丧失。Berger 测得烧伤面积 23%～43% 的患者前 7d 创面每日锌的丧失量为（27.1 ± 14.4）mg，超出正常体表排锌（0.5mg/d）的 50 倍。②尿锌排出增多，正常尿锌 0.3～0.6mg/d，大面积烧伤患者每日尿锌可高达 4mg。而健康人每日锌摄取量为 10～15mg，加之烧伤后食量减少，更入不敷出。③锌的重新分布，在应激状态下，机体内锌的分布发生改变，血清锌向细胞内转移，特别是肝细胞含锌量明显增加，原因在于 IL-1 所诱导的肝金属硫蛋白（MT）合成增多，1 个 MT 分子可结合 7 个锌原子，致大量锌积聚在肝，血清锌下降，动物实验结果也证实了这一点，伤后 ld、3d 血清锌下降时，肝锌上升，这可能是机体的一种调节机制。MT 的一个主要作用是调节锌的平衡，伤后肝 MT 合成增加，结合大量的锌可防止锌的丢失，这对机体是有利的。④创面摄取锌增加，伤后创面组织边缘部可从血液中摄取大量的锌，增加创面锌含量，有利于创面愈合。⑤复苏过程中大量输入葡萄糖、生理盐水，而未能及时补锌也是造成烧伤后血清锌下降的原因之一。

血清锌的下降对患者带来许多不利影响，锌是体内 300 多种酶的组成部分，血清锌下降，影响酶的催化功能、结构功能、调节功能。超氧化物歧化酶（SOD）是一种含锌金属酶，伤后活性降低，抗氧化能力减弱，还影响到糖、脂肪、蛋白代谢酶类的功能。锌广泛地参与核酸与蛋白质代谢，血清锌的降低就影响到诸如细胞分化，尤其是细胞复制等基本生命过程。血清锌降低，创面锌减少，影响创面愈合。锌是胶原蛋白生物合成的复合因子，因此保持适当的血浆锌对促进创面愈合和组织修复是非常必需的。伤后低血锌和高尿锌已有许多报道，尿锌增多的原因尚不十分清楚。Davies 认为，烧伤后肌肉分解代谢是尿锌增加的主要原因，他观察到了尿中肌酸与尿锌的平行变化。Hedelin 认为尿锌与组织损伤有关，他观察到术后尿锌立即增加。毒素可造成组织损伤，释放大量的锌从尿中排出，如败血症时，尿锌明显增加，也有人认为，伤后尿锌增加是由于血浆中氨基酸和其他小分子物质增多，并与白蛋白疏松结合的锌结合，通过肾小球滤过，其次，伤后红细胞大量破坏，释放出的碳酸酐酶含有大量的锌，可被肾小球滤过，造成尿锌增加。红细胞破坏可释放出大量的锌。尿锌含量与烧伤面积有关，烧伤面积越大，尿锌越高，且持续的时间越长，高尿锌可能就是机体高代谢的一种反映，造成了锌的大量丢失。

血浆中的铜 90%～93% 与铜蓝蛋白结合，伤后血清铜下降的原因主要是经创面随铜蓝蛋白渗出而丢失，烧伤面积大，下降幅度大，持续时间久。实验证明，创面使用磺胺嘧啶银，血清银高可降低铜蓝蛋白水平而使血清铜下降。Haddon 认为低血铜与血清铁下降和红细胞的寿命缩短有关。人们已注意到烧伤后贫血的患者，在缺铜未纠正之前，单纯补铁不能纠正贫血。血清铜下降，SOD活性降低，抗氧化功能减弱。尿铜增加与烧伤后血浆皮质激素水平上升有关，皮质激素促进尿铜排出。

血清铁在伤后第1天急剧上升，大面积烧伤患者高于小面积烧伤患者，这主要与伤后溶血有关，尿铁也在1d、2d明显上升，但小面积高出大面积。机制不清，推测可能与尿锌、铜的大量排出而抑制了尿铁的排出有关。

水疱液中锌在血清正常值的上限，这与白蛋白的大量渗出有关。血浆中锌80%和白蛋白结合，清蛋白大量渗出，水疱液中锌浓度偏高，而水疱液中铜含量低于血清，这也与铜在血中的结合状态有关，铜90%和铜蓝蛋白结合，与白蛋白相比渗出较少。水疱液中的铁与正常血清浓度相近，但明显低于伤后同日血清铁水平。说明渗液中铁并不包含伤后红细胞溶解血红蛋白所携带的铁。

硒是谷胱甘肽过氧化物酶（GSH-Px）的组成成分，具有保护细胞膜的结构、功能和抗氧化等作用，烧伤后血清硒与烧伤后硒的摄入减少，高代谢对硒的需要量增加有关，尿硒增加也是血清硒下降的一个原因。缺硒的后果导致GSH-Px活性下降，红细胞膜过氧化损伤加重，红细胞寿命缩短，产生溶血，使血红蛋白降低，这可能是烧伤后血红蛋白含量减少的原因之一。

实验证实烧伤后血浆灌注离体大鼠心脏，引起的病理改变与外源性镍所引起的病理生理改变是一致的，提示内源性镍释放是促使烧伤休克发生的毒性因素之一。

烧伤后碘、铬的变化，可能与伤后体内负氮平衡，葡萄糖增高有关。

7. 微量元素在临床中的应用

微量元素对机体的影响是多方面的，人们做了许多实验和临床研究，取得了很好的效果，解放军总医院第一附属医院郭振荣等自20世纪80年代开始，从50只大鼠烫伤铜绿假单胞菌感染后用不同剂型磺胺嘧啶银的治疗效果得到启发，在磺胺嘧啶银冷霜＋Azone（助渗剂）的基础上，再增加磺胺嘧啶锌配成了经创面补锌的外用药——银锌霜。为验证锌的生物学作用，先后2次各用48只大鼠烫伤铜绿假单胞菌感染模型，分别涂以AgSD、ZnSD、AgSD＋ZnSD、AgSD＋ZnSD＋Azone、霜剂基质、霜剂基质＋Azone，另设一组烫伤不涂药作为对照。全部实验均显示：凡应用含锌外用药者，血锌及肝锌明显升高，说明创面是补锌的重要途径；含锌药物与含银药物都显示痂下细菌含量低，以银锌霜效果最好；银锌霜组肺、肾细菌检出率低、菌量少、病理组织学改变轻；银锌霜促进创面愈合，深Ⅱ度创面12.3d愈合，对照组22d只有66.7%的创面愈合。3周时取材见鳞状上皮完全覆盖，真皮附件开始生长。筛选的结果证实以银锌霜的疗效最好。

在对小型猪深达肌膜的创面研究中，银锌霜组与生理盐水和敷料两对照组相比，肉芽组织菌量少、肉芽生长快，填充率高，创面收缩快，抗张力强度大，说明银锌霜促进肉芽生成与上皮细胞生长，修复质量好。

1991年开始银锌霜临床应用，结果表明银锌霜既有抗感染作用，又有促进创面愈合作用。1996年总结了48例大面积烧伤患者［总面积（55.3±19.9）%、Ⅲ度（23.6±9.8）%］应用银锌霜与同等严重程度应用碘仿的35例患者对比结果显示在表12-5中，利用外径卡尺连续监测了100个皮岛的生长过程，发现应用银锌霜后皮岛扩展的速度快，达到（0.42±0.08）mm/d（正常为0.27mm/d），说明应用银锌霜创面感染轻，全身应用抗生素的时间短，创面生长快，手术次数少，愈合时间提前。

表 12-5　银锌霜与碘仿治疗效果比较

	创面细菌培养转阴率 /%	全身应用抗生素时间 /d	植皮次数 / 次	基本愈合时间 /d
银锌霜组	41.4	8.1±3.3	3.5±1.4	31.4±3.3
碘仿组	24	13.3±3.3	4.8±1.0	37.5±2.7

含锌外用药用于烧伤临床是近年来对微量元素研究的重要成果之一，人们仍在不断探索其他微量元素对烧伤患者机体代谢和对创面愈合的影响。

（李利根　郭振荣）

第 3 节　烧伤后补锌的实验性研究

虽然必需微量元素多达 14 种，然而由于锌与创面修复的关系最为密切，因而备受关注，在烧（创）伤领域，关于锌的研究远远多于其他微量元素的研究。如前文所述，大面积烧伤患者在伤后相当长的时间内处于较严重的锌营养不良状态，且临床通常没有特别的补充措施，因而最易被忽视，更多的是通过外用 SD-Ag、SD-Zn 复方霜剂发现创面愈合速度得以显著加快而得到的一些感性认识。

解放军总医院第一附属医院等单位较早发现了这一问题，通过动物实验进行了经口补锌的一些初步、有益的探索。现将其总结如下。

将 1 月龄大鼠进食低锌饲料（含锌量 1.6μg/g）1 周造成缺锌动物模型，烫伤后将大鼠分为 4 组，一组继续进食低锌饲料（LL 组），一组改饲正常含锌饲料（含锌量 24.7μg/g，LN 组），一组改饲高锌饲料（含锌量 286.9μg/g，LS 组）。一组创面应用银锌霜（含锌量 761.1μg/g，W 组），采用对喂法，使各组大鼠的进食量均保持与进食量最少的 LL 组相同。伤后第 8 天留取标本、检测指标。观察项目包括大鼠生长情况、血清锌、肝锌、肝金属硫蛋白（MT）含量和生长激素（GH）水平、红细胞脆性、羟脯氨酸、大鼠主要器官的 DNA 与蛋白质营养状态、肠黏膜通透性的改变、肠黏膜上皮细胞增殖情况、睾丸的发育与内分泌功能、锌及相关矿物质、微量元素含量等。主要结果如下。

（1）缺锌引起的最早、最突出症状是食欲减退和摄食量减少及由此导致的生长停滞，用缺锌饲料喂养 4d，即出现食欲减退，生长停滞等典型症状，继而出现精神萎靡、肢体僵硬、四肢尾巴青紫发凉、毛发易脱落、皮肤松弛、肠管高度膨胀、异食癖等典型缺锌表现。光镜下所见，肠黏膜萎缩，皮肤变薄，胶原纤维、毛囊减少。血清锌、骨锌明显下降，AKP 活性明显降低。在进食量相同的情况下，单纯提高各组的食物锌含量不能改善大鼠的氮平衡、减少体重丢失，证明单独补锌而不增加热量和氮的摄入，不足以在整体层面影响机体的营养状态。

（2）不同途径补锌的效果：经口饲和创面 2 种途径补锌均能提高血清及组织中锌和 HG、羟脯氨酸水平，但口饲补锌主要提高血清、肝锌、肝金属硫蛋白（MT）含量和生长激素水平，降低红细胞脆性，而创面补锌主要提高皮肤锌和皮肤羟脯氨酸水平，降低钙含量，抑制烫伤皮肤"钙超载"，有利于创面愈合。

（3）然而单纯补锌对机体也是有益的，这种有益性体现在对锌最敏感的一些组织器官，可称之为靶器官。表 12-6 显示了一些组织器官的 DNA 和蛋白质含量，可以发现，不同组织的蛋白质含量基本不受锌营养状态的影响，受锌营养状态影响最大的是核酸 DNA 含量，这种现象在一些组织器官表现得非常明显，它们是空肠黏膜、肝、肾、睾丸和脾，这些组织器官是锌影响的靶器官。

表 12-6　一些组织 DNA 和蛋白质含量的比较

	组别	空肠黏膜	肝	肾	脾	睾丸
DNA 含量 / (mg/100mg pr)	LL	7.93±1.35	4.54±0.48	2.29±0.29	4.75±2.54	4.40±0.51
	LN	9.63±1.05*	4.93±0.40	2.55±0.28	7.60±2.02*	5.08±0.93
	LS	9.42±1.59*	4.57±0.33	2.81±0.44*	7.91±1.29*	5.88±1.82*
	NN	9.29±1.26*	5.01±0.86	3.04±0.38*	7.78±1.96*	5.22±0.90
蛋白质含量 / (μg/mg)	LL	76.69±11.22	183.61±17.10	129.84±9.46	150.82±17.11	83.59±5.88
	LN	76.85±7.45	188.59±11.59	130.22±14.31	157.57±12.95	87.72±7.42
	LS	85.39±19.25	191.28±9.15	135.99±19.93	159.41±11.42	83.79±9.48
	NN	82.39±13.83	188.74±18.98	134.50±8.26	164.68±20.01	85.55±3.45

*与 LL 组比较：$p < 0.05$。

锌可通过两种方式影响 DNA 合成：一是减少 DNA 前体即核苷酸库的数量，从而减低诸如胸腺嘧啶结合 DNA 的速度；二是降低 DNA 合成酶的活性。早在 1974 年 Prasad 首次报道了缺锌使胸腺嘧啶核苷酸激酶（TK）活性下降，总 DNA 的合成与标记胸腺嘧啶融入 DNA 的速度大大降低。锌并不参与组成 TK，但可以诱导 TK 合成，缺锌使 TK 基因表达减少，细胞倍增时间明显延长；锌可以影响 DNA 合成酶的活性，由于在某些 DNA 聚合酶中未检测到锌，因此对 DNA 聚合酶是属于含锌酶，还是属于依赖锌激活的酶存在争论，但有一点是可以肯定的，即锌的存在对 DNA 聚合酶行使正常功能有利；除此之外，在 DNA 的合成过程中，引物的聚集，拓扑异构酶的作用等均需在锌的协助下才能完成。

（4）DNA 含量的增加必然发生于有丝分裂的过程中。从本质上讲，组织 DNA 含量反映了细胞数量的多寡和细胞更新的快慢。通过计数处于有丝分裂中期（metaphase）的细胞数（因其有着显微镜下清晰易辨的核分裂象），可较准确地反映锌的这一重要影响。实验方法是在动物处死前 6h 腹腔注射长春新碱，使有丝分裂停止于中期，计数肠腺细胞增殖率与标记指数（LI）反映肠黏膜上皮细胞的增殖情况。结果可见补锌对空肠黏膜上皮增殖的作用较强（表 12-7）。

表 12-7　空肠、回肠的 CCPR 与 LI

组别	空肠		回肠	
	CCPR/ (个 /h)	LI/%	CCPR/ (个 /h)	LI/%
LL	0.39±0.09*	4.56±0.86*	0.42±0.17	2.58±0.80
LN	0.53±0.06	6.34±0.74	0.60±0.14	3.21±0.67
LS	0.66±0.17	8.08±2.35	0.47±0.14	3.06±0.79
NN	0.65±0.22	14.55±4.43	0.47±0.12	2.95±0.52

*与 LL 组比较：$p < 0.05$
肠腺细胞增殖率计算方法：每个肠腺处于有丝分裂中期的细胞数 / 肠腺暴露于长春新碱的时间（在本实验中为 6h）单位：个 /h。
LI 计算方法：（每个肠腺处于有丝分裂中期的细胞数 / 该肠腺上皮细胞总数）×100%

（5）实际上，肠黏膜功能的改变发生于形态学改变之前。肠道黏膜屏障是十分脆弱、敏感的体系，严重烧伤后肠黏膜通透性上升、细菌易位被认为是造成全身炎症反应综合征和多脏器功能障碍的始动因素。良好的休克期复苏、增加肠黏膜血流量是保护肠黏膜屏障的主要手段，而早期进食、适当改变饮食结构也同样有保护肠黏膜屏障的作用。有实验证明，大鼠禁食一昼夜即会造成肠通透性显著增加；营养不良也会使肠通透性显著增加；向食物中添加谷胺酰氨、精氨酸、纤维素、不饱和脂肪酸等营养成分，可以保护肠黏膜结构的完整性，减轻细菌易位。解放军总医院第一附属医院的实验发现，锌营养不良大鼠在未被烫伤前就已存在肠黏膜通透性的增强，烫伤进一步加剧了锌营养不良状态和肠黏膜的通透性，然而，仅在 1 天半的时间内强化补锌即可使通透性降低。就其作用机制，除补锌后加速上皮细胞分裂外，还可能包括两个方面：①锌对细胞膜的影响。锌是一种抗氧化剂，缺乏时可造成细胞膜通透性增高，流动性下降；锌可防止磷脂降解，并与铜、铁等在自由基链式反应中起催化作用的离子竞争性结合，防止不饱和脂肪酸、疏基等受过氧化的损害。②锌对紧密连接的影响。严重缺锌可以造成肠黏膜上皮细胞间隙增宽，桥粒崩解；补锌可增加上皮间紧密连接的数量。通过对实验数据的分析，即考察肠黏膜通透性的主要物质——乳果糖的相对分子质量较大，是通过紧密连接被吸收，因此，可以认为乳果糖吸收量的改变反映的是紧密连接数量与功能的改变，因此笔者认为这一点是锌影响肠黏膜通透性最重要的方式。

（6）睾丸是锌作用的另一个主要靶器官。睾丸的主要功能是生精和内分泌。尤其是其内分泌作用产生的睾酮是合成代谢的重要元素，是需要探究的。临床上常给严重烧伤患者注射雄性激素来促进创伤恢复，而很少考察补锌是否有刺激内源性睾酮生成、避免睾酮副作用，进而促进创面修复，同时促进睾丸自身结构与功能恢复的作用。实验证明，在缺锌烫伤动物模型补锌 1 周之后，其睾丸组织睾酮含量高于缺锌动物约 1/4。镜检可见缺锌动物曲细精管只有单层上皮细胞，呈腺管样改变，失去由底层向表层不断分化成熟的结构，精原细胞无分裂象，无精子产生；补锌之后曲细精管形态恢复正常，上皮细胞由底层向表层不断过渡成熟，精原细胞有较多分裂象，有成熟精子产生。

（7）烧伤后补锌的安全性问题。尽管普遍认为锌是一种无毒的金属，但对大剂量补锌治疗还存有一点顾虑，即是否会因为补锌，尤其是大剂量补锌而影响其他矿物质与微量元素的吸收和代谢？"具有类似的物理和化学性质的元素将在生物上相互拮抗"，这个观点被认为是锌与其他二价微量元素和矿物质相互作用的基本规律。能与锌相互拮抗的元素有 Cu、Fe、Mg、Ca 等。解放军总医院第一附属医院的实验证明，在严重烧伤后，处于锌营养不良条件下的特定时期，在短时间内大量补锌是有益无害的，不会影响其他矿物质和微量元素的吸收。实验考察了在伤后进食 10 倍于普通饮食条件下的富锌食物 1 周，检测肝、脾、肾、睾丸、血清的 Cu、Fe、Mg、Ca 4 种二价微量元素和矿物质含量及锌本身含量，没有发现在任何一个组织器官存在相关元素的营养不良状态及锌过量蓄积现象。这说明锌在体内的自稳态调节是十分有效的，当食物含锌量超过机体需要时，锌的吸收率下降，多余的锌可随粪便排出而不被吸收，不会因补锌量多而使锌的吸收无节制上升。缺锌时大量补锌不减少相关元素的吸收，我们认为主要原因在于肠道。如前文所述，肠道是对锌营养状态最敏感的器官，锌缺乏使肠黏膜结构改变、吸收功能下降，补锌后逐渐恢复正常，使得包括微量元素和矿物质在内的各种营养物质的吸收都得到了加强。

关于补锌的其他途径，包括静脉营养、创面吸收，以及补锌的疗程、规范剂量尚待进一步探讨。

（李峰　郭振荣）

第4节　烧伤微量元素研究进展

研究证实，烧伤后外周血白介素-6（IL-6）等细胞因子明显增高，通过 JAK/STAT 信号通路促进锌金属硫蛋白表达，进而刺激肝合成蛋白以维持体内稳态。以胰高血糖素及皮质醇为代表的激素能进一步刺激肝内锌相关蛋白表达，促使体内锌向肝转移，外周血及总体锌含量减低。由于受球蛋白含量、患者代谢状况及应激程度的影响，血清锌水平检测不一定能反映体内锌的实际含量。因此早期锌缺乏有可能被忽略。连续血浆碱性磷酸酶含量检测被认为是衡量机体实际锌代谢状态的可靠指标，有助于发现伤后早期锌缺乏。

烧伤后缺锌将引起机体免疫功能异常，主要表现为 T 淋巴细胞介导的免疫应答下降。缺锌将加重应激引起的胰岛素抵抗，不利于创面愈合。烧伤后尽早补锌可减轻胰岛素抵抗产生的不良影响。若在烧伤恢复期同时应用锌制剂及维生素 C、E，则能够缩短创口愈合时间。此外，将锌与胰岛素制成混悬液局部应用，较全身应用胰岛素能更好地促进创面愈合，且全身副作用较小。另外，若通过肠内营养补锌，由于肠黏膜转运载体的限制可能导致锌、铜竞争性吸收，应同时注意铜的补充效果。

由于烧伤早期血清铜水平受血清蛋白含量、肝内外铜重分布等因素影响，也不能准确反映铜缺乏实际情况，Cu/Zn SOD 活性检测可反映体内铜代谢状态。烧伤后血清铜水平变化尚有争议。虽多数研究认为烧伤后血清铜水平降低，但有研究表明烧伤后血清铜出现一过性降低后随即明显升高。烧伤后若并发炎症反应综合征（SIRS），也可能出现血清铜水平升高。

铜在烧伤恢复期有重要作用。以烟酸铜为代表的含铜复合物在创口愈合及组织修复过程均起重要作用。铜能刺激成纤维细胞产生胶原纤维，多种铜相关蛋白能够促进胶原纤维在创面沉积及重构。已有实验证实，含铜制剂（如烟酸铜）能减轻创口损伤，可能与铜抗氧化效应有关。另外，氧化铜还有抑制部分细菌生长、减轻创口感染的作用。动物实验表明，在烧伤兔模型中适当应用铜制剂能够促进上皮再生和血管形成，并减轻炎症反应、缩短创面愈合时间。

通常烧伤患者血浆硒水平明显下降，外源性补充硒可维持体内硒代谢及 GSH-Px 活性。目前已证实，烧伤患者静脉补硒能够降低感染率、缩短住院时间。有研究表明严重烧伤患者最多可给予每日补硒 400μg，有助于降低医源性肺炎发生率，增加皮肤微量元素含量，由于高浓度硒对组织细胞可造成氧化损伤，此结论尚需进一步临床验证，如果血清硒浓度持续超过 16μg/dL（2μmol/L），需减少硒用量。

（梁光萍　金雪）

参 考 文 献

崔晓林，郭振荣，盛志勇，等，1994. 良好的烧伤外用药——银锌霜［J］. 中华整形烧伤外科杂志，10（1）：5.

郭振荣，高维谊，赵霖，等，1995. 烫伤和应用含 Zn 外用药对体内微量元素影响的实验研究［J］. 中国临床营养杂志，3（3）：116—118.

郭振荣，李利根，李峰，2001. 重视烧伤后补锌，促进创面愈合［J］. 中华烧伤杂志，17（4）：202—203.

郭振荣，李利根，赵霖，等，1997. 不同烧伤面积血清、尿水疱液 Zn、Cu、Fe、Ca、Mg 的动态变化［J］. 中华整形烧伤外科杂志，13，195—198.

郭振荣，李利根，赵霖，等，2000. 烧伤后锌代谢特点及其对铜、铁、钙的影响［J］. 中华烧伤杂志，16（5）：286—288.

郭振荣，李利根，赵霖，等，2001. 锌营养状态对烧伤创面修复的影响［J］. 中国临床营养杂志，9（4）：242—244.

何志谦，1998. 人类营养学［M］. 北京：人民卫生出版社，273—321.

李峰，鲍善芬，郭振荣，等，2000. 补锌对缺锌烫伤大鼠血清和部分器官锌、铜含量的影响［J］. 军医进修学院学报，21：199—201.

李峰，郭振荣，鲍善芬，等，2000. 补锌对缺锌烫伤大鼠睾丸营养状态、功能与形态的影响［J］. 军医进修学院学报，21：56—58.

李峰，郭振荣，赵霖，等，2000. 补锌对缺锌大鼠烫伤后营养状态的影响［J］. 中华烧伤杂志，16：203—205.

李峰，郭振荣，赵霖，等，2002. 补锌对缺锌大鼠烫伤后肠黏膜上皮细胞增殖的影响［J］. 中国临床营养杂志，10：265—267.

李利根，郭振荣，赵霖，等，1998. 补锌对烫伤大鼠锌、生长激素及羟脯氨酸的影响［J］. 中华整形烧伤外科杂志，1998，6：425—428.

李利根，郭振荣，赵霖，等，1998. 缺锌模型的建立及其病理表现［J］. 解放军医学杂志，6：412—413.

李利根，郭振荣，赵霖，等，1999. 补锌对大鼠烫伤皮肤锌、铜、铁、钙、镁的影响［J］. 中华医学杂志，79（10）：787—788.

李利根，郭振荣，赵霖，等，1999. 锌对烫伤大鼠肝脏金属硫蛋白的影响［J］. 中华整形烧伤外科杂志，15（5）：363—365.

李利根，郭振荣，赵霖，等，2001. 缺锌大鼠烫伤后补锌对血清和组织锌、碱性磷酸酶及生长激素的影响［J］. 中华外科杂志，39（1）：68—71.

赵霖，EDER U，EDER K，等，1995. 缺锌对大鼠生长发育的影响［J］. 中华医学杂志，75（4）：230—232.

朱莲珍，1994. 人和动物的微量元素营养［M］. 青岛：青岛出版社，281—403.

AGAY D, ANDERSON R A, SANDRE C, et al, 2005. Alterations of antioxidant trace elements (Zn, Se, Cu) and related metall0-enzymes in plasma and tissues following burn injury in rats［J］. Burns, 31：366—371.

AL-JAWAD F H, SAHIB A S, A1-KAISY A A, 2008. Role of antioxidants in the treatment of burn lesions［J］. Annals of Burns and Fire disasters, 21：186—191.

BARBOSA E, FAINTUCH J, MACHADO MOREIRA E A, et al, 2009. Supplementation of vitamin E, vitamin C, and zinc attenuates oxidative stress in burned children：a randomized, double-blind, placebo-controlled pilot study［J］. Journal of Burn Care & Research, 30：859—866.

BERGER M M, 2006. Antioxidant micronutrients in major trauma and burns：evidence and practice［J］. Nutrition in Clinical Practice, 21：438—449.

BERGER M M, CARADINI C, BART A, et al, 1992. Cutaneous copper and zinc losses in burns［J］. Burns, 18：375—380.

BURJONRAPPA S C, MILLER M, 2012. Role of trace elements in parenteral nutrition support of the surgical neonate［J］. Journal of Pediatric Surgery, 47：760—771.

CLAEYSSEN R, ANDRIOLLO-SANCHEZ M, ARNAUD J T, et al, 2009. Effect of sub-deficient zinc status on insulin sensitivity after burn injury in rats［J］. Biological Trace Element Research, 127：132—142.

DING H Q, ZHOU B J, LIU L, et al, 2002. Oxidative stress and metallothionein expression in the liver rats with severe thermal injury［J］. Burns, 28(3)：215—221.

DYLEWSKI M L, BENDER J C, SMITH A M, et al, 2010. The selenium status of pediatric patients with burn injuries［J］. The Journal of

Traumas, 69：584—588：discussion 8.

GARTNER R, ALBRICH W,ANGSTWURM M W, et al, 2001. The effect of a selenium supplementation on the outcome of patients with severe systemic inflammation,burn and trauma［J］. Biofactors,14(1-4):199—204.

GOTOH Y,SAITOH D, OOKAWARA T,et al, 2003. Dissociation between gene expression and protein contents of tissue superoxide dismutase in a rat model of lethal burns［J］. Burns, 29(2): 115—122.

LIUSUWAN R A, PALMIERI T, WARDEN N, et al, 2008. Impaired healing because of copper deficiency in a pediatric burn patient：a case report［J］. Journal of Trauma, 65：464—466.

NASSAR M A, ELDIEN H M, TAWAB H S, et al, 2012. Time-dependent morphological and biochemical changes following cutaneous thermal burn injury and their modulation by copper nicotinate complex：an animal model［J］. Ultrastructural Pathology, 36：343—355.

SAHIB A S, AL-JAWAD F H, ALKAISY A A, 2010. Effect of antioxidants on the incidence of wound infection in burn patients［J］. Annals of burns and fire disasters, 23：199—205.

SANDRE C, AGAY D,DUCROS V, 2004. Early evolution of selenium status and oxidative stress parameters in rat models of thermal injury［J］. J Trace Elem Med Biol,17(4). 313—318.

SELMANPAKOGLU A N, CETIN C, SAGAL A, et al, 1994. Trace element (Al, Se, Zn, Cu) levels in serum, urine and tissues of burn patients［J］. Burns, 20: 99—103.

SHENKIN A, 2009. Selenium in intravenous nutrition［J］. Gastroentercology, 137：S61—69.

ZHANG X J, WU X, WOLF S E, et al, 2007. Local insulin-zinc injection accelerates skin donor site wound healing［J］. The Journal of Surgical Research, 142: 90—96.

Chapter 13

第13章

创伤愈合与组织修复

组织修复或创伤愈合是指外伤或其他疾病过程造成组织缺损（如伤口、创面等）后，局部组织通过增生或再生方式来进行修补的一系列病理生理过程。本质上它是生物在长期进化过程中所获得的一种保护与更新方式的具体表现。目前在创伤领域，修复与愈合是一个混用的名字，并无人刻意将其区分。但从内容上来讲，愈合强调组织修复发生时自身的病理生理过程，而修复的含义则更广些，还包括许多在处理创面过程中的人工技巧等，如对缺损创面采用手术修补的方式方法等。尽管不同组织遭受创伤后都有各自的修复特征与规律，但软组织特别是体表软组织创伤后的修复过程与规律则最具代表性，是目前人们研究最多的一类组织修复形式。

第 1 节　对创伤修复的现代认识和新的发展方向

创伤修复是一个复杂的生物学过程，近年来随着科技的发展，特别是现代高新生物技术的应用，使国内外在伤口愈合方面出现了许多新的概念和治疗方法以及新的发展方向，并在很大程度上对传统创面治疗技术提出了新的挑战，其中生长因子与成体干细胞的基础与应用研究，组织工程化产品在修复与再生医学中的应用等方面的进展将可能为创面愈合带来革命性的突破。

1. 创面的分类与检测

对伤口大小、深度、水肿、感染等情况的判定是创面治疗的基础。但多年来，创面愈合的研究仍停留在大体评价、病理检查等方面。Falanga 应用的系统性伤区评分方法由于包括肉芽组织、纤维组织和焦痂变化、伤口渗液等多方面的指标，并根据量化情况来决定合适的覆盖材料，使创面愈合的判定有了一定的进步。近来有人提出按 RYB（red、yellow、black）3 种颜色来区分创面情况，红色创面（red wound）涵盖了伤口愈合过程的大多阶段，如炎症、增生和塑形。黄色创面（yellow wound）包括的颜色从黄色到白色以及灰色，主要是黄色的脂肪、白色或灰色的肌腱，此阶段，湿润坏死环境有利于细菌增殖，造成感染发生，影响愈合的时间与质量，如何清除坏死组织与控制细菌感染是本阶段的重要工作。黑色创面（black wound）主要是全层皮肤坏死形成的厚而干的焦痂，颜色范围包括黑、棕及棕褐色，此期往往需要采用各种积极手段清除坏死焦痂和黄色的坏死脱落物，保护创面直至愈合。创面的愈合过程是由黑向黄，再到红色的变化过程。即使慢性创面也同样重复着这一过程，只是有时慢性创面可能同时存在黑、黄、红的情况。这一概念的提出对创伤愈合的临床工作具有一定的可操作性。

创面活检一直受检测手段的限制，特别是分子水平的检测难题已成为制约治疗水平提高的瓶颈。目前有学者在分裂细胞脱氧核糖核酸中掺入重水（heavy water），运用该标记方法测量活体角质形成细胞增殖与更新，取得了可喜的成绩，也为创面愈合的研究开拓了新思路。

彻底清创是防止创面感染的重要措施，而及时闭合伤口又是防止组织进一步发生坏死的手段。当完成对创面的预判工作后，适当的创基处理、合适的敷料覆盖以及闭合方法在加速愈合中有重要作用。

2. 创基处理的新思路

创面愈合的每一个阶段都包含对创基的处理，它包括坏死组织清除、细菌感染控制、渗液的排出和促进新生组织生长等几方面。

（1）清创方法的选择：坏死组织是创面感染的起源，能够延长炎症反应，阻碍伤口渗出和脓液的排出，影响伤口挛缩和再上皮化。适宜的清创有助于伤区坏死组织和细菌的祛除。机体自身的清创能力是通过中性粒细胞分泌各种弹性蛋白酶、胶原酶、过氧化物酶、酸性水解酶和溶酶体酶来完成。同时，分泌的蛋白激酶抑制剂，可减少伤口边缘正常组织遭受蛋白酶的损害。除自身的清创外，外部条件下的清创手段同样有助于促进创面愈合。根据目前的各种清创手段，可以分为物理、化学、生物等多种。

物理清创是当前应用较普遍的创基治疗手段。手术切除伤口坏死性的痂皮及组织是最积极的策略。其主要优点是迅速、简洁。适合大范围缺损、有广泛感染，或伴有骨骼、肌腱外露的创面处理。缺点是对失活组织的判断不够准确、粗糙，常发生切除过多（可造成重要组织如神经、血管等损伤）或不够。因此，对失活组织的判断和显微镜下的微侵袭清创术是未来临床发展的方向之一。

化学清创又称酶促清创，是用天然的蛋白酶，如木瓜蛋白酶、木瓜蛋白脲、胶原酶以去除坏死组织。木瓜蛋白酶能够作用于任何蛋白（包括基质蛋白和生长因子）半胱氨酸的残基。木瓜蛋白脲能促进炎症反应、增加疼痛。酶学清创可促进患者创区引流，坏死组织与焦痂分离。许多研究发现，在密闭的湿润环境下渗出液释放并激活多种酶及酶的活化因子，特别是蛋白酶和尿激酶。这些酶促进纤维蛋白和坏死组织的溶解，有效地发挥酶学清创作用。同时纤维蛋白本身反过来又可作为某些炎症细胞的趋化因子，促进生长因子分泌，激活其活性，以加速创面的愈合。目前，寻找高效蛋白酶和最佳作用条件是研究的重点。

生物清创始于20世纪40年代，后因抗生素的发现逐渐被弃用，近来由于抗生素耐药性的出现，该种处理方法又重新在一些国家流行起来。在英国应用蛆虫（larva therapy，LT）来处理腿部溃疡已经取得了可喜成绩。创面的渗出、气味、感染和疼痛都有所减轻。副作用主要是出血、发热及流行性感冒等症状。瑞典人Wolff发现，这种方法能有效清除86%的坏死组织，并使气味减少58%，有41%的人无疼痛感，但也有34%感觉疼痛增加。其主要机制是改善组织的氧合作用。

（2）负压吸引概念与应用：近来人们发现应用负压吸引（vacuum-assisted closure，VAC）能明显加速愈合速度。实验证实，3.33kPa（25mmHg）负压可增强创面愈合速度，而6.67kPa、10.00kPa和

16.67kPa（50mmHg、75mmHg 和 125mmHg）之间无显著性差异。Moues 对 54 例开放性创伤患者进行的研究显示，与 25 例常规湿纱布换药的创面相比，29 例应用负压吸引治疗的创面清洁肉芽组织的生长能力明显增强，创面面积减小。对创面的细菌接种量进行检测发现，革兰阴性菌的数量明显降低，而金黄色葡萄球菌的数量明显增加，两者均有统计学意义，但其作用机制以及在慢性创面、感染性创面的应用有待进一步研究。人们推测，负压治疗创面能够使血管外间隙的水肿液迅速被抽出，减轻微循环障碍，改善血液供应，同时其机械性的张力作用能直接刺激细胞增殖。目前，国外 VAC™ 已有多款产品并用于市场。国内以陈绍宗教授为首的科研小组不仅在作用机制及临床应用方面获得了许多成果，而且已开发研制出国内第一台创面负压吸引治疗仪，现也有维斯第产品的广泛应用。

（3）新型药物与创面愈合：在创面联合使用透明质酸和磺胺嘧啶银，证实有明显抑制炎症发生，加速愈合进程的作用。新的创面治疗产品 Hyalofill™ 包含合成基质成分的透明质酸酯，主要来自创基渗出液，能刺激产生胶原，促进慢性创面愈合。己酮可可碱（pentoxifylline）是另一种有效促进慢性创面愈合的药物。Pycnogenol 为从法国海岸松树皮提取的一种物质，其不同浓度的作用不尽相同，其中 1% Pycnogenol 即可明显缩短愈合时间，而 5% Pycnogenol 的效果更为明显，并且可减少瘢痕形成。从海藻中分离而来的高浓度甘露糖醛酸可以使机体的自身清创能力提高，促使伤口尽快从炎症阶段进入到增殖阶段。因机体营养与创面愈合关系密切，合理使用精氨酸促创面愈合是当前研究的另一方向。

（4）中医药的开发与应用：临床应用需要辨清坏死组织的多少，腐脱之难易，辨明肉芽组织的有无，以便分别使用祛腐力强或弱的祛腐类药和生肌类药。中医治疗创面分局部和全身两方面。四诊合参把创面分为阳性、阴性、半阴半阳 3 种。阳性创面的特征为创面红，炎症浸润明显，红肿热痛，脓汁稠，腐烂组织多，苔黄，脉滑数。阴性创面表现为创面经久不愈，清冷，暗淡，肉芽不清鲜，灰白，分泌物少或无，舌苔淡，脉细无力。可以看出，这种分类方法与国外的 RYB 有异曲同工之妙。中医治疗分为消、托、补 3 法。早期以消为主，解热清毒；中期以托为主，托毒外出兼以解毒；晚期以补为主，益气托里生肌。同时根据创面情况多法同用，灵活掌握。阴性创面通常要先回阳内托，再按阳性创面处理，与西医把慢性创面转变成急性创面进而促进愈合相一致。

目前，对中药促创面愈合作用的研究主要集中在"煨脓长肉"的机制上，通过外用中药对在创面愈合中起重要作用的一些细胞、化学介质进行调节。研究较多的愈创方药有"生肌玉红膏"等古方，也有"去腐生肌膏"等验方。这些方药愈创作用主要是通过促进血液循环、成纤维细胞增长、激活、趋化巨噬细胞、增强创面免疫活性细胞氧化代谢功能、提高创面纤维结合蛋白含量和促进创面收缩物质增生等方面来完成。

（5）激光、电磁等辅助治疗措施：CO_2 激光用于组织的切割可减少出血，术后疼痛和肿胀。而应用 CO_2 激光、氩激光、Nd-YAG 激光进行激光"焊接"是一种新型的组织修复技术。低能量的激光治疗能够直接作用于细胞，提高中性粒细胞的吞噬能力，增加胶原的合成，刺激创面的愈合。He-Ne 激光可使局部血流速度加快，毛细血管通透性增加，从而改善炎症局部微循环，影响酶的活性，加强细胞内核糖核酸、蛋白质及糖原合成，激活吞噬细胞的活性，增强其吞噬能力，提高组织细胞免疫功能，提高机体免疫力及代谢水平，改善机体营养状况。总之，He-Ne 激光影响 G_1 期进程，为细胞进入 S、G_2、M 期准备了物质基础，为表皮棘层、颗粒层、角质层的增生提供条件。此外，还促进成纤维细胞和新生血管增生，促进胶原合成及肉芽组织生长，并有助于控制感染。半导体镓铝砷激光能扩张微血管，促进血液循环，提高红细胞携氧能力，提高组织对氧气的利用，活化红细胞表面酶系统，提高ATP的产生和DNA、RNA合成，促进物质代谢和能量代谢，提高个体免疫力，从而有利于受损组织的修复和再生。

电刺激能够促进血管形成，增强表皮细胞的迁移活动，其机制主要是磁场非热生物效应。外加磁场所产生的电磁效应通过丰富的神经网络传导于靶组织，该处离子在电磁效应的影响下，活动度增加，导致细胞内外离子交换的速度加快，其结果是细胞的代谢活动加强。也包括巨噬细胞、粒细胞、淋巴细胞的生物活性提高，在抗感染过程中发挥更积极作用。红细胞代谢活动增强使血红蛋白携氧能力提高，氧供增加，内呼吸功能改善。病灶组织细胞活动增强，一方面可促进炎性渗出物的吸收；另一方面可加速损伤组织的修复、抑制瘢痕粘连。微电流的产生可对体内生物电活动产生一系列影响，如加强 Na^+、K^+、Cl^- 等离子的活动能力，改变膜电位，增强细胞膜的通透性，促进细胞膜内外物质的交换等。金属离子是机体内酶活性中心的组成部分，有些酶的分子中虽不含有金属，但需要金属离子激活，金属离子活动能力影响酶的催化活性，因此，磁场具有镇静、止痛、减轻炎症反应的作用，可能与其通过影响金属离子活动而使胆碱酯酶、单胺氧化酶、组胺酶和激肽酶的活性增强有关。电刺激激活成纤维细胞DNA与胶原合成增加，生长因子作用的位点增加，并可刺激多种细胞的迁移活动。

短波具有促进血液循环、促进炎症物质吸收的作用，同时能增强吞噬细胞的功能，作用部位较深，对创面炎症的控制有较好的疗效。

提高创面局部氧浓度，对改善创面营养和预防厌氧菌感染有一定作用。氧是大量化学反应的必要成分，同时又是胶原代谢过程所必需的物质。高压氧能增加组织中的氧分压，增强氧的传递，有助于新血管的形成。创面边缘与中心部位之间的氧梯度能刺激毛细血管向氧浓度相对不足的伤口中心生长，Tandara证实，低氧诱导因子（hypoxia-inducible factor 1，HIF-1）在此过程中扮演重要角色。许多学者验证了密闭性敷料利用相对密封与保湿原理，形成创面低氧或相对低氧的微酸环境能抑制创面细菌生长、促进成纤维细胞生长，刺激血管增生，从而更利于创面修复。总之，氧代谢作为生长因子等其他信号转导通路的重要调节者可影响创面愈合。

恒定的体温同样有助于血流增加，同时增加创基氧的含量。目前国外市场上出现一种热治疗仪（Warm-up Therapy™），该装置运用高级的医疗泡沫敷料将到达创面的热温度保留为温室效应，创面温度升高至38℃，由于它不直接接触创面，所以没有副作用的发生，对于静脉溃疡和压疮的治疗都取得了较好的效果。

3. 敷料的特点与发展方向

传统敷料如纱布、棉垫等是临床上使用的主要敷料。但传统敷料止血效果不满意，无保湿作用，肉芽组织容易长入纱布网眼中致粘连结痂，敷料浸透时易导致外源性感染，对创面愈合没有明显的促进作用。有人在纱布中加入油脂、硅酮聚合物等防止粘连，也有人将含抗生素（如磺胺嘧啶银软膏）、石炭酸、氯化汞等的油膏应用到纱布敷料中防止感染，但结果均不太理想。全厚皮肤缺损创面最理想的方法是用自体皮覆盖，但有时自体皮来源有限，用皮肤替代物覆盖创面是一种解决办法，主要包括异体组织覆盖物、合成敷料以及人造敷料等。

同种异体移植物主要来源于尸体皮，但存在来源有限、价格昂贵等不足。异种异体移植物有猪皮、蛙皮、羊膜、大网膜等。但该类敷料不能永久覆盖创面，不能完全消除其抗原性。另外，移植物还有灭菌、消毒和储存困难以及需多次手术导致费用昂贵等缺陷。

随着石化工业的发展，以高分子材料为原料的合成敷料日益增多，这类敷料可大致分为膜型、泡沫型、喷雾型和复合型。合成敷料与创面周围正常皮肤紧密贴合造成的局部低氧、微酸湿润环境可刺激毛细血管形成，内源性胶原酶释放和激活，使创面坏死组织溶解，为修复细胞提供良好环境。创面微环境的改善可吸引大量修复细胞和炎症细胞，这些细胞可分泌多种生长因子，生长因子与受体结合后又发挥促修复作用。

人造生物敷料的基质主要为胶原，依种类不同还含弹性蛋白、脂质、硫酸软骨素等成分，故又称为胶原生物敷料。胶原生物敷料的促愈合作用表现在：一定的促凝止血作用，可诱导多种细胞增殖分化。胶原为各种细胞的游走、附着、增殖提供支架。胶原生物敷料在创面最终降解为机体修复细胞所必需的氨基酸，为创面修复提供营养物质。由于胶原生物敷料稳定性较差和吸收渗液能力不强，因此，要特别注意控制感染。从猪或牛小肠黏膜下层获得的外源性胶原 Oasis™ 和 Fibroacol Plus™（分别由 CooK 和 Johnson 生物技术有限公司生产）正在被人们使用。与传统的敷料相比，胶原敷料具有加速创面愈合作用。

组织工程创面覆盖物用于临床仍有许多难题，其中细胞培养周期较长、难以大量生产和成本昂贵是以后要解决的关键问题。另外，有研究者在生物敷料中加入缓释的生长因子以加速成纤维细胞增殖和毛细血管形成。还有研究者通过转基因技术将人血管内皮细胞生长因子基因转入胶原敷料中的角质形成细胞，该敷料过度表达血管内皮细胞生长因子的特性可明显减少移植后组织的血管化时间。

当前临床使用的皮肤替代物可以分成暂时性和永久性两种。暂时性的替代物 Allograft 来源于尸体皮；Biobmne 是尼龙网与硅胶合成的；Trans Cyte 是与工程化合成纤维细胞在一起的聚合膜。而永久性的产品中 Alloderm 是一种没有免疫原细胞的真皮基质，Integra 是一种复合有真皮成纤维细胞和牛胶原的产品。

4. 纳米概念的提出与应用

纳米技术是近 10 年来发展较快的新科学，现已广泛应用于药物及生物工程等领域。当金属或非金属被制成相当于 100nm 的物质时，其物理性能和化学性质会发生变化。通过纳米技术将银制成尺度在纳米级的超细小微粒，然后使其附着于棉织物上，其杀菌能力可提高 200 倍。其抗菌机制主要是接触反应，造成微生物固有成分破坏或产生功能障碍；光催化反应，激活水和空气中的氧，产生羟自由基和活性氧离子，在短时间内破坏细菌的增殖能力而使细菌死亡。

国内某公司生产的纳米烧烫伤贴将原有抗菌成分提纯，经纳米化加工后制成一种具有超强抗菌活性的敷料。与传统的外用药相比，其抑菌和杀菌作用更好，具有抗菌谱广，渗透性强，不易产生化学耐药等特点。该敷料还可产生热效应，改善创周微循环，加速伤口愈合。

未来理想的创面敷料应具有以下特点：能保护创面，不与创面粘连，更换敷料时不会产生再损伤；能为创面愈合提供一个良好的局部环境，主动促进创面愈合；无免疫抗原性，不引发排异反应和炎症；制作容易，储存消毒方便。但迄今为止，各种敷料距此要求都还有相当距离，故对理想敷料的研究还有待进一步的深入。

5. 生长因子、干细胞与基因治疗等新概念架起基础研究与临床应用的桥梁

（1）生长因子：趋化因子通常是肽类、蛋白质和蛋白质片断，它可引起细胞向一定方向移动，

如从低浓度向高浓度方向移动。细胞对趋化因子的反应取决于其拥有的相应生长因子的受体数目。不同细胞对不同的趋化因子有不同的反应。

生长因子也是蛋白质和肽类，它们单独或几种生长因子协同作用，诱导细胞DNA的合成和分裂。目前已有许多生长因子被人们所认识，如血小板源性生长因子（platelet-derived growth factor，PDGF）、酸性或碱性成纤维细胞生长因子（fibroblast growth factors，FGFs）、表皮细胞生长因子（epidermal growth factor，EGF）、转化生长因子（transforming growth factor，TGF）、胰岛素样生长因子（insulin growth factor，IGF）等。在低浓度条件下，细胞对生长因子的反应性也取决于细胞上是否存在相应受体，如PDGF只对成纤维细胞起作用，而FGFs对成纤维细胞和内皮细胞均有作用。需要指出的是，某些生长因子也有趋化作用，这种双重作用对创伤愈合具有特别的意义。因此，有时也将它们称为分裂趋化因子。在创伤愈合早期的细胞间作用就需要这种双重作用的因子，而在后期，如DNA合成时，就不再需要趋化作用的存在了。

趋化因子产生于凝血过程，聚集的血小板是其主要来源。因此，有些能减少循环血小板数量的细胞毒性药物，同时也会影响到创伤愈合，如抗巨噬细胞抗体。另外巨噬细胞、成纤维细胞和内皮细胞本身也会产生一些趋化因子和分裂因子。

在创伤部位加入某些组织内提取的物质来促进其愈合已有相当长的历史。特别是近几年来，随着人们对生长因子研究的深入，已有许多利用生长因子促进创面愈合的报道。由于局部加入生长因子后其有效浓度难以维持，往往需要给予大剂量的生长因子。为了解决这一难题，目前可以采用转基因方法解决这一问题。至今未见大剂量应用生长因子后产生全身毒副作用和某些局部副作用的报道。虽然生长因子水平的升高是增生性瘢痕形成的原因之一，但未见有注射了生长因子后形成增生性瘢痕的报道。生长因子是一类已知能发挥诱导和刺激创面细胞增殖、分化及维持细胞存活等生物效应的极其重要的蛋白类物质。研究证实，创伤局部给予适量外源性生长因子可加速受创组织愈合。但将生长因子直接外用于伤口部位时存在一定的缺点，即生长因子常会由于机体内环境的改变而失活，达不到所期望的促创面愈合的效果。其主要原因是生长因子活性半衰期只有数小时或更短，而在创伤局部生长因子与细胞接触必须超过一定时间才能有效发挥作用；生长因子作为多肽和蛋白质，在室温和有水情况下非常不稳定，加上伤口部位存在的蛋白酶对生长因子的降解作用，使生长因子丧失其生物活性。采用能缓释生长因子的生物材料对生长因子进行整体包埋，组合成一种生长因子敷料覆盖创面，可增加皮肤与生长因子的接触面积和时间，缓慢而均匀地释放生长因子到伤口部位，收到很好的加速创口愈合的效果。目前的研究显示，bFGF主要刺激成纤维细胞与内皮细胞的增殖与迁移。TGF-β刺激成纤维细胞和角质形成细胞生长，并促使细胞外基质增加。EGF促角质形成细胞增殖，并对角质形成细胞、成纤维细胞和内皮细胞迁移有推动作用。PDGF具有趋化与促增殖作用，诱导多形核细胞和巨噬细胞在创面聚集，参与修复过程。如Regranex™（PDGF）以及国产bFGF和EGF已在市上应用。细胞增殖性诱导（cell proliferation induction，CPI）药物目前已由provan™ Regenesis生物医学公司出品，据报道其具有刺激组织释放内源性生长因子，并通过钙离子通道提高成纤维细胞和上皮细胞活性的能力。目前临床正在研究的生长因子超过30种。

（2）多潜能干细胞：诱导骨髓间充质干细胞（MSCs）分化为表皮细胞、血管内皮细胞和皮脂腺导管细胞已获初步成功。应用MSCs促进下肢糖尿病溃疡和静脉曲张性溃疡等慢性创面的愈合已取得明显的效果。同时，采用这类细胞治疗心肌梗死等疾病也有明显的进展，其基本原理是利用成体干细胞的可塑性以及多向分化潜能。真皮中包含成体多潜能干细胞，用真皮来源的多潜能干细胞（DMC）处理创面可加速创面的愈合，其机制是促进成纤维细胞和表皮细胞的增殖，表达转录一系列与修复密切相关的细胞因子和细胞外基质分子，如 VEGF、PDGF、HGF、TGF-β、ICAM-1、VCAM-1 和 Fibronectin 等。

随着成体干细胞基础研究的深入和临床应用的开展，有可能为将来的创面愈合革命性突破带来希望，如再生出有毛囊、汗腺、皮脂腺等附属器官的真正意义上的皮肤。创基的合理准备将为干细胞的生长分化提供理想的微环境，而阐明干细胞与壁龛之间机制的研究将是未来创面愈合研究工作的重中之重。

（3）基因治疗：创面修复的基因治疗主要是基于创面直接应用生长因子蛋白可能具有作用时间短与容易失活等缺陷。目前创伤修复的基因治疗主要是生长因子基因治疗，即利用载体将生长因子基因导入到局部组织细胞，使这些因子在受损部位产生并发挥促愈合作用。目前由于转导方法和安全性方面的问题没有完全解决，故应当积极而慎重的开展。

瘢痕张力大小取决于胶原的合成和沉积。而后者与成纤维细胞数量有关，还与伤口氧张力、维生素水平和营养状况有关。而生长因子通过增强细胞分裂来促进胶原的合成。大多数生长因子同时还促进胶原酶的产生，从而使胶原降解加强。相反，TGF-β 虽然也促进胶原合成，但它同时又抑制胶原降解。因此，人们认为 TGF-β 可能与某些纤维化疾病的发生有关。

随着人们生活水平的日益提高，过去那种以最终达到创面覆盖为目标的修复模式已难以适应人们的需要，特别是在大面积烧（创）伤患者，瘢痕修复的创面由于没有汗腺与毛囊，患者不仅从生理上难以适应环境的变化，而且心理上也不能回归社会。因此，创面从解剖修复到功能修复的转变正日益受到人们的关注。

可以预言，严重创伤和疾病导致的重要内脏器官损伤与修复将成为人们下一步研究的重点。一方面是缺血 - 再灌注所致重要脏器损伤后的主动修复，另一方面是一些疾病所致脏器损伤后的过度修复，即纤维化的防治等。随着研究的深入，这两方面的问题都有望获得解决。

干细胞技术、克隆技术以及组织工程技术等，有的本身就是创伤修复与组织再生的研究内容，而有的则是为创伤修复与组织再生研究提供基础和条件，是 21 世纪创伤修复研究的重要内容，应当加以重视。

第 2 节　有关创伤修复与组织再生领域的基本概念

1. 创伤

经典的创伤概念是指机体遭受机械力的打击后造成的局部组织破坏和可能发生的全身反应。它包括挤压伤、切割伤、火器伤以及烧伤等。

2. 创伤愈合

创伤愈合是外伤或其他疾病过程造成组织缺损后，由机体局部组织通过增生或再生等方式修复创面的一系列病理生理过程。创伤愈合概念主要强调机体自身参与组织修复的过程。

3. 创伤修复

创伤修复是外伤或其他疾病过程造成组织缺损后，由机体局部组织通过增生或再生等方式主动修复创面或通过人工干预影响创面修复作用的一系列病理生理学过程，如通过手术技巧转移皮瓣来修复创面等。因此，该概念既包括了生物体自身的愈合过程，同时也包括了人为因素对创伤愈合的影响。

4. 再生

一般指机体对于丧失组织或细胞的补偿。其中可分为生理性再生（一次性生理性再生、周期性生理性再生、持续性生理性再生）以及病理性再生（完全性病理性再生与不完全性病理性再生）两大类。①生理性再生：在正常生理过程中有些组织和细胞不断地消耗、老化和消失，同时又不断地由同种细胞分裂和增殖加以补充，这种再生过程称之为生理性再生。其特点是再生后的细胞与组织能完全保持原有组织的结构和功能，如子宫内膜的周期性脱落与皮肤的不断更新均属此类，故又称之为完全性再生。②病理性再生：在病理状态下，细胞或组织因损伤所致缺损后所发生的再生，称之为病理性再生。如果损伤轻微，可由同种细胞分裂增殖，并保持原有的结构和功能，这类再生称之为完全性病理性再生。如果损伤严重，损伤仅能靠另一种组织来加以填补，而失去原有的结构与功能时，则称之为不完全性病理性再生。

5. 肉芽组织

肉芽组织指由毛细血管、成纤维细胞以及细胞外基质等构成的幼稚结缔组织、新鲜的肉芽组织。肉眼观察呈鲜红色、颗粒状、富含血管、质地柔软、触之易出血。它是严重创伤或溃疡创面组织修复的主要成分。

6. 瘢痕组织

瘢痕组织指创伤修复后期主要由胶原和成纤维细胞所构成的结缔组织。在创面缺损小、创缘整齐、无感染以及对合良好的创面，瘢痕组织如划线样，不明显，对功能无影响。而在缺损大、创缘对合不整齐或伴有感染的创面，往往瘢痕形成大，常高出于创面，不仅影响组织功能，而且还有碍观瞻。根据组织病理学特征有两类特殊的瘢痕组织：①增生性瘢痕，也称肥厚性瘢痕，指增生过度的瘢痕高出创面，但仍仅限于创面局部。②瘢痕疙瘩，指增生过度的瘢痕超出创区本身而向周围皮肤扩展，多见于胸部和四肢，以有色人种（尤其黑色与黄色人种）发生率较高。

7. 一期愈合

一期愈合一般指伤口由其两侧新生的表皮细胞、毛细血管内皮细胞和结缔组织在短时间内越过伤口，使伤口愈合的过程。是最简单的伤口愈合形式，也是组织的直接结合所致。多见于组织缺损少、创缘整齐、无感染的创面，如已缝合或黏合的外科手术切口等。

8. 二期愈合

二期愈合一般指创面先由肉芽组织填充，继之再由新生角质形成细胞覆盖创面的愈合过程。当然也有研究认为此类愈合是先有表皮细胞再生、继之刺激肉芽组织形成与增生，或肉芽形成与角质形成细胞再生同步进行。主要见于创面缺损大或伴有感染的创面。

9. 痂下愈合

痂下愈合是一类特殊条件下的创面愈合过程。主要指创面由渗出液、血液及坏死脱落的物质干燥后形成的一层黑褐色硬痂下所进行的二期愈合过程，如深Ⅱ度烧伤或Ⅲ度烧伤后皮革样硬痂下的愈合过程。

10. 溃疡

溃疡指在某些因素影响下创面愈合的生理性过程发生障碍而留下的未愈合的创面。主要类型有下肢动静脉疾病所致溃疡、压迫性溃疡（压疮）、糖尿病溃疡、烧伤后残余创面以及创伤性溃疡等。

11. 生长因子

生长因子指广泛存在于生物体内的，对生物的生长、发育具有调节作用的多肽或蛋白质，如与创伤修复和组织再生密切相关的 EGF、FGF，以及 PDGF 等。

12. 敷料

敷料指用于创面覆盖的物质，如常用的纱布，它具有隔绝创面、止血以及防止再污染作用。

13. 现代敷料

现代敷料也称革命性敷料或保湿敷料，一般指那些有别于传统敷料，它一方面能用于创面覆盖，同时又能主动参与和促进创面愈合的创面覆盖物，如新型的水胶体与水凝胶敷料等。

14. 修复材料

修复材料是用于组织修复的生物与非生物物质，如人造皮肤、人工关节等。

15. 修复"失控"

修复"失控"是一个有待进一步明确的学术概念。从理论上讲，生物体生长、发育以及修复是一有序的生物学过程，组织受损后受创局部创面均应达到解剖与功能的完全康复。但在人体出生后这一目标往往难以达到。目前我们把由于某种原因导致创面经久不愈（难以愈合）或修复过度形成增生性瘢痕或瘢痕疙瘩的修复结局称之为修复"失控"。

16. 清创术

清创术一般指通过手术或非手术方式清除创面（损伤部位）坏死组织的过程和方式，包括手术清创以及酶学清创等。

17. 干细胞

干细胞的一般概念是指机体存在的那些能自我更新和产生出一种乃至多种具有特殊功能的未分化和非特异性的细胞。

18. 组织工程

组织工程是指应用细胞生物学和工程学的原理，研究与开发用于组织修复、维护或增进人体组织、器官的形态和功能的新医学领域。是利用仿生学的原理，以可以降解的高分子聚合物为载体，将有生物活性的细胞与该载体结合在一起，形成一个具有特定三维结构并且具有生物活性的复合体。之后，将该复合体在体外或体内进行培养，最终形成目的器官或组织。

19. 治疗性克隆

治疗性克隆是一项将"组织工程学"与"克隆"技术相结合的一种新的治疗手段，它是将患者的体细胞移植到去除遗传物质的卵母细胞内，经过一定处理后使其发育成囊胚，再利用囊胚建立胚胎干细胞，在体外进行诱导，分化形成特定的组织或器官，如皮肤、软骨、肝、心脏、肾等。

20. 纳米技术

1 纳米为 1 米的一亿分之一，是一个计量单位的概念。而纳米技术（nano scale technology）则是一门在 0.1～100nm 空间尺度内部操纵原子和分子，对材料进行加工，制造出具有特定功能的产品，或对多种物质进行研究，掌握其原子、分子的运动规律以及特征的崭新的高技术科学。它是现代物理学、化学和先进工程技术相结合的产物。纳米技术是一种新的技术，它的发展将可能成为其他技术发展的基础，成为可能产生任何东西的新技术。它的产生将为生物医学工程中的生物医学材料、生物医学工程器械、远程医疗系统和生物医学康复工程等诸多方面提供坚实的物质基础和技术保障。

第3节　创伤愈合的基本病理生理过程

现代高新生物技术的发展已从细胞、分子甚至基因水平揭示了创伤修复的许多奥秘，但传统上人们在描述组织修复的病理生理过程时仍局限在病理学领域。尽管在创面愈合的分期上不同学者有不同的区分方法，但一般来讲比较公认的分期法仍习惯将创伤愈合的基本病理生理过程大致分成创伤后早期炎症反应、肉芽组织增生和瘢痕形成3个阶段，当然它们之间并无截然的分界线，既相互联系，又各具特征。

1. 炎症反应期

创伤后的炎症反应期从时间上来讲主要发生于伤后即刻至48h。在此期间，组织变化的特征是炎症反应，受创组织出现水肿、变性、坏死、溶解以及清除等。最新的研究表明，炎症反应期的本质与核心是生长因子的调控结果。组织受伤后，出血与凝血等过程可释放出包括PDGF、FGF以及TGF等在内的多种生长因子，这些生长因子在炎症反应期可以发挥如下作用：①作为趋化剂，趋化中性粒细胞、巨噬细胞等炎症细胞向创面集聚，一方面释放多种蛋白水解酶，以溶解消化坏死组织，同时这些炎症细胞本身又释放出新的生长因子，进一步调控创面炎症反应过程；②趋化与直接刺激成纤维细胞和血管内皮细胞分裂、增殖，为后期修复打下基础。需要指出的是，在此阶段炎症细胞的聚集和大量的局部渗出可以发挥如下作用：①聚集的白细胞能吞噬和清除异物与细胞碎片；②局部渗出物能稀释存在于局部的毒素与刺激物；③血浆中的抗体能特异性中和毒素；④渗出的纤维蛋白凝固后形成局部屏障；⑤激活的巨噬细胞等不仅释放多种生长因子来进一步调控炎症反应，同时也影响后期肉芽组织中胶原的形成。总之，这一阶段的变化是为后期的修复打下基础。

2. 肉芽组织增生期

约在伤后第3天，随着炎症反应的消退和组织修复细胞的逐渐增生，创面出现以肉芽组织增生和表皮细胞增生移行为主的病理生理过程。此时组织形态学的特征为毛细血管胚芽形成和成纤维细胞增生，并产生大量的细胞外基质。通常，增生的成纤维细胞可以来自受创部位，即"就地"增生，也可以通过炎症反应的趋化，来自于创面邻近组织。而新生的毛细血管则主要以"发芽"方式形成。首先，多种生长因子作用于创面底部或邻近处于"休眠"状态的血管内皮细胞（特别是静脉的血管内皮细胞），使其"活化"并生成毛细血管胚芽，在形成毛细血管胚芽后呈襻状长入创区，最后相互连接形成毛细血管网。细胞外基质主要由透明质酸、硫酸软骨素、胶原以及酸性黏多糖等组成，其主要成分来自于成纤维细胞。肉芽组织形成的意义在于填充创面缺损，保护创面防止细菌感染，减少出血，机化血块、坏死组织和其他异物，为新生上皮提供养料，为再上皮化创造进一步的条件。

3. 瘢痕形成期

瘢痕的形成是软组织创伤修复的最终结局之一。对创面缺损少、对合整齐、无感染的创面（如清洁的手术切口），伤后2～3周即可完成修复（愈合），此时的瘢痕如划线样，不明显，对功能无影响。而对缺损大、对合不整齐或伴有感染的创面，常需要 4～5 周时间才能形成瘢痕，且瘢痕形成较广，有碍观瞻，甚至对功能产生影响。瘢痕的形态学特征为大量的成纤维细胞与胶原纤维的沉积，其生化与分子生物学特征为成纤维细胞产生的胶原代谢异常所致（表 13-1、表 13-2）。有研究表明，异常瘢痕成纤维细胞中的 I、III 型胶原前体 mRNA 之比高达 22:1，而正常皮肤仅为 6:1，表明 I 型胶原前体 mRNA 转录选择性增强，而这种基因学的改变又与局部创面生长因子（TGF、TNF）、局部免疫（IgG、IgA、IgM）改变有关。瘢痕的形成与消退常取决于胶原纤维合成与分解代谢之间的平衡。在创面愈合初期或纤维增生期，由于合成作用占优势，局部的胶原纤维会不断增加。当合成与分解代谢平衡时，则瘢痕大小无变化。当胶原酶对胶原的分解与吸收占优势时，瘢痕会逐渐变软、缩小，其时间视瘢痕的大小而异，通常需数月之久。

表 13-1　异常瘢痕的生化改变

生 化 成 分	改　变	生 化 成 分	改　变
Prolyl 羟化酶	活性 K >HTS >NL	纤维粘连蛋白	合成 K >NL
胶原（总量）	合成 K >HTS >NL	糖胺多糖	含量 HTS >NL
胶原（III型）	合成 K >NL	透明质酸	降解 NL >HTS
胶原酶	活性 K >HTS >NL	4- 硫酸软骨素	含量 K、HTS >NL

注：K 为瘢痕疙瘩，HTS 为增生性瘢痕，NL 为正常皮肤

表 13-2　异常瘢痕中基因表达的改变

基　因	变　化	基　因	变　化
I 型胶原	K、HTS >NL	V 型胶原	K 中表达
III 型胶原	K、HTS >NL	纤维粘连蛋白	K >NL
IV 型胶原	HTS、NL 中表达	TGF-β_1	HTS 中表达

注：K 为瘢痕疙瘩，HTS 为增生性瘢痕，NL 为正常

第 4 节　创伤愈合的基本类型

创伤愈合的基本类型取决于创伤本身以及治疗方法等多种因素。过去 Galen 主要将其分成一期愈合与二期愈合 2 类。但现代医学的发展，又出现了一些更细的分类法。以皮肤软组织创伤愈合为例，其修复的基本类型有一期愈合、二期愈合以及痂下愈合 3 类。

1. 一期愈合

一期愈合是最简单的伤口愈合类型，也是组织的直接结合所致。这类愈合主要发生于组织缺损少、创缘整齐、无感染和经过缝合或黏合的手术切口。其基本过程是，在组织损伤后，血液在创面形成血凝块，使断端两侧连接，并有保护创面作用。伤后早期（24h 以内），创面的变化主要是炎症反应，渗出以及血凝块的溶解等。之后，创面浸润的巨噬细胞开始清除创面残留的纤维蛋白、红细胞和细胞碎片。从伤后第 3 天开始，可见毛细血管每天以 2mm 的速度从伤口边缘和底部长入，形成新的血循环。同时，邻近的成纤维细胞增生并移行进入伤口，产生基质和胶原。伤后

1周，胶原纤维可跨过伤口，将伤口连接。之后伤口内的胶原继续增加并进行改造，使伤口张力增加。过去曾长期认为此类愈合是两侧新生的角质形成细胞、毛细血管内皮细胞和结缔组织在短时间内越过（长过）伤口所致，无肉芽组织形成。近来的研究表明，这一过程同样也有肉芽组织参与，其过程与其他软组织损伤修复类似，只是由于创缘损伤轻，炎症反应弱，所产生的肉芽组织量少，在修复后仅留一条线状瘢痕而已。

2. 二期愈合

二期愈合又称间接愈合，它指伤口边缘分离、创面未能严密对合的开放性伤口所经历的愈合过程。人们一般认为，由于创面缺损较大，且常伴有感染，因而愈合过程通常先由肉芽组织填充创面，继而再由新生的表皮将创面覆盖，从而完成修复过程。这种理论把创面肉芽填充与再上皮化看成是同步进行的过程。但也有学者的观点认为此类创面的修复首先为角质形成细胞的再生，继之再刺激肉芽组织的形成，最终使创面得以修复，这种理论即所谓的"两步"法。尽管目前人们对二期愈合中创面再上皮化与肉芽组织生成的先后顺序存在争议，但对肉芽组织中新生血管的形成却有相对一致的看法。这一过程首先来自于多种生长因子（TGF、FGF）刺激创面底部或创缘"休眠"的血管内皮细胞，使之激活后通过"发芽"方式产生新的毛细血管胚芽，经相互沟通而形成新生肉芽组织中的毛细血管网。与一期愈合相比，二期愈合的特点是：由于创面缺损较大，且坏死组织较多，通常伴有感染，因而上皮开始再生的时间推迟；由于创面大，肉芽组织多，因而形成的瘢痕较大，常给外观带来一定影响；由于伤口大、感染等因素的影响，常导致愈合时间较长，通常需要4~5周以上。

3. 痂下愈合

痂下愈合是一种在特殊条件下的伤口修复愈合方式。主要指伤口表面由渗出液、血液及坏死脱落的物质干燥后形成一层黑褐色硬痂下所进行的二期愈合方式。如小面积深Ⅱ度烧伤创面的愈合过程便属此类。其愈合过程首先也是创缘的表皮基底细胞增生，在痂下生长并向创面中心移行，同时创面肉芽组也发生增生。痂下愈合的速度较无痂皮创面愈合慢，时间长。硬痂的形成一方面有保护创面的作用，同时也阻碍创面渗出液的流出，易诱发感染，延迟愈合。因而临床上常需采用"切痂"或"削痂"手术，以暴露创面，利于修复。

第5节　影响创伤愈合的主要因素

影响创伤愈合（修复）的因素众多，归纳起来有全身因素与局部因素两方面。

一、全 身 因 素

就全身因素而言，患者营养缺乏，严重贫血，年老或患有全身性疾病，如糖尿病、动脉粥样硬化等，不仅延缓愈合过程，而且某些疾病还会成为局部慢性难愈合创面形成的真正诱因，如糖尿病诱发的溃疡。过去有关药物对修复抑制效应的研究以类固醇类为主，这类药物主要通过抑制炎症反应和促进蛋白质分解来抑制修复过程。近来，随着肿瘤治疗的进展，高剂量射线照射和一些抗肿瘤药物如阿霉素类应用后对修复的影响也已引起人们高度的重视。据研究阿霉素类药物抑制修复是通过影响组织修复细胞周期来实现的。从预防角度来讲，人们推荐以手术后 2 周放疗为佳。而对于由放疗或化疗造成的溃疡，有报告外源性应用生长因子类制剂有很好的促修复作用。此外，创伤后神经内分泌失调和免疫功能紊乱对修复的不利影响也是人们关注的重点。

1. 年龄因素

衰老是影响创伤愈合的主要全身因素。老年人由于各种组织细胞本身的再生能力减弱，加之血管老化导致血供减少，因而创伤后修复显著延迟。儿童和青年人代谢旺盛，组织再生力强，伤口愈合和上皮再生时间均比老年人短。

2. 低血容量休克或严重贫血

严重创伤后低血容量休克或容量复苏不完全的患者，为保证心脑等生命器官功能，机体首先代偿性减少皮肤和软组织的血液供应。严重贫血的患者，氧供不能满足组织代谢旺盛的要求，这些因素都影响创伤愈合。容量复苏充分与否，可通过皮温、皮肤色泽、血压、脉率和尿量加以判定。贫血患者可以补充新鲜血液和吸氧。低血容量和贫血患者全身抵抗力较低，术后易于发生局部或全身感染，应予警惕。水、钠补充要适量，过量则容易造成血液稀释和组织水肿，影响创伤愈合。

3. 全身疾患

（1）糖尿病：糖尿病患者易发生创伤感染。当血糖＞11.12mmol/L（200mg/dL）时，白细胞吞噬细菌的功能受到抑制，在创伤愈合过程中必须控制糖尿病患者的血糖水平。

（2）动脉粥样硬化：动脉粥样硬化可导致创面的供血不全和降低对局部感染的抵抗能力。

4. 细胞毒性药物和放射治疗

多数细胞毒药物能抑制成纤维细胞生长、分化和胶原合成，从理论上讲有延迟伤口愈合的作用，但在临床实践上未能得到充分证实。放疗亦干扰成纤维细胞的生长和分化。任何种类的照射（包括 γ 射线、X 线、α 线及 β 线、电子束等）一方面能直接造成难愈合的皮肤溃疡，另一方面也能妨碍其他原因引起的创面愈合过程。其机制在于射线损伤小血管，抑制成纤维细胞增生和胶原蛋白的合成与分泌等。由于高剂量照射能显著延迟愈合伤口抗张力强度的增加，因此人们推荐以术后 2 周放疗比较安全。

5. 类固醇抗炎药物

炎症是创伤愈合的先导，没有炎症就不会有纤维组织增生和血管生成。类固醇类药物是临床应用得最普遍的一种抗炎药物，有明显的抑制创伤愈合的作用。其主要机制是抑制炎症过程和促进蛋白质分解。临床证明，术前或术中使用类固醇的病例，其并发症明显增高，全身使用维生素 A 可拮抗类固醇对炎症的抑制效应。近来也有研究表明，掌握好创伤后类固醇药物的应用时间与用量，对创伤修复有时也有促进作用。其他抗炎药物对创伤愈合影响较小，但超过药理剂量的阿司匹林有延缓创伤愈合的作用。

6. 神经内分泌和免疫反应

任何致伤因子作用于机体只要达到足够的时间和强度均可激起全身非特异性反应，产生一系列神经内分泌和免疫功能的改变，如糖皮质激素的增加，导致那些依赖胰岛素的组织（骨骼肌）糖利用障碍，蛋白质分解增强；交感神经兴奋能明显抑制全身免疫反应。非致伤因子如社会因素、职业的不稳定和精神情绪焦虑，通过对神经内分泌免疫功能的影响也会影响正常的创伤愈合过程，但由于这方面的报道不多，详细机制需进一步研究。

二、局 部 因 素

1. 伤道内异物

在影响创伤愈合的局部因素中，首当其冲的是创面或伤道内异物存留对修复的影响。通常较大的异物肉眼可以看见或通过 X 线透视可以发现，但毫米级以下的异物则肉眼很难发现。异物对创面愈合的影响主要来自以下方面：①异物本身带有大量细菌，容易引起局部创面感染；②有些异物，如火药微粒、磷粒、铅粒等，本身具有一定的组织毒性，可对周围组织造成直接损伤；③周围正常组织对异物的排斥，加重急性炎症期的反应过程。因此，对外伤造成的创面，清创时应将异物尽量摘除。深部组织内的异物，如果不影响生理功能，也不必勉强摘取，以免造成较大的组织损伤。紧邻神经、血管一侧的锐性异物一般均应及时摘除。较大的游离骨碎片手术时应尽量复位，较小而失去生机的骨碎片亦应摘除。手术时，结扎线和缝合线也都是异物，保留得越短、越少则越好，以减轻局部炎症反应。

2. 伤口内坏死、失活组织和凝血块

高速投射物伤或大面积组织挫伤的伤口内都积存有大量凝血块、坏死组织碎片，伤口周围也有较大范围的组织挫伤区。特别在高速投射物致伤时，大量能量传递给组织，故伤道周围的组织在反复脉动和震荡后更易造成小血管堵塞和微循环障碍。在人体的防御功能达不到的地方，坏死组织也无法被清除掉。外科处理时可通过组织的颜色、紧张度、收缩性和新鲜出血来判定是否为失活组织，凡是失活组织在清创时均应尽可能切除。同时，清除伤口内的失活组织和凝血块也是预防伤口感染等的必要措施。

3. 局部感染

伤口的轻度细菌污染，对创伤修复过程不会产生重大的影响。当伤口发生感染时，伤口内微生物在生命活动过程中和在破坏时释放出来的外毒素，如金黄色葡萄球菌α毒素不仅引起红细胞及血小板的破坏，而且还促使小血管平滑肌收缩、痉挛，导致毛细血管血流阻滞和局部组织缺血坏死。葡萄球菌的杀白细胞素通过作用于靶细胞膜上的特异性受体而实现对中性白细胞及巨噬细胞的溶细胞效应，使之溶解死亡并丧失吞噬细菌的能力。同时巨噬细胞破坏后，处理抗原及传递抗原信息的能力受到极大限制，故在葡萄球菌感染中，常不能建立有效的特异性免疫。同时能产生杀白细胞素的菌株具有抗吞噬能力，并在吞噬细胞中增殖，以致造成易感部位的反复感染。

近年来发现从人体内分离出来的大肠埃希菌的部分纯化制品，能溶解红细胞，导致细胞内铁离子的释放。铁离子一方面能助长大肠埃希菌的生长而加重感染程度，另一方面在体外对人类白细胞及成纤维细胞也具有细胞毒作用，进一步使组织修复延缓。

铜绿假单胞菌对组织修复的影响与菌体外分泌的代谢产物有关。铜绿假单胞菌外毒素 A 不仅对巨噬细胞吞噬功能有明显的抑制作用（细胞毒作用），也使易感细胞蛋白质合成受阻。铜绿假单胞菌分泌的溶解弹性蛋白的酶即弹性蛋白酶，可使动脉血管弹性蛋白层发生溶解而导致坏死性血

管炎。临床分离的菌株，约 85% 出现弹性蛋白酶等蛋白酶类，动物肌内注射后可引起皮肤溶解和出血性坏死，滴入角膜可引起角膜溃疡和穿孔。

创伤感染后大量细菌外毒素、内毒素和蛋白水解酶的综合作用，并通过它们的细胞毒作用引起细胞因子的生物学效应及自由基损伤，造成组织水肿、出血、脓性分泌物数量增多，蛋白质由创面大量丧失，化脓性伤口的肉芽组织中蛋白质大量水解，细菌大量侵入周围组织，使肉芽组织生长缓慢或因肉芽的过度增生严重阻碍上皮形成，影响了创伤修复的速度。

4. 血肿和无效腔

血肿和无效腔都有增加感染的趋势，并直接或间接影响创伤愈合。无污染的手术切口，在关闭切口时应彻底止血，分层缝合不留无效腔。对有污染的伤口，清创时应尽可能少用结扎的方法止血，电灼或压迫止血应列为首选。关闭切口时应放置引流条，视情况在伤后 48～72h 取出。

5. 局部血液供应障碍

伤口周围局部缺血既有全身性原因也有局部因素。局部因素中既有血管本身因素的影响，也有血管外组织出血水肿压迫血管壁造成的缺血。在致伤因子作用下，局部出现不同程度的细胞和组织损伤，启动了炎症过程，微动脉出现一过性的挛缩，时间约数秒至数分钟不等，紧接着出现血流动力学和流变学改变的 3 个时相：高流动相→低流动相→血流淤滞相。如果损伤因子过于强烈或持久，则低流动相延长，血浆外渗增多，血液黏度增加，血流淤滞。另外，白细胞自血管游出，在损伤区大量聚集，吞噬坏死组织和异物，氧耗量显著增加，代谢活动增强，这样，在损伤区可导致血液供应的相对不足。伤口周围组织内出血、水肿、张力增加，压迫血管，也是伤口周围组织缺血的另一主要原因。创伤修复必须要有充分的血流，一方面是向创伤区提供充足的氧和必要的营养物质，另一方面要将局部产生的毒性产物、代谢废物、细菌和异物运出损伤区。

另外，伤口缝合（特别是连续缝合）时张力要适度，缝合时张力过大，加之术后切口出血、水肿势必压迫血管，造成供血不全，影响切口愈合。

6. 局部固定不良

邻近关节的伤口，伤后早期应该制动。过早活动容易加重炎症过程中的渗出反应，加重局部肿胀，影响血供。新生的肉芽组织非常脆弱，牵扯易于损伤出血，影响成纤维细胞的分化和瘢痕组织的形成。骨折部分过早活动也容易出现骨不连接和假关节形成。

7. 局部用药

在清创过程中，有些医生为了减少创面出血，在局麻药中加缩血管类药物如肾上腺素等，这一举措的弊端在于加重了局部组织缺血和继发性伤口内出血。

8. 创面局部外环境

有研究表明，相对于保持创面干燥而言，采用保湿敷料使局部创面保持潮湿将有利于形成一个局部低氧环境，从刺激成纤维细胞生长与毛细血管胚芽形成。在这种潮湿、低氧与微酸环境中，坏死组织的溶解增强，与组织修复密切相关的多种生长因子释放增多，且不增加感染率并能明显减轻创面疼痛。大量临床研究表明，采用保湿敷料对许多慢性难愈合创面，如糖尿病溃疡、下肢动静脉疾病所致溃疡以及压疮等已取得明显效果。

第6节　几种重要生长因子的生物学特性及其对创伤修复的作用

一、血小板源性生长因子（PDGF）

（一）PDGF 家族

PDGF 家族有两个主要成员：PDGF 和血管内皮细胞生长因子（vascular endothelial growth factor，VEGF），二者有相似的结构，但结合不同的受体，产生不同的作用。PDGF 主要作用于间质细胞如成纤维细胞、神经胶质细胞，而 VEGF 则作用于内皮细胞。

（1）PDGF 最初是从血小板分离的，它的名字血小板源性生长因子今天看来不太准确，因为许多细胞都能产生 PDGF，例如内皮细胞、血管平滑肌细胞、激活的单核细胞和巨噬细胞等。PDGF 由两条不同的多肽链组成，由二硫键连接成二聚体，二聚体不同的组合形成三个异构体即 PDGF-AA、PDGF-BB、PDGF-AB，A 链和 B 链有 60% 的氨基酸同源性。在还原条件下，二聚体被还原为两个单体，大亚基为 15 000～17 000，小亚基为 14 000。PDGF 在人类血清中的浓度为 15～50ng/mL，各种异构体的比例为 PDGF-AB 占 60%、PDGF-BB 占 23%、PDGF-AA 占 12%。A 和 B 的基因定位在染色体 7 和 22。前体 A 为 211 个氨基酸，B 为 109 个氨基酸。基因重组 PDGF 在不同系统的表达以及晶体结构的 X 线分析均已完成。

（2）VEGF 是一种肝素结合蛋白，45 000，189 个氨基酸，由二硫键连接的相同亚基构成二聚体，由培养的垂体细胞分泌。VEGF 亚基的氨基酸与 PDGF-B 有 24% 的同源性，包括 8 个半胱氨酸。血管内皮细胞的 VEGF 受体不能结合 PDGF。虽然 VEGF 对内皮细胞是有力的促生长剂，但并不像 PDGF 那样广泛地作用于成纤维细胞和血管平滑肌细胞、视网膜表皮细胞和粒层细胞。在体内，VEGF 是促血管生成剂。目前还不了解 VEGF 对创伤修复的作用，但它对血管内皮细胞的选择性刺激作用以及结合肝素的能力和体内促血管生成作用预示它是创伤修复中的重要因子之一。

（二）PDGF 的受体

PDGF 有两种不同的受体称为 α 受体和 β 受体。α 受体有 1066 个氨基酸，β 受体有 1074 个氨基酸，是跨膜的糖蛋白，在细胞外受体结合区共有 5 个免疫球蛋白样的区域，在细胞质区域有酪氨酸蛋白激酶。α 受体识别 PDGF-AA 和 PDGF-BB，所以可以高亲和力地结合 3 种 PDGF 异构体。β 受体识别 PDGF-BB，只能高亲和力地结合 PDGF-BB，低亲和力地结合 PDGF-AB，不结合 PDGF-AA。β 受体数量是 α 受体的 5 倍，少数细胞两种受体数量相等，有一种狗的平滑肌细胞只有 β 受体表达，没有发现只表达 α 受体的细胞。受体结合 PDGF 后形成二聚体形式，会出现几种不同的情形，两种受体介导的细胞效应也不同，如 β 受体介导成纤维细胞的趋向性，所以结合后的效应由受体的类型决定。PDGF 与细胞膜上特异受体结合，激活受体酪氨酸蛋白激酶，信号传递导致 DNA 合成，与受体结合的解离常数（Kd）为 1×10^9mol/L，每个细胞有 $(1 \sim 4) \times 10^5$ 个生长因子受体。表达 PDGF 受体的细胞有成纤维细胞、血管平滑肌细胞、肾小球膜细胞、神经胶质细胞和人的微血管内皮细胞。

（三）PDGF 的作用和创伤修复

1. PDGF 的生物学作用

PDGF 是血清中很强的间质细胞如成纤维细胞和平滑肌细胞的生长刺激因子。PDGF 在体内诱导血管增生是通过激活巨噬细胞合成 bFGF 和 TGF-β，再作用于内皮细胞。在体外一般认为 PDGF 不直接作用于内皮细胞，但近来数据表明一些血管内皮细胞有 PDGF 受体。PDGF 对多种细胞有趋化活性，是炎症细胞的有力趋化因子，但不是其生长刺激因子。对中性粒细胞的最大趋向浓度为 1～5ng/mL，对单核细胞趋向浓度为 20ng/mL。在 20～40ng/mL 的高浓度下，PDGF 激活人中性粒细胞产生超氧化物，颗粒成分释放和中性粒细胞聚集，这一浓度也激活人的外周单核细胞。在低浓度 10～20ng/mL，PDGF 可以强烈地吸引成纤维细胞和平滑肌细胞。在人体外内皮成纤维细胞实验中，PDGF-AB 和 PDGF-BB 都表现出同样的促生长作用和促迁移作用。PDGF-AB 使人内皮成纤维细胞分别向胶原蛋白 I 和纤维蛋白的迁移增加 260% 和 230%。

2. PDGF 和创伤修复

生长因子促进细胞生长和移动，诱导蛋白质的合成和分泌。在生长因子缺少或抑制的病理生理情况下，生长因子成为其治疗的候选药物，尤其是有障碍的创伤修复成为过去 10 年生长因子研究的主要焦点。因为 PDGF-AA 的体外作用较弱，所以 PDGF-BB 一直是主要被研究的异构体。已证明，PDGF-BB 无论对慢性创伤或难愈合创伤的修复都具有明显的促进作用。PDGF-AB 用于动物实验，在使用海绵植入大鼠创伤愈合的模型中，与 PDGF-BB 相比，两者在处理 15d 后都明显地增加了胶原蛋白的含量。用于人体实验的仅有 PDGF-BB，在一个小规模的随机双盲研究中，对照组施以安慰剂，每天用 PDGF-BB 处理创伤表面，发现明显地增加了慢性压迫性溃疡的愈合，具有统计学意义。一项大规模的研究也同样表明了 PDGF 可以减少溃疡体积，可作为加速愈合的治疗药物。对糖尿病患者慢性溃疡的双盲试验，施以安慰剂于对照组的研究表明，PDGF-BB 可以明显加速全部愈合，并且每天在创面上使用重组人的 PDGF-BB 是安全的、有效的。最近在创伤模型中，研究了 PDGF 受体 α 亚基和 β 亚基的表达。在猪的模型中，仅发现受体 β 亚基，在人的部分深度急性创伤中和慢性创伤中，两种亚基都存在。在正常皮肤，没有发现 PDGF 受体的表达，但在切除皮肤手术后的 6d、12d、19d，发现有受体 α 和受体 β 的表达，在表皮再生 47d 后，PDGF 的受体表达又完全消失。其他有关 PDGF 受体 mRNA 表达的实验证明，成纤维细胞和细胞间基质的相互作用明显地调节修复过程，两种亚基在翻译前水平上调节。这些实验最近已扩展到腿部慢性静脉溃疡，在创伤底部成纤维样的细胞和创伤边缘表皮以下细胞中，发现有两种受体的表达。在肉芽组织血管内皮细胞和创伤边缘，有很强的受体亚基 β 表达，而没有亚基 α 的表达，表明亚基 β 更多地涉及组织修复中的血管形成。最近已有资料表明，PDGF-BB 已经美国食品药品监督管理局批准正式上市并应用于临床。

二、表皮细胞生长因子（EGF）

（一）EGF 家族

EGF 家族有十几个成员，具有一个共同的结构特点，就是有 6 个半胱氨酸残基形成分子内二硫键，键的次序是 c1-c3，c2-c4，c5-c6，这一环形结构对于受体的结合非常重要。现介绍主要的4种，即 EGF、TGF-α、肝素结合的表皮生长因子（heparin-binding EGF，HB-EGF）、两性调节因子（amphiregulin，AR），它们具有相似的结构，结合 EGF 受体，但有不同的生物学活性。

（1）EGF 是最早发现的生长因子之一。在 20 世纪 60 年代，Cohen 描述了一种从小鼠颌下腺分离的蛋白质，它能使新生小鼠提早睁眼和长出牙齿，由于组织学上能引起实验小鼠表皮成熟和生长，这种蛋白质被命名为表皮生长因子。人的 EGF 基因定位在染色体 4，有 24 个外显子被大量非编码区隔开，最初转录长度大约 110kb，编码 1207 个氨基酸的前体，经蛋白酶解后形成一个具有生物活性的 53 个氨基酸片断，相对分子质量为 6201。EGF 有 3 个分子内二硫键，形成 3 个分子内环形结构并区别于其他生长因子家族，构成其生物活性所必需的受体结合区域。EGF 没有糖基化部位，非常稳定，耐热耐酸，许多体液中都发现有 EGF 存在，特别是在鲜奶中。应用点突变技术深入研究与受体结合部位发现，一些氨基酸残基在与受体结合过程中起着关键的作用，包括精氨酸 41 直接参与受体结合作用，酪氨酸 37 是结构重要的，但不是结合受体必需的残基。另一个重要的氨基酸是异亮氨酸 23，它暴露在分子的表面直接与受体的疏水区结合。在 β 折叠中的疏水残基氨基酸 19～31 起着结合作用。被确定为生物学活性必需的氨基酸残基是酪氨酸 29 和亮氨酸 47。基因工程表达的 EGF 已经在真核和原核系统中完成。

（2）转化生长因子-α（TGF-α）是 EGF 家族中的重要成员之一。最初是从鼠肉瘤病毒转化的小鼠细胞培养基中分离，能促进 NRK 成纤维细胞生长并能诱导癌变，称为肉瘤生长因子（sarcoma growth factor，SGF）。在原始制备物中也发现含有 TGF-β，能更有效地增加这种转化作用。后来在许多肿瘤中发现具有这种功能的多肽，故更名为转化生长因子。TGF-α 在肿瘤中大量合成，EGF 受体含量也上升，表明其在肿瘤发生中具有自分泌和旁分泌机制。TGF-α 的表达不仅限于转化的细胞，在大鼠和小鼠的胚胎也有表达，表明其在发育上的作用。TGF-α 还在许多成年组织中表达，例如结肠、皮肤、脑、胃黏膜、肝和肾。人的 TGF-α 基因有 6 个外显子，长 70～100kb，定位于染色体 2。EGF 家族的成员 HB-EGF 和 AR 也有 6 个外显子，但 EGF 基因有 24 个外显子。TGF-α 的前体是一个跨膜糖蛋白，由 160 个氨基酸组成，存在于细胞基质中，经蛋白酶切割，一个具有生物活性的可溶的 50 个氨基酸片段（相对分子质量为 5600）从其前体释放出来。TGF-α 与 EGF 有 30% 的氨基酸同源性，有 EGF 家族 3 个二硫键组成的环形结构特点。与 EGF 相比，TGF-α 在基质中的含量非常低，在创伤中大多数 TGF-α 由巨噬细胞和角质细胞分泌，在愈合后期，有自分泌和旁分泌方式。EGF 和 TGF-α 可较弱地结合邻近细胞的 EGF 受体，这种膜结合生长因子作用于邻近细胞的受体为近分泌。

（3）肝素结合的表皮生长因子（HB-EGF）最初是作为人巨噬细胞分泌的产物被发现，相对分子质量为 22 000 的单链多肽。在 3 个环形区域，与其他 EGF 家族成员有 40% 的同源性。与 EGF 一样，是角质细胞和成纤维细胞的促生长剂，但不同于 EGF，不促进血管内皮细胞的生长。虽然在创伤修复中的作用还不清楚，但其来源于巨噬细胞并能结合细胞间基质硫酸化肝素的性质表明，HB-EGF 可能与创伤修复有关。

（4）两性调节因子（AR）是一个含有 84 个氨基酸的多肽，相对分子质量为 9800，由其前体分子 252 个氨基酸经蛋白酶解得到。与 HB-EGF 一样，AR 能可逆地结合硫酸肝素。AR 最初从乳腺癌细胞分离，是 EGF 家族中唯一能在体外抑制一些肿瘤细胞分裂的蛋白，但在创伤修复中的作用不清楚。因为 AR 与从正常人角质形成细胞中分离的一种多肽，角化来源的自分泌因子，具有一致性，表明是一种重要的角质形成细胞自分泌生长因子。

（二）EGF 的受体

EGF 的受体是一个单链的跨膜糖蛋白，相对分子质量为 170 000。受体有 3 个主要的区域，细胞外区域含 621 个氨基酸，有 12 个 N 糖基化部位，两个半胱氨酸富含区，是生长因子的结合区域。跨膜疏水区含 23 个氨基酸。膜内区域含 542 个氨基酸，含有酪氨酸专一的蛋白激酶，EGF 受体属于酪氨酸激酶受体类。正常细胞含有大约 20 000 个 EGF 受体。人类 EGF 受体基因定位于染色体 7，有 28 个外显子，75kb。应用内含子和外显子的探针证明，它们定位拼接于细胞核。当 EGF 与受体的细胞膜外生校因子结合区域结合时，诱导受体构象改变，增加了受体之间的亲和性，促使受体形成二聚体，这种化学键连接的一聚体已经分离并得到证实。二聚体的形成最终激活受体细胞内的酪氨酸激酶，使受体自身磷酸化，也使特定的细胞内蛋白的酪氨酸磷酸化，控制细胞的激活和去激活，引起一系列的细胞分裂和迁移等作用。EGF 结合其受体引起一系列复杂的反应，几种重要的被磷酸化的调节蛋白包括磷脂酶 Crl（PLCr），磷酸肌苷肽 3 激酶，鸟嘌呤核苷三磷酸（GTP）激活蛋白。这些蛋白的激活导致其他酶类的激活，如酪蛋白激酶 II、MAP 激酶、raf-l 激酶、核糖体蛋白 S6 激酶和蛋白激酶 c，最终导致细胞生理的主要变化如释放细胞内钙，增加葡萄糖和氨基酸的运输，促分裂活性的特定基因如 c-jun、c-fos 和 c-myc 的转录。在受体酪氨酸磷酸化区域和信息蛋白之间的联系由一个保守的 100 个氨基酸残基的区域所介导，叫作 SH2（src-同源区），起着重要的调节作用。EGF 受体的酪氨酸激酶是诱导 EGF 生物学活性的必要条件，当用突变的方法改变酪氨酸激酶区域的重要氨基酸时，可使 EGF 失去活性，但不改变与 EGF 的结合能力，说明受体的膜内区域决定了生物学特性。

（三）EGF 的作用和创伤修复

1. EGF 的生物学作用

除造血系统外，所有细胞膜都有 EGF 的受体，因而 EGF 在体外有广泛的多种功能作用。EGF 的作用没有种属专一性，如小鼠 EGF 可以作用于人的内皮成纤维细胞和表皮细胞。EGF 的体外作用主要是促细胞生长，作用于有关创伤修复的细胞有角质形成细胞、成纤维细胞、平滑肌细胞和内皮细胞。在器官组织培养中也有类似的作用，如皮肤组织、十二指肠、胎儿肺等的组织培养。直接涉及创伤修复的作用还包括，对内皮细胞和成纤维细胞趋化刺激，使其迁移向受损部位，以及促进成纤维细胞产生胶原蛋白。

2. EGF 和创伤修复

EGF 应用于创伤实验如皮肤切割伤、烧伤、角膜损伤以及胃溃疡等，都能明显增加创伤的愈合速度。临床试验表明，在皮肤移植的供给部位，应用硫化二嗪（二氮苯）银软膏和 EGF 处理表面，比没有 EGF 处理的伤口愈合时间缩短，加速皮肤供给部位的再生，没有证据表明应用 EGF 后引起瘢痕增生。其他 EGF 的临床研究包括在烧伤患者的静脉淤滞溃疡的二期试验和促进角膜移植手术后的愈合的三期试验。EGF 还对骨再生有重要意义，促进骨培养的 DNA 合成和骨膜成纤维细胞生长。

三、转化生长因子 β（TGF-β）

（一）概述

　　TGF-β 有 5 种异构体，有 64%～82% 的同源性，其中 3 种异构体 TGF-β$_1$、TGF-β$_2$、TGF-β$_3$ 在哺乳类细胞和组织中已发现。TGF-β$_1$ 最先从血小板分离，TGF-β$_2$ 从骨细胞分离，TGF-β$_3$ 也被克隆，TGF-β$_4$ 和 TGF-β$_5$ 仅分别在鸡和蛙中发现。它们在分化和组织形态形成中起着重要作用，是表皮细胞、内皮细胞、造血细胞等有力抑制剂。最初的定义是由于它能够使非肿瘤细胞如鼠类成纤维 NRK 或 AKR-2B 在软琼脂培养基长出克隆和转化表型。转化生长因子的概念看来已不合适，现在 TGF-β 是指能调节细胞增殖、分化和细胞间基质蛋白表达的一类多功能细胞生长因子。TGF-β 是一个最新的生长因子家族，它的一个显著的特点是能可逆地抑制多种细胞的生长，特别是来源于外胚层的细胞如角质细胞和白细胞。对来源于中胚层的成纤维细胞是弱生长刺激剂。TGF-β 可以由多种细胞合成，如血小板、巨噬细胞、淋巴细胞、成纤维细胞、骨细胞和角化细胞，并且几乎所有的细胞都含有 TGF-β 的受体，所以 TGF-β 可能是所有生长因子中靶细胞最广泛的家族。人类 TGF-β$_1$R 的基因定位在染色体 9，两个相同的亚基由二硫键连接成聚合体，亚基相对分子质量为 25 000，其前体分子含 390 个氨基酸，经酶解从 C- 末端产生 112 个氨基酸的片断为 TGF-β，蛋白酶水解部位是氨基酸 RKKR 前体分子的 N- 末端含有一个单一序列和潜在结合蛋白（LAP），仍与 TGF-β 蛋白有关联，形成一个潜在的非活性复合物，LAP 含有 4 个 N- 糖基化部位和纤维结合素识别位点。在创伤修复期，TGF-β 经蛋白酶解或创伤外环境的低 pH 水解激活。TGF-β 成员有高度的序列同源性，在 C- 末端高达 70%～80%，种属差别亦很小，如 TGF-β$_3$ 在人和鼠之间仅差一个氨基酸，禽和猪差两个氨基酸。TGF-β$_2$ 的三维晶体结构分析已经完成。

（二）TGF-β 的受体

　　目前已经发现有 100 多种正常细胞和肿瘤细胞含有专一结合 TGF-β 的受体，它们分为 3 种。受体 I 相对分子质量为 55 000～65 000，受体 II 相对分子质量为 85 000～110 000，它们对 TGF-β$_1$ 有高亲和性，对 TGF-β$_2$ 有低亲和性。受体 II 相对分子质量为 330 000，对 TGF-β$_1$ 和 TGF-β$_2$ 有高亲和性。当选择性地去除受体 I 可使细胞对 TGF-β 的效应消失，表明受体 I 对 TGF-β 的作用是必需的。受体 I 和受体 II 在细胞内区域没有信号传导序列，受体 II 含有丝氨酸特异的蛋白激酶。信号传导时，受体 T 和受体 II 形成二聚体，TGF-β 直接结合受体 II，激活丝氨酸 / 苏氨酸蛋白激酶，使受体 I 磷酸化。受体 I 和受体 II 形成大量的同型二聚体和异型二聚体。受体 III 虽然在许多细胞表达，但在成纤维细胞和单核细胞却例外，受体 III 的缺少并没有减少 TGF-β 的效应。受体 III 的作用还不清楚，可能是通过为受体 II 提供配体而间接地影响信号传导。TGF-β 结合受体后可以使 GTP 结合蛋白激活，GTP 含量增加，钙离子内流，细胞内蛋白丝氨酸 / 苏氨酸残基磷酸化。TGF-β 结合受体后形成的复合物经细胞内吞作用被溶酶体酶降解。与 TGF-β 一样，受体 T 和受体 II 在人和鼠种属之间的同源性达 97%，这种 TGF-β 和受体种属同源性与它们的相似活性是一致的，使在动物实验中获得的有意义的数据更便于应用到临床。TGF-β 可逆地抑制细胞分裂的作用引起了人们对其抑制机制的大量研究。在角质形成细胞培养中加入 TGF-β_1，可抑制视膜神经胶质瘤蛋白的磷酸化，阻断细胞经过 G_1 周期。视网膜胶质瘤蛋白是一种肿瘤抑制蛋白，其磷酸化促使细胞分裂，去磷酸化抑制细胞分裂。TGF-β 还使培养的角质细胞 c-myc 基因表达减少，细胞分裂需要 c-myc 蛋白，EGF 或 PDGF 可以诱导其产生。

（三）TGF-β 的作用和创伤修复

1. TGF-β 的趋向性和促进细胞间基质合成

TGF-β 对细胞的作用取决于细胞的种类、发育和分化状况，其他生长因子的存在，以及 TGF-β 的含量。低浓度条件下，TGF-β_1 是巨噬细胞、中性粒细胞的有力趋向剂，经自分泌和旁分泌，TGF-β 局部浓度增加，激活巨噬细胞增加 TGF-β 的 mRNA 表达，促进成纤维细胞增殖。高浓度的 TGF-β 可以诱导其他生长因子的产生，如 IL-1、FGF、TNF-α、PDGF 和 TGF-α。TGF-β_1 调节细胞间基质合成，强烈地促进前胶原蛋白 I 的合成，刺激纤维结合素的合成，为胶原蛋白的沉积提供网络，增加整合体和其他膜受体，加强细胞与基质的相互作用，有利于炎症细胞向创伤部位的移动。TGF-β 还能降低细胞间基质蛋白的合成，抑制金属蛋白酶的活性，有助于胶原蛋白沉积，纤维化形成。

2. TGF-β 在创伤修复中的作用

用大鼠切口创伤模型，TGF-β_1 是最早表明能加速正常创伤愈合的生成因子，使用 TGF-β_1 增加了线性切口愈合后的抗拉能力。在兔、豚鼠和猪 3 种动物实验，需要新肉芽组织生成的开放性创伤中，TGF-β 有意义地提高了内皮损伤的修复速度和质量。在最初用于临床研究中，TGF-β 的免疫抑制性和纤维化性质备受重视。静脉回流障碍所致溃疡的一期研究已经完成，在双盲条件下，TGF-β_1 和安慰剂对照的数据没有显示阳性结果。但用于斑点穿孔小规模的临床试验时，TGF-β_2 有阳性效果，可能是诱导局部纤维化作用产生了脉络视网膜的附着增强视觉，大规模的临床试验还没有确定这一作用。虽然 TGF-β_3 与它的异构体 TGF-β_1、TGF-β_2 生物学作用和靶细胞相似，但它显示一个优点，即减少大鼠切口创伤中组织学瘢痕形成。另外用抗体中和 TGF-β_1 也抑制了瘢痕的形成。TGF-β_3 最近已经进入了临床试验，用于慢性创伤。TGF-β 异构体之间生物学活性的差别有待进一步研究。总之，TGF-β 促进创伤修复是因为：①诱导炎症细胞中的中性粒细胞和巨噬细胞向创伤部位补充；②促进成纤维细胞增殖和细胞基质的合成；③促进角质细胞迁移，减少创伤体积，加速愈合速度。

四、成纤维细胞生长因子（FGF）

（一）FGF 家族

20 世纪 70 年代人们发现垂体提取物中有促进 3T3 成纤维细胞生长的物质，从脑垂体中分离得到碱性成纤维细胞生长因子（bFGF）和酸性成纤维细胞生长因子（aFGF）两大类，它们是中胚层和神经外胚层细胞的生长刺激剂。现在 FGF 家族已经发现超过了 20 个的成员，其中 bFGF、aFGF 和 KGF 研究得比较清楚。

1. bFGF 和 aFGF

bFGF 和 aFGF 都是单链多肽，有 55% 的序列同源性，基因结构类似，含有 3 个外显子，被两个不同校度的内含子隔开。人的 aFGF 基因定位于染色体 5，bFGF 基因定位于染色体 4。bFGF 在生理条件下呈阳离子形式，等电点 5.6，140 个氨基酸，相对分子质量为 16 000。aFGF 大量存在于神经组织，而 bFGF 则广泛存在于脑、肾、肾上腺、黄体等许多组织。一种高相对分子质量的 bFGF 存在于血浆。在所有器官血管内皮基膜中，都可以用免疫组化的方法检测到 bFGF。心肌纤维、子宫肌层、中枢神经系统神经元、浦肯野细胞和结肠、支气管、子宫内膜的表面细胞都有免疫反应活性。bFGF 和 aFGF 都不具备适当的前导肽序列，不能从内质网分泌，因而分泌机制不清楚。有人提出由细胞死亡或损伤后释放的方式和由细胞外排如 IL-1β 方式产生。bFGF 的基因可以编码多种相对分子质量为 24 000、23 000 和 18 000 的蛋白，产生于基因上不同的 CUG 起始部位，相对分子质量为 18 000 的蛋白起始部位是 AUG，这可以解释在早期制备得到不同相对分子质量的 bFGF。FGF 的一个重要的特点是与肝素和硫酸肝素结合的能力。bFGF 的免疫分析表明，bFGF 与细胞间基质联系在一起，在基膜与硫酸肝素结合。这种结合有以下作用：硫酸肝素防止了 bFGF 被蛋白酶降解。aFGF 在细胞膜与肝素的结合使其与受体的亲和力增加 2～3 倍，明显引起细胞的分裂。一些降解基质的酶如肝素蛋白酶，组织蛋白酶 D，胶原蛋白酶在创伤后可以使 FGF 释放。这些数据表明 FGF 与含肝素的细胞间基质结合，通过其储存和释放部位可以调节 FGF 的活性，并且影响对靶细胞受体的作用。鉴于与肝素的结合能力，FGF 也命名为肝素结合生长因子，但并非所有结合肝素的生长因子都属于 FGF 家族。现在 aFGF 被命名为 FGF-1，bFGF 被命名为 FGF-2。以下按发现前后分别命名为 FGF-3，4，…，9，23 等。当然也有的成员不作用于成纤维细胞如 FGF-7（KGF-1）。

2. 角化细胞生长因子（KGF）

KGF 是从成纤维细胞培养基中纯化的，相对分子质量为 26 000～28 000 的单链多肽。KGF 基因编码 194 个氨基酸，包括一个信号肽部分和一个 N- 糖基化部位。当在细菌中表达时，活性蛋白具有 21 000 的相对分子质量，间接表明在哺乳类细胞表达时是糖基化的，这个翻译后的修饰对活性并不是必要的。KGF 从结构分析是 FGF 家族的成员，在羧基端有 2/3 的同源性，在这一区域有 30%～45% 的序列与其他 8 个成员是一致的。除了人成纤维细胞外，培养的不同来源的基底细胞也表达 KGF，包括成人肺、皮肤、乳腺、胃、膀胱和前列腺。在表皮细胞、内皮细胞和黑色素细胞中没有发现表达。与上述结果一致，在新生小鼠皮肤的基底层可以检测到 KGF 的转录，而在表皮层则不能。相对于基底细胞的表述，KGF 的专一靶细胞是表皮细胞。最初实验证明能刺激生长的细胞有 BALB/MK 鼠角质形成细胞，B5/589 人乳腺表皮细胞和 CL208 恒河猴支气管表皮细胞，后来又发现有人角质形成细胞，大鼠和人前列腺表皮细胞，大鼠肝细胞，Ⅱ 型肺细胞，角膜表皮细胞和牛卵巢粒膜细胞。但是 KGF 对成纤维细胞，人静脉内皮细胞，黑色素细胞和成肌细胞没有活性。KGF 不仅能刺激 DNA 的合成，也促进和维持细胞的生长。在某些情况下如 BALB/MK 细胞需要胰岛素或胰岛素样生长因子的参与，也有的需要 EGF、aFGF 和 bFGF 与 KGF 协同作用。

3. FGF 家族的其他成员

FGF-3，4，5，6，8 和 9 还没有很好地研究清楚，它们大多是癌基因的产物，多数从肿瘤细胞中克隆。如 FGF-3（Int-2）是由于鼠乳腺癌病毒 DNA 在 Int-2 基因内的插入激活和转化感染细胞而被发现，与 bFGF 有很多的同源性。FGF-4 是由于它对 NIH/3T3 DNA 感染测定中的转化能力而发现。FGF 家族成员在体内完成不同的作用，虽然有关的报道不多，但它们被认为在发育调节中起重要作用。

（二）FGF 的受体

最初发现 aFGF 和 bFGF 结合相同的受体，但很快又发现在细胞表面有 FGF 的高亲和部位和低亲和部位。目前已经发现有 4 个 FGF 受体，都获得了人 cDNA 克隆，命名为 FGFR-1、FGFR-2、FGFR-3、FGFR-4。它们都是膜结合的糖蛋白，具有酪氨酸激酶活性，在细胞外区域有 3 个免疫球蛋白样结构，有不同的基因编码，在与 FGF 的结合和细胞功能方面表现出部分差别。FGFR-1 基因与原癌基因 flg 是一致的，用人 c-fos 原癌基因 cDNA 为探针从内皮细胞 cDNA 库中筛选出的，定位于染色体 17q23-qter 区，在人胃癌细胞 KATOG Ⅲ 中发现扩增。bek 和 K- 蛋白是一致的。此外，FGFR-3/Sam-4 和 FGFR-4/TKF 也在人的细胞中发现，4 种受体在人组织中有不同的表达。从受体分析得知，相同受体基因产生多种异构体，这是由于 mRNA 不同的拼接、缺失、外显子的变化和不同的内聚腺苷酸产生不同长度的产物，这种机制如同免疫球蛋白的情形一样。FGF 系统表现多种专一性，一种受体可以相似的亲和力结合几种 FGF，一种 FGF 也可以结合几种不同的受体。FGF 信号多样性部分是由于专一的配体与受体的结合所决定的，不同的异构体可以有专一性的增加，如 FGFR-2 与配体结合的区域拼接增加了对 FGF-7 的亲和性，FG-FR-3 的不同拼接只结合 FGF-1。KGF 结合特异的受体 KGFR，是经不同拼接的 FGFR-2 异构体，在第三个免疫球蛋白样环形结构的后半部分不同，决定可以结合 KGF 和 aFGF，不结合 bFGF，又叫作 Bek（Ⅲ b）。FGFR-2 又叫作 Bek（Ⅲ c），结合 aFGF 和 bFGF。FG-FR-1 结合 aFGF 和 bFGF，不结合 KGF。在细胞表面还有一种低亲和性的受体，功能与肝素相似，这一受体的克隆表明它是一种细胞表面硫酸肝素多糖，核心蛋白氨基酸少于其分离的 cDNA 编码氨基酸，含有一个跨膜区域，侧面有 6 个葡萄糖附着部位。现在已知细胞表面 FGF 低亲和受体是一结合糖蛋白，这一蛋白多糖家族根据特异的核心蛋白分为 4 种（syndecan1、2、3、4）。蛋白多糖与 FGF 的结合，阻断了 FGF 对 Swiss3T3 成纤维细胞生长的刺激作用。在这种低亲和受体缺失的小鼠中，FGF 不能结合高亲和性的受体，游离的肝素和硫酸肝素可以替代低亲和受体的作用，使 FGF 结合高亲和性受体。这些研究表明低亲和受体是 FGF 结合高亲和受体部位所需要的分子。

（三）FGF 的作用和创伤修复

1. FGF 的生物学作用

FGF 的作用十分广泛，主要有以下几点：① FGF 是培养细胞的有力生长的刺激剂。aFGF 和 bFGF 促进来源于中胚层和神经外胚层的正常二倍体哺乳类细胞 DNA 合成和细胞分裂，这些细胞包括内皮细胞、成纤维细胞、平滑肌细胞、少突神经胶质细胞、星形细胞和视网膜上皮细胞。②促进形成新的毛细血管，涉及破坏血管基底膜，迁移、分裂、重建毛细血管结构，实验证明 bFGF 促进内皮细胞参与了这一复杂过程。体内实验中，FGF 直接刺激了兔角膜新血管的生长。③ FGF 对成纤维细胞的作用。在组织修复过程中，成纤维细胞是产生胶原蛋白和形成肉芽组织的基质来源，FGF 是成纤维细胞的趋向剂和有力的生长刺激剂。在培养的内皮成纤维细胞和在三维胶原蛋白凝胶中培养的内皮细胞以及培养的动脉平滑肌细胞中，aFGF 和 bFGF 都可除低胶原蛋白的合成。在成骨细胞培养中，bFGF 可降低胶原蛋白 mRNA 的水平。在培养的猪成纤维细胞中，bFGF 拮抗 TGF-β 诱导的弹性蛋白和胶原蛋白 I 的产生。在培养的成纤维细胞中 bFGF 能刺激胶原蛋白酶的表达。因此，bFGF 是胶原蛋白代谢的调节剂。④FGF 对神经内分泌系统的作用。神经组织富含 FGF，aFGF 和 bFGF 广泛分布于整个中枢神经系统。FGF 对神经胶质细胞有作用，aFGF 是星形胶质细胞的趋向剂，aFGF 和 bFGF 可调节神经胶质细胞前体的增殖。FGF 可以刺激星形胶质细胞释放神经营养因子。bFGF 是神经元培养的重要存活因子，直接和间接地在中枢神经系统中发挥作用。⑤FGF 在肿瘤中的作用。FGF 家族的许多新成员是来源于人肿瘤的克隆，然而 aFGF 和 bFGF 在大多数成人肿瘤中也很普遍。最近免疫组化对 FGF 在胃肠道肿瘤中的定位研究表明，bFGF 存在于大多数标本的细胞间质中，免疫活性显示在活跃的血管形成区域，细胞染色显示在成纤维细胞和内皮细胞更多于肿瘤细胞。这证明 FGF 存在于肿瘤中，大多数情况下在宿主细胞中通过旁分泌的方式发生作用。⑥FGF 在缺血中的作用。FGF 是平滑肌细胞的生长刺激因子，促进平滑肌细胞的增殖。当缺血发生时，血管生成因子 bFGF 可以刺激新生血管发育，因而限制坏死区域或功能的损失。使用 aFGF 可以增加狗的冠脉闭塞心肌缺血时侧支血流，看来是直接促进血管生成作用的结果。

2. FGF 与创伤修复

FGF 对形成血管的内皮细胞的活性表明其在正常的修复中起重要作用，体外内皮细胞培养和体内动物实验都证明 FGF 明显的促血管生成作用。在创伤过程中细胞间基质、巨噬细胞、淋巴细胞都释放 bFGF，在急性和慢性创伤的体液中都证明有 bFGF 的存在。在皮肤切除创伤模型中，应用 bFGF 增加了肉芽组织的沉积，伴随着大量的多血管现象和细胞基质中暂时性葡萄糖氨基多糖的出现，bFGF 减少了胶原蛋白的含量，增加了表皮再生。然而与 PDGF-BB 相比，bFGF 在这种缺血的皮肤创伤模型中的作用则很小，但在高压氧室内组织氧分压在 40kPa（300mmHg）条件下效果增加。有趣的是应用 FGF-4 可以逆转这种缺血损伤修复的缺陷，表明两种 FGF 异构体有不同的生理作用。在兔耳创伤愈合实验也观察到肉芽组织增生，bFGF 使组织纤维化。在大鼠皮肤切口创伤模型中，bFGF 增加损伤部位的纤维化，在高浓度的 bFGF（50μg/创口），皮肤愈合后抗拉力强度小于正常对照且有统计学意义。损伤皮肤的强度与胶原蛋白在创伤部位空间的桥联有关，这些结果与已知的 bFGF 在成纤维细胞培养中对胶原蛋白的沉积起负调节作用，和 bFGF 促进成纤维细胞和内皮细胞生长是一致的。因此，过量 FGF 可能延缓组织修复，过量的血管生成因子对创伤修复可能没有意义。在一些应用 FGF 的创伤中，也有正向调节作用的实验报道。糖尿病患者的创伤修复有难以控制的障碍，机制不清，可能与高血糖有关。在用 Streptozotocin 诱导的糖尿病大鼠模型实验中，注入聚乙烯醇海绵的 bFGF 增加了创伤肉芽组织的形成，并增加了海绵中的胶原蛋白含量，而在正常对照大鼠，纤维化和胶原蛋白沉积却减少。应用 FGF 也部分改善了这种动物模型皮肤切口创伤的抗拉力强度。db/db 基因缺陷型糖尿病小鼠是另一个创伤修复障碍的模型，除糖尿病以外它有其他不正常的特点，如它的少毛皮肤更容易受损伤，表皮再生更加缓慢。应用 aFGF 和 bFGF 加速了这种全厚度创伤愈合模型，肝素增加了 aFGF 的活性，一个可能的解释是 FGF 在这里的作用相似于 KGF，直接地刺激了表皮的生长。胃肠道溃疡是又一种创伤，生物学机制比较复杂，其结果是胃酸损伤胃肠道黏膜。FGF 经过专一部位的基因突变能在胃酸中和胃蛋白酶中稳定，口服消化，在十二指肠溃疡的大鼠模型中使用 21d，结果有意义地加速了愈合，胃酸的产生没有变化，说明这种作用是直接促进修复过程的结果。FGF 已经用于临床研究，但还没有有关报道发表。一项关于 bFGF 用于 200 例各种病因引起的腿部溃疡患者的临床研究，发表在一个公司的年度报告中。国内几组大样本多中心有关重组人或重组牛 bFGF 的临床试验表明，bFGF 不仅可以使浅 II 度、深 II 度和供皮区等急性创面的愈合时间提前 2~4d，同时可以使许多过去采用常规方法难以治愈的慢性创面发生愈合，由此显著提高了患者的生活和工作质量。另一例报道应用 bFGF 于截瘫患者压力溃疡，在最高浓度组有意义地增加愈合速度，但每个实验组只有 5 例患者。aFGF 也正在进行糖尿病创伤修复和静脉回流障碍溃疡的临床试验。KGF 的受体存在于表皮细胞，KGF 由成纤维细胞合成，经旁分泌促进皮肤和肠表皮细胞的增殖和分化。KGF 含量在创伤中明显升高。与其他已知的生长因子不同，KGF 能刺激所有皮肤内的表皮基本单位包括头发毛囊、皮脂腺和汗腺生长。EGF 引起毛囊和腺体退化，而 KGF 则促进其修复，刺激这些附属单位，促进角质细胞重建表皮。虽然认为 KGF 在 II 度烧伤中可能有重要作用，但不具有临床意义。

五、胰岛素样生长因子（IGF）

（一）IGF 家族

IGF 家族有 2 个成员 IGF-1 和 IGF-2，与前胰岛素在氨基酸序列上有同源性，几乎存在于所有哺乳类组织中。

1. IGF-1

血清可以促进软骨 $^{35}SO_4$ 的渗入，20 世纪 50 年代，有人发现去垂体大鼠的血清缺少这种活性，给予大鼠生长激素可以使之恢复，但直接给予生长激素于去垂体大鼠血清中培养软骨，则不起作用。由此引出一个概念，生长激素不直接促进软骨生长，而是诱导生成某种因子介导生长激素的作用，这种因子最初叫作硫酸化因子，后来又叫作生长素介质。生长素介质的假说认为，生长激素依赖的血浆因子不仅促进硫酸软骨素的硫渗入，也促进 DNA 的胸腺嘧啶，胶原蛋白的羟脯氨酸和 RNA 的尿嘧啶渗入。在血清中，发现有胰岛素样的活性，但不能被胰岛素抗血清抑制。1978 年这种对应于胰岛素样活性的分子被分离和定性为 IGF-1。IGF-1 是生长激素依赖的多肽，前体分子有 195 个氨基酸，经酶解得到 70 个氨基酸的 IGF-1，相对分子质量为 7649，有 3 个分子内二硫键。IGF-1 在哺乳类中有高度的一致性，在人和大鼠之间只有 3 个氨基酸不同。IGF-1 分子分 4 个区域，NH_2-B-C-A-D-COOH，B 和 A 区域与 IGF-2 有 70% 的同源性，与胰岛素有 50% 的同源性。与胰岛素不同的是前胰岛素的 C 端需要进一步酶切产生有活性的胰岛素，而 IGF-1 和 IGF-2 的 C 端保留，是活性所需要的部分。IGF-1 基因有 6 个外显子，多种转录起始部位产生多种 mRNA，不同的 RNA 拼接和不同的聚腺苷酰化部位。IGF-1 存在于各种组织中，如肝、心、肺、肾、胰腺、软骨、脑和肌肉，但在各种组织中表达的量是不同的。在成年大鼠肝中，IGF-1 的 mRNA 量高于其他组织的 10~50 倍，是 IGF-1 的主要来源。IGF-1 有自分泌、旁分泌和内分泌 3 种方式，在创伤修复中起重要作用。垂体来源的生长激素刺激很多组织合成

IGF-1，特别是肝，很多功能是由 IGF-1 来介导，例如促进软骨和骨的生长，又叫作生长素介质 C。生长激素和 IGF-1 共同结合使用，比单一使用任何一种效果更好。由此引出有关生长激素和 IGF-1 共同作用理论：生长激素引起细胞分化，增加 IGF-1 的产生，1GF-1 促进细胞的分裂生长。

2. IGF-2

IGF-2 是单链多肽，相对分子质量为 7500，含有 67 个氨基酸，3 个分子内二硫键，前体分子有 180 个氨基酸，与 IGF-1 和胰岛素前体有高度同源性。哺乳类 IGF-2 的氨基酸序列也高度一致。人 IGF-2 基因定位于染色体 11，有 9 个外显子。IGF-2 在大鼠和人胚胎的表达水平高于 IGF-1，尤其是在大鼠的胚胎中最高，表明其在胚胎发育中的重要作用。IGF-2 也大量地存在于成年大鼠和成年人骨基质中，IGF-2 在脑中可能有维持细胞的存活和分化，在骨中促进骨重建的作用。与 IGF-1 相似，IGF-2 有急性代谢作用，刺激己糖和葡萄糖代谢，抑制脂肪细胞三酰甘油释放。IGF-2 还是骨骼肌分化中必需的自分泌因子。在出生后的大鼠肝和其他组织，IGF-2 的 mRNA 迅速下降，而在人类出生后 IGF-2 所保持的循环含量则不随年龄变化，但在成人肝、肾的含量较低。IGF-2 不像 IGF-1 那样依赖生长激素调节，也不受营养状态的影响。

（二）IGF 的受体

IGF 通过结合特异的受体对细胞发生作用，胰岛素、IGF-1 和 IGF-2 都有各自不同的细胞膜受体，其结构已从 cDNA 克隆分析中得知。IGF-1 和 IGF-2 的受体分别叫作 IGFR-Ⅰ 和 IGFR-Ⅱ。

1. IGFR-I

已经从人的胎膜等几种组织中分离，是一个跨膜蛋白，与胰岛素受体相似，由 2 个相对分子质量为 125 000 的 α 亚基和 2 个相对分子质量为 90 000 的 β 亚基形成 $\alpha_2\beta_2$ 四聚体结构。α 亚基完全位于细胞膜外含有与配体结合区域，而 β 亚基是跨膜多肽，在细胞膜内含有酪氨酸激酶区域。IGF-1 和胰岛素受体介导的信号传递都涉及酪氨酸残基和其他底物的氧化磷酸化，如胰岛素受体底物（IRS-1），是 IGFR-I 主要磷酸化作用的蛋白。IGF-1、IGF-2 和胰岛素的活性作用都可以由 IGFR-T 来介导，并且都可以被 IGFR-I 的抗体直接抑制。IGFR-I 结合 IGF-1 的亲和性最高，解离常数 K_d 为 1nmol/L，结合 IGF-2 的亲和性次之，解离常数 K_d 为 3nmol/L，结合胰岛素的亲和性最小，解离常数 K_d 为 100nmol/L。

2. IGFR-Ⅱ

IGFR-Ⅱ 与 IGFR-I 和胰岛素的受体完全不同，是一个相对分子质量为 250 000～270 000 的蛋白单体，由一个长的细胞外区域和短的细胞内区域组成，没有酪氨酸酶活性，已经从大鼠的胎肝和人的软骨肉瘤中分离纯化。IGFR-Ⅱ 蛋白的糖基化是其结合活性所必需的，IGFR-Ⅱ、IGFR-I 和胰岛素受体的糖基化使它们在脑中的相对分子质量低于在肝中的相对分子质量，这种差别的意义还不清楚。IGFR-Ⅱ 是与哺乳类阳离子非依赖性的果糖 -6- 磷酸受体一致的，涉及新合成的溶酶体酶（含有果糖 -6- 磷酸残基）从高尔基体到溶酶体的运输。尽管 IGFR-Ⅱ 有双功能分子特点，并且发现与传导 GTP 结合蛋白偶联，它在信号传导过程中的生物学意义还不清楚。

3. 胰岛素样生长因子结合蛋白（IGF binding protein，IGFBP）

与胰岛素不同，IGF 不能像多肽激素那样自由循环，它们可逆地与一类特异的蛋白结合，这些蛋白叫作胰岛素样生长因子结合蛋白，存在于血清、细胞间液、一定的正常组织和肿瘤组织中。目前已经有 6 种 IGFBP 被克隆和定性，它们有许多共同特点，IGFBP 与 IGF-1 和 IGF-2 高亲和性地结合，但不结合胰岛素。除 IGFBP-6 以外，所有 IGFBP 含有 18 个半胱氨酸，在肽链 N 端和肽链 C 端有高度的一致性。IGFBP-6 在肽链 C 端缺少 2 个半胱氨酸，并且有很大不同。IGFBP 主要功能是在循环中运输 IGF，从血管腔隙转送 IGF，定位 IGF 于特定种类的细胞，修饰 IGF 与受体的结合和增强 IGF 促生长作用。IGFBP 可以抑制或促进 IGF 的作用，抑制是通过与 IGF 形成复合物，IGF 与 IGFBP 的亲和性高于 IGF 与受体的亲和性，因而 IGFBP 可以控制与受体结合 IGF 的量。促进作用的机制相对不同的 IGFBP 则不同，还不完全清楚。翻译后的修饰和与细胞表面联系可能决定某一特定 IGFBP 的促进或抑制作用。在哺乳类血清中，IGF-1 加上 IGF-2（共 10^{-7}mol/L）和 IGFBP-3（10^{-7}mol/L）以相似的浓度存在，分子比例为 1:1，IGFBP-3 是 IGF 循环中的主要携带者，它们大部分与一种生长激素依赖的酸不稳定糖蛋白形成一个相对分子质量为 140 000 的三元复合物，包括相对分子质量为 85 000 的酸不稳定糖蛋白，IGFBP-3 和 IGF-1 或 IGF-2。游离形式的 IGF 活性半衰期为 10min，而这种以复合物形式的 IGF 则为 10～15h，因此形成的分子复合物减缓了血清中 IGF 转换。血清中 IGFBP-2 和 IGFBP-6 的浓度为 IGFBP-3 5%～10%，而 IGFBP-1、4 和 5 更低。

（三）IGF 的作用和创伤修复

1. IGF 的生物学作用

①促生长作用。在去垂体大鼠和转基因小鼠的实验中都证明 IGF-1 在缺少生长激素时刺激纵向生长，转基因小鼠还证明了 IGF 在胚胎发育过程的促生长和潜在分化作用。这表明不仅生长激素，IGF 也是生长的基本因子。②促细胞分化。胰岛素和 IGF 在胚胎发育以及在出生后脊椎生长中起着重要作用，在体外 IGF 诱导许多细胞分化，如 IGF-1 和 IGF-2 促进成肌细胞分化，IGF-1 促进成骨细胞分化，并且与促卵泡激素（follicle stimulating hormone，FSH）协同作用促进培养的粒层细胞分化。③在组织重建中的作用。IGF 不仅在胚胎和幼儿发育中，而且在成年期的组织再生和修复中也起重要作用。骨细胞能表达所有 IGF-1 和 IGF-2，IGFR-I 和 IGFR-Ⅱ，以及 IGFBP-1～6。IGF 促进特定的骨细胞再生，如成骨细胞刺激产生骨胶原蛋白 T 和钙化。甲状旁腺激素（parathyroid home，PTH）直接作用成骨细胞，同时可以迅速地刺激 IGF-1 和 IGFBP-3 tnRNA 的表达，也增加 IGFBP-4 的表达。

2. IGF 和创伤修复

IGF-1 在创伤修复中的作用研究得比较多。当血小板凝聚时，IGF-1 和其他生长因子被释放，是血管内皮细胞的趋向剂。从血小板和成纤维细胞释放的 IGF-1 可以刺激血管内皮细胞迁移到创伤部位，促进新生血管的形成。IGF-1 在体外也促进许多细胞生长，如成纤维细胞，骨细胞和软骨细胞。此外，IGF 可以与 PDGF 协同作用增加表皮和内皮的再生。在创伤部位组织和体液中都发现有 IGF-1，虽然 IGF-1 本身对皮肤切口动物模型没有活性作用，但与 IGFBP-1 一起使用则加速了创伤模型和兔内皮溃疡的愈合，这种效果与先前使用 TGF-β 加 PDGF 协同作用一样。在糖皮质激素处理的大鼠肉芽组织，也观察到 IGF-1 加 IGFBP-3 的有效作用。这说明 IGFBP 在 IGF 发挥生物学作用时非常重要。目前有关 IGF 和 IGFBP 的临床工作还没有完成，但有报道对烧伤患者，生长激素加 IGF-1 可以加速供体部位的创面愈合。

第 7 节　加速创伤愈合的几种新措施

　　创伤修复（愈合）本身是一个复杂的动力学过程，有其自身的规律与特征，但在某些条件下这一动力学过程将受到各种因素的影响，使愈合过程发生困难，从而形成难愈合创面，如糖尿病溃疡、放疗所致溃疡以及压疮等，使修复过程延迟。长久以来，人们一直希望能找出某种方法或药物来"促进"或"加速"这些慢性难愈合创面的修复。近来的许多研究表明，除了传统的手术处理外，通过采用新型敷料或外用生长因子类制剂等可以对那些"难愈"创面的修复起"推动"和"促进"作用。

一、新型敷料与创伤愈合

　　所谓新型敷料，实际上就是指那些相对于传统纱布（干性敷料，也叫惰性敷料）而言的具有保湿与促修复作用的生物活性敷料，包括藻酸盐类敷料、水胶体敷料（代表物为 Duo Derm 和 comfeel 等）以及水凝胶敷料等。如前所述，新型敷料利用密封与保湿原理，能给创面提供一个微酸与潮湿环境，从而达到促使创面坏死组织脱落、刺激成纤维细胞增殖、毛细血管胚芽生长以及再上皮化过程，进而"促进"愈合。由于这类产品还具有缓解疼痛，防水以及使用方便等特点，因而深受患者的欢迎。目前这类产品已在欧美普遍应用，并进入家庭。在我国，目前也有以施贵宝公司、施乐辉公司、康乐宝公司以及法国利博福尼公司（Algoplague，安普贴）的部分产品在市上销售，但尚处在市场开拓阶段。由于其价格因素且大众对保湿敷料缺乏认识，因而目前尚难以被国人所接受。

二、外用生长因子促进创面愈合

　　另一种方法是采用外用生长因子促进创面愈合的实践。如前所述，创伤愈合的全过程实质上是由许多细胞因子参与和调控的。生长因子不仅直接参与了创面的炎症反应，而且还影响着组织修复细胞周期的转变等一系列生物学过程。有研究表明，一些慢性难愈合创面之所以经久不愈，其主要原因在于一方面这些创面缺乏炎症反应，缺乏内源性生长因子的释放与生长刺激作用，另一方面其组织修复细胞（上皮细胞、成纤维细胞等）又处于一种"休眠"状态，其细胞膜上相应生长因子受体处于"下调"状态。当外源性应用血小板源性生长因子（PDGF）、成纤维细胞生长因子（FGF）以及表皮细胞生长因子（EGF）等生长因子后，创面中"失活"的巨噬细胞得到激活，并释放 TGF、TNF 以及 FGF 等生长因子，这样外源性应用的生长因子加上内源性释放的生长因子相互促进，可直接作用于组织修复细胞，从而启动修复过程。有研究表明，在修复创面或培养条件下应用 EGF 与 FGF 后，成纤维细胞生长周期中的 G_0 期细胞减少，S 期速度加快，其结果是修复得到了"促进"。20 世纪 90 年代初，国外已有学者将患者自体的血小板源性生长因子（PDGF）应用于治疗包括糖尿病溃疡、压疮和下肢动静脉疾病所致溃疡等慢性创面均取得了预想不到的效果，其治愈率高达 97%，平均愈合时间仅为 10.6 周，而对照组治愈率仅为 25%，时间也显著延长。最近在国内完成的一项多中心、大样本的临床研究表明，重组牛的碱性成纤维细胞生长因子（bFGF）对浅Ⅱ度烧伤、深Ⅱ度烧伤、肉芽创面和供皮区的促愈合效果分别比同期对照组提前 2.5d、4d、5d 和 3.5d，且无不良反应发生。到目前为止，国内药政部门已正式批准重组牛碱性成纤维细胞生长因子、重组人碱性成纤维细胞生长因子以及重组人表皮细胞生长因子上市，实践中已获得了许多有价值的多中心临床试验结果，但就世界范围来讲，大规模、多中心的临床资料尚缺乏，故有关这一措施的实际效果和长期效应尚需进一步研究。

生长因子的转基因疗法对创面愈合的治疗作用近 5 年来开始受到人们的重视，其应用目的主要有 2 个：①基于生长因子半衰期短，应用于创面后由于创面微环境改变，特别是蛋白酶的作用很易使之灭活，不易形成局部高浓度和相对长久时间的作用；②基于对局部组织修复成分的改造，人们希望把那些与修复密切相关的目的基因导入局部，从而营造一个良好的局部修复环境。已采用过的方法包括基因枪技术和脂质体技术等将 EGF 基因等转导入烧伤创面，使之在局部"制造" EGF，从而达到促修复的目的。此外，也有将 FGF 基因用于下肢缺血性溃疡以及心肌梗死后的"生物搭桥"术中，据称已取得一定疗效。目前人们对这一疗法存在的担心是目的基因导入人体后是否像人们所希望的那样调控。即万一生长因子的基因表达失控，可能会给机体带来灾难性的后果。

三、酶学清创与创面愈合

酶学清创即采用外用蛋白酶类物质清除受损创面坏死组织的一种非手术清创方法。它的重新流行主要是基于外科清创术的以下不足之处：①采用手术清创因失血、麻醉以及多次手术等环节而使许多患者产生恐惧感，不愿意采用手术治疗；②在一些复杂的创面如慢性溃疡、烧伤等，由于正常与失活组织的相嵌与混杂，通常采用手术切除很难达到完全彻底的清创目的，易导致感染和其他并发症发生，而如果扩大清创，势必损伤创面周围正常组织，使术后愈合发生困难；③对于一些年老、体弱而需家庭病房治疗的体表溃疡患者，外科清创由于对环境、设备以及专业人员要求显然不易实现；④外科清创本身，少有直接刺激创面修复的作用。而与之相比，采用蛋白酶清创由于它的无痛性、不流血、无需麻醉、使用方便（可家庭应用）以及对创面有直接的促修复作用，因而重获人们青睐。有资料表明，在欧美，许多创面愈合中心、护士之家以及家庭病房对一些小面积创面治疗均采用此种方式，对压疮、下肢静脉性溃疡和小面积烧伤创面等坏死组织清除以及辅助创面愈合起到了很好的作用。

1. 酶学清创的基本原理

胶原与胶原酶对人们来说并不陌生，胶原约占人体皮肤干重的 80%。在健康的正常组织，成纤维细胞、巨噬细胞、中性粒细胞以及角质形成细胞等均能够产生一定量的内源性胶原酶，并在体内维持着清除坏死与促进生长二者之间的平衡。但在严重创伤、压疮、下肢静脉性溃疡以及糖尿病溃疡等条件下，内源性的胶原酶由于产生受限而不足以清除创面所有坏死组织，因而需要外源性补充，使之与内源性胶原酶相互协同，一起达到清除坏死组织之目的。

哺乳动物类胶原酶属于细胞外金属蛋白酶类，是机体内唯一能降解自身胶原的酶。研究发现，这类酶能够清除坏死组织。酶学清创主要机制如下：①对变性胶原具有特殊亲和力，它能特异性的作用于创面变性（坏死）胶原而不损伤正常皮肤；②它首先催化胶原的螺旋状肽链，使其裂解成两个片断，然后这些片段才能被一些非特异性蛋白酶裂解，进一步，这些胶原的裂解产物可以作为化学趋化剂，吸引相关细胞进入创面，从而利于组织修复；③由于胶原酶能溶解某些细胞间的桥粒，能使一些细胞如成纤维细胞与其基底部分离，并在富含纤维粘连蛋白的基质中向创面迁移，为进一步修复创造条件；④由于胶原酶快速溶解坏死胶原并趋化炎症细胞向创面迁移，故总的来讲使用胶原酶后不增加创面感染率，具有抑（杀）菌作用；⑤由于胶原酶在降解Ⅰ、Ⅲ型胶原时的比例有所不同，故对创面修复后期较少瘢痕形成有一定作用。

尽管哺乳动物胶原酶的清创作用已为人们所基本了解，但要大量生产此酶类产品却十分困难。因此，在目前临床上应用最广的却是细菌性胶原酶，其代表为梭状芽孢杆菌胶原酶，它可以通过发酵过程生产，易于提取。从作用机制上来讲，它与哺乳动物胶原酶类似，其不同之处在于：①哺乳动物胶原酶裂解胶原产生的片段较大，而细菌性胶原酶则把变性胶原分成许多细小片段（小到5个氨基酸），因而从理论上讲后者更利于酶学清创与后期的创面修复；②两类胶原酶的作用部位分别是Ⅰ型胶原的甘氨酸（Gly）-异亮氨酸（Ile）和Ⅲ型胶原的甘氨酸（Gly）-亮氨酸（Leu）位点，所不同的是哺乳类胶原酶从胶原的中部裂解胶原，而细菌性胶原酶则从两端裂解；③哺乳类胶原酶仅能裂解Ⅰ、Ⅲ型胶原，而细菌胶原酶则能裂解Ⅰ至Ⅴ型胶原（表 13-3）。

表 13-3　哺乳类胶原酶与梭状芽孢杆菌胶原酶特征的比较

哺乳类胶原酶	梭状芽孢杆菌胶原酶
相对分子质量：大约 37 000（依不同来源）	相对分子质量：大约 100 000
以酶原方式分泌（相对分子质量约 52 000）；需把胶原纤维分解成 2 个片断（1/3 和 2/3）	以具有活性酶的方式分泌，把胶原纤维裂解成许多小的肽片
金属蛋白（锌离子）	金属蛋白（锌离子）
需钙离子	需钙离子
降解Ⅰ、Ⅲ型胶原	降解Ⅰ至Ⅴ型胶原

2. 影响酶学清创的主要因素

影响胶原酶活性的各种因素都会直接或间接影响酶学清创的效果。

一般来讲，促进组织修复的许多因素如血小板源性生长因子（PDGF）、血浆酶、白细胞介素（IL）的释放等均对胶原酶的表达与活性有促进作用，而一些传统的抑制创面修复作用的物质，如糖皮质激素、胶原酶抑制剂以及螯合剂（如 EDTA 等）均能抑制胶原酶活性，进而减弱酶学清创效果。归纳起来，对胶原酶激活与抑制的主要因素如表 13-4 所示。

表 13-4　几种抑制与激活胶原酶的主要因素

激 活 剂	抑 制 剂
组织蛋白酶 B	金属蛋白酶的组织抑制剂
血浆酶	α- 巨球蛋白（血浆衍生物）
有限度的胰蛋白酶激活	β_1- 胶原酶抑制剂
锌离子与钙离子	螯合剂如 EDTA
PDGF、IL	糖皮质激素
细胞间质相互作用（表达）	

3. 胶原酶清创术的临床应用

尽管酶学清创术的历史可以追溯到很早以前，但大规模有效地应用于临床却是近 20 年来的事。在一项采用计算机图像分析的对比实验中，Mekkes 等比较了胶原酶和纤溶酶对创面愈合面积以及坏死组织清除量的影响。结果发现治疗 1 周后胶原酶组不仅较纤溶酶组和对照组明显降解坏死组织，而且其创面面积也缩小至 31%，而纤溶酶组则仍高达 56%。来自意大利一组随机双盲的临床对照研究，对 30 例下肢慢性溃疡创面采用随机分组胶原酶（Iruxol Mono，中文商品名爱疗素）局部治疗，2 周之内采用评价创面炎症反应强度、清创量、肉芽以及上皮化等指标判定治疗效果。结果表明，应用后第 6 天坏死组织清除量与创面炎症反应强度在胶原酶组便明显优于对照组。在治疗后第 4、5 天与第 8 天，肉芽组织生长量、再上皮化以及创面愈合面积在治疗组则显著优于对照组。在采用胶原酶治疗和对照的 30 例患者中，除 3 例出现创面轻度烧灼感，2 例皮肤轻度红斑外，未见其他不良反应。在荷兰 9 个护士之家完成的一项多中心试验结果显示，对 63 例老年压疮患者（患者平均年龄 76.4 岁，压疮程度为Ⅲ级或Ⅳ级）采用胶原酶治疗，在 4 周之内有 43 例患者（占 68%）达到了明显的治疗效果，其中 80% 的创面 2 周后出现肉芽组织生长，61% 的患者 4 周之内坏死组织被完全清除。Nano 报道，在 300 例压疮患者中采用胶原酶加氯霉素清创法，90% 的患者创面坏死组织迅速脱落，肉芽组织生长良好，达到了非手术清创与促愈合目的。此外，应用胶原酶配合磺胺嘧啶银治疗Ⅱ度烧伤 68 例，有 58 例在治疗后 8d 出现焦痂溶解，脱落以及创面愈合的可喜疗效。

除此之外，采用生物电刺激法、氧疗、传统医药制剂、细胞培养技术以及基因疗法等手段和方法来促进创面修复的研究也在进行之中，其效果有待进一步评价。

第 8 节　现代高新技术与创伤修复

在世纪之交，大量新思维、新技术与新方法的出现为 21 世纪生命科学时代的研究增添了许多新的内容。基因工程技术、生物芯片技术以及纳米技术等的应用将有可能从根本上改变我们的行为和生活方式。在生物医学方面，这些技术方法的广泛应用，不仅能从根本上改变我们的思维方式，而且其广泛的应用将给临床治疗带来革命性的突破。因此，组织工程技术、克隆技术、基因组计划、生物芯片技术、纳米技术以及干细胞技术 6 个热点方向的问题应当加以特别关注。

一、组织工程技术

组织工程是应用细胞生物学和工程学的原理，研究与开发用于组织修复、维护或增进人体组织、器官的形态和功能的新的医学领域；是继细胞生物学和分子生物学之后生命科学发展史上又一个新的里程碑，它的出现将是组织修复、再生与器官替换领域一次革命性突破。具体来讲组织工程技术是利用仿生学的原理，以可以降解的高分子聚合物为载体，将有生物活性的细胞与该载体结合在一起，形成一个具有特定三维结构并且具有生物活性的复合体。之后，将该复合体在体外或体内进行培养，最终形成目的器官或组织。研究内容包括种子细胞、支架材料、细胞外基质、体外三维培养、体内作用过程以及临床验证与产业化过程等。

1. 种子细胞

种子细胞是构成组织工程最基本的要素之一。其主要来源有自体组织、同种异体以及异种组织3大方面，其中以自体组织细胞为首选。由于种子细胞需要在体外扩增与长期传代，加之需要高浓度的培养，因此，目前研究对种子细胞有如下要求：①增加细胞的增殖能力；②延长细胞的生命期；③提高细胞的分泌能力；④优选不同组织来源的同一功能的最佳细胞；⑤建立标准细胞系，使研究工作有更好的可比性和科学性；⑥同种异体与异种移植的免疫学问题；⑦细胞与人工细胞外基质的相互作用及影响因素等。

2. 可降解支架材料

可分为天然材料与合成材料两大方面。天然材料主要包括：①胶原；②纤维蛋白；③甲壳素及其衍生物；④天然珊瑚。合成材料主要包括：①聚乳酸（PLA）；②聚乙醇酸（PGA）；③聚酸酐（polyanlydrides）；④聚原酸酯（polyorthoesters，POE）；⑤聚膦腈（polyphosphazenes）；⑥聚酯尿烷（polyesterurethane）；⑦聚丁酸（polyhydroxybtyrate，PHB）等。每种材料有其自身的特点和用途，可根据不同需要进行选择。

3. 生长调节因子

多种生长因子是调节组织工程种子细胞增殖与分化的重要调节剂，如转化生长因子 β_1（TGFβ_1，）、碱性成纤维细胞生长因子（bFGF）、骨形态发生蛋白（BMP-7、BMP-2）、胰岛素样生长因子（IGF-1、IGF-2）、血小板源性生长因子（PDGF）等。它们可以直接应用，或与细胞、基质材料复合，或通过基质材料或转基因种子细胞控制释放等，在肌肉、骨、关节软骨以及皮肤缺损修复中占有重要地位。

由于该项研究涉及生命科学与组织工程学的多个系统，由美国于1987年首先提出，1988年在 NSF 资助下于 Lake Tahoe 召开的一次会议中确定了组织工程的定义。近10年来已在人工皮肤、人工骨、人工软骨、人工肌腱、人工肌肉与人工神经等方面取得明显进展。

组织工程人工皮肤研究已取得突破性进展，并已应用于临床。这种人工皮肤首先由真皮成纤维细胞与 I 型牛胶原复合形成凝胶（gel），之后再在上面复合一层新生的角质形成细胞。当经过一段时间培养后，能形成类似于正常上皮的结构。由于这种组织工程皮肤是"活"皮肤，能够自己分泌胞外基质蛋白、生长因子，同时它又缺乏一些天然皮肤所具有的其他细胞成分，如黑色素细胞、内皮细胞以及朗格汉斯细胞等，故它的应用较好地防止了移植皮肤术后的排异反应，具有抗感染力强、抗挛缩以及耐磨等特点。但明显的不足是无排汗与毛发再生等功能。目前国外成功的产品有 Apligraf、Integraf 等产品，国内也有单位研制的产品进入临床应用。

目前利用组织工程技术再造的组织和器官总的来讲还是结构比较单一的器官，或器官的一部分，如皮肤、肌腱等。而对于结构十分复杂的组织和器官，如肝、肢体等尚有一定距离，但相信会有很大的前途。

二、克隆技术与治疗性克隆技术

自从1997年英国罗斯林研究所的伊恩·威尔英特在《自然》杂志发表了采用无性繁殖法成功培育出绵羊"多利"以来，"克隆"一词可能是科学界乃至百姓中一个最为热门的话题。而"治疗性克隆"则是一项将"组织工程学"与"克隆"技术相结合的一种新的治疗手段，它是将患者的体细胞移植到去除遗传物质的卵母细胞内，经过一定处理后使其发育成囊胚，再利用囊胚建立胚胎干细胞，在体外进行诱导，分化形成特定的组织或器官，如皮肤、软骨、肝、心脏和肾等。待这些克隆的器官成形并具有相应功能后再移植到患者身上。

该项技术对创伤后的组织修复与重建具有重大意义。一是采用该技术解决了修复所需组织、器官的来源问题。因为从理论上讲，采用该技术可以复制出人们所希望的各种组织或器官。二是由于是患者自身体细胞在体外的生长与复制，故移植修复后不存在排斥反应。

该项技术由于其前景十分辉煌，是世界高科技竞争的主要领域之一。目前一些实验室培养出的骨、软骨、血管、皮肤以及胚胎神经等都已在进行人体实验，一些重要脏器如心、肝、肾等组织也在实验室中培育形成。一些大公司还准备推出商品化的产品。

存在的问题：①人体组织器官结构复杂，而非单纯复制一种骨头那样简单，如肝，是由多种细胞构成的一个十分复杂的器官，要完整"克隆"出来并非易事；②卵母细胞供体来源必须充足并要保证很高的质量；③胚胎干细胞如何按照人们的意愿生长；④理想的生物材料；⑤伦理学问题。

三、基因组计划、基因工程与基因治疗技术

人类基因组计划（human genome project，HGP）于 1989 年在美国正式建立，其最终目标是认识并分离出人的所有基因。当时投资 30 亿美元，预计 15 年完成人类基因组 30 亿碱基对全部序列的测定。随着测序技术的进展，这项可与曼哈顿原子弹计划和阿波罗登月计划相提并论的 20 世纪第三大工程也已经提前完成。在 2003 年前完成绘制 4 张人类基因图：包括遗传图、物理图、序列图与转录图。据 2001 年 2 月发布的有关人类基因组计划的最新成果表明，人类基因组由 31.647 亿个碱基对组成，共有 3 万至 3.5 万个基因，比线虫仅多 1 万个，比果蝇多 2 万个，这远远小于人们预想 10 万个基因的估计。从这些最新发布的信息中人们还注意到，由于人类蛋白质有 61% 与果蝇同源，43% 与线虫同源，46% 与酵母同源，并且在人类 17 号染色体上的全部基因几乎都可以在小鼠 11 号染色体上找到，这就为过去人们采用这些低等动物来研究人类的生命活动提供了基因学证据。另外，由于所发现的基因如此之少，且 35.3%（1/3）以上包含着非重要序列，为"垃圾"（junk）DNA，这就意味着基因所控制的功能并非以前人们认为是一对一或是单一的，而是多方面的。过去一个基因等同于一个疾病或一个基因制造一种关键蛋白质的概念正在消失。为此，《科学》杂志高级编辑 Barbara 认为：现代科学研究的挑战是停止一次只考虑一个基因的习惯，应把它集合成一个复杂的系统来考虑，思考这么少的基因如何能生成一个果蝇或一个人。现在的研究是进一步调查 DNA 的功能、基因表达的调节、蛋白质的相互作用、信号环境的影响以及其他导致生物体发生的复杂的机制等。基因测序完成后，人们更应关注后基因时代，即蛋白组学的研究。

人类基因组计划由于是 21 世纪生命科学发展和现代医药生物技术产业化的基础，故与创伤和创伤修复的关系十分密切。在医学实践中人们已观察到一些有趣的现象，如有的人对外力所致的创伤十分敏感，极易受伤，由此使人们想到是否存在"创伤基因"或"创伤易感基因"的问题。

近来研究发现，创伤和脓毒症的发生存在着 TGF-β 与 TNF-β 基因多肽性问题，这种基因多态性导致有的人极易发生脓毒症而有的人则不敏感，由此提出炎症反应失控的"易感基因"假说。尽管最近公布的资料显示地球上每个人与所有其他人共享有 99.99% 相同的基因密码，但从黑种、黄种以及白种人创伤后发生瘢痕疙瘩以及增生性瘢痕存在显著差异的流行病学特征方面，使我们想到这种"失控"创伤修复的种族差异可能也来自于其遗传学差异，并由相应的修复基因所调控。另外，动物和人修复结局的差异（动物一般不形成增生性瘢痕而人易形成），人类同一个体在胚胎与出生后不同发育阶段修复的差异（人类胚胎期不长瘢痕而出生后易长瘢痕）以及同一个体不同部位修复的差异（如人的手掌与脚掌一般不长瘢痕）均提示生物体内肯定存在着决定修复过程"开""关"或修复种类与修复结局的"修复基因"或"修复相关基因"。据此结果，可以大胆设想通过设置相应的"基因开关"来使组织修复达到人为控制，从而实现理想的组织修复。因此，重视和参与人类基因组计划不仅有助于我们发现与烧（创）伤密切相关的功能基因，而且将为从分子与基因水平预防与治疗创伤提供可能。

创伤修复"失控"的另一种主要形式是组织修复不足形成的慢性难愈合创面（统称溃疡）。同样，这种难愈合创面的形成是否与基因学变异有关系，是我们已在研究的一个重要课题。初步的研究结果表明，这种慢性难愈合创面的形成不仅受基因调控，而且其基因表达的产物也起着十分重要的作用。

基因工程技术已在烧（创）伤领域获得了很好的应用，包括利用 DNA 重组技术所生产的 TNF、IL 和 TGF 等细胞因子产品已较好地应用于烧（创）伤基础研究、实验室诊断以及部分临床治疗，部分细胞因子单抗曾用于创伤并发症（如脓毒症）等疾病治疗。其中最典型也是生物学与基础医学和临床烧（创）伤密切结合的成功范例，是利用基因工程技术所生产的多种用于创面修复的基因工程药物（如 PDGF、EGF 以及 FGF）等已走向临床，直接服务于烧（创）伤患者。在该领域，国内从 20 世纪 90 年代初开始，通过基因制药企业、科研院所以及临床医院的密切合作，已成功将 EGF、bFGF 等产品推向市场。到目前为止，国内应用 bFGF 与 EGF 治疗的创面已在数万例之上，特别是这些基因工程药物对过去一些长期难愈的慢性溃疡已显示出独特的疗效，已成为该领域的特效药物。专家建议在烧（创）伤领域需要进一步开展的工作包括：①密切关注应用基因工程药物治疗创面的长期效应以及可能发生的毒副作用。在这方面一是要深入研究创面愈合的分子与基因机制，特别要从基因组学、遗传学以及网络调控方面在更深层次上揭示创面愈合的奥秘。另一方面长期随访也是重要的监测手段之一。②在完成体表创面解剖修复的基础上将重点转向体表创面的功能修复，特别是在大面积烧伤创面覆盖后如何恢复与重建患者的排汗、毛发再生等功能，以最大限度提高患者的生活质量。③在体表创面成功修复的基础上把研究重点转向受损器官的细胞、分子乃至基因修复。在器官修复方面具有价值的研究领域：中枢和外周神经损伤修复与再生、心脏生物搭桥术、下肢血循环重建以及肠道、肝、肾、肺损伤主动修复等。分子与基因的修复虽然更多的是遗传学家的事，但作为修复工作者也应重点关注和了解。

基因治疗技术用于烧（创）伤治疗有其独特的价值，如将目的基因转入待修复部位，靠这些目的基因在"原位"转录与翻译后产生相关因子蛋白而发挥治疗作用。目前这一技术在体表创面修复、下肢血循环重建以及心肌梗死后的侧支循环重建方面均有所研究。尽管目前世界上已有近 400 个基因治疗方案在试用，但在有关其安全性、技术方法的适用以及伦理道德问题尚未完全解决之前应当慎用。

四、生物芯片技术

生物芯片（biochip）主要是指通过平面微细加工技术在固体芯片表面构建的微流体分析单元和系统，以实现对细胞、蛋白质、核酸以及其他生物组分快速、准确、大信息量的检测，是一种高通量的检测技术。生物芯片将是协助人们了解基因之谜，彻底改革当前医疗方式的最有效手段之一。它将成为 21 世纪生命科学和医学中最有力的分子检测工具，故其应用十分广泛。它包括基因芯片、蛋白芯片以及芯片实验室三大领域。

生物芯片的工作流程与半导体芯片类似，只不过上面所载的不是晶体管，而是数以万计的极微小的化学反应器，它每秒能进行数万次的生化反应。由于它利用微点阵技术将成千上万的生物信息密码集中到一小片固相基质上，从而使一些传统的生物化学分析方法手段尽可能在极小的范围内，以最快的速度连续的完成。其目的是将生物科学研究中的许多不连续的分析过程，如样品制备、化学反应以及分离检测等，移植到芯片中并使其连续化和微型化，分析速度提高成千上万倍，而所需的样品与化学试剂的量则可减少成百上千倍。该项技术可应用于生物科学的许多领域，如疾病相关基因的发现与功能研究、分子水平上疾病的诊断与预测以及药物筛选等。目前使用的生物芯片是其初级形式，即基因芯片，它是电子学与生命科学相结合的产物。基因芯片由若干基因探针组成，每个基因探针包含着由若干个核苷酸对组成的 DNA 片段。在指甲盖大小的基因芯片上排列着许多碱基顺序的 DNA 片段，根据碱基配对原则捕捉相应的 DNA，从而进行基因识别。

由于该技术刚起步，就创伤领域而言目前尚涉及较少，设想在以下领域将有广泛的应用：①寻找"创伤基因""创伤易感基因"以及"修复基因"或修复相关基因等。这一应用的前提是必须在了解有关正常人体遗传信息的基础上，把成千上万个已知基因的代表片断固定在很小面积的基质表面上，形成 dDNA 阵列（生物芯片的一种），检测这些基因在不同生物样品中的表达情况，以此寻找与特定疾病过程或生理过程相关的基因。该项工作目前在国内外已初步开展。国内方面在国家重大基础研究发展规划资助项目（973 项目）资助下，北京、重庆以及上海的学者在对正常、溃疡创面以及瘢痕愈合创面的研究中，发现了一些在异常愈合条件下表达出的差异基因片断，初步的结果预示可能存在决定或影响着创伤愈合的修复基因或修复相关基因，但深入的工作正在研究之中。②建立创伤早期诊断、治疗以及预后检测的创伤生物芯片。该芯片将对创伤患者是否有细菌或细菌毒素进入血液或组织，患者是否要或将要发生脓毒症或多器官功能障碍，患者创面修复结局如何（是否形成过度增生性瘢痕以及瘢痕疙瘩）等作出报告。③用于创伤治疗药物的筛选，包括对创伤药物靶标的发现、多靶位同步高通量药物筛选、药物作用分子机制的认识以及药物活性与毒副作用评价等。

目前，我国在生物芯片技术领域取得的重要进展有：①上海博道基因技术有限公司研制出以玻璃片为载体，以双荧光检测为特征的基因芯片。制备了有 8000 个点，含 4000 种全长新基因表达谱芯片，并用这种芯片成功地筛选到 400 多种与人体生长发育和肿瘤相关的新基因。制备了可用于丙型肝炎临床诊断的丙型肝炎基因芯片。该公司生产的基因芯片在 $6cm^2$ 内最大点样密度已达 3 万点，可以用非常微量的样品作探针，每点只要 0.1ngDNA 样品。②陕西一家科技股份公司与上海复旦大学合作研制的 DNA 基因芯片已通过有关专家论证。③南京东南大学陆祖宏科研小组在研制基因芯片方面已取得突破。由此也看出，我国基因芯片的研制已进入国际先进行列。存在的问题是：虽然发现了许多新的基因片断，但人们目前尚未对其进行相关的功能鉴别，故这些基因的假阳性与非特异性很高。因此，目前人们在利用芯片技术筛选疾病相关基因时应当十分慎重，尤其在给出该基因与某种疾病之间的关系时尤其如此。

五、纳 米 技 术

纳米为 1 米的亿分之一，是一个计量单位的概念。而纳米技术（nano scale technology）则是一门在 0.1～100nm 空间尺度内部操纵原子和分子，对材料进行加工，制造出具有特定功能的产品，或对多种物质进行研究，掌握其原子、分子的运动规律以及特征的崭新的高技术科学。它是现代物理学、化学和先进工程技术相结合的产物。纳米技术是一种新的技术，它的发展将可能成为其他技术发展的基础，成为可能产生任何东西的新技术。它的产生将为生物医学工程中的生物医学材料、生物医学工程器械、远程医疗系统和生物医学康复工程等诸多方面提供坚实的物质基础和技术保障。预计到 2020 年纳米医学将作为全新的医学领域而问世，它不仅可用于先进的诊断系统，而且将产生用纳米计算机控制的纳米机器，以及研制出细胞聚集机、免疫机和细胞修复机，细胞聚集机可用来填充机体自身的组织和刺激修复机制，促进伤口快速愈合，清理和强化血管结构，修复关节与骨骼损伤，去除焦痂与坏死组织，用天然物质填充组织缺损等。用纳米技术研制的免疫机比细胞小，但具有很大的数据库，能识别生物界面，杀灭所遇到的病毒、细菌和其他有害物质。细胞修复机比血细胞小得多，但能修复细胞膜表面，可用于修复病毒、化学试剂与辐射引起的细胞损伤。此外，它们还可以从 DNA 链中清除有害基因片段，或把正常的基因片段安装在 DNA 链中，从而使机体运行正常。据称，这种"纳米医生"还可以通过修复大脑或其他脏器的冻伤而使低温储藏的人复活，还可以使引起癌症的 DNA 突变发生逆转而延长寿命。据报道，近来国内深圳一家公司研制出直径仅为 25nm 的"广谱速效纳米抗菌颗粒"，并以此为原料研制成 3 种纳米医用产品：创伤贴、溃疡贴以及烧烫伤敷料。由于其无毒无副作用和高效杀菌性等特点，已成为首家以纳米速效抗菌材料应用于生物医学工程领域的企业。

尽管纳米技术的实际应用离我们的实际需要尚有较大距离，但从以上的展望来看该技术在创伤修复领域将具有十分光明的前景。

六、干细胞技术

干细胞近来已成为生物学家、医学家、患者乃至普通民众关注的焦点之一，其重要意义在于它们不仅功能巨大，能转变为机体几乎所有不同类型的细胞，从而根据需要构建组织和器官，而且该项技术的直接应用将有可能为修复与重建外科带来革命性的突破，因而具有十分重要的现实和临床应用价值。

就干细胞而言，过去人们研究较多的是造血干细胞。而近来，上皮干细胞的重要性和作用正日益引起人们的高度重视。因为在哺乳动物，机体大约 60% 的不同组织类型为上皮，其功能涉及分泌、吸收以及机械屏障等诸多方面。因此，了解上皮干细胞在上皮发生以及功能维持中的作用，不仅是发育生物学中有待解决的基本问题，而且对将来人为调控干细胞分化、增殖以构建组织和器官十分重要。

1. 对有关上皮干细胞不同发育阶段几个重要概念的认识

尽管干细胞的研究正如日中天，但由于受认识能力、方法学甚至伦理学的限制，目前人们所获的知识仅来自于细胞动力学以及克隆形成分析等方面，有关它的许多基本问题尚未完全清楚。①对干细胞（stem cells）本身的认识，一般的概念是指机体存在的那些能自我更新和产生出一种乃至多种具有特殊功能的未分化和非特异性的细胞，这一概念在生物学或医学中应用广泛，如像肿瘤发生于一个或多个肿瘤"干细胞"一样。根据干细胞所处的发育阶段分为胚胎干细胞（embryonic stem cell，ES 细胞）和成体干细胞（somatic stem cell）。根据干细胞的发育潜能分为三类：全能干细胞（totipotent stem cell，TSC）、多能干细胞（pluripotent stem cell）和单能干细胞（unipotent stem cell）（也称专能干细胞）。②胚胎干细胞，一般指在早期胚胎发育的一定时期中的一群（些）具有显著分化为其他细胞类型能力的细胞。其主要特征包括：有严格的时间限定，一般指胚胎发育到包含1000 个左右细胞时期的细胞；能从发育的胚胎中获得并在体外培养生长，而当放回正在发育的胚胎时，它们又能分化形成各种不同类型的组织。一般来讲 ESC 包括多能胚胎干细胞（ESC）和多能胚芽（embryonic germ，EG）两种。当干细胞在体内外因素促发下脱离干细胞群体进入分化阶段时便形成短暂扩充细胞（transit amplifying cells），它由干细胞经短暂分化而来，具有定向分化成某种终末分化细胞的能力，因而是一种定向祖细胞（committed progenitors）。在内外调控因素的作用下，短暂扩充细胞再经过几次到几十次不等的分裂后定向分化，则进一步分化为有丝分裂后细胞（post-mitotic cells）以及终末分化细胞（terminally-differentiated cells）。因此，我们所言及的表皮干细胞从发育学上来讲实际上是一种成年组织干细胞，属多能定向干细胞的一种。

业已证明，干细胞通常靠不对称分裂和另一种具有高度调控机制的分裂方式（可称为概率分裂）进行自我更新与分化。不对称分裂常见于单细胞生物和无脊椎动物，通常由一个干细胞分裂成一个干细胞和一个定向祖细胞。概率分裂多见于哺乳动物，它是干细胞按一定的概率或分裂（复制）成两个干细胞或两个定向祖细胞。总的来讲，干细胞更新的特征是在整个增殖过程中处于相对静止状态，而由短暂扩充细胞完成 DNA 合成和细胞扩充任务，干细胞在分裂后仍准确无误保留其原有遗传信息，而短暂扩充细胞拥有新复制的 DNA 序列，以保证差错仅停留在短暂扩充细胞水平。通常情况下，干细胞以等数分裂方式分裂为干细胞和定向祖细胞，只有当机体受到损伤等情况下，其分裂方式才发生改变，以适应机体修复与再生的需要。

2. 对有关上皮干细胞增殖与分化调控机制的认识

（1）内在调节因素：外部调节因素通过干细胞的内部调控机制起作用。这些内部机制主要包括：细胞的不对称分裂、核因子调控基因表达、干细胞与非干细胞系子代细胞中的染色体修饰以及生物钟等。

业已证明，细胞骨架成分在决定两个子代细胞的不同发育能力方面起重要作用。如在果蝇属的外周神经，其感觉器官前体细胞的不对称分裂便受到一系列基因的调控，包括 Insc 基因等。其中 Insc 蛋白至少参与不对称分裂的 3 个方面：涉及膜相关细胞命运的不对称分裂、mRNA 定位等。在果蝇的卵巢，当一个干细胞进行不对称分裂产生两个子代细胞（其中一个保留干细胞特征，另一个进入增殖分化阶段，最后产生成熟的卵）的过程被称之为 spectrosome 的胞质器官调节。

　　转录因子对干细胞的调控作用已引起人们高度重视，在许多急性T淋巴细胞性白血病中SCL/Tal-1转录因子被激活，而该因子和整个鼠血细胞系形成有关。在皮肤表皮和肠上皮，人们对Td/Lef转录因子家族的作用进行了深入研究，发现β连环蛋白激活Tcf/Lef介导的转录，并且这种蛋白在表皮干细胞的含量比短暂扩充细胞要丰富，还证明该蛋白在体外培养条件下与增加干细胞比例或使角质细胞转变为多能状态，进而分化为毛囊等有关。相反，在转基因鼠的肠上皮，β连环蛋白的过度表达能同时刺激细胞增殖和凋亡两个生物学过程。

　　当干细胞脱离其生存环境，生物钟可能对其分裂频数和细胞周期转变起调节作用。目前已涉及的生物钟调节蛋白包括cul-1蛋白与破坏细胞周期蛋白G_1，限制细胞增殖而促进分化相关的CDK抑制剂P27/kipl以及端粒酶长度等。

　　（2）外部因素：干细胞壁龛主要指干细胞生存的微环境。首先，在这一微环境中一些其他细胞分泌的因子对干细胞生存起重要作用。已发现TGF-β家族与Wnt家族十分重要。比如Wnt通过一个复杂的机制激活转录，其间涉及β连环蛋白。该机制在哺乳动物皮肤表皮与肠上皮发育中十分重要。而TGF-β家族已被证明在调节神经嵴干细胞分化中有重要作用。其次是细胞间通过膜内蛋白的相互影响而发挥调节作用，其典型例子是在果蝇中Notch与它的配体Delta两种跨膜蛋白在细胞间的信号传递起作用。在细胞外基质成分当中，整合素的作用十分重要。$β_1$整合素高表达对维持表皮干细胞十分重要，并且$β_1$整合素可通过MAP激酶信号通路调节角质细胞和其他细胞分化。此外，整合素对锚定干细胞于干细胞壁龛并直接激活生长因子受体，胞外基质在调节干细胞壁龛中局部分泌因子浓度中均有十分重要的作用。

　　稳态调节主要指机体在进化过程中存在的一些反馈机制，调节着干细胞所处的内、外环境之间的平衡。

　　可塑性调节也可以称之为"转分化"（transdifferentiation）或"转决定性"（transdeter-mination）。其表现为当干细胞脱离其原始环境而进入新的干细胞壁龛时，少量未定向的祖细胞可能进行转分化，向其他细胞系发展，如神经干细胞向血细胞转化以及骨髓间质细胞向心肌细胞转化等。此外，最近我们还首先发现了一种在EGF作用下表皮细胞出现的逆分化（reversion）现象，提示这种现象可能与衰老、抗衰老以及修复有很大关系，有关机制正在研究之中。

3. 对有关干细胞在组织器官修复与再生中作用的认识

　　干细胞的治疗应用大体上可以从两方面来进行考虑，一是胚胎干细胞（embryonicstem cells）的治疗应用；二是成体干细胞（adult stem cells）的应用。胚胎干细胞应用于组织器官修复再生中的作用已显示出巨大的前景。从治疗方法来讲可分成两方面：①利用胚胎干细胞的多分化潜能性，将胚胎干细胞在体外一定条件下进行诱导、分化，使其定向发育成各种组织和器官所需要的细胞，再利用组织工程技术将这些细胞与可降解的高分子生物材料进行复合，经一定条件的在体或离体培养，最终在体外形成完整的组织和器官用于替代之用。这种方法对于一些结构相对简单的组织（如角膜、骨等）已具有较好的基础，并且正在从实验室向临床进行过渡。但对于一些来自于多个胚层较复杂的组织，则尚有较大的距离。②在体应用，即替代疗法。骨髓移植作为治疗多种血液疾病的经典方法已在临床广泛应用。在中枢神经系统，来自于胚胎的中枢神经干细胞移植可以产生出神经元与胶质细胞（glial cells），其结果对替代受损神经细胞与功能重建意义重大，初步的效果已在治疗帕金森病（Parkinson's disease）中显示出来。对于肝衰竭治疗，可以将肝细胞的干细胞导入相关生长促进基因，使肝干细胞在体外培养条件下在保持旺盛增殖活性的同时获得分化为肝细胞的能力，在此基础上进行移植是治疗肝衰竭的一种十分有效的方法。此外，胰岛干细胞移植治疗糖尿病，肺泡Ⅱ型细胞（肺干细胞）治疗肺衰竭等均是具有重要潜能的治疗手段，值得深入研究。

成年干细胞应用于组织器官修复同样涉及两方面内容：一是在体调控组织干细胞的增殖与分化，进而在原位修复组织和器官。在这方面，烧伤创面皮肤干细胞的应用具有重要价值。在正常成人，表皮干细胞主要位于毛囊隆突部以及表皮基底层等部位，其中在表皮基底层的数量占基底细胞的 1%～10%。我们感兴趣的第一个问题是在深Ⅱ度烧伤如何使创面残存的表皮干细胞迅速增殖与分化以覆盖受损的创面，同时如何利用残存的表皮干细胞实现创面覆盖等解剖修复后的功能重建，如重建排汗功能与毛发再生等。对于前一个问题，我们和许多他人的工作已证明，通过改变创面表皮干细胞生存的内外环境，如应用 EGF、FGF 等可以显著诱导残存在创面基底部干细胞的增殖与分化，从而加速再上皮化进程。在生长因子的试验中我们还观察到一种十分有趣的现象，即在经生长因子治疗创面再生的表皮中，生长因子能使部分已经分化的棘细胞与颗粒细胞向表皮干细胞转化，这一发现不仅是第一次在体证实体细胞的逆分化现象，而且为生长因子将来更广泛的基础与应用研究开辟了广阔的前景。第二个问题实际上是在第一个问题基础上延伸而来，即如何实现创面的功能修复。对于大面积烧伤患者而言，长久以来未决的问题是患者创面覆盖后的皮肤排汗功能缺乏以及其他功能学问题，包括美容等。最近我们的研究发现，表皮基底层干细胞与皮肤汗腺、毛囊干细胞之间在发育学上存在内在联系，因此如何利用表皮干细胞来再生汗腺以及毛囊等将是人们在完成对皮肤的解剖修复后，实现其功能修复重建等具有挑战性的工作。在成年干细胞应用中另一激动人心的研究领域是不同胚层间或同一胚层间不同组织细胞的相互转化。在鼠的实验中，已证明鼠的中枢神经系统干细胞可以转变为骨骼肌、血液细胞、小肠、肝和心，相反，血液细胞也可以转变为脑细胞，骨髓间质细胞可以转变为心肌细胞等。这些初步发现为干细胞技术应用于组织器官修复与重建开辟了广阔的前景。

4. 有关成体干细胞是否具有可塑性及其治疗应用前景

成体干细胞是否具有可塑性（plasticity）一直备受争议。特别是 2002 年《自然》杂志发表了 Terada 和 Ying 等有关将标记有绿色荧光蛋白（GFP）的骨髓间充质干细胞（MSCs）与胚胎干细胞（ESC）进行共培养，观察到形成有 GFP＋ESC 样细胞后，这种争论与质疑便进一步受到人们的关注，并引发了相关论战。但在争论的背后，临床的某些领域，如心血管、中枢神经系统和下肢缺血性疾病治疗等，已在利用这一特性进行相关的治疗研究，据报道已取得了喜人的治疗效果。因此，这种临床治疗性应用超越理论突破的现象既是对基础科学研究本身，也是对伦理以及管理制度提出的挑战。

（1）人们需要了解成体干细胞是否具有可塑性与多向分化潜能的问题：可塑性简单来讲就是这些细胞具有向两个和两个以上胚层细胞分化的能力。目前，人们观察和了解成体干细胞的可塑性主要来自于两方面，一是体外培养，二是在体诱导。如早期发现骨髓单个核细胞在一定条件下可以分化为成骨细胞、脂肪细胞、成软骨细胞等，如果将这些细胞传代，可仍保持多向分化潜能。在体移植研究以 MSCs 为例，已发现 MSCs 经诱导可分化产生骨骼肌细胞、心肌细胞、肺上皮细胞、皮肤细胞以及神经细胞等，提示 MSCs 这种可塑性具有一定的广泛性和代表性。更令人惊奇的是 Jiang 等人将从骨髓分离纯化的成体多能前体细胞经体外诱导产生出了具有 3 个胚层来源特性的功能细胞，由于在体研究也有相似的结果，从而在实验上更进一步证实了成体干细胞的多向分化潜能。与此同时，人们对成体干细胞可塑性质疑主要来自于以下疑问，即由于大部分展现成体干细胞可塑性结果的实验来自于特定动物（如经辐射处理的动物和基因敲除动物）的移植实验，或种子细胞并非是由一个干细胞产生的细胞群，以及这些细胞在体外特定人工环境经过较长时间培养等。因而，这种可塑性是否是在体外经培养所获得尚未完全肯定。加之最近又有实验证实不能排除细胞融合对这种细胞分化现象的影响，因此，成体干细胞是否具有可塑性以及这种可塑性是一种"自然属性"还是一种在某种条件下的"获得属性"便受到人们的关注。从目前的报道来看，多数实验倾向于可塑性的存在，但不排除细胞融合或其他机制对目前观察结果的影响。"可塑性"是人们利用成体干细胞进行治疗性应用的基础和切入点，至于这种可塑性是"自然属性"还是一种"获得属性"，则是一个纯基础的问题，对治疗性应用来讲可能关系不大。这可能就是目前人们临床治疗性应用超越基础理论突破的出发点之一。而这种治疗性应用反过来可能在一定程度上将推动和促进相关领域基础研究的深入。

（2）成体干细胞的可塑性是否具有治疗性临床应用价值：尽管成体干细胞是否具有可塑性这一重大科学问题并没有完全解决，但相关的治疗性应用却早已开展，并有相应报道，主要涉及心血管、角膜损伤以及糖尿病下肢足部溃疡治疗等领域。德国诺斯托克大学的一项研究表明，对心肌梗死且经过冠脉搭桥术的患者进行干细胞移植治疗，将 1.5×10^6 自体 AC133$^+$ 骨髓细胞注射到梗死边缘，3～9 个月后，6 例患者全部生活良好，其中 4 例患者左心室功能明显提高，5 例患者梗死区组织灌注直接增加。另一项中国香港大学的 8 例严重心肌缺血患者采用经皮插管移植自体骨髓源性单核细胞的研究，进一步证实骨髓源性细胞移植对缺血性心脏疾病的治疗作用。当然，也有评论认为对这两项临床研究结果在进行肯定的同时，也应注意到由于病例数太少而难以对其确切疗效及重要性进行进一步评价。与此同时，在对缺血性心肌疾病和充血性心力衰竭进行干细胞治疗时除考虑到其益处外，还应注意到治疗细胞的选择对再生血管或心肌的作用以及移植方式等，特别还要注意到在心肌梗死部位原位移植干细胞可能起效较慢以及可能需要反复进行细胞治疗等缺陷。

采用自体干细胞移植治疗下肢缺血性疾病国内外均有成功的报道。近期国内一组近 30 例下肢糖尿病足的治疗经验表明，不论是局部肌内注射还是经下肢动脉导管注射，所有患者下肢疼痛的缓解率为 100%，对冷、凉感觉均有不同程度好转，近期有效也达 100%，大多数患者避免了截肢或降低了截肢平面。该报道没有提及治疗患者的选择标准，是否采用了其他辅助治疗方法以及长时间的随访结果与评价等。

（3）在组织成体干细胞"可塑性"的重大基础科学问题尚未完全解决以前，是否可以开展临床研究是一个大家所关心的问题，目前国家也没有出台相应的法规可供借鉴，而是各研究单位根据自身的研究与治疗需要在灵活的安排。但总的来讲有以下几点建议可供参考：①成体干细胞是否具有"可塑性"尽管有不同的看法，但从目前报道的许多体内外实验来看，以肯定的研究占多数。就连提出"细胞融合"观点的 Terada 等也认为确实存在转化现象，而且细胞发生融合比转化的概率更低，他们的研究意在提醒人们不要忘记融合现象的存在以及在实验上需要排除细胞融合的作用。因此，根据现有条件下，可在继续深入开展相关理论探讨的同时，积极而审慎地开展相关临床疾病治疗性应用研究。②在该领域科学研究日益深入以及临床应用呼声日渐高涨的情况下，相关的政策与相应的管理法规应当跟上。应当建议国家相关部门尽快制定政策，从道德、伦理、治疗目的、患者需要、方式方法以及效果的评价等多方面加以管理，以在最大程度上保证这种治疗方法做到既有坚实的科学基础，又有充分的法律依据。③在治疗疾病种类的选择上应该有一严格限定和约束。近年来，国内外在心血管系统、中枢神经系统、角膜损伤以及糖尿病足溃疡等方面采用 MSCs 治疗积累了不少经验，取得了一定的成绩，但总的来讲，工作仍是初步的。因此，建议在初期的治疗中，选择几种有代表性、疗效确切、易于评价、观察方便以及能进行较长时间随访的病种进行研究，在确证疗效和取得充分经验后再进一步推广。④应当关注可能发生的不良反应和进行长期疗效评价。一般来讲，一种药物或治疗方法应用于临床应具备两大前提：一是安全，二是有效。如前所述，由于成体干细胞"可塑性"的重大基础科学问题尚没有完全解决，加之干细胞治疗的历史相对较短，这也预示着该治疗可能有许多不确定之处。特别是过去某些诊疗方法在引入循证医学进行再评价之后，发现其效果并不确切。这就提醒人们在开展干细胞基础研究和临床治疗时应当关注这些问题，以切实保障被治疗者的生命安全与身心健康。⑤应当关注治疗费用与其治疗效果之比，以最大限度的考虑到患者的治疗费用。一种治疗方法的生命力在于高疗效和低费用之间的合理比例，干细胞要真正走出实验室进入临床，这方面的问题不能不有所考虑。

尽管干细胞的应用已显示出巨大的临床应用前景，但在实际研究中仍存在许多障碍。一是技术方面，目前干细胞分离、控制、体外培养和定向增殖分化的条件等诸多问题尚未真正解决，离方便的临床应用尚有较大差距。另一方面最大的障碍也来自于伦理学问题，特别是胚胎干细胞的应用常受到伦理、法律、宗教以及社会因素的强烈反对。因此，如何解决好技术与伦理道德之间的障碍将是今后一段时间干细胞应用所面临的主要问题。

第 9 节　创伤修复与组织再生领域中其他应当关注的问题

一、神经与创面愈合

大量的临床和实验资料都提示我们，神经支配与皮肤生理功能、病理变化存在密切的联系。特别是创伤愈合过程中，伤口失神经支配后伤区面积将进一步增加，创口收缩受到限制，造成愈合障碍；截瘫与糖尿病患者由于伴有神经营养障碍，常常导致伤口愈合困难，甚至迁延不愈；组织修复的早期往往会出现暂时性的神经过度支配等现象。种种迹象表明，神经因素在创面愈合中具有调控作用。

人类皮肤中包括血管（血小板、巨噬细胞、粒细胞、内皮细胞和平滑肌细胞）、表皮（角质形成细胞、黑色素细胞、朗格汉斯细胞和 Merkel 细胞）、真皮（成纤维细胞与肌成纤维细胞）、皮肤附属结构（外根鞘细胞和毛囊真皮乳头细胞）、神经系统（神经元）及皮下脂肪层（脂肪细胞）。其主要的生理功能有屏障、代谢、免疫等，都与神经的支配有一定的关系。因此，当皮肤遭受损伤，各种细胞与组织试图恢复其损伤或丢失前的结构时，神经系统无疑在这一过程中具有重要的作用。同时，当今修复所追求的完美愈合也要求获得功能性的修复。因此，重视神经因素与创面愈合间的关系正越来越引起人们的注意。

目前，不同的感觉神经类型（A、C 和 Aδ 等）在修复中扮演的角色难以确定，但炎症反应肯定与神经支配所释放的信号有关，而炎症细胞（如巨噬细胞等）释放的神经营养因子反过来又参与神经纤维的再生与末梢支配。研究证明，在真皮周围神经分泌的速激肽（tachykinins）、K 物质（substance K）、P 物质（substance P）均有刺激成纤维细胞增殖的能力。表皮的神经末梢与角质形成细胞、朗格汉斯细胞、黑色素细胞和 Merkel 细胞相连，参与角质形成细胞的迁移和创伤后的免疫、内分泌调节。如 CGRP 阳性的神经纤维还可以改变朗格汉斯细胞表面的抗原和 Merkel 细胞的成熟等。当失去神经刺激作用，则会阻止炎症细胞向创面迁移与聚集。而皮下组织的脂肪细胞也会因神经因素的存在，发生代谢与能量的变化。总之，神经与皮肤各成分之间的关系要比我们想像的复杂得多。

胚胎发育学的研究显示，胎儿愈合与成人之间有几个重要的生物学差异信号，涉及机体的再生修复。这些信号主要参与细胞外基质的沉积与重塑、生长因子表型的变化以及细胞向伤区的迁移等活动，虽然存在这种改变的机制尚不得而知，但神经的调控可能十分重要。有人发现，一些物种能够再生肢体，可能是转录因子的同源基因（homeobox gene）充当了重要角色。有兴趣的是，在神经发育的研究中发现，这些同源基因同样起控制作用。神经刺激是肢体再生中的重要步骤，如果肢体再生早期丧失神经支配则会失去再生能力。肢体再生过程中，神经生长因子（nerve growth factor，NGF）和碱性成纤维细胞生长因子对神经依赖性重要基因 Dlx-3（Distal-less 3）表达有影响，这些成分在胎儿皮肤中均有表达。胎儿的成纤维细胞分泌 NGF 将诱导神经轴突向皮肤长入，并具有刺激基底层角质形成细胞增殖、转化等功效。胎儿从单层周皮发育为成熟的皮肤过程中，神经也逐渐支配到表皮层。由此可见，神经的传入影响皮肤其他附属器的发育。失神经导致皮肤内 A、C 类神经纤维 NGF 的降低就会产生修复困难。失神经后胎儿皮肤发生分子生物学改变可能影响再生，特别是同源基因 Dlx-3 和 FGF-2 是配基形成和上皮帽尖端形成的关键。瘢痕组织常伴有上皮的生物学行为异常，其中上皮不正常迁移过程可能与神经刺激有关。神经再生的信号与创面愈合过程应该是同步的。与发育、再生相关联的同源基因还有 PRX-2，HOX B13，HOX A4、A5、A7 和 MSX-1/MSX-2。它们与TGF-β、bFGF、细胞黏附分子、整合素和细胞黏合素一起参与愈合过程。但这些基因都只在胎儿真皮中表达，成人不表达。或许这就是造成胎儿与成人愈合差异的主要原因。

人们猜测神经支配有助于伤口的愈合可能是由于神经释放的阳性信号使然。那么这些转录因子的调节如何进行？何时"启动"与"关闭"？细胞内信号如何调控等都有待进一步研究。另外，对一些细胞的认识也正随着边缘学科的介入而深入，以脂肪细胞为例，以往人们更多地认为脂肪细胞不过起储存三酰甘油的作用。近年的研究发现，它受神经的支配，通过分泌瘦素（leptin）参与神经内分泌和免疫的调节，甚至其静止性前体能产生许多激素，表现得像一个内分泌器官；抑或脂肪细胞具有多潜能干细胞的特性，在神经免疫调节下具有强烈可塑性。这些都影响组织再生与修复。总之，将神经因素与创面愈合的研究相结合，对深刻揭示创面愈合的机制和改善临床修复水平具有重要意义。

二、激素与创面愈合

人口老龄化所表现出的医学特性近年来越来越受到人们的重视，特别是这一人群的健康水平及生活质量已受到人们的日益关注。过去几年里，在采用激素替代疗法（hormone replacement therapy，HRT）降低心血管病等疾患发生的危险性方面取得了很大的进展。皮肤作为人体最大的器官，在抵御微生物的侵袭，对抗机械、化学性损伤等方面发挥了重大作用，但有关性激素对皮肤生理及愈合方面的研究却鲜有人问津。

一些临床现象提示雌激素在皮肤日常维持与损伤后的修复中发挥重要作用，如绝经期的妇女皮肤干燥、易脱落、易淤血损伤，并且损伤后常发生静脉性溃疡、压疮等慢性难愈性创面。当采用性激素替代治疗后这些现象明显改善，说明雌激素在维持皮肤生理功能方面具有重要作用。同时研究还发现，在创伤后的组织修复过程中雌激素仍扮演重要角色，甚至影响伤口愈合的质量。由于类固醇激素调节皮肤的发育和一些皮肤的病理活动。雌、雄激素及其受体成为近年来研究皮肤生理及代谢的重点。

已发现在人体皮肤各类细胞的胞质和胞核中均可出现雌激素受体（estrogen receptor，ER），且中性粒细胞、巨噬细胞、成纤维细胞、血管内皮细胞内也有。ER-α 表达限于皮脂腺，ER-β 在表皮基底细胞内、皮脂腺和汗腺高表达。根据以往的研究显示，这些参与修复的细胞在创面愈合过程中具有多重作用。另一方面，雌激素影响正常皮肤的真、表皮厚度，有丝分裂能力和血管化水平，以及弹性蛋白的特征和胶原组织的含量。目前认为，雌激素与其受体结合后，通过活性蛋白 -1（activator protein-1，AP-1）的作用影响基因的表达。

皮肤同样还是一个雄激素敏感性的组织，研究显示，雄激素受体（Androgen receptors，AR）不仅在正常皮肤中表达，而且在急性伤口中表达，包括内皮细胞、毛囊、成纤维细胞、巨噬细胞等，可能通过对炎症反应的影响干扰愈合。还可以下调 TNF-α 增加基质的沉积，刺激毛囊角质形成细胞增殖并增强角质形成细胞生长因子（keratinocyte growth factor，KGF）表达，对上皮再生产生影响。AR 主要位于表皮层的角质形成细胞，真皮层成纤维细胞约 10% 可以检测到 AR 的阳性表达。在皮脂腺，AR 主要在基底细胞和皮脂腺细胞。在毛囊，AR 表达在真皮乳头状细胞。汗腺内也有分泌细胞表达阳性。据报道，阉割后雄性大鼠皮肤创面的愈合明显加速，这与炎症反应的减少和毛发生长有关。裸鼠实验证明，睾酮减少刺激愈合反应并不是通过毛发上皮 / 间充质细胞的增殖来完成，而是与睾酮抑制炎症反应有关，是直接上调促炎细胞因子表达的结果。另外，老年男性睾酮水平逐渐降低，其介导的激素样免疫反应参与了创伤修复的病理生理过程，包括调节白介素 -1/6（interleukin-1/6，IL-1/6）等在成纤维细胞、巨噬细胞内的表达，参与 TNF-α 的变化，同样也是影响愈合的主要原因。

性激素在维持性器官发育和再生、骨和脂质代谢方面发挥重要作用。目前对老年患者表皮愈合障碍的分子与细胞机制了解较少。其中性激素所发挥的作用认识更少。雌激素受体和 EGFR 的相互作用有助于这些结合蛋白的生物学效用。例如，ERs 利用基膜 EGFR 将信号迅速传递至各种激酶，影响细胞中雌激素的转录与非转录活性，EGFR 和 ER 这种双向调节作用有助于组织再生的生理和病理变化。通过对老年健康女性皮肤愈合率降低与瘢痕形成的相关性调查显示，TGF-β_1水平降低可能是性激素影响创伤修复主要的机制。实验结果进一步证实了这种推测，即卵巢切除术年轻大鼠的伤口愈合明显被延迟，而雌激素影响了真皮成纤维细胞 TGF-β_1 分泌。总之，伤口的愈合速率与质量依赖于性激素的水平。这种相关性的改变可以被激素替代性的治疗所逆转。

雌激素抑制 TGF-β_1 诱导基因表达的分子机制目前不清楚。Smad3 通过介导细胞内信号影响细胞的增殖、分化、迁移和基质变化来调控创面愈合。有人证明，TGF-β_1 和 ER 信号通路间有交互作用，TGF-β_1 诱导 Smad3 的活性能够被雌激素抑制；相反，ER 介导的转录活性能被 TGF-β_1 信号增强。Smad3 在雄激素介导的伤口愈合信号通路中同样发挥作用。由于抑制 TGF-β 诱导的基因表达，从而影响Ⅳ胶原的表达。虽然这种反馈的机制尚不清楚，但两信号通路间存在交联。性激素还参与激活丝裂素活化蛋白激酶（mitogen-activated protein kinase，MAPK）、ERK1^{mapk44} 和 ERK2^{mapk42} 的活性调节。雌激素通过调节细胞因子水平影响弹力纤维和胶原纤维，加速创伤上皮的愈合。还直接调节血管平滑肌细胞（vascular smooth muscle cell，VSMC）表达因子以控制成纤维细胞的迁移。

皮肤可能是性激素作用的终末器官，如果改变激素的水平可能会造成皮肤结构与功能的改变。因此，激素水平的变化肯定会影响上皮愈合。最近创面愈合的研究领域不断扩大，其中性激素水平对细胞和组织的影响，包括细胞因子信号通路的级联和交互，靶蛋白的正、负性调节等方面工作正逐渐引起人们的注意。这不仅对阐明创面愈合的机制有深刻意义，对进一步理解细胞衰老与激素微环境之间的关系也极为重要，因此应当加以重视并开展相关研究。

三、信号转导与创面愈合

生物体的各种细胞在生长发育过程中进行着复杂的新陈代谢，在机体遭受创伤后，为维护机体的完整性，机体必然要启动并进行相关的修复活动。该过程复杂而多变，受内外环境、遗传学特性、精神因素乃至社会因素的影响。我们曾在以往的文章中强调了生长发育与创伤修复的密切关系，阐述了遗传基因决定个体生物活动模式是细胞与整个机体生物学变化基础的论点。但很大程度上基因的表达变化又受环境因素调节。如果将基因的表达与关闭称为内因，那么外界环境的刺激就是重要的外因。创伤修复这一动态性、连续性的变化过程对细胞生长、发育产生的影响，更加突出了外界环境在这其中的作用。当创伤修复的研究在遗传信息（基因表达）、发育学方面取得进展和突破的时候，环境因素的作用便越来越受到人们的关注。

高等生物所处的环境无时无刻不在发生着变化，机体功能上的协调统一要求有完善的细胞间相互识别、相互反应和细胞内相互影响、相互作用的机制，这一机制称为细胞通信（cell communication）。一般来讲，信号发生在生物系统的多个水平，它调节各类与生物学活动有关的靶基因的表达量与表达时程，影响细胞的增殖、分化、迁移和凋亡等活动，并最终决定机体的生物学反应，这就是目前信号转导（signal transduction）所要研究的主要内容。可以讲，信号转导是创伤修复研究中探索外界因素与内在因素联系的必要手段，是连接创伤修复内因（基因表达）和外因（环境因素）的纽带。在这一系统中，细胞或者识别与之相接触和远距离细胞发出的各种信息，或者识别周围环境变化及中枢系统反馈来的各种信号，并将其转变为细胞内各种分子功能上的变化，从而改变细胞内的某些代谢过程，影响细胞的生长周期、增殖速度和分化水平，甚至诱导细胞的程序性死亡。因此，信号转导可以称为一种特殊的代谢过程，它调节和控制着机体的能量代谢变化、生理反应与生长发育等重要的生物学过程。

生物学结构信号在细胞中独特的分子识别功能，决定了细胞的基本结构和代谢形式，决定了细胞的粘连、聚集等变化。同时也决定了亲代向子代细胞传递遗传信息，决定子代的生长发育模式等。它们是执行信号功能的基础。信号转导是胞外刺激经细胞膜向细胞内传递的过程。各种物理因素、化学因素影响着生物的生长发育。当损伤产生对机体的影响时，体内的内分泌激素、神经介质和各种生长因子/细胞因子便在细胞间和细胞内传递信息。细胞的特异性使多细胞器官具有高度的生物复杂性，通过读解遗传信息，整合这些信号，特异性细胞便产生不同的效应或合成各类产物，以适应发育或损伤修复的需要。因而机体对创伤所有的这些活动都被信号所控制。

不同类型创伤引起机体的修复活动大致相似，主要经历创伤后的应激和炎症浸润、细胞增殖和组织充填以及组织改建和塑形 3 个阶段，它们既相互交错，又循序发生，涵盖了多种细胞和细胞外基质的变化情况。在整个再生修复过程中，修复活动既受到遗传基因的调控，也受到环境因素的影响。修复细胞增殖、迁移、分化和凋亡，细胞外基质合成、分解，以及伤口挛缩、闭合，都涉及生长因子/细胞因子信号在伤区的出现与启动，级联放大与终止。一个典型的现象就是机体内如此众多的生长因子/细胞因子是如何既相互协调又相互拮抗，共同调节整个修复过程。目前，人们尚缺乏对这一过程清晰而完整的认识，因此提出创伤和创伤修复等过程中存在复杂网络调控机制的设想。创伤修复过程在整体、细胞和分子水平上的调节，其实质就是机体接受刺激后一部分细胞发出信号，另一部分细胞接收信号并将其转变为细胞分子结构和代谢功能上的变化的过程。因此，细胞信号转导在环境刺激-细胞偶联反应中发挥重要作用。通过探讨创伤修复中细胞信号转导的特点，认清其在创伤修复过程中细胞增殖、分化、代谢及死亡诸多方面的表现和调控方式，对揭示机体生长、发育、代谢和损伤修复与再生的机制具有重要意义。

20 世纪 90 年代以后数位因在细胞信号转导方面做出突出贡献而获得诺贝尔生理学奖的科学家，已对细胞信号系统轮廓进行了初步的描述。随着分子生物学技术手段的改进，人们对细胞内信号转导机制的认识更加日趋深入。信号绝不是一种刺激引发一种传递途径，产生一种生理性反应的简单模式。其多样性、复杂性是至今人类仍然无法全面彻底揭示其分子机制的主要障碍。激活/抑制、拮抗/协同、正反馈/负反馈的信号整合结果调节基因的表达，决定了最终的生理反应。人们形象地将之比喻为"交会"（cross-talk），表现出信号转导的一个重要特征就是非线性的网络化构成。

创伤使机体细胞受到物理性的刺激（机械性、光、热）和化学性刺激（激素、炎症介质、细胞因子/生长因子和坏死物质），各种因素相互影响，互为因果。创伤修复过程中，参与创伤应激的信号系统目前主要有 Ca^{2+} 信号通路、MAPKs、JAK-STATS、PKC 和 PI3K 等系统。而同是 MAPKs 信号系统，不同亚通路（ERK1/ERK2、$p38^{MAPK}$ 和 JNK 等）在参与应激、增殖和凋亡多种活动中还占有不同的地位。即使同一亚通路，其对不同生长因子的作用也大相径庭。正是由于细胞内存在多种信号转导方式和途径，而不同方式和途径间又在多层次的交叉调控，构成十分复杂的网络系统，彼此间的相互协调使细胞做出最合理的生物学反应。目前人们正在从神经介质、激素和生长因子及它们的受体三方面入手进行创伤修复的多层次、多角度信号转导方面研究。同时，在离体和在体实验中，通过对部分信号进行激活和阻断，观察下游靶基因/蛋白的表达变化情况，并着手准备转基因动物（transgenic animal）和基因敲除（gene knock-out）技术相结合方法对创伤修复密切相关信号的作用及彼此间的交互影响进行深入探讨。

完美愈合已成为创伤修复与组织再生领域最终追求的目标。今后创伤修复研究的主要方向一方面应继续筛选与生长、发育和创伤修复关系密切的基因，并彻底阐明它们在发育过程中的表达变化规律；另一方面，就是要了解整个创伤过程中信号传递的级联环节及网络联系。有理由相信，随着生命科学的不断进步，不久的将来清晰绘制出细胞信号传递的网络图将会成为现实。通过认知和破解创伤修复过程中的信号调控机制，为人类最终战胜病理性修复提供最有效的手段。

四、基因与创面愈合

1. 与皮肤及其附件发育相关的基因学研究

皮肤器官的形成是一个复杂的三维过程，是两个不同胚层的组织相互作用的过程，是由细胞与细胞、细胞与分子、分子与分子相互作用的复杂网络调节过程，是基因向不同胚层及组织细胞的空间分化过程。在不同发育阶段，皮肤及其附属器官的形成，严格遵循发育规律，表现出精确的时间顺序和空间关系，基因表达贯穿皮肤发育的全过程。所以，系统的研究皮肤发育基因时空表达和功能定位，必将会打开制约组织工程发展的瓶颈，使控制表皮干细胞向特定类型的分化成为现实。随着基因检测新技术的不断出现，推动了对皮肤发育基因的表达，定位，结构和功能的了解。

（1）信号分子：在皮肤发育过程中，上皮和间充质的相互作用调控了细胞生长和分化，最终成长为功能完整的皮肤和具有特定形状、大小的附属器官。上皮-间充质相互作用的实现依赖于多种信号分子在组织和细胞之间进行信息传递，在细胞分化和基质分泌过程中，一系列基因产物表达于上皮间充质交界的相应细胞，构成特定分子网络并参与皮肤细胞分化和组织形态发生过程。

DasGupta 等利用转基因技术表明 Wnt 信号在发育中的毛囊上皮和间质都有表达，Wnt10b 和 Wnt7a 在毛囊胚芽形成初期明显上调；在生长初期，Wnt10b mRNA 位于上皮细胞与真皮乳头连接部。Wnt 信号的作用在离体真皮乳头细胞与 Wnt 蛋白共培养能保持诱导毛囊发生的特性，在毛囊间质和上皮之间建立了信号传播。Wnt-3 为编码旁分泌的信号分子，在发育正常和突变毛囊都表达，转基因小鼠过度表达 Wnt-3 可导致短发表型，在外根鞘细胞外源性表达 Wnt 可改变毛干的长度及蛋白含量，说明 Wnt 基因表达的改变可影响细胞黏附、细胞命运和细胞增殖。Wnt 信号途径常与其他信号途径结合起作用，Wnt/β-catenin 途径调节了许多基因的转录，编码 Wnt 效应蛋白的 Lef-1 无效基因突变导致小鼠触须不能形成，它们之间的联系是 β-catenin 在胞质响应 Wnt 信号并积聚，转入胞核，溶入 Lef/Tcf 中，激活下游的靶基因。

Notch 信号途径是又一个重要的介质，在多细胞生物进化过程中起重要作用，介导表皮干细胞命运，调节表皮附件形成。毛囊发育和毛发形成包括几种类型细胞共同协调分化，Notch 介导此作用，Notch-1 受体的表达方式较复杂，在毛囊有 3 个配体 Delta-1、Jag-ged-1 和 Jagged-2。Notch-1 在来自外胚层的囊胚细胞表达，即在胚胎芽胚内部细胞和囊胚球部以及成熟外根鞘的基底上部细胞。Delta-1 仅在胚胎囊胚发育期间表达，限位于毛囊芽胚之下间充质乳头前体细胞。Jagged-1

或 Jagged-2 在所有阶段与 Notch-1 表达重叠。在成熟的毛囊，Jagged-1 和 Jagged-2 在毛囊球部和外根鞘成互补式表达，Jagged-1 在基底上层细胞，Jagged-2 则明显在基底层细胞；在毛囊球部，Jagged-2 位于球部内层细胞紧邻真皮乳头，此处不表达 Notch-1，然而 Jagged-1 在上部分毛囊球部与 Notch-1 重叠表达，与球部细胞分化成毛干皮质和毛小皮角质细胞有关。在相邻细胞间通过 Notch 受体交换的信号，可以影响细胞分化、增殖与凋亡等多种程序的实现，放大和强化细胞间的分子差异并最终决定细胞的命运，影响形态起源和器官形成。

Noggin 信号是间质源性毛囊诱导的刺激信号，通过 BMP 家族成员抑制性活动和拮抗来调节，Niggin 缺乏的小鼠表现为毛囊的减少和毛囊发育的延迟。在毛囊的发育过程中，BMP- 中性蛋白 -Noggin 在毛囊间质表达，Noggin- 敲除小鼠显示明显毛发诱导的延迟；在胚胎皮肤组织培养中 Noggin 的表达可抑制 BMP-4 活性，刺激并诱导毛囊的形成。作为诱导毛囊生成重要的间质信号，在 Niggin 缺乏的小鼠，Lef-1 的表达减少，Lef-1 可能受 BMP 的抑制，Noggin 通过抵抗 BMP-4 起作用，导致了转录因子 Lef-1 和细胞黏附因子 NCAM 上调。

SHH（sonic hedgehog）信号对胚胎发育期皮肤的形态发生也起重要作用，在毛囊的发育、生长、基底细胞瘤的发病机制中起重要作用。Chiang 等采用原位杂交技术检测了 SHH 信号在发育皮肤中的表达，发现 SHH 在早期表皮的基板呈现灶性表达，其受体 Ptc1 也在邻近的间质细胞中表达，在 SHH 突变的毛囊芽胚处 Ptc1 mRNA 表达量显著下降。SHH 基因敲除的小鼠模型，SHH 信号的另一受体 Glil mRNA 在毛囊芽胚处的上皮和间质的表达也显著下降，SHH 信号作用不是发生在皮肤发育初始阶段，而是在上皮细胞增殖和毛囊向真皮方向的生长时期，外源性表达 SHH 能诱导静止期毛囊进入生长期。

Eda（ectodysplasin）信号及受体 Edar 途径是与 TNF 相关的分子，属于 TNF 超家族成员，通过对人和鼠的突变型研究，确认为是发动皮肤及附件发育上重要的因子，人的 Eda 基因突变和自然突变的 tabby 小鼠表型一致，表现为毛囊数量的下降或缺失和汗腺管、牙齿的发育缺陷。在早期发育胚胎，Eda、Edar 同时定位于包绕胚胎的外胚层，在毛囊启动期，Edar 表达则局限在毛囊原基处而 Eda 则在侧面呈互补性表达。在毛囊发育的后期，Eda-A1 和 Edar 同时在球部表达，在球部包含能形成上皮毛囊细胞类型和毛干增殖的表皮干细胞。Gaide 等用重组 Eda-A1 分子静脉注入怀孕的 Tabby 鼠，重组蛋白使 TNF 结构域融合到 IgG Fc 片段确保从血液传递，通过胎盘 Fc 受体进入胎儿体内，在胚胎期第 11 天、13 天、15 天 3 次用药，产生了 Tabby 表型的回复，且一直持续到成年阶段，包括形成正常汗腺。Eda 信号结合 Edar 并激活下游 NF-κB 途径介导上皮与间质相互作用；Eda 与其他信号途径也密切相关，Wnt 信号可以调节 Eda 基因，在培养移植分离的毛囊上皮，Wnt-6 诱导了 Eda 的表达；β 钙黏蛋白和 Lef/Tcf 转录因子被认为是 Eda 的上游分子，老鼠组织移植的器官培养试验表明 TGF-β 等信号可刺激 Edar 在毛囊原基表达。

（2）同源基因：同源基因是包含 183 对碱基保守 DNA 序列的转录因子，早期在果蝇发现，基因突变引起肢体的异位。哺乳动物基因组中包含有果蝇属的同源异型基因的同源序列，哺乳动物同源基因根据分类包括 HOX 复合物、POU 等，同源基因及蛋白参与了调节皮肤附件的表型和方向。

HOX 基因在果蝇羽的胚芽分布呈现前后阶梯状，表现为位置特异的表达方式，Stelnicki 等报道了在小鼠皮肤发育的几个 HOX 同源基因的表达，并且在人类通过 RT-PCR 和原位杂交显示：

HOXA4 在 10W 胎儿的皮肤基底层和在 17W 胎儿的全层皮肤强烈表达，但在新生儿和成人皮肤的颗粒层出现弱的信号，HOXA5 和 HOXA7 的表达与之一样，但较弱；原位杂交还揭示了在胚胎整个发育中 HOXC4 表达强阳性和 HOXB7 弱表达，HOXB4 几乎测不到，HOX 在真皮中没有表达，HOX 表现为明显的时空性，且在整个发育过程水平相对较恒定，在皮肤和毛囊的发育中传递位置和时间信息。HOX 表达丧失也与凋亡增加有关，HOX 同源盒基因在胚胎发育过程沿着脊柱轴和肢芽时空表达是在胚胎形成模式中关键程序。HOX 基因表达在发育中的毛囊、皮脂腺和汗腺也能检测到。

MSx 基因是果蝇 msh 基因的同源染色体，Msx-1 和 Msx-2 为 2 个成员，在鼠和鸡胚胎研究得很详细。Msx-1 和 Msx-2 是皮肤附件上皮胚芽的早期标记物，Msx 基因在上皮区域的特殊表达决定皮肤附件的转变命运，它们通过上皮和间质相互作用，在发育早期起诱导分化作用。在诱导分化前，Msx 在外胚层是阴性，诱导期 Msx 基因在上皮胚芽开始特异性出现，是附件诱导形成时最早出现的分子；该区域较早表达的其他分子还有细胞黏合素（tenascin）和 BMP-4，Msx 表达的区域是细胞增殖活跃的部位，Msx 使上皮细胞对信号产生反应并使它们形成附件。

（3）间质分子：皮肤附件来自上皮与间质之间的相互作用，附件的形成分 2 个阶段：引发阶段和决定阶段，主要表型决定因子在间质中，黏附分子在引发阶段促使细胞向附件形成。

上皮形成素（epimorphin）是在小鼠许多组织中表达的间质蛋白，人和鼠上皮形成素外显子序列大约有 90% 同源性，对上皮组织的形成包括毛囊的形态发生有重要作用。为了阐明上皮形成素在人类毛囊形态发生中的表达方式和分布，Akiyama 等利用单克隆抗上皮形成素抗体 MC-1 研究不同胎龄（EGAs 46～168d）的皮肤标本。上皮形成素在胚芽初期（＜75d）的间质冷凝（condensation）检测到；在胎龄 75～84d 毛囊周围围绕毛基质的间质细胞强烈表达；在毛囊钉突（hair peg）形成阶段（85～104d），上皮形成素围绕毛囊钉突颈段强烈染色；在胎龄 105～134d 时球根部毛囊钉突周围的间质细胞上皮形成素均一阳性，毛囊球部之下形成真皮乳头之前的间质细胞也阳性表达，在胎毛毛囊（＞134d），真皮乳头细胞表达上皮形成素，这些结果提示上皮形成素的表达与人胎儿毛发的发育紧密相关。上皮形成素在人胚胎毛囊发育中诱导形态发生时起重要作用。

Agren 等利用 HA- 结合的生物素标记探针研究 hyaluronan（HA）在人类胚胎皮肤的表达。HA 的分布在胎儿皮肤发育过程中发生明显的变化，HA 在皮肤初期恒定且广泛表达，第 9 周起开始变化，成熟的组织中 HA 则呈现局限规律表达。胎龄 9 周后的上皮细胞层次迅速增加，起初所有表皮层是 HA 阳性，在 18 周时基底上层细胞先于成熟的颗粒层和角质层完全丧失 HA 表达。在 12～20 周成熟的真皮乳头增厚区域富积 HA，其下的网状层染色较弱；紧靠上皮基底细胞附近，毛囊的起始阶段和外分泌汗腺的形成部位，HA 几乎完全衰竭；伴随球部的进一步发育，HA 重现上皮区域，直到毛囊成熟，但它的表达限制在外根鞘（ORS）和毛发基质。CD44 为 HA 的受体，是广泛分布的细胞表面糖蛋白，同一基因选择性剪接产生许多亚型，在许多种器官形态发生的决定性位置和阶段出现，众多 CD44 亚型通过活跃增生内陷的上皮在上皮和间质相互作用部位表达，如在发育中的毛囊，CD44（v3-v10）、CD44（v4-v10）和 CD44（v6-v10）3 种亚型表达最明显，亚型在活跃上皮的表达提示它们对形态发生起重要作用，CD44 也局限在毛囊形成起始的间质部和随后在真皮鞘表达。

硫酸盐软骨素（chondroitin sulphate）、FN（fibronectin）、LN（laminin）在启动毛囊发育和形

态发生以及胎儿发育过程中，调节毛囊在皮肤分布的方式有重要作用。Moore 等检测了它们在绵羊皮肤毛囊形态发生中的定位。在形态发生前，硫酸软骨素在邻近真皮表皮连接部的间质中检测到，随着初始毛囊的出现，与间质相关的基质部位染色更强烈，在毛囊发育和成熟以后，染色局限在真皮鞘和乳头部，显示规律性周期性的染色强度；FN 染色限制在芽胚形成前的间质部，推测在毛囊发育及成熟期与乳头及真皮鞘细胞有关联。相反，LN 明显限定在发育和成熟的芽胚基底层，体外检测有聚集行为。解放军总医院第一附属医院李建福等采用免疫组化和原位杂交技术对 FN、LN 与人类汗腺发育关系进行了进一步研究，在 14～20 周 FN、LN 表述主要位于基底膜及汗腺胚芽周围基质，并呈进行性下降趋势，20～22 周达最低值，此后则逐渐回升。FN、LN mRNA 的阳性信号于胎龄 11 周在汗腺原基细胞呈阳性表达，随后信号强度渐升高，并定位于汗腺胚芽细胞，但至胎龄 16 周，阳性细胞数量与信号强度逐渐下降，22～24 周为最低点，此后，阳性细胞数量与信号强度虽略有增强，并定位于汗腺分泌细胞或导管细胞。作为 ECM 重要组成部分的 FN，其配体分子与相应的整合素蛋白间的相互作用是细胞黏附和迁移调节的中心环节；LN 是基底膜的主要成分，除了构成基底膜的片层网状结构外，还与细胞的分化、迁移、黏附和增殖等活动有关。

钙黏蛋白：Fujita 等采用免疫组化技术检测人类皮肤发育过程中上皮 E- 钙黏蛋白和胎盘 P- 钙黏蛋白的表达及与表皮、毛囊、外分泌汗腺的发生关系。E- 钙黏蛋白在外胚层分化成周皮和表皮时在皮肤上皮的所有细胞表达，E- 钙黏蛋白在毛囊芽胚和毛钉处（hairplugs）表达减少，然后在毛发基质处消失。P- 钙黏蛋白在起初即出现在周皮和表皮的所有细胞，后来在表皮基底层以上层潴留表达，P- 钙黏蛋白在所有毛囊芽胚、毛钉和毛发基质处明显表达；在成人皮肤，E- 钙黏蛋白在整个皮肤上皮层包括附件的细胞表面表达，P- 钙黏蛋白仅仅在上皮基底层和附件的较外层表达，与增殖细胞所在部位相一致。P- 钙黏蛋白在汗腺管的发育中暂时显示独特的时空表达，在此时间，P- 钙黏蛋白的表达积聚在表皮脊，与增殖细胞区域显示出不一致性。这些结果暗示 P- 钙黏蛋白的表达具有时空调控，可能与基底层细胞的分离和重组表皮细胞分化成汗腺管紧密相关，而与细胞的增殖关系不太密切。

随着时间的推移，cDNA 克隆、PCR、基因芯片技术、分子生物学、免疫学和工程信息学等新的检测手段和方法不断涌现，分子生物学的深入发展揭示不了复杂生命现象是大量基因相互作用的结果，即储存生命信息的各基因并不是孤立地发挥作用，而是通过形成"基因网络"这样一个复杂系统来推动生命演化的，在生命科学领域，基因网络作为一种系统的、定量的研究方法正在受到重视。寻找和研究与皮肤生长发育相关的基因，并探讨它们的功能及作用机制，为人类揭示发育基因调控下的皮肤本质，为诊治疾病，改造和利用生物信息资源提供宝贵的理论依据。

（4）同修复结局相关基因学研究：皮肤创伤修复过程包括表皮创伤痊愈，皮肤细胞外基质重塑形，创面收缩和血管生成 4 个方面。Zhu 等调查了在创伤痊愈期间细胞周期阳性和阴性调节基因的表达情况，使用鼠背全厚层皮肤创伤模型，直径 1.8cm，收集伤后第 3、5、7、9、11、14、21 天和第 30 天以上创伤组织。免疫组化检测 Ki67 表达，Westernblot 检测细胞周期蛋白 D（1）、细胞周期蛋白 E、CDK（2）、CDK（4）和 p21（cipl）、p27（kipl）、pl6（ink4a）、pl5（ink4b）的表达，发现 p21（cipl）和 p27（kipl）区在组织修复避免过量增殖方面扮演监督作用。创面修复是组织合成，沉淀和降解的平衡过程，Peled 等检测了 10 种间质基质金属蛋白酶和它们组织抑制剂在非创伤的胎鼠皮肤和成纤维细胞功能，在代表孕鼠无瘢痕和瘢痕形成期时间点，采用半定量 PCR 方法分析这些重要的酶。表达上升的酶是胶原酶 -1（MMP-1），基质降解酶（MMP-3），白明胶酶 A（MMP-2），白明胶酶 B（MMP-9），膜类型基质金属蛋白酶（MT-MMPs）1、2、3 和 TIMP1、2、3。结果证实 MMP-1、MMP-3 和 MMP-9 基因表达增加，这些结果提示在妊娠胎鼠这些基质金属蛋白酶的不同表达可能在无瘢痕创伤痊愈中存在作用。增生性瘢痕一直是困扰临床治疗的难题，Spies 等分析了烧伤大鼠模型不同阶段的基因表达，差异表达的基因存在于诸如细胞生存和凋亡、细胞生长调节、细胞代谢、感染和免疫反应等，并检测了在烧伤愈合过程中基因组的功能和它们出现的时间对应关系。Tsou 等研究了正常组织与瘢痕组织的基因差异表达，两项研究的目的是将基因芯片运用于瘢痕研究，可以较全貌地反映瘢痕的基因表达，探讨其分子生物学机制，预期发现特异性基因及初步揭示瘢痕的产生机制及寻找到相应的干预手段；Cole 等利用基因芯片研究了正常皮肤的基因表达可变性情况，也比较了正常与损伤、瘢痕等不同病态下的基因表达差异，通过基因芯片的筛选，了解皮肤受伤后正常和异常基因表达变化，以期寻找促进创伤愈合的基因学基础；Wang 等证实角质形成细胞可作为有效的载体运送目的因子，诱导代谢变化，具有基因治疗潜力。通过提供高通量的正常及创伤修复皮肤基因分析，为临床基因干预调控提供分子依据，为个体化疗提供线索。作为人体的第一道屏障，皮肤在保护机体的同时，也遭受致病因子侵袭。为确定人们所接触的自然和合成的化学物质的相对安全性，并行毒物学和药学的安全评估，Af-shari 等利用芯片技术确认环境中的各种致癌物质。基因芯片既可以用于毒理学、化合物致突变作用研究，也可用于病因学分子水平研究，寻找保护基因，开发能够预防疾病发生的基因产品。Li 等用人的表达谱芯片追踪紫外线引起的表皮角质细胞基因表达改变，调查 6800 个基因，紫外线明显调节了至少 198 个基因的表达，基因表达改变在照后出现 3 个明显的波峰，受损角质细胞通过改变自己的生理环境来防御紫外线对周围组织的进一步损害，在研究中还发现紫外线也能诱导线粒体蛋白表达，提供额外能源和修复的原料。日光紫外线诱发肿瘤发生是通过基因突变和免疫抑制机制，Fletcher 等使用寡核苷酸芯片调查人类的皮肤刺激回应机制，分析表皮暴露在十二烷基硫酸钠后的基因表达，为皮肤疾病预防寻找干预基因。由于皮肤位于体表，使基因治疗操作简便，并可利用外在因素调控基因表达。发挥基因治疗作用。皮肤组织创伤修复结局因个体不同而有很大的差异，这些是否在提示存在有决定和影响修复的修复基因或修复相关基因？近年的研究发现一种称为 Smad3 基因鼠的创面愈合时间为 5d，而带有一倍或不带有 Smad3 基因鼠的创面愈合时间为 3d 和 2d，这是否意味 Smad3 基因可能就是控制创面愈合的修复基因或修复相关基因？

（5）修复基因和不同修复结局相关基因学研究：自 1971 年发现并确立胎儿无瘢痕愈合的概念，其遗传学背景成为学者们关注的对象。胎儿与成年的基因表达谱不同可能是合理理解无瘢痕愈合的另一思路。Tsou 等以基因芯片研究发现，人类皮肤增生瘢痕与正常皮肤相比有 107 个基因过表达，71 个基因低表达，增生瘢痕与正常瘢痕相比，44 个基因过表达，124 个基因低表达。在增生瘢痕中表达增强或抑制最明显的基因是：α-1 Ⅲ型胶原、α-2 型胶原、SPARC 糖蛋白、人真核启动因子 2、角蛋白 10、角蛋白型细胞骨架 5 和角蛋白型细胞骨架 14 等。有研究发现，在 TGF-β$_3$ 作用的正常成纤维细胞基因表达谱中，未发现胶原蛋白的表达水平改变。提示在增生性瘢痕发病中，胶原纤维及细胞外基质堆积有复杂的生物学基础。在修复过程中基因表达上调与抑制是普遍存在的，但其确切的启动机制尚不明确，基因发生机制是目前研究的重点，也是今后创伤研究取得突破性进展的关键。目前创伤基因机制的研究多集中于单个或少数基因表达的研究，较少有文献涉及对创伤后愈合过程中基因表达谱的分析。随着基因芯片技术的出现使对病变发生发展过程中基因表达谱的研究成为可能，其应用的推广将会使创伤愈合的研究出现重大突破性进展。Cao 应用 cDNA 微矩阵技术观察愈合中基因表达所取得的结果显示，与正常未损伤的皮。组织相比，创伤愈合组织中的 1176 个基因有 37 个上调和 27 个下调。Ghahary 等发现前胶原蛋白及纤连蛋白（FN）的 mRNA 在烧伤后增生瘢痕中增高明显，而在体外培养的增生瘢痕的成纤维细胞中却增加不明显。这说明体内微环境对胶原 A 纤维粘连蛋白的合成另有调节机制，并且与生长因子对细胞外基质调节密切相关。

杨银辉等发现，组织愈合后瘢痕组织中纤连蛋白（FN）的 mRNA 的表述较正常皮肤组织显著增加，表达量是正常皮肤的 2 倍。张波等人利用抑制性消减杂交获得差异表达的片段并构建消减文库，筛选差异基因及可能出现的未知基因功能研究提供前期铺垫，他们选择孕 20d 的胎兔及孕兔分别在腰部做全层皮肤切口，12h 后取材作为胎兔创伤、胎兔对照和成兔创伤。构建消减文库，并获得差异性表达的片段，结果获得 61 个较为可靠的阳性克隆。马兵等用基因芯片研究人体增生性瘢痕的基因表达谱发现，有 128 条基因存在显著性差异，其中包括：原癌基因，抑癌基因（4 条），细胞骨架和运动相关基因（13 条），免疫相关基因，细胞信号和传递蛋白相关基因（28 条），代谢相关基因（13 条），表达降低的免疫相关基因（2 条），细胞凋亡相关基因（1 条）。并证实了增生性瘢痕过程有多基因参与，多基因、多阶段且包括免疫、细胞凋亡、细胞骨架运动等多种因素参与了增生瘢痕的发生。基质金属蛋白酶（MMP）是一种锌金属蛋白酶，可由多种组织修复细胞产生，包括成纤维细胞、巨噬细胞、内皮细胞等。它的特异性作用底物主要包括组织金属蛋白酶抑制剂、间质胶原等胞外基质。组织金属蛋白酶抑制剂是 29kd 的糖蛋白，能够以 1∶1 的比例与间质胶原酶紧密复合，抑制其活性，在胶原降解中发挥重要作用。组织金属蛋白酶抑制剂（TIMP）与 MMP 有着相似的合成、分泌和免疫定位，被认为是在创伤过程中出现的基质金属蛋白酶及抑制因子的代表。在创伤愈合中基因表达的总体研究中，值得注意的是正常皮肤组织中有某些基因本身就存在变异性。用基因芯片研究人体正常皮肤即发现，相同解剖部位、同一患者表现出确定的基因有变化。

为证实创伤后反应差异性与基因背景的内在联系，王正国院士率领的课题组应用基因芯片、抑制消减杂交技术研究 BACB/C 小鼠的脑组织中与创伤早期反应相关的基因，结果发现 3 个的新基因片断。同时，选取 10 个有代表性的民族（汉族、蒙古族、藏族、维吾尔族、傣族、布朗族、苗族、壮族、彝族和朝鲜族）27 个体的基因组 DNA，以及脓毒症相关的 18 个基因（LBP、CD14、TLR4、MD2，IL-1α、IL-1β、TNF-α、TNF-β、IL-4、IL-10 等）的基因多态性进行了大规模分析，初步建立了中国人群脓毒症相关基因 SNP 库。

2. 修复过程中生长因子基因改变与创伤愈合

（1）转化生长因子 -β（TGF-β）的基因改变：TGF-β 由多种细胞产生，包括巨噬细胞、成纤维细胞、淋巴细胞和血小板等。TGF-β 及其受体基因表达与创面修复关系密切。TGF-β 是一种具有多种功能的生长因子，它可以调节细胞增殖、黏附、迁移和分化。因此，它在组织修复过程中具有非常重要的作用；TGF-β 在维持组织动态平衡中也具有重要作用，可以促进细胞外基质沉积和纤维化形成，这是伤后瘢痕出现的重要原因。创伤后几乎所有细胞都可分泌 TGF-β，但不同的细胞其表达水平不等。研究发现，创伤愈合过程中多种细胞表达 TGF-β，TGF-β 发挥作用是通过其受体来实现的，TGF-β 受体包括 Ⅰ、Ⅱ 和 Ⅲ 型。TGF-β$_1$ mRNA 在伤后 24h 升高到正常水平的 9 倍；并在之后数日内保持高水平状态，TGF-β$_2$ mRNA 直到伤后 5d 才开始升高到正常的 4.5 倍；在正常皮肤中 TGF-β$_1$mRNA 水平较高而 TGF-β$_2$ mRNA 较低，但在创伤后 1d 都上调至峰值，随后 14d 内保持高水平状态。有学者研究表明，TGF-β 及其受体基因表达在伤后 5～7d 达到高峰。这些研究都表明 TGF-β 及其受体基因表达与创面修复有密切关系而且作为正调节因子参与创面修复过程。创面基质中含有丰富的 TGF-β，它能够促进成纤维细胞合成和分泌胶原等胞外基质分子，加速创面愈合，但它的过度作用则可能诱导瘢痕形成。有人研究发现 TGF-β mRNA 表达在增生性瘢痕中增加，并由此认为该因子对瘢痕形成与组织改建起重要作用，但也有学者认为 TGF-β mRNA 表达在瘢痕形成后期明显减少，其机制可能与瘢痕形成后期的炎症反应消退、TGF 来源减少相关。Tsou 等用基因芯片研究也同样发现 TGF-β mRNA 的表达水平在增生性瘢痕、正常瘢痕及正常皮肤中表达水平相近。这可能是由于试验样本已不在瘢痕增生期的缘故。国内有学者同样发现，TGF-β 在增生性瘢痕中表达无明显增加，而在溃疡中 TGF-β 表达却增高，但不能促进溃疡愈合，其原因可能是 TGF-β 因子与其受体作用发生障碍，导致修复信号不能正常传导。TGF-β 信号转导分子 Smad3 是促进伤口愈合、瘢痕形成的重要信号转导分子，它们可以调控 TGF-β 在皮肤创伤愈合过程中的功能变化，Samd3 基因缺陷小鼠皮肤创伤愈合加速，表现为再上皮化率增加，局部炎症细胞浸润减少。创伤愈合中，除修复细胞自分泌或旁分泌的生长因子参与伤口愈合调控外，周围神经末梢分泌的感觉神经肽 P 物质通过影响内源性 EGF/EGFR 表达也能促进伤口愈合。

（2）胰岛素样生长因子（IGF）的基因改变：IGF 及其受体 mRNA 与其他生长因子表达不同，在正常皮肤中就可测到其表达。研究发现，在创面愈合前期，IGF-1 可作为丝裂原因子出现在伤口处，促进肉芽组织增生，加速伤口愈合。在愈合后期的创面细胞中，IGF 仍然大量存在。IGF 受体 mRNA 在创伤前后均有表达，但 IGF mRNA 在创伤前后上皮中未见表达，这说明基因表达的诱导不是简单的，而是对不同基因有选择机制。Tsou 等发现 IGF 的表达在增生瘢痕中升高而在正常瘢痕中受抑制。Ghahary 等发现，与正常皮肤比较，烧伤后瘢痕中 IGF mRNA 明显升高。IGF 能促进成纤维细胞合成和分泌纤维连接蛋白（FN）、蛋白多糖及各型胶原等细胞外基质。IGF 对各型前胶原合成作用不同，最终导致胶原分子三聚体形成。

（3）白介素（IL）的基因改变：Liechty 等研究发现，在伤后 4h 的胎儿及成人创面中均发现存在有 IL-6 mRNA，伤后 12h，成人的创面还存有 IL-6 mRNA。如果胎儿创面中应用 IL-6，伤口愈合后就会形成瘢痕，这说明了 IL-6 与瘢痕形成密切相关。Xue 等用 RPA 的方法研究表明，来自于瘢痕瘤组织的成纤维细胞中的 IL-6 基因表达明显高于正常成纤维细胞。

（4）成纤维细胞生长因子（FGF）基因改变：bFGF 可刺激多种不同的细胞进行有丝分裂、增殖和迁移；急性皮肤损伤愈合时发现创伤可诱导酸性成纤维细胞生长因子（aFGF）mRNA 在创伤部位上皮细胞中的表达，并且这种表达在创伤后 2～9d 较明显，伤后 17d 完全被抑制。在创伤后 1d 内就可观察到碱性成纤维细胞生长因子（bFGF）基因的强表达，这种较高表达水平一直延续至伤后 5d，伤后 9d bFGF 基因表达则逐渐降低。国内有学者观察到 bFGF 在瘢痕组织中出现强阳性染色，且阳性表达主要定位于成纤维细胞和血管内皮细胞，提示 bFGF 持续作用于成纤维细胞与内皮细胞，导致肉芽组织过度生长，最终导致增生性瘢痕形成，而且可能参与瘢痕形成全过程。

bFGF 也能促进伤口收缩，它是通过促使细胞早期出现垂直排列的微丝，延长伤口边缘细胞长度来实现的；bFGF 还可影响创伤愈合过程中细胞外基质（如Ⅲ型胶原等）表达和羟脯氨酸含量变化；bFGF 在创伤愈合早期具有比较关键的作用，它能促进非常早期的创伤修复反应，这种作用与细胞肌动蛋白和细胞骨架有关；正常皮肤 bFGF 含量较低，创伤后 bFGF 含量显著增加，在创伤伤口闭合后又逐渐恢复至正常水平，并且伤后 bFGF 含量变化与巨噬细胞数量变化一致，提示巨噬细胞可通过产生 bFGF 来影响创伤愈合过程，或者 bFGF 不仅可影响组织修复细胞增殖、分化和迁移，而且也可吸引、趋化炎症细胞浸润。bFGF 对骨形成具有强效的促进作用，KawaSuchi 等研究发现，给予 bFGF 治疗的所有动物在伤后 6 周骨连接即全部完成，而对照组在伤后 10 周仍有 40% 未完成；并且在伤后 6 周，bFGF 治疗组骨折处的骨皮质含量和密度较对照组显著增加，提示 bFGF 对骨折愈合的机械性能也有影响。bFGF 还参与创伤后黏附并发症的发生，Fukui 等研究发现，bFGF 与创伤兔膝盖血管内黏附发生有关。

（5）血小板源性生长因子（PDGF）基因改变：PDGF 是多种细胞的主要有丝分裂刺激源，它是由二硫化合物结合而成的二价分子，结构上类似于 A 和 B 多肽链，可结合形成同源或异源二聚体。PDGF 的生物学作用通过两种酪氨酸蛋白激酶（TPK）受体来实现，分别称为受体 α 和受体 β，PDGF 分别与这两种受体结合并使之激活而发挥生物学作用。PDGFR 激活后可刺激细胞生长，但也会改变细胞形状和活力；PDGF 也可使细胞肌动蛋白细丝系统重组而刺激其趋化；PDGF 及其受体可以直接促使成纤维细胞和血管内皮细胞参与肉芽组织形成。急性皮肤损伤可使受伤部位上皮细胞强烈表达 c-sis/PDGF2mRNA。受伤部位间质组织成纤维细胞也表达 c-sis/PDGF2mRNA，其表达水平和创伤修复阶段有关。在快速细胞增殖和间质合成阶段 PDGF 基因表达显著升高，上皮再生及重塑完成后基因表达下降。PDGF 能增加创面成纤维细胞和炎症细胞的浸润以及胶原纤维和肉芽组织的产生，但如果 PDGF 作用过度，则会导致瘢痕形成。Piazuelo 进一步证实 PDGF 参与了创伤修复过程。

（6）角质细胞生长因子（KGF）：KGF 是一种对包括皮肤角质细胞在内上皮细胞的强效而特异性刺激原，主要在与上皮有关的创伤愈合过程中发挥作用。腺苷酸琥珀酸聚合酶在嘌呤重新合成中具有作用，Gassmann 等用差异显示逆转录 PCR（DDRT-PCR）方法发现，编码腺苷酸琥珀酸聚合酶的基因是一种新的 KGF 调节基因，提示 KGF 与核苷酸生物合成有关；进一步探明 KGF 等生长因子通过诱导多种关键性调节酶来刺激核苷酸生物合成，为检测在体情况下 KGF、EGF 和上述调节酶表达的关系，作者观察了皮肤伤口愈合时这些酶的表达情况。结果显示，皮肤伤口 KGF 等表达显著增强。同时，在伤口边缘高度增生性的角质细胞中所有这些酶的 mRNA 表达均呈强阳性，这不仅证实了生长因子在创伤愈合过程中具有重要作用，而且提示其作用机制之一是调控多种生物合成过程中的关键性调节酶表达。

（7）神经生长因子（NGF）：近来研究发现，NGF 在软组织创伤中也有作用。Hasan 等发现，NGF 可在伤口组织中合成，并且新生动物中可见 NGF 高表达，提示 NGF 参与了创伤愈合过程；作者进一步用杂交和组化方法检测了创伤后 NGF 表达水平变化，以及 α 平滑肌肌动蛋白（α-SMA）基因和蛋白表达变化，以检测 NGF 与成纤维细胞收缩的关系。结果显示，NGF 在正常皮肤中主要位于血管、立毛肌、毛囊鞘细胞、角质细胞和真皮下成纤维细胞，创伤后 NGF 表达显著增加，在巨噬细胞和成纤维细胞都可见其表达，并且伤口成纤维细胞表达 α-SMA 为阳性。这些结果提示，NGF 参与了创伤愈合，并且可能与伤后成纤维细胞的收缩功能有关。Lambiase 等发现，外源性 NGF 可与上皮细胞、内皮细胞和角质细胞结合，上皮损伤后，其结合显著增加，角膜溃疡时可见 NGF 高亲和力受体、NGF 基因和蛋白表达，外源性 NGF 中和抗体可延迟角膜上皮愈合，而给予外源性 NGF 则加速其愈合，这提示 NGF 不足可能是角膜溃疡发生的重要原因。

（8）血管内皮生长因子（VEGF）：VEGF 是一种强效的血管生成促进因子，也是最主要的血管生成因子，它通过影响血管内皮细胞的迁移、增殖和分化而发挥作用。创伤后 VEGF 含量显著增加，特别是伴随低氧时其变化更为明显，因为低氧可以上调 VEGF 表达，给予外源性 VEGF 则可以显著减轻组织损伤。创伤后 VEGF 除了调节血管内皮功能、促进血管生成、增加局部血流量外，它也参与凝血和纤维蛋白降解过程。另外，VEGF 也可通过一氧化氮合酶（NOS）/cGMP 途径增加血脑屏障的通透性。创伤后其他细胞因子的变化也可影响 VEGF 表达。PDGF 能通过增加血管内皮细胞上的 PDGFR 数量而促进 VEGF 转录和分泌，从而促进创伤修复。肝细胞生长因子 / 分散因子（HGF/SF）促进创伤修复的作用也与 VEGF 有关，HGF/SF 一方面增加 VEGF 基因和蛋白表达，促进血管生成；另一方面也增加内皮细胞 VEGF 受体的表达，增加内皮细胞对 VEGF 的反应性，从而增强 HGF/SF 的促血管生成作用。

（9）负性调节细胞因子：多种细胞因子可以通过促进细胞增殖和细胞迁移来加速创伤愈合过程，但创伤愈合过程中机体也存在负性调节因子，它们可以抑制创伤修复反应，从而阻碍或延缓创伤愈合。Shiraha 等发现，干扰素诱导蛋白 -10（IP-10）可以剂量依赖性地抑制成纤维细胞迁移，从而阻碍创伤愈合。肿瘤坏死因子 -α（TNF-α）对创伤愈合也具有抑制作用，它可以影响伤口牵张强度、成纤维细胞和血管内皮细胞增殖、炎症细胞浸润、胶原沉积以及经脯氨酸含量。另外，γ-干扰素（γ-IFN）也是一种负性调节细胞因子，它可以抑制成纤维细胞生长增殖、胶原合成以及胶原纤维凝胶收缩。

姚敏等观察了大鼠浅 II 度烫伤后创面愈合过程中相关生长因子及受体的基因表达，发现伤后 1d 和 3d，PDGF、PDGFR 和表皮生长因子受体（EGFR）基因表达明显增强，伤后 3d 和 5d EGF、TGF-βR 基因表达增强，提示生长因子在调控创面愈合中具有重要作用。而且不同生长因子及受体的表达具有时相性。另外，不同剂量的细胞因子对创伤愈合的作用也不尽相同。付小兵等观察了重组人表皮细胞生长因子（rhEGF）和重组人碱性成纤维细胞生长因子（rhbFGF）的促修复效应，发现 rhEGF 和 rhbFGF 治疗的创面组织修复速度均较同组阴性对照明显加快，但其作用均在中剂量（rhEGF 10μg/cm² 创面、rhbFGF 90U/cm² 创面）时最强。因为它们的生物学特征不同，其作用机制及用途也不同，组织缺损较大需大量肉芽填充的创面以应用 rhbFGF 为好，而以再上皮化修复为主的创面则以选择 rhEGF 为准。创伤后机体出现协调的愈合过程，其中包括多种细胞、细胞因子和细胞外基质之间错综复杂的网络作用。它们可以调节创伤修复过程中多种细胞反应，影响细胞增殖、迁移、细胞外基质合成和释放等。

关于生长因子在创面治疗中的应用，虽然最初的一些结果是令人鼓舞的，但近来的发展明显让人失望。根据各类生长因子的生物特性，进行特殊的设计和改构生长因子来增强创面愈合将是生长因子应用发展的方向。如果把创面愈合比作一首交响乐，那么生长因子就像交响乐中的各种乐器，如何使每一件乐器都发挥最大的功效，奏出美妙的声音，并最后合成动听的乐曲，是未来的工作方向。

由于当前很多基因在在体情况下尚无法完全确定其真正的功能，限制我们对创面愈合过程中基因学变化的彻底认识。受早期胚胎无法进行损伤性的限制，以及多种基因功能的冗长、重叠造成单个基因功能的不确定性影响，创面愈合的基因研究一直受到限制，单一评价某一成分在创面愈合中的作用是十分困难的。事实上，修复的基因学研究不仅应包括损伤后早期即刻基因表达，还涉及愈合过程及塑形阶段的基因表达。组织修复众多的基因探针结果存在着一定差别，可能与取材的时间、部位、种属、种族，以及很多因素有关。基因敲除（knock out，KO）和转基因动物技术消除某些限制，对我们深入认识创伤愈合靶基因的作用具有积极作用。在活体创面愈合的实验中，基因敲除和转基因鼠时常表现出与离体相反的结果，进一步说明两种技术的应用对伤口愈合的研究极为重要。

总之，创伤愈合的基因学研究是复杂的，必须伴随其他技术的发展。随着未来细胞和分子生物学的迅猛发展，创伤修复相关基因学研究将取得突破，同时它又会反过来促进创伤愈合机制的阐明，对人类真正揭示创伤愈合的机制有深远影响。细胞因子相互之间也具有调控作用。创伤愈合过程中细胞因子的相空变化及相互作用非常复杂，进一步研究不仅要着眼于单一细胞因子在创伤后的变化，更应集中在细胞因子之间的网络调控关系及信号转导通路变化，这对阐明创伤愈合机制及制定防治措施都具有更加重要的意义。由于生长因子在创面愈合中的突出作用，目前对创伤愈合过程中信号转导的研究主要集中在各种细胞因子或生长因子为配体介导的信号通路上。

五、脂肪与创面愈合

创面愈合的研究范围正随着相关领域的研究进展而不断拓展和完善。以皮下脂肪组织为例，以往大多数的研究认为，脂肪组织来源于间充质细胞（mesenchymal cell，MC），其功能仅是一个能量储存仓库。但近年来的研究表明，脂肪组织还可能是一个重要的内分泌器官，在发育学、信号转导以及干细胞作用等诸多方面与组织修复存在着密切联系。有专家认为，加强对脂肪细胞新功能的研究和开发有可能对创面修复和组织再生机制产生新的认识和寻找出新的促愈合手段。

（1）脂肪细胞参与创面愈合首先表现在它可能作为一个内分泌器官。迄今为止，人们已经发现人的脂肪细胞能够分泌的细胞因子或生长因子有几十种之多。在生长因子方面，脂肪细胞分泌胰岛素样生长因子（IGF）、转化生长因子（TGF）和血管内皮细胞生长因子（VEGF）等。这些生长因子均是参与创面愈合中介导炎症反应和肉芽组织形成有关的重要的生长因子。在细胞因子方面，肿瘤坏死因子（TNF）、白细胞介素（IL）等可由脂肪细胞分泌并参与创面的炎症反应过程。此外，脂肪细胞分泌的纤溶酶原激活物的抑制剂（PAI-1）、血管紧张素（AGT）和性激素类（特别是雌激素），与脂质蛋白代谢相关的脂蛋白脂酶（LPL）、抵抗素（resistin）、游离脂肪酸（FFA）以及视黄醛结合蛋白质（RbP）等，均在不同层面和（或）以不同方式与组织修复发生关联。故将脂肪细胞称为内分泌器官或具有内分泌功能的器官并不为过，其产生的因子可进入循环作用于远隔器官，同时也可以自分泌、旁分泌形式作用于邻近的组织和细胞。

值得重视的是肥胖（obesity，OB）基因的产物 Leptin，又被称为瘦素，它是脂肪细胞分泌的一种重要细胞因子，介导不同的细胞内信号，在某些细胞可通过刺激 JAK 促发 STAT 活性，并将细胞外刺激信号转入细胞核内，通过细胞外信号调节激酶（ERK）磷酸化，能够使伤口边缘角质形成细胞的增殖能力明显增强。Cohen 报道，瘦素也可通过对血管形成蛋白 2（Ang-2）的作用，起到类似血管形成因子（angiogenic factor）的诸多功能。伴随瘦素的发现，短短几年的时间中，不断有证据表明脂肪细胞可能还分泌其他新的因子。目前这些因子与生长发育和组织修复的关系正在研究之中。

（2）从发育学的角度看，皮肤及其附件的发育与脂肪形成有密切关系。组织学显示，毛囊最外层的细胞能在低氧环境下直接刺激血管形成，结果毛囊周围的脂肪细胞和毛细血管构成网络。正常条件下，脂肪细胞的形成是毛囊整体发育中的一部分。Misago 证实，鼠皮下组织脂肪形成的确与毛囊的生长和发育有关。利用胶原包被的三维培养系统，人们还就脂肪细胞对类似毛囊细胞增殖与分化的影响进行了研究。采用 3 种条件将类毛囊细胞种植在胶原内：①为瓶内仅种植类似毛囊的细胞；②与脂肪细胞共培养；③为采用空间分离技术培养两种细胞。在条件①和③情况下，毛囊的上皮细胞与囊泡周围的成纤维细胞一起外生性生长，而条件②的毛囊细胞和成纤维细胞的增殖被抑制，出现毛囊细胞的分化加速。因此，认为脂肪细胞具有抑制毛囊周围成纤维细胞增殖的作用；但能较好地维持正常毛囊结构的完整性，允许毛囊发育，甚至具有直接加速毛囊细胞分化的作用。分析结果有两种可能，一是脂肪细胞释放的溶解性因子的浓度梯度发挥调控作用；二是作为增殖抑制剂对毛囊细胞和囊泡周围的成纤维细胞影响所产生不同的结果。

（3）脂肪组织参与创面愈合还表现在它对修复细胞生物活性的影响方面。创面愈合最主要的修复细胞是参与肉芽组织形成的成纤维细胞和再上皮化的角质形成细胞。Sugihara 为检测皮肤中脂肪细胞的作用，离体情况下观察脂肪细胞对角质形成细胞和成纤维细胞生物学活动的影响。利用胶原包被的三维培养系统，将脂肪细胞种植在没有真皮成纤维细胞的角质形成细胞中，证实它们能促进角质形成细胞的增殖和分化，形成较厚、分化较好的表皮细胞层。相反，脂肪细胞种植于有真皮成纤维细胞的系统中，则抑制成纤维细胞的增殖。同时证明，以上作用并不完全与瘦素、TNF 或 IGF-II 相关，说明可能还存在脂肪细胞分泌的一些新因子的参与。

（4）脂肪组织干细胞与骨髓间充质干细胞在功能方面的联系加深了人们有关脂肪组织参与组织修复的认识。既往人们对组织干细胞的注意多集中在骨髓间充质干细胞（MSCs）。事实上，脂肪组织也同样具有骨髓间充质干细胞一样的性质，两者均来源于胚胎时期的中胚层，而且初步的研究已经证实，脂肪组织中有干细胞存在。从吸脂术分离出来的经过加工的脂肪细胞（PLA 细胞），能定向分化成骨、脂肪、肌和软骨。进一步的研究发现，PLA 细胞可以像 MSCs 一样表达大量的 CD 标志，仅有个别的 CD 标志图谱表达与 MSCs 存在差异。但同样都具有分化为多种细胞系的潜能。由于目前收集骨髓间充质干细胞的数量有限，难以大量应用，而脂肪细胞不仅有相同性质，而且具有容易分离等特性，因此或许是将来组织修复工作的新手段。

总之，从科学发展的规律来看，不断的否定和肯定是科学进步的阶梯，无论是内分泌学、发育学，还是其他学科的研究结果均是如此。伴随脂肪细胞诸多新功能的不断发现，过去人们对脂肪细胞功能认识的不足正在得到纠正。与此同时，脂肪组织对其他组织器官生物学功能可能造成的影响正逐渐成为人们研究的热点，也为我们进行创伤愈合机制的研究和未来临床提高修复水平开拓了新领域。

（张翠萍　程　飚　付小兵）

参 考 文 献

陈小波，程飚，付小兵，2010. 性激素促进创面愈合的相关研究和进展［J］. 中国美容医学，17（1）：130—133.

程天民，1992. 创伤战伤病理学［M］. 北京：解放军出版社，28—49.

方利君，付小兵，孙同柱，等，2003. 骨髓间充质干细胞分化为血管内皮细胞的实验研究［J］. 中华烧伤杂志，19（1）：22—24.

方利君，付小兵，孙同柱，等，2003. 在体诱导骨髓间充质干细胞分化为表皮细胞的初步观察［J］. 中华创伤杂志，19（4）：
　　212—214.

付小兵，1991. 生长因子与创伤修复［M］. 北京：人民军医出版社，2—195.

付小兵，1994. 成纤维细胞生长因子的非促分裂效应［J］. 国外医学·病理生理学分册，14（4）：221—223.

付小兵，1994. 国外创伤修复研究的新进展［J］. 国外医学·创伤与外科基本问题分册，5（3）：147—152.

付小兵，2003. 利用成体干细胞可塑性潜能重建受创皮肤解剖和生理功能研究的现状与展望［J］. 中华实验外科杂志，20（11）：
　　965—966.

付小兵，CUEVAS P，田惠民，等，1995. 酸性成纤维细胞生长因子（aFGF）能减轻急性缺血与再灌注对骨骼肌的损伤［J］. 解
　　放军医学杂志，20（2）：95—97.

付小兵，CUEVAS P，田惠民，等，1995. 酸性成纤维细胞生长因子对急性肾缺血再灌注损伤的治疗效应［J］. 中国危重病急救医
　　学杂志，7（1）：8—11.

付小兵，常国友，王亚平，等，1995. γ-干扰素抑制创伤修复的实验研究［J］. 中华整形烧伤外科杂志，11（3）：209—211.

付小兵，常国友，王亚平，等，1996. 不同修复阶段创面肉芽组织中肿瘤坏死因子含量的变化［J］. 中华实验外科杂志，13（1）：
　　35—36.

付小兵，常国友，王亚平，等，1996. 碱性成纤维细胞生长因子促进受创皮肤再生的实验研究［J］. 中国修复与重建外科杂志，
　　10（1）：23—25.

付小兵，程飚，2002. 老年化皮肤特点与创面愈合的关系［J］. 中华老年多器官疾病杂志，12：229—237.

付小兵，李建福，盛志勇，2003. 表皮干细胞：实现创面由解剖修复到功能修复飞跃的新策略［J］. 中华烧伤杂志，19（1）：5—7.

付小兵，沈祖尧，陈玉林，等，1998. 碱性成纤维细胞生长因子与创面修复——1024 例多中心对照临床试验结果［J］. 中国修复
　　重建外科杂志，12（4）：209—211.

付小兵，盛志勇，1997. 软组织创伤基础研究的现状与展望［J］. 解放军医学杂志，22：12—13.

付小兵，盛志勇，2000. 积极审慎地开展创面愈合的基因治疗研究［J］. 中华创伤杂志，16（6）：328—330.

付小兵，盛志勇，2000. 现代高新技术与创伤以及创伤修复［J］. 中国危重病急救医学杂志，12（8）：451—543.

付小兵，田惠民，1991. 生长因子与创伤愈合［J］. 中国实用外科杂志，11（7）：390—392.

付小兵，田惠民，1992. 生长因子调控受创组织修复的机制［J］. 国外医学. 创伤与外科基本问题分册，13（3）：150—157.

付小兵，王德文，1997. 创伤修复基础［M］. 北京：人民军医出版社，14—166.

付小兵，王德文，1999. 现代创伤修复学［M］. 北京：人民军医出版社.

付小兵，王亚平，常国友，等，1995. 碱性成纤维细胞生长因子（bFGF）加速猪背创伤修复的实验研究［J］. 中华创伤杂志，
　　11（3）：134—136.

付小兵，王亚平，孙同柱，等，1995. 酸性成纤维细胞生长因子减轻急性肠缺血-再灌注对肝脏的损伤［J］. 中国危重病急救医
　　学杂志，7（6）：355—359.

付小兵，王正国，2002. 现代高新技术与创伤修复［M］. 北京：人民军医出版社，178—201.

付小兵，王正国，盛志勇，2001. 正常的创伤修复与"失控"的创伤修复［J］. 感染、炎症、修复杂志，2（2）：1—3.

姜玉峰，付小兵，2011. 体表慢性难愈合创面的研究进展［J］. 感染、炎症、修复，12（1）：59—61.

李建福，付小兵，盛志勇，等，2002. 汗腺发生过程中基质金属蛋白酶与层粘连蛋白、纤连蛋白的表达特征［J］. 中华创伤杂志，
　　18（7）：397—400.

罗明典，2000. 现代生物技术领域研究热点和发展趋势［J］. 国外科技动态，5：34—36.

马兵，吴军，易绍萱，等，2002. 烧伤后早期增生性瘢痕相关细胞骨架基因表达研究［J］. 中华烧伤杂志，18：29—31.

孙晓庆，付小兵，盛志勇，2000. 表皮干细胞［J］. 中华创伤杂志，16（10）：635—638.

王正国，1995. 创伤后组织修复研究的现状与展望［J］. 中华创伤杂志，11（3）：131—133.

王正国，蒋建新，2002. 创伤医学［J］. 中华医学杂志，82：1704—1707.

杨少伟，孙晓艳，付小兵，2015. 整合素在皮肤创伤修复中的作用. 解放军医学院学报，36（6）：628—630.

杨银辉，付小兵，王亚平，等，1998. 定量 PCR 技术检测增生性瘢痕组织纤维连接蛋白的基因表达［J］. 中华整形外科杂志，14：404—407.

杨志明，2000. 组织工程基因与临床［M］. 成都：四川科学技术出版社.

叶鑫生，许田，汤锡芳，2000. 干细胞和发育生物学［M］. 北京：军事医学科学出版社，59—79.

翟鹏，童坦君，2000. 基因科学的革命——基因芯片技术［J］. 生理科学进展，31（2）：135—139.

张波，王正国，朱佩芳，2003. 胎兔皮肤创伤消减文库构建与瘢痕愈合基因的初步筛选［J］. 中国临床康复，7：574—576.

AKIYAMA M, AMAGAI M, SMITH L T, et al, 1999. Epimorphin expression during human foetal hair follicle development［J］. Br J Dermatol, 141（3）：447—452.

AMANO S, AKUTSU N, MATSUNAGA Y, et al, 2001. Importance of Balance between Extra-cellular Matrix Synthesis and Degradation in Basement Membrane Formation［J］. Experimental Cell Research, 271：249—262.

ANDL T, REDDY S T, GADDAPARA T, et al, 2002. WNT signals are required for the initiation of hair follicle development［J］. Dev Cell, 2（5）：643—653.

ASHCROFT G S, ASHWORTH J J, 2003. Potential role of estrogens in wound healing［J］. Am J Clin Dermatol, 4：737—743.

ASHCROFT G S, DODSWORTH J, van BOXTEL E, et al. 1997. Estrogen accelerates cutaneous wound healing associated with an increase in TGF-betal levels [J]. Nat Med, 3：1209—1215.

ASHCROFT G S, MILLS S J, 2002. Androgen receptor-mediated inhibition of cutaneous wound healing［J］. J Clin Invest, 110：615—624.

ASHCROFT G S, MILLS S J, FLANDERS K C, et al, 2003. Role of Smad3 in the hormonal modulation of in vivowound healing responses［J］. Wound Repair Regen, 11：468—473.

BOTCHKAREV V A, BOTCHKAREVA N V, ROTH W, et al, 1999. Noggin is a mesenchymally derived stimulator of hair-follicle induction［J］. Nat Cell Biol, 1（3）：15—164.

CHIANG C, SWAN R Z, GRACHTCHOUK M, et al, 1999. Essential Role for Sonic hedgehog during Hair Follicle Morphogenesis［J］. Developmental Biology, 205：1—9.

COLE J, TSOU R, WALLACE K, et al, 2001. Comparison of normal human skin gene expression using cDNA microarrays［J］. Wound Repair and Regeneration, 9：77—85.

COLE J, TSOU R, WALLACE K, et al, 2001. Early gene expression profile of human skin to injury using high-density cDNA microarrays [J]. Wound Repair Regen, 9（5）：360—370.

DASGUPTA R, FUCHS E, 1999. Multiple roles for activated LEF/TCF transcription complexes during hair follicle development and differentiation［J］. Development, 126（20）：4557—4568.

ELLIS R L, 2003. Bidirectional Signaling between the Estrogen Receptor and the Epidermal Growth Factor Receptor［J］. Mol Endocrinology, 17：309—317.

FANG L J, FU X B, SUN T Z, et al, 2003. An experimental study on the differentiation of bone marrow mesenchymal stem cells into vascular endothelial cells［J］. Chin J Burns, 19（1）：22—24.

FANG L J, FU X B, SUN T Z, et al, 2003. Preliminary observation on differentiation of bone marrow meschymal stem cells into epidermal cells in pigs [J]. Chin J Trauma, 19（4）：212—214.

FERRARIS C, CHEVALIER G, FAVIER B, et al, 2000. Adults corneal epithelium basal cells possess the capacity to activate epidermal,pilosebaceous and sweat gland genetic programs in response to embryonic dermal stimuli［J］. Development, 127：5487—5495.

FU X B, 2003. To establish the anatomical and functional repair of damaged tissues with adult stem cells［J］.Chin J Experimental Surg, 20（11）：965—966.

FU X B, CUEVAS P, GIMENEZ-GATLAGO G, et al, 1996. Acidic fibroblast growth factor（aFGF）reduces postischemic renal injury in rats［J］.

Chin J Trauma, 12（2）: 11—16.

FU X B, LI J F, SHENG Z Y, 2003. Epidermal stem cells-new tactics for the progress of wound healing from anatomical functional repair [J]. Chin J Burns, 19（1）: 5—7.

FU X B, SHEN Z Y, CHEN Y L, et al, 1998. Randomised placebo-controlled trial of use of topical recombinant bovine basic fibroblast growth factor for second-degree burns［J］. The Lancet, 352: 1661—1664.

FU X B, SUN X Q, LI X K, et al, 2001. Dedifferentiation of epidermal cells to stem cells in vivo［J］. The Lancet, 358: 1067—1068.

FU X B, TIAN H M, SHENG Z Y, et al, 1995. Ischemia and reperfusion reduces the endogenous basic fibroblast growth factor in rat skeletal muscles［J］. Chin Med J, 108（9）: 696—701.

FU X B, TIAN H M, SHENG Z Y, et al, 1996. In vivo effects of tumor necrosis factor-α on incised wound and gunshot wound healing［J］. J Trauma, 40（3）: S140—145.

FU X B, WANG Z G, SHENG Z Y, 2001. The Advance of wound healing research in China: from antiquity to the present［J］. Wound Rep Reg, 9（1）: 2—10.

GAIDE O, SCHNEIDER P, 2003. Permanent correction of an inherited ectodermal dysplasia with recombinant EDA［J］. Nat Med, 9（5）: 614—618.

GERHOLD D, RUSHMORE T, CASKEY C T, 1999. DNA chips: promising toys have become powerful tools［J］. TIBS, 24: 168—173.

GUO Y Q, 2003. Surgical treatment for diabetic foot［J］. Textbook for treatment of diabetic foot and vascular dissesses, 54—56.

JIANG Y H, JAHAGIRDAR B N, REINHARDT R L, et al, 2002. Pluripotency of mesenchymal stem cells derived from adult marrow［J］. Nature, 418: 41—49.

KISHIMOTO J, BURGESON R E, MORGAN B A, 2000. Wnt signaling maintains the hair-inducing activity of the dermal papilla［J］. Genes Dev, 14（10）: 1181—1185.

KO M S, 2001. Embryo genomics: developmental biology meets genomics [J]. Trends Biotechnol, 19（12）. 511—518.

KOMUVES L G, SHEN W F, K WONG A, et al, 2000. Changes in HOXB6 homeodomain protein structure and localization during human epidermal development and differentiation［J］. Dev Dyn, 218（4）: 636—647.

KORBIING M, KATZ R L, KHANNA A, el al, 2002. Hepatocytes and epithelial cells of donor orgin in recipi-ents of peripheral-blood stem cells [J]. N Engl J Med, 346: 738—746.

LOWELL S, JONES P, ROUX I L, et al, 2000. Stimulation of human epidermal differentiation by Delta-Notch signalling at the boundaries of stem-cell clusters［J］. Current Biology, 10: 491—500.

MATSUDA T, YAMAMOTO T, MURAGUCHI A, et al, 2001. Cross-talk between transforming growth factor-beta and estrogen receptor signaling through Smad3［J］. J Biol Chem, 276: 42908—42914.

MOON R T, BOWERMAN B, BOUTROS M, et al, 2002. The promise and perils of Wnt signaling through beta-catenin［J］. Science, 296（5573）: 1644—1646.

MOORE A G, MOORE G P, 2001. Extracellular matrix molecules and follicle morphogenesis in ovine skin［J］. Reprod Fertil Dev, 13（2-3）: 143—149.

MORGAN B A, ORKIN R W, NORAMLY S, 1998. Stage-specific effects of sonic hedgehog expression in the epidermis［J］. Developmental biology, 201: 1—12.

ORLIC D, KAJSTURA J, CHIMENTI S, et al, 2001. Bone marrow cells regenerate infracted myocardium［J］. Nature, 410: 701—705.

PELED Z M, PHELPS E D, UPDIKE D L, et al, 2002. Matrix melalloproteinases and the ontogeny of scariess repair: the other side of the wound healing balance［J］. Plast Reconstr Surg, 110（3）: 801—811.

PELLETIER G, 2000. Localization of androgen and estrogen receptors in rat and primate tissues［J］. Histol Hisiopathol, 15: 1261—1270.

PELLETIER G, REN L, 2004. Localization of sex steroid receptors in human skin［J］. Histol Histopathol, 19: 629—636.

PHILLIPS T J, DCMIRCAY Z, SAHU M, 2001. Hormonal effects on skin aging [J]. Clin Geriatr Med, 17: 661—672.

PLANZ B, WANG Q, KIRLEY S D, et al, 2001, Regulation of keratinocyte growth factor receptor and androgen receptor in epithelial cells of the human prostate［J］. J Urol, 166: 678—683.

PLANZ B, WANG Q, KIRLEY S D, et al, 1998. Androgen responsiveness of stromal cells of the human pros-tate: regulation of cell proliferation and keratinocyte growth factor by androgen［J］. J Urol, 160: 1850—1855.

ROBERTS A B, RUSSO A, FELICI A, et al, 2003. Smad3：a key player in pathogenetic mechanisms dependent on TGF-beta［J］. Ann N Y Acad Sci, 995：1—10.

SHAN M G, MAIBACH H I, 2001. Estrogen and skin. An overview［J］. Am J Chin Dermatol, 2：143—150.

SLACK J M W, 2000. Stem cells in epithelial tissues［J］. Science, 287：1431—1433.

SPIES M, DASU M R, SVRAKIC N, et al, 2002. Gene expression analysis in burn wounds of rats［J］. Am J Phys-iol Regul Integr Comp Physiol,283（4）：R918—30.

SRIVASTAVA A K, DURMOWICZ M C, HARTUNG A J, et al, 2001. Ectodysplasin-Al is sufficient to rescue both hair growth and sweat glands in Tabby mice［J］. Hum Mol Genet, 10（26）：2973—2981.

STAMM C, WESLPHAL B, KLEINE H D, et al, 2003. Autologous bone-marrow stem cell transplantation for myocardial regeneration [J]. Lancet, 361：45—46.

STELNICKI E J, KOMUVES L G, KWONG A O, et al, 1998. HOX homeobox genes exhibit spatial and temporal changes in expression during human skin development［J］. J Invest Dermatol,110（2）：110—115.

TERADE N, HAMAZAKI T, OKA M, et al, 2002. Bone marrow cells adopt the phenotype of other cells by spontaneous fusion［J］. Nature, 416：542—545.

THORNTON M J, 2002. The biological actions of estrogens on skin［J］. Exp Dermatol, 11：487—502.

TSE H F, KWONG Y L, CHAN J K F, et al, 2003. Angiogenesis in ischemic myocardium by intramyocardial autologous bone marrow mononuclear cell implantation［J］. Lancet, 361：47—49.

TSOU R, COLE J K, NATHENS A B, et al, 2000. Analysis of hypertrophic and normal scar gene expression with cDNA microarrays［J］. J Burn Care & Rehabilitation, 21（8）：541—550.

TURKSEN K, TROX T C, 1998. Epidermal cells lineage［J］. Biochem Cell Biol, 76：889—898.

WATT F M, HOGAN B C M, 2000. Out of Edem:stem cells and their niches［J］. Science, 287：1427—1430.

WEIHUA Z, ANDERSSON S, CHENG G, et al, 2003. Update on estrogen signaling［J］. FEBS Lett, 546：17—24.

WETMORE C, 2003. Sonic hedgehog in normal and neoplastic proliferation: insight gained from human tumors and animal models［J］. Current Opinion Genetics Development, 13：34—42.

WISNIEWSKI S A, KOBIELAK A, TRZECIAK W H, et al, 2002. Recent advances in understanding of the molec-ular basis of anhidrotic ectodermal dysplasia：discovery of a ligand, ectodysplasin A and its two receptors［J］. J Appl Genet, 43（1）：97—107.

YING Q L, NICHOLS J, EVANS E P, et al, 2002. Changing potency by spontaneous fusion［J］. Nature, 416：545—548.

ZHU X, DI Y, HU C, 2002. Expression of positive and negative regulators of cell cycle during wound heal-ing［J］. Chin Med J(Engl), 115(3)：326—330.

ZUK P A, ZHU M, MIZUNO H, et al, 2001. Multilineage cells from human a dipose tissue：implications for cell-based therapies [J].Tissue Engin, 7（2）：211—227.

第14章

烧伤创面修复

第1节　烧伤创面早期处理

烧伤创面是引起体液丢失的途径，感染的门户，细菌繁殖的培养基，侵袭性感染的发源地，产生多种炎症介质，诱发全身病理生理改变、免疫功能障碍以及高代谢反应，引起骨髓抑制。死亡病例的 70% 左右系感染所致，感染的主要途径是烧伤创面，创面一日不除，患者一日不宁。烧伤创面的修复是烧伤治疗永恒的主题，烧伤创面处理是烧伤科医生每天必须面对的常规工作。尽管日复一日、年复一年都在重复着创面处理，仍有许多不尽如人意之处，例如处理不及时、措施不到位、技术无改进、手段无创新等。大量临床实践证明，创面处理首先要在"早"字上下功夫。

一、现场与院前处理

（1）在现场尽快脱离热源，脱去衣服，创面尽早冷水冲洗（20～30min 更好），肢体冰水浸泡，小创面冰块冷敷。实施冷疗能迅速降低烧伤部位温度，阻止持续的热损伤作用，既可以减轻烧伤深度，又可清洁创面和止痛。

（2）创面勿涂甲紫、汞溴红等有色药物，以免影响深度观察。

（3）勿涂油膏，以免增加清创困难。

（4）保护创面，送至专科处理。

二、入院后早期处理

（一）早期清创原则

1. 清创一定要在全身情况稳定之后进行

危重烧伤患者入院之初治疗的重点是输液复苏以及并发症的紧急处理，而不是首先着眼于创面处理。清创没有错，关键要掌握好清创时机，一定要在全身情况稳定后进行。

2. 不宜在全麻下大刷大洗

大面积烧伤患者入院后，即被送至手术室，给予全麻，对全部创面实施大刷大洗，这种做法不可取。入院即给予全麻，不仅有可能降低机体的免疫功能，还影响早期病情观察。此外，机械性刷洗还会加重创面损伤。从另一方面讲，早期清创再彻底也不能避免以后的创面感染，因为周围环境的细菌沉落在创面上4～6h，就可能利用创面这个良好的"培养基"生长繁殖，因此这种"彻底"实无必要。正确做法应强调在全身情况稳定的前提下，创面清创宜简不宜繁。用1∶1000苯扎溴铵（或0.5%碘伏）擦洗即可。

（二）清创方法

（1）剪除创面及其周围的毛发，若手足烧伤应剪除指（趾）甲。

（2）去除粘在创面上的异物。

（3）创面污染较重或已在外院涂了油膏等外用药者，应用洗涤灵等去污剂和清水轻擦与冲洗。再相继用1∶1000苯扎溴铵和生理盐水冲洗干净，再用无菌纱布拭干创面。对于陷入创面的煤渣或沙土等，不强求必须清除彻底，但面部的皮内异物应尽量去净，以免愈后留下永久的色素痕迹。

（4）对水疱皮的处理，若水疱已破，应剪除皱缩的水疱皮；小水疱予以保留；大水疱应表面消毒后在低位剪小口引流或用注射器将疱液吸出。完整的水疱皮不要撕掉，疱皮对创面有良好的保护作用，其作用：①大大减少水分蒸发；②减轻疼痛；③不会因干燥使创面加深；④保护创面不易被污染，也减少了细菌感染机会；⑤促进创面愈合。

（三）冷疗

（1）烧伤或烫伤后立即用冷水冲洗伤处，是最早的自我冷疗措施，通常水温在10～20℃，冲洗20～30min效果更佳。

（2）四肢烧伤或烫伤，冷水冲洗或浸泡均可，在可以耐受的前提下温度愈低效果愈好。头面、躯干部不适合冷水冲洗时间过长，可用冷敷的办法，小范围烧烫伤还可用冰块冷敷。

（3）开始冷疗的时间愈早愈好，伤后立即冷疗可使损伤程度降低一个档次。一般来说，伤后6h之内都有一定作用。

（4）冷疗的部位以小面积Ⅱ度烧伤为主，以不超过20% TBSA为度，以免因体温骤降而寒战。

（5）冷疗的作用机制：

1）局部迅速降温，避免热力向深层传导所致的继续损伤，减轻烧伤深度。

2）伤后冷疗可促使血管收缩，同时抑制对毛细血管有损害作用的活性物质产生，减少渗出。实验研究证实即使伤后3～6h的延迟冷疗，也可减轻水肿程度。

3）冷疗使皮肤温度速降至疼痛阈值温度（43℃）以下，产生明显的止痛效果，脱离低温环境复又疼痛，若持续冷疗3～5h，可使疼痛大部解除或明显减轻。

4）低温可使局部组织代谢率降低，减少氧耗，从而可减少组织内乳酸产生，减轻乏氧，有利于促进创面愈合。

（四）包扎疗法

包扎疗法适用于四肢以Ⅱ度烧伤为主的创面，其做法是将无菌纱布浸透抗菌液后敷于创面，再用大量吸水厚敷料覆盖其上，适当加压包扎。

1. 包扎疗法的作用

①将初期的渗液吸附至敷料上，起到引流作用；②保护创面避免外伤或污染；③渗液不会粘湿被褥或床单，保持周围环境相对干净；④创面不干燥能减轻疼痛；⑤减少创面水分蒸发；⑥创面在微潮的状态下可保持或恢复处于间生态组织的活力；⑦局部温度较高，可降低暴露所致的低温代谢反应，有利于创面愈合；⑧包扎后便于搬动，减少护理工作量。

大面积深度烧伤应减少包扎时间。包扎不利于焦痂干燥，会促使痂皮提前溶痂，加速全身性感染的发生。如果入院后予以包扎，48h 左右后应该去除敷料，按暴露疗法处理。

2. 方法

（1）清创后用浸透 0.5% 碘伏的纱布贴敷创面，边缘要超过正常皮肤 3～5cm。若无酒精过敏史的患者贴敷酒精纱布效果最好，疱皮破者可有短暂疼痛，但能耐受，10s 后即不再疼痛。

（2）将多层干纱布覆盖其表面，外加棉垫更好，均匀加压包扎。根据创面渗出多少决定敷料的层数，以浅Ⅱ度为主的创面渗液最多，包扎后敷料的厚度应达 3～5cm。偏深的深Ⅱ度和Ⅲ度创面表面渗液较少，厚度 2～3cm 即可。

（3）包扎时敷料应铺平，压力要均匀，由远端向近端缠绕绷带。即使远端没有烧伤，亦应一并包扎，以避免近端加压包扎后肢体远端因静脉回流障碍所致的肿胀。

（4）包扎时应注意把各关节保持在对抗挛缩的功能位。如双髋关节外展；膝关节伸直或微屈；踝关节背屈；足趾间以纱布隔开以防止趾间粘连；双上肢外展，肘关节伸直，前臂保持中立位（拇指朝上），若上肢伸侧深度烧伤为主则保持肘关节在屈曲位；腕关节应略背屈，若只是腕背深度烧伤，则腕稍掌屈；手指应分别伸直位包扎，掌心放无菌绷带或纱布团，保持掌指关节屈曲、指间关节伸直，拇指外展，对掌位，患肢抬高。

3. 更换敷料的时机

（1）包扎后有时可见渗液湿透敷料，若为部分浸透，可在局部加棉垫继续加压包扎；若浸湿范围广或被大小便污染，则需去除全部外层敷料，保留最内层敷料，重新用纱布和棉垫包扎。

（2）首次更换敷料的时间依不同情况而定。若创面污染较重，2～3d 更换；较清洁的深Ⅱ度和Ⅲ度创面，5d 左右；较清洁的浅Ⅱ度创面 1 周左右，内层敷料若较干燥，保留一层纱布半暴露，待其自愈；需要早期切痂的创面，术前 1d 启视创面，进一步判定手术范围。

（3）包扎过程中若出现体温和白细胞升高、疼痛加重，或通过敷料可嗅到创面有臭味，表明创面出现感染，需立即更换敷料。以后可根据创面分泌物的多少决定下次换药时间。

4. 内层覆盖物的选择

当前应用最多的创面内层敷料是蘸有抗菌液体的湿纱布，也有将磺胺嘧啶银霜涂在内层纱布上，外裹敷料包扎。霜剂涂多了不容易保痂，早期不宜应用。待到开始溶痂时应用较好，能促进坏死组织脱落。

近年来各种材质的新型敷料问世，丰富了创面覆盖物的选择，碳纤维敷料（例如伤安素、碳能等）以其吸附能力强著称，在烧伤早期的包扎和创面手术的覆盖方面均得到广泛应用。人工皮肤或生物敷料研制成功，尤其是脱细胞异种真皮的应用，改变了内层敷料的单一性，提供了更丰富的创面治疗手段，它们各自在减少水分蒸发、改变创面过酸的环境、提升局部的免疫功能、改善基底的微循环、促进上皮细胞生长、减少创基与敷料粘连和减轻疼痛等方面都有着不同的优越性。

（五）暴露疗法

1. 暴露疗法适用于以下四种情况

（1）大面积深度烧伤；

（2）头面、颈、躯干、会阴、臀部烧伤，这些部位不容易包扎，包扎后敷料也易松动或被分泌物、排泄物污染；

（3）天气炎热，尤其在湿热环境中；

（4）成批烧伤或战时，敷料一时供应不充足。

2. 注意事项

（1）保持环境温暖干燥：室温要求 26～30℃，相对湿度 40% 左右。可以通过电暖气、烤炉、热空调等升高室温；利用多排烤灯、远红外线加热器等既可烘烤创面，加速创面干燥，又可提高床周温度，减少冷感。南方湿热时间较长，可利用除湿机促进室内空气干燥。

（2）保持房间清洁：注意房间消毒，防蝇、防蚊，减少人员流动，如果条件允许最好取消陪伴，探视人员通过外走廊，也可设置空气净化机，使室内空气保持清洁。

（3）定时翻身：循环稳定后，为防止创面受压时间过长，需定时翻身。背臀部亦被烧伤者，应睡翻身床，每 4h 翻身一次。

（4）悬浮床的使用：悬浮床的优越性是：①身体各部位受力均匀，有漂浮之感，绝无压疮发生；②干燥的热气流促进创面干燥，结痂良好；③床体温度可调，恒温的高温环境有利于减轻烧伤患者高代谢反应；④有明显的杀灭细菌作用。其副作用是卧悬浮床创面蒸发量增多，每日需额外补充水分（40.93±7.43）mL/1% 烧伤面积。

（5）创面涂药：①Ⅱ度创面涂成膜剂、成痂的中药制剂（例如复春散 1 号）、磺胺嘧啶银糊剂、磺胺嘧啶锌糊剂、0.5% 碘伏等，以期减轻创面感染，利于创面愈合；②Ⅲ度创面涂 2% 碘酒，碘酒可杀灭各种细菌和真菌，同时具有明显的脱水作用，促进焦痂干燥，保痂效果最好，以便有计划地进行切痂或脱痂植皮。

（六）半暴露疗法

清创后创面覆盖一层抗菌纱布或人工敷料谓之半暴露。半暴露疗法适用于早期无明显感染的创面，尤其适用于Ⅱ度创面。

1. 半暴露疗法的优越性

①轻便，不需大批敷料；②节省开支；③透气性能好；④容易观察创面变化；⑤换药方便，减少患者痛苦；⑥减轻医疗护理工作量。

2. 注意事项

（1）创面覆盖物多用含抗菌药液的单层纱布，也可用磺胺嘧啶银等冷霜揉成冷霜纱布单层覆盖。近年来有许多薄膜类制品贴敷创面，可以减少因暴露干燥而使创面加深，对保护创面有一定积极作用，应用时要密切观察其是否具有透气性，以防膜下积液。

（2）若无感染迹象，可不换药，浅Ⅱ度创面可在敷料下愈合。如果出现感染，纱布下会积留一些脓性分泌物，由于半暴露纱布表面是干燥的，早期不易发现。一旦分泌物增多，必须揭去敷料，清洁创面。感染创面要每日换药 1～2 次，若分泌物仍较多，则需浸泡或淋浴，使创面清洁后改用包扎疗法，以利分泌物吸附在敷料上引流。

（3）若创面已呈现出肉芽组织，不宜继续采用半暴露疗法，应包扎换药，尽快准备清除肉芽组织植皮。

（七）创面用药

创面早期用药，目前多体现下述几方面功效：

1. 促进成膜

促进成膜的药品多以有机溶剂为成膜材料，适当加入一些抗菌剂和止痛剂，配制成黏稠液体，既可以直接涂于创面上，也可制成喷雾剂喷在创面上。

成膜剂适用于Ⅱ度烧伤创面，清创后即可施药，对创面无刺激性，2～4h 一次，24～48h 即可成膜。此膜既有一定透气性，不会在膜下形成积液，又可减少创面水分蒸发，对创面有良好的保护作用，既可减轻疼痛，又不致因创面暴露干燥而使创面加深，还可节省换药经费，减轻换药痛苦，大多创面可在膜下愈合。遇到基底不洁或偏深的深Ⅱ度创面合并感染时，可透过薄膜及时发现，只行局部开窗换药即可。

2. 加速成痂

许多中草药有助于创面成痂，例如虎杖、地榆、酸枣树皮、四季青、毛冬青等。这些药物可加水煎熬浓缩后涂抹，也可在乙醇中浸泡，用浸出液制成喷雾剂。中药散剂复春散 1 号与生理盐水调成稀糊状，涂于创面具有减少渗出、减轻水肿、消炎止痛功效。

成痂药适用于Ⅱ度创面，有助于加速成痂、保护创面。每 8h 涂药 1 次，24h 左右可形成薄痂，此后每日涂 2 次，浅Ⅱ度和偏浅的深Ⅱ度创面可达到痂下愈合。偏深的深Ⅱ度创面常见坏死组织溶解时出现痂下感染，此后可按感染创面换药处理。对Ⅲ度创面也有良好的保痂作用，在促进焦痂干燥、减轻感染方面有一定作用。

3. 抗创面感染

（1）磺胺嘧啶银：20 世纪 60 年代 Charles Fox 博士将硝酸银与磺胺嘧啶反应合成了磺胺嘧啶银，1968 年应用于烧伤创面的治疗，以后世界各国都将磺胺嘧啶银作为烧伤创面抗感染的经典用药。可将其调成糊剂涂于烧伤创面，也可制成 1% 的磺胺嘧啶银冷霜作为半暴露或包扎用药。该药抗菌谱广，对革兰阳性、革兰阴性细菌都有作用，尤其对革兰阴性杆菌作用更强，对铜绿假单胞杆菌、不动杆菌、变形杆菌和大肠埃希菌效果更为显著，对真菌也有一定作用。

该药不良反应包括过敏、色素沉着、银离子易氧化，氧化后变黑污染床单被罩和衣服。也有大约 5% 的患者用药后发生粒细胞减少，停药后可自行恢复。此外，银离子不仅与细菌内 DNA 结合，也可能与上皮细胞的 DNA 结合，从而抑制上皮细胞上皮化，不利于创面愈合。

（2）磺胺嘧啶锌：和磺胺嘧啶银作用相似之处亦是与细胞体内 DNA 结合，对革兰阴性杆菌与革兰阳性球菌皆有杀菌作用，但其抗菌活性不如磺胺嘧啶银。通常配成 1%～5% 霜剂涂在创面上，刺激性小，可行包扎或半暴露。该药的突出优点是可为创面修复提供必需的锌离子，有利于创面愈合。

（3）硝酸银：硝酸银应用历史较久，通常应用 0.5% 硝酸盐溶液，也可配制成 0.1% 硝酸银霜剂。硝酸银抗菌谱较广，对多数常见菌都有抑制作用，包括铜绿假单胞菌和金黄色葡萄球菌，且不易产生耐药性，对创面无刺激，亦未见毒性报道。

0.5% 硝酸银溶液可作为常规换药，也可作为持续湿敷用药，敷料包扎后每 4～6h 滴药 1 次。霜剂涂在纱布上或贴敷在创面上包扎，也适用于创面脱痂。

（4）硝酸铈：Allgower 认为硝酸铈具有固定烧伤毒素的作用，1976 年 Monafo 首先将硝酸铈应用于烧伤创面，主要对革兰阴性杆菌有抑制作用，对革兰阳性球菌则无效。通常把 2.2% 硝酸铈与 1% 磺胺嘧啶银联合配霜剂，有人认为二者有协同作用，不但能抑制革兰阴性细菌生长，而且对革兰阳性细菌也有一定抑菌效果；也有人认为二种药物混合与单用磺胺嘧啶银相比未见明显差异。该药在国内只有少数单位试用。

（5）磺胺嘧啶铈：作为创面外用药应用比较广泛。

（6）氯己定（洗必泰）：一般制成氯己定盐酸盐、醋酸盐。通常配成 0.1%～0.5% 氯己定溶液，对革兰阳性球菌和革兰阴性杆菌都有抗菌作用，其作用机制为破坏细胞膜和抑制脱氢酶的活性。0.1% 氯己定溶液可在 5min 内杀死铜绿假单胞菌、大肠埃希菌、变形杆菌及金黄色葡萄球菌，作为消毒剂已在国内外应用多年。该药的优点是性能稳定，毒性低，刺激性小。多用于消毒剂或创面清洗剂，也可作为创面用药。

（7）喹诺酮类银盐：喹诺酮类药物 20 世纪 60 年代第一代产品为萘定酸，70 年代为吡哌酸，80 年代又开发出第三代产品氟哌酸。吡哌酸银和氟哌酸银具有广谱杀菌作用，尤其对铜绿假单胞菌更为有效，通常应用霜剂。药敏试验表明氟哌酸银对铜绿假单胞菌的杀灭作用比磺胺嘧啶银大数倍至数十倍，其缺点是容易产生细菌耐药。

（8）碘伏：化学名称碘络醚，是碘与表面活性剂的不稳定络合物，碘伏中的碘在水中逐渐释放，保持较长时间的杀菌作用。此外，碘载体本身也有一定杀菌和洗净作用，目前碘伏多采用聚乙烯吡咯烷酮和碘结合成吡咯烷酮碘（PVP-I），对铜绿假单胞菌和金黄色葡萄球菌都有抗菌活性，但对细菌芽孢及真菌孢子作用较弱。剂型多用 0.5% 碘伏溶液，是烧伤创面常用药，碘伏也可作为消毒剂，并兼有清洁剂的作用，因此可作为外科刷手消毒剂；也可配成 1% 霜剂。

该药的优点是抗菌谱较广，毒性低，无刺激性，价廉，使用方便，适用于各种烧伤创面。缺点是原液稀释后稳定性差，每天可减少有效碘 50% 以上，最好现配现用。

（9）汇涵术泰：医用生物胶体分散剂，主要成分为硝酸银、明胶，对金黄色葡萄球菌和铜绿假单胞菌都有显著杀灭作用。适用于各类创面，有预防和控制感染作用。可用其擦洗、喷洒、冲洗或换药贴敷创面，也常用于手术切口或创面清创后冲洗。

（10）生物酶制剂：复合溶菌酶消毒剂目前在国内得到广泛应用，其特点是生物酶成分，广谱杀菌，对革兰阳性、革兰阴性和真菌均有效，对 MRSA 有特效，通过多种溶菌酶独特的双重破壁杀菌机制，不易产生耐药性，在脓血环境不影响酶活性，37℃酶活性最强，较为符合人体生理。

百克瑞：是复合溶葡萄球菌酶消毒喷剂，在国内应用非常广泛，可杀灭医院感染常见的化脓性球菌、肠道致病菌和致病性酵母菌。常用喷洒于消毒部位或用棉签蘸涂，也可在感染创面换药时或手术清创后的创面清洗消毒。

4. 促进创面愈合

目前已发现许多细胞生长因子有促进创面愈合作用，它们参与了炎症细胞趋化、细胞的增殖、基质的沉积、结缔组织的形成等创面愈合过程中的各个环节。

（1）表皮细胞生长因子（epidermal growth factor，EGF）：正常情况下血浆中 EGF 的浓度很低，只有 1ng/mL。EGF 必须与细胞膜上的受体结合才能发挥生物学活性，它能加速皮肤上皮细胞的增殖与分化，增加 RNA 与蛋白质合成。有人认为 EGF 促进组织修复的机制可能是由于增加胶原生成数量，或直接刺激细胞内 DNA、RNA、蛋白质合成，促进羟脯氨酸在组织中的沉积，增加透明质酸的合成与透明质酸酶的活性而加速创面愈合的。临床发现 EGF 不仅使创面愈合时间缩短，而且愈合后的表皮与真皮层结构均较对照组完整。应用时可以将 EGF 水剂浸透一层纱布贴敷创面，也可配成浓度为 10μg/g 的霜剂，内加 1% 磺胺嘧啶银效果更佳，兼有抗菌和促生长的双重功效。

（2）成纤维细胞生长因子（fibroblast growth factor，FGF）：几乎体内各种组织均含有 FGF，FGF 包含两大类——碱基性的 FGF（bFGF）和酸基性的 FGF（aFGF），二者生物学效应相似，但 bFGF 的某些生物学效应比 aFGF 强 30～100 倍。

FGF 的生物学作用不仅仅是促进成纤维细胞增殖，而且还具有调节血管内皮细胞产生合成胶原类型的物质，刺激毛细血管新生，参与创面愈合和神经再生等方面的功能。烧伤创面应用 FGF 能促进肉芽组织增生，有利于胶原合成，加速创面愈合，愈合后的上皮抗张力强度增加。用 bFGF 溶液浸湿纱布贴敷Ⅱ度烧伤创面，为弥补其抗菌作用，可在其上方覆盖 1% 磺胺嘧啶银冷霜。观察Ⅱ度烧伤创面和供皮区，bFGF 组比对照组提前 3d 左右愈合。

（3）转化生长因子（transforming growth factor，TGF）：TGF 分为 TGF-α 和 TGF-β，TGF-α 在结构上与 EGF 相似，能与 EGF 受体结合，TGF-α 比 EGF 更能诱导表皮细胞形成集落，加速上皮修复，诱导血管床增加，改善微循环。TGF-β 生物学效应很广泛，诱导血管床增加，改善微循环。加强成纤维细胞等的胶原蛋白和纤维结合蛋白的合成，这是 TGF-β 在创伤修复作用中的关键。TGF-β 对各种细胞的作用比较复杂，一方面抑制上皮细胞、角化细胞、内皮细胞的增殖，另一方面促进成纤维细胞与成骨细胞产生基质，同时也抑制基质的分解。

（4）血小板衍生生长因子（platelet-derived growth factor，PDGF）：PDGF 是在凝血过程中由血小板释放出来的，每个血小板约含 1000 个 PDGF 分子，除血小板外，激活的巨噬细胞、成纤维细胞、内皮细胞及平滑肌细胞等也能产生 PDGF。

当组织损伤时，血小板在受损部位黏附聚集，并释放 PDGF，随其浓度的高低，所作用的细胞不同，例如在低浓度（1～5ng/mL）时对中性粒细胞发生最大的趋化作用，当血浆浓度为 10～20ng/mL 时，则对单核细胞、平滑肌细胞及成纤维细胞发生最大的趋化作用。PDGF 还能促进成纤维细胞、神经胶质细胞和平滑肌细胞有丝分裂，促进 V 型胶原合成，增加胶原酶的释放，加速创面愈合。如果与胰岛素样生长因子或 EGF 合用，比单纯应用 PDGF 效果更佳，可见到新生上皮宽度和角化层厚度都增加，新生上皮广泛长入结缔组织，这说明几种生长因子在促进愈合的过程中发挥协同效应。

（5）胰岛素样生长因子（insulin-like growth factor，IGF）：IGF 是一族既有胰岛素样合成代谢作用，又有促进生长作用的多肽。体内能合成与分泌 IGF 的细胞有 18 种之多，人血浆中主要有 IGF-1 与 IGF-2 两种，IGF-1 为生长激素（GH）依赖性碱性蛋白，而 IGF-2 为中性单链多肽，GH 依赖性较低。

IGF 的主要生物活性是刺激组织细胞的分化和促进上皮细胞的合成，刺激成纤维细胞的增殖，加速创面愈合。若 IGF 与 PDGF 合用，创面肉芽组织生长率可显著提高，上皮组织厚度也明显增加，显示两种生长因子的协同作用。烧伤后血浆 IGF-1 降为（0.43 ± 0.09）U/mL（为男性的 49%，女性的 72%），3～4 周才逐渐恢复正常，因此外源性补充一些 IGF-1 对创面愈合是有利的。

上述各生长因子虽然都具有促进创面愈合的作用，但都不具有抗菌作用，应用时应与具有抗菌作用的药物同时使用，才能最大限度地发挥其促进愈合的效应。

（6）含锌（Zn）制剂：锌是胶原蛋白生物合成的复合因子，在促进创面愈合和组织修复方面是必需的。而大面积烧伤后由于创面渗出锌增多，尿排锌量大，入量减少，锌在体内重新分布，使血清锌明显降低，而创面修复对锌的需求量增加，因而血锌的降低必然会导致创面延迟愈合。

创面补锌是促进创面愈合的重要途径。20 世纪 70 年代磺胺嘧啶锌问世以来，被广泛地应用在烧伤创面以提供锌离子，然而单用磺胺嘧啶锌抗菌力不够强。解放军总医院第一附属医院利用磺胺嘧啶锌、磺胺嘧啶银再加上助渗剂配制的银锌霜则满足了创面补锌、抗菌及向组织深层渗透的需要，经实验研究的对比和临床应用均证明银锌霜是良好的创面外用药，使创面愈合速度由 0.27mm/d 提高至 0.42mm/d。

（7）自体富血小板血浆：富血小板血浆（platelet-rich plasma, PRP）是自体全血经离心后得到的血小板浓缩物。PRP 含有丰富的血小板，其数目比全血中数目高 3 倍以上。血小板中含有大量的生长因子，如血小板衍生生长因子（PDGF）、转化生长因子 -β（TGF-β）、类胰岛素样生长因子（IGF）、表皮生长因子（EGF）、血管内皮生长因子（VEGF）等。PRP 在国外用于组织修复只有十余年的发展历史，由于 PRP 来源于自体，制作简单，且安全有效，近几年在临床上的应用日益广泛，特别是在欧美国家，现已应用到了骨科、颌面外科、神经外科、眼科、耳鼻喉科和整形美容科等多门学科。解放军总医院第一附属医院应用成分采血分离装置，自身单采血小板后二次离心激活，制备高浓度的 PRP 凝胶应用于小面积深度烧伤、糖尿病足、压疮、开胸术后骨髓炎窦道等创面修复，也取得了很好的临床效果，目前这一技术即将得到推广。

（郭振荣　郝岱峰）

第 2 节　深度烧伤焦痂切开减张

一、焦痂减张的必要性

（1）当肢体和躯干环形深度烧伤时，其表面形成一层硬如皮革样的凝固坏死组织——焦痂。焦痂无弹性，紧紧环箍在体表，限制了深层组织水肿向外释放压力，使痂下压力逐渐升高，对周围组织持续产生压迫作用，影响了局部和远端的血液循环，易使生态组织失去血运坏死。如果压力继续增高会引发挤压综合征，肢体可诱发筋膜间隙综合征，由于压迫深部的血管与神经组织，易导致一组或几组肌群缺血性坏死，甚至发生指（趾）端乃至整个肢体坏死，严重者还会引起急性肾衰竭。为防患于未然，应尽早实施焦痂切开减张，使痂下组织水肿液得以及时引流，缓解内部压力，改善血液循环。

（2）颈部和躯干环形焦痂的束缚，会压迫气管和胸廓，影响呼吸，造成呼吸困难，渐进性低氧，甚至可能导致呼吸衰竭。只有尽早切开减张，才能增大胸廓活动幅度，利于气体交换，改善低氧状况。

（3）焦痂坏死组织是微生物生长繁殖的良好培养基，痂下水肿压力增大，使坏死组织范围扩大，更利于细菌生长，加上组织分解毒素与溶痂腐败产物，易导致感染中毒综合征，较早地出现一系列临床感染表现。为防止和减轻感染与中毒，尽早实施焦痂减张是必须的。

二、焦痂切开减张的时机

解放军总医院第一附属医院曾对 14 例肢体深度环行烧伤病例，做了肢体组织压检测。其方法是把带导管的注射器针头刺入受测的肌肉内，用 Gould IM100（美国产）压力测定仪通过压力传感器测得伤后 48h 内不同时间点的组织压，结果显示入院之初组织压均低于 $5.33kPa$，而伤后 $8\sim14h$ 有 5 个肢体组织压超过 $5.33kPa$，最高达 $6.27kPa$。及时进行焦痂切开减张术，术后组织压均下降至 $4kPa$ 以下。Whitesides 的研究发现组织压超过 $5.33kPa$，可能导致肌肉不可逆性损伤，多肌群坏死，甚至发生急性肾衰竭。我们认为测定组织压比用 Doppler 仪测定肢端的动脉搏动更准确，更能动态反映组织压的变化，因为肢端动脉压一般都在 $13kPa$ 以上，只要组织压没超过 $13kPa$，均可测得动脉搏动，若以此来判断焦痂减张的时间显然为时过晚，恐怕早已造成肌肉的不可逆损害。而组织测压的方法却能随时监测组织压的动态变化，为确定焦痂减张的时机提供了可靠的依据。由于条件所限，当前尚不能广泛开展组织测压，主要依靠医生的临床经验确定是否需要切开减张以及减张的范围。我们的意见倾向于只要是环行深度烧伤，都应该尽早切开减张，愈早愈好，入院后 2h 内完成减张最好。焦痂切开减张术应争取时间，不可盲目观察等待，如果等到远端脉搏和知觉消失，指端坏死再做，肢体损害就不可能逆转了。如果等到血管明显改变，低氧已形成，再做切开，也很难逆转机体的低氧性损害。

三、焦痂切开减张的方法

需要切开减张的焦痂皆为Ⅳ度、Ⅲ度和偏深的深Ⅱ度，因此减张时无须麻醉。沿肢体的外侧和内侧（包括手、足）切开焦痂，胸部沿双侧腋前线切开焦痂。切口长度要超越Ⅲ度边界，延伸到浅度烧伤创面，甚至达正常皮肤，切开深度达筋膜层。电烧伤或严重热压伤，常伴肌肉坏死，水肿深在，需要切开肌膜减压。焦痂切开减张时应避开主要血管和神经。

切开减张后的伤口简单止血后，用碘伏纱布填塞，然后用针线缝合固定。外敷干纱布吸收渗液，随时更换。

（郭振荣）

第3节　控制烧伤创面感染的手术策略与手段

现代烧伤医学进展的特色之一是创面处理的进步，进步的标志体现在更深层次地理解到创面的危害作用，全方位处理的主动意识，创面修复材料的推陈出新，以及灵活多样的手术治疗手段。

一、创面处理的发展历程

回顾我国烧伤治疗的历史，在创面处理的漫长岁月里，经过了不断的探索与总结，经历了失败与成功的对比，终于了解了手术调控是控制深度创面感染的最重要治疗手段。

1. 从加强防护入手

我国的烧伤专业起步于1958年，当时掀起了土法上马、全民大炼钢铁的热潮，接踵而来的便是烧伤患者骤然增多。迫使几家大医院临时抽调医护人员组建了烧伤病房。在一无经验二无设备的条件下，只能以保痂为主。为避免交叉感染，只有加强防护，门窗紧闭，医生护士先洗澡再从头到脚严密包裹，患者在全麻下洗刷干净推进病房，屋顶紫外线照射，地面来苏水消毒。结果非但未能预防感染，反见创面感染溃烂，抗生素三联、四联都无效，并发症有增无减，死亡率居高不下。

2. 保痂为主

临床实践中深感焦痂是烧伤患者致病的根源，溶痂阶段是感染的高峰，20世纪五六十年代曾把创面处理的重点移向"保痂"，自制了几十只灯泡组成的加热器烘烤，吹风机吹，涂具有收敛作用的中药保痂，加强翻身，减少受压。焦痂虽然一度干燥，推迟了溶痂时间，由于没有满意的覆盖材料，致使大面积肉芽创面裸露，多处溶痂，同时感染，机体再次面临脓毒症的威胁。实践证明单纯保痂是消极被动的保守治疗方法。

为了避免同时溶痂所致的感染加重，进一步认识到应该有计划地分期脱痂。Ⅱ度烧伤可望通过创面的保护自行愈合；Ⅲ度烧伤偏浅者溶痂早，可优先植皮；Ⅲ度烧伤偏深者则需加强保痂，尽量推迟溶痂时间，以免同时溶痂导致全身感染加重。这种做法使得疗期很长，创面封闭太慢，常常迁延数月，面积稍大者仍难免感染并发症此伏彼起，后患无穷。

3. 早期切痂大张异体皮加小片自体皮覆盖

20世纪60年代末期，上海瑞金医院开展的大面积烧伤早期（烧伤4～7d）切痂大张异体皮开洞嵌入小块自体皮的手术方法，开创了大面积深度烧伤创面修复方式的新纪元，此手术方案的创建，也得到外国同行的承认，被誉为"中国法"。此种手术解决了大面积深度创面切痂后的覆盖问题，大大减少了创面感染及各种感染并发症，创面愈合时间提前，使我国大面积烧伤救治成功率跃上了一个新的台阶。截至1971年，仅北京、上海的5家医院便治愈了10例烧伤总面积≥90%、Ⅲ度≥70%的危重烧伤患者，在罗马尼亚的国际会议上报告后受到广泛赞誉。1985年北京积水潭医院又发明了大张异体皮加微粒自体皮的移植方法，变二次手术为一次，而且更节约自体皮，在自体供皮区严重匮乏的情况下，可以使自体皮与异体皮的比例达到1∶10～1∶20。

手术方法不断改进，保留健康脂肪，使术后外观与功能俱佳，近端缝以碘伏纱卷固定，可防止近端植皮滑脱，术后 4～5d 更换近端接头，避免近端溶痂感染蔓延，10～14d 打开植皮区敷料，涂碘酒延迟异体（种）皮的排异时间。

4. 用整形技术修复深度创面

Ⅳ度烧伤常深达肌肉、肌腱、较大血管、神经或骨骼，游离植皮难以成活，需用皮瓣、肌瓣、肌皮瓣、筋膜瓣或游离皮瓣等整形技术进行修复，既能争取一次手术成功，又能最大限度地保存外观与功能，近 20 年来国内多数单位都已开展了用整形手段修复深度创面的手术。

二、手术是调控深度创面感染的最佳选择

防治深度烧伤创面感染，既包括全身状况的调理及用药，也包括创面的局部处理，其中通过手术方式去除坏死组织并植皮封闭创面是调控感染的最佳选择。

1. 早期切痂是预防烧伤感染的首要举措

烧伤焦痂是创面感染之源——这是烧伤界同仁的共识，焦痂一日不除，患者一日不宁。有鉴于此，我国开展的大面积早期切痂植皮被认为是控制烧伤感染的最有效手段。但何时为"早切"？值得探讨，既往多在伤后 4～7d 切痂。然而烧伤坏死组织是病原微生物最好的培养基，只有尽早切除才可尽早免除创面感染后患。临床与实验研究的痂下细菌定量监测表明，细菌量与日俱增，伤后 6h 创面即有大量细菌繁殖，8h 可侵入淋巴系统，5d 内痂下组织细菌量可达 $10^3～10^5$cfu/g。Dobke 报道血中的内毒素有两次高峰，分别在伤后 7～12h 和 4d。各种炎症介质也在烧伤后迅猛增高。由此可见焦痂去除越早，对预防感染的发生与发展越有利。解放军总医院第一附属医院经过 10 余年的临床与实验研究，提出只要经过良好的休克期复苏处理，在机体稳定的前提下实施休克期（平均伤后 24h）切痂植皮不仅是可行的而且是有益的，尤其在预防和减轻感染方面充分显示了休克期切痂的优越性。通过与休克期后切痂组对比，明显降低了感染并发症的发生率和血中内毒素（LPS）、肿瘤坏死因子-α（TNF-α）、白介素 6（IL-6）、白介素 8（IL-8）等炎症介质水平，减少了抗生素用药，缩短了住院日 7d，病死率也大大降低（5.3%：14.3%）。

2. 手术是控制创面脓毒症的关键手段

遇有特大面积深度烧伤，早期切痂植皮处因感染或其他原因异体皮提前脱落，或者未手术部位的焦痂溶痂而出现严重的全身感染，甚至血培养阳性，每日高烧或者低温，神昏谵语，此时的处理可能有两种意见，一种是寄希望于"灵丹妙药"和抗生素的保守疗法；另一种则是选准病灶，当机立断"抢切"，此时可谓"机不可失，时不再来"，只有抓住时机去除主要感染源才是抢救生命的唯一选择。手术应本着"除恶务尽"的原则，将凡对机体构成感染威胁的病灶一并切除，此时的痂下组织细菌量大都超过 10^5cfu/g，力争将皮下组织一并切除。对于切痂后异体皮失败的病例，最好在术前 1d 浸浴，最大限度地洗脱表面坏死组织。术前给予"冲击疗法"（地塞米松100mg、山莨菪碱 100mg、泰能 1.0g 小壶内快速滴入），手术中将坏死焦痂及深筋膜一并切除，彻底止血，再用过氧化氢、生理盐水、含有抗生素的溶液反复冲洗，然后植以大张异体皮＋微粒自体皮，手术不难成功。术后再辅以敏感的抗生素和营养支持疗法，患者有可能化险为夷。

3. 手术是封闭创面最有效途径

创面裸露多，不仅代谢率增高，而且常常出现全身反应。抗感染治疗的重点已经不是用广谱抗

生素，而是要积极处理创面。对于残余创面的处理方针应该是全身与局部相结合。在加强营养改善全身状态的同时，重视局部处理，每日换药1次，每日或隔日浸浴1次，减少细菌窝藏地。手术时刮除肉芽，用过氧化氢、生理盐水及80 000～160 000U庆大霉素冲洗，密植自体皮，加压包扎固定。经验证明，经过如此程序的处理，无须静脉用抗生素也可以最大限度地消除残余创面，控制感染。

（郭振荣）

第4节　大面积烧伤供皮区的选择

可以认定植皮（或皮瓣）是封闭Ⅲ度创面的必由之路，没有自体皮肤的参与绝难成功。然而要根据烧伤面积的大小和受皮区的部位，要求不同数量与厚度的自体皮，据此要考虑不同的需求选择供皮区。

一、头　　皮

大面积深度烧伤因需皮量大，供皮区少，常将头皮作为首选供皮区。由于头皮愈合能力强，可以多次重复取皮，因此可以认为大面积烧伤患者保留一顶健康的头皮，实际上等于储备了一个取之不尽的自体皮库。

1. 头皮的取皮方法

头发剃光，以0.25%普鲁卡因（200mL内加肾上腺素1mg）局部麻醉后，用辊轴刀或电动刀取下刃厚皮，放置在生理盐水中洗去残留的发根。如果头皮为Ⅱ度烧伤，首先削除烧伤的坏死头皮，到达健康层面后再取皮。若身体其他部位无供皮区，只能以头皮供皮时，亦可连续取2～3茬头皮。要求取皮一定要薄，由于二、三茬皮无完整的表皮层，因此只能用作微粒皮，表面需有异体（或异种）皮覆盖保护。

2. 头皮的临床应用

（1）早期切削痂创面植皮：可用于四种植皮方式，①取下的刃厚头皮剪碎成微粒皮，利用"漂浮法"或"皮浆法"贴附于异体（或异种）皮的真皮面再行移植；②剪成（0.3cm×0.3cm）～（0.5cm×0.5cm）的小皮片，嵌入大张异体（或异种）皮的开洞内；③人工皮或生物敷料移植后的更换自体皮肤；④覆盖在脱细胞异体（种）真皮支架表面。

（2）脱痂后肉芽创面植皮：剪成邮票状或条形植在创面上，或与异体（种）皮相间移植。

（3）大面积深度烧伤后期整形：大面积深度烧伤愈合后常因广泛的瘢痕增生而出现严重畸形与功能障碍，需要整形的部位多，尤感供皮区匮乏。头皮不失为供皮区奇缺时整形患者的良好供皮区。为不影响头皮愈合，取皮只能在刃厚的前提下求宽，边缘修剪后并排缝合固定，留线打包包扎。

3. 头皮作为供皮区的优越性

（1）愈合快，可重复多次取皮，感染率低，并发症少。刃厚取皮后5d左右即可再次供皮。Ⅱ度烧伤的头皮，经削除坏死组织的创面比没有削痂的头皮愈合快，这就缩短了供皮周期，为供皮区奇缺的特大面积烧伤患者提供了宝贵的皮源。

（2）刃厚供皮不但不影响头发生长，许多患者经反复多次取皮后原有的黄或白发均已不见，代之以又黑又粗的新发。一位烧伤患者（总面积 95%、Ⅲ度 90%）救治期间头皮供皮 20 次，痊愈后头发乌黑，茂密如同伤前。

（3）操作简便，供皮区不留瘢痕，头发长出后完全掩盖了取皮的痕迹。

（4）头皮的组织学观察：我们曾对 16 例尸体不同部位的皮肤组织进行了组织学观察，发现：①头皮厚度 1.8mm 左右，通常所取刃厚皮厚度一般只有 0.2～0.3mm，只要取皮技术熟练，即使取二茬、三茬皮也不会影响头皮愈合。②毛囊及毛球深在，大部分延伸至真皮深层，甚至达脂肪层（彩图 14-1），刃厚取皮不会将毛发移植到受皮区。③毛囊直径与密度大，比其他长毛区毛囊多 4～7 倍，比非长毛区毛囊多 10 倍以上。毛囊之纤维性毛根鞘有丰富的毛细血管，良好的血液循环决定了头皮愈合能力强。④毛囊的上皮是在胚胎发育过程中由表皮下陷形成，毛囊粗而密，意味着深层储备了大量上皮细胞，有利于供区愈合。皮肤表皮厚度只有 0.05～0.1mm，刃厚取皮后供区基底的表皮绝大部分已不复存在，供皮区的愈合主要仰仗于深藏在真皮层的毛囊上皮，其次为皮脂腺、汗腺上皮。⑤头皮供皮后随诊观察，一烧伤面积 90%、Ⅲ度烧伤面积达 80% 的患者，头皮取皮 20 次。4 年后再次取皮时组织学证实头皮形态学无显著变化，只是真皮层有慢性炎症改变。25 年后取嵌入在异体皮内的头皮检查，角质层为 2～5 层，无透明层，颗粒层由 1～2 层扁平细胞组成，基底层细胞含有较多色素颗粒，真皮内胶原纤维增生（彩图 14-2）。

二、四肢、躯干、臀部、阴囊

四肢供皮容易操作，取皮后也容易包扎，是常选的供皮区。臀部供皮的优点是非暴露部位，遗留供皮后的痕迹隐蔽，但供皮后易受压，若处理不及时有可能影响愈合。躯干前后皆可作为供皮区，由于该处皮肤较厚 (2～4mm)，取皮后较易愈合。上述部位刃厚供皮区通常需 7～10d 愈合，对于供皮区缺乏的大面积烧伤也可在已愈的供皮区再重复取皮 3～5 次。功能部位需植大块中厚皮时，可选这些部位供皮，中厚供皮区需经 2 周左右方能愈合。阴囊也可反复供皮，生理盐水 400mL＋肾上腺素 1mg 注入充盈，电刀取刃厚皮，2 周愈合后即可再次供皮。

三、足　　底

足底是不太好用的供皮区，实在无供皮区可选择时方用足底供皮，但一定要先将足底角质层削除干净，到达基底较软部位再取刃厚皮。由于足底皮柔软度差，邮票状植皮或嵌皮时不太服帖，边缘易翘起，植皮效果不甚满意。若剪碎制成微粒皮移植时，切记两点：①一定不能保留角质层；②应用时要与其他部位提供的微粒皮混合在一起，因为若单独应用保留角质层的足底皮时，受皮区愈合后瘢痕会角质增生过度，反复脱皮，有 2 例烧伤患者分别随访 8 年和 25 年，植过足底皮的部位角化过度增生现象始终存在，表面粗糙、干燥，白色增生的角质层厚而硬，呈"鱼鳞状"剥脱。最后不得不切除角化皮，更换自体皮。移植 25 年后的足底角化皮组织学显示，角质层由 40～50 层以上死亡的扁平细胞构成，透明层明显，颗粒层由 5～8 层扁平细胞组成，棘层肥厚，棘细胞体积增大，基底层细胞无色素颗粒，真皮层大量胶原纤维增生（彩图 14-3、彩图 14-4）。显而易见历经

25 年的足底供皮仍保持了足底皮的特性，与头皮供皮的特点截然不同，从而提示足底供皮的劣势，应尽量避免以足底作为供皮区。

四、异体供皮

同卵双胞胎孪生兄弟或姐妹可以供皮，且可以长期成活。家族成员也可相互供皮，皮片可以成活3～6周后排异。小儿烧伤后由其父母供皮可以减少创面裸露，利用有限的自体皮逐渐取代异体皮。

（郭振荣）

第 5 节　创面覆盖物

创面覆盖物大体分为两大类，一类是生物性覆盖物，另一类是非生物性覆盖物。它们共同的特点是保护创面，避免因暴露使创面加深，减轻感染，创造利于上皮生长的环境，有助于创面修复，减轻瘢痕增生。

一、生物性覆盖物

生物性覆盖物简称为生物敷料，系来源于生物体的材料加工制作而成。常用的生物敷料可应用于较清洁的深度烧伤创面或供皮区，也可暂时覆盖于切削痂创面。包括：①有活力的覆盖物，如同种异体皮、异种皮；②无活力的覆盖物，指经过物理或化学方法处理过的异体皮或异种皮，例如辐照猪皮、戊二醛猪皮、脱细胞异体（种）真皮等；③各种生物膜，例如羊膜等；④生物材料制成的人工皮，胶原蛋白支架材料在修复深度组织缺损创面中取得了良好的疗效。这方面的覆盖物以美国产的 Biobrane 应用较广，外层为聚二甲基硅酮膜，内层为尼龙网，两层间为猪真皮胶原提取的多肽共价结合。黏附性好，保护创面，使水蒸发量减少 90 %，第 4～5 天可见成纤维细胞长入尼龙网，10d 尼龙网内可见自体胶原，贴附数周，柔软有弹性，关节活动也不易裂开。Integra（美国生产）是与正常真皮相似的三维结构的双层人工皮，表层为医用硅膜，内层为牛胶原与鲨鱼软骨提取的硫酸软骨素交联而成的海绵状结构的真皮垫。表层限制水分蒸发并阻止细菌入侵，内层适于新血管内皮细胞与成纤维细胞长入，促进真皮垫血管化。2 周后去除表皮硅胶膜，显露血运良好的"新生真皮"，可在其上移植自体刃厚皮或培养的自体表皮膜片。自体皮片成活率可达95%，愈合后皮片收缩轻，瘢痕增生少。而日本 Gunze 公司生产的胶原蛋白海绵人工真皮（皮耐克）是一种采用硅胶作为外膜、戊二醛交联处理的无末端胶原蛋白海绵（由猪肌腱提取的胶原蛋白加工而成）作为内层的双层结构移植物，其修复机制在于，内层的胶原蛋白海绵层是多孔的三维支架结构，孔径 70～110μm，而毛细血管管径为 10μm，成纤维细胞大小约 20μm，有利于成纤维细胞和毛细血管向里面侵入生长，逐渐分解，并被置换成类似于真皮结构的组织，其外面的硅胶层可以阻止外来细菌的侵入，同时保护创面、防止水分和营养物质的蒸发和丢失。近几年来在组织深度损伤（尤其在骨骼、肌腱、血管等深部功能性组织外露的创面）修复上，显示出良好的疗效，使得很多原来只能通过皮瓣、肌皮瓣修复的创面有了良好的替代疗法，减少了健康供区的外观和功能损伤，降低了手术难度和风险，也降低了术后护理和观察的难度，简单易用、疗效可靠、易于推广，是一种较为安全、实用的全层皮肤缺损修复材料。

二、非生物性覆盖物

棉织品类的纱布、棉垫、绷带都属应用广泛的非生物性的敷料，历史悠久，材料易得，使用方便，吸水透气性能好，价格便宜，是临床最常用的创面覆盖物。

近代高科技发展，催生了多种高分子材料制成的创面覆盖物，主要由高分子合成材料制成，大体可分为三类：①海绵状，例如伤安素、碳能、聚氨酯海绵、硅橡胶海绵、乙烯醇海绵等；②薄膜状，例如聚乙烯醇薄膜、聚乙烯薄膜、硅胶薄膜等；③凝胶类，例如冷凝康；④织物类，例如西纶网、尼龙网、特氟纶丝绒、达克纶丝绒、多肽丝绒等。合成敷料发展较快，品种繁多，Comfeel 为半闭合性敷料，具有自黏性。外层为半透性的聚氨基甲酸乙酯薄膜，内层由羧甲基纤维素钠颗粒和黏性弹性体组成，颗粒嵌在弹性基质内。当羧甲基纤素钠微粒与渗液作用时剧烈膨胀形成凝胶，不与创面黏着，当敷料吸收渗液已达饱和时变成乳白色。伤安素和碳能是国产的高分子活性炭纤维制成，具有减少渗出、保湿性能好、阻止细菌定植、减轻感染、吸附能力强、无毒副作用、促进创面愈合等功效。爱康肤银是织物类亲水性纤维敷料，结合有银离子，吸水能力强，兼有保湿与杀菌功能。

应用各种非生物性覆盖物时一定要注意观察覆盖物下有无积液，若不及时更换易造成感染。

三、以脱细胞异体或异种真皮基质作为修复材料

深度创面的修复当然首选自体皮，然而刃厚自体皮愈合后皮片发黑，质地较硬，不耐摩擦，容易挛缩，外观欠佳；偏厚的中厚皮或全厚皮片移植效果好，但供皮区不易愈合，还会出现瘢痕增生，而全厚皮供皮区则需要拉拢缝合或需再植皮封闭创面。

20 世纪 70 年代产生了新兴学科——组织工程学，运用工程学和生命科学的基本理论和技术，模拟皮肤天然条件，在体外构建脱细胞人工真皮支架，移植于人体创面，表面再覆盖刃厚自体皮或体外培养的表皮细胞膜片，这种复合皮作为组织工程学皮肤的代表，一经应用至临床就显示出了勃勃生机。由于脱细胞真皮抗原性很低，移植后不会被排斥，成为新型的人工真皮可永久地存在于宿主体内。有了真皮支架不仅可以快速血管化，还为上皮细胞的定植与上皮化提供了天然平台，创面愈合后无论是外观，还是柔软度与弹性，堪与中厚自体皮移植效果相媲美。美国 Lifecell公司生产的 AlloDerm 是最早见诸报道的脱细胞异体真皮。

1998 年我国孙永华等亦报道脱细胞异体真皮与自体薄皮片复合移植成功。北京桀亚公司脱细胞异体真皮的国产化为国人提供了满意的组织工程学修复材料，其应用范围从烧伤早期扩大至晚期残余创面，继而又拓展至整形领域，是近年来创面修复具有代表性的重大进展之一。

鉴于异体皮来源越来越受限，20 世纪 90 年代中期江苏启东医用材料研究所研制的异种（猪）脱细胞真皮基质获得成功，经临床使用，异种真皮支架表面移植刃厚自体皮同样愈合良好，几乎无异于脱细胞异体真皮的移植效果，大大增加了临床可选择的余地。

脱细胞真皮基质(acellular dermal matrix，ADM)的来源是异体皮或异种（猪）皮，经高张盐水浸泡、胰蛋白酶消化后脱去了表皮，成为无细胞、低免疫源性的真皮基质，其主要成分为胶原蛋白，具有三维网状结构，能诱导肉芽组织生长、聚集人体细胞促进愈合。

临床适应证除了上述的真皮支架外，还包括：①新鲜Ⅱ度创面的覆盖：只要创面没有明显的污染，清创后蘸干渗液，就可以立即盖上薄型ADM，加压包扎。24h打开敷料检查创面，若有积液，开窗引流，重新覆盖ADM；若无积液，继续包扎，5～7d去除敷料，给予半暴露。基底愈合时显现脱细胞真皮皱缩，应用保鲜膜包裹24h，痂皮自然脱落；②深Ⅱ度创面削痂、Ⅲ度切痂或肉芽创面邮票植皮的覆盖；③电损伤或创伤基底损伤层次不一，难以清创彻底，ADM覆盖有助于培植肉芽，利于植皮封闭创面；④ADM促进各种慢性难愈性创面愈合，既可以覆盖创面，又可以做引流条，结合负压吸引效果更好；⑤大面积烧伤切痂植皮除了应用异体ADM，也可以利用猪皮ADM承载微粒皮，同样成活良好，可以和异体ADM效果相媲美。欲取得满意植皮的效果除了切削痂彻底、止血严密、包扎固定牢靠外，必须注意基底不能水肿过重，水肿重者先包ADM过渡2～3d，水肿消退后再二次手术植微粒皮+ADM。包扎要点是绷带3次固定：缝合ADM后、包裹纱布后、缠棉垫后最后加压。

（郭振荣　潘银根）

第6节　常见慢性难愈性创面的诊治

慢性难愈性创面是指各种原因导致的皮肤软组织损伤，经较长时间（4周以上）规范的临床治疗未能愈合，也无明显愈合趋势者，归入慢性难愈性创面的范畴。

近10年来，非烧（创）伤因素导致的皮肤软组织慢性创面患者日渐增多，目前我国糖尿病患者数量居世界首位，同时60岁以上的老年人口突破2亿，正快速步入老年化社会，随着老龄群体的不断庞大，因心脑血管、骨骼、神经系统等慢性疾病而长期居家卧床的老人大量增加，因缺乏防护常识或早期诊疗不及时，压疮、糖尿病足、下肢脉管相关性溃疡等慢性伤口的患病率显著上升。据解放军总医院第一附属医院创面修复中心统计，2016年北京市创面修复专科住院患者中，60岁以上患者约占全年住院患者总数的40.8%，老年患者已成为慢性皮肤软组织损伤患病人群中稳定且不断增长的特殊群体。

一、压　疮

压疮又称褥疮、压力性溃疡，是由于患者局部组织长期受压，影响血液循环，导致局部皮肤和皮下组织发生持续缺血、缺氧、营养不良而致组织坏死溃烂。常发生于长期卧床的患者，如老年痴呆者、截瘫患者、重症昏迷患者等，好发于骶尾部、坐骨结节处、大转子处、背部、足跟、枕部等。

（一）临床分级及表现

Ⅰ度：出现指压不会变白的红斑，但皮肤完整，难与周围深色组织鉴别。

Ⅱ度：表皮或真皮受损，但未穿透真皮层，临床表现类似擦伤、水泡或硬结。

Ⅲ度：表皮与真皮层全部受损，深及皮下组织，但尚未穿透筋膜及肌层，临床表现为深度溃疡，但不破坏邻近组织。

Ⅳ度：深部组织坏死，可累及肌肉、骨骼，伴或不伴全层皮肤缺损。

（二）治疗

1. 非手术疗法

持续封闭式负压吸引治疗：该疗法已广泛应用于各种创面治疗，对于需保守治疗的压疮创面应首选该方法，优点为清除渗液及时，痛苦小，促进肉芽生长，加快愈合速度，减少换药工作量，特别对于难以包扎固定部位的压疮，具有明显的治疗优势，缺点为价格昂贵。对于感染严重、渗出多的压疮创面，要及时尽早更换负压材料，以不超过 5d 为宜。

换药治疗：

（1）压疮换药应至少每日 1 次，清除坏死组织，若渗出物过多则需多次换药，以渗出物不渗透外层敷料为宜。

（2）消毒剂可使用碘伏、生物酶制剂等（禁用碘酒等强刺激性消毒剂）。

（3）如窦道较深需要使用过氧化氢，消毒完毕后以生理盐水将创面清洗干净。

（4）创面消毒完毕后外用烧伤抑菌霜（银锌霜）混以成纤维细胞生长因子或表皮生长因子涂于创面，外敷银离子敷料及多层无菌纱布包扎。

理疗：包括红光治疗和激光半导体治疗等，这些理疗方法可改善创面局部血液循环，减轻炎症，促进愈合。

营养支持治疗：患者营养状况对压疮愈合影响很大，应评估患者的营养状况，制定个体化的营养支持治疗方案。营养支持目标值至少应达到白蛋白大于 30g/L；血红蛋白大于 100g/L。

抗感染治疗：根据患者创面感染细菌学依据，针对性使用抗生素，必要时可多种抗生素联合使用。压疮细菌感染常为粪肠球菌、大肠埃希菌、金黄色葡萄球菌、铜绿假单胞菌等，有时存在多种细菌的混合感染，在细菌培养结果明确之前可以头孢类抗生素经验用药，怀疑存在厌氧菌感染时需加用奥硝唑治疗。

2. 手术疗法

（1）清创手术：彻底清除坏死组织；术中仔细寻找窦道和脓腔，尽量将窦道和脓腔敞开引流，术毕以持续封闭式负压吸引装置封闭创面。

（2）局部皮瓣手术：清创手术后经过一系列创面治疗后创面具备皮瓣手术条件，可考虑行局部皮瓣转移术。局部皮瓣转移术分为局部推进皮瓣、改良式菱形皮瓣、旋转皮瓣。双侧髋部压疮创面多选择局部推进皮瓣，骶尾部及背部压疮选择改良式菱形皮瓣或旋转皮瓣。手术完成后以持续封闭式负压吸引装置固定皮瓣，可促进引流及保持皮瓣贴附基底。

（3）微粒皮移植手术：坏死组织清除彻底、血液循环良好时可采用，适用于大面积压疮，微粒皮覆盖物可选择异体皮、异种皮、脱细胞异种真皮等，多用持续封闭式负压吸引装置固定创面，4～5d 更换一次负压材料。

（4）富血小板血浆凝胶（PRP）手术治疗：该方法适用于深层压疮，特别适用于坐骨结节外露的压疮，可促进肉芽组织增生以覆盖坐骨结节，为进一步行皮瓣或植皮手术创造条件。该方法还适用于窦道填塞。术毕以持续封闭式负压吸引装置封闭创面。

（5）如压疮极为靠近肛门，可行乙状结肠造瘘术，这样可避免粪便污染创面，加速愈合进程。

3. 并发症及处理

（1）严重压疮常伴随骶尾骨或坐骨结节骨髓炎，需要彻底清除感染骨质，并辅以抗感染治疗。

（2）严重压疮可导致肛瘘、盆腔脓肿等，需要手术引流。

（3）大面积压疮长时间消耗，导致患者营养不良和电解质紊乱，需营养支持和补液治疗。

（4）压疮患者一般都长期卧床，好发坠积性肺炎，应及时化痰、排痰等。

4. 预防

（1）每2h改变体位，若在弹性床垫上可每4h翻身一次。翻身计划为仰卧位 - 左侧卧位 - 仰卧位 - 右侧卧位。

（2）正确坐姿：椅子垫海绵垫，腿部用小凳支撑向后靠的坐姿压力最小，如垂直坐在椅子上需勤变换体位，尽量减少坐位时间，以减少坐骨结节处出现压疮的风险。

（3）加强营养支持。

（4）便失禁患者需要及时清理尿便，避免尿便浸泡皮肤。

（5）定时清洁卧床、患者皮肤，保持干净。

（6）如有轻度压疮发生，立即到专科医院治疗。

二、糖尿病足病

糖尿病足病是糖尿病常见且严重的并发症之一，是与下肢远端神经异常和不同程度的周围血管病变相关的足部感染、溃疡和（或）深层组织的破坏。糖尿病患者足病的终身发病率高达15%～20%，足部溃疡的患病率为4%～10%。

（一）临床分级及表现

糖尿病足病的临床表现多有明显的阶段性改变。

1. 主要表现

早期缺血症状：足部麻木，皮肤发凉，仅在活动后有疼痛感，即为间歇性跛行。

中期的代偿期，即足部静息痛。

晚期的组织缺损：主要包括足部溃疡者（甚至溃疡伴感染），足部部分组织坏疽者（坏死且伴有感染）。

2. 糖尿病足病 Wagner 分级（表 14-1）

表 14-1　糖尿病足病 Wagner 分级

0 级	有发生足溃疡危险因素存在，但无溃疡
1 级	皮肤表面溃疡，无感染。突出表现为神经性溃疡，好发于足的突出部位，即压力承受点（如足跟部或趾底部），溃疡多被胼胝包围

2 级	较深的溃疡，常合并软组织炎，无脓肿或骨的感染。表现为较深的穿透性溃疡，常合并有软组织感染，但无骨髓炎或深部脓肿，致病菌多为厌氧菌或产气菌等
3 级	深部感染，伴有骨组织病变或脓肿，深部溃疡常影响到骨组织，并有深部脓肿或骨髓炎
4 级	局限性坏疽（趾、足跟或前足背）。其特征为缺血性溃疡伴坏疽，通常合并有神经病变（无严重疼痛的坏疽即提示为神经病变），坏死组织的表面可有感染
5 级	全足坏疽。坏疽影响到整个足部，病变广泛而严重，有时发展迅速

（二）治疗

1. 全身治疗

（1）病因治疗：糖尿病足外科治疗期间，需严格控制血糖至接近正常水平，对于长期血糖控制不良且创面感染严重的患者，围术期应给予强化胰岛素治疗，同时给予降压、降脂、神经营养等内科调理治疗。

（2）改善缺血：给予扩血管药物，如前列地尔等以改善肢端供血，如条件许可应行下肢动脉腔内介入治疗，留置动脉内支架或球囊扩张，以快速改善患肢组织缺血状态，加速创面愈合。

（3）抗感染：糖尿病足易并发慢性骨髓炎，根据创面细菌培养及药敏结果，选择敏感抗生素进行长程、足量的抗感染治疗。

2. 创面治疗

（1）换药：对于发现较早的糖尿病足创面，可于专科门诊定期换药治疗，重点是去除伤口异物、消毒创面、外用促愈合药物及敷料等。

（2）清创：如创面深在，脓肿形成，出现局部坏死性筋膜炎或坏疽，则应及时行清创术。清创术需在麻醉下进行，可与植皮等修复手术一次完成，也可根据创面基底情况分次进行。清创时应注意：截趾时注意保护邻近足趾血液循环，防止相邻足趾序贯性坏死；足底内、中、外间隙脓肿需仔细探查彻底开放引流；对于变性、坏死组织应扩大切除，特别是足底变性的脂肪组织；清创后如基底缺损较大，难以一期封闭者，可选择二期封闭创面，暂用生物敷料联合封闭式负压覆盖，促进肉芽填充；应用持续封闭负压疗法应避免压力过大，邻近足趾尽量外露。

（3）修复：创面基底肉芽组织已完全覆盖裸露骨质及肌腱者可植皮，移植皮片以刃厚皮及薄中厚皮为主，因下肢血运差，动脉栓塞严重，慎重使用皮瓣。

（4）截肢/截趾：截肢平面的选择应考虑多方面因素，如患者诉求、下肢血运情况、截肢断端组织情况等；原则上，应尽量保留肢体长度，术前可根据踝肱指数（ABI）、趾臂指数（TBI）检查及下肢 CT 血管造影（CTA）情况判断截肢平面。已坏疽足趾必须截除，小腿以下截肢、截趾，可减少止血带使用时间，甚至不用止血带；截肢残端封闭应留置引流管，肌肉、皮下组织可吸收线缝合，皮肤尽量使用皮钉固定。

三、下肢静脉性溃疡

下肢慢性静脉功能不全（静脉高压、继发于深静脉血栓的深静脉系统反流和（或）阻塞、原发性瓣膜功能不全、浅静脉和交通静脉功能不全等）可导致的下肢血液循环和组织吸收障碍，使局部组织内代谢产物堆积、组织营养不良、下肢水肿和皮肤营养改变，局部皮肤创伤、感染、曲张静脉破裂出血等原因导致的皮肤软组织的完整性破坏是引起静脉性溃疡的主要原因。静脉性溃疡形成主要机制是反流、静脉回流阻塞。患者主要为中老年人，人群总发病率为 0.4%～1.3%，从事长久站立的工作人群发病率较高，询问患者的发病史，有无静脉疾病病史，如浅静脉曲张、深静脉血栓形成、凝血性疾病等有助于明确诊断。

（一）临床表现

（1）水肿：为最早出现的症状，常见于踝周，久站后或病情进展可波及小腿中下段，具有凹陷性、卧床休息（尤其在抬高肢体）后可消退的特点。在皮下组织出现纤维性改变或炎症后，水肿可表现为非压陷性。

（2）疼痛：以小腿沉重或胀痛为多见，疼痛程度不一。久站或久走后出现，抬高患肢可缓解。久站后小腿胀痛及沿曲张静脉径路的胀痛感是本病累及浅静脉系统的特征，与曲张静脉内血流淤滞致静脉壁扩张有关。严重的深静脉瓣膜功能不全可出现站立后小腿的突然出现的沉重感，由血液快速逆向充盈所致。下肢深静脉血栓形成后，可出现静脉性间歇性跛行。皮肤感染、继发性皮炎及活动性溃疡，可引起局部疼痛。

（3）浅静脉扩张或曲张：是最常见的症状，初发部位常见于小腿内侧，可伴有内踝区小静脉扩张。久站更为明显。病情加重可累及整个隐静脉系统。

（4）皮肤改变：由局部白细胞渗出、积聚并释放蛋白水解酶及毛细血管周围纤维组织沉积、纤维蛋白水解酶活性降低、炎症反应等综合因素引起。多见于足部及小腿，表现为局部皮肤软组织硬化；皮下脂肪增厚变硬，与深层组织粘连，界限不清；散在活动性溃疡或已愈合的溃疡瘢痕，溃疡多发于足部及小腿，溃疡的边缘不规则，边缘可伴有白色的新生表皮。基底深浅不一，基底往往为呈粉色的老化肉芽组织，可覆有脓苔，有时可见隆起的曲张静脉，曲张静脉破裂可伴有出血。

（二）治疗

1. 改善下肢慢性静脉功能不全的治疗

（1）非手术治疗

1）加压疗法：其原理主要是通过对小腿施加压力以达到减少静脉反流、促进回流、增加腓肠肌泵功能以及减轻淤血和水肿的目的。有许多不同种类的加压治疗装置。弹力袜是最常用的加压治疗方法。

2）小腿肌肉锻炼：通过体育锻炼改善减弱的腓肠肌泵功能，改善下肢血流动力学环境，达到促进溃疡愈合的目的。

（2）手术治疗

1）硬化剂注射治疗：针对浅静脉曲张的可行局部硬化剂治疗，可使曲张浅静脉闭塞。

2）浅静脉手术：常用的有大隐静脉高位结扎抽剥术、曲张静脉环形连续缝扎术，尤其是溃疡周围及溃疡区的缝扎有利于溃疡愈合。

3）深静脉瓣膜重建手术：是针对深静脉反流的手术，目的是降低因下肢深静脉瓣膜功能不全引起的静脉高压。主要包括股浅静脉瓣膜修复术、自体带瓣静脉段移植术或移位术等。

4）交通静脉结扎手术：是针对交通静脉功能不全的手术，目的是阻断交通静脉内的异常反流。

2. 溃疡治疗

（1）清创换药治疗：局部使用烧伤抑菌霜、莫匹罗星软膏等外用药物治疗创面感染，换药前可行盐水浸浴；静脉性溃疡渗液往往较多，可予以外用新型吸附敷料包扎；或行局部持续性封闭式负压引流治疗，安装负压后可行庆大盐水等持续冲洗，应预防溃疡基底曲张静脉破裂导致出血；创面清洁后可予以外用碱性成纤维生长因子促进肉芽组织形成；溃疡周围伴有的湿疹可予以外用氧化锌软膏或炉甘石涂抹治疗。

（2）植皮：祛除溃疡基底坏死组织、老化肉芽组织，修整不规则创缘后行植皮治疗；皮片厚度根据外观及功能要求可选择全厚皮片、中厚皮片、刃厚皮片（以中厚皮片及刃厚皮片为宜），移植方式可选择大张皮片、拉网皮片、邮票皮片，皮片移植后可使用多层无菌敷料加压包扎或行持续性封闭式负压封闭引流治疗；一期难以植皮，可行负压封闭引流治疗待新鲜肉芽组织形成后二期植皮修复创面，为促进肉芽组织形成，可使用胶原蛋白海绵人工真皮。

（3）皮瓣：因溃疡周围皮肤存在脂质硬化病，难以行局部皮瓣转移覆盖治疗，皮瓣修复静脉性溃疡往往采取游离皮瓣。游离皮瓣带有众多的微小静脉瓣膜和正常的微循环，因而皮瓣存活率高，溃疡再复发率低，但需要较高的显微外科技能。

四、放射性溃疡

放射性溃疡系皮肤软组织受放射线损伤形成的溃疡，合并感染后常迁延不愈，形成慢性溃疡创面，严重者可深及肌肉和骨骼，并伴有神经、血管的损伤。恶性肿瘤放疗后，临床常见为乳腺癌、直肠癌、甲状腺癌等放疗后，或因工作关系受到慢性小剂量重复辐射，罕见病因为核战争或发生核辐射事故一次性接受大剂量辐射。根据受照射病史和临床表现可诊断，

（一）临床表现

创面不规则，周界清楚，伴感染，深及骨骼多伴有骨髓炎，极少或没有肉芽，周围局部淋巴结大，溃疡四周常合并放射性皮炎区，局部皮肤组织弹性差，质地硬，色素沉积，血运差，组织活性差，各层组织纤维瘢痕化严重，形成板化严重的瘢痕组织。可根据红外线热成像技术、同位素标记血流图、CT、磁共振等确定损伤程度和范围。

（二）治疗

（1）止痛：大部分放射性溃疡创面累及深部组织，特别是血管、神经；局部疼痛症状明显，为缓解患者痛苦可适当口服去痛片、盐酸曲马多片、羟考酮等药物。

（2）抗感染：放射性溃疡创面血运差，多为感染性创面，通过细菌培养针对菌群应用敏感抗生素药物。

（3）换药治疗：放射性溃疡换药疗效不佳，主要适用于全身状况差难以耐受全麻手术、溃疡

深及胸膜或位于重要器官周围无法彻底清创的创面。早期应用抗感染、刺激再生的药物，如银离子抑菌剂、生长因子等，也可与一次性封闭式负压吸引治疗交替进行，加快坏死组织溶脱过程，促进创面愈合

（4）手术治疗：如溃疡周围条件允许，首选皮瓣转移手术。手术指征：损伤深及真皮以下或真皮下组织缺损；溃疡直径大于5cm；溃疡或创面经久不愈，有癌变趋势者。如创面受照射的范围不大，术中应尽可能将所有照射的范围连同边缘色素沉着区及中心溃疡面一并切除；手术切除坏死组织后缺损较小、较浅，边缘组织柔软有弹性，可在无张力下直接缝合；表浅穿透性照射引起的穿透性溃疡，可行游离植皮；皮瓣适于覆盖重要部位的缺损，同时可修复肌腱、骨组织外露创面，临床常用皮瓣有背阔肌皮瓣、胸三角肌皮瓣、脐旁皮瓣、臀大肌皮瓣等；对于基底条件较差的放射性溃疡，清创术后应用人工真皮支架、富血小板血浆凝胶等覆盖，外接一次性密闭式负压吸引装置，促进基底组织生长，为后期植皮或皮瓣手术创造条件。

五、窦道与瘘管

窦道是由深部组织通向表面的病理性盲管，瘘管则是两端开口的病理性通道样缺损。常见病因为慢性感染，常伴有脂肪组织液化、骨髓炎，如压疮、糖尿病足、藏毛窦等，也可见于术后、外伤后伤口愈合不良，或因外伤及手术时存留于体内的异物如弹片、砂石、纱布、内固定物等所引起。

（一）临床表现

体表溃疡状开口，通道形态多样，多为细而狭长，局部外口红肿，常伴有脓性分泌物流出，异味明显，常伴有发热症状，不易愈合，常有手术、外伤史或感染病史。可通过B超检查查看窦道及瘘管的位置及形态，或沿外口向内加压注入碘比醇注射液，以贴膜封闭外口，行CT造影检查，以明确诊断和病变范围。

（二）治疗

（1）非手术治疗：对窦道较浅的患者效果较好。选用敏感抗生素抗感染治疗的同时，换药清除窦道表面坏死组织，可使用成纤维细胞生长因子等刺激创面肉芽生长，促进愈合，或结合持续性封闭式负压吸引治疗，将负压材料填塞至窦道腔一半，逐步退缩引流，或清创后将富血小板血浆凝胶填充窦道后行持续负压吸引治疗。

（2）手术治疗：大多数窦道及瘘管都需要手术治疗。术前先行CT检查，确定窦道位置及形态，确定手术范围，术中向外口注入亚甲蓝注射液，沿染色部位彻底切除管道壁及病变组织，缝合封闭创面；若手术切除范围较大，切口张力高，无法直接缝合，可局部转移皮瓣覆盖封闭术区；特殊部位的瘘管，如肛门瘘管，术中需保护肛门括约肌，避免出现术后大便失禁，可采用挂线法，术后坐浴换药治疗。

（3）术后处理：术后常规抗感染治疗，可使用持续性封闭式负压吸引装置固定术区，如术区

位于肛周，可术后禁食、予以静脉营养支持治疗，减少排便次数，确保术区清洁；如肛周术区创面较大，或感染较重，可暂行结肠造瘘，防止粪便反复污染术区。

（郝岱峰 冯 光）

第 7 节 负压封闭引流技术治疗烧（创）伤创面

在探索促进烧伤创面愈合、组织修复的进程中，人们研发了多种创面治疗方法，包括局部使用外用药物和敷料、清创、感染控制等，随着材料学的发展和理念的革新，负压封闭引流技术应运而生。负压封闭引流技术的原理是利用医用高分子泡沫材料作为负压引流管和创面间的中介，负压经过引流管传递到医用泡沫材料，且均匀分布在医用泡沫材料的表面，由于泡沫材料的高度可塑性，负压可以到达被引流区的每一点，形成一个全方位的引流。该治疗的称谓较多，包括：吸引创面闭合疗法（suction wound closure therapy，SWCT）、负压创面治疗技术（negative pressure wound therapy，NPWT）、真空封闭引流（vacuum sealing drainage，VSD）、真空辅助闭合（vacuum assisted closure，VAC）等，早在 20 世纪 70 年代，苏联就有探索应用负压治疗难愈创面和伤口的文献报道。1985 年，美国医生 Chariker 和 Jeter，报道了 SWCT 治疗腹部外伤后合并肠瘘，取得了良好效果，被称为革命性的进步。1992 年，德国乌尔姆大学 Fleischman 博士首创 VSD 技术，广泛应用于创伤患者伤口修复。1994 年，裘华德教授将 VSD 技术引进国内，并在全球首次应用于普外科，如急性坏死性胰腺炎和其他各种腹腔内感染创口的填充修复。近十多年，烧伤创面治疗中创新性地应用了负压封闭引流治疗，在很大程度上开辟了烧伤创面治疗的新时代。

一、治 疗 范 围

2009 年，解放军总医院第一附属医院将负压封闭引流技术应用于小儿浅Ⅱ度创面修复，取得很好的临床效果，在 2010 年第十五届国际烧伤大会报道，获得与会同行专家认可。截至目前，累计治疗病例达 2000 余例，已经成为小儿Ⅱ度烧烫伤创面的常规治疗手段，并逐步拓展了负压封闭引流技术在烧（创）伤创面修复的多个适应证，如各类烧伤（不同深度烧伤、电击伤、热压伤等）、严重毁损性损伤、慢性难愈性创面（压疮、糖尿病足、血管病变相关难愈性创面）、坏死性筋膜炎及瘢痕修复等方面，积累了较为丰富的临床经验。

二、基本原理及优势

负压封闭引流技术治疗烧伤创面的基本原理在于：①负压封闭引流技术提供了一个独立封闭环境，不与外界交通，减少了创面与外界环境接触而发生感染的机会；②负压环境可使体液由创面向敷料中渗出，这种单向的缓慢液体流动，降低了细菌在创面定植和向创面内侵袭的可能，渗出液的高效引流也减少了细菌存活、繁殖的培养基，降低了感染的可能；③对于不平整创面，通过在腔隙性创面内点对点全面接触、引流，更为彻底、有效的引流创口渗出液，避免了外伤后常见的因创面污染和分泌物积聚导致的伤口感染；④烧伤后创面及其周围大量血清和水肿液漏出引起局部组织水肿、炎症介质聚集，导致局部组织缺血缺氧性损伤是影响创面愈合的重要原因，负压敷料能够全方位的与创面接触，有效的引流渗出液，有利于消除局部肿胀，减轻渗出液中炎症介质、乳酸等物质的损害，改善创面愈合环境，促进组织生长；⑤改善局部循环，促进切口愈合；负压治疗技术能够提高创面微循环血流速度，扩张微血管，而且能显著增加急性创面毛细血管密度，促进成纤维细胞的生长及刺激血管增生，促进肉芽组织生长，加快创面修复速度；⑥负压治疗技术还能刺激多种相关因子和酶类的基因表达、增殖和释放，促进创面上皮化；⑦负压治疗单次治疗持续时间较长，换药次数减少在降低痛苦的同时也降低了感染的风险；⑧固定作用，应用于烧伤创面植皮后的固定，通过负压作用，使移植皮片更加良好地贴附于创面，同时负压材料对创面还存在一定正压作用，有利于血管向移植皮片生长，促进移植皮片成活；⑨对于慢性难愈性创面，负压治疗可提供潮湿环境，适合创面愈合，使创面边缘整齐，加快上皮细胞迁移，并且加速肉芽组织生成，为上皮迁移或手术治疗提供创面基础；⑩减张作用，在创面或瘢痕切除后的缝合口中的应用中，通过负压及贴膜的牵拉、固定作用，减轻了手术切口张力；负压还可以使切口两侧皮肤，尤其是高低不平的瘢痕组织对合更为平整，促进切口愈合；并通过有效引流切口处的渗血、渗液，减轻组织肿胀，改善局部循环等综合作用，避免了切口线结反应的发生，促进了创面愈合，有利于及早拆除切口缝线，减轻瘢痕增生。

另外，通过负压封闭引流，大幅度地减少了抗生素的应用，有效地防止院内交叉感染的发生，缩短住院时间；作为一种纯物理方法，避免了各种化学治疗可能导致的副作用；护理难度低，检查方便，通过渗液和负压质感变化，可推断伤口或创面的情况。减少换药次数，为患者免除频繁换药之苦，减少医务人员的体力劳动量，同时也很大程度上缓解了患者的心理压力。操作简便易行，对手术条件要求不高者，可床旁开展，经处理的创面肉芽生长良好，使二期手术简单化。总体而言，也使医疗费用得以降低。

三、技术要点、注意事项及病例介绍

负压封闭引流治疗烧伤相关的各类创面均需注意：①与患者或监护人沟通负压封闭引流治疗的费用及可能的并发症，做到知情同意；②定时检查创面负压密封情况，保持创面密封，引流管妥善固定并保证通畅，定时观察压力表显示负压值，维持有效负压引流，避免薄膜下积液；③于负压材料边缘衬垫油性敷料，避免贴膜用力牵拉后粘贴皮肤，尽可能避免皮肤张力性水疱的发生；④注意观察粘贴薄膜区域的皮肤有无发生张力性水疱，如发生则抽吸疱内液体，表面覆盖一层纱布，重新调整封闭区域；⑤避免创面不疼痛后随意垂放肢体、熬夜、随意拔掉负压管；⑥对于过于接近外耳郭的面部创面或外耳郭创面可直接将外耳郭周围衬垫敷料盖过耳郭后再行负压封闭。负压治疗一般不适用于离眼睛、口唇、会阴等过近的创面。

对于各个治疗方向，有其自身的特点，尚需注意以下内容：

（1）急性烧烫伤Ⅱ度创面：①对于难以密封的手、足创面，可以"包饺子法"（以贴膜将整个手或足包裹对贴密封）直接包裹；②为避免肢体活动或自行撕开贴膜导致负压漏气，所有负压贴附创面可于外层再行简单包扎，局部可开窗观察负压情况；③对于肢体的环形创面，负压治疗时，注意避免负压过大导致肢体远端回流受阻、肿胀，也可以通过适当加压包扎肢体远端来预防；④负压材料内可定时给予促进生长药物冲洗，促进创面生长，操作简便。

病例一：患儿，男性，1 岁。胸腹部创面使用碘伏消毒，生理盐水湿敷后，使用负压材料覆盖，开始负压治疗（彩图 14-5B）。负压治疗第 8 天（伤后第 9 天），揭除负压材料，见创面上皮化愈合（彩图 14-5C）。负压治疗期间，患儿无不适表现。

（2）采用负压治疗技术固定移植皮片，其技术要点包括：①维持持续有效负压引流，尤其是易活动部位创面植皮需更加注意；②在术后返回病室过程中应全程连接便携式负压机器，避免无负压状态下因患者活动导致的皮片移位；③所有负压外可再行简单包扎，局部开窗观察负压情况，避免发生意外导致的负压漏气；④负压应略大于植皮创面 1～2cm，并于负压材料边缘衬垫无菌敷料；⑤对于面积较大的创面植皮，负压内可留置冲洗管，术后视情况以灭菌盐水或庆大霉素盐水冲管，避免引流管堵塞，引流不畅，影响负压效果；⑥术后注意观察患者体温等生命体征及负压表面引流物吸附情况，如出现明显异味，应及时更换负压材料。

病例二：患儿，男性，1 岁 1 个月。烫伤后残余创面 4%，颈胸部。创面清创换药治疗，创面坏死组织部分逐渐溶脱（彩图 14-6），入院后第 9 天，创面行手术清创后移植自体头皮邮票皮片修复（彩图 14-6B、C），移植皮片以负压治疗技术固定（彩图 14-6D）。术后拆除负压见移植皮片成活良好，无错位移动，手术效果满意（彩图 14-6E）。

（3）对于小面积深度烧、烫伤创面切除后的缝合切口、瘢痕切除缝合后张力性切口，需要注意：①负压材料大小应超过缝合切口边缘 3～5cm；②应在均匀拉拢切口两侧皮肤，切口张力减轻条件下再以贴膜固定负压材料；③贴膜大小应超出负压材料外缘不小于 10cm，张力较大时，可适当增大贴膜范围；④根据切口张力情况，可于术后 6～8 d 首次打开术区观察切口愈合情况，愈合良好可拆除局部缝线后再次行负压固定至伤后 12～14d；⑤术后负压材料会吸附少量渗血或渗液，2～3d 局部颜色变淡并较干燥，无持续性或加重性疼痛，一般无须特殊处理；⑥若切除缝合中有局部皮瓣的应用，为避免负压管路压迫皮瓣尖端，造成局部坏死，可用吸盘引流。

病例三：患儿，男性，13 岁。左下肢烫伤后左下肢瘢痕挛缩 10 余年。左下肢可见大片瘢痕组织增生，先后间隔近 11 个月行 2 次手术分次切除绝大部分瘢痕组织（彩图 14-7A～F），术后切口均采用负压治疗技术减张固定（彩图 14-7C、彩图 14-7G），切口瘢痕轻微，原瘢痕绝大部分均已去除，整体外观改善理想。术后半个月随访瘢痕仅为原瘢痕的约 1/6，整体外观明显改善（彩图 14-7H）。

（4）应用负压治疗技术治疗毁损性组织损伤、慢性难愈性创面及坏死性筋膜炎等创面时，需注意：①负压材料应充分填充创面或腔隙，避免留有死腔；②创面坏死组织、分泌物和渗出较多，难以一次彻底清创时，伴有感染时，负压材料放置时间一般在 3d 以内，不宜过长，以免材料微孔被堵塞影响引流效果；待创面相对清洁时，可延长负压材料放置时间至 7～9d；③引流物多或浓稠时，可于负压材料内预留冲洗管，予呋喃西林或庆大霉素盐水溶液间断冲洗；④高度怀疑厌氧菌感染时可于负压材料内留置充氧管，保持负压内富氧环境；⑤暴露骨质范围较大时，可在应用负压治疗技术前提下，结合传统的凿骨或钻孔方式促进创面肉芽组织生长覆盖暴露骨质；⑥负压吸引需做到密闭无漏气，若紧接肛门，将贴膜肛门封闭，患者并未感到不适，当有便意时更换负压材料，尽管增加换药次数，但能达到有效治疗目标；⑦腔隙性伤口尽量待肉芽组织生长充分，腔隙消失后，再封闭创面，否则容易复发；⑧使用间断或连续负压均可，压力值可控制在 125mmHg（16.63kPa）左右；⑨压疮患者的护理工作至关重要，避免局部长时间受压，可卧于气垫床上，定时变换体位。

　　病例四：患儿，男性，8岁。全身多处高压电击伤23d入院。入院诊断为电击伤15%，Ⅲ～Ⅳ度，头部、躯干、右上肢、臀部：①右侧肩胛骨缺损及外露；②颅骨外露；③右侧肘关节外露；④低蛋白血症。患儿创口大而深，特别是右肩电击伤毁损创面，伤口不愈，且感染加重。右肩关节结构缺损，关节腔暴露（彩图14-8A），传统换药操作危险性大，极易导致臂丛神经损伤及动脉大出血等不良后果，难以彻底清洁，感染易蔓延。入院后经相关专科多名专家会诊，均建议手术截肢，但患儿右上肢除肩关节活动不能外，感觉及活动均基本正常，保留可活动的右手及肢体对患儿将来的生活、学习具有重要意义。我们充分利用负压材料对暴露关节创面进行填塞、冲洗引流（彩图14-8B～J），并不断清除坏死骨质，促进了创面的血液循环及肉芽组织的生长，尽可能地保留了右肩关节及肢体健康骨质、关节结构等，防止了大出血等不良并发症的发生，促进了外露骨质的肉芽生长。患儿患肢得以保存，并保留部分功能（彩图14-8K）。

参 考 文 献

陈欣，王晓军，王成，等，2009. 应用人工真皮和自体皮移植修复难愈性创面［J］. 中华烧伤杂志，25（6）：444—447.

樊晓平，卢莱曾，刘建新，等，2012. 四肢多普勒检查对糖尿病足筛查的临床意义［J］. 中华全科医学，10（1）：118—119.

冯光，郝岱峰，李涛，等，2016. 自体单采富血小板血浆凝胶临床制作与应用［J］. 中华损伤与修复杂志（电子版）. 11（5）：334—339.

谷涌泉，2009. 自体干细胞移植治疗下肢缺血性疾病的问题和对策［J］. 外科理论与实践，14（3）：269—270.

郝岱峰，2014. 慢性创面的诊疗理念和技术的变迁［J］. 中华全科医师杂志，13（2）：1—2.

郝岱峰，冯光，2015. 创面修复外科住院医师手册［M］. 北京：金盾出版社.

郝岱峰，冯光，褚万立，等，2016. 富血小板血浆联合负压伤口疗法治疗患者开胸术后胸骨骨髓炎和窦道的效果［J］. 中华烧伤杂志，32（6）：331—335.

郝岱峰，冯光，李涛，等，2013，改良封闭式负压联合推进皮瓣修复骶部皮肤深度压疮［J］. 中华损伤与修复杂志，8（6）：32—34

蒋立，陈绍宗，李学拥，等，2004. 封闭负压引流技术对兔耳急性创面内皮素、一氧化氮及血流量的影响［J］. 中国临床康复，8（35）：8026—8027.

李龙珠，李大伟，申传安，等，2015. 负压封闭引流技术在四肢严重坏死性筋膜炎患者治疗中的应用［J］. 中华烧伤杂志，31：（2）98—101.

李跃军，曹大勇，陈绍宗，2006. 封闭负压引流技术对创面愈合过程纤溶酶原激活剂级联表达的影响［J］. 中华整形外科杂志，2（4）：306—309.

罗高兴，2016，如何看待银离子制剂或敷料在创面治疗中的应用［J］. 中华烧伤杂志，32（7）：447—448.

申传安，柴家科，庹晓晔，等，2013. 应用负压治疗技术修复小儿浅Ⅱ度烫伤创面的效果观察［J］. 中华烧伤杂志，29（1）：14—17.

许龙顺，乔骋，陈绍宗，等，2008. 负压对供皮区创面再上皮化速度的影响［J］. 西安交通大学学报：医学版，29（1）：57—61.

BORGQUIST O, INGEMANSSON R, MALMSJ M, 2010.Wound edge microvascular blood flow during negative-pressure wound therapy: examining the effects of pressures from-10 to-175 mmHg [J]. Plast Reconstr Surg, 125(2): 502—509.

FENG G, HAO D F, 2014. Processing of CXCL12 impedes the recruitment of endothelial progenitor cells in diabetic wound healing[J]. MedScienrty for Febs Journal. 281(22): 5054—5062.

HAO D F, 2014. Contribution of infection and peripheral artery disease to severity of diabetic foot ulcers in Chinese patients[J]. International Journal of Clinical Practice, 68(9):1161—1164.

HAO D F, 2015. Evaluation of effectiveness of hydrocolloid dressing Vs ceramide containing dressing against pressure ulcers[J]. European

Review for Medical and Pharmacological Sciences, 19(6): 936—941.

HAO D F, 2016. Preparation of Cisplatin-containing Nanofibrous Mats and it's in Vitro Antitumor Activity against Oral Squamous Cell Carcinoma[J]. Journal of Nanoscience and Nanotechnology, 16(9),9482—9486.

HAO D F, 2016.Role of topical and systemic therapy in patients with diabetic foot ulcer[J]. Latin American Journal of Pharmacy, 35 (1): 105—109.

MARX D E, BARILLO D J, 2014. Silver in medicine: the basic science [J]. Burns, 40 suppl 1:S9—18.

MORYKWAS M J, ARGENTA L C, SHELTON-BROWN E I, et al, 1997. Vacuum-assisted closure: a new method for wound control and treatment: animal studies and basic foundation[J]. Ann Plast Surg, 38(6): 553—562.

第15章

烧伤毁损性创面的修复与重建

各 种原因造成的深度烧伤，常常不仅皮肤全层坏死，有时甚至肌肉、肌腱、血管、神经等深部组织也遭到破坏，这类创面称之为毁损性创面，一直以来是临床修复的难点。组织移植尤其是皮瓣移植是目前对毁损性创面主要的修复手段。笔者近些年来对各种原因造成的深部组织缺损，采用多种皮瓣及去细胞异体肌腱移植等进行修复与功能重建，既修复了组织缺损，又最大限度地恢复了机体功能，解决了一些修复难题。本文谨结合部分病例对毁损性创面的特点、修复和重建的原则及方法作一概述。

一、毁损性创面的特点

根据临床实践和经验，将毁损性创面总结为如下 3 个特点：

（1）毁损性创面通常导致组织及器官的功能及外观障碍，并非单纯根据组织缺损量的大小而确定。

（2）指发生在特殊部位的深度创面，往往严重影响其功能和外观，也被视为毁损性创面。

（3）修复难度大，患者对恢复容貌要求高，仅用一般方法如游离植皮等不能修复，或达不到理想的修复效果，往往需要采用包括皮瓣移植在内的综合方法进行修复。

二、毁损性创面修复的原则

对毁损性创面的修复，应当遵循如下原则：

（1）毁损性创面往往严重影响功能和外观，因此其修复和重建应尽早进行。

（2）手术一般应当在患者全身情况较好，且局部没有急性严重感染的情况下进行。

（3）修复和重建的目的应当以尽快恢复缺损部位的功能及外观为主。

（4）应尽可能选用皮肤质地、颜色相近的部位作为组织供区。

（5）应尽可能多选用血运丰富的轴型组织瓣或岛状组织瓣移植。

（6）应尽可能避免不必要的"延迟"及间接转移。

（7）应当避免引起供区新的功能及外观障碍。

三、毁损性创面修复的方法

随着解剖学研究的深入和外科学技术的进步以及烧伤整形外科自身的迅速发展，烧伤、整形修复外科与解剖学及其他相关学科的联系更加广泛、密切，促进整形修复外科新的技术与方法不断涌现。临床实践中，由于组织器官缺损和创面的多型化，对修复效果的高标准要求，亦促使整形修复外科专家们更多地应用新的技术和开创新的手术方法。

就毁损性创面的修复而言，目前各类组织移植仍是最主要、应用最多的手段，但各类皮瓣的适应证不断被拓展，新的组织移植方法不断出现，术前的检查手段也不断地被挖掘和完善。

1. **常见皮瓣的特点及适应证**

（1）任意皮瓣：包括局部皮瓣、邻位皮瓣、远位皮瓣、管形皮瓣、筋膜皮瓣等。其特点在于皮瓣内没有知名血管营养，因此其长宽比例有一定的限制，一般不应超过 2∶1，特殊部位如面颈部的任意皮瓣，由于局部血运较好，长宽比例可达（2.5～3）∶1，此外管形皮瓣和筋膜皮瓣的长宽比例亦可适当增大，前者可至 2.5∶1，后者可达到（3～4）∶1。

局部皮瓣是利用缺损区周围皮肤及软组织的弹性、松动性或可移动性，在一定的条件下重新安排局部皮肤的位置，以达到修复组织缺损的目的。优点在于皮瓣色泽、厚度、柔软度均与受区近似，且手术操作比较简单，可即时直接转移，不需断蒂，一般修复的效果比较理想，在临床上是常用的方法。局部皮瓣常见的类型有推进皮瓣、旋转皮瓣、交错皮瓣等。应用过程中应注意蒂部血运的良好保持，长宽比例要适当，尽可能避免张力缝合。

缺损部位邻近但与其不相连的皮瓣称为邻位皮瓣，旋转带蒂者需要断蒂，而皮下蒂者则不需要断蒂。远位皮瓣是指与缺损区距离较远的皮瓣，一般选择较为隐蔽的部位作为供区，能够很好地修复缺损区，缺点在于需要断蒂、术后位置不易固定，且修复后皮瓣常需要二次修整，因此全身状况较差者或老年病例使用此种皮瓣应慎重考虑。

管形皮瓣是指在皮瓣形成和转移过程中将其卷成管状，其优点在于术后无暴露创面，不易发生感染，而且皮瓣血供较好，但手术次数较多、转移过程中消耗较大，故目前应用明显减少，但对于大面积深度烧伤患者，皮源比较匮乏，仍不失为一种有价值的方法。

筋膜皮瓣包括皮肤、皮下组织及深筋膜，后者含有丰富的血管网，因此血供非常丰富。对于深度缺损创面的修复，较之肌皮瓣而言，其操作简单、外观较好，且不影响功能。此外，对于大面积烧伤患者，应用Ⅱ度烧伤愈合区，或Ⅲ度和未损伤深筋膜的烧伤植皮愈合区形成筋膜皮瓣或瘢痕瓣，也是一种很有价值的修复方法。

复合皮瓣包括肌皮瓣、肌骨皮瓣等可用以修复面积较大的块状缺损或合并骨的缺损等，血运良好，易成活，却不可用于各种畸形。

（2）轴型皮瓣：是指皮瓣内包含知名动脉及伴行静脉系统的皮瓣。依血供类型分为直接皮肤动脉轴型皮瓣、知名血管干分支血管网轴型皮瓣、带血管蒂的肌皮动脉供血的轴型皮瓣以及终末支血管形成的神经血管岛状皮瓣等。其优点在于血供稳定、应用方式灵活、转移时不受角度影响、多不需要延迟而术中即可转移，可方便地携带肌肉、骨组织等形成复合组织移植，20 多年来轴型皮瓣在临床发展十分迅速。

（3）游离皮瓣：是指将知名血管供应的岛状皮瓣连同血管蒂从供区完全游离，通过显微外科技术，将其与受区血管吻合，重新建立血液循环，一次性完成皮瓣转移。游离皮瓣的出现是显微外科和烧伤整形外科相互渗透的创新性革命，其优点在于大大提高了疗效，缩短了疗程。目前认为凡是符合皮瓣适应证的，且不能采用带蒂转移者，是选用游离皮瓣的适应证。皮瓣供区选择的条件如下：①对供皮瓣区形态和功能影响较小，且较为隐蔽的部位；②供皮瓣区血管比较恒定，血管蒂较粗、较长，最好有感觉神经伴行；③皮瓣解剖剥离层次较清晰，操作比较容易。游离皮瓣移植是一种快捷的修复方法，但其技术上须经切取并通过血管吻合完成皮瓣的移植，除要求手术者具备解剖学与血管吻合技术外，还要求供区、受区均应存在相应的可供吻接的血管，使其发展和应用有一定的局限性。同时，游离皮瓣移植也存在一定的风险和失败率，在应用时应注意严格掌握手术适应证和全身情况的调整，精细的显微外科操作技术和显微血管吻合技术是游离皮瓣移植成功的关键性因素，术后病情的观察和及时处理也同样重要。

上述各种皮瓣各有其优缺点和适应证，临床上应视患者具体情况灵活选用。

2. 去细胞异体肌腱在临床中的应用

既往对于肌腱缺失通常采用自体肌腱移植修复，修复效果较好，但往往造成供区不同程度的功能及外观障碍。用物理、化学方法去除异体肌腱的抗原性，保留其生物学特性，以替代自体肌腱，修复电烧伤等原因造成的肌腱缺失，临床应用效果满意。

3. 各种皮瓣在毁损性创面修复中的应用

笔者对各种原因造成的毁损性创面276例次，视创面类型、部位、大小，结合患者的自身条件和要求，选择适宜的皮瓣进行修复，获得了良好的临床效果（表15-1）。

表 15-1　各种皮瓣深度烧伤修复中的应用

皮瓣类型	例次	创面部位	皮瓣大小 /cm²	一期愈合	延期愈合
髂腰带蒂皮瓣	111	腕、手	4×6～12×26	109	2
局部皮瓣	77	头、上肢、躯干	3×5～17×17	75	2
邻指皮瓣	24	手指	1×2～2×4	23	1
交腿皮瓣	6	下肢	10×12～12×14	5	1
腓肠肌肌皮瓣	15	膝	10×16～12×28	15	0
前臂逆行岛状皮瓣	5	颜面	10×12～14×18	5	0
交臂皮瓣	4	手	2×2～6×8	4	0
血管网薄皮瓣	4	手	8×12～11×19	4	0
双蒂皮瓣	4	下颌、肩、胸、下肢	6×10～8×13	4	0
胸大肌肌皮瓣	5	颜面	8×12～16×18	5	0
胸三角皮瓣	3	颜面	8×20～12×22	3	0
背阔肌肌皮瓣	6	上臂	12×18～15×32	6	0
胫前动脉岛状皮瓣	2	足	4×10～5×13	2	0
胫后动脉岛状皮瓣	2	足	4×9～5×12	2	0
臀大肌皮瓣	7	骶尾	18×22～22×30	7	0
前臂游离皮瓣	1	面颊部	11×11	1	0

注：同时行去细胞异体肌腱移植7例，修复缺损屈指肌腱，移植长度2～7cm，均一期愈合，屈指功能恢复。

四、辅助检查手段在电烧伤后坏死组织范围及血管损伤程度判断中的应用

对某些特殊原因烧伤，尤其是电烧伤组织毁损程度和范围的判断，一直缺乏精准的指标，从而影响手术方法的选择和修复效果。

（1）对血管损伤的判断以往采用血管造影或组织病理检查的方法。血管造影和病理组织学检查有一些弊端和局限性。血管造影对诊断血管有无损伤、血流情况具有一定的参考价值，但它是一种有创性操作，不仅可造成血管局部损伤，还有可能造成术后出血、感染等。该项操作也只能是对血管是否通畅，有无明显狭窄或栓塞等严重的血管损伤作出判断，不能反映血管壁的细微变化。就病理组织学检查而言，只能是术中切除坏死或栓塞的血管做切片检查。因此，术前做病理组织学检查概率很小或是不现实的。

（2）放射性核素锝（^{99m}Tc）亚甲基二磷酸闪烁显像法可显示皮肤及其软组织、肌肉有无血流信号，据此推断组织有无缺血坏死。

（3）B 型超声可清晰显示血管损伤情况，如血管壁有无增厚粗糙、血管内膜有无水肿、血管管腔有无节段性狭窄或扩张，血流量变化等。

（4）轴型皮瓣移植术前应用多普勒超声仪确定轴心血管的走行，目前已成为临床上常规手段。

近年来对高压电烧伤患者，解放军总医院第一附属医院联合利用锝（^{99m}Tc）亚甲基二磷酸闪烁显像法、数字减影动脉造影（digital substraction angiography, DSA）、B 超及彩色多普勒等方法以确定电烧伤的坏死组织范围及血管的损伤程度，为选择理想方法获得满意早期重建效果创造了条件。尤其是 B 超和彩色多普勒能清楚显示血管管腔内膜、血流量的情况，且检查方便、无创，为电烧伤坏死组织判断、血管损伤诊断开辟了一条新途径，为手术质量的提高提供了切实的保障。

五、典 型 病 例

1. 高压电击伤病例 1

患者男，26 岁，病历号 261919。10 000V 高压电击伤右上肢，面积约 3%，Ⅳ度烧伤（彩图 15-1A）。术前行右上肢数字减影血管造影（DSA）检查，见尺、桡动脉管腔不规则，有多处不完全狭窄，桡动脉远端及供血动脉（包括掌浅弓、掌深弓及掌背桡侧血管）显影差，血流稍缓慢，尺、桡动脉肌支明显减少（彩图 15-1B）。B 超显示腕创面处尺、桡动脉内膜水肿，增厚粗糙，或内膜不显示，管腔局部节段性狭窄或扩张呈串珠状，尺、桡动脉狭窄程分别为 0.08～0.17cm 和 0.05～0.14cm，尺、桡动脉血流量降低（彩图 15-1C～D），锝（^{99m}Tc）亚甲基二磷酸闪烁显像法检查显示左腕部全层皮肤及肘下 10cm 至腕关节处伸屈肌肉无血流信号，提取存在坏死组织（彩图 15-1E）。术中见左腕部全层皮肤及肘下 10cm 至腕关节处伸屈肌肌肉、肌腱大部分坏死，予以清除，保留尺、桡神经，正中神经，设计右髂腰瓣（17cm×14cm 大小）覆盖创面，术后 21d 断蒂，皮瓣成活，创面封闭。

2. 高压电击伤病例 2

患者男，50 岁，病例号 267264。3600V 高压电击伤四肢，其中右腕部可见皮肤呈焦炭样，面

积 1.5%，Ⅳ度烧伤。术前行右尺、桡动脉 DSA 检查显示：右桡动脉形态未见异常，右尺动脉中远段较正常变细，血栓形成，未见正常掌动脉弓结构。前臂尺侧半及腕部血流分布少，局部血管分支有异常形态改变，提示血管损伤。B 超显示右尺动脉腕创面部 3cm 血管闭塞，3～5cm 血流信号缺损，血栓形成。创面以上 5cm 内膜水肿，管腔狭窄，管壁径厚度不一，血流量为 0。右桡动脉创面处内膜水肿，管壁厚度不均。创面上 10cm 内膜增厚、粗糙。锝（^{99m}Tc）亚甲基二磷酸闪烁显像法检查显示右腕部坏死组织存在。术中探查腕部创面皮肤及皮下组织坏死，腕部创面及以上共约 10cm 尺动脉水肿、变性，腕上 3～5cm 处尺动脉可见血栓形成（彩图 15-2A），切除腕上变性尺动脉 10cm，病理检查提示：（近端）管腔可见血栓形成，局部管壁凝固坏死，远端内膜水肿，管壁增厚（彩图 15-2B），术前 DSA、B 超检查、术中探查及病理检查结果一致。

3. 桡动脉皮支血管岛状皮瓣修复鼻尖缺损

外（咬）伤性鼻尖缺损 2 例，均为损伤早期，当地医院对脱落组织清创后原位缝合组织坏死。查体见鼻尖组织呈黑色干痂，边缘开始溶脱，双鼻翼缘内侧及鼻小柱上端受累。患者恢复原貌要求极高，不愿在面部增加继发性伤痕而拒绝采用面部组织修复的任何方法。设计桡动脉皮支血管岛状皮瓣修复鼻尖缺损，术后随访 3 年，效果满意（彩图 15-3）。

鼻部局限性缺损，往往难以取得满意的修复效果，鼻尖部缺损更是如此。本组病例均不愿接受面部供区的手术方法，使得额部或鼻唇沟部皮瓣转移的手术不能实施。前臂皮瓣进行鼻再造从皮肤质地、色泽、血运及可行性等方面均较适当。本组病例采用桡动脉皮支血管的岛状皮瓣修复鼻尖，桡动脉被原封不动地保留于前臂，不受任何损伤。该术式创伤小、继发畸形轻微、血液循环佳、效果好，是对前臂皮瓣的一种发挥性应用。

4. 指固有动脉指背岛状皮瓣修复鼻尖缺损

咬伤性鼻尖缺损，伤后半年，伴鼻小柱缺损，瘢痕挛缩致鼻孔变形。患者恢复原貌要求极高，不愿在面部增加继发性伤痕而拒绝采用面部组织修复的任何方法。设计指固有动脉指背岛状皮瓣修复鼻尖缺损，术后随访 2 年，效果满意。

指固有动脉指背部岛状皮瓣可用来修复手部创面或用作拇指再造的皮肤来源，修复鼻尖鼻小柱缺损，皮肤质地与面积适用、血液循环好、成功把握大，而且对供区不造成功能障碍和明显的继发畸形。

5. 髂腰部残存皮肤预制真皮下血管网薄皮瓣鼻再造

全鼻损毁畸形 1 例，大面积烧伤后 1 年，全身遍布瘢痕，多部位瘢痕挛缩及组织缺损，传统方法难以实施，同时腋部挛缩使上肢抬举受限，经手携带组织困难。经周密计划，先妥善修复各部位畸形，然后利用右侧髂腰部残存窄条皮肤（约 8.0cm×20.0cm）形成真皮下血管网薄皮瓣，经预制、延迟并通过残手携带转移、鼻成形等多次手术完成全鼻再造。术后随访 7 年，外形满意（彩图 15-4）。

全鼻损毁畸形再造手术方法较多，多采用额部皮瓣或额部扩张后皮瓣、上臂皮管、肩胸皮管、腹部皮管、前臂皮瓣等作为皮肤组织来源，鼻的局部修复采用额、颞部岛状皮瓣，鼻唇沟部皮瓣等。而本组病例由于瘢痕遍布全身，缺乏可用作全鼻再造皮肤组织来源，上述方法均不能应用。真皮下血管网薄皮瓣是一类新型的皮瓣，具有诸多优点，然而如何能将其从腹部转移至头面部，此前尚无先例。本组病例经过缜密设计，利用髂腰部残存的一窄条皮肤，经真皮下血管网薄皮瓣预制、延迟，通过残手携带转移，最终完成全鼻再造，皮瓣成活良好，功能与外形改善满意，为此类病例组织器官缺损的修复与再造发掘了新的可行手术方法。

6. 乳房劈裂舒展术修复胸壁缺损

胸壁溃疡 3 例，皆为单侧乳癌，其中 2 例为乳癌术后放射性溃疡，病程长达 10～26 年。另 1 例为行胸廓内动脉插管局部化学治疗，致乳房及胸前大面积皮肤坏死，病程 2 个月。患者均体形矮胖，病变区域大（7.0cm×8.0cm、12.0cm×12.0cm，22.0cm×32.0cm），如采用邻近组织瓣转移修复（如腹直肌皮瓣或背阔肌皮瓣等），操作不便，且前 2 例曾行乳癌根治性切除加腋窝淋巴结清扫术，肩胛下血管可能已结扎清除，尤其不宜以背阔肌皮瓣转移。患者对修复胸壁溃疡均要求强烈而不太考虑术后胸部形态，因此设计乳房劈裂舒展术，利用对侧乳房皮瓣修复胸壁缺损，术后外观均满意（彩图 15-5）。术中使整个组织瓣舒展平整变薄、面积扩大。手术时将胸壁病变切除，以内侧创缘为乳房组织瓣内侧边缘，自其下端于乳房下皱襞切开，渐转向乳房外侧，于胸肌肌膜表面掀起健侧乳房，并将其自乳晕下劈开展平，向缺损区旋转，以其内侧部分覆盖缺损区创面，而外侧部分覆盖同侧乳房和胸骨前区的创面。

本组胸壁溃疡的病例因其局部损伤及体型等原因使提供修复组织的供区受到限制，诸如背阔肌皮瓣、腹直肌皮瓣乃至大网膜等。而以往所采用健侧单纯乳房瓣的转移修复乳癌造成的胸壁溃疡，未将呈半球状的乳房舒展开，其可能达到的有效面积未能得到充分利用，使其修复面积与范围受到一定限制。采用乳房劈裂舒展术，不影响其血运而明显增大覆盖面积和修复范围，是对乳房皮瓣修复胸壁缺损方法的改进。

7. 前臂逆行岛状皮瓣修复头面部组织缺损

颜面部深度烧伤 4 例，切痂时见面部肌肉、颧骨或部分耳软骨等均受累，创面 7.0cm×12.0cm～13.0cm×14.0cm 不等，需高质量的皮瓣移植修复。头顶部瘢痕性溃疡继发鳞癌 1 例，溃疡切除后创面为 11.0cm×14.0cm。上创面受区血管或受累，或较远，故以前臂逆行岛状皮瓣修复，耳郭受累者行耳郭成形术（彩图 15-6）。

前臂游离皮瓣或岛状皮瓣已应用于修复皮肤组织缺损畸形或器官再造，该皮瓣具有多方面的优点，完全可以作为一种救急皮瓣。颞、面、耳深度烧伤早期切痂以及癌肿切除术后的头皮缺损颅骨外露，采用前臂逆行岛状皮瓣覆盖创面，具有较短时间内完成颞面与耳等组织器官同时修复的优点。在皮瓣切取时，保留头静脉于原来位置，使皮瓣及手部在手术后均不致因静脉回流问题而产生肿胀，也是对该皮瓣取用的一项重大改进。

8. 口底皮瓣修复颏唇部软组织缺损

高压电烧伤致唇颏软组织缺损 2 例，创面面积分别为 6.0cm×4.0cm 和 6.0cm×5.0cm，分别裸露牙槽骨和下颌骨，简单的游离植皮难以成活。采用其他部位皮瓣修复，可能外形臃肿，需多次手术修整，其中 1 例为儿童，疗程长可能影响其学业，因此设计口底皮瓣修复颏唇部软组织缺损。在颌下缘及颏颈角间设计皮瓣，并自颈阔肌深面掀起皮瓣，转移修复一侧唇颏部软组织缺损恰好，颌下创面植以中厚皮瓣覆盖，术后效果均满意（彩图 15-7）。

颏唇部软组织缺损，可采用胸肩部皮瓣、颈阔肌皮瓣，甚至胸大肌皮瓣或上臂皮瓣、前臂皮瓣等进行修复，然而都具有明显的不足，如组织块肿厚、需多次手术修整或遗留明显的继发畸形等。采用以面动脉分支颏下动脉为基础的口底部皮瓣，即时覆盖颏唇创面，血液循环佳，色泽质地相宜，继发畸形较隐蔽，尤其对于儿童，缩短治疗时间，不会过长影响学业。

9. 胫前动脉逆行岛状皮瓣修复足部缺损

足部电烧伤2例，其中1例右足小趾展肌大部坏死，第5跖骨骨膜坏死，形成足外侧10.0cm×6.0cm创面。另1例为足背热压伤，创面8.0cm×12.0cm。本组患者年龄大或较胖，无法用交腿皮瓣修复，因此设计以右小腿胫前动脉逆行岛状皮瓣覆盖于右足创面，一期完成修复。术后功能及外观满意（彩图15-8）。设计与手术方法要点：在足部通过足底深支使足背脉与足底动脉相交通，因此可利用胫前动脉形成小腿前外侧逆行岛状皮瓣。胫前动脉自腘动脉分出后行走于胫骨前肌和拇长伸肌之间，沿途发出肌支和皮支。可首先显露剥离蒂部血管，然后切开皮瓣周缘，自远及近于血管深面掀起皮瓣，创面位于前足外侧，要有足够长的血管蒂，皮瓣位于小腿前外侧上段，血管位置深，在操作时注意保持血管与皮瓣的联系，保护其皮支血管和腓浅、腓深神经。

足外侧深度电烧伤，创面偏近前足，一般深达跖骨，不适用厚皮片移植，只能用皮瓣覆盖。首先考虑用周围足底残留的皮肤组织覆盖，无法利用时才考虑远位皮瓣。游离皮瓣须进行血管吻合，足部区域失败率往往高于其他部位。而交腿皮瓣对于老年患者来说，难以承受长时间的交腿固定。本组病例利用同侧小腿胫前动脉逆行岛状皮瓣修复不失为最佳选择，该皮瓣血液循环好，一次完成，皮瓣较薄，后期可不做修薄术。

10. 逆常规跟腱瓣延长术

本组烧伤瘢痕性足下垂5例，伤后11个月至3年，足跟距地面垂直距离为10.0～14.0cm。采用逆常规的瘢痕跟腱瓣法，即内侧瓣蒂在下方，外侧瓣蒂在上方，蒂部稍宽。先在跟腱正中作纵形切口，上界在腓肠肌肌腱与肌腹交界部，将瘢痕皮肤与跟腱一并切开，深达跟腱前脂肪层；再切开跟腱瓣内外两个边缘，其方向稍向内外侧倾斜，长度均为正中切口的1/2～2/3；钝性剥离跟腱瓣。跟腱瓣掀起后由助手握住足前部，被动背屈踝关节矫正畸形。克服了常规方法在内侧瓣下方作横切口，有伤及胫后动静脉或胫神经之虞，并避免了在其表面直接植皮，利于血管神经的保护。手术后足下垂均得到纠正（彩图15-9）。

小腿与足部深度烧伤后常常遗留足下垂畸形，可采用瘢痕跟腱瓣加植皮矫正，常规采用内侧瘢痕跟腱瓣蒂在上，外侧瓣蒂在下的跟腱延长术。但早期行切削痂者，其浅层原有的解剖结构遭不同程度破坏，原有皮肤血管不复存在，皮片移植后经过再血管化血运，按逆常规方法或逆常规设计均可。手术时应十分谨慎，可适当增加蒂宽，做成梯形瓣，瓣的侧切口长度依需要而定，边纠正足下垂边延长，蒂部基底也是边纠正边游离。

11. 电烧伤坏死肌腱的修复

电烧伤致腕部深度损坏7例，行去细胞异体肌腱移植。术中彻底清创，并切除坏死肌腱，缺失肌腱1～2根不等，缺失长度2.0～7.0cm，用去细胞异体肌腱一期修复，再根据创面面积设计同侧髂腰部皮瓣覆盖，创面一期愈合率96.6%，功能及外观满意（彩图15-10）。

既往对电烧伤坏死肌腱清除后肌腱缺损的处理，通常采用二期修复，主要原因是伤后时间长，清创不彻底，创面感染，肌腱一期重建不易成活。本组患者均尽早清创，甚至在伤后48h内彻底清创，施以去细胞异体肌腱及移植一期修复缺损肌腱，同时行髂腰部皮瓣覆盖修复创面，大大减少了感染机会，术后效果良好。髂腰部皮瓣有设计容易、覆盖范围大、手术相对简便、供区相对隐蔽等优点，为覆盖此类创面的首选皮瓣。

12. 前臂皮瓣游离移植一期修复面颊部重度缺损

本组面颊部烧伤后重度缺损 1 例，采用前臂皮瓣游离移植一期修复。术中切除部分面颊部瘢痕组织，利用口周瘢痕瓣向内翻转作为重建面颊部之衬里，形成创面面积 11cm×11cm。游离患侧面动脉及伴行静脉、颈外浅静脉。于同侧设计相应大小的前臂皮瓣，保留桡动脉及伴行静脉、头静脉作为血管蒂，与受区血管吻合，修复面颊部缺损。术后效果满意（彩图 15-11）。

面颊部组织缺损轻度者往往采用局部或邻近旋转皮瓣修复，一般能取得比较满意的效果。本组患者面颊部缺损异常严重，此外尚累及上下唇部，单凭局部或邻近皮瓣难以修复，因此设计前臂皮瓣行游离移植一期修复，是可供选择的最佳方法。

13. B超、彩色脉冲多普勒在判断腕部电击伤后血管损伤程度中的应用

本组腕部高压电击伤（电压 380～100 000V）18 例，共 24 个上肢，伤后时间为 3～7d。术前用 B 型超声和彩色脉冲多普勒检测患者腕部创面、创缘上 5cm、10cm、15cm 处的尺、桡动脉管壁厚度、管腔内径、血流量、最大血流速度、内膜变化等，并以正常人尺、桡动脉为对照。结果显示：①血管内膜的主要病理变化：内膜粗糙—水肿增厚—内膜脱落，创面部病变最重，一般距创面边缘 10～15cm 处内膜基本接近正常；②管壁呈阶段性增厚，厚度不均，0.05～0.19cm，较正常对照平均厚约 1 倍，重者管壁坏死；③管腔狭窄或扩张，可呈串珠状，创面段和创面上 5cm 段狭窄最明显，重者管腔闭塞血栓形成；④血流量降低，以近创面处明显；⑤最大血流速度增加，以创面及创缘上 5cm 狭窄处增加最明显（表 15-2）。上述结果对于电烧伤的修复具有很大的指导意义。

表 15-2　电击伤后桡动脉管壁厚度、血流量等的变化

项目		创　面　处	创缘上 5cm	创缘上 10cm	创缘上 15cm
管壁厚度 /cm	电击伤	$0.09\pm0.03^{**}$	$0.09\pm0.02^{**}$	$0.08\pm0.02^{*}$	0.07 ± 0.02
	对照	0.04 ± 0.01	0.04 ± 0.01	0.05 ± 0.01	0.06 ± 0.01
管腔直径 /cm	电击伤	$0.16\pm0.04^{*}$	$0.16\pm0.04^{*}$	$0.18\pm0.05^{**}$	$0.22\pm0.05^{*}$
	对照	0.18 ± 0.01	0.20 ± 0.02	0.26 ± 0.03	0.28 ± 0.02
血流量 /（mL/min）	电击伤	43.3 ± 19.3	$44.6\pm12.9^{*}$	$50.3\pm13.1^{*}$	66.1 ± 20.5
	对照	45.7 ± 8.4	50.6 ± 11.6	68.7 ± 8.4	67.1 ± 7.4
最大血流 /（cm/s）	电击伤	$63.2\pm12.0^{*}$	59.7 ± 12.7	57.8 ± 12.3	58.5 ± 15.1
	对照	59.3 ± 11.0	59.1 ± 10.4	57.3 ± 11.2	55.1 ± 8.9

注：与正常对照相比，$^{*}p<0.05$，$^{**}p<0.01$

（柴家科）

参 考 文 献

柴家科，陈宝驹，2003. 烧伤病案分析 [M]. 北京：科学出版社.

柴家科，李利根，陈宝驹，等，2001. 特殊毁损性创面的修复与重建 [J]. 中国修复重建外科杂志，15（5）：299—302.

柴家科，李利根，陈越秀，等，2003. 超声检测技术在判断腕部电烧伤血管损伤中的应用［J］. 中华外科杂志，41（12）：932—934.

陈宝驹，高建川，1999. 口底皮瓣修复颊颌、唇颊部缺损［J］. 军医进修学院学报，20（3）：234.

陈宝驹，许明火，京萨，2000. 薄皮瓣预制全鼻再造与指动脉指背岛状皮瓣修复鼻小柱鼻尖缺损［J］. 军医进修学院学报，21（2）：113.

陈宝驹，许明火，京萨，2000. 外鼻烧伤后缺损与瘢痕畸形的修复［J］. 中国美容医学，9（5）：372—374.

高学书，1992. 烧伤整形再造外科学［M］. 上海：百家出版社.

李利根，柴家科，郭振荣，等，2004. 应用数字减影血管造影与 B 超判断上肢高压电烧伤患者的血管损伤情况［J］. 中华烧伤杂志，20（3）：164—167.

盛志勇，郭恩覃，鲁开化，2004. 手术学全集：整形与烧伤外科手术学［M］. 2 版. 北京：人民军医出版社.

盛志勇，郭振荣，2000. 危重烧伤治疗与康复学［M］. 北京：科学出版社.

汪良能，高学书，1989. 整形外科学［M］. 北京：人民卫生出版社.

许明火，柴家科，陈宝驹，等，2001. 乳房分裂舒展术修复胸壁慢性溃疡［J］. 中华外科杂志，39（7）：562—563.

许明火，陈宝驹，柴家科，等，2001. 跟腱延长术修复烧伤后足下垂28例［J］. 中华整形外科杂志，17（6）：359—360.

CHAI J K, SONG H F, SHENG Z Y, et al, 2003. Repair and reconstruction of massively damaged burn wounds［J］. Burns, 29（7）：726—732.

Chapter 16

第16章

烧伤植皮和皮肤储存

第1节　皮肤的结构和功能生理概述

一、皮肤的结构

皮肤覆盖着人体表面，形成一个天然的屏障，保护着全身其他器官和组织。皮肤为人体最大的器官，在成人其重量占体重的14%～16%。其总面积在新生儿约为0.21m²，1岁婴儿为0.41m²，成年人为1.2～2.0m²。皮肤本身由表皮和真皮所组成，皮肤的附件包括汗腺、大汗腺、皮脂腺、毛发和指（趾）甲。这些附件，除指（趾）甲位于真皮之上的表皮外，其余的生发部分都位于真皮内。

新生儿大部分皮肤仅厚1mm左右，成年人一般为0.5～4mm。婴儿和儿童的皮肤较成年人薄，而60岁以上的老年人皮肤又变薄。全身以眼睑和外耳道的皮肤最薄，背部和四肢伸侧面的皮肤比腹部和四肢屈侧要厚，而臀部、手掌、足底处的皮肤最厚，为3～4mm。成年人上臂皮肤平均厚2.1mm，而足月新生儿平均只有1.2mm厚。男性皮肤较女性为厚，但女性皮下脂肪的厚度却超过男性。成年人表皮厚约0.1mm，仅占皮肤总厚度的1/20。

表皮共分为5层，从表面向下依次为角质层（stratum corneum）、透明层（stratum lucidum）、颗粒层（stratum granulosum）、棘层（stratum spinosum）和基底层（stratum basale）。

表皮层中的角质形成细胞（keratinocyte）是一个不断更新的群体。由基底层的干细胞（stem cell）经有丝分裂形成的细胞逐渐向表层迁移，并在迁移过程中逐渐分化、成熟，最终死亡、脱落。表皮中没有血管和淋巴管，但有一些神经末梢。神经末梢除以麦克尔细胞 - 轴突复合体的形式存在外，还有游离的神经末梢。

基底层是表皮中最深在的一层，也是具有活跃的细胞分裂、增殖能力的一层，故又称之为生发层（germinative layer）。基底层只有单层的细胞，属于角质形成细胞群体的称为基底细胞（basal cell）或基底层角质形成细胞（basal keratinocyte）。基底层的细胞为一不均一群体，在角质形成细胞群体中有一些是具有自我更新能力的干细胞，能够通过有丝分裂形成两个子细胞，其中一个是新干细胞，仍保留在基底层内，而另一个干细胞就分化、成熟为角质形成细胞向浅层迁移。因此，如果该层细胞被烧伤或破坏，则皮肤无再生能力（除非尚有皮岛存在）。

朗格汉斯细胞见于基底层以上的表皮中。在 H.E. 染色的切片中，外观与基底层的黑素细胞相似。利用一些特殊的染色方法（例如 ATP 酶染色等）或用单克隆抗体 OKT$_6$ 染色，就能予以鉴定，数量每 1mm^3 达 460～1000 个。朗格汉斯细胞来源于骨髓，它在功能上和免疫学上与单核细胞 - 巨噬细胞谱系有关。它在免疫应答的启动、自身免疫性疾病的发病、移植物的排斥反应以及获得性免疫缺陷综合征病毒感染人体的过程中，都起着重要的作用。皮肤经紫外线照射，或冷冻后其数量便减少，这样处理的皮肤其抗原性也减低了。

角质层由扁平、无核、无活力的角质形成细胞所组成。一个角质形成细胞从颗粒层移行到角质层时要失去 50%～85% 的干重，故其吸水性特强。角质层为身体的一个重要屏障。

真皮层紧贴着皮肤表皮层的下方。浅层的真皮为乳头部（pars papillaris）或乳头真皮（papillary dermis），约占真皮层全厚的 1/3；深层则为网状部（pars reticularis）或网状真皮（reticular dermis），约占真皮层全厚的 2/3，下方与皮下组织（hypodermis）相连接。构成真皮的主要成分为结缔组织，还有皮肤的各种附件、血管、淋巴管、神经纤维及神经末梢，以及一些细胞成分如成纤维细胞、肥大细胞、噬黑素细胞等。结缔组织包括 3 种纤维：胶原纤维、弹力纤维和网状纤维，在这些纤维之间便是基质，是填充于胶原纤维和胶原束之间的无形物质，由葡胺聚糖类或酸性黏多糖类所组成。纤维和基质都是由成纤维细胞所合成的。在真皮中这 3 种纤维以胶原纤维最为丰富，起着真皮结构的支架作用，并使真皮具有韧性。弹力纤维使皮肤具有弹性而富有伸缩性。

皮肤的附件包括（小）汗腺、大肝腺、毛囊、皮脂腺、指（趾）甲。

汗腺：也叫外分泌腺（eccrine gland），它存在于除唇红缘、甲床、小阴唇、龟头及包皮内侧面皮肤以外的所有皮肤中，特别是在手掌、脚掌和腋窝处数量最多。在分泌时，分泌细胞的大小和形状均无改变。人体全身皮肤共有 300 万个以上的汗腺，当人在受到大面积深度烧伤后，尽管创面愈合，但汗腺无法再生。大汗腺学名顶泌腺（apocrine gland），其起源、分布、大小和分泌方式与（小）汗腺都不同，它们主要起着调节体温的作用，也是有气味的腺体。大汗腺只存在于身体某些部位，腋部、肛门 - 外生殖器区和乳晕。只有当人到青春期时，大汗腺的分泌部才得到充分发育而具有功能。

皮脂腺：在人体除手掌和脚掌外，其余各处皮肤均有皮脂腺，它们都与毛发结构有关。

毛发：人体表面除手掌、足底、指（趾）侧面、足踝以下的脚侧面、口唇、龟头、包皮、阴蒂、小阴唇、大阴唇内等处无毛发外，其余部分皆有。毛发直径为 0.005～0.6mm。可分为毫毛（vellus hair）和终毛（terminal hair）两类。前者细、短，以前额为代表；后者粗而长，包括头发、眉毛、胡须、腋毛、阴毛以及臂、腿上和有些男人胸部的长毛。除皮肤外，鼻前庭黏膜也有粗大的鼻毛。毛发起源于毛囊（hair follicle）中。一个毛囊，在纵切面上分为 3 段：①下段，从毛囊的基底部向上扩展至立毛肌附着处；②中段（或称峡部），自立毛肌附着处至皮脂腺管汇入处，此段较短；③上段（或称漏头部），自皮脂腺管汇入处至毛囊开口处。毛囊的下段包括下列 5 个主要部分：真皮毛乳头、毛基质、毛发、内根鞘以及外根鞘。

指（趾）甲：指（趾）的甲板（nail plate）由已角质化了的细胞所组成。这些细胞来源于甲基质（nail matrix，先前称为腹侧甲基质）的厚层表皮。它们进行角质化而不形成透明角蛋白。甲床的钉突并不像其他处皮肤中互相吻合成网络的嵴那样，而是互相平行的纵行嵴，致使表皮与甲床的真皮之间的界限在横切面上呈锯齿状，而在纵切面上却是平坦的。

二、皮肤的生理功能

1. 保护作用

（1）机械性的保护作用：人体全身均有皮肤覆盖，表皮外层有脂膜和角质层，可防止轻微的擦伤、扎伤和昆虫的叮咬。手掌尤其足掌其厚度（600μm）比其他部位（15μm）厚40倍，故可以支持全身体重，承受摩擦。表皮棘状层细胞间的桥粒富有弹性。皮肤下有较厚的、具有弹性的真皮层，内有胶原纤维和弹力纤维互相交织，极富有韧性。整个皮肤的弹性是由大部分与皮肤表面平行的胶原纤维所决定的，弹力纤维仅占真皮结缔组织的5%左右，对皮肤弹性的影响远不如胶原纤维。真皮下面还有更厚的、疏松的、柔软的脂肪层，也对外力起到缓冲保护作用。皮肤当受到能引起损伤的机械外力时，可以变形而不裂开，外力消失时又可以恢复原状。这种缓冲保护作用除了可保护皮肤本身的完整性以外，尚可避免或减轻外力对皮下的重要的血管、肌腱、骨、关节、神经和脏器的损伤。

（2）化学性及细菌性的保护作用：表皮的角质层及脂膜有较强的斥水性，可以防止液体、有害气体及有害物质的侵入。脂溶性的液体比水溶性的液体容易透入皮肤。皮肤表面的pH为4～6，有一定的抑菌作用。完整的皮肤可以防止体内水分的蒸发和丢失，烧伤后水分蒸发量可以比正常皮肤大10～20倍。完整的皮肤尚可防止电解质、蛋白质等的外渗丢失。

（3）防止紫外线对人体的损伤：紫外线占日光中能量的2%～3%，暴露的皮肤在强烈的日光下照射时间过长，就可以引起皮肤的损伤。紫外线尤其是波长短的短波紫外线（波长200～290nm）和中波紫外线（波长290～320nm）产生的生物效应更为明显。皮肤受紫外线照射后，发生光化学反应和产生的氧自由基导致对皮肤细胞的损伤，并有致癌作用。皮肤表面的脂质、角质层、汗腺等都能吸收和反射一部分受照射的紫外线，但防止紫外线照射损伤主要是依靠表皮基底细胞层中色素细胞内的黑素。其保护作用的机制是，能阻止或减轻有致癌作用的波长320mm以下紫外线进入人体，能清除紫外线入射后产生的自由基。黑素是由酪氨酸在酪氨酸酶的作用下形成黑素前体，再形成小的黑素体，再聚合成大的黑素体。色素细胞产生黑素并输送到表皮的其他层细胞中去。色素聚集于细胞核的面向表层方向，保护核内的遗传物质不受紫外线的影响。此外表皮中含有的氨基酸如色氨酸、酪氨酸、核酸和尿酸等也可以吸收部分紫外线。游离的皮肤经小剂量紫外线照射，表皮内朗格汉斯细胞数量减少，形态有变化，并能激活T_s细胞，因此可以减低异体皮肤移植后的排斥反应，延长异体皮移植后的存活时间。皮肤经长期日晒，可使角质层增厚，皮肤粗糙，使表皮的生发层中的色素细胞内的黑素量增多、增大。肤色不同种属表皮内色素细胞的数量相似，但黑素的产生和分布不同，白种人色素细胞内黑素体少且体积小，并有膜包裹。而黑种人色素细胞的胞质内含有大颗粒、无膜包裹、散在的黑素体。肤色较深的种族对紫外线的保护能力为白种人的30倍。

2. 感觉功能

皮肤是人体最大的感觉器官，感觉神经末梢和特殊的感觉小体分布于全身，将外环境的变化和各类刺激传导到神经中枢，使机体做出相应的反应，以避免外来损伤，维持机体内环境的稳定性，是机体保护作用的一个重要环节。各种感觉小体在体表分布部位和功能不完全相同，帕西尼小体（Pacini corpuscles）存在于真皮的深层和皮下脂肪内，在口唇、阴茎、阴蒂和乳头、手指部位较丰富，主要传导压觉。麦斯纳小体（Meissner corpuscles）分布于手掌、足底、会阴等的真皮乳头层，主要传导轻的触觉。平克斯小体（Pinkus corpuscles）又名麦克耳（Merkel）盘，多分布在有毛发的部位，在颈部和前臂伸部较多，主要感受切变应力和冷感觉。感觉传导有单一的感觉，如痛、触、冷、热感觉，均可由感觉神经末梢和相应的感觉小体传送。还有混合型的感觉，如痒、压、振动、形状、软硬度、湿度、刮动、毛发的振动等。外界刺激作用于皮肤能产生感觉的最低值称感觉阈值（perception threshold），这种阈值有个体差异，在同一人体的各个部位也有所不同，如手指、口唇、会阴部的触觉阈值最低，即对触觉最为敏感。皮肤感觉阈值尚可受情绪的影响，如强烈的精神刺激、恐惧、忧虑等而改变。一定程度的外界刺激经常作用于皮肤后，可以产生感觉适应，如人们穿衣服后对衣服的压觉短期内就可消失，在40℃水中入浴后不久，就不再觉有灼热感了。此外皮肤内尚有不能自主的自律运动（autonomic motor）神经系统，具有对皮肤血管的舒缩、毛发的竖立、出汗的控制等功能。

皮肤移植术后，如是用含有血管神经束的带蒂皮瓣移植，则移植后皮肤的感觉为原来供皮区部位的感觉。如是游离植皮，则感觉神经末梢从创面边缘正常皮肤和创面基底部长入，但各类感觉小体不能再生，尤其在手掌、手指、足底、颜面、会阴等部位，不能恢复到如原来正常皮肤的感觉。

3. 调节体温功能

人类是哺乳类动物，不论周围的环境温度如何，一定要保持恒定的体温，生命才能维持正常运行。控制体温调节的部位是下丘脑的体温中枢及皮肤冷热感受器的神经调节。维持人体恒温尚需有身体的产热、保暖和散热作用的平衡和调节，其机制较复杂。皮肤在体温的调节中起十分重要的作用。人体皮肤表面温度要比中心体温低好几度，并受到环境温度的影响。

从表 16-1 中可以看出，人体温度随环境温度的变化而有所改变，皮肤温度的变化以暴露的手、足部位改变为最显著，肛门温度（中心温度）改变最小。皮肤温度比肛门温度低 2.5～4℃，环境温度越低，差别越大。头部皮肤温度高于其他部位皮肤的温度，足部皮肤温度相对最低。

表 16-1　不同部位皮肤和肛门温度与环境温度的关系

环境温度 /℃	皮肤温度 /℃				肛门温度 /℃
	足	手	躯干	头	
23	24.8	29.5	32.8	34.0	36.4
25	29.0	31.5	33.2	34.5	36.6
27	30.5	33.2	33.5	34.2	36.6
29	32.6	33.5	34.0	34.6	36.8
32	33.5	34	34.4	34.8	36.9
34	33.8	34.5	34.6	35.0	37.0

皮肤的体温调节是通过辐射、传导、对流、皮肤血管的扩张和收缩，血流量增加和减少，以及皮肤水分蒸发和出汗等机制来调节。

（1）热的辐射：辐射是热源与受热物体不直接接触，通过空气中以红外线或电磁波方式进行传热，当皮肤温度高于周围环境温度时，就可通过辐射而散热，如夏天穿短裤背心，尽量让皮肤暴露在空气中，就能有降温作用。反之如在阳光下日晒则可引起皮肤和全身温度升高。在舒适的环境温度（25℃）辐射散热占皮肤的散热量的 60% 左右。

（2）热的传导：传导是物体间互相接触后热的直接传播，如衣服、床褥和皮肤接触后的保温和散热。皮肤为热的不良导体，尤其是脂肪层，肥胖人的皮下脂肪多，与瘦人相比，夏天怕热，冬天不怕冷。但人体热量由传导引起的散热量，在全身散热量中所占比例不大，除非皮肤与所接触的物体二者温度相差太大，如医疗中的冷敷和热敷，可以起到局部或全身的降温或升温作用。

（3）热的对流：人体皮肤与流动的空气或水接触后，其表面上的空气或水分子不断地被不同温度的空气或水分子所代替，形成升温或降温。在夏天应用电风扇就是应用加强空气的对流作用达到降温的效果。在寒冷的环境中，15% 的热量是通过热的对流散失。

（4）水分蒸发散热：正常成人，不论体温高低，每日有 500～600mL 的水分从皮肤和肺部蒸发，即称为无形的水分丢失，其中从呼吸道丢失的约占 30%。每蒸发 1mL 水分丢失 2447.6J（0.58cal）的热量。在正常舒适的环境，这种无形的水分丢失约占总热量丢失的 30%。

（5）出汗：当皮肤的血管扩张和血流增加后仍不足以散热时，身体就开始利用出汗来散热降温。成人约有 $2.5×10^6$ 的汗腺，但汗腺的数量和功能性与居住地的气候有关。生活在寒冷地区居民，其皮肤内具有功能性汗腺的数量低于住在热带地区居民具有的功能性汗腺数量。皮肤出汗后，汗液散布到皮肤表面，汗液中水分蒸发时可以散发热量，使体温下降。当人体处于高温环境、发热、进行体育活动伴有大量肌肉运动后或进行高强度体力劳动后，出汗是全身散热的主要手段。日常生活经验得知，不论因何种原因引起的高热，如果能使患者出汗，就可以使体温下降，如果皮肤表面不出汗，则高热很难消退。大面积深度烧伤患者治愈后，由于汗腺破坏后不能再生，能出汗的正常皮肤又很少，所以在夏天特别怕热，但经过 2～3 年以后，就会慢慢习惯适应了。

（6）皮肤血流的调节对体温影响：真皮表层和真皮下有丰富的血管网，成人在安静状态，能储存相当于全身 8%～10% 的血液量。在运动后，血流有大量增加，使皮肤表面温度升高，导致身体散热。真皮的血流量一般情况下为每 100g 组织 0～2.5mL/min，供应皮肤的代谢只要每 100g 组织 0.1mL/min 就足够了。在高峰时血流量可达每 100g 组织 100mL/min，主要是起散热作用。在强体力劳动、剧烈运动、处于高温环境等情况，引起皮肤血管扩张，血流增加。在低温环境或寒战时，皮肤血管收缩，血流下降，皮肤苍白，表面温度下降，全身有寒冷感。皮肤的血流尚受到情绪的影响，如恐惧时血管收缩，脸色发白；羞耻时血管扩张，脸色发红；发怒时血管部分收缩，脸色发青；着急时手掌血管收缩，手发凉、出汗。

4. 皮肤是合成维生素 D 的场所

皮肤内的 7- 脱氢胆固醇在紫外线的作用下，合成维生素 D_3（胆钙化醇 cholecalciferol），再在肝和肾内羟化成具有强活性的 1, 25- 二羟维生素 D_3。维生素 D 对钙、磷的吸收，尤其对钙的吸收、利用，对骨的新生和维持坚韧性等起到重要作用。皮肤受适量的紫外线照射对健康是有益的，一般来说，将手、上臂和面部每周日晒 1h 就可满足人体合成维生素 D 的需要。日晒时间过长，除了可使皮肤粗糙变黑外，尚有引起皮肤癌的可能。

5. 皮肤的通透性

皮肤是身体中具有能抵挡各种外来的，如化学性的、物理性的，冷、热、电、放射性，以及细菌性刺激和侵入的保护层。它既非坚韧不透水的，也非脆弱的易透水结构，而是具有韧性和选择性透水性的组织。动物皮肤的通透性与人类皮肤不完全相同，与人类皮肤相近似的是猪和豚鼠的皮肤。皮肤的不透水性是机体的重要保护功能，而利用皮肤的选择性透水性则有一定医疗用途。将药物通过皮肤进入人体可以使治疗方法简便化，如皮肤贴附硝酸甘油可治疗心绞痛。在皮肤低温存储的过程中，如何能将抗冻液安全地、迅速地从皮肤表面渗透到生发层中去也是一个值得进一步研究的问题。

阻止皮肤吸收的主要屏障是表皮的角质层，角质层越厚，如手掌、足掌部吸收越少。角质层内的脂肪含量对皮肤的通透性也有很大影响，皮肤表面的脂膜对通透性有一定影响，但不是主要因素。影响皮肤通透性的因素如下：

（1）因年龄而异，婴幼儿和老年人的皮肤通透性比成人的要大。

（2）身体部位不同通透性有差别，阴囊、会阴皮肤的通透性最强，其次为头颈和面部，肢体内侧皮肤比外侧部位的强。手掌、足掌部皮肤通透性最差，因为该处的角质层最厚。

（3）增加皮肤的温度和含水量可以增加皮肤的通透性，皮肤温度从 26℃增高至 35℃时，表皮水的通透性可以增加 1 倍。角质层含水量增高后，细胞的通透性增加，亦即屏障作用减弱。油脂类物质对皮肤的通透性之所以增强，部分是由于防止了皮肤的水分蒸发，使角质层的含水量增高所致。将局部用药进行湿敷、应用包扎或在外层裹以半透气性的塑料膜也可增加其通透性。一般角质层的含水量为 20% 左右。但如果在干燥环境，角质层含水量低于 10% 以下时，其细胞间隙易出现很多微小的裂口，药物或其他物质可以从此通过进入体内。

（4）溶液 pH 亦即溶液电离度（ionization）的改变也影响其对皮肤的通透性，电离度越高的溶液越不易穿透入皮肤。

（5）相对分子质量的大小，相对分子质量小的物质易从角质层细胞透入，但某些大分子物质如噬菌体颗粒、葡聚糖（相对分子质量为 15 300）也可从皮肤透入。脂溶性物质可透过细胞膜而进入。水溶性物质因细胞膜中含有蛋白质能吸收水分，也易透入皮肤。

（6）在溶液中加入某些有助渗作用的物质如二甲基亚砜（DMSO）、氮酮（月桂酸）等有助于增加其对皮肤的通透性。

（7）皮肤的完整性受到破坏，也影响其通透性。如皮肤受到各种原因的外伤、烧伤、局部感染等，使其完整性受损，则均可使通透性增加，浅Ⅱ度烧伤皮肤水分蒸发量比正常皮肤高出 40～50 倍。又如应用胶布将皮肤角质层黏附去除后，水分外渗量可增加 30 倍。

6. 表皮基底膜带（basement membrane zone，BMZ）的功能

表皮基底膜带又称表皮和真皮交界处（dermal epidermal junction，DEJ），是指表皮和真皮交界乳突部位的带状结构，用普通的苏木素-伊红染色不显示，用 PAS 染色显示出很薄的无纤维丝的带形区。在电镜下观察，可以看到 4 个部分，即沿基底膜排列的细胞质膜、透明层（lamina lucida）、致密层（lamina densa）、致密层下区（sublamina densa area）。BMZ 的生物化学成分主要由胶原性蛋白质、Ⅳ型胶原和非胶原性糖蛋白（如纤维连接蛋白）、层粘连蛋白、糖蛋白多糖、大疱性类天疱疮性（BP）抗原、松解症抗原等具有生物活性的大分子物质组成。表皮 BMZ 有以下功能：

（1）黏附作用：BMZ 透明层中的黏附糖蛋白（attachment glycoproteins），如层粘连蛋白、大疱性类天疱疮性（BP）抗原和纤维结合蛋白将角质形成细胞与真皮互相黏合，当表皮基底膜带受到各种外来刺激，如热、冷及其他物理和化学性损伤时，BMZ 的透明层处发生分离，形成大小不等的水疱。

（2）支持作用：在基底层中的IV型胶原纤维对整个表皮起到支持作用。

（3）通透屏障作用：可选择性地允许或抑制某些有生物活性的可溶性物质通过。如 IgG 可以通过表皮基底膜带，所以在表皮可检测到 IgG，而 IgM 则不能通过，所以表皮中不存在 IgM。

（4）细胞 - 基质相互作用：BMZ 的大分子物质与表皮细胞接触后发生生物影响。如依赖表皮生长因子来增殖的上皮细胞和表皮基底膜带的IV型胶原接触后，其对表皮生长因子的需求量明显减低。表皮基底膜带大分子物质对来自创伤边缘的角质形成细胞移动有影响。纤维结合蛋白和IV型胶原具有增强角质形成细胞的移动能力，而层粘连蛋白则对角质形成细胞的移动有抑制作用。

7. 真皮的功能

真皮主要部分即胶原纤维、弹力纤维和基质（糖胺多糖），其功能如下。

（1）胶原纤维：胶原为细胞外间质的重要成分，真皮内含有大量胶原，真皮结缔组织中 95% 是由胶原所组成。胶原蛋白占去脂肪皮肤干重的 70%～79%。胶原纤维内含胶原蛋白 36% 左右。胶原纤维是由 3 条 α- 肽链结合成螺旋状结构的前胶原经前胶原酶水解成原胶原，再经聚合和赖氨酰氧化酶交联成胶原纤维。α- 肽链含有较多的羟脯氨酸、羟赖氨酸和甘氨酸带有分支波形状细小纤维，由基质黏合成较粗的纤维束组成，直径为 1～15μm。一般来说，分析样品中的羟脯氨酸含量就可以间接地代表胶原含量。人体内由胶原分解的羟脯氨酸 5%～10% 从尿中排出，所以测定尿中排出的羟脯氨酸含量可以作为体内胶原分解的指标。胶原纤维遇热就会皱缩，在碱性溶液中引起水肿，纤维分裂成细的原纤维。但在酸性溶液中开始肿胀，以后能部分溶化成匀浆状态，在沸水中水解成明胶。胶原纤维具有柔软性、可屈曲性和弹性。一根 1mm 直径的胶原纤维可经受 10～40kg 的负重而不断裂，提示胶原纤维在维持皮肤的弹性强度中起到重要作用。人体内的胶原，按结构的不同可以分为 6 型。在成人的皮肤内主要含有 I 型和III型胶原，其中 I 型占皮肤胶原总量的 80%，III型胶原占 15%，其余为其他型的胶原。 I 型胶原主要位于真皮的网状层，III型胶原存在于表皮基底膜带，起到将表皮固定、黏附于真皮的作用。在正常的生理状态，胶原在不断进行分解、再交联和再塑形。这过程受到成纤维细胞、巨噬细胞和中性粒细胞所分泌的如胶原酶、脯氨酸羟化酶、赖氨酸羟化酶等调控，尚受到全身的变化，如维生素（尤其维生素 C）缺乏、蛋白质营养缺乏以及微量元素（如铜）缺乏等影响。如果胶原的降解和生成平衡失调，皮肤就会有瘢痕增生和瘢痕疙瘩形成。如烧伤、创伤后瘢痕增生，就是创面胶原生长的速度大于胶原分解的速度，出现过度增生的、异常的、排列紊乱不规则的、增粗的胶原纤维束。在增生的瘢痕组织或瘢痕疙瘩局部注射曲安西龙、泼尼松等类的激素，可以抑制脯氨酸羟化酶等生成，使胶原合成减少；同时能诱导成纤维细胞等增加胶原酶的产生，增加了胶原纤维的分解，这样可以抑制瘢痕的增生。

（2）弹力纤维：占真皮干重的 1%，为高度卷曲的纤维，能使受到外力改形的皮肤恢复到原来的形状。完整的弹力纤维常处于屈曲状态，用外力将其延伸 2 倍后仍能恢复到原来的长度。在瘢痕和瘢痕疙瘩中不含有弹力纤维。婴幼儿真皮中弹力纤维稀少或缺如，直到 3 岁以上才能测定出类似成人的弹力纤维。老年人的弹力纤维增多，纤维网也较为致密。在病理情况下，如皮肤松垂症，真皮和其他器官内的弹力纤维减少、变性，导致皮肤松弛，牵拉后不易复原，脆性增加，局部和内脏器官容易出血。

（3）糖胺多糖（glycosaminoglycan）：又名黏多糖。人体内含有7种糖胺多糖，存在于各器官的各种细胞外间质中。糖胺多糖是一种多聚阴离子，分别由2种氨基己糖（氨基葡萄糖、氨基半乳糖）之一，以及2种己糖醛酸（葡萄糖醛酸、艾杜糖醛酸）之一，通过不同的糖苷键连接而成，由于分子中含有醛酸和分子内连接有硫酸基团，所以糖胺多糖呈酸性。皮肤的真皮和皮下组织内含有的糖胺多糖种类有透明质酸、硫酸软骨素B（硫酸皮肤素）、4-硫酸软骨素C、6-硫酸软骨素、硫酸肝素等。糖胺多糖仅占皮肤干重的0.2%，但有重要的生理功能。其主要功能有：①黏合支持作用，将真皮中的纤维成分和细胞成分黏合在一起。能控制胶原纤维的合成和组成。基质具有较高的黏度，对真皮和皮下组织有支持作用，能防止细菌和毒素的侵入。②调节细胞外液的化学组成，糖胺多糖对水有强大的吸附性，可吸附1000倍体积的水分，糖胺多糖含有较多酸性基团，对钙、镁、钾、钠等离子有亲和作用，在细胞外液的水分含量和电解质的平衡中起到调节作用。③在局部炎症和受到创伤时，基质中的透明质酸可以在细胞外形成屏障，阻止细菌穿透入细胞内。但某些细菌如溶血性链球菌、肺炎球菌等能产生透明质酸酶，透明质酸被分解，这类细菌就容易进入细胞内，毒力相对就大了。当发生炎症时，局部组织内的糖胺多糖含量增高，炎症消退时含量即恢复到正常范围。创伤愈合修复过程中，在伤口的边缘和基底，成纤维细胞被激活，产生大量基质成分，包括胶原和糖胺多糖，以便加快创面修复。硫酸软骨素能加速创面的修复。但如基质产生过多，可促进纤维过度增生，易引起瘢痕和瘢痕疙瘩生成。④基质尤其是糖胺多糖对皮肤细胞的生长、增殖、移动和分化均有重大的生理作用。

8. 皮肤附件的功能

（1）毛发：与其他哺乳类动物相比，人类的毛发已大大退化。人体全身除了手掌、足底、嘴唇、乳头、龟头、包皮内层、阴蒂、大小阴唇内侧等部位外均分布有毛发。毛发的粗细、长短、软硬度、密度、色泽因种属、个人和部位而异。白种人毛发最浓密，黄种人次之，黑种人最稀少。黄种人的毛囊是直的，且与皮肤表面垂直，所以毛发是直的，而黑种人的毛囊是呈屈曲状，且下部与皮肤表面平行，所以毛发常是弯曲的。在同一人体，眉毛、睫毛的生长发育不受内分泌的影响，而内分泌对阴毛、腋毛、面部的毛发等生成影响甚大，尤其在青春发育期。成人男子全身约有500万个毛囊，其中100万个在头部。前额和颊部毛囊的密度为躯干和四肢的4～6倍。毛发生长的速度，头发为每日0.27～0.4mm，颏部每日0.21～0.38mm，其他部位0.2mm。成人毛囊一旦被损伤破坏，不能再长出新的毛囊。所以全层皮肤烧伤后，如因创面较小，由四周正常皮肤向内爬行生长愈合的创面，或经自体游离植皮愈合的创面，均无毛发生长。

毛发生长的连续过程可分为3个期：①毛发生长初期（anagen）也称生长期，毛囊基底细胞分裂增殖速度快，毛发不断生长，如头发此期长达3～6年；②毛发生长中期（catagen）也叫移行期，毛囊基质角化萎缩，此期长达2～4周；③毛发生长终期（telogen）也叫休止期，在此期毛发不再生长，毛发位于萎缩的、下端扩张的毛囊上。此期持续3～4个月。头皮部15%～20%处于休止期，而眉毛有90%处于休止期。以后又因上皮细胞长入再重新开始生长而进入生长初期。老化的头发被推到毛囊的一边而自然脱落。

毛囊是人体代谢最活跃的部位之一，在正常情况下，每日从头皮上自行脱落的头发有70～100根。当有营养不良、热量和蛋白摄入不足的人，患有严重疾病并有高热或经受大手术、接受过化疗或放疗的患者、精神处于高度紧张状态或突然受到重大精神打击的人、内分泌失调的人头发可以大量脱落，甚至引起秃发。人类的毛发已退化，仅在特殊部位有一定的功能。头发除了有美容的效果外，还有保暖和保护头皮免受外伤和紫外线的照射。其他如眉毛可防止头部的汗液直接流入眼内。睫毛能阻止汗液或其他异物进入眼内，并有反射性的闭眼反应来保护眼睛的作用。鼻毛能阻止小虫、异物或空气中小颗粒或粉尘进入鼻腔。外耳道的毛发也有保护耳道勿让小异物进入的作用。腋毛能减少腋窝皮肤局部摩擦。毛囊周围有丰富的神经丛，所以毛发能参与接受触觉的刺激，有部分感觉器官的作用。在青春期有胡须、腋毛、阴毛生长，故毛发有显示第二性征的作用。与其他部位相比，在相同的面积内，头部毛发数量最多，毛囊数量既多又深入真皮层，毛细血管数量多，血液循环丰富，加上头皮生发层较厚，头皮受伤后愈合能力比身体其他部位的强。头皮切口，术后3～4d就可以拆线。头部采取表皮皮片后，供皮区术后3～5d就能愈合，而其他部位表皮片皮的供皮区要10～14d才能愈合。头部皮肤可以反复采取利用，我们曾在同一患者头部反复取皮达24次之多，头部取皮后很少留有瘢痕，创面愈合后头发生长良好，不受手术影响，有2例患者原来有的白发也变成黑发了。所以头皮是一个良好的供皮区，不论患者烧伤的面积多大，只要有一个完整的头皮，就有足够的自体皮肤供修复创面之用。

（2）皮脂腺：皮脂腺的腺管开口于毛囊的颈部，但在某些部位如唇、龟头、小阴唇、眼睑的睑板腺等部位则直接开口到皮肤表面。皮脂腺在头皮、前额、鼻、面部及腋窝部数量较多，头面部每平方厘米达400～800个。四肢较少，每平方厘米只有50个左右。在手掌和足底则缺如。皮脂腺分泌的皮脂含有脂肪小滴、角蛋白、透明角蛋白颗粒、细胞碎片、无机物和脂质的混合物。表皮脂质中的主要成分按含量多少依次为三酰甘油、非酯化脂肪酸、蜡酯、角鲨烯、胆固醇酯、二酰甘油及胆固醇等。成人一天从表皮上的皮脂腺分泌出的脂质为2g左右。皮脂腺的分泌在青春期为最旺盛，主要是人们在青春期雄性激素分泌增多，此类激素能促使皮脂腺繁殖生长，所以易发生皮脂溢出性皮炎和痤疮。雌性激素和某些抗雄性激素如 α- 去甲孕酮、醋酸氯羟甲烯孕酮等可以抑制皮脂腺分泌。皮脂腺分泌功能持续的时间较长，直到女子绝经期以后，男子60～70岁以后其分泌皮脂的功能才逐步减退。环境温度增高也可促使皮脂腺分泌增多。皮脂腺的主要功能是防止皮肤干燥，防止毛发干燥变脆，组成脂膜防止水分蒸发，保持皮肤柔软。皮脂中的脂质、脂肪酸等可抑制某些细菌和真菌的生长。皮脂中的某些成分，如角鲨烯等在紫外线照射之下，能被转化成为维生素D。当皮脂腺分泌过多，或皮脂腺漏斗部上皮角化形成障碍，堵塞皮脂腺的排泄，使皮脂在腺体内积聚过多，形成闭合性的或开放性的粉刺。而所谓黑头（blackhead）是皮脂腺漏斗部中色素细胞产生的黑素所致。皮脂是良好的营养物，能招致某些细菌（如痤疮丙酸杆菌）感染，引起痤疮（慢性炎症）或疖肿的发生。当人体处于饥饿状态时，皮脂腺分泌就会明显减少。

（3）汗腺：汗腺分布于全身，但在唇边、甲床、龟头、包皮内层、阴蒂和小阴唇部缺如。汗腺可分为两类。

外分泌汗腺（eccrine gland）也叫小汗腺，其分泌口直接开在皮肤表面。全身总数在200万个以上，平均为每平方厘米皮肤有130个左右，在手掌和足底为最多，每平方厘米皮肤达450个。汗液中水的含量占99.0%～99.5%，固体含量占0.5%～1.0%。主要含有钠、氯、钾、尿素、尿酸、碳酸盐、磷酸盐、氨、糖类、乳酸、钙、镁、锌、磷、铁、氨基酸、蛋白及免疫球蛋白等物质。其中无机盐以氯化物为主，含 NaCl 量较高，达 50～100mmol/L（0.29%～0.58%），有机物以尿素为主。汗液的比重为 1.002～1.003，pH4.5～5.5。若出汗速度加快，出汗量增多，则汗液中 pH 升高，可达 7～7.5，钠、氯浓度上升，钾、乳酸和尿素的浓度下降。所以在高温环境中工作，或因其他原因出汗较多的人，在补充水分的同时，应适当补充盐分。所有外分泌汗腺的分泌受交感神经支配，分泌乙酰胆碱刺激汗腺分泌。在一般情况下，仅有一部分汗腺处于功能状态，当皮肤温度上升时，首先是参与活动的汗腺数量增加，其次是每个活动汗腺分泌的量增多。当皮肤温度高于 31～32℃时，皮肤上可以见到汗滴。若低于此温度时，仍有看不见的汗液不断排出蒸发。长期在高温环境下工作的人或在热带地区生活的人，他们的汗腺有了"环境适应"，即在体温增高时虽然出汗量有明显增加，但同时由于肾上腺皮质分泌的醛固酮增多，使汗腺管内回收钠的功能增高，即汗液内钠的排泄量无明显增加，起到了体内的保钠作用。人体受到精神刺激，可以引起出汗，部位多在手、足掌。味觉的刺激可以引起口唇周围、鼻和颊部的汗腺排汗。汗腺的排汗除了主要的降温散热功能外，尚能使角质层的含水量维持不低于 10%，维持皮肤的柔软性和弹性。汗液可使皮肤表面呈酸性，对入侵的细菌有一定的抑制作用。汗腺还有调节体内水、电解质平衡，排泄体内废物的功能，某些重金属如铅、汞，某些有机物如乙醇、灰黄霉素等可从汗液中排出。汗液与皮脂有较强的乳化作用，能在皮面上及毛囊漏斗部分形成脂类薄膜，起到保护作用。汗腺能分泌免疫球蛋白 IgA。

顶浆分泌汗腺（apocrine gland）又名大汗腺，开口于毛发管（pilary canal）内，多位于腋、乳晕、会阴、包皮、阴囊、阴阜和小阴唇道等部位，到青春期腺体长大。在情绪激动和性刺激时分泌增多，有些人的顶浆分泌腺能产生特殊臭味（如腋嗅），这是由于处在毛囊漏斗部和皮肤表面的特殊细菌，将顶浆腺的分泌物分解成为短链的脂肪酸、氨及某些发臭物质所致。

（4）指（趾）甲：指（趾）甲主要是指质硬的、半透明的甲板，位于手指（足趾）的末端背侧，厚度为 0.3～0.6mm，远端较厚，近端较薄。甲板大致可分为三部分，近端埋于皮下，中间部分覆盖于甲床上，远端为游离部分，如果不予修剪和保护良好，可以永久生长。甲板由无核的和细胞器死亡的角化细胞所组成。应用 X 线衍射及电镜检查，甲板内胶原微丝排列的方向与甲板表面平行，而与指甲的生长方向垂直，细胞膜增厚，有蛋白质样（proteinaceous）物质沉积于细胞膜内侧，细胞内尚有富胱氨酸纤维样（cystine-rich fibrous）角质。甲板可分为 2 层，外层由近侧端甲床生成，内层由甲床远端生成，以甲弧影（lunula unguis）为界。甲板与甲床的上皮细胞黏附很牢，当受到外伤使指甲撕脱时，分离的层次不是在甲板和甲床上皮之间，而是在指甲连同甲床上皮和基底真皮层之间分离。甲板含钙量仅占重量的 0.1%～0.2%，但硫的含量较高，以胱氨酸和其双硫键形式存在，其中胱氨酸含量占 9.4%，含水量低于 5%，所以指甲具较高的硬度和较高的抗拉力强度。由于指甲细胞内含脂肪量少，低于重量的 5%，所以吸水性比上皮细胞的角质层差。细胞间的连接（桥粒）高度发育，正常指甲的生长与皮肤的角质层和毛发的生长不同之处是指甲不会自行脱落和脱屑，指甲的生长无周期性，而是持续地生长。手指甲生长的速度约为每日 0.1mm，足趾甲生长的速度较慢，仅为手指甲速度的 1/3～1/2，如果指甲被撕脱，需要 6 个月才能完全长出新的指甲，而足趾甲需要 12～18 个月才能长出。指甲生长的速度随年龄增长而减慢，如儿童每日生长约为 0.15mm，老年人仅为 0.06mm。指甲除了具有如防止水分蒸发、体液外渗、防止细菌入侵等功能外，尚具有保护手指、足趾远端柔软的皮肤免受外伤。手指具有精细的触觉，能抓取细小物品，行精细劳动等动作，也可作为身体抓痒的工具，此外指甲尚具有美容的作用。

（朱兆明）

第 2 节　烧伤植皮术

一、植皮的意义

（1）减少因裸露的创面引起的渗液，水、电解质和蛋白质的丢失，减少能量的消耗。减少细菌污染、入侵和各种毒素的吸收。减少系统性炎症反应、毒血症、败血症、多器官衰竭等症状的发生，降低病死率。

（2）促使创面早期愈合，创面直径大于 5cm 以上者，自行愈合的可能性较小。

（3）尽量保持满意的功能和形态，在手、足、四肢、颜面、颈部等关节功能部位，若早期及时植皮，能恢复比较满意的功能和形态。

（4）减少后期瘢痕增生，创面植皮后，均可防止或减轻后期的瘢痕增生。

（5）减少更换敷料时的痛苦。

（6）缩短住院的日期，节省医疗费用。

二、移植皮片的种类

1. 按皮片的厚薄分类

（1）表皮皮片：含有表皮层及少量的真皮乳头层（相当于 I 度烧伤的深浅度），厚度 0.2～0.25mm（0.008～0.010in）。

优点：活力强，在血液循环差或有感染的创面也能成活，供皮区易愈合。

缺点：皮片较薄，愈合后不耐磨，缺乏弹性、色素沉着明显、挛缩重。

（2）全厚皮片：含有表皮和真皮的全层（相当于 III 度烧伤的深浅度），厚度 0.6mm（0.025in）以上。

优点：成活后有弹性、耐磨，素沉着少，外观好，挛缩轻。

缺点：供皮区不能自行愈合，需要缝合或再行植皮来封闭。

（3）中厚皮片：含有表皮及部分真皮层（相当于深 II 度烧伤的深浅度），厚度 0.26～0.6mm（0.01～0.025in）。

优点和缺点：介于表皮皮片及全厚皮片之间。

（4）皮瓣：含有全层皮肤和皮下脂肪组。移植后有较满意的形态和功能。但修复范围不能太大，手术比较复杂，供皮区需要缝合或再行植皮来封闭。大致可分为局部皮瓣、肌皮瓣、肌瓣、远部皮瓣皮管，游离皮瓣、肌皮瓣、肌瓣及含有骨组织等的复合皮瓣。

2. 按皮片的来源分类

（1）自体皮：皮片如果移植成功就能永久成活，一般情况下不会再出现创面，功能形态好。缺点是供皮区受到限制，Ⅲ度烧伤总面积超过 30% 以上者，供皮区就显得不足。供皮区愈合后会留有色素加深或减退等痕迹，若取皮过深时会有瘢痕增生。

新鲜自体皮为首选的创面覆盖物。自体供皮区的部位最好能远离创面，以防止交叉污染的可能。但在大面积烧伤患者，由于自体皮肤来源十分困难，邻近创面部位的皮肤也要被采取利用，这种供皮区宜及早行半暴露治疗，可以减轻感染发生的机会。供皮区应尽量选择在隐蔽的如双大腿、躯干等部位，并应留有一定量的完整皮肤供以后做整形修复之用。在大面积烧伤患者，零星部位的皮肤常应优先采用。头皮是一个良好的供皮区，由于头内皮毛囊较密、较深、血液循环丰富，因此再生能力比身体任何部位的皮肤都强。一般取皮后 5d，又可再次取皮，可以反复利用。我们曾在一例患者的头皮上反复取皮 22 次，康复后仍生出满头致密的黑发。所以只要有一个完整的头皮，从该处分期采取的自体皮足够供应全身Ⅲ度烧伤创面之用。

（2）同种异体皮：为仅次于自体皮的最好创面覆盖物，可以暂时起到覆盖创面的作用。缺点是来源比较困难，异体皮在创面上一般只能维持 4 周左右就会被排斥掉。供体须来自无严重感染、无黄疸、无肿瘤、无严重皮肤病的尸体。取皮时间距离死亡时间在室温下不超过 6h，在 4℃下不超过 24h。取皮方法可按照外科手术常规进行，先将尸体剃毛、刷洗，常规碘酒、乙醇消毒皮肤，然后在无菌条件下用滚轴取皮刀或电动取皮刀取得条状皮片。也可先把皮肤连同皮下脂肪大张全层剥下，然后用取皮鼓反修去脂肪取得大张异体皮。有时条件不允许，也可在非无菌条件下先把大张全层皮肤连同脂肪剥下，然后剃毛、刷洗，再在 1:1000 苯扎溴铵溶液中浸泡 15min 后取出，再用取皮鼓反修去脂肪取得大张异体皮。婴幼儿的尸体也可按上述同样方法取皮，但不足月或死亡在子宫内时间过长的婴儿最好不要选用。异体皮如在创面上成活后，其早期效果与自体皮相同，可以达到消灭创面和防治感染的目的。但移植后 3~4 周，因排斥反应异体皮会大部分或全部脱落，又出现创面。所以一定要采用各种方法，将异体皮和自体皮混合移植，争取异体皮在排斥脱落以前，自体皮已生长扩展。使患者的创面在愈合以前，不会再裸露出肉芽创面，可以避免或减轻因创面引起的全身不良反应。

（3）异种皮：新鲜猪皮为除了异体皮以外最常用的创面覆盖物，因为其来源广，尤其在农村很容易得到。供皮猪宜选用体重 25~50kg、健康的、无皮肤病的白猪。宰杀后先应用自来水充分刷洗，皮下注入空气，剃毛、再刷洗，在整个过程中不要应用热水。之后取皮过程与自体皮采取过程相同。如需要薄的皮片，则宜在无菌条件下直接用滚轴取皮刀从猪身采取比较方便快捷。

新鲜猪皮的缺点是局部沾染的细菌较多，移植成活后排斥时间较短，一般 10~14d 就脱落，所以应用猪皮时自体皮应尽量密植一些。如Ⅲ度烧伤面积在 70% 以上的患者，应用时应慎重考虑。此外猪皮的韧性和柔软度也不如异体皮。

其他有报道应用过的新鲜异种皮有胎牛皮、胎羊皮、鸡皮、青蛙皮、鱼皮、狗皮及猴皮，牛、羊或猪的羊膜或腹膜等，以及植物性覆盖物如土豆皮（印度有介绍应用）等。以上介绍的各种异种皮，有的来源有困难，如猴皮；有的可能携带有对人体有致病的病毒；有的供皮面积太小，采取不方便，并且移植后排斥时间比猪皮还要短，所以仍以猪皮为首选。

3. 按处理方法不同分类

（1）新鲜皮肤：参见前文所述。

（2）冷冻皮肤：参见本章第 3 节。

（3）经细胞培养的皮肤膜片：近十几年来，上皮细胞培养技术已逐步完善成熟，可以在短时期内将小块自体皮片经酶消化成单个上皮细胞，放入盛有无菌培养液的培养皿中，在二氧化碳孵箱中孵化和传代。在一般情况下，培养 2 周可扩大 20～30 倍，增长最快的报道有在 1 个月能扩大 1 万倍。国内外均有应用于临床报道，大多是小面积的试用，仅有个别应用于治疗大面积烧伤成功的报道。按目前的国内技术和经济水平，尚难在临床上推广应用。

培养的自体皮不足之处为，培养等待的时间较长。大面积烧伤患者采取的皮肤常因细菌污染而导致细胞培养失败。Sheridan 报道应用培养自体皮治疗 5 例烧伤面积大于 90% 的患者，有 2 例因创面有革兰阴性杆菌导致移植皮片 100% 失败。培养出的自体皮片仅含有 2～3 层上皮细胞，移植于创面后抗感染能力差，愈合后耐磨性差，挛缩严重。

为了增加培养自体皮的厚度、耐磨性和抗挛缩性，可将培养的自体皮片与异体、异种真皮或胶原膜作复合移植，或将自体上皮细胞先在异体、异种真皮、胶原膜或人工合成的膜上培养成功后再移植于创面。或将自体上皮细胞混悬液与异体真皮碎粒块混合移植于创面。另有报道先将内层以牛胶原为主外层为硅膜的人造皮移植于创面，移植后 3～4d，当基底血管已长入胶原网，再揭去外层的硅膜行自体皮或自体表皮细胞移植。

（4）脱细胞真皮：大面积烧伤患者由于自体皮来源不足，只能将有限的自体皮做成条状、小块分散移植或行微粒皮、细胞混悬液移植或将自体细胞保养成细胞膜片移植。这类方法的缺点是创面覆盖后表皮很薄，不耐磨、易破溃、瘢痕增生和挛缩严重，功能和形态差。为了克服这些缺点，最近国内外开展了脱细胞真皮的研究和应用工作，即应用去除细胞的无抗原性异体或异种真皮，在外再移植自体的表皮、自体的细胞混悬液或培养的自体细胞膜片。移植后脱细胞真皮，因为没有抗原性，可以永久存在而不被排斥，可以维持良好的功能、外形和柔软性，挛缩较轻，在颜面和功能部位的效果更为明显。

脱细胞真皮制作的流程简介如下：

异体皮或猪皮→高张盐水、胰蛋白酶、胶原酶、某些固定剂等→撕去表皮→清洗→去污剂、Triton、EDTA 等→清洗→制成网状备用。

解放军总医院第一附属医院报道了应用脱细胞异体真皮或猪真皮治疗 86 例（119 例次）患者的经验，其中应用脱细胞异体真皮 74 例，脱细胞猪真皮 12 例。一次使用面积 25～730cm²。移植后应用脱细胞异体真皮的成活率为 90%，脱细胞猪真皮为 85%。成活率以覆盖大张刃厚皮片最佳（90.1%），头皮次之（74.6%），微粒皮效果不佳（40.4%）。观察随诊 1 年以上皮肤的收缩率，脱细胞异体真皮为 3.6%，脱细胞猪真皮为 4.2%，移植皮肤的颜色近乎正常，外观平整，柔软，具有韧性，挛缩较轻，无明显瘢痕增生，功能形态良好。国外有类似的产品如 Alloderm（Life Cell 公司），但价格昂贵。

（5）辐照及化学方法处理的猪皮和其他生物膜：常用的是应用各种方法制备的异种皮猪皮，由于同种异体皮在国内来源比较困难，所以很少采用这类方法储存。辐照猪皮是国内最常用的覆盖物，方法是将新鲜的猪皮清洗干净，用塑料袋装好后密封，用钴 60 或加速器照射 300 万拉特以上，放在普通冰箱储存。猪皮经过照射后可以将细菌完全消灭，其抗原性也明显减低。其他尚有戊二醛处理的猪皮，冷冻干燥猪皮，用碘、甘油、苯扎溴铵等处理的猪皮。这些无活力的异种皮，可以暂时起到覆盖创面的作用，对清洁新鲜的深浅Ⅱ度烧伤创面及切削痂的深Ⅱ度和Ⅲ度创面、肉芽创面有一定的保护作用。但对深度烧伤面积超过 50% 的患者，应用时应慎重考虑。这类覆盖物柔软性较差，在血液循环不佳或感染较重的创面不易黏附，有的黏附后会发生占位现象，妨碍附近的自体皮长入。

其他覆盖物尚有经过冷冻干燥、辐照、化学药物如戊二醛、乙醇、苯扎溴铵、银离子等处理过的人羊膜、牛羊膜、猪腹膜、猪肠衣等。这些对暂时覆盖新鲜清洁的Ⅱ度烧伤创面尚有一定的效果，对深度创面如清创不彻底，易发生创面积液、积脓现象。

（6）人工合成皮肤

1）理想的人造皮应该具有：①一定的弹性和强度，能缝合于创面周围的皮肤上，干燥后不变形不变硬；②表面既要能具有透气性又要能防止体液、电解质、蛋白质从创面丢失，要能阻止外界的细菌或有害物质侵入；③与组织具有一定的亲和力，既要能与创面紧贴而不留无效腔，又要能易从创面去除而不残留有碎屑；④对组织无刺激性、无毒性、无抗原性、无致癌性，不影响肉芽生长和自体皮的扩展生长；⑤要能耐受高压或其他常用消毒方法处理，能在室温内长期保存，成本要低廉，并要能大量生产。

2）以生物材料制成的人造皮：有用牛或猪胶原制成的胶原膜、胶原海绵、微晶胶原人造皮，以贝壳为原料提取甲壳素或海藻酸钠制成的人造皮。单独应用此类物质制成的人造皮无弹性，较脆易撕裂，但与组织的亲和性要比化学合成制品好。故一般常用的是复合皮，即内层为生物材料，外层为有机硅膜。上海制的 204 人造皮，内层为牛胶原海绵，外层为聚氨酯膜；南京制的Ⅱ号人造皮，内层为胶原丝绒，外层为聚氨酯膜；青岛制的人造皮，内层原料为甲壳素，外层为聚氨酯膜。美国制的人造皮，内层是很薄的猪皮Ⅰ型胶原，中层为单丝尼龙网，外层为带有微孔的有机硅膜。

3）以化学材料制成的人造皮，主要是高分子合成材料：①海绵状类：聚乙烯醇海绵、聚氨酯海绵（Lyoform）、硅橡胶海绵、聚异丙烯醇海绵等；②薄膜类：聚氨酯膜（Opsite）、聚乙烯醇薄膜、聚乙烯薄膜、聚氯乙烯薄膜、硅胶薄膜等；③织物类：西纶网、特氟纶丝绒、尼龙丝网、达可纶丝绒、多肽丝绒等。

一般来说都是制成复合的膜片，即内层为海绵状，中层为丝绒状或网状的高分子材料，外层为带有微孔的高分子材料薄膜。如重庆制的 41、T41 型人造皮，内层为尼龙绒片，外层为有机硅膜。

4）复合人造皮：人工皮肤加培养细胞合成的皮肤，大都为国外的产品。①人工真皮加自体表皮，如 Integra Life Sciences 公司生产的 Integra，用牛胶原纤维和硫酸软骨素制成的约 2mm 真皮支架，其外层为外硅橡胶膜，具有正常皮肤的控制水分蒸发和细胞入侵作用。移植到创面 2 周后，去掉表层的硅橡胶膜，再以薄的表皮皮片覆盖。②人工真皮加异体表皮细胞膜片，如 Organogenesis 公司生产的 Aligraf，表皮层由人胎儿角质形成细胞组成，真皮层由胎儿成纤维细胞和含Ⅰ型胶原的基质组成。胎儿成纤维细胞能分泌产生基质、细胞因子和其他调节因子。移植后 2~3 个月，表皮细胞被排斥需行自体刃厚皮片移植。③多聚半乳糖网加成纤维细胞加自体表皮刃厚皮片。④尼龙网加成纤维细胞加自体表皮，Advanced Tissue Sciences 公司生产的 Dermagraft-TC。⑤尼龙网加成纤维细胞加角质形成细胞，如 Skin^{TM}。⑥三维立体胶原加成纤维细胞加角质形成细胞。

5）人造皮使用时注意点：①用于新鲜的深浅Ⅱ度创面上时，清创应彻底，应用于切、削痂创面时应尽量把坏死组织切除干净，止血要彻底，应用于肉芽创面时应尽量控制感染和减轻水肿。②由于人造皮的柔软度，可塑性和弹性均不如异体皮，故铺放时应尽量不要有皱褶。③创面的自体皮应尽量密植。④植皮后一定要加压包扎，勿留有无效腔，在骨节功能部位必须制动。⑤植皮3~4d 后更换敷料，如发现有人造皮浮起和积液的，应揭去后更换。⑥应注意占位性的问题，如移植后 1 个月人造皮仍未脱落，则应将其揭去，更换其他敷料或再行自体皮移植。

总之，人造皮在透气性、柔软性、可塑性、黏附性方面与自体、异体或异种皮相比，尚有一定的差距。常常当某一种新的人造皮经过一系列理化性能研究、动物试验、临床试用后推广到市场，但过一段时期就销声匿迹了。能真正解决临床问题，适合我国国情的人造皮，尚待进一步研究开发。

三、植皮术的注意事项

1. 手术时机和手术适应证（从略）

2. 植皮手术前准备

（1）应尽量纠正水、电解质失衡，纠正贫血和低蛋白血症。使血红蛋白至少升至 10g/L 以上，血浆蛋白至少在 5g/L 以上。

（2）术前从静脉内给予足量的针对创面细菌敏感的抗生素，如创面细菌培养及敏感试验尚来不及出报告，则可选用广谱的三代头孢类抗生素如头孢他啶等。也可应用针对杆菌的如阿米卡星，再合用一种价格便宜的广谱头孢类抗生素。抗生素可在围术期，即术前、术中和术后应用即可。

（3）要准备好充足的血源和良好充足的创面覆盖物。

（4）患者高热不是手术的禁忌证。当出现毒血症、败血症或中毒性休克时手术应慎重考虑。但在准备充分的情况之下，将有严重感染的"病灶"焦痂全部切除，加上全身调整抗生素和支持疗法，就可以很快地控制全身感染，挽救患者的生命。但抢切一定要选准"病灶"，如果切除的不是引起感染的"病灶"，则手术后患者情况反而会因手术的应激而恶化，加重甚至导致死亡。

（5）术前应加强创面处理，按创面细菌培养的种类及敏感试验的结果，局部适当应用抗生素。创面分泌较多或肉芽水肿较重时，术前应予湿敷，使细菌量维持在 $10^4/g$ 组织以下，创面分泌物的pH 维持在 7.3~7.4。

（6）术前应向患者做好解释工作，便于术中、术后好好配合。

3. 术中处理的注意点

（1）四肢烧伤创面的手术可在止血带下进行。在上肢手术如上臂也为Ⅲ度烧伤，由于失去了正常皮肤的厚度和弹性，应用橡皮条或橡皮带作为止血带时，应在止血带下多垫些纱布并且压力不宜太大，以免引起臂丛神经损伤。

（2）手术时应将手术野范围的坏死组织切除或削除干净，尽量勿暴露肌腱、关节囊或骨质。遇到有肉芽水肿或肉芽下有瘢痕增生时，应用刮匙或刀片将其刮除或削除。基底部彻底止血后，用过氧化氢及 0.9% 氯化钠注射液冲洗创面，再用抗生素液（0.25% 氯霉素或庆大霉素8U/100mL0.9% 氯化钠注射液）冲洗，然后应用创面覆盖物封闭创面。

（3）整个植皮手术应争取在 3h 内完成。如果切痂的范围较大，应将参加手术的人员分成几个小组同时进行手术，这样才可缩短手术时间。手术时间过长，对大面积严重烧伤患者的术后恢复是不利的。

4. 皮肤移植的方法

视自体皮来源充足与否及单位的技术力量而定。

（1）大张自体皮移植：如自体皮来源很丰富，可按切痂后显露出创面面积，切取相同面积的大张自体皮加以覆盖缝合。如自体皮供应稍紧张，增大整张自体皮面积的方法有在皮片内打孔，孔眼越大越密，则扩大的面积越大。也可应用轧皮机将自体皮压成网状，扩大的面积比例的范围，可以从 1:3 到 1:8。但扩大到 3 倍以上时，网孔显得过大，需在拉网的自体皮外加用整张的或拉网的异体皮覆盖。如无异体皮覆盖，则每个网孔的范围内又会出现创面，达不到手术消灭创面的目的，并且可因网孔内分泌物影响自体皮的成活和扩张。大张自体皮应优先考虑移植在颜面及手、足、腕、膝、肘等关节功能部位，以减轻这些部位恢复期的瘢痕挛缩，保持较好的功能和形态。

（2）自体异体皮相间移植：将自体和异体皮片，剪成 0.5~1.0cm 宽的长条，互相相间贴附于创面上，边缘不用缝合。也可剪成 0.5~1.0cm 的小邮票状，互相相间贴附于创面上。皮片的大小和自体皮间格的距离，要看自体皮的来源而决定，原则上是自体皮越大、间距越小越好。

（3）大张打孔异体皮移植：应用轧皮机预先将异体皮轧好小孔，小孔的大小和间距按自体皮供应充足与否而定。一般选用 0.5~1.0cm 的孔径，间距 0.5~1.0cm 的刀具为合适。大张异体皮移植于创面后，内层应用蘸有抗生素的纱布，外层再用无菌敷料加压包扎，于术后 48~72h，再打开敷料，取薄层自体皮，剪成小块，嵌入每个小孔内。也可在打孔的大张异体皮移植于创面后立即行嵌皮手术，这样可以省略了一次手术，但第一次手术时间太长，不利于患者的恢复。并且创面在没有压力状况下时间过长，易出现小的渗血和皮下血肿，影响植皮的成活率。另外也可在创面止血后，先把剪成小块的自体皮散在、均匀地贴在创面上，然后将打有小孔的大张异体皮覆盖，边缘应予以缝合。

（4）微粒植皮术：将薄的自体表皮皮片剪碎成 0.1~0.5mm，放入垫有绸布的、底部有小孔的盐水托盘内。由于表皮和真皮的表面张力和比重不一样，在盐水中，微粒皮片的表皮面向上而真皮面向下。将带有小孔的托盘连同绸布从盐水中提起，等盐水漏完后，拉住绸布四角从托盘内平整取出，再把绸布连同黏附于其上的微粒皮贴于铺开的大张异体皮的真皮面上。此时大部分（90% 以上）微粒皮的真皮面朝上，与异体皮的真皮面为同一方向。然后将粘有微粒皮的异体皮缝合于切痂后的创面上。此方法简便，手术时间不长，如植皮成活良好，一次手术即可封闭创面，这已为国内治疗大面积深度烧伤患者常用的方法之一。

（5）MEEK 微型皮片移植：2004 年引进的微型皮移植技术，近十年来迅速在国内烧伤界普及。将刃厚皮铺在 4.2cm×4.2cm 的软木板上，经 MEEK 切片机切割成微型皮，贴附在聚酰胺双绉铝片上的微型皮双向牵拉，形成 196 片微型皮片，直接贴在切痂的创面上。伴随扩展基线增大，可大大节约自体皮，常用扩展比例：1:4（间距 3.2mm），1:6（间距 4.6mm），2~3 周完成上皮化。

近年来改进的微粒植皮的方法有：将剪碎的微粒自体皮直接均匀地铺在大张异体皮的真皮面上，省略了微粒皮漂浮的过程，治疗效果也很好。武汉市三院研制的喷射器，可将小碎微粒皮块直接喷射到创面或异体皮的真皮面，也可省略了繁琐的漂浮过程。

（6）皮瓣覆盖：切痂后基底部出现无血液循环但具有活力的组织（如骨、肌腱、关节囊或神经等），最简单的方法是局部游离一个有血液循环的筋膜瓣或肌瓣，再于其上覆盖自体皮。如果周围找不到合适的组织则需用邻近的或远部的皮瓣、肌皮瓣，或游离皮瓣修复。应用皮瓣修复仅适合于一般情况良好的小面积深度烧伤，如电烧伤或因煤气中毒、其他原因引起昏迷后局部深度烧伤的患者。大面积烧伤患者应慎重考虑采用，因为皮瓣手术操作既复杂手术时间又长，早期治疗应以挽救生命为主，保持功能相对的是次要考虑的问题。

5. 植皮术后处理

应注意观察患者的呼吸、循环功能恢复，有问题需及时处理。要检测术后患者的血红蛋白，如因术中输血量不足，则宜立即补充输血，使血红蛋白维持在 10g/L 以上。应抬高患肢，观察肢体远端有无血液循环障碍，外敷料有无渗血。如术后无明显全身或局部感染症状，最好于术后 7~10d 打开敷料检查。如果植皮生长良好，可以采用暴露疗法，在关节功能部位可以开始进行功能锻炼。暴露的异体皮表面可涂布 1% 碘酒或 0.25% 碘仿溶液，这样可以保持创面干燥，避免发生感染，推迟异体皮排斥时间，有利于嵌入的自体皮或微粒皮的生长扩展。

6. 皮肤移植后变化

一般均有色素加深，皮肤越薄色素加深越重。若采用全厚皮片或皮瓣皮管移植则色素的改变较轻，挛缩也轻。全厚皮片最大可挛缩 10%~15%，表皮皮片可达 60%。预防皮片挛缩的主要方法是，在关节功能部位尽量移植稍厚的大张皮片，争取植皮 100% 成活；早期行功能锻炼；创面愈合后，弹性敷料加压包扎；白天关节部位多做些功能活动，晚间用牵引架或石膏托固定于抗挛缩位。

7. 植皮失败的原因

出血；固定不佳；创面情况不佳，坏死组织残留；皮片质量不好；感染。

（朱兆明）

第 3 节　皮 肤 储 存

一、皮肤储存的意义

治疗因大面积烧伤、外伤或感染所引起的大面积皮肤缺损患者时，有时由于自体皮来源不足或全身情况不允许，不可能进行自体植皮，必须应用创面覆盖物来暂时覆盖创面，以便使患者度过危机。创面覆盖物的种类很多，按目前国内的经验来看，仍是以具有活力的同种异体皮效果为最好。但在临床治疗过程中，常遇到需要异体皮时找不到合适的皮源，以致延误了患者的治疗。有时找到了质量良好的异体皮皮源，又没有合适的需要植皮患者，使宝贵的异体皮白白浪费了。所以建立一个能储存具有活力皮肤的装置，对一个经常治疗大面积烧伤和皮肤缺损患者的单位是很有必要的。近年来随着低温生物学的深入研究，在理论实践和设备上日益完善，这些都促进了皮肤储存工作的开展，解放军总医院第一附属医院烧伤科早在 1972 年（当时在 301 医院）就开展了这方面的研究工作，并首先成功地建立了能应用于临床的皮库。现在各治疗烧伤的大单位，大都相继建立了皮库，这样就可及时处理深度创面，提高了大面积深度烧伤的治愈率。

有了皮肤储存的装置以后，可将患者手术中剩余的自体皮，因外伤性或其他原因截肢后从截下肢体剥取的正常自体皮进行储存，供以后手术之用。

此外异体皮经过低温储存后，其抗原性减低了，这样可以推迟移植后异体排斥时间。

二、皮肤结构的特点与皮肤储存的关系

（1）皮肤包括表皮、真皮和皮下组织3层组织。储存的皮肤多半为中厚皮或全厚皮，厚度为 0.2～0.6mm。一般皮下组织不包括在内。在表皮的5层结构中，生发层（基底细胞层）的代谢最活跃，不断地进行有丝分裂可以形成表皮的各层细胞。皮片质量的好坏和活力的大小关键在于生发层细胞的活力。但生发层位于表皮的深层，最表层为角质层，其外尚有脂膜，所以皮肤表面具有强的斥水性。生发层下有一定厚度的真皮层，这样低温储存过程中关键的抗冻液很难通过上下层组织透到生发层中去。所以储存的皮片不能太厚，越薄储存后的活力越好。此外皮肤为热的不良导体，皮片越厚，导热性越差。皮肤厚了，影响储存过程中降温、复温速率的均匀性，也就影响了储存皮片的活力。

（2）皮肤表皮层细胞的营养主要由真皮下血管网分出的小淋巴管供应，大都是小的穿支。对于游离皮片，无法通过动静脉系统来灌注抗冻液使到达各层细胞中去，而只能靠皮片浸泡在抗冻液后自然渗透作用渗入。

（3）应用储存异体皮对大面积烧伤患者进行移植时，常需要大块皮片，如一个上肢或下肢是一整张的，这样既治疗效果好，且可缩短手术时间。所以储存皮肤的面积至少在 500cm² 以上，大的可达 2500～3500cm²，这样大的组织块，抗冻液很难均匀渗入，降温、复温的速度也难达到均匀一致，这些都影响到储存皮肤的活力。

（4）从胚胎学的角度来看，皮肤的表皮层来源于外胚层，真皮层为结缔组织，来源于中胚层。组织发育的来源不同，对冷冻损伤的反应就会不一致，亦即应用同一冷冻方法，对这2层结构内细胞活力的影响不完全相同。

三、皮肤的采集

1. 异体皮采取

（1）皮肤的来源应选择不是因肿瘤、严重病毒感染（肝炎、获得性免疫缺陷综合征等）、严重细菌感染（脓毒症等）或严重皮肤病引起死亡的尸体。取皮时间距离死亡时间越短越好，一般在室温下不要超过 6h，置于冰箱内的不要超过 24h。

（2）为了简化和缩短操作过程，一般均在非无菌条件下，将大块皮肤连同皮下脂肪全层剥下后，运回皮库再进一步处理。如途中时间长，需加冰块降温，冰块切勿应用在深低温冰箱储存的冰，以免冻伤皮块。冰块应放在塑料袋内，不要和皮块直接接触。

（3）剃去皮块表面的毛发，用肥皂及大量清水刷洗，然后把皮块浸于 1∶1000 苯扎溴铵溶液

内 15min。以后按无菌操作进行，用无菌 0.9% 氯化钠注射液冲残余的苯扎溴铵，然后用取皮鼓修去皮下脂肪及部分真皮，皮片的厚度以 0.3～0.4mm 为宜。由于正常皮肤就有常驻菌，尤其在皮肤附件内。应用此方法处理的皮肤，可将原来皮肤细菌量减少 90%，但不能将细菌完全消灭。全层皮肤在苯扎溴铵溶液内不能浸泡时间过长，浓度也不能太高，否则细菌是消灭了，但皮片活力降低甚至完全失活，也就失去储存的意义了。由于储存皮肤沾有少量细菌，因此储存的皮肤在移植到患者创面以前，要用抗生素处理，以防止感染发生。

（4）如供皮的是死婴，可在手术室按无菌手术进行取皮，在皮下注射些氧气或空气，可使皮肤绷紧易于取皮。

2. 自体取皮

按本书有关章节描述进行，如果是手术截下的肢体，则按异体皮取皮方法取皮。

四、不同温度储存皮肤

（一）4℃（普通冰箱）储存

早在 1922 年就有报道应用凡士林纱布或盐水纱布包裹异体皮，储存在 4℃ 环境内，以后移植到创面取得成功的病例。将皮肤储存在普通冰箱供以后植皮之用的方法已为临床医生所普遍采用。此方法的优点是简便易行，任何有普通冰箱的单位均可采用。缺点是储存的时间很短，一般来说，储存 3d 以上异体皮活力就有明显减退，移植后成活率就不高了。从 1949 年开始有报道，在 0.9% 氯化钠注射液内加入 10% 人血清或小牛血清，最长在 4℃ 冰箱中储存 8 周尚具有一定活力。但由于对鉴定皮肤活力的方法尚无统一标准，所以很难对这些报道作一适当评价。1985 年 May 报道在 4℃ 应用 MEM 营养液储存皮肤，储存时间不能超过 1 个月。

1. 0.9% 氯化钠注射液储存法

将皮片浸于含有青霉素（40 万 U/500mL），或庆大霉素（8 万 U/500mL）的 0.9% 氯化钠注射液无菌瓶内，皮片与液体的比例应为 2cm² : 1mL，也可用蘸有上述液体的纱布包裹置于无菌瓶内储存。应确保冰箱的温度为 4℃，并尽量减少开门的次数，防止温度波动太大。我们曾测定应用这方法储存 3d 后的皮肤内琥珀酸脱氢酶和氧耗量，已下降到为储存前的 60%～70%。储存 1 周后的活力只有 33%～48%。这种皮肤移植后失败可能性就很大，所以应用盐水在 4℃ 储存的皮肤应在 3d 内用完。

2. 营养液储存法

应用做细胞培养的液体如 MEM、DMEM 或 RPMI-1640 液作为保养液。这些液体中含有供细胞生长的各种氨基酸、微量元素、各种维生素及缓冲系统的平衡液。按配方将粉剂用蒸馏水溶解后，pH 调至 7.3～7.4，然后用微孔滤器抽滤消毒。以上几种培养液以 PMRI-1640 的效果为最佳。如在液体中加入 10% 小牛血清则效果更好。皮肤与液体的最佳比例为 2～4cm² : 1mL，液体过少则其中各种成分无法满足维持皮肤代谢营养的需要，并且代谢产物的浓度相对地升高，尤其 pH 值迅速下降，影响皮肤的活力。如溶液过多，则液面与皮肤间的距离增大，空气中的氧气就不易通过溶液进入到储存的皮肤中去，也影响皮肤的活力。皮肤应用营养在 4℃ 储存 1 周后，平均活力可维持在 95% 左右，2 周后为 50%，4 周后仅为 20%。所以应用 RPMI-1640 液在冰箱储存的皮肤可保存 2 周左右，最好能在 1 周内用完，在这期间皮肤的质量与新鲜皮差别不大。

由于营养液目前均需从国外进口，价格较高，解放军总医院第一附属医院皮库自行设计出了一种配方。其主要成分为：聚乙二醇 6g、20% 甘露醇 8.75mL、谷胱甘肽 18.4mg、葡萄糖 1g、小红参醌 10mg、庆大霉素 10 000U、Kreb 林格磷酸缓冲液加到 100mL，将 pH 调到 7.6。此溶液的优点为含有多种电解质如 K、Na、Ca、Mg、P 等的平衡液，能维持一定的渗透压（470mOsm/（kg·H_2O）），含有氨基酸、葡萄糖等营养成分，含有抗氧化剂小红参醌。应用此液体储存的皮肤可维持 1～2 周。

如果在一个治疗大面积烧伤患者较多的单位，有了新鲜皮源，而在 1～3d 之内患者肯定需要做异体皮移植，则应用营养液在 4℃储存最为合适，因为这种方法既简单又保存了较高的活力。

3. 皮肤储存过程中氧自由基的作用

我们进行了如下的实验，将豚鼠皮肤置于生理盐水或 1640 溶液后在 4℃冰箱内储存。于储存前及储存后 1d、3d、7d 分别测定皮片内琥珀酸脱氢酶含量、SOD 含量及应用顺磁共振法直接测定皮片内的氧自由基。皮片经 4℃储存后，其 SOD 含量即有所下降，储存前正常值平均为（30.7±3.0）μg/mg 皮重；储存后平均值盐水组为（10.0±3.4）μg/mg 皮重，1640 组为（19.7±2.2）μg/mg 皮重（$p < 0.05$）。直接测定皮片内的氧自由基，储存前正常值平均为 6677 读数/mg 皮重，储存后盐水组平均为 8062 读数/mg 皮重，1640 组平均为 7325 读数/mg 皮重。储存后活力（以储存前琥珀酸脱氢酶测定量为 100%）盐水组为（35.9±10.0）%，1640 组为（59.6±6.0）%（$p < 0.05$）。以上表明皮肤经 4℃储存后，在活力下降的同时，SOD 含量也下降，而直接测定氧自由基的浓度升高。这些改变的幅度盐水组明显高于 1640 组。故可以认为在 4℃储存皮肤过程中，皮片内氧自由基的增加对活力减低起到了不良作用，而 1640 溶液之所以能提高储存皮肤的活力，抗氧自由基的作用是其原因之一。而在保存液中加入其他抗氧化剂，有可能提高在 4℃储存皮肤的活力。

（二）皮肤在 0℃以下环境时的变化

由于皮肤在 4℃储存的时间不能太长，1～2 周后应用的效果就差了。所以如果将储存的温度降低，那么储存的时间就可相应的延长。常应用的储存容器及温度有：普通冰箱的冷冻格或普通的冷藏箱，温度可维持在 -18～-20℃；深低温冰箱，温度为 -60～-80℃；液氮容器，温度为 -196℃。温度越低，储存的时间越长。如在 -196℃的环境，细胞内各种酶的活动及代谢很低甚至近乎零，即所谓"生命悬滞状态"。在此温度下的细胞或组织，理论上可无限期储存。有报道将良种牛的精子在液氮内储存 40 余年，再行人工授精，仍产出完好的良种牛。我们实验室有储存 24 年，尚具有活力的皮肤。细胞或组织须经过一系列的处理后，才可放入 0℃以下的环境，否则会引起细胞损伤或死亡

1. 冷冻对皮肤及其他细胞、组织损伤的机制

（1）冰晶直接的损伤：当环境温度降到 0℃以下时，由于细胞外液中的水分含量比细胞内液的含量要高，且包围于细胞的四周，所以细胞外液中的水分首先开始结晶。形状由点状变成网状、管状最后形成大片结晶。细胞可被逐步长大的冰晶直接挤压而受损伤，但这不是引起细胞损伤的主要原因。

（2）高张性损伤：由于细胞外液内的水分开始形成冰晶，没有形成冰晶的细胞外液逐步变成

高渗，亦即细胞处于高渗液中。哺乳类动物的组织在 $-5℃$ 环境中时，其细胞外液的浓度可以增加 10 倍。高渗液可引起细胞皱缩，细胞膜及细胞内结构的破坏，这是低温引起组织和细胞损伤、死亡的主要原因。

（3）缓冲系统受到破坏：细胞外液形成高张后缓冲系统受到破坏，pH 升高，一些有害物质如尿素及有害气体的分压增高，这些均加重对细胞的损伤。

（4）细胞内冰晶形成：随着温度的下降，细胞内液也开始结冰，结晶由小到大，又加重对细胞的损伤。

（5）复温引起时的损伤：当皮肤或其他组织从深低温如 $-196℃$ 的环境复温到 $0℃$ 以上过程中，冰晶有溶化、结晶再结晶的过程，这又引起细胞和组织损伤。

2. 减少冷冻过程中对皮肤损伤的方法

（1）应用抗冻剂：分穿透性和非穿透性两大类，穿透性抗冻剂常用的有二甲基亚砜、丙二醇、甘油等；非穿透性抗冻剂常用的有聚乙烯吡咯烷酮、聚乙烯、白蛋白、羟化淀粉、蔗糖、甘露醇等。

抗冻剂的作用机制到目前为止尚不十分清楚，可能为：①能减低冰晶形成的速度，使冰结晶形成小颗粒，减轻了对细胞的压力和损伤；②抗冻剂透过细胞膜进入细胞内后，能拉住水分，推迟了冰晶的形成，并可减轻因细胞外液高张带来的损失；③抗冻剂能使皮肤在复温过程中比较平稳，减轻压力骤然改变引起的一系列损伤。

应用非穿透性抗冻剂时其浓度要增高，皮片在抗冻剂浸泡的时间也要延长，否则起不到抗冻的效果。

抗冻剂本身对细胞有一定的毒性作用，尤其在高浓度时，如果皮片在抗冻剂中浸泡过长，则其活力就会明显下降。应该在使抗冻剂发挥作用的前提下，尽量减少其毒性作用。减低毒性作用的方法有：降低抗冻剂的浓度；缩短皮片在抗冻剂内浸泡的时间；几种抗冻剂混合使用，这样每种抗冻剂的相对浓度就可以小一些；加大操作过程中的大气压力，在高压状态下，溶液形成冰晶的临界温度降低，就降低了抗冻剂的毒性，但这种装置比较复杂，很难进入实用阶段。

（2）控制降温速率皮片在 $0℃$ 以上经抗冻剂处理后，有 2 种方法使其过渡到深低温环境。

1）慢降温法：一般以每分钟下降 $1\sim3℃$ 的速度下降到 $-60℃$ 或 $-70℃$，然后在此温度平衡 $8\sim12h$ 后取出，立即迅速放入液氮内，或就在这环境下进行储存（深低温冰箱）。慢降温法虽然可以减轻冷冻时冰晶对细胞的损伤，但因细胞外液结冰引起的高张性脱水作用仍不能避免。

常用的慢降温方法有：①应用微机控制的可控降温容器，其原理是在一个绝热容器内，不断喷入液氮，喷入的量、速度、间隔时间由热电偶及微机控制。此方法的优点是控制的温度可以任意设定且比较准确，但此设备价格昂贵，另外须将标本一次放入容器内才能完成整个降温过程。如果在不同时间内，连续加入标本进行降温，则温度就不易控制。②应用干冰降温，将皮片放入盛有干冰的容器内。干冰的温度为 $-79℃$，皮片与干冰接触后也会逐步降温，但开始时有一段时间降温速率过快，可达 $20℃/min$ 的降温速度。③深低温冰箱降温，冰箱内空气的温度为 $-60\sim-80℃$，将温度在 $0℃$ 以上的皮片放入后，也可达到每分钟下降 1～3℃的速度，但每块皮之间应留有一定的空隙，以便与冷空气有充分接触机会。④悬吊降温法，将皮片吊在液氮容器内上部空间，以后逐步慢慢下降。液氮容器上方空间的温度为 −120～−150℃，越靠近液氮面温度越低。应用此方法皮片的降温速度较快，须小心控制皮片温度下降的速度。

2）玻璃化法（速冻法）：即迅速将皮片温度从 0℃以上降到液氮温度即 −196℃。由于冷冻的速度太快（我们实测的降温速度达 2160℃/min），细胞内外的水分来不及形成由小到大的结晶，而成为均匀的玻璃样状态。这样就避免了冰晶及高张状态对细胞的损伤，亦即提高了储存皮肤的活力。进行玻璃化储存时，抗冻剂的种类要调整，浓度要提高，才能取得满意的效果。

3）控制复温的速度：皮片从低温容器内取出后，须进行解冻到 0℃以上时才可在临床患者中应用。而在解冻过程中，细胞内外压力有较剧烈的变化，尤其当温度升到 −30～0℃的范围内，细胞内外的冰晶有溶化后再结晶的反复过程，又可引起对细胞的损伤。所以复温的速度应越快越好，以缩短在 −30～0℃停留的时间。应该用一个容积比较大的恒温水浴，温度调到 40～44℃，并且带有搅拌的装置为佳。

（三）−20～−18℃储存

皮肤在 4℃储存的时间太短。在深低温储存时储存的时间延长了，但设备比较贵，并且需要有一定的技术。目前普通冰箱在基层医院已普及，即使 −20℃的冷藏箱价格也不太贵，所以应用普通冰箱的冷冻格（三星级冰箱为 −18℃）或冷藏箱进行皮肤储存很适合在基层单位推广应用。

具体步骤：将要储存的皮肤浸于抗冻剂内，抗冻剂的配方为

二甲基亚砜	5mL
丙二醇	3mL
甘油	4mL
聚乙二醇	1g
谷胱甘肽	14.8mg
小红参醌	10mg
Kreb 林格液	88mL
pH 调到	7.6

皮片在 4℃温度的上述抗冻剂浸泡 30min 后，装入塑料袋，封口加标签后，直接放入普通冰箱的冷冻格或 −20℃冷藏箱内即可。应用时迅速取出，放入 42℃水浴中复温至皮片柔软后立即从水浴中取出，再用无菌生理盐水清洗就可进行移植手术。

关于储存时间的长短问题，我们进行了下列试验。将 0.3～0.4mm 厚、1.5cm 直径的新鲜成人尸体皮块，应用上述方法处理后放入 −20℃冷藏箱内储存。于储存前及储存后 14d、30d、45d、60d 及 75d，测定皮片内琥珀酸脱氢酶活力及耗氧量，以储存后的值与储存前的值的百分比作为活力的指标。

从表 16-2 中可以看出，在 −20℃储存时，随着时间延长，活力也逐步下降。储存 14d 后，琥珀酸脱氢酶活力及耗氧量活力分别为 84.4% 及 69.0%；到储存 60d 后，分别为 47.9% 及

50.3%；75d 后均仅为 30% 上下。一般来说，活力低于 50% 的皮肤则植皮成活率就很差，不宜在临床应用了。所以在 −20~−18℃储存的皮肤应在 60d 内用完，储存超过 60d 的皮肤应该丢弃。

表 16-2　新鲜尸体皮在 −20℃储存后活力的变化

储存日期 /d	琥珀酸脱氢酶活力 /%	耗氧量活力 /%
14	84.4±18.0	69.0±20.9
30	62.2±49.0	63.3±23.9
45	54.7±13.4	57.3±17.7
60	47.9±18.9	50.3±11.1
75	29.8±19.1	32.4±10.1

（四）−80~−60℃储存

将皮片用 10% 二甲基亚砜、Kreb 林格液浸泡 15min，或用 20% 甘油 Kreb 林格液浸泡 2h 后，直接放入 −80~−60℃的容器内。此降温速度可接近达 1~3℃/min，皮肤在 −80~−60℃环境中储存的时间一般不要超过 1 年。

常用的维持 −80~−60℃温度的容器是深低温冰箱。皮片放入后，一方面可以作为慢降温容器，一方面也可作为储存容器应用。常将 −80℃的低温箱调到 −60℃的温度运行，这样不将马力完全开足，可以延长机器的寿命和减少故障的发生。

深低温冰箱的优点是只要不停电和不发生机械故障，就可保持设定的恒定温度，不需要经常维修、补充制冷源或其他物质。缺点是储存的时间最长不能超过 1 年，价格比较昂贵，如果停电时间过长或发生故障一时不能修复，则深低温冰箱内的温度会逐步上升，时间长了，就会影响皮肤活力，甚至导致储存皮肤活力全部丧失。

另一个方法是用广口径暖水瓶，内装入干冰，将要储存的皮肤埋入干冰内，可达到 −79℃的温度。此方法的优点是设备比较简单，花费不多。但干冰来源不普及，仅在大城市有回收二氧化碳装置的乙醇厂才能供应。干冰要挥发，过 2~3d 就要添加，否则皮片就要暴露出干冰外，温度上升，活力就要下降了。所以此方法只能作临时储存或短期储存之用。

（五）−196℃储存

氮气的沸点是 −196℃，所以只要容器内液氮未挥发光，只要储存的皮片浸泡在液氮内未露出液面，则皮片的温度可经常维持在 −196℃。皮肤储存在这温度中，理论上可以无限期储存。但缺点是设备及维持费用比较贵。

1. 慢冻法储存

按上述介绍的方法，将皮片的温度下降到 −80~−60℃，维持 12h 后，直接放入液氮内。使用时快速把皮片取出，放入 42℃的水浴中复温，速度越快越好。当皮肤变软后立即取出，用无菌生理盐水冲洗掉残余的抗冻液，就可进行植皮术。移植于创面前，将皮片在庆大霉素（4 万 U/100mL）生理盐水内浸泡 15min。皮片复温后到移植的时间越短越好。应用慢冻法储存的皮肤，其活力为储存前的50%～60%，可以满足覆盖创面的目的。但如创面感染严重，或切除坏死组织不彻底，则效果就要差一些。

2. 玻璃化储存法

进行玻璃化储存的关键是选择抗冻剂的种类、浓度和作用时间，而每种生物和同一生物的各种组织对抗冻剂的反应均不一样。经过一系列的试验，我们筛选出一组抗冻剂，主要成分是20%二甲基亚砜（DMSO）、6%丙二醇，Kreb林格液，pH调到7.35。将要储存的皮片在该溶液中浸泡30min后，装入塑料袋封口后，直接迅速放入液氮内即可。我们从1987年开始，所有在液氮内储存的异体皮，全部均采用玻璃化法储存，取得了良好的临床效果。

从表16-3中可以看出，皮片经玻璃化储存后，与慢冻法相比，其平均活力可以提升20%左右。移植于创面后，表皮很少起水疱，3～4d后即转红。分析将1 174 000cm^{2}经玻璃化储存的异体皮移植于278例严重烧伤患者398例次手术后的效果如表16-4所示。

表16-3　大张异体皮（500cm^2）应用玻璃化或慢冻储存后活力比较
（以储存前的量为100%计）

组　　别	氧耗量/%	琥珀脱氢酶/%	平均/%
玻璃化组	85.5	72.8	79.2*
慢冻组	61.4	58.1	59.8*

*$p < 0.05$

表16-4　经玻璃化储存异体皮移植后成活率的分析

成　活　率	n/%
95%及以上	349（87.7%）
50%～94%	26（6.5%）
50%以下	23（5.8%）

从表16-4中可以看出，398次植皮中成活率95%以上者占87.7%，成活率在50%以下即植皮失败的仅占5.8%，而植皮失败的因素很多，除了皮肤的质量外，有全身情况不佳，局部感染重，局部切痂不彻底等原因。

3. 液氮容器应用时的注意点

（1）应将皮片经常保持在液氮面以下。液氮容器口的塞子不是完全密闭的，容器内的压力是常压，容器内的液氮要挥发，所以须定期向容器内补充液氮。如果皮片露出液氮面外时间过长或容器内液氮很少，则会影响皮片质量和有效储存时间。补充液氮的间隔时间和补充量视室温、液面距皮片顶部的高度、存取皮片频繁的程度而定。

（2）液氮本身是无毒性的，但在运输及使用过程中时，要注意勿要将液氮溅到身体暴露部位，以免引发冻伤。由于液氮挥发时产生大量氮气，约一个体积液氮挥发时可以产生800倍体积的氮气。所以液氮储存容器应放在有抽风机的房间内，或经常开窗通风，勿使室内氮气浓度过高。工作人员在该环境中停留时间不宜过长，以免出现头痛、憋气等呼吸困难症状。

（3）液氮储存容器应放在固定部位，尽量减少搬动、振动和碰撞，以防止高度真空的密封口漏气，影响容器绝热性能。如果容器塞子或容器口边缘有大量结霜，就表明已有漏气现象，需及时修理。

五、几种皮肤储存方法的优缺点比较

从表 16-5 中可以看出，普通冰箱和普通冷藏箱储存的温度低，设备、技术要求不高，经费也较节省，但储存的时间短。要长期保存皮肤，一般均采用深低温冰箱或液氮来进行储存。深低温冰箱一次性投入较多，但维持费用低，此外储存时间不能超过 1 年，如果遇到停电或冰箱发生故障，则活力就受影响了。液氮储存维持皮肤的活力最长，但由于要经常添加液氮，所以费用比较高。总之，采用何种方式进行皮肤储存须视本单位的技术力量、设备条件及对皮肤的需求情况而定。

表 16-5　几种皮肤储存方法的比较

项　目	普通冰箱	普通冷藏箱	深低温冰箱	液氮容器
温度 /℃	4	$-20 \sim -18$	-80	-196
价格	便宜	便宜	昂贵	中等
维持费用	少	少	少	贵（需定时补充液氮）
电源影响	大	大	大	无
保存时间	3～7d	45d	12 个月	理论上无限期
保存最佳活力 /%	30～80	50～60	50～60	60～70

六、皮肤低温储存后抗原性的变化

一般认为，皮肤或其他组织经过低温储存后能使抗原性减低，可以推迟移植后排斥反应时间，亦即延长了在受体上存活的时间，但这些尚缺乏细致的观察和实验依据，近年来我们进行了下列的研究。

1. 皮肤经冷冻后朗格汉斯细胞（Langerhans cells，LC）的变化

人体表皮内含有一种来源于骨髓的树状突细胞，命名为朗格汉斯细胞（LC），除了具有吞噬功能外，其表面尚表达有主要组织相容性 Ⅱ 类抗原（MHC class Ⅱ）等。所以皮肤内 LC 数量和形态的改变可以代表抗原性的强弱。文献报道应用紫外线照射皮肤或应用激素、中药浸泡皮肤后，除了可以延长移植后的存活时间外，皮肤内 LC 的数量减少，形态也有变化。我们将新鲜异体皮经抗冻液处理后，分别储存于 4℃、-20℃、-80℃、-196℃的环境，于储存后 1d、2d、3d、5d、7d 及 14d，测定表皮内 LC 的数量和形态改变。

结果如表 16-6 所示。

表 16-6　异体皮经不同温度储存后 LC 的变化　　　　　　　　个 /cm³

储存时间	4℃	-20℃	-80℃	-196℃
1d	897	751	706	493
2d	887	728	681	488
3d	875	713	633	491

续表

储存时间	4℃	−20℃	−80℃	−196℃
5d	663	552	511	451
7d	584	511	491	461
14d	544	503	474	444

从表 16-6 可看出，储存皮肤的温度越低，LC 数越少，且数量的变化与储存的时间关系不大。如在 −19℃，1d 后 LC 数为 493 个 /cm³，而储存 14d 后为 444 个 /cm³，其他组细胞数相比，变化就小多了。这些间接说明，低温能降低皮肤的抗原性。

2. 各种不同温度储存的皮肤移植试验

将新鲜异体人皮 1.5cm 直径经抗冻液处理后，分别储存于 4℃、−20℃、−80℃、−196℃ 环境中 48h，然后移植于小鼠的背部。观察移植皮片排斥的时间，以移植皮片发黑、变硬占整个面积 3/4 以上者作为完全排斥的指标。结果如表 16-7 所示。

表 16-7　不同温度储存的异体人皮移植于小鼠后排斥时间的比较

储存温度	新鲜皮	4℃	−20℃	−80℃	−196℃
排斥时间 /d	8.30	8.65	9.75	11.20	13.08

从表 16-7 可以看出，新鲜异种皮片移植后平均排斥时间为 8.3d，在 4℃ 储存 48h 后 8.65d，−20℃ 为 9.75d，−80℃ 为 11.2d，−196℃ 为 13.08d。随着储存温度下降，排斥时间也随之延长，间接说明抗原性减低了。

3. 冷冻后皮肤匀浆免疫指标的改变

将新鲜的和经 −196℃ 冷冻的异体皮制成匀浆，又将新鲜异体皮匀浆接种于家兔，取得兔抗人皮抗血清。然后将新鲜的和冷冻的皮肤匀浆，与兔抗人皮抗血清进行如下实验：①微量免疫电泳分析，结果为新鲜皮匀浆有 4 条较粗、颜色较深的沉淀弧，而冷冻皮匀浆只 2 条较细短、色泽较浅的沉淀弧。②火箭免疫电泳及免疫火箭电泳分析，这 2 种测定的结果显示新鲜皮匀浆与冷冻皮匀浆的火箭峰相比，弧型峰长而宽，面积明显增大。以上说明新鲜异体皮中含有的抗原决定簇成分明显多于冷冻异体皮，亦即说明皮肤经冷冻后其抗原性有所降低。

（朱兆明）

第 4 节　皮肤活力的鉴定方法

一、概　　述

皮肤经低温储存并经复温后，除非是完全坏死失活的皮肤，表皮经轻擦就可和真皮分离外，其他从外表上看，色泽、柔软度、弹性与新鲜皮差别不大。所以必须采用一些方法来监测其质量和活力，作为能否移植于患者的依据，也是进行皮肤储存研究工作的必要方法和手段之一。

皮肤的生发层细胞及附件的细胞内存在许多酶，如琥珀酸脱氢酶（SDH）、乳酸脱氢酶（LDH）、酸性脱氢酶、Tween-60 酯酶、细胞色素氧化酶（CCO）、单氨氧化酶（MAO）、吲哚酚醋酯酶（IAE）、磷酸化酶、淀粉 -1，6- 葡萄苷酶等。

目前检测皮肤活力的方法很多，如用组织化学的方法对各种酶进行定性或定量试验，采用微型呼吸计测定细胞的氧耗、核素标记法测定蛋白质或 DNA 的合成，光学显微镜或电子显微镜观察组织形态与细胞超微结构的改变，以及复原移植或细胞培养观察皮片成活率及细胞生长状态等。

二、琥珀酸脱氢酶测定法

琥珀酸脱氢酶（SDH）大部分存在于细胞的线粒体内，测定原理是 SDH 使琥珀酸脱去 2 个 H 形成延胡索酸，而这 2 个 H 作用于四氮唑蓝（blue tetrazolium，BT）还原形成蓝色颗粒双甲腊（diformazan）。结果显示有高度 SDH 活性者呈蓝色，活性较低者呈红色，无活性者不着色。该方法快速简便，可作为皮肤保存方法选择及临床使用前活力判断的一种手段，但是其准确性不如定量试验。

Montagna 和 Fromisano 均指出，表皮基底细胞层 SDH 活性最强，胞质内充满表达酶活性的颗粒，其分布与线粒体一致，此颗粒在棘细胞层逐渐减少，在颗粒层很少。毛囊、汗腺、皮脂腺及其导管的 SDH 活性均很强，主要存在于基底细胞，而真皮的 SDH 活性很低。因此，皮肤 SDH 活性与其代谢和细胞增殖有关。琥珀酸脱氢酶主要功能是使琥珀酸脱氢生成延胡索酸，是能量代谢三羧酸循环的一个重要环节。此酶含量的多少可以反映出细胞和组织的活力。测定的原理：

$$琥珀酸 + 红四氮唑 \xrightarrow{\text{琥珀酸脱氢酶}} 延胡索酸 + 甲腊（红色）$$

测定的步骤为把皮片秤重，剪成小块，放入特制的桑氏管内，抽出空气，装入氮气。然后将桑氏管上端的试液（琥珀酸 + 红四氮唑）倒入，在 37℃水浴中孵化 1h，取出皮片。用乙二醇乙醚浸出 4h，将浸出液用分光光度计比色，波长为 49μm，以 A 读数 /mg 皮重作为活力的单位。SDH 使琥珀酸脱去的 2 个 H 原子，使三苯四氮唑（2，3，5-triphenyl tetrazolium chloride，TTC）形成红色沉淀。经乙二醇乙醚浸出后，用波长 490μm 的分光光度计比色，读出光密度数（optimal density，A），按 A/mg 皮片重量计算出测定值及百分率，即可得出代表皮肤活力的数值。

$$新鲜皮肤 SDH 活力（X_1） = A_1/mg 皮片质量$$
$$保存后皮肤 SDH 活力（X_2） = A_2/mg 皮片质量$$
$$保存后皮肤 SDH 活性的百分率（\%） = X_2/X_1 \times 100\%$$

三、台盼蓝染色法

台盼蓝（trypan blue，TB）是一种细胞活体组织染色剂，又称锥蓝染色。具体方法是将要测定的皮片剪成小块，放入 0.25% 胰酶溶液内在 37℃ 水浴中消化 1h。取出皮片，表皮就很容易从真皮上分离撕脱，然后用吸管吹打撕脱下的表皮，取得上皮细胞混悬液。吸入 0.1mL 加入 0.1% 台盼蓝液 0.4mL 混合后，在显微镜下观察 100 个上皮细胞。染有蓝色的为死细胞，不着色的为活细胞。数出活细胞数就可算出百分率。此方法操作简便，不需特殊设备，1 个多小时就可得结果。其原理是死细胞细胞膜结构破坏，引起膜通透性升高，台盼蓝染液进入细胞内而成色。但如果时间稍长或细胞本身摄取功能较强，则可以摄取染液而染色，因而有时会出现假阳性，一般误差率可达 30% 左右。台盼蓝染液常用浓度为 0.1%～1.0%，其计算方法：

$$活细胞（\%）=\frac{所测活细胞总数}{所测死细胞总数+所测活细胞总数}\times 100\%$$

四、放射性核素标记掺入检测法

目前在皮肤代谢活力中应用放射性核素标志物较多，较常用的有 ^{3}H- 核酸、^{14}C- 亮氨酸蛋白、^{14}C- 葡萄糖、^{14}C- 甘氨酸蛋白和 ^{35}S- 硫酸钠黏多糖等。^{14}C- 亮氨酸掺入法是将以放射性核素 ^{14}C 标记的亮氨酸作为示踪物，利用在表皮细胞蛋白合成代谢中，亮氨酸参与表皮片基层细胞代谢增殖的状况，当与掺入的 ^{14}C 一起参与皮片蛋白质合成代谢时，测定其示踪的放射性含量，再计算出 ^{14}C- 亮氨酸的掺入量，能较好地了解到皮片细胞代谢情况及反映出皮肤活力的高低。

^{3}H- 尿嘧啶核苷（^{3}H-UR）掺入法是将标记的 ^{3}H-UR 掺入后作为示踪剂，然后测定其表皮细胞内 RNA 的量，并观察蛋白质 RNA 合成代谢的状况，还可将 ^{3}H- 胸腺嘧啶核苷掺入以测定核素与细胞内 DNA 的掺入率，当上皮细胞的活力减退时，则核素的掺入率就降低。

上述核素掺入的具体测定方法：将要测定的皮肤标本用胰酶消化成上皮细胞混悬液，然后加入相应的核素并蛋白掺入，或加入 ^{3}H 及相应的核苷以测定核素与细胞内 RNA 或 DNA 的掺入率，在 37℃ 孵化一定的时间，再用三氯醋酸中止其反应，洗脱未与蛋白质结合的核素后，将标本置于液闪的记录仪内，结合的放射性以 dpm/mg 组织表示，可以计算出该皮肤的活力高低。放射性核素标记掺入是一种较准确的皮肤活力测定方法，但因其核素具有放射性，储存和运输不便，操作时易污染环境，需要专业人员操作以及专门的防护设备，且应用设备也较昂贵，不便于在基层医院推广使用。

五、皮肤氧耗量测定法

国内目前采用吴志谷等研制的根据极谱原理设计的氧电极生物氧耗量测定仪测定（改良 Jensen 法），它是一种新型的电化学气敏分析法。其主要原理是有活力的组织均有代谢，所以要耗氧。在恒温的营养液内，与有活力的皮肤接触的微电极（铂、银电极）表面氧分压下降，可以通过放大器测出氧分压下降的程度，从而可以推算出皮肤的活力，操作过程可在 1h 内完成。目前生产的 Ⅲ 型和新 Ⅲ 型在自动温控系统打印系统的基础上，又将氧传感器、定时器、多功能测氧器系统做了较新的改进，并配制了一整套生物氧耗测量仪，数据分析软件，使测出的数据更加精确化，检测操作分析更加便捷。该法测定的皮肤活力较 SDH 法省时并较敏感，测定值使用 kPa/60s 表示，其测量值的高低说明皮片活力的好坏。

六、有关氧耗量测量法的有关问题

1. 氧耗量的计算

皮肤氧耗量的表示方法很多，一般用单位有机体重量、单位时间、在标准状况下的耗氧体积表示。用氧电极直接测定皮肤氧耗量，由于皮肤与电极接触端面的面积是固定的，所以被测组织的面积也是一定的，其氧耗量就是靠近电极端面的组织在给定时间内的氧分压下降值。该方法测定前所测皮肤不需特殊处理，也不称重，测定时直接以氧分压读出，几乎不需要计算，但由于放皮时有机械作用的影响，计算时必须适当修正。所以这种氧电极装置连续测定皮肤 65s 的氧分压下降值，为了克服机械信号造成的实验误差，采取减去前 5s 氧分压下降值，记后 60s 的氧分压下降值是比较合理的。Jensen 和笔者均采用了这种方法，结果令人满意。

2. 皮肤氧耗量测定影响的因素

影响组织氧耗量测定的因素很多，如透氧膜性质、平衡时间、测定温度、测定用液（介质）、皮肤厚度及真皮或表皮面对氧耗量都有影响。由于测定离体皮肤的氧耗量是在恒定的气 - 饱和液中进行的，所以必须平衡一定时间，Jenset 认为至少 1h，但笔者实验证明在气 - 饱和液内平衡 30min 和 1h 的皮肤氧分压没有显著差异。测定温度是非常重要的，结果显示 25℃、30℃ 和 45℃ 是不理想的，前者因为温度低代谢相对减慢，后者可能因为温度太高，而引起酶蛋白变性，结果导致皮肤氧耗量降低。37℃ 和 40℃ 测得皮肤的氧分压值都比较高，但 40℃ 氧耗量漂移较大，而 37℃ 比较稳定。说明采用 37℃ 的气 - 饱和液测定皮肤的氧耗量是恰当的、理想的。平衡用液对皮肤氧耗量结果没有太明显的影响，但盐水平衡液不如 D-Eagle 和 Hanks 平衡液的氧耗量测定值那样稳定。皮肤厚度与氧耗量呈高度负相关（$r=-0.96$），即皮肤厚度增加，而氧耗量相对变小。原因大致有两点：①呼吸功能细胞数目相对减少；②氧电极的扩散场相对增大。表面比真面的氧分压略低 0.667kPa（5mmHg），可能是角质层增加了氧分压，缓慢下降到氧电极膜的额外厚度所致。

3. 氧耗量测定法注意的几个问题

（1）被测皮肤片真皮面要平整无洞隙，测定前皮肤要在气 - 饱和液内平衡 30min。

（2）电极表面与覆盖的透氧膜之间不能存留任何气泡，如有气泡应重新装膜。

（3）氧电极是测定氧耗量装置中最关键的部件，在较长时间不用时，应取下电极覆盖膜，双蒸水刷洗，用滤纸吸干水，置干燥器保存。

（4）测定氧耗量的准确与否，不仅与电极质量有关，而且与上述因素密切相关，必须严格控制。

（5）避免测氧池及介质被细菌污染。

七、皮块培养法

利用组织块培养的方法，对皮肤块进行培养观察，测量其在培养液中皮片向外生长的速度及面积，具体的方法是把要测定的皮片用锐刀切成小块，放入 24 孔培养皿内，然后加入组织培养液，在37℃的CO_2孵箱内培养。7d后如皮块周围有皮细胞向外扩展生长，则证实测定的皮块具有活力，并根据皮块扩展生长的周径及时间，利用显微镜图像分析系统测量出其皮片生长面积及速率。该方法需要专门的细胞组织培养技术与设备，培养时间周期长，适用于实验观察、研究之用。

八、皮片生物移植法

此法是临床中最直接可靠皮片活力鉴定方法，无论是何种皮片及储存的方法，最终的结果是以皮片能否在生物体内移植存活为鉴定标准。因此，这也是笔者当前烧伤创面治疗及皮片动物移植实验中最具体的生物学方法。它把要测定的皮片剪成小块移植于小鼠或大鼠的背部，5～7d后观察皮片成活的情况，如果皮片柔软，色泽转红，则说明具有良好的活力。也可用同样方法将皮肤移植于患者的供皮区，如果移植后4～5d，皮片转红，无水疱形成，则说明被测定的皮片具有100%的活力。

另外移植的皮片也可同时进行病理学光镜或电镜观察，以作为皮片生物移植的辅助鉴别，如果皮片在光镜 HE 染色下显示出结构完整良好，尤其是在电镜下观察到超微结构中细胞间隙或细胞器内未见水肿或空泡形成，这也说明该皮片具有较好的活力，但病理学观察不如其他方法敏感、方便，在基层医院难开展。

九、四氮唑盐（WST-1）法

WST-1 是体外合成的一种新型的细胞活化剂，其化学名称为 4-［3-（4-碘苯基）-2-（4-硝苯基）-2-H-5 四氮唑］-1，3-苯碘酸钠（Boehringer Mannheim 公司）。它的作用原理是：利用体内具有活力的组织或细胞中的线粒体琥珀酸四氮唑反应体系（RS），作用在亚细胞的呼吸链反应中的还原型辅酶Ⅰ（NADH）、辅酶Ⅰ（NAD^+）脱氢（H）反应与体内细胞组织中的呼吸链电子偶联反应体系（EC）结合，将 H 结合到 WST-1 的甲氮唑苯环上，打开其四氮唑苯环而成显色反应，其反应底物变为甲曆。因此，只有体内测定的组织细胞具有活力，其变化的高低必然反映出上述体内亚细胞结构中加 H 反应过程的多少，因而呈现出的甲曆成色反应也越重。笔者就是根据这种 WST-I 演变过程甲曆的成色反应来间接反映某一组织细胞的高低。该法简单易行、灵敏迅速，只需 3～4h 就可完成整个实验。具体方法为：取备用皮片，室温下用磷酸缓冲盐（PBS）冲洗 3 遍，用皮冲子冲成直径为 10mm 的圆形小皮片，各实验组均检测 8 块小片。将小皮片分别置入 96 孔无菌塑料培养皿，每孔加入 PBS200μL，再加入 WST-120μL，设立等剂量空白（未加皮片）对照组。置37℃的CO_2孵箱内3h，弃去皮片，培养液置入双波长酶联仪，在 450/690nm 波长下测定 A 值。实验组 A 值减去对照组 A 组，结果为皮片实测的 A 值。

WST-1 试剂是继应用在细胞活力检测的基础上，笔者将其应用于皮肤活力的检测，并获得成功。经当前医学文献数据库检索，未发现类似的报道，为国内外率先采用的皮片活力检测的方法。

WST-1 为水溶性细胞组织的活化剂，是一种不同于 MTT、XTT 和 MTS 的新型四氮唑盐的细胞活化剂。它较上述的几种试剂更敏感、更稳定、无放射性、反应时间更短，不用漂洗及具有操作简便等特点，且价格低廉，每瓶试剂为 25mL 液体包装，价格折合人民币 1900 元左右，可应用于 1250～2500 个标本的检测，可以被国内大中型医院烧伤科皮库或有关的研究单位所接受。

十、SYTO/EB 双重染色法

皮肤组织现已经能够在低温下长时间保存，保存的皮肤在使用前往往需要进行活力检测以作为移植的依据。目前对皮肤活力检测的方法有很多，包括琥珀酸脱氢酶定性和定量实验、台盼蓝活细胞染色、耗氧量测定、皮块培养及移植实验，还有四氮唑盐（WST-1）测定法。这些方法大多为间接测定，有些方法耗时较长而不实用，其共同的特点是无法在原位观察到皮肤表皮细胞的活力以及与结构的关系，并且以定量的方式表示皮肤活力。对于活细胞直接染色，定量确定活力的方法目前只限于细胞悬液和培养的单层细胞，而对于组织的原位染色测定活力的方法鲜有报道。笔者采用一种新型的穿透性核酸染色剂 SYTO 和常规的核酸染色剂 EB（溴化乙啶）进行双重染色，从而检测皮肤在 4℃保存不同时间后的活力，同时使用 WST-1 法进行活力测定进行比较。

SYTO/EB 活力测定方法为将皮块置于 Vibratome 1000 切片机切片，捞片后用 PBS 洗 3 次，每次 3min，滴加 SYTO 13 工作液 50μL，37℃避光孵育 20min，用 PBS 洗 3 次，每次 3min，滴加 50μL EB（1μL/mL），在冰浴中避光保存 30min。用 PBS 洗 3 次，每次 3min。然后在 488/520nm 激发，Olympus 荧光显微镜下观察细胞计数。荧光显微镜下活细胞发亮绿色荧光，死细胞发红色荧光，通过辨识两种颜色的细胞进行细胞计数，然后计算出活力的百分比。

皮肤储存方法：将皮块置于含 10%FCS 的 MEM 培养液中（2cm^2 皮片面积 /mL 保存液）在 4℃冰箱储存，每 48h 更换保存液。分别在储存后 1d、3d、5d、7d、10d 或 14d 取出测定 SYTO 13/EB 和 WST-1 活力。所得结果见表 16-8。

表 16-8　不同方法测定 4℃条件下保存皮肤活力变化（%）的结果（$n=10$, $\overline{X}\pm S$）

时间 /d	SYTO13/EB	WST-1
1	93.4±3.2	91.6±1.6
3	71.2±5.1	67.5±3.0
5	73.6±3.8	66.7±6.0
7	55.1±3.6	49.3±2.5
10	41.8±4.2	38.7±3.3
14	36.7±3.2	29.3±4.7

注：两种方法活力百分比比较，差异无统计学意义

SYTO™ 核酸染色剂是一组新的穿透性核酸染色剂，该染色剂可穿透活细胞膜，与核酸 DNA/RNA 结合，在一定的激发和发射光谱下发出荧光。该系列各种染色剂之间在细胞穿透性、与核酸结合后荧光的增强度，激发 / 发射光谱和 DNA/RNA 结合活性特异性等方面有所差异，因此可以对多种细胞和细菌进行染色。研究 SYTO 与其他染色剂相比有许多特性：①用乙醇可将其从核酸上去除，但不能用氯仿和丁醇将其去除，这一点与 EB 和其他掺入性染色剂相反；②它与核酸的结合不受非离子去垢剂的影响；③因为它的结合方式与 Hoechst 或 DAPI 不同，因而不能被 BrdU

淬灭；④该系列染色剂均为阳离子性，因此与带负电荷的离子物质如核酸可以发挥最大结合活性。

而另外一种常用的染色剂 EB 也可以与核酸结合，但由于其相对分子质量较大不能自由穿过细胞膜，只有在细胞死亡或细胞损伤细胞膜出现裂隙时才能进入细胞内，与 DNA 结合发出红色荧光。根据两种染色剂的特性，同时对皮肤组织进行双重染色，然后在一定的激发／发射光谱的激发下可以同时显示皮肤组织活细胞和失去活力细胞的分布。由于在荧光显微镜下两种染色剂所发出的荧光颜色不同，可以对两种不同颜色染色的细胞进行细胞计数，计算后即可得到皮肤组织的活力。

两种方法在机制上是有根本区别的，其中 WST-1 是一种间接测定法，以细胞内线粒体的呼吸功能来反映组织活力，代表了组织内各种细胞成分的活力总值。而 SYTO/EB 法可以从形态上直接观察到组织不同部位各种细胞的活力状态，因此能够对所需要部位的细胞进行活力计算，在实际工作中可应用于特殊的实例。通过对 4℃保存不同时间皮肤活力检测的结果比较，两种方法测定的活力值非常接近，结果一致，均显示皮肤在一定保存液中 4℃保存后 2 周活力为新鲜皮肤的 30% 左右。SYTO/EB 染色测定法整个过程只需 1h 左右，较 WST-1 法操作时间更短，而且结果敏感性与 WST-1 测定结果相近。另外该法的操作更为简便，只需一台荧光显微镜即可完成活力的检测，不失为一种敏感的、快速的皮肤活力检测方法。

（贾晓明）

参 考 文 献

丁岳粱，韩春茂，1989. 我国烧伤创面处理进展［J］. 中华整形烧伤外科杂志，5：56—57.

付小兵，王德文，1997. 创伤修复基础［M］. 北京：人民军医出版社，99—103.

付小兵，王德文，1999. 现代创伤修复学［M］. 北京：人民军医出版社，685—698.

高智仁，郝志强，聂兰军，等，1985. 应用自体表皮细胞移植治疗三度烧伤创面初步报告［J］. 中华医学杂志，65：278—280.

何泽涌，1978. 组织学与胚胎学［M］. 2 版. 北京：人民卫生出版社，128—134.

黄忠璋，王椿森，祝兆如，1993. 皮肤组织病理学［M］. 武汉：湖北科学技术出版社，8—23.

贾晓明，YANG H，LISS K，等，1998. 4℃储存条件下不同组织保存液对皮片活力影响的研究［J］. 中华外科杂志，36（11）：694—696.

贾晓明，YANG H，LISS K，等，1999. 一种新的皮肤活力检测方法的研究［J］. 中华外科杂志，36（3）：183—185.

贾晓明，朱兆明，孔秋华，等，1990. 皮肤内琥珀酸脱氢酶测定方法的改进［J］. 中华整形烧伤外科杂志，3：219—221.

金布尔，1985. 细胞生理学［M］. 北京：科学出版社.

靳士信，1984. 解剖学进展（续集）［M］. 北京：人民卫生出版社，404—479.

李玉瑞，1988. 细胞外间质的生物化学及研究方法［M］. 北京：人民卫生出版社，1—74.

梁勇才，1996. 实用皮肤病诊疗全书［M］. 北京：学苑出版社，1—7.

刘承煌，1991. 皮肤病理生理学［M］. 北京：中国医药科技出版社，1—121，131—140.

上海第一医学院，1981. 组织学［M］. 北京：人民卫生出版社，448—485.

盛志勇，朱兆明，孟庆珍，1979. 液态氮储存皮肤的应用［J］. 中华外科杂志，17：53—56.

汪士良，黎鳌，1989. 烧伤创面处理的几个问题［J］. 普外临床，4：99—105.

王树椿，1991. 老年皮肤病学［M］. 北京：中国医药科技出版社，3—8.

王探梅，王亚平，李济时，1986. 生物敷料——羊膜作用的进一步探讨［J］. 中华整形烧伤外科杂志，2：282—283.

吴志谷，耿森，黎君友，等，2000. 生物氧耗微机分析系统及其应用［J］. 生物医学工程学杂志，17（4）：478.

吴志谷，尹少杰，1993. 离体生物材料的氧耗测定［M］// 田牛，等. 微循环方法学. 北京：原子能出版社，113.

吴志谷，朱兆明，孙同柱，等，1986. 氧电极测定皮肤活力的研究［C］. 北京低温医学生物学专题讨论会（总后医学科学技术委员会，生理及病理专业组）.

吴志谷，朱兆明，孙同柱，等，1993. 离体皮肤氧耗测定的实验研究［J］. 中华整形烧伤外科杂志，9（2）：138.

杨天籁，1985. 小儿皮肤病学［M］. 上海：上海科学技术出版社.

张明良，汪昌业，常致德，等，1986. 皮肤微粒播散移植的试验研究和临床应用［J］. 中华外科杂志，24：219—221.

赵雄飞，1989. 烧伤创面覆盖问题研究的进展［J］. 普外临床，4：95—98.

赵雄飞，路淑珍，胡嘉念，等，1985. 人上皮细胞培养及其初步试用于创面覆盖［J］. 中华外科杂志，23：297—299.

朱兆明，RICHIE D G，HERNDON D N，等，1989. 4℃储存皮肤的最佳条件［J］. 中华外科杂志，27：169—172.

朱兆明，柴家科，贾晓明，2002. 皮肤储存基础与应用［M］. 北京：人民军医出版社，7—41，150—155，165.

朱兆明，柴家科，孔秋华，等，1995. −20℃冰箱储存皮肤的研究［J］. 中华外科杂志，33：479—480.

朱兆明，贾晓明，柴家科，等，1991. 玻璃化法储存皮肤的试验研究及临床应用［J］. 中华外科杂志，29：705—707.

朱兆明，刘金刚，1993. 皮肤的低温保存低温医学［M］. 北京：人民卫生出版社，191—195.

朱兆明，盛志勇，1982. 液氮储存皮肤及其使用经验［J］. 中华医学杂志，62：559—560.

朱兆明，吴志谷，周幼勤，等，1989. 4℃储存皮肤中几个问题的研究［J］. 中华整形烧伤杂志，5：139—140.

BAUANTYNE D L，CONVERSE J M，1966. Structure and properties of skin and of its components from the point of view of preservation by freezing and freeze-drying［J］. Cryobiology, 3（2）：131—177.

BOLLDOC C C，BURKE JF，1971. Clinical experience with frozen human skin and a frozen skin bank［J］. Ann Surg, 174：371—382.

COMAS J，REGO V J，1997. Cytometry using nucleic acid and membrane potential dyes［J］. Cytometry, 29（1）：58—64.

FANG，Z Y，1989. Modern treatment of severe burn［M］. Berlin: Springer-Verlag, 216—229.

FATT I，1968. The oxygen electrode: some special application［J］. Ann N Y Acad Sci,148（1）：1—289.

FREY T，1995. Nucleic acid dyes for detection of apoptosis in live cells［J］. Cytometry, 21：265—274.

GALLICO G G，O CONNOR N E,KEHINDE O，et al，1984. Permanent coverage of large burn wounds with autologous cultured human epithelium［J］. New Engl J Med, 311：448—451.

HAFEMANN B，FRESE C，KISTLER D，et al，1989. Intermingled skin grafts with in vitro cultured keratinocyts- experiments with rats［J］. Burns, 15：233.

HALPRIN K M，1972. Epidermal "turnover time" -a reexamination［J］. Br J Dermatol, 86：14—19.

HERSHEY F B，CRUICHSHANK C N D，MULLINS L I，1958. The quantitative reduction of 2,3,5, tri-pheyltetrazo-line chloride by skin in vitro［J］. J Histochem and Cytochem, 6：191—196.

JENSEN H S，1984. Skin viability studies in vitro［J］. Scand J Plast Reconstr Surg, 18：55—59.

JENSEN H S，ALSBIORN B F，1984. Viability in split-skin biopsies measured by a surface oxygen electrode［J］. Stand J Plast Reconstr Surg, 44：423—428.

LAWRENCE J C，1972. Storage and skin metabolism［J］. Br J Plast Surg, 25：440—453.

LEVER W F，SCHAUMBURG-LEVER G，1990. Histopathology of the skin［M］. 7th ed. Philadelphia: J B Lippincott Company, 8—31.

MAY S R，WAINWRIGHT J F，1985. Integrated study of the structural and metabolic degeneration of skin during 4℃ in nutrient medium［J］. Cryobiology, 22：18—34.

RHEINWALD J G，GREEN H，1975. Serial cultivation of strains of human epidermal keratinocytes: the formation of keratinizing colonies from single cells［J］. Cell, 6：331.

RONALD R B，HERNDON B L，1965. Clinical use of viable frozen human skin［J］.JAMA, 194：129—131.

ROTH C A，BERGGREN R B，LESSLER M A，1969. The effect of dimethyl sulfoxide on rat skin oxygen utilization［J］. J Invest Dermatol, 52（6）：514.

SENSEN H S，1986. Surface oxygen tension measure-ments in skin biopsies evaluated by a range of metabolic parameters［M］. Melbourne: The International Congress on Burn Injuries.

SHERIDAN R L，TOMPKIN R G，1995. Culture autologous epithelium in patients with burns of ninety percent o more of the body surface［J］. J

Trauma, 38：48—50.

SILVER I A, 1967. Polarography and its biological applications［J］. Phys Med Biol, 12（3）：285—299.

TAKAHASKI G H, FART I, GOLDSTICK T K, 1996. Oxygen consumption rate of tissue measured by a micropolarographic method［J］. J Gen Physiol, 50：317.

XU W, GERMAN L, GONLET F, et al, 1996. Permanent graftig of living skin substitutes, surgical parameters to control for successful results［J］. J Burn Care Rehabil, 17：7—13.

ZHU Z M, JIA X M, CHAI J K , et al, 1994. Clinical use of homograft stored by vitrification［J］. Chinese Medical Journal, 107：574—576.

ZIEGER M A J, TREDGT E E, MCGANN L E, 1993. A single effective system for assessing viability in split thickness skin with the use of oxygen consumption［J］. J Burn Care Rehabilitation, 14：310.

第17章

氧自由基与烧伤

第1节　烧伤后氧自由基的产生、危害及防治

自从 20 世纪 70 年代氧自由基（oxygen free radicals）毒性学说被提出之后，一门新的医学分支——氧自由基医学也随之诞生。随着研究的不断深入，氧自由基与许多疾病的关系逐步明确。众多研究表明，烧（创）伤后病理生理过程中多种诱因可持续诱导氧自由基的产生，而氧自由基作为一类特殊炎症介质，不仅可直接损伤脏器、导致器官功能障碍，而且还能诱导脓毒症和多器官功能障碍综合征（MODS）的发生。因而，氧自由基危害的防治目前已成为烧伤治疗的重要内容之一。

一、氧自由基简介

氧自由基是指具有不配对电子的活性（反应性）氧中间体或者是由氧单价键减少而形成的分子。

在生理条件下，超过 95% 被细胞利用的氧气，在细胞色素氧化酶系统作用下降解为水。只有 1%～2% 的氧气在线粒体的电子传输链作用下转换为氧自由基。

正常情况下，体内生成的氧自由基主要是超氧阴离子自由基（O_2^-）。它在水溶性及脂溶性介质中的存活时间分别约为 1s 和 1h。与其他氧自由基相比，它不是很活泼，但其寿命较长，可从其生成部位扩散较长的距离，到达较远处的作用靶标，因而具有更大的危险性。

O_2^- 可受超氧化物歧化酶（superoxide dismutase，SOD）作用生成过氧化氢（H_2O_2），H_2O_2 可被过氧化氢酶（catalase，CAT，又称触媒）或谷胱甘肽过氧化物酶（glutathione peroxidase，GSH-PX）作用而灭活。所以，正常情况下体内虽有氧自由基生成，但因有这些酶的保护，细胞成分不致遭到破坏。然而当机体因故不能及时将超氧化物阴离子自由基清除掉时，H_2O_2 能与另一分子的 O_2^- 在铁离子或铁的复合物催化下，生成氧化性更强的羟基自由基（·OH）。H_2O_2 还能够在有氯离子存在时，在髓过氧化物酶作用下转化为同样具有强氧化性的次氯酸（HOCl）。

在某些病理条件下，如炎症、高氧、缺血-再灌注、放射损伤、毒素作用时，氧自由基不仅会在线粒体内产生，还会在整个细胞膜、内质网以及炎症细胞中产生。

二、烧（创）伤及感染时氧自由基产生

创伤后病程存在的多种诱因可持续刺激机体细胞产生氧自由基。烧（创）伤及感染时产生氧自由基的细胞有两类：炎症细胞和非炎症细胞。

（一）炎症细胞与氧自由基

炎症细胞［主要为单核巨噬细胞（Mφ）、多形核白细胞（PMN）］是炎症反应的效应细胞，是炎症反应的主体。炎症细胞通过释放炎症介质引起炎症反应。能激活炎症细胞释放氧自由基的诱因众多，创伤后坏死组织、感染的细菌及毒素都可通过补体激活途径及激活 Mφ 系统释放细胞介素刺激 PMN 聚集并黏附在血管内皮上。这些 PMN 受刺激后会释放炎症介质，包括蛋白酶、趋化因子、细胞因子、白三烯和氧自由基。其中细菌内毒素除间接途径外，还可直接激活 PMN 释放氧自由基。

此时，活化的 Mφ 和 PMN，是氧自由基前体和 O_2^- 的主要来源，其中 O_2^- 是在氧爆发过程中由膜结合的还原型烟酰胺腺嘌呤二核苷酸磷酸（NADPH）细胞色素氧化酶系统产生的。氧爆发发生于白细胞活化过程，会消耗 4～100 倍于正常代谢水平的氧，产生高浓度的 O_2^-，可在 1～2min 内达到 5～10mmol。活化细胞附近的低 pH 值环境促使细胞外的 O_2^- 自发的转化为 H_2O_2。

因此，活化的吞噬细胞产生高水平的 O_2^- 和 H_2O_2，两者都对其周围的细胞具有毒性。H_2O_2 结构稳定，具有亲脂性，随时可以通过膜扩散。活化的 PMN 富含髓过氧化物酶，可把 H_2O_2 转化成一种更强的氧化剂——HOCl。HOCl 还能产生存留时间更长的氧化剂——氯胺。

（二）非炎症细胞与氧自由基

某些情况下，内皮细胞和上皮细胞也会成为氧自由基的重要来源。如严重创伤、休克、局部缺血-再灌注等，使组织内次黄嘌呤、黄嘌呤堆积，黄嘌呤脱氢酶转化为黄嘌呤氧化酶，血中黄嘌呤氧化酶水平提高，ATP 降解为 AMP 和腺苷，从而为氧自由基产生创造了条件。当再灌注提供氧分子时，黄嘌呤氧化酶促进次黄嘌呤或黄嘌呤与氧分子反应，产生氧自由基，包括 O_2^-、H_2O_2 和一氧化氮（NO）。黄嘌呤氧化酶是体内血管内皮系统氧自由基的主要来源。肺的 II 型上皮细胞和胃肠黏膜上皮细胞也含有黄嘌呤氧化酶。

除黄嘌呤氧化酶系统外，休克、局部缺血-再灌注还造成非炎症细胞线粒体途径、儿茶酚胺自氧化途径和花生四烯酸代谢途径来源的氧自由基产生增加。

非炎症细胞氧自由基的形成通常出现在损伤区域氧自由基的主要来源——活化的吞噬细胞聚集之前。

三、氧自由基对机体的影响

氧自由基在人体杀灭入侵的病原微生物、清除体内变性坏死组织、保持内环境稳定中发挥重

要作用。但作为一种具有直接生物毒性的介质，氧自由基在发挥保护功能的同时，也能使自身正常的细胞和组织受损；因此，人们常形象地把氧自由基比作一柄"双刃剑"（double-edged sword）。正常人体内除有 SOD、CAT、GSH-PX 等重要的抗氧化酶类外，还含有血浆铜蓝蛋白、维生素 C、维生素 E、还原型谷胱甘肽等多种抗氧化剂，能精确地调节氧化和抗氧化系统的平衡。当创伤、机体缺血低氧及感染的程度较轻或范围较小时，抗氧化系统能有效行使其功能，避免氧自由基对机体产生影响或使影响局限化。但当上述诱因强烈时，氧自由基大量产生，而此时人体内天然抗氧化体系又常常受到抑制，增多的氧自由基就会产生严重危害。

（一）直接损伤效应

外层轨道未配对电子的特性，赋予氧自由基与生物体内几乎任何有机物质起反应的能力。反应结果：氧自由基得到电子达到稳定，有机物质被氧化而结构破坏、功能丧失。

1. 氧自由基作用的靶细胞和靶性大分子

氧自由基是由内皮细胞和表皮细胞产生的。因而，这些细胞也是关键的靶细胞，它们的损伤会导致其功能受损。

·OH 非常活跃，能迅速氧化活细胞内或其附近的任何分子。·OH 能攻击磷脂膜上的多聚不饱和脂肪酸，破坏浆膜和核膜。氢氧根自由基还能打断 DNA 双链结构或通过诱导碱基羟化造成 DNA 损伤。

所有的氧自由基都能改变 DNA 或 RNA 的碱基残基，产生不同的络合物。当细胞的抗氧化系统处理不了高浓度的氧自由基时，与细胞代谢、生长和分化相关的一些关键基因的 DNA 就会受到损伤。

次氯酸是一种有效的杀菌剂，能氧化蛋白，使各种膜蛋白失活。在其作用下细胞的呼吸被抑制，葡萄糖和氨基酸的转运系统都会受到影响，细胞内外阴离子紊乱，最终造成细胞水肿或裂解。

多数 H_2O_2 引起的细胞毒性依靠其在过渡金属元素存在时转化形成的·OH，在活化的 PMN 中则依赖髓过氧化酶的作用下转化形成的 HOCl。由于 H_2O_2 性质稳定而且亲脂，H_2O_2 形成·OH 主要依靠铁离子的存在。由于铁离子主要来源于储量较少的 ATP 螯合形式或柠檬酸盐，因此只有少量的 H_2O_2 能以铁离子依赖的方式转化为·OH。但在氧化或炎症过程中因为活化的吞噬细胞周围 pH 值较低，铁离子的储量就会大大增加，此时 H_2O_2 会造成脂的过氧化和蛋白、DNA 的损伤。

氧自由基对蛋白的修饰作用会改变蛋白的功能或使之完全失活。氧自由基对（a-1-antiprotease，a-1-P1）的失活作用就是一个很好的例子。a-1-P1 是中性粒细胞源性弹性蛋白酶的主要调节因子，存在于血液和肺细胞外液中。a-1-P1 被氧化后失活，导致弹性蛋白酶活性消失，组织被迅速破坏。自然状态下的肺泡表面活性物质具有抗氧化活性，氧化作用可通过改变肺泡表面活性物质中脂类或蛋白成分来降低其活性而减小肺泡表面张力。氧自由基还能使其他一些蛋白如顺乌头酸酶和 ADP 聚合酶失活。

细胞中的脂类，尤其是多聚不饱和脂肪酸容易受到氧自由基攻击，脂过氧化物是氧化性组织损伤的主要反应产物。脂类的过氧化产物丙二醛（MDA）常常用来反映氧自由基的活性水平。

严重的氧自由基损伤会导致大范围的细胞死亡和器官衰竭。

2. 氧自由基作用的靶器官

（1）肺：炎症反应发生时，在肺脉管结构中聚集的 PMN 会产生氧自由基，引起毛细血管内皮损伤，通透性增高，导致进行性低氧和肺的顺应性降低，诱导急性呼吸窘迫综合征（ARDS）的发生。大量的动物实验提示阻止白细胞聚集可减低肺的氧化负担，缓解随后的损伤。细胞间黏附分子 -1（ICAM-1）为 PMN 和内皮细胞的紧密黏附所必需。当 ICAM-1 被阻断时，氧自由基的产生就会减少，这可能是解释肺损伤明显减轻的原因。当粒细胞与肺毛细血管的黏附被乌司他丁药物降低后，在老鼠的 ARDS 模型的整个肺循环中都会出现 H_2O_2 的抑制和肺损伤范围的缩小。在心肺旁路引起的灌注后肺部综合征治疗中，使用血小板活化因子拮抗剂可以减弱白细胞的活化，降低肺损伤，这间接地证实了活化的白细胞产生氧自由基的作用。在坏死性胰腺炎大鼠的肺表面可以检测到过氧化物。同时检测肺组织髓过氧化物酶活性显示有 PMN 浸润。

这些观察结果进一步证实活化的 PMN 及其来源的过氧化物参与了急性重症胰腺炎时的肺损伤过程。

总之，最近的研究结果进一步证实，活化的肺 PMN 产生的氧自由基是严重肺损伤的主要原因。当然，吞噬细胞和 PMN 除产生氧自由基外，也分泌细胞因子、蛋白酶、蛋白酶抑制剂、细胞外基质和其他一些分子，它们同样会影响肺损伤进程。因此，那些能够降低活化白细胞数量、减弱白细胞活化、黏附和聚集水平，从而降低肺损伤程度的因素，都能减轻氧自由基对肺的损伤。

（2）其他器官：炎症和氧自由基所起的作用在其他器官和在肺部相似。在感染性休克、烧伤、缺血 - 再灌注引起的 MODS 过程中常常有氧自由基的参与。在暴发性肝衰竭时，MODS 出现的频率和严重程度就受氧自由基损伤影响。缺血 - 再灌注引起的肾损伤与特异性的铁离子水平升高产生的·OH 自由基有关。此外，氧化应激也在失血性休克时缺血性肝炎的发生中起作用。

我们曾对氧自由基在烧伤后 MODS 发生中的作用进行了大量研究。结果发现，烧伤及延迟复苏后心肌、肺、肝、肾和胃肠组织中氧自由基产生增加。烧伤休克时 MODS 的严重程度和氧自由基水平之间有直接而显著的联系。这些实验还提示，MODS 可能是由于产生的大量氧自由基造成的内脏损伤引起的。

为阐明 NO 和其他氧自由基的动力学行为与感染造成的器官功能丧失的关系，有学者检测了严重感染伴有 MODS 患者的单核细胞氧自由基水平。单核细胞同时产生 NO 和其他氧自由基是严重感染时 MODS 发生的前提。而且氧自由基的补体活化作用和 PMNs 与血管内皮的相互作用与感染性 MODS 的病理生理学表现密切相关。氧自由基引起的内皮损伤是急性实验性胰腺炎、急性动脉性高血压和急性脑损伤时的显著特征，显示吞噬细胞产生的氧自由基在感染性 MODS 发生中发挥了重要作用。

（二）间接效应

氧自由基除直接损伤作用外，还能介导病理生理过程放大损伤效应，参与或加重器官功能障碍。这一间接作用近年来逐渐被认识和重视。

1. 损伤相关效应

发生在特殊细胞或组织的氧自由基损伤，可诱发特定的病理生理反应，产生严重后果。

（1）组织水肿：组织水肿可导致 O_2^- 弥散半径增大、组织低氧损害，是 MODS 的重要机制之一。现已证实，氧自由基可加重组织水肿的形成。这与氧自由基对内皮细胞损伤作用密切相关。富含黄嘌呤氧化酶系统的内皮细胞是氧自由基生成和遭受氧自由基损伤的初始部位，同时内皮细胞也最易遭受 PMN 释放的氧自由基攻击。氧自由基损伤可导致内皮细胞坏死、脱落及血管内液体向内皮下转移，导致组织水肿。此外，氧自由基可破坏间质组织，使其发生降解，间质渗透压升高，也参与水肿形成过程。

（2）红细胞（RBC）变形性异常：变形性异常使 RBC 难以通过直径仅 4.5μm（RBC 为 7μm）的毛细血管床行使输氧功能，导致器官低氧，功能障碍，诱发 MSOF。氧自由基不仅可诱发脂质过氧化，损伤 RBC 膜，氧自由基本身及脂质过氧化产物 MDA 还能损伤 RBC 膜蛋白，导致 RBC 变形性下降。有研究表明，氧自由基导致的 RBC 变形性降低在 MODS 中起重要作用。

（3）肠道细菌易位：肠道易位细菌及其毒素可激活 Mφ 系统释放细胞介素，刺激 PMN 释放蛋白酶和氧自由基，并且启动体液中的补体及血凝系统，最终导致 MODS。因而，肠道被称为 MSOF 的"启动器"（motor）。健康肠道限制细菌及内毒素向体内侵袭，主要依赖肠上皮细胞的机械屏障功能。严重创伤、休克等可导致机械屏障破坏。除缺血外，氧自由基是最重要损伤因素。大量动物实验显示，抗氧化剂应用可明显减轻休克后胃肠道黏膜损伤，并能降低肠道细菌易位率。证明氧自由基对黏膜破坏是创伤后细菌易位的重要影响因素。我们在肠道缺血 - 再灌注后 MSOF 模型上看到，应用抗氧化剂治疗后，在肠道 MDA 下降、SOD 升高的同时，肠黏膜损伤明显减轻，肠道细菌入血减少，血浆内毒素水平降低，实质脏器损伤减轻，MODS 发病率降低。进一步证明了氧自由基肠道损伤可能是脓毒症和 MODS 的重要机制。从而，我们有理由认为，氧自由基可能是"启动器"中的重要启动因素。

2. 细胞凋亡

凋亡是细胞氧化性死亡的主要形式。一旦凋亡启动，细胞就会遵循某种特定的程序积极参与死亡过程。凋亡过程受生理调节，主要发生在正常的细胞更新和发育过程中。例如在类固醇处理和血清剥夺时引发的凋亡就包含有膜脂过氧化过程。凋亡和相关的膜脂过氧化过程都可通过表达一些抗氧化剂来避免，因此可以推测氧自由基引起的组织损伤也可能包括凋亡。

有人在氧过剩的急性肺损伤模型上检测了细胞凋亡。动物暴露在高氧中造成急性肺损伤，这种损伤的特点是肺泡 - 毛细血管屏障破坏，导致肺水肿，气体交换受阻。重症肺炎是高氧性肺损伤的一个突出特征，包括间质和肺泡的炎性浸润。为确定氧过剩时是否发生细胞凋亡，有研究者使用了原位 TUNEL 分析。在一个高氧肺损伤小鼠模型中，TUNEL 阳性出现在严重肺损伤的某一段时间里（48h），与未进行高氧处理的对照组相比，凋亡的细胞核显而易见。在高氧处理的兔和大鼠也观察到了类似的结果，显示凋亡是高氧肺损伤的显著特征，而且特异性地表现在靶器官——肺。

我们在烫伤大鼠延迟复苏模型上观察到，伤后早期肠黏膜上皮细胞凋亡率显著升高，同时有脂质过氧化产物 MDA 水平的明显上升，抗氧化剂 N- 乙酰半胱氨酸治疗可有效降低黏膜上皮细胞凋亡率。表明氧自由基在肠黏膜上皮细胞凋亡中同样发挥重要作用。

由于凋亡过程中伴随有膜脂过氧化作用，凋亡细胞本身就会加重组织的氧自由基负担。这也提示针对凋亡进程的治疗方案可能对减轻急性肺损伤、ARDS 和脓毒症有益。

3. 作用于其他炎症介质

（1）氧自由基与补体激活：补体派生肽 C5a 是 PMN 预诱、趋化，损伤组织的介质之一，在 MSOF 发病中起重要作用。而氧自由基是 C5a 的重要激活物。Shingu 等体外实验发现，H_2O_2 可引起人类 PMN 趋化活性的产生。这种趋化活性可被人类 C5a 抗血清所抑制。说明是由于 H_2O_2 诱导 C5a 生成来完成。同时发现，趋化活性的形成并不能被 EDTA 或 EGTA 阻止，提示 H_2O_2 直接对 C5 分子起作用。进一步实验证实，H_2O_2 可直接分裂人类 C5 产生 C5a。Vogt 等的实验除证实 H_2O_2 对 C5a 生成的影响外，还证明了·OH 比 H_2O_2 更具效果。结果还显示，·OH 还可通过激活补体旁路诱导 C5a 生成。体内实验支持了 Singu 和 Vogt 等的观察结论。Keith 等在大鼠烫伤模型上观察到，伤后伴随补体消耗增加 PMN 趋化活性增强，该变化可被 C5a 抗体及·OH 清除剂二甲基亚砜（DMSO）和二甲亚基三脲（DMTU）完全抑制。

（2）影响血栓素（TXA_2）/前列环素（PGI_2）比值：TXA_2 和 PGI_2 均是花生四烯酸代谢的中间产物，TXA_2 促发血小板聚积和释放反应，使 PMN 趋化和聚集等。PGI_2 的作用与之相反。TXA_2/PGI_2 比值下降可诱发多器官损害。氧自由基通过激活环氧酶、抑制 PGI_2 合成酶，改变 TXA_2/PGI_2 比值。Seckamp 等研究证明，内毒素血症时，由 TXA_2 介导的肺损伤可被氧自由基清除剂所阻止。Kaufman 等证明氧自由基清除剂 DMTU 和 SOD 可防止 TXA_2/PGI_2 异常改变，进而显著减轻肾损害。

（3）促进细胞因子生成：细胞内氧自由基是参与转录调节的重要信号途径。越来越多的证据显示转录因子蛋白可能对氧化还原作用非常敏感。核因子 κB（NF-κB）就是这样的一个可以被氧化作用活化的转录因子。现已清楚，NF-κB 在组织损伤的急性反应阶段和激活细胞因子方面也扮演着重要角色。因此，氧自由基可由炎症细胞产生，而且它也可以刺激接下来的炎症反应。氧自由基也可以调节转录因子的其他家族成员。例如，AP-1 也像 SP-1 家族的蛋白和热休克因子（HSF-1）一样可被氧化作用活化。全面的氧化作用状态还会通过其他转录因子来影响转录过程。例如，血红素氧合酶（HO-1）和金属硫蛋白可以被一种对氧化还原作用敏感的因子调节，该因子结合在抗氧化反应元件（ARE）DNA 的某个域上。AREs 位于这些基因的上游，对氧化还原作用敏感。

有研究者报道，自由基清除剂可减少 Mφ 分泌活性的 15%～20%，提示氧自由基可能是 Mφ 释放细胞因子的重要刺激因素。

4. 氧自由基与免疫抑制

严重创伤、烧伤及脓毒症时机体免疫功能发生紊乱。大量证据表明，氧自由基参与了免疫抑制的形成。H_2O_2 可造成淋巴细胞毒性抑制，对 T 细胞有直接抑制作用。我们观察了大面积烧伤后延迟复苏患者外周血 T 淋巴细胞亚群的变化，发现有 T 辅助（CD4$^+$）细胞和 T 抑制（CD8$^+$）细胞比值的显著降低和 MDA 的显著升高，两者呈显著的负相关；同时发现菌血症发病率明显增高。该结果提示氧自由基可能造成 T 淋巴细胞功能受抑，进而诱导侵袭性感染的发生。我们还在临床及动物试验中研究了烧伤后 PMN 的功能变化及氧自由基的损伤作用。结果表明，烧伤可致 PMN 化学发光及吞噬功能严重损害，同时伴有全血 SOD 下降、MDA 增加，并且相互之间有良好相关性。经用维生素 E 治疗后，PMN 的功能明显改善，证实氧自由基诱发的脂质过氧化是使 PMN 功能降低的重要原因之一。

氧自由基不仅能造成 T 淋巴细胞和吞噬细胞功能受损，而且能通过诱导凋亡，降低淋巴细胞有效数量来抑制免疫系统功能。我们在大鼠肠道缺血 - 再灌注模型上发现，短暂的（30min）肠道缺血后再灌注不仅能引起肠壁淋巴细胞凋亡，而且能导致外周血淋巴细胞凋亡加速和绝对数量的减少。

综上所述，氧自由基产生持续存在创伤后及脓毒症病程。损伤组织、休克、感染均是激活炎症细胞和非炎症细胞释放氧自由基的强力诱因。氧自由基除以其高生物毒性对器官直接损伤外，还能影响红细胞变形性，加重组织水肿，加速细胞凋亡、促进其他炎症介质生成，进一步放大损伤效应，造成器官功能障碍。此外，氧自由基对肠黏膜屏障功能的损害，可诱发肠源性感染；对免疫系统的抑制则增加机体对感染的易感性，诱导和加重脓毒症。

四、氧自由基损伤的防治

（一）病因治疗

既然创伤后休克、局部缺血 - 再灌注、坏死组织及感染均是氧自由基产生的强力诱因，那么要预防和减轻氧自由基损伤的话，首先就要紧紧抓住诱因治疗这个环节。由于休克及局部缺血 - 再灌注时，氧自由基产生量在一定范围内与组织缺血时间成正比，那么就应该尽快纠正休克和缓解局部缺血。我们在烧伤休克治疗时，强调了"及时、快速、充分"的原则，使血流动力学指标尽快恢复到生理水平，有效缩短了全身性组织缺血时间。但烧伤休克在肠道的表现有其特殊性，Morris 等报道，40% 烧伤后即使给予有效复苏，肠系膜血流在伤后 1h 即已显著下降，持续至伤后 20h 方恢复正常。我们在临床研究中也观察到，严重烧伤后反映肠黏膜缺血状况的 pH 值显著下降并持续 2～3d。为此，我们在对烧伤休克进行有效液体复苏的同时，应用山莨菪碱（654-2）舒张肠系膜血管，使 pH 值迅速恢复。创面坏死组织的存在及继发感染是持续诱因。尽快清除坏死组织有利于控制炎症细胞来源的氧自由基产生量。这正是我们广泛开展大面积烧伤后休克期切痂的主要目的之一。当然，感染发生时抗生素的应用，无疑是减轻细菌及其毒素诱导炎症细胞释放氧自由基的重要手段。

（二）药物预防

一些药物如钙拮抗剂、铁络合剂和别嘌醇等可阻断氧自由基生成的不同环节，可以起到一定的预防氧自由基产生的作用。

1. 钙拮抗剂

氧自由基和钙离子（Ca^{2+}）在细胞损害中的相互促进作用已成为共识。氧自由基引起的细胞膜脂质过氧化损伤导致胞膜对 Ca^{2+} 的通透性增加，大量的 Ca^{2+} 内流又激活磷脂酶，促进氧自由基产生和脂质过氧化反应，形成恶性循环。钙拮抗剂可打断这一恶性循环。硝苯地平、尼莫地平和粉防己碱等钙拮抗剂已被证明对预防缺血 - 再灌注时的组织损伤，具有一定的临床应用价值。

2. 铁络合剂

·OH 的产生途径主要有两个：Haber-Wiss 反应，此反应速度很慢，·OH 的产生量较少；过渡金属催化的 Fenton 反应，该反应的速度是 Haber-Wiss 反应的数万倍。体内存在极微量的铁离子即可诱发 Fenton 反应。铁络合剂去铁敏对 Fe^{3+} 具有极高的亲和力，能与 Fe^{3+} 很快络合而形成去铁敏 Fe^{3+} 复合物。该药物被证明能有效地抑制铁催化的产生 ·OH 反应，同时它还可抑制依赖于铁、铜催化的脂质过氧化反应，减轻由此引起的细胞膜损伤。去铁敏用于预防缺血 - 再灌注时的组织损伤取得了一定的临床疗效。另外，一些钙拮抗剂和莨菪类药物被证明也有减少血中游离铁含量，预防氧自由基损伤的作用。

3. 别嘌醇

别嘌醇是黄嘌呤氧化酶作用底物的竞争性抑制剂，可以阻断缺血 - 再灌注时黄嘌呤氧化酶途径的氧自由基产生。Coghlan 等报道，心内直视手术患者应用别嘌醇后明显减少脂质过氧化和术后正性肌力药物的应用例次，提高了心脏指数。Johnson 等发现 169 例应用别嘌醇组患者，其心功能明显优于对照组，医院病死率明显低于对照组，未见任何毒副作用。我们使用别嘌醇防治大面积烧伤后应激性溃疡取得了较好效果，这可能与其对胃肠道缺血 - 再灌注损伤的抑制作用有关。

（三）氧自由基的清除

1. 酶类氧自由基清除剂

酶类氧自由基清除剂主要为 SOD 和 CAT。由于严重烧（创）伤后这些酶在体内含量降低，外源性补充有助于提升机体处理氧自由基能力。虽然动物和临床实验显示了 SOD 和 CAT 应用在再灌注时具有一定的器官保护效果，但它们对抗氧自由基的作用并不完全，在某些情况下甚至无效。这可能与其相对分子质量较大，不易进入细胞内有关。这使它们在临床上的广泛应用受到了限制。

2. 非酶类氧自由基清除剂

（1）低分子化合物：这类化合物非常容易与氧自由基反应，生成稳定的自由基或其他稳定物质。从而切断链式氧化反应，达到抑制自由基损伤、保护生物体的目的。常见的有维生素类化合物（维生素 C、E、A、B_{12} 等）、泛醌、甘露醇、1,6- 二磷酸果糖、黄酮类、肽类化合物（谷胱甘肽、肌肽等）、硫辛酸、金属（硒）等。

其中，维生素 C 和维生素 E 在临床上被广泛使用。维生素 E 是体内重要的抗氧化剂，能消除 O_2^-、·OH 等和脂质过氧化物。维生素 C 可以直接与 ·OH 作用，产生不活跃的自由基产物，最后被代谢为草酸后排出体外。同时，维生素 C 还可以还原被氧化的维生素 E，恢复维生素 E 的抗氧化能力。因而，维生素 C 和维生素 E 具有协同抗氧化效应。我们在延迟复苏动物模型上，采用电子自旋共振波谱技术检测了维生素 C 和维生素 E 联合应用对脏器氧自由基的清除效果，结果发现心、肝、肾组织氧自由基含量显著降低。

临床上应用较为广泛的还有甘露醇和 1, 6- 二磷酸果糖。甘露醇为 ·OH 清除剂，可防止细胞膜过氧化。1, 6- 二磷酸果糖能抑制脂质过氧化反应，抑制 PMN 的呼吸爆发，减轻 O_2^- 和 H_2O_2 对缺血组织的损伤。

我们在严重烧伤治疗时，常将上述 4 种药物联合使用。维生素 C 加入复苏液中静脉滴注，10g/d；维生素 E 肌内注射，100mg，每日 3 次；20% 甘露醇 125mL 加入 5% 葡萄糖 500mL 中静脉滴注，每日 3～4 次；1, 6- 二磷酸果糖 5g 静脉滴注，每日 1 次。

（2）中药制剂：目前发现具有抗氧化作用的中药制剂有小红参酿、人参皂苷、丹参、川弓嗪、小檗胺、三七总皂苷等。其中部分中药制剂已投入临床使用。

其他种类具有抗氧化作用的药物还有纳洛酮、六甲氧苄嗪等。我们相信随着研究的深入，将有更多、更有效的氧自由基清除药物用于临床。

（杨红明）

第 2 节　烧伤及整形领域中氧自由基研究的进展

一、概　　述

氧自由基为含有不配对电子的原子或原子团，其化学性能十分活跃，能参与生物的各种生理和病理过程。

（一）氧自由基的生成

氧分子加 1 个电子形成超氧自由基

$$O_2 + e^- \longrightarrow O_2^-$$

氧分子加 2 个电子，或 2 个超氧自由基和氢离子形成过氧化氢，

$$O_2 + 2e^- + 2H^+ \longrightarrow H_2O_2$$

$$2O_2^- + 2H^+ + 2e^- \longrightarrow H_2O_2 + O_2$$

过氧化氢不属于自由基而属于活性氧簇（reactive oxygen species），但极易分解而产生氧自由基，尤其遇到金属离子时。

$$H_2O_2 + Fe^{2+} \longrightarrow OH + OH^- + Fe^{3+}$$

在正常情况下，大多数氧自由基的来源是由于细胞内线粒体、内质网中电子输送链中电子漏出所致。另一个来源是细胞内巯基（谷胱甘肽、半胱氨酸）、肾上腺素、黄素（flavin）辅酶在金属原子的作用之下，自身氧化（autooxidation）。

细胞外氧自由基生成的来源：①高氧综合征，如呼吸机引起的氧中毒；②缺血 - 再灌注；③衰老；④药物引起的贫血；⑤维生素 E 及 D 的缺乏；⑥受到放射损伤或化学性损伤的组织，如四氯化碳、百枯草、化学治疗药物、致癌药物等引起的损伤，也会产生大量自由基，主要是通过黄嘌呤氧化酶系统和 NADPH 系统生成。

以下是黄嘌呤氧化酶系统生成氧自由基的反应图（图 17-1）和反应式。

反应式　　次原嘌呤 $+ H_2O + 2O_2 \longrightarrow 2O_2^- + 2H^+$

黄嘌呤 $+ H_2O + 2O_2 \longrightarrow$ 尿酸 $+ 2O_2^- + 2H^+$

还原型烟酰胺腺嘌呤二核苷酸磷酸（NADPH）系统生成自由基的反应式

$$NADPH + 2O_2 \longrightarrow NADP^+ + 2O_2^- + H^+$$

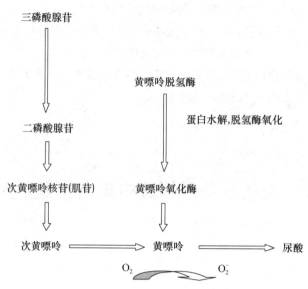

图 17-1　黄嘌呤氧化酶系统生成氧自由基的反应图

（二）氧自由基的作用

1. 有利作用

少量氧自由基有益于机体的生理功能活动，如核糖核苷酸还原酶的催化作用需要氧自由基，吞噬细胞的吞噬杀菌过程中需要氧自由基。而氧自由基仅在细菌和吞噬细胞浆膜之间产生，这时超氧离子、过氧化氢及活性氧即可漏出。但生成过多则对机体有不利影响。

2. 损伤作用

细胞及细胞器的膜富于多价不饱和脂肪酸，易被氧自由基攻击发生脂质过氧化，并发生反复性自身链性反应，产生羟自由基及过氧化氢，再次引起损伤。氧自由基引起血管内皮细胞损伤，使肺及其他组织血管通透性增加，引起局部水肿。使一些酶的活性失活。

引起损伤的主要机制如下：①降解透明质酸及胶原；②通过使细胞膜中磷脂膜的脂质过氧化破坏细胞的功能；③使细胞器如溶酶体及线粒体的外膜破裂；④干扰蛋白酶如 Na^+-K^+-ATP 酶、钙 ATP 酶、谷胺合成酶及 α-1- 蛋白酶抑制剂的功能。

二、烧伤早期氧自由基的变化

（一）烧伤早期血浆、脏器、局部氧自由基及脂质过氧化物增加

大面积烧伤早期，由于血容量不足及其他原因，引起局部细胞低氧，使线粒体内 Mg^{2+} 丢失，Ca^{2+} 浓度增高，ATP 酶活性减低，使 ADP 转化成 ATP 的速率减低，从而不断降解为腺苷、肌苷及次黄嘌呤。如果再恢复氧供给，则次黄嘌呤在黄嘌呤氧化酶的作用下转化成黄嘌呤及尿酸，同时产生大量氧自由基。烧伤经抗休克治疗后，虽然改善了血容量和血循环障碍，纠正了细胞低氧

和能量代谢障碍，但由于是一个缺血 - 再灌注的过程，其间产生大量的氧自由基引起了对细胞和组织的第二次损伤。动物试验和临床观察到给予抗氧化剂后可减轻全身和各脏器的损伤程度，使休克过渡比较平稳。

Tanak 等报道，烫伤（70%TBSA）大鼠，于伤后 0.5～2h 输液（按 Parkland 公式），同时给予大量抗氧化剂维生素 C（24h 内 340mg/kg）。与对照组相比，伤后 7h 心排血量增高，血细胞比容减低，局部水肿减轻。Saitoh 将大鼠 25% 体表面积烧伤，伤后 2h 行切痂及异种皮移植。一组腹腔注入生理盐水，另一组加用 Cu/Zn-SOD，于伤后 6h 测定血浆及内脏中脂质过氧化物丙二醛（MDA）。结果为单纯切痂能减低血浆中 MDA 的升高，但组织中的 MDA 仍升高。加用 Cu/Zn-SOD后，能同时减轻血浆及组织中 MDA 的升高。廖毅等报道了 10 例严重小儿烧伤休克期复苏前后血清氧自由基的变化，复苏后 SOD 活性下降，LPO 含量升高。李少成对 10 例严重烧伤患者血浆中 MDA 进行观察，伤后 6h 有明显升高，48h 达到高峰，以后逐步缓降，但不因休克纠正而迅速消除。Kumar 等测定烧伤患者血浆 MDA 的含量，随烧伤面积增大而增高，随伤后时间延长而降低（表 17-1），同时伴有肝、肾功能损伤。

表 17-1　烧伤患者血浆中 MDA 的测定（正常值 3.27±0.41nmol/mL）　　　　nmol/mL

伤后时间 /d	烧伤面积			平　均
	<20%	20%～40%	40%～60%	
2	6.86±0.83	6.93±0.87	9.13±0.33	7.71±1.25
5	5.20±0.40	5.70±1.03	7.53±0.47	6.30±1.24
10	3.56±0.47	4.02±0.52	5.68±0.58	4.56±1.01

路卫等报道，应用顺磁共振（EPR）技术，直接检测出严重烫伤大鼠（伤后 30min 内）的心、肺、肝和肾内含有氧自由基。

1. 对心脏的影响

近年来研究报道，认为烧伤后自由基增高是引起心功能低下和心肌损伤的重要原因之一，而应用抗氧化剂后，则心功能和心肌损害有明显改善。

杨建民等观察大鼠烫伤后心肌营养性血流（NBF）与心肌 MDA 含量、SOD 活性的关系，伤后1h，NBF 及 SOD 开始下降，MDA 升高，12h 变化达高峰，伤后 24h 变化有所恢复。表明心肌血流的降低，促使了心肌组织内氧自由基的产生。路卫等报道延迟复苏烫伤大鼠的心肌内 MDA，乳酸脱氢酶同工酶（LDH）、磷酸肌酸激酶同工酶（CPK-MB）均有增高。叶本兰等研究烧伤后 6h 的血清对培养心肌细胞 L- 型钙离子通道活动的影响，结果表明烧伤血清可使钙离子通道的开放活动加强，其中以血清小分子与血清脂质的作用为主。而且伤后血清脂质的作用可被加入的 SOD 所抑制，提示烧伤血清脂质对培养心肌钙离子通道的影响与氧自由基反应有关。王中峰等对烧伤后 2h的大鼠给予抗氧化剂人参二醇组皂苷，观察伤后 8h 的心率、心排血量、左室内压、心肌 MDA 及SOD 的变化（表 17-2）。

表 17-2　应用人参二醇组皂苷对烧伤大鼠心肌的保护作用

项目	对照组	烧伤组	烧伤＋人参二醇组皂苷组
心率 /（次 / 分）	206	162	202
心排血量 /mL	92	72	91
左室内压 /kPa	7	4	6
MDA/（nmol/mg）	0.71	1.35	0.91
SOD/（NU/mg）	2.9	1.7	2.8

表 17-2 说明应用人参二醇组皂苷后，心功能有明显改善，MDA 上升及 SOD 下降的幅度均有所减轻。LaLonde 报道，20% 烫伤大鼠心肌的能量释放电位（ECP）、ATP、总腺嘌呤核苷酸、过氧化氢酶在伤后 6d 内均有下降。给予水溶性抗氧化剂谷胱甘肽、N- 乙酰半胱氨酸或维生素 E 后上述指标下降程度就有所减轻。ZaPata、Matsud 等报道豚鼠大面积烧伤后在输液的同时给予大量抗氧化剂维生素 C［14.2mg/（kg·h）］与对照组比，可以减少输液量，增加心排血量，稳定血流动力学，降低血细胞比容。Horton 在严重烧伤大鼠的抗休克液中加入抗氧化剂 SOD、过氧化氢酶或别嘌醇后，观察到与对照组相比血压下降程度、低温、心率减慢、左心室功能下降、心肌细胞膜去极化功能减退程度均有所减轻，Mosher 给予烫伤豚鼠脂质过氧化抑制剂 U74389G 和一氧化氮合酶抑制剂 N^G- 甲基 -L- 精氨酸（L-NMMA）后观察休克期血流动力学的变化。仅脂质过氧化抑制剂 U74389G 有改善伤后血管阻力增加、心排血量和平均动脉压降低的作用，而一氧化氮合酶抑制剂 L-NMMA 无改善烫伤后血流动力学变化的作用。邹仲敏等观察 30% TBSA Ⅲ度烧伤和剂量为 6Gy、^{60}Co 放烧复合伤后的大鼠心肌线粒体脂质过氧化和抗氧化酶活力的改变，其中 MDA 伤后 1h 即明显升高，24h 降至对照组的水平。SOD 活力在整个实验过程中明显低于对照组，谷胱甘肽过氧化物酶（GSH-Px）活力在伤后 16h 和 24h 明显降低。故认为自由基可能是引起烧伤及放烧复合伤后心功能降低的重要原因之一。

2. 对肺的影响

张敏等观察了气管内给予抗氧化剂维生素 E 同系的药物 MD74405（0.2，1.5mg/kg）对吸入性损伤的疗效。结果发现，MDL74405 能减轻气管及肺组织损伤，使氧分压（PaO$_2$）升高，二氧化碳分压（PaCO$_2$）下降，改善呼吸功能，疗效比维生素 E 好。并且能明显降低血浆、肺、肝、心和小肠组织内脂质过氧化物丙二醛水平，故认为可能与 MDL74405 具有的强大清除氧自由基作用和高亲水性有关。谢尔凡等采用大鼠烟雾吸入伤模型，动态观察了伤后血浆、支气管肺泡灌洗液（BALF）和肺组织中 SOD 活性、MDA 和共轭二烯（CD）量的变化，辅以动脉血气分析、肺水量测定、BALF 中白细胞分类计数和病理检查。结果发现，伤后动物出现急性呼吸衰竭和严重肺水肿，肺内大量炎细胞聚集浸润，血浆、BALF 及肺组织中 SOD 活性明显降低，CD 和 MDA 含量显著增加，且与 BALF 中中性粒细胞数增加显著相关，提示氧化与抗氧化平衡失调，可能是在急性烟雾吸入性肺损伤的发生发展中起重要作用。Johnson 介绍家兔烫伤后应用一种含有 25 个氨基酸的类固醇抗氧化剂 U-74389G（U-37H50N602），可以使下降的低氧性肺血管收缩恢复到正常水平。Wang 等报道，兔吸入性损伤后，肺泡巨噬细胞产生 TNF-α 和过氧化物（O$_2^-$）增多，应用抗氧化剂拉扎洛依（lazaroid U-75412E，1.6mg/kg）后，TNF-α 分泌减少，肺部损伤减轻。

3. 对肾的影响

窦鸿等应用化学法和细胞化学法，研究重度烫伤大鼠肾皮质细胞膜（质膜、内质网及线粒体膜）Ca^{2+}，Mg^{2+}–ATP 酶活性、细胞内 Ca^{2+} 定位和半定量及肾皮质内氧自由基定位，以探讨烫伤早期肾损伤的机制。结果认为严重烫伤后肾皮质毛细血管内皮细胞受到氧自由基的损伤，改变了血管通透性，引起组织水肿。继而 Ca^{2+} 泵活性下降，Ca^{2+} 过载，进一步影响细胞结构和功能。

4. 对胃肠道的影响

高维谊等报道，将大鼠背部造成 30% Ⅲ度烫伤，伤前及伤后给予抗氧化剂别嘌醇、DMSO 或西咪替丁。然后在伤后 1～24h 内观察胃黏膜电位差、H^+ 反向弥散值、胃黏膜损伤指数等指标，以判断氧自由基清除剂对烧伤后胃黏膜有无保护作用。伤后 24h 胃黏膜损伤指数：烫伤对照组平均为 13.7，西咪替丁组为 5.1，别嘌醇组为 2.9。伤后 2.5h 胃黏膜电位差的变化（−mV）：正常对照组平均为 35.2，单纯烫伤组 14.4，烫伤后应用别嘌醇组为 25.7，高于未用药组。伤后 2.5h 大鼠胃黏膜 H^+ 反向弥散（ΔH^+）值的变化（−μEq/0.5h）：正常对照组平均为 5.9，烫伤对照组为 40.0，烫伤应用别嘌醇组为 9.5。以上说明烫伤大鼠应用别嘌醇治疗后，与对照组相比，胃黏膜损伤指数降低，胃黏膜电位差下降缓慢，胃黏膜 H^+ 反向弥散减少。别嘌醇之所以有保护胃黏膜屏障作用机制是拮抗和减少了氧自由基的生成。而烧伤后胃肠道缺血 - 再灌注使氧自由基增加，是引起胃黏膜屏障破坏，最终发生应激性溃疡的原因之一。余佩武等在大鼠 30% Ⅲ度烫伤模型上观察了肠组织血小板活化因子（PAF）含量的变化、肠黏膜电位（PD）、肠组织磷脂酶 A2（PLA2）活化、髓过氧化酶（MPO）活力以及 MDA 含量变化的关系。结果显示，烫伤后肠组织 PAF 含量显著升高与肠黏膜 PD 降低呈显著负相关。PAF 拮抗剂 WEB 2170 可显著抑制烫伤后肠组织 PAF 含量升高，提高肠黏膜 PD，并有效降低肠组织 PLA2、MPO 和 MDA 水平，从而明显减轻肠黏膜损害。认为 PAF 是导致烧伤后肠黏膜屏障损害的重要因素之一，而 PLA2 活化、中性白细胞激活以及大量氧自由基释放则是 PAF 导致肠黏膜屏障损害的重要中间机制。

5. 对血液的影响

烧伤后随着氧自由基增加的同时，全血黏度增加，红细胞脆性增加，红细胞异变率增加，红细胞凝集率增加，红细胞膜流动性下降，血小板消耗率增加，中性粒细胞功能下降。而应用抗氧化剂后可以减轻上述的改变。

Bekyuarova 报道，烧伤大鼠输入抗氧化剂过氟碳（相对分子质量小，能携带高浓度氧，并能穿透到微血管床）或维生素 A、E 后，可以改善血液流变学、微循环和血管内皮细胞的功能和形态，可使伤后大鼠血浆内 MDA 的浓度减少 30%，血液的溶血程度减少 40%，并能减轻红细胞凝集。故认为过氟碳能提高抗氧化能力，尤其和维生素 E 联合应用时更为明显。柴家科等将家兔背部造成 35% Ⅲ度烧伤，于休克 0.5h 后复苏，分对照组及治疗组（分别给予维生素 E、茜苷或小红参醌），测定各组全血中 SOD、血清中 MDA 及应用化学发光检测 PMN 的功能。伤后 7d 家兔血中 SOD 的活性（μg/gHb）：对照组为 269.3±76.9，茜苷组为 346.6±90.0，小红参醌组为 330.1±73.3。血清中 MDA 的变化（nmol/gHb）：7d 后对照组为 6.5±0.8，茜苷组为 5.5±0.6，小红参醌组为 5.4±0.7。PMN 化学发光测定（CPM×10³）：伤后 7d 对照组为 1.9±0.8，茜苷组为 2.6±0.9，小红参醌组为 2.7±0.8。从以上可看出，家兔烧伤休克后，血中 SOD 下降，MDA 上升，PMN 化学光值有明显下降。应用抗氧化剂后，SOD 下降幅度减少，MDA 上升幅度减轻，PMN 化学发光值有所升高，其中以小红参醌的效果为最好。柴家科等另一报道中观察抗氧化剂维生素E 对 22 例大面积深度烧伤患者早期中性粒细胞吞噬功能损伤的防治作用。治疗组应用维生素 E 5mg/（kg·d），分 3 次注射，连用 7d。结果为非治疗组全血中 SOD 含量下降，MDA 增高，PMN 功能下降。应用维生素 E 组，上述改变均减轻。孙向东等认为维拉帕米 1mg/kg 能减轻 30% 总体表面积Ⅲ度烫伤大鼠的溶血程度，减轻烫伤大鼠的红细胞脆性及降低异形率，并能降低血清中丙二醛含量，提高血中超氧化物歧化酶的活性，能显著抑制血清中磷脂酶 A2 的激活。谷廷敏等采用 DPH 荧光探针标记、荧光测定和光镜观察中重度烫伤大鼠、中重度烧伤患者早期红细胞膜流动性，并测定血浆过氧化脂质含量、红细胞异形率的动态变化。发现中重度烧伤早期红细胞膜流动性明显下降，血浆脂质过氧化物增多，红细胞异形率增高，脆性增加，这些改变与烧伤面积成正相关。提示烧伤后氧自由基增多是使红细胞膜流动性下降的因素之一。应用抗自由基药物有保护红细胞膜功能和结构的作用，有利于早期的复苏。覃凤君等报道，将烫伤延迟复苏的大鼠给予锌 - 金属硫蛋白后，应用电子自旋共振法测定红细胞膜蛋白构象及血清 SOD 的含量。延迟复苏组红细胞膜蛋白构象改变明显，膜蛋白运动速度减慢，血清中 SOD 含量减少。而应用锌 - 金属硫蛋白后，红细胞膜蛋白构象改变程度和膜蛋白运动速度减慢程度减轻，血清中 SOD 含量增多。这说明锌 - 金属硫蛋白对烫伤大鼠延迟复苏后氧自由基引起的红细胞膜损伤有保护作用。祝卫等对烫伤大鼠应用蝮蛇抗栓酶Ⅲ号治疗，用药组伤后 12h 凝血因子 I（Fg）较烫伤对照组下降 42.9%，全血黏度伤后 24h 呈现明显下降趋势，血小板消耗明显减少，肝组织丙二醛明显低于烫伤对照组。

6. 对免疫功能的影响

烧伤后体内氧自由基生成增多、脂质过氧化作用亢进，可能是烧伤后免疫功能下降的原因之一，而应用抗氧化剂可以增强机体的免疫力。

谢有富等观察了烧伤患者 10d 内血清中 TNF、IL-6 和 MDA 的变化，烧伤后该 3 种指标均有显著升高，TNF 与 MDA 的变化成正相关。应用抗氧化剂可以降低血清内 TNF 和 IL-6 的含量。他们又观察到 11 例烧伤患者血清中 MDA、sIL-2R 升高。烧伤患者血清能抑制正常人周围血单核细胞（PBMC）产生 IL-2。抗氧化治疗可降低患者血清 sIL-2R 水平和减轻患者血清对正常 PBMC 的抑制作用。故认为氧自由基是引起烧伤患者血清免疫抑制作用的因素之一。苏映军等对 30%TBSA Ⅲ度烫伤的大鼠给予 ATP-MgCl$_2$ 治疗后，观察血清 TNF-α 生物学活性及全血细胞化学发光峰时和峰值的变化。结果为对照组烫伤 6h 后，血清 TNF-α 生物学活性明显升高，至伤后 24h 均维持在较高水平。伤后立即给予 ATP-MgCl$_2$ 治疗可明显抑制血清 TNF-α 活性的升高。伤后 6～24h，对照组中性粒细胞（PMN）产生氧自由基的能力明显增强，伤后立即给予 ATP-MgCl$_2$ 治疗，可抑制 PMN 产生氧自由基的能力，同时提高血浆对 PMN 的调理作用。故认为 ATP-MgCl$_2$ 可降低烧伤早期炎症介质 TNF 的生物学活性，抑制 PMN 过度产生自由基，有利于严重烧伤机体重要器官功能的维护。张强等研究了氧自由基和脂质过氧化在烧伤后免疫功能异常中的作用。结果显示，小鼠 11%～12% TBSA 全层皮肤烧伤后第 6 天所测定的淋巴细胞增殖反应、白细胞介素 -2 生成、空斑形成细胞（PFC）的形成和迟发性超敏反应（DTH）均处于抑制状态，血、肝、脾中过氧化脂质水平明显升高，谷胱甘肽（GSH）含量减少；应用维生素 E 和 SOD 治疗的烧伤动物，在伤后第 6 天，上述免疫功能受抑制的程度均明显减轻，血、肝、脾中过氧化脂质水平升高不明显，GSH 含量无明显降低。

7. 氧自由基对烧伤局部的影响

陈中荣等报道烧伤焦痂浸出部分 D1 含有大量 MDA 及脂质过氧化物。体外培养证实 D1 可使线粒体膜脂质过氧化，使线粒体损伤，应用维生素 E 可减轻这种反应。Shimizu 等报道，将大鼠造成 20%TBSA 全层或深Ⅱ度烧伤，经输入乳酸林格液复苏后，测定真皮内组织压、皮肤含水量、皮肤内黄嘌呤氧化酶含量、血清内组胺水平。深Ⅱ度烧伤组与全层烧伤组相比；组织压升高明显，组织水肿重，皮肤内黄嘌呤氧化酶和血清内组胺升高。故认为深Ⅱ度烧伤局部水肿是由于局部氧自由基增多的缘故。郭金龙等将小鼠做成 7% Ⅱ度烧伤模型，然后分为对照组、全身及局部应用维生素 C 组。结果表明，维生素 C 有减少烧伤创面组织氧自由基，减轻创面水肿、渗液以及促进创面愈合的作用，创面局部用药效果优于全身用药。Latha 报道，应用糜蛋白酶（chymotrypsin）可减轻局部水肿和组织烧伤。治疗组的 SOD、过氧化氢酶、谷胱甘肽、谷胱甘肽 -S- 转移酶（glmathione-S-transferase）、血浆铜蓝蛋白（ceruloplasmin）、血清中铜和锶的含量增加。Vorauer-Uhl 报道局部应用脂质体包裹的重组铜 - 锌 -SOD（rh-Cu/Zn-SOD），能减轻烧伤创面的水肿。Hunt 报道，南美的草药圣约翰草（St.John's wort）可以减轻体外培养的血管组织中自由基产生。于东宁等将抗氧自由基的药物锌 - 金属硫蛋白用于深Ⅱ度烫伤大鼠的局部，可以使创面愈合时间提前 2d。

总之，烧伤后局部氧自由基增多是引起局部水肿、坏死的原因之一。全身或局部应用抗氧化剂能减轻烧伤后创面水肿，促进创面愈合。

（二）氧自由基对烧伤休克、再灌注损伤和延迟复苏时的影响

烧伤休克经复苏后，局部和各脏器有缺血 - 再灌注的过程，产生大量自由基，能引起局部和各脏器的功能和形态损伤，延迟复苏更加重了此类损伤，甚至导致不可逆休克、毒血症、败血症、多器官衰竭而死亡。从动物试验和临床患者观察结果得到的结论是及早应用抗氧化剂能降低严重烧伤休克的发生率，是降低休克和延迟复苏性休克病死率的方法之一。

杨红明等对 67 例大面积烧伤患者（平均总面积 59.7%，Ⅲ度烧伤面积 26.7%）休克期的补液时间，体内氧自由基的变化和病情变化进行分析。患者中 6h 内进行复苏者 40 例，延迟复苏（6h后才行补液）者 27 例。分别于补液前，伤后 8h、1d、2d、3d、7d 及 14d 采血，进行氧自由基直接测定（顺磁共振技术）及 SOD、谷胱甘肽过氧化物酶（GSHPx）、MDA 含量及肝、肾功能检测。结果见表 17-3。

表 17-3　延迟复苏与非延迟复苏烧伤患者各项指标的比较

项　目	延 迟 复 苏	非延迟复苏
例数	27	40
平均烧伤面积百分比	61.5%（Ⅲ度 28.4%）	58.5%（Ⅲ度 25.6%）
休克发生率 /%	77.8	37.5
MSOF 发生率 /%	25	15
ESR 直接测定血浆 OFR	升高	升高不明显（有 6 例测不到）
血浆 SOD 含量	低于补液前	低于补液前但高于延迟复苏组
血浆谷胱甘肽过氧化物酶	低于补液前	低于补液前但高于延迟复苏组
血浆 MDA 含量	高于补液前	高于补液前但低于延迟复苏组

从表17-3可看出，延迟复苏组与非延迟复苏组相比，伤情大致相似，但休克及MSOF发生率高，血浆自由基及MDA含量增高，SOD及GSH-Px含量降低。

路卫等将大鼠造成25%面积Ⅲ度烫伤。分不补液、立即补液、延迟补液（伤后7h补液），进行血浆及肝肾组织MDA、ATP、ATP酶及肝肾功能的检测，结果见表17-4。

表17-4　烫伤大鼠伤延迟复苏后（伤后12h）各项指标的比较

项　目	立即补液组	延迟补液组
肝组织		
MDA/（μmol/mg）	38.3±10.7	54.3±16.2
ATP/（μmol/g）	22.4±6.1	17.8±5.1
肾组织		
MDA/（μmol/mg）	13.9±3.4	22.8±7.2
ATP酶/（μmolPi/（mg prot·h））	5.1±2.1	2.4±0.8
ATP/（pmol/g）	4.5±1.6	3.6±1.4
血浆		
ALT/（nmol/（S·L））	1563±166	2443±388
AST/（nmol/（S·L））	1944±276	2033±264
BUN/（mmol/L）	18.3±4.9	26.4±5.2
Cr/（μmol/L）	75.0±18.0	103.0±91.0

从表17-4中可以看出，烧伤延迟复苏后，肝肾组织内MDA增高，ATP及ATP酶降低，肝肾功能损伤加重。路卫等利用顺磁共振技术测定肺组织中自由基以及测定丙二醛（MDA）及三磷酸腺苷（ATP）含量、血乳酸脱氢酶同工酶（LDH3）与ATP酶（ATPase）活力、肺血管通透性，以及电镜下观察肺部超微结构改变等方法，观察了大鼠烧伤后不补液、立即补液和延迟补液对肺部损伤情况的比较。发现烧伤后不补液和延迟补液组大鼠肺部受到不同程度损伤，而立即补液则对烧伤大鼠肺部有一定保护作用。作者认为烧伤休克延迟补液对肺产生的损伤因素是多方面的，氧自由基的损伤起着重要作用。崔琳等采用50%Ⅲ度犬烧伤延迟补液模型，观察了血浆SOD和MDA含量变化。结果表明，伤后血浆总-SOD和CuZn-SOD活性迅速下降，且连续观察5d均明显低于伤前。血浆MDA伤后24h内明显高于伤前，48～72h降至伤前值，72h后出现再次增高。结果提示，延迟输液将造成组织进一步损害，氧自由基产生增多，这可能是导致MSOF发生的重要原因之一。路卫等研究了烧伤大鼠在不补液、立即补液和延迟补液3种复苏条件下的肝、肾损伤情况。结果显示，烧伤早期肝、肾中可产生大量的超氧阴离子并发生脂质过氧化反应，对脏器造成不同程度的损伤，延迟补液组和不补液组损伤更为明显。故认为烧伤后立即补液对肝、肾仅有部分保护作用，严重烧伤早期液体复苏的同时，应辅以氧自由基清除剂。杨红明等采用肠内含有5种细菌的悉生大鼠，分成烫伤前对照组、早期复苏组、延迟复苏组和治疗组，观察了伤后8h和1d心、肝、肾内氧自由基相对量（ESR技术）及MDA含量变化。发现伤后大鼠心、肝、肾OFR相对含量和MDA含量均增高，以延迟复苏组升高更为明显。应用维生素E、维生素C联合治疗组各脏器内OFR相对含量及MDA含量均低于未治疗组。该结果表明，延迟复苏增加烧伤后早期

脏器 OFR 生成，导致脂质过氧化反应加重，OFR 对肾的影响比其他脏器更为严重。维生素 C 和维生素 E 联合应用可有效地清除脏器中 OFR，可用于延迟复苏后脏器功能的保护。他们应用同样动物和实验模型，观察氧自由基损伤在烫伤大鼠延迟复苏后肠道细菌和内毒素移位中的作用。结果显示，伤后悉生大鼠回肠中 SOD、GSHPx 含量下降，MDA 升高，同时肠黏膜病理改变加重、二胺氧化酶（DAO）活性下降，血和脏器细菌移位率、血浆内毒素水平增高。这些改变在延迟复苏组更为明显，使用维生素 C、E 治疗后这些改变有所减轻。表明烧伤延迟复苏加重了氧自由基对肠黏膜氧的损伤，促进肠道细菌和内毒素移位。自由基拮抗剂 SOD 及别嘌醇等能改善烧伤休克后微循环紊乱。吴坤莹等利用电子显微镜观察 40% 烧伤休克期大鼠脊斜肌微循环的变化，证实应用 SOD 及别嘌醇后，可使白细胞贴壁明显减轻，减轻皮肤和肺组织含水量，延长休克动物的存活时间。谭谦等报道将豚鼠烫伤后，腹腔注射 SOD 10 000U/kg，每 6h 1 次，观察烧伤皮肤 MDA 的含量及真皮毛细血管墨汁充盈情况，结果为真皮毛细血管墨汁充盈对照组及实验组差别不大，但 MDA 的含量有显著差异（表 17-5）。

表 17-5　烫伤后不同时间皮肤中 MDA 的变化　　　　　　　　　　　nmol/mg

项　　目	即　　刻	8h	16h	24h
正常皮肤	0.18±0.04	—	—	—
对照组	0.20±0.03	0.62±0.08	0.57±0.09	0.50±0.04
应用 SOD 组	0.19±0.04	0.44±0.09	0.39±0.06	0.44±0.05

Sands 报道应用重组人体蛋白 LEX 032 可以防止和减轻在缺血 - 再灌注时，由激活的白细胞聚集在缺血部位引起的各种损伤（白细胞黏附于血管内皮、产生自由基、分泌丝氨酸蛋白酶等），但不会抑制凝血酶及纤维蛋白溶酶的功能。

（三）一氧化氮（NO）在烧伤病程发展和治疗中的作用

血管内分泌的内源性 NO 是一种半衰期极短（仅 3～50s）的自由基性质气体，早在 1928 年就有人发现人体内有其代谢产物亚硝酸盐和硝酸盐（NO_2/NO_3）的存在。但被引起重视的还是自 20 世纪 80 年代提出的引起血管松弛的物质——内皮细胞舒血管因子（endothelium-derived relaxing factor，EDRF），经多方研究，实际上 EDRF 就是 NO。由于 NO 具有广泛的生理和病理作用，近 20 多年来，国内外学者对其在基础和临床医学中的作用进行了大量和深入的研究。NO 的细胞内信号转导，可以激活鸟苷酸环化酶、环氧化酶、蛋白激酶、铁调节蛋白酶等来调控细胞的功能，对循环系统的正常功能起到重要的调节作用，NO 还参与了机体的抗感染、抗炎症、抗肿瘤等防御功能。但如果浓度过高或生成的时间维持过长，则可以引起低血压性休克、细胞的损伤、DNA 的破坏，过多超氧阴离子的产生，这些均具有很大的毒性作用。所以 NO 是一把"双刃剑"，生成过少或过多对机体均产生不利的影响。

贾晓明等应用电子顺磁共振技术检测到 35%TBSA 烫伤大鼠早期经内毒素（LPS）攻击后血浆内可产生过量的 NO，这对研究烧伤早期 NO 变化与感染和毒素血症等的关系有实际意义。

认为 NO 对烧伤全身或局部起到不良作用的有如下报道：

汪涛等将 NO 生成剂 L- 精氨酸、一氧化氮合酶（NOS）抑制剂 N- 硝基 -L- 精氨酸甲酯（L-NAME）分别给予严重烧伤大鼠。对照组的平均动脉压、左心室压峰值、左心室内压最大上升 / 下降速率（dp/dt_{max}）、心力环总面积（cardic Lo）、肌质网转运钙参数等均有下降，MDA 增多。L-NAME 组与对照组相比，上述心功能指标有明显改善，MDA 含量减少。而应用 L- 精氨酸组的上述指标的改变，均比对照组加重。故认为 NO 及其他氧自由基的毒性作用引起心肌钙运输的障碍，使心功能下降。Yamada 测定烧伤患者伤后 II 型磷脂酶（II PLA2）、亚硝酸盐 / 硝酸盐（NO_x）、TNF-α 和内毒素的变化。发现死亡患者、休克患者、合并有多脏器功能障碍者上述数值均有增高，故认为 NO 及 II 型磷脂酶对烧伤患者的病程起到不良作用。Soejima 等以羊为模型，形成 30% III 度烧伤合并呼吸道烧伤，应用 NOS 抑制剂 MEG（mercaptoethylguanidine，30mg/kg）后，与对照组相比，治疗组血浆和淋巴漏液中的 NO_2^-/NO_3^-（NO_x）值升高不明显，呼吸道上皮细胞硝基酪氨酸（nitrotyrosine）染色阴性，呼吸道血流量、PaO_2/FiO_2 比例改变小，肺血管阻力未见升高，肺组织湿重 / 干重的数值增加少，需要的输液量减少。故认为烧伤并有呼吸道烧伤，伤后由 NOS 产生的 NO 是引起呼吸道血流增加，使肺部的损伤从呼吸道延伸到肺的实质，血管扩张，通透性增加，引起肺水肿。但 NO 的增多对 III 度烧伤组织通透性的影响不大。他们在同样实验条件，观察 NO 对心肌的影响，对照组于伤后 6h 及 24h 出现心功能下降和血浓缩，但应用 NOS 抑制剂 MEG 组的动物没有出现上述现象。Chen 等将悉生大鼠（SPF）形成 35%TBSA 烧伤，伤后 24h 内检测 DHR123 氧化能力、肺组织的髓过氧化物酶（MPO）并进行病理检查。另一组应用 NOS 的抑制剂 S- 甲基异硫脲（S-methylisothiourea，SMT）。结果治疗组与对照组相比，MPO 活力下降 31%，DHR123 氧化能力下降 41%，肺通透性下降 54%，肺部中性粒细胞聚集、肺泡上皮细胞 NOS 免疫组织化学的染色、肺组织的损伤均有所减轻。故认为 NOS 抑制剂能减少肺部中性粒细胞聚集和减轻肺部的损伤。

Meng 等利用活体显微镜观察大鼠提睾肌小动脉血压、血管直径和血流的变化。当形成 25% III 度烫伤并给予液体复苏后 1h，上述指标变化不大。局部应用乙酰胆碱后血管扩张，血流加速，应用 L-NMMA 可制止上述的血管扩张、血流加速现象。局部应用腺苷（adenosine，一种非内皮素依赖性血管扩张剂）或 NO 供体硝普钠（sodium nitroprusside），均引起血管扩张和血流加速。再应用 NOS 抑制剂 L-NAME 后只能抑制硝普钠所起的作用，而对腺苷引起的血管反应无抑制作用。故认为在烧伤早期，由 NO 引起的小动脉扩张作用对微循环和血液 - 组织的交换有重大影响。

Inoue 应用 NOS 抑制剂 L-NAME 对小鼠耳烫伤后的血管通透性增加和水肿有明显治疗作用。

认为 NO 对烧伤全身或局部起到有益作用的有如下报道：

Jeschke 等将 60% III 度烫伤大鼠后给予胰岛素样生长因子（insulin-like growth factor-I，IGF-I）和其主要结合蛋白（principal binding protein-3，BP-3）[10mg/（kg·d）]。与对照组相比，肝细胞生长快，细胞凋亡少，血浆内谷草转氨酶降低，NO 升高。肝细胞分泌 IL-1β，TNF-α mRNA 减少，肝核性 Kappa B 因子（NF-Kappa B）增多。故认为应用 IGF-I 和 BP-3 后，因为 NO 及 NF-kappaB 增多使肝细胞生长加速，凋亡减少。彭曦等以体外培养肝细胞为模型，在培养液中加用烧伤患者（TBSA >5% II～III 度）血清及 NO 供体 Sin-1（3- 吗啉 - 斯德酮亚胺），观察对肝细胞受损过程的影响。在培养后 1h、3h、6h、12h 检测培养液中谷丙转氨酶（ALT）、谷草转氨酶（AST）、乳酸脱氢酶（LDH）及丙二醛（MDA）含量。实验表明单纯烧伤血清组培养液中上述酶含量均有增高，并随时间延长损伤加重。加用 Sin-1 组在培养 1h、3h 培养液中上述酶的增高幅度减小。故认为烧伤血清可致肝细胞损伤，引起胞膜脂质氧化和细胞内酶的释放。小剂量 NO 能减轻烧伤血清对肝细胞的损伤，但该作用仅在培养早期，即 3h 内有明显效果。崔晓林等报道，小猪烧伤后门静脉血流下降，门静脉血及肠组织内内毒素含量增高，NO 含量减低。应用 NO 生成剂（C87-3754）后门静脉血流量及 NO 含量均升高。故认为 NO 有利于胃肠组织血流的灌注。彭曦等报道，大鼠 30% Ⅲ度烧伤后，血小板被激活，其凝聚率和黏附率增高，分散率下降。应用 NO 生成剂（sin-1）后，由于 NO 的作用可以促使血小板散开，减轻了血小板凝集程度。Wang 等认为大鼠烧伤休克延迟复苏后，心肌细胞内 NO 水平下降是引起细胞凋亡和细胞损伤的因素之一。

齐顺贞等用狗呼吸道烧伤为模型，实验组伤后吸入含有 NO（浓度为 45×10^6）的氧，与对照组相比平均肺动脉压（mPAP）、肺微血管压（pulmonary minute vessels pressure，Pmv）、肺血管阻力（PVR）有明显下降，平均动脉压、总毛细血管阻力（TRP）无明显改变。平滑肌内环磷酸鸟苷（cyclic guanosine monophosphate，cGMP）含量明显增高、故认为 NO 吸入能降低肺动脉压，对患者有治疗作用。Musgrave 报道对 10 例成人烧伤（平均烧伤面积 41%）伴有急性呼吸窘迫综合征（ARDS）的患者，应用 NO（浓度为 $5 \sim 30 \times 10^6$）吸入治疗。吸入后 1h，动脉血氧饱和度增加，PaO_2/FiO_2 升高（平均由 64.3 升高至 231.8），尤其在成活组的患者变化更为明显。所有患者未见有不良反应，故认为早期 NO 吸入对烧伤后的 ARDS 的治疗是有效的。Sheridan 等应用小剂量 NO 吸入，治疗合并有 ARDS 的小儿严重烧伤（平均烧伤面积 64%）11 例，同时测定 PaO_2/FiO_2。开始应用的时间平均为伤后 6.3d，平均应用维持 7.8d，浓度为 6.7×10^6。治疗后 PaO_2/FiO_2 平均可升高 162。11 例中死亡 3 例。故认为小剂量 NO 吸入可以改善烧伤合并 ARDS 小儿的肺通气，提高治愈率。Cartotto 等应用高频振荡通气（high-frequency oscillatory ventilation，HFOV）治疗 6 例严重烧伤合并有 ARDS 的患者，NO 的浓度为 20×10^{-6}，平均终末呼气正压为 $14.8 cmH_2O$（1.45kPa），应用后患者氧合情况有明显好转，PaO_2/FiO_2 值升高。Merz 等报道治疗 1 例烧伤后出现 ARDS 小儿应用控制性加压呼吸，症状未见好转，并有高碳酸血症。改用 NO 吸入，高频振荡通气患者情况有明显改善，伤后 12d 就去掉插管，完全恢复自主呼吸。Onuoha 等应用 ELISA 法测定 14 例创伤患者、15 例烧伤患者伤后 24h 内血液中 NO 量（NO_2/NO_3）及血管活性肠肽（vasoactive intestinal peptide，VIP）的变化。创伤患者伤后 NO 及 VIP 均有增高，而烧伤患者仅 NO 增高。Akcay 报道小鼠烫伤后，应用 NO 合成抑制剂氨基胍（aminoguanidine）腹腔内注射（17.5mg/kg）每天 2 次，共 15d 后，行局部组织学观察，对照组的上皮生长能力、胶原形成、肉芽组织的毛细血管再生能力均优于用药组。故认为抑制 NO 的合成能延迟烧伤创面愈合。Linblom 就大鼠Ⅲ度烧伤后给予 NO 生成剂 L- 精氨酸，与对照组相比，烧伤局部细胞水肿轻、蛋白渗出减少，尿增多（增加可达 10 倍），尿蛋白增多。

Jobin 等将小鼠分别喂以低脂肪膳食（脂肪占 1%）、高脂肪膳食（脂肪占 25%）和标准膳食（脂肪占 5%）。结果喂养标准和高脂肪膳食组小鼠的脾细胞体外培养增殖受抑制，NO 及 PGE_2 产生增多。喂养低脂肪膳食组上述指标改变不明显。喂养低脂肪组脾细胞内的巯基和 MDA 没有增高，而高脂肪和标准膳食组此二指标均有显著增高。

综合上列文献所述，大多数报道认为 NO 能改善烧伤早期内脏和局部的血液循环，能保护内脏的功能，减少内脏细胞的凋亡数，减轻血小板的凝集，促进创面愈合。尤其有多篇临床应用的报道，小剂量 NO 吸入，可以明显改善烧伤合并急性呼吸窘迫综合征患者的症状。但也有实验报道，NO 能抑制烧伤动物的心肌功能，使肺水肿和肺部病变加重。对 NO 的效应有相反结论的原因可能是：NO 的半衰期甚短，而 NO 检测的方法大多数是应用测定亚硝酸盐 / 硝酸盐或 NOS 来判断，均是间接的测定方法，其数值能否代表实际 NO 的含量，值得商榷。此外 NO 的给予和剂量的调节，是通过应用 NO 的前体或 NOS 抑制剂来实现的，实际能产生多少 NO 很难控制，加上小剂量和大剂量 NO 的生物效应确有不同的缘故。所以如将实验的结果过渡到临床应用时，应慎重考虑其剂量的大小，使用的时机和毒副作用等问题。

三、烧伤后 MSOF 的发生与氧自由基的关系

盛志勇等分析 45 例烧伤面积大于 30% 的患者，其中 13 例发生 MSOF，32 例未发生 MSOF。于伤后 1d、2d、3d、7d、14d、21d 测定全血 SOD 及血浆中 MDA，分析此二指标与 MSOF 的发生及病死率的关系，见表 17-6 和表 17-7。

表 17-6　发生及未发生 MSOF 烧伤患者全血中 SOD 的变化　　　　　　　　μg/gHb

组别	伤后日期 /d					
	1	2	3	7	14	21
有 MSOF	107.7	167.6	157.8	148.0	186.4	173.6
无 MSOF	153.4	153.5	149.1	266.8	279.5	301.1

表 17-7　发生及未发生 MSOF 烧伤患者血浆中 MDA 的变化　　　　　　　　nmol/mL

组别	伤后日期 /d					
	1	2	3	7	14	21
有 MSOF	10.8	17.8	26.4	33.9	30.5	21.1
无 MSOF	12.1	17.1	21.3	20.4	18.6	16.2

从表 17-6 可以看出，发生 MSOF 的患者全血中 SOD 除伤后 2d 及 3d 外，与没有发生 MSOF 的相比，均有下降，以伤后 2～3 周为最明显。

从表 17-7 中可以看出，从伤后第 2 天起，发生 MSOF 与没有发生 MSOF 患者相比，血浆中 MDA 有增高趋势。又分析烧伤患者发生败血症与没有发生败血症时相比全血中 SOD 下降，血浆中 MDA 升高。将发生 MSOF 后死亡的与非死亡患者相比，死亡组患者全血 SOD 下降，MDA 升高明显。以上说明严重烧伤后机体抗氧化能力明显减低，脂质过氧化损伤增强。这些均证实，氧自由基在烧伤患者 MSOF 发病及导致死亡过程中起到不良的作用。

四、氧自由基是手术中应用止血带后引起贫血的原因之一

在肢体行烧伤整形手术或外伤性大出血时，常需应用止血带以减少出血。发现有一些应用止血带的患者，在术中虽然补充了足够量的全血，而术后仍出现贫血现象，这是否与应用止血带后出现缺血 - 再灌注现象、氧自由基产生增多引起的损伤有关。高维谊等进行了如下的研究，对 11例在止血带下行肢体手术的烧伤及整形患者，于术后 2h、1d、3d 测定其红细胞的抗氧化力、红细胞变形性、SOD 及 MDA 的含量，结果见表 17-8。

表 17-8　烧伤患者应用止血带手术后红细胞的变化

时间点	RBC 溶血率（与 H_2O_2）	RBC 变形性	SOD/（μg/g）	MDA/（nmol/mL）
术前	1.7±0.1	1.6±0.1	466.3±15.0	1.3±0.1
术后 2h	4.6±0.8	0.6±0.1	441.1±18.5	2.0±0.2
1d	9.2±2.0	0.8±0.1	390.2±14.5	2.1±0.3
3d	14.8±3.3	0.7±0.1	368.4±12.8	2.9±0.5

从表 17-8 中可以看出，患者应用止血带后，红细胞溶血率增高，红细胞变形性降低，SOD 含量减低，MDA 含量增高。说明应用止血带后，有缺血 - 再灌注的损伤过程，产生了大量氧自由基引起对红细胞损伤导致了发生溶血性贫血。他们又进行了抗氧化剂别嘌醇能否防治止血带对红细胞损伤动物试验。家兔双下肢用止血带使血流完全阻断 1h，于上止血带前及伤后 3d，测定红细胞内谷胱甘肽过氧化物酶（GSH-PX）、SOD、MDA 及红细胞变形性的变化。伤后 3d，对照组和用药组的谷胱甘肽过氧化物酶（μmol/mgHb）分别为 19.6±3.9 与 24.1±7.7；SOD（μg/g）分别为532.2±39.1 与 628.3±39.0；MDA（nmol/mL）分别为 22.0±3.1 与 16.1±2.6。这些说明，家兔双下肢应用止血带后，红细胞内清除氧自由基的酶减少，脂质过氧化物 MDA 增多。应用抗氧化剂后，上述改变减轻。说明氧自由基是应用止血带后引起贫血的原因之一。

五、氧自由基在皮肤储存过程中起到不良作用

朱兆明等报道将豚鼠皮肤分别置于生理盐水和 1640 溶液中后放在 4℃冰箱内储存。于储存前及储存后 1d、3d、7d 测定皮片内 SOD 含量，应用顺磁共振法直接测定皮片内氧自由基，并测定琥珀酸脱氢酶含量作为活力指标。结果如表 17-9 所示。

表 17-9　豚鼠皮肤在盐水和 RPMI-1640 液存储 7d 后，氧自由基和活力的比较

组别	SOD/（μg/mg 皮重）	氧自由基 /（/mg 皮重）	平均活力 /%
新鲜皮	30.7	6677	100
盐水组	9.6	8062	37.3
RPMI-1640 组	17.9	7325	59.6

从表 17-9 中可以看出，储存前平均 SOD 为 30.7μg/mg 皮重，储存后盐水组为 9.6μg/mg 皮重，1640 组为 17.9μg/mg 皮重。氧自由基直接测定，储存前平均为 6677 读数 /mg 皮重，储存后盐水组为 8062 读数 /mg 皮重，1640 组为 7325 读数 /mg 皮重。平均皮肤活力，盐水组为储存前的 37.3%，而 1640 组为 59.6%。以上说明皮肤经低温储存后，氧自由基含量增多，SOD 含量减少，活力降低。而 1640 液可能具有抗氧化作用，所以应用于皮肤储存后，皮肤的活力高于应用盐水储存组的活力。

Kearney 将低温储存皮肤复温后加入自由基清除剂，在 4℃培养 24h 后，皮肤的活力有所提高。

六、氧自由基与瘢痕增生

瘢痕和瘢痕疙瘩形成主要是成纤维细胞过度生长和胶原大量沉积所致，而氧自由基在局部生成过多和积聚也是其中的重要原因之一。自由基影响瘢痕增生的原因可能为对成纤维细胞的 DNA 损伤，使某些基因发生突变，加大成纤维细胞的增殖分裂，在此过程中释放出来的氧自由基，又反过来促使其过度生长。胶原蛋白是由脯氨酸、羟脯氨酸、赖氨酸胶等合成的。在合成中需要有脯氨酸羟化酶、赖氨酸羟化酶等进行羟化反应，而氧自由基是其重要的、必需的中间体，氧自由基含量增高，则胶原的合成增加。此外氧自由基尚可直接非酶性羟化原胶原蛋白，使其合成转化为胶原蛋白。但氧自由基也可使部分胶原，尤其是Ⅰ型胶原降解，但此降解物的片段又可促使成纤维细胞向瘢痕聚集，产生更多的胶原。由于瘢痕和瘢痕疙瘩大部分均由烧伤、创伤或手术所引起，创面愈合过程中局部炎症细胞浸润，如中性粒细胞、吞噬细胞、上皮细胞、内皮细胞等增多均可产生氧自由基。此外由于创面内微血管内皮增生，发生管腔狭窄，加上血管外的瘢痕压迫，引起微血管部分或全部闭塞，局部缺血也使氧自由基增多。瘢痕组织中某些细胞因子如 IL-1、TNF，金属离子如铁离子等增多也会使局部氧自由基增多。

Wan 观察到烧伤后瘢痕组织中的 C3d、补体及与吡啶啶交联体和游离铁（此二者的生成与氧自由基有关）的含量与正常皮肤相比均有增高，认为氧自由基对瘢痕增生起到重要作用。他们另一篇报道测定瘢痕中游离铁的含量为 50.70ng/mg 湿重，而正常皮肤仅为 7.87ng/mg 湿重。Chandrakasan 将成纤维细胞加入能合成氧自由基的培养基中后，培养的成纤维细胞内脯氨酸羟化酶、赖氨酸羟化酶活性明显提高，胶原合成增加。在有氧条件下，自由基对胶原有降解作用，可将脯氨酸、羟脯氨酸裂解成小分子多肽，但这些降解物又可作为成纤维细胞的趋化物，使更多的成纤维细胞移向瘢痕处，合成更多的胶原。在无氧条件下，自由基不引起胶原裂解，但可使多肽交联形成胶原。陈小平等应用顺磁共振技术检测到人体瘢痕疙瘩和结缔组织样品中有氧自由基存在，瘢痕疙瘩中测出的氧自由基信号比结缔组织样品中的信号强 2 倍以上，而正常皮肤组织内则未能检测到氧自由基的信号。认为氧自由基能充当原胶原蛋白转化为胶原蛋白的中间体，在氧自由基的参与下，使脯氨酸羟化酶和赖氨酸羟化酶催化原胶原蛋白为胶原蛋白。氧自由基还可以直接将非酶性羟化胶原蛋白转化为胶原蛋白。认为瘢痕疙瘩中氧自由基来源于早期损伤组织内含有的大量白细胞。程代薇等将 SOD（10 000U/mL 生理盐水，隔日皮下注射 1 次）用于兔Ⅱ～Ⅲ度烫伤创面。伤后 10d，创面内 MDA 的含量，对照组为 11.3mmol/g，治疗组为 7.6mmol/g。伤后 24d 观察，治疗组创面愈合快，瘢痕较软、较薄（对照组 4.08mm；治疗组 2.83mm），病理及电镜提示治疗组胶原合成远不及对照组旺盛，瘢痕组织较成熟。认为局部应用自由基清除剂 SOD 可减轻兔烫伤创面的瘢痕形成。

Chu 等报道将人体瘢痕组织和供皮区切除的皮肤中收采成纤维细胞进行组织培养,两者之间产生的胶原量未发现有无明显差别,当加入重组转化生长因子 TGF-β(20ng/mL)3d 后测定,培养液中胶原量提高 250%,NO 量减少 55%。加入 NO 生成剂硝普钠(100μmol)后,胶原量减低 68%,NO 量增加 350%。加入表皮生长因子则对胶原和 NO 量无影响。再应用 NO 抑制剂 NAME(N-nitro L-areginine methyl ester)300μmol 后,则 TGF-β、对胶原产生的刺激作用和硝普钠的抑制作用均消失。故认为 NO 及其生成剂能抑制成纤维细胞合成胶原。Cobbold 认为应用皮质激素治疗瘢痕是抑制了诱导型—氧化氮合酶(iNOS)产生 NO,但不能抑制结构型一氧化氮合酶(cNOS),所以激素对治疗瘢痕并不是完全有效。而瘢痕组织中的角质形成细胞能产生过量的 NO,应用广泛的 NO 抑制剂如 L-NMMA 则效果更为显著。动物每日腹腔内注射 L-NMMA100mg/kg 体重后,可以减少羟脯氨酸合成量 33%。总之过量的 NO 能促使瘢痕生成。

Wang 采取人体正常皮肤和瘢痕组织成纤维细胞行体外培养,测定 NOS 及 NO 含量。瘢痕组织中 NO 含量为(7.37±1.17)nmol/(10^{6}cells·96h),正常皮肤为(11.15±0.79)nmol/(10^{6}cells·96h),即瘢痕组织中 NO 含量明显减低,而 NO 有抑制成纤维细胞增殖的作用,其含量降低可能是引起瘢痕增生的原因之一。

以上资料说明,烧伤创面愈合后,局部及早应用自由基清除剂,或许可能预防和减轻瘢痕增生。而 NO 对烧伤瘢痕的影响,文献报道的意见尚不一致,其可能的原因见本节二中所述。

七、皮瓣形成术和皮肤扩张术中氧自由基的作用

(一)皮瓣形成术中氧自由基的作用

最近文献证实,各类皮瓣在形成过程中,皮瓣处于不同程度缺血状态(游离皮瓣为完全缺血)。皮瓣缝合于移植部位后,其血运是由皮瓣根部的血管或由移植创面新生的血管来供应。这是一个缺血 - 再灌注的过程,缺血 - 再灌注加重了皮瓣组织的损伤,应用抗氧化剂能防止或减轻术后皮瓣的坏死。皮瓣缺血 - 再灌注后,自由基损伤,脂质过氧化损伤,Prostanoid 代谢紊乱等因素,均是皮瓣坏死的原因。激活的中性粒细胞中 NADPH 氧化酶系统呼吸链爆发,氧自由基及 H_2O_2 产生增多,加重了皮瓣的坏死。

Zimmerman 等报道,大鼠腹壁下血管神经束岛状皮瓣形成后,成活率仅为 53%,从动脉中滴入 ATP-MgCl$_2$ 后成活率可增高到 65%,如滴入 SOD 后可增高到 75%,若二者同时应用,则成活率可提高到 98%。Huang 等报道分离和结扎大鼠腹部皮瓣的血管神经束,皮瓣的成活率仅 40%。如在游离皮瓣前 30min 注射 SOD 20 000U/kg 则成活率可增高至 52%。若应用 SOD 加用聚乙二醇以延长其半衰期,则成活率可提高至 80%。Freeman 等报道,大鼠下腹壁岛状皮瓣形成后,7d 后坏死率为 12%。若术前 30min 及术后 12h 注入 SOD 50 000U/kg 坏死率降至 5.2%。如在术后 12h 加用 SOD 的拮抗剂二乙二硫氨基甲酸(diethyldithiocarbamate)0.5g/kg 坏死率又上升到 19.8%,再补充 SOD 后坏死率又复下降到 8.4%。Angel 等将狗大腿形成游离皮瓣、全厚游离植皮(全缺血)、静脉皮瓣(部分缺血)、动静脉皮瓣(不缺血)。于移植后 1d、2d、4d,在移植皮瓣(皮肤)及邻近正常皮肤中测定 ATP、MDA、XO(黄嘌呤氧化酶)、SOD 的含量。动静脉皮瓣与正常皮肤上述含量无差异。静脉皮瓣与全

厚游离植皮相比，水肿轻，MDA 及 XO 含量减少，ATP 及 SOD 无差异，故认为氧自由基减少、水肿减轻是静脉皮瓣成活的原因之一。Im 等测定大鼠游离皮瓣中黄嘌呤氧化酶（XO）的含量。缺血 6h 增加 30%，24h 增加 100%，实验组大鼠在采取游离皮瓣前 30min，先从静脉内注射别嘌醇（50mg/kg）。与对照组相比，实验组游离皮瓣中黄嘌呤氧化酶（XO）的含量明显降低，在室温内储存 24h 后的游离皮瓣成活率从 32% 提高到 75%。Shin 等将大鼠 3cm×5cm 岛状皮瓣进行动静脉阻断，第一次阻断 1h，8h 后再阻断静脉 4h。术后 7d，未治疗组皮瓣成活率为 0。应用非糖皮质激素类固醇属药物拉扎碱类抗氧化剂 U74389F（lazaroid）（30mg/kg）于第二次阻断前 30min 注射，皮瓣成活率增高至 53%。MDA 含量成活组（191±36pmol/mg 干重）为正常皮肤 [（63.2±10）pmol/mg 干重] 3 倍，坏死组含量 [（822±80）pmol/mg 干重] 为正常皮肤的 13 倍。髓过氧化物酶含量（显示中性粒细胞浸润的程度），坏死组 [（17.1±1.1）μmol/（min·mg）] 比成活组 [7.7μmol/（min·mg）] 2.2 倍。Lazaroid 具有制止花生四烯酸产生（前列腺素和血栓素的前体），抑制脂质过氧化的作用。陈佰华等以猪为动物模型，在其双侧形成真皮下血管网薄皮瓣、筋膜皮瓣和真皮下血管网皮片。术后 7d 观察其成活长度并取离蒂部 4cm、8cm 和 12cm 处的真皮下组织测定 MDA 含量。结果为真皮下血管网薄皮瓣成活长度为 8cm，较筋膜皮瓣成活长度（5.8cm）增加了 38%，而 MDA 含量则减少。毛运春等报道以大白兔腹股沟肌皮瓣为模型，形成缺血 - 再灌注肌皮瓣。测定缺血 - 再灌注组不同时间内超氧化物歧化酶、谷胱甘肽过氧化物酶、丙二醛变化及静脉滴注维生素 C（2.0g/500mL）对其影响。结果显示，缺血 - 再灌注损伤在缺血期已经开始，随着缺血时间的延长而加重。维生素 C 对肌皮瓣缺血 - 再灌注的损伤有一定的保护作用，但应在缺血前用药，并持续至再灌注后数天。认为维生素 C 对 SOD 和谷胱甘肽过氧化物酶增加作用不明显，但能使 MDA 含量减少，维生素 C 形成脱氢抗坏血酸时释放出电子，从而有清除自由基的作用。孔进等将大鼠含有腹壁浅动、静脉的腹部岛状皮瓣进行预缺血，每次 10min，共 3 次（实验组）。然后测定股静脉回流血中 SOD 和 MDA 的含量，另又切取皮瓣做病理检查。结果实验组与对照组相比，皮瓣的存活率高（80.2% vs. 52.8%）；SOD 活性高（91.8nU/mL vs. 83.5nU/mL）；MDA 含量减少（8.8mmol/mL vs. 9.7mmol/mL）。结论是皮瓣预缺血处理后能减少血管内白细胞的黏附，能减低组织的能量消耗，维护细胞结构和功能的稳定性，减少皮瓣组织中氧自由基的产生，因而提高了皮瓣的成活率。黄金龙等采用 WS- 模拟人体频谱治疗仪（简称 WS 仪）照射大鼠背部超长随意型皮瓣，连续 8d，每天 2 次，每次 30min。结果表明，照射组皮瓣术后第 9 天存活面积明显大于对照组。^{99m}Tc 清除率、皮瓣透明标本观察及皮瓣组织匀浆中 SOD 检测说明，WS 仪作用于皮瓣后可使血循环增加，促使毛细血管扩张、增生，皮瓣内 SOD 增加（对照组 33.6、照射组 93.1）减少皮瓣组织中的自由基生成。郭杰等在猪身体形成岛状背阔肌肌皮瓣，进行皮瓣缺血预处理，即用血管夹夹闭其胸背动静脉 20min，然后松开 20min，反复 4 次。然后观察皮瓣缺血、坏死范围，乳酸脱氢酶（LDH）、MDA 及金属硫蛋白（MT）的含量。发现缺血预处理组与对照组相比，皮瓣缺血范围相近，但坏死范围降低 59%，皮瓣内 MT 含量增高 2.6，血浆 LDH 活性减低 35%。另一组皮瓣预应用 MT 抑制剂 P098059 后，皮瓣坏死范围与对照组相似。Torkvist 报道在大鼠背部形成皮瓣，然后应用抗 CD18 单克隆抗体（2mg/kg）治疗共 7d，皮瓣存活增高（80%），对照组（38%）。实验组皮瓣组织内髓过氧化氢酶降低 90%。表明应用单克隆抗体后，CD18 含量减少，氧自由基产生减少，故提高了皮瓣的存活率。Kara 报道将大鼠形成腹壁下动脉皮瓣，皮瓣的动脉阻断缺血 11h 后再灌注，治疗用药组静脉注射曲美他嗪（trimetazine，TMZ）（3mg/kg），然后观察皮瓣存活率。未缺血对照组皮瓣全部存活。缺血对照组皮瓣存活率 6.3%，缺血用药组为 76.8%，故认为 TMZ 能明显提高缺血 - 再灌注皮瓣的存活率。TMZ 为有效的氧自由基清除剂，可维持细胞内 ATP 的水平，减轻细胞内酸中毒和钾离子的丢失，钠和钙离子的积聚，抑制血小板的黏附和聚集，减轻白细胞的浸润，血管内皮水肿和血管的堵塞。曹景敏等报道在大鼠形成腹部岛状皮瓣缺血 - 再灌注的模型。对照组静脉阻断 8h，皮瓣大部分坏死，而在再灌注 8h 内注射地塞米松（5mg/kg）后皮瓣的存活率可高达 80%。大剂量地塞米松除了具有拮抗白细胞黏附于血管壁，避免了血管的堵塞，阻止白细胞激活后多种炎症介质的释放，尚有抗自由基的作用。

一氧化氮具有明显的扩张血管的作用。对皮瓣的保护作用文献报道也不一致。

Khiabani 报道将小猪背部形成岛状背阔肌肌皮瓣及臀部皮瓣，经缺血 6h 再灌注后，按不同的再灌注时间，应用 L-α- 氨基 -δ- 脲基戊酸（L-citrulline）斑点杂交法，测定皮瓣中结构型一氧化氮合酶的含量。结果为经缺血 - 再灌注后，缺血皮瓣与未经缺血的皮瓣相比，皮肤和肌肉内结构型一氧化氮合酶含量明显减少，而诱导型一氧化氮合酶在各个再灌注期均测不出来。故认为皮瓣缺血 - 再灌注后一氧化氮合酶减少从而导致一氧化氮量减少，而增加皮瓣一氧化氮量的各种方法，有利于皮瓣的存活。吴小蔚等报道在小猪腹部形成腹直肌肌皮瓣，并阻断腹壁上动脉 8h，形成皮瓣缺血 - 再灌注模型。实验组于再灌注前及后从静脉注入 NO 供体左旋精氨酸（L-arginine，L-arg，30mg/kg 及 600mg/kg）。对照组则注射同量的生理盐水。结果为实验组皮瓣静脉血内 NO 的代谢产物亚硝酸盐的含量，于再灌注 0.5h 及 1h 后分别为 75.1μmol/L 及 86.9μmol/L；明显高于对照组 46.8μmol/L 及 40.4μmol/L。皮瓣组织中性粒细胞计数于再灌注 0.5h 及 1h 后实验组分别为 66.5/20 个视野及 153.8/20 个视野；对照组分别为 171.5/20 个视野及 316.8/20 个视野。肌皮瓣的存活率：实验组为 83.7%，对照组为 24.1%。故认为皮瓣于缺血 - 再灌注前给予 NO 供体，能增加内源性 NO 的产生，能减轻皮瓣缺血 - 再灌注的损伤，提高皮瓣的存活率。李军辉等在大鼠的提睾肌形成缺血 - 再灌注的模型（热缺血 5h，再灌注 2h），实验组于股动脉注入 NO 生成剂左旋精氨酸（30mg/kg），观察微血管直径、微动脉复流数、毛细血管灌注数、微血管血流速度及 MDA 和 NO 的测定。结果与对照组相比，治疗组微动脉收缩幅度减少，微动脉复流数增多（90%～97% vs. 50%），血管流速明显加快，毛细血管的灌注密度显著增加，肌肉组织内 MDA 增加少（增加 39.3%，对照组为 141.7%），NO 含量增加。故认为 NO 生成剂能扩张微动脉，疏通肌瓣的微循环，改善组织的灌注。

张俐等将敲除诱导型一氧化氮合酶的治疗组小鼠及对照组的正常小鼠造成去神经游离提睾肌肌皮瓣，在完全缺血 3h 后行再灌注。结果灌注后对照组的肌肉灌注率为 38.7%，治疗组为 92.9%；微动脉直径对照组为未缺血前的 51.1%，治疗组为 72%；左右两侧提睾肌的重量比例对照组为 173.3%，治疗组为 116.2%。故认为 NOS 合酶的敲除能有效地改善肌皮瓣的缺血 - 再灌注损伤，其作用机制可能为通过调节血管张力和肌肉的血流量，抑制白细胞黏附于血管内皮细胞表面，抑制血管内皮的增殖及调控其代谢产物。

金培生等在大鼠背部形成 70mm×15mm 单蒂型随意皮瓣，实验组腹腔内注射 L- 精氨酸（L-arg，1g/kg），24h 后测定皮瓣内 NO、SOD 及 MDA 含量，7d 后测量皮瓣存活的长度。结果为实验组的 NO 及 SOD 含量高于对照组，MDA 的含量低于对照组，皮瓣的长度实验组（42.3mm）高于对照组（30.8mm），详见表 17-10。

表 17-10　24 小时皮瓣内 NO、SOD 及 MDA 的含量　　　　　nmol/mg

组别	NO	SOD	MDA
实验组	140.2	14.62	0.52
对照组	76.5	1.46	1.25

故认为 L- 精氨酸的外源性使用能明显增加皮瓣组织内 NO 的含量，促进皮瓣组织中 SOD 的生成，抑制了 MDA 的损伤作用，改善了皮瓣的血液供应，从而提高了皮瓣的存活率。

综上所述，大多数研究者认为 NO 能改善皮瓣的血运、增加皮瓣成活的长度和成活率。关于有相反的结果意见详见本节二中所述。

Shalom 在大鼠背部形成 8cm×2cm 随意皮瓣，给予大剂量阿司匹林（200mg/kg），能增加皮瓣成活的长度，但小剂量（40mg/kg）无效。认为大剂量阿司匹林除了有抗凝作用外，尚有抗炎、扩张血管，防止再灌注损伤和减轻氧自由基产生的作用。Gastman 认为抗细胞凋亡基因（Bcl-2）可以抑制因 H_2O_2 诱导引起的细胞死亡，亦即对细胞和皮瓣由于缺血 - 再灌注引起损伤有保护作用。

（二）皮肤扩张术中氧自由基的变化

李建兵等报道，大鼠皮肤组织经用皮肤扩张器扩张 1h、6h、8h 及 24h 后，皮肤内 SOD 含量减少，MDA 含量增加，24h 后基本恢复到扩张前水平。应用 SOD（10 000U/kg，每 6h 1 次）治疗的大鼠，皮肤经用扩张器扩张后，扩张的面积和长度比对照组有所增加（表 17-11、表 17-12），故认为行皮肤扩张术时辅用抗氧化剂是有益的。

表 17-11　皮瓣经扩张后 SOD 活性和 MDA 含量的变化

含　量	不 扩 张 组	扩 张 组				
		扩 张 前	后 1h	后 6h	后 8h	后 24h
MDA/（mmol/mg 蛋白）	4.04	3.21	6.81	9.96	6.37	4.57
SOD/（U/mg 蛋白）	296.95	347.86	258.27	161.52	228.60	304.69

表 17-12　应用和不应用 SOD 后扩张皮肤量的比较（以扩张前为 100%）

容　量	组　别	扩 张 天 数 /d						
		0	4	8	12	16	20	24
项目	对照组	20	30	40	50	60	70	80
容量	SOD 组	20	35	52	75	85	91	100
面积	对照组	20	42	59	75	53	56	58
面积	SOD 组	19	44	56	77	79	94	110
长度	对照组	0	11	7	9	12	17	18
长度	SOD 组	0	8	17	20	21	29	30

八、眼（角膜、前房、晶体）碱烧伤中氧自由基的作用

近年来国内对眼的碱烧伤研究较多，眼部受到碱烧伤后，由于碱性液体的穿透性强，按其浓度的大小和作用时间长短可以引起角膜、房水甚至晶体的变化。在家兔实验和临床患者可以观察到当眼睑烧伤后，在角膜和晶体出现损伤的同时，上述组织及房水内 SOD、过氧化氢酶、GSH-Px 活性和含量减低，MDA 含量增高。而局部应用或结膜下注射抗氧化剂 SOD（或人工合成的 IsCu、IsMn、IsCo），或过氧化氢酶，临床症状减轻，眼科检查指标有改善，角膜溃疡愈合加快，角膜、晶体组织和房水内 MDA 含量减少。

Er 报道应用视网膜激光凝固术引起眼烧伤，测定房水中 NO、IL-1、IL-6、IL-8、TNF-α 的含量，致伤后 72h 内均有所增高，其中 NO 在各个时间点的增高更为明显，认为 NO 是伤后引起炎症反应的主要原因之一。

九、其　　他

Cui 等将大鼠形成 30%TBSA 的烫伤，伤后进行全胃肠道营养（250kcal/（kg·d），1.72gN/（kg·d）），实验组营养液中加用精氨酸（7.7g/L），观察 7d。与对照组相比，实验组大鼠病死率减低，脾和肺内 TNF-α 的 mRNA 表达减低，肺内的 IFN-γ、脾内的 IL-1β、肝和胸腺的 IL-6 均有减低。实验组脾淋巴细胞培养液中 IFN-γ 减低、NO 产物 NO_2/NO_3 增高。故认为在膳食中补充精氨酸可以减少烫伤大鼠内脏炎症细胞因子的表达，降低病死率。

李光灿等发现经热休克（肛温 42℃，15min）预处理后的小鼠对烧伤的抵抗力明显增强，表现为烧伤后 48h 内小鼠存活率和心肌组织中过氧化氢酶活性明显高于对照组，而硫代巴比妥酸反应物质则低于对照组。SDS- 聚丙烯酰胺凝胶电泳表明，热处理可能导致多种热休克蛋白合成增加。其保护机制可能与热休克诱导的热休克蛋白表达及其抗氧自由基作用有关。

Sun 应用超弱化学发光法（ultra-weak chemiluminescence）可以测定出烫伤兔血液和内脏内自由基含量的增高。

十、小　　结

烧伤除了引起局部缺血坏死外，尚可引起全身各系统和脏器的变化。其中氧自由基的产生和其不良作用近年越来越被重视。烧伤后全身、局部和各脏器内的氧自由基增多、一氧化氮（NO）量的变化引起了一系列的病理生理改变。烧伤后血浆和各脏器内 SOD 降低，氧自由基浓度和 MDA 含量升高，休克发生率（尤其是延迟性休克）、MOSF 发生率、毒血症和败血症的发生率和病死率均有增高。给予抗氧化剂后，上述改变减轻，病情也会有所改善。抗氧化剂尚可改善烧伤后微循环紊乱，减轻心肌及心功能的损伤和中性粒细胞损伤。小剂量 NO 吸入，有助于烧伤合并 ARDS 患者的治疗。氧自由基是引起烧伤后应激性溃疡原因之一，应用抗氧化剂可减轻胃黏膜烧伤的程度。皮肤在 4℃储存过程中氧自由基也起到了不良作用。手术中应用止血带后，产生了大

量氧自由基是引起术后贫血的原因之一。烧伤后瘢痕增生与局部氧自由基增多有关，全身和局部应用抗氧化剂可以防治瘢痕增生。整形手术中各种皮瓣移植，尤其是游离皮瓣移植后氧自由基产生增多是引起皮瓣坏死的重要原因，应用抗氧化剂可以预防或减轻皮瓣的坏死，抗氧化剂尚可增加应用皮肤扩张器后皮肤扩张的面积。眼睑烧伤后角膜、房水、晶体内 MDA 增高，SOD、过氧化氢酶等降低，局部应用抗氧化剂后临床症状和实验室检查均有所改善。综合动物实验和临床观察的报道，在烧伤、整形治疗中有效的抗氧化剂有大剂量维生素 C、维生素 E、SOD、别嘌醇、西咪替丁、DMSO、谷胱甘肽、N- 乙酰半胱氨酸、过氧化氢酶、U74389F、U74389G（lazaroid）、MDL-74405、WEB2170、氟碳（perflurocarbon）、维拉帕米、锌 - 金属硫蛋白、重组人体蛋白 -LEX032、ATP-MgCl$_2$，以及中草药小红参醌、茜苷、人参二醇组皂苷、蝮蛇抗栓酶Ⅲ号等。

（朱兆明）

参 考 文 献

鲍玉洲，徐光辉，韩秀娴，等，1955. α- 巨球蛋白治疗角膜碱烧伤的实验研究［J］. 眼科杂志，13：76—78.

曹景敏，鲁开化，郭树忠，2001. 地塞米松对阻断静脉的岛状皮瓣缺血再灌注的保护作用［J］. 中华整形外科杂志，17（3）：151—153.

柴家科，郭振荣，盛志勇，等，1995. VitE 对严重烧伤病人早期中性粒细胞吞噬功能损伤的防治作用［J］. 中华整形烧伤外科杂志，11：32—35.

柴家科，盛志勇，郭振荣，等，1990. 抗氧化剂对烧伤所致中性粒细胞功能损伤的治疗作用［J］. 中华整形烧伤外科杂志，3：213—216.

陈佰华，司徒朴，吴素英，等，1995. 真皮下血管网薄皮瓣的自由基测定［J］. 中华整形烧伤外科杂志，11：87—89.

陈剑，徐锦堂，李辰，1996. 眼前节碱烧伤后晶体超氧化物歧化酶、丙二醛含量变化与组织病理学改变［J］. 眼科研究，14：160—161.

陈小平，郭光昭，李松春，等，1996. 电子自旋共振检测人体瘢痕疙瘩的初步研究［J］. 中华整形烧伤外科杂志，12：9—11.

程代薇，王玉明，陈世玖，等，1996. 超氧化物歧化酶对兔烧伤瘢痕影响的实验研究［J］. 遵义医学院学报，19：184—187.

崔琳，杨宗城，陈发明，1994. 50% Ⅲ度犬烧伤延迟补液后血浆 SOD 活性及 MDA 含量的变化［J］. 中华整形烧伤外科杂志，10：294—296.

崔晓林，1996. 烧伤小型猪早期胃肠缺血的发生规律机制及防治［D］. 军医进修学院博士论文，7.

崔晓林，盛志勇，郭振荣，等，1999. 内皮素及 NO 在严重烧伤早期胃肠道黏膜缺血中的作用［J］. 中华整形烧伤外科杂志，15：360—362

窦鸿，沙继红，赵麟，等，1995. 烫伤早期大鼠肾皮质细胞氧自由基、Ca^{2+} 细胞化学和 Ca^{2+}-Mg^{2+}-ATP 酶活性的变化［J］. 第二军医大学学报，17：141—144.

高维谊，郭振荣，李素芹，等，1998. 别嘌呤醇对烧伤后应激性溃疡的防治作用［J］. 中国危重病急救医学，10（3）：151—153.

高维谊，盛志勇，郭振荣，等，1990. Vit E 和别嘌呤醇对止血带所致 RBC 氧化损伤的预防作用［C］. 第十三届全军烧伤整形学术会议论文摘要，39.

高维谊，盛志勇，郭振荣，等，1995. 烧伤早期山莨菪碱对胃肠保护作用的实验研究［J］. 解放军医学杂志，20（2）：88—91.

高维谊，盛志勇，赖业馥，等，1987. 别嘌呤醇对烫伤后应激性溃疡的预防作用［J］. 中华实验外科杂志，4（3）：114—116.

高维谊，盛志勇，朱兆明，等，1988. 烧伤整形病人在止血带下手术对红细胞的损伤作用［C］. 第十二届全军烧伤整形学术会议论文摘要，46.

高维谊，盛志勇，赖业馥，等，1987. 别嘌呤醇对烫伤后应激性溃疡的预防作用［J］. 中华实验外科杂志，4：114—116.

谷廷敏，孙永华，1994. 烧伤病人早期红细胞膜流动性、脆性、异形率及血浆过氧化脂质含量变化的观察［J］. 中华整形烧伤外科杂志，10：124—126.

谷廷敏，孙永华，1994. 中重度烧伤早期红细胞膜流动性的实验研究和临床观察［J］. 基础医学与临床，14：19—24.

郭杰，姜洪池，王淑杰，等，2002. 金属硫蛋白参与皮瓣缺血预处理的延迟保护作用［J］. 中国美容杂志，11：4—7.

郭金龙，凌宝仁，王全根，1995. 维生素 C 对烧伤创面影响的实验研究［J］. 前卫医学杂志，12：32—34.

黄金龙，冷永成，荣国华，1994. WS- 模拟人体频谱治疗仪对皮瓣存活影响的实验研究［J］. 中华整形烧伤外科杂志，10：414—417.

贾晓明，朱兆明，孔秋华，等，1996. 电子顺磁共振技术检测烧伤大鼠早期血浆 NO 变化［J］. 中华整形烧伤外科杂志，12：433—436.

贾晓明，朱兆明，李培峰，等，1997. 烧伤早期对大鼠一氧化氮及合成酶产生的影响［J］. 中华外科杂志，35（11）：694—696.

金培生，陶常波，张爱军，等，2002. L- 精氨酸对随意皮瓣存活的影响［J］. 徐州医学院学报，22（2）：155—157.

孔进，荣国华，沈干，等，2002. 预缺血对皮瓣缺血再灌注损伤的保护作用［J］. 江苏医药杂志，27（8）：583—584.

李冰，冯克孝，郭玉春，等，1995. 超氧化物歧化酶在角膜碱烧伤这应用的实验研究［J］. 中国眼科杂志，13：420—421.

李光灿，朱武，王勤，等，1995. 热休克预处理对小鼠烧伤的保护作用及机制初探［J］. 湖南医科大学学报，20：109—112.

李建兵，郝新光，梁杰，1999. 皮肤软组织扩张中自由基水平的实验研究［J］. 中华整形烧伤外科杂志，15：46—48.

李军辉，郭恩覃，2001. 左旋精氨酸对再灌注期大鼠提睾肌微循环的作用［J］. 中华整形外科杂志，17（6）：363—365.

李少成，陈从云，马克娴，等，1996. 烧伤患者血脂质过氧化物浓度的变化及其意义［J］. 昆明医学院学报，17：36—37.

廖毅，朱鸿枫，李洪. 1998. 小儿烫伤延迟复苏及氧自由基损伤［J］. 泸州医学院学报，21：290—292.

路卫，陈玉林，陈培恒，等，1996. 延迟补液对烧伤休克大鼠肺部的影响［J］. 中国危重病急救医学，8：321—323.

路卫，陈玉林，陈士明，等，1995. 烧伤休克延迟补液对肝、肾的影响［J］. 中华外科杂志，33：745—748.

路卫，陈玉林，夏照帆，等，2002. 应用顺磁共振法直接测定烧伤大鼠内脏中的氧自由基［J］. Chin J Traumatol，5：118—120.

马蕾，王鸣琴，1997. 角膜碱烧伤自由基与超氧化物歧化酶实验研究［J］. 眼外伤职业眼病杂志，19：1—3.

马蕾，王鸣琴，钱雪梅，等，1998. 角膜碱烧伤早期自由基清除剂治疗的实验研究［J］. 山西临床医药，7：13—14.

马蕾，王鸣琴，王晶，1998. 角膜碱烧伤自由基清除剂治疗的实验研究［J］. 山西医药杂志，27：116—117.

毛运春，吴念，孙伯华，等，1998. 氧自由基对皮瓣缺血再灌注的损伤及维生素 C 对损伤的预防作用［J］. 中华整形烧伤外科杂志，14：118—121.

缪宓，秦泽莲，牛星焘，2001. 瘢痕过度增生的自由基发生机制［J］. 中华整形杂志，17（3）：309—310.

彭曦，冯晋斌，汪仕良，等，1999. 一氧化氮对烧伤大鼠血小板功能的影响［J］. 中华整形烧伤外科杂志，15：428—430.

彭曦，王晓军，冯晋斌，等，1998. 一氧化氮可减轻烧伤血清对人肝细胞的损伤［J］. 重庆医学，27：295—297.

齐顺贞，杨宗城，何保斌，等，1997. 吸入一氧化氮降低烟雾吸入性损伤肺动脉高压的实验研究［J］. 中华外科杂志，35：56—58.

邱良秀，张泺，沈远平，1998. 自由基催化剂仿 SOD 治疗角膜碱烧伤的实验研究［J］. 眼科新进展，18：129—131.

盛志勇，董元林，郭振荣，等，1988. 抗氧化药物在肠缺血所致肝 / 肺损伤中的保护作用［J］. 中华医学杂志，68：183—186.

盛志勇，董元林，郭振荣，等，1990. 烧伤后多器官衰竭及其发病机制中的脂质过氧化损伤［C］. 第十三届全军烧伤整形学术会议论文摘要，122.

苏映军，陈璧，汤朝武，等，1996. ATP-MgCl$_2$ 复合液抑制烫伤大鼠氧自由基和肿瘤坏死因子的生成［J］. 第四军医大学学报，17：191—193.

孙向东，姚秀娟，秦卫军，等，1997. 维拉帕米对烫伤大鼠溶血的抑制作用［J］. 西北药学杂志，12：17—18.

覃凤君，陈旭，丁海勤，等，2002. 锌 - 金属硫蛋白对烫伤大鼠延迟复苏红细胞膜损伤的保护作用［J］. 中华外科杂志，440：222—224.

谭谦，马文熙，陈怀仁，等，1995. 超过氧化物歧化酶对烧伤创面微循环影响的实验研究［J］. 中华整形烧伤外科杂志，11：77—79.

汪涛，何为虎，陈玉林，等，2001. 一氧化氮对严重烫伤大鼠心功能的影响［J］. 中华烧伤杂志，17：281.

王中峰，肃家思，阎淑林，1995. 人参二醇组皂苷对烧伤大鼠心功能的保护作用［J］. 中国药理学报，16：345—348.

吴坤莹，赵克森，朱佐河，等，1988. 自由基拮抗剂 SOD 和别嘌呤醇对烧伤休克微循环紊乱的防治作用［C］. 广州：第十二届全军烧伤整形学术会议论文摘要，42.

吴小蔚，李爱林，陕声国，等，2002. 一氧化氮对岛状肌皮瓣缺血再灌注损伤的影响［J］. 实用美容整形外科杂志，13（2）：67—70.

吴小蔚，陕声国，李爱林，等，2001. 中性粒细胞在岛状肌皮瓣缺血再灌注损伤的作用及 NO 干预［J］. 武汉大学学报：医学版，22（2）：109—111.

谢尔凡，杨宗城，黎鳌，1997. 烟雾吸入伤早期氧化与抗氧化动态平衡变化的实验研究［J］. 科技通报，13：39—43.

谢有富，刘锡麟，李芳，1998. 烧伤病人 TNF、IL-6 的变化与氧自由基关系的研究［J］. 中国免疫学杂志，14：464—465.

谢有富，马恩庆，郭实士，1998. 烧伤病人血清免疫抑制作用与氧自由基［J］. 湖南医科大学学报，23：103—105.

杨红明，柴家科，郭振荣，等，2001. 综合治疗手段进一步促进烧伤创面愈合［J］. 中国危重病急救医学，13（7）：436—437.

杨红明，柴家科，盛志勇，等，2000. 严重烧伤延迟复苏后多器官功能障碍综合征的早期防治［J］. 中国危重病急救医学，12（10）：610—612.

杨红明，郭振荣，盛志勇，等，1994. 延迟复苏对烫伤大鼠心肝肾氧自由基生成的影响及 VitC 和 E 疗效评价［J］. 解放军医学杂志，19（3）：170—172.

杨红明，郭振荣，盛志勇，等，1994. 氧自由基损伤在烫伤大鼠延迟复苏后肠道细菌和内毒素移位中的作用［J］. 中华医学杂志，74：552—555.

杨红明，郭振荣，盛志勇，等，1994. 氧自由基损伤在烫伤大鼠延迟复苏后肠道细菌和内毒素移位中作用［J］. 中华医学杂志，74（9）：552—555.

杨红明，郭振荣，盛志勇，等，1995. 烧伤延迟复苏后氧自由基损伤及与内毒素血症关系探讨［J］. 中华创伤杂志，11（3）：158—160.

杨红明，盛志勇，1994. The concept and diagnosis of MSOF［J］. Chinese Medical Journal, 107（8）：563—569.

杨红明，盛志勇，郭振荣，等，1994. 烧伤延迟复苏与 T 淋巴细胞亚群异常［J］. 中国实验临床免疫学杂志，6（1）：14—17.

杨红明，盛志勇，郭振荣，等，1994. 延迟复苏对烫伤大鼠心肝肾氧自由基生成的影响及维生素 E 和维生素 C 治疗效果评价［J］. 解放军医学杂志，19：170—172.

杨红明，盛志勇，郭振荣，等，1995. 严重烫伤大鼠延迟复苏后多器官损伤机制中和氧自由基作用［J］. 中华整形烧伤杂志，11（2）：106—111.

杨红明，盛志勇，郭振荣，等，1997. Oxygen free radical injury and its relation to bacterial and endotoxin translocation after delayed fluid resuscitation：clinical and experimental study［J］. Chinese Medical Journal，110（2）：118—124.

杨建民，陈发明，杨宗城，等，1998. 大鼠严重烧伤后心肌 NBF 与心肌 MDA、SOD 关系的实验观察［J］. 医学理论与实践，11：443.

叶本兰，程天民，萧家思，等，1997. 烧伤血清成分对培养心肌细胞 L-型钙离子通道动的影响［J］. 中国病理生理杂志，13：611—614.

于东宁，覃凤均，孙永华，等，1999. 锌-金属硫蛋白对大鼠皮肤烫伤创面的影响［J］. 中华整形烧伤外科杂志，15：92—94.

杨红明，郭振荣，朱兆明，等，1993. 烧伤延迟复苏与氧自由基损伤［J］. 中华整形烧伤外科杂志，9：359--362.

余佩武，肖光夏，府伟灵，等，1995. 血小板活化因子在烧伤后肠黏膜屏障损害中的作用［J］. 中华外科杂志，33：393—395.

原慧萍，吕世荣，汪宝麟，等，1994. 超氧化物歧化酶对兔眼前节碱烧伤治疗的研究［J］. 中华眼科杂志，30：50—52.

原慧萍，吕世荣，王雅，等，1995. 家兔眼前段碱烧伤后自由基清除酶动态变化的实验研究［J］. 眼科研究，13：76—78.

张俐，CHEN L E，SEABER A V，等，2002. 敲除诱导性一氧化氮合成酶治疗骨骼肌缺血再灌注损伤的实验研究［J］. 中国骨科伤，15（3）：148—151.

张敏，魏斌，吕金胜，等，1994. MDL 74405 对实验性烟雾吸入伤大鼠血浆及组织 MDA 水平的影响［J］. 第三军医大学学报，16：412—415.

张强，李通，1994. 氧自由基及脂质过氧化在烧伤后免疫功能改变中的作用［J］. 中华创伤杂志，10：268—270.

祝卫，蔡宝仁，陈玉林，1996. 抗栓酶Ⅲ号对烫伤大鼠血液流变学和氧自由基的影响［J］. 中国危重病急救医学，8：585—587.

邹仲敏，陈宗城，1994. 放射损伤、烧伤和放烧复合伤心肌线粒体脂质过氧化的加强效应［J］. 第三军医大学学报，16：430—433.

AKEAY M N,OZCAN O,GUNDOGDU C, et al. 2000. Effect of nitric oxide synthase inhibitor on experimentally induced burn wounds［J］. J

Trauma, 49：327.

ANGEL M F，KNIGHT K R, DVIR E，et al, 1992. Biochemical analysis of the venous flap in the dog［J］. J Surg Res，53：24—29.

BAILEY R W, BULKEY G B, LEVY K L, et al, 1982. Pathogenesis of nonoclusive mesenteric ischemia: studies in a porcine model indrced by pericardial tamponade［J］. Surg Forum, 33：194.

BAILEY R W,BULKLEY G B, HAMILTIN S R, et al, 1987. Protection of the small intestine from nonoclusive mesenteric ischemic injury due to cardiogenic shock ［J］. Am J Surg, 153：108.

BEHYAROVA G, YANKOVA T, GOLUNSKA B, 1996. Increased antioxidant capacity, suppression of free radical damage and erythrocyte aggrerability aher combined application of alpha-tocopherol and FC-43 perfluorocarbon emulsion in early postburn period in rats［J］. Artif Cells Blood Substit Immunobil Biotechnol, 24：629—641.

BEKYAROVA G, YANKOVA T, KOZAREV I, 1997. Suppressive effect of FC-43 perfluorocarbon emulsion on enhanced oxidative haemolysis is the early postburn phase［J］. Burn, 23：117—121.

BJORK J, MAESTRO R F, AUFOR K E, et al, 1988. Evidence for participation of hydroxyl radical in increased microvascular permeability［J］. Agents Actions, 7：208.

BULKLEY G B, 1987. Free radieal-medical-mdeiated reperfusion injury;a selective review［J］. Br J Cancer, 55（suppl Ⅷ）：66—71.

CARTOTTO R,COPPER A B,ESMOND J R, et al, 2001. Early clinical experience with high-frequency osillatory ventilation for ARDS in adult burn patients［J］. J Burn Care Rebabil, 22：325—333.

CHANDRAKSAN G, BHATNAGAR R S, 1991. Stimulation of collagen synthesis in fibroblast cultures by superoxide［J］. Cell Mol Biol, 37：751—755.

CHEN L W, HSU C M, WANG J S, et al, 2001. Inhibition of inducible nitric oxidesynthase (iNOS) prevents lung neutrophil deposition and damage in burned rats［J］. Shock, 15：151—156.

CHEN Z, XIONG Y, LOU, S, et al, 1996. Lipid peroxidation of mitochondrial membrane induced by D1: an organic solvent extractable component isolated from a crude extract of burn eschar［J］. Burns, 22：369—375.

CHU A J,PRAAD J K, 1999. Up-regulation by human recombinant trasforming growth factor b-1 of collagen production in cultured dermal fibroblasts is mediated by the inhibition of nitric oxide signaling［J］. J AM Coll Surg, 188：271—280.

COBBOLD C A, 2001. The role of nitric oxide in the formation of keloid and hypertrophic lesions［J］. Medical Hypotheses, 57（4）：497—502.

CUI X L, IWASA M, IWASA Y, et al, 2000. Arginine-supplemented diet decreases expression of inflammatory cytokines and improves survival in burned rats［J］. JPEN J Parenter Enteral Nutr, 24：89—96.

DEITCH E A, LA S, 1990. Intestinal permeability is increased in burn patients shortly sfter injury［J］. Surgery, 107：411.

ER H，DOGANAY S, TURKOZ Y, et al, 2000. The level of cytokines and nitric oxide in rabbit vitreous humor after retinal laser photocoagulation［J］.Ophthalmic Surg Lsers，31：479—483.

FIDDIAN-GREEN R G, PITTENGER G, WHITEHOUSE W M, 1982. Back-diffusion of CO_2 and its influence on the intramural pH in gastric mucosa［J］. J Surg Res, 33：39.

FREEMAN T J，MAISEL R H，GODING G S, 1990. Inhibition of endogenous superoxide dismutase with diethyldithiocarbamate in acute island skin flaps［J］. Otolaryngol Head Neck Surg, 103：938—942.

GASTMAN B R，FUTRELL J W, MANDERS E K, 2003. Apoptosis and plastic surgery［J］. Plastic and Reconstr Surgery，111（4）：1481—1496.

HORTON J W, 1996. Oxygen free radicals contribute to postburn cardiac cell membrane dysfunction［J］. J Surg Res, 61：97—102.

HORTON J W, WHITE D J, 1995. Role of xanthine oxidase and leukocytes in postburn cardiac dysfunction［J］. Am Coll Surg, 181：129—137.

HUANG L, PRIVALLE CT, SERAFRIN D, et al, 1987. Increased survival of skin flaps by scavengers of superoxide radical［J］.FASEB J，1：129—132.

HUNT E J, LESTER C E, L.ESTER EA, et al, 2001. Effect of St. John's wort on free radical production［J］. Life Sci, 69：181—190.

IM M J, HOOPES J E, YOSHIMURA Y, et al, 1989. Xanthine aceeptor oxidoreductase activities in ischemic rat skin flaps [J]. J Surg Res, 46：230—234.

INOUE H,ANDO K, WAKISAKA N, et al, 2001. Effects of nitric oxide synthase inhibitors on vascular hyper-permeability with thermal injury in mice［J］. Nitric Oxide, 5：334—342.

JESCHKE M G, HERNDON D N,VITA R, et al, 2001. IGF-1/BP-3 administration preserves hepatic homeostasis after thermal injury which is associated with increasesin NO and hepatic NF-Kappa B［J］. Shock, 16：373—379.

JOBIN N, GARREL D R, CHAMPOUX J, et al, 2000. Improved immune functions with administration of a low-fat diet in a burn animal model［J］. Cell Immunol, 206：71—84.

JOHNSON D H, HURST T S, MAYERS I, 1997. The effects of U-74389G, a 21-aminosteroid vascular resistance after a scald［J］. J Burn Care Rehabil, 18：395—401.

KAMPP M, LUDGREN O, NILSSON N J, 1967. Extravascular shunting of oxygen in the small intestine on the cat［J］. Acta Physiol Seand, 303：5.

KARA I G, KARA C O, OZDEN A, 2001. The effect of trimetazidine on the survival of rat island skin flaps subjected to ischemia-reperfusion injury［J］. Annals of Plastic Surgery, 47（2）：168—171.

KCARNEY J N, 1998. Evaluation of proteinase inhibitors and free radical inhibitors/scavengers in reducing post thaw viability loss of cryopreserved skin［J］. Burns, 24：507—512.

KHISBANI K T, KERRIGAN C L, 2002. Presence and activity of nitric oxide synthase isoforms in ischemia-reperfusion-injured flaps［J］.Plast Reconstr Surg, 109（5）：1638—1645.

KUMAR R, SETH RK, SEKHON MS, et al, 1995. Serum lipid peroxide and other enzyme levels of patients suffering from thermal injury［J］. Burns, 21：96—97.

LALONDE C, NAYAK U, HENNIGAN J, et al, 1996. Antioxidants prevent the cellular deficit produced in response to burn injury［J］. J Burn Care Rehabil, 7：379—383.

LATHA B, BABU M, 2001. The involvement of free radicals in burn injury: A review［J］. Burns, 27：309—317.

LATHA B, RAMAKRISHNAN M, JAYARAMAN V, 1998. The efficacy of trypsin: chymotrypsin preparation in the reduction of oxidative damage during burn injury［J］. Burn, 24：532—538.

LINDBLOM L, CASSUTO J, YREGARD L, et al, 2000. Importance of nitric oxide in regulation of burn oedema, proteinuria and urine output［J］. Burns, 26：13—17.

MATSUDA T, TANAKA H, REYES H M, 1995. Antioxidant therapy using high dose Vitamin C reduction of postburn resuseition fluid volume requirement［J］. World J Surg, 19：287—291.

MENG F,KOROMPAI F L, LYNCH DM, et al, 1998. Acetylcholine-induced and nitricoxide-mediated vasodilationin burns［J］. J Surg Res, 80：236—242.

MERZ U, SCHEFELS J, HENDRICKS H, et al, 1999. Combination therapy of high frequency oscillatory ventilation,NO inhalation and surfactant replacement in a child with acute respiratory distress syndrome［J］. Kiln Padiatr, 211：83—85.

MOSHER M, HURST T S, MAYER I, et al, 1996. Lazaroids - not nitric oxide synthetase inhibitors improve hemodynamics after thermal injury in anethetized guinea pigs [J]. J Burn Care Rehabil, 17：294—301.

MUSGRAVE M A, FINGLAND R, GOMEZ M, et al, 2000. The usc of inhaled nitric oxide as adjuvant therapy in patients with burn injures and respiratory failure［J］. J Burn Care Rehabil, 21：551—557.

ONUOBA G, ALPAR K, JONES I, 2001. Vasoactive intestinal peptide and nitric oxide in the acute phase following burns and trauma［J］. Burns, 27：17—21.

SAITOH D,OKADA Y,OOKAWARA T, et al, 1994. Preventation of ongoing lipid peroxidation by wound exicision and superoxide dismutase treatment in the burned rat［J］. Am J Emergency Med, 12：142—146.

SANDS H,TUMA R F, 1999. A novel recombinant human rotein for the treatment of ischaemic reperfusion in jury［J］. Exper Opin lnvestig Drugs, 8：1907—1916.

SHALOM A, WESTREICH M, 2001. Effect of high dose and low dose aspirin on survival of random pattern flaps in rats［J］. Scand J Plast Reconst, 35：117—121.

SHERIDAN R L, ZAPOL W M, ROTZ R H, et al, 1999. Low-dose inhaled nitric oxide in acutely burned children with profound respiratory failure［J］. Surgery, 126：856—862.

SHIMISU S, TANAKA H, SAKAKI S, et al, 2002. Burn depth affects dermal interstitial fluid pressure, free redical production and serum histamine levels in rats［J］. J Trauma, 52：683—687.

SHIN M S, ANGEL M F, IM M J, et al, 1994. Effects of 21-aminosteriod U74389F on skin flap survival after secondary ischemia［J］.Plast Reconstr Surg, 94：661—666.

SOEJIMA K, SCHMALSTIEG F C, TRABER L D, et al, 2001. Role of nitric oxide inmyocardial dysfunction after combined burn and smoke inhalation injury［J］. Burns, 27：809—815.

SOEJIMA K,MCGUIRE R, SNYDER N, et al, 2000. The effect of inducible nitric oxide synthase (iNOS) inhibition on smoke inhalation injury in sheep［J］. Shock, 13：261—266.

SOEJIMA K,TRABER L D,SCHMALSTIEG F C, et al, 2001. Role of nitric oxide invascular permeability after combined burns and smoke inhalation injury［J］. Am J Respir Crit Care Med, 163：745—752.

SUN J S, TSUANG Y H, CHEN I J, et al, 1998. An ultra-weak chemiluminescence study on oxidative stress in rabbits following acute thermal injury［J］. Burns, 24：225—231.

TANAK N,MATSUDA H, SHIMAZAKI S, et al, 1997. Reduced resuscitation of fluid volume for second-degree burns with delayed initiation of ascorbic acid therapy［J］. Arch Surg, 132：158—161.

TORKVIST L, MANSSON S, RAUD J, 2001. Rolw of CD18-dependent neutrophil recruitment in skin and intestinal wound healing［J］. European Surgical Research, 33：249—254.

VORAUER-UHL K, FURNSCHLIEF E, WAGNER A, et al, 2001. Topically applied liposomeencapsulated superoxide dismutase reduces postburn wound size and edema formation［J］. Eur J Pharm Sci, 14：63—67.

WAN K C, EVENS J H, 1999. Free radical involvement in hypertrophic scaar formation［J］. Free Radic Biol Med, 26：603—608.

WAN K C,LEWIS H P, 1996. Study of free iron and pryidinoline in hypertrophic scars and normal skin［J］. Br J Biomed Sci, 53：196—203.

WANG G Q, XIA Z F, YU B J, 2001. Cardiac apoptosis in burned rats with delayed fluid resuscitation［J］. Burns, 27：250—253.

WANG R, GHAHARY A,SHEN Y J, et al, 1997. Nitric oxide synthase expression and nitric oxide production are reduced in hypertrophic scar tissure and fibroblasts［J］. J Invest Dermatology, 108：438—444.

WANG S, LANTZ R C, VERMEULEN M W, et al, 1999. Functional alterations of macrophages subjected to smoke exposure and antioxidant lazaroids［J］. Toxicol Indus Health, 15：464—469.

YAMADA Y,ENDO S,KAMEI Y, et al, 1998. Plasma levels of type Ⅱ phospholipase A2 and nitrite/nitrate in patients with burns［J］. Burns, 24：513—517.

ZAPATA S R L,TEMENHAUS H, HANSBRANGH JE, et al, 1995. Effects of high-dose vitamin C administration on bacterial translocation and lung neutrophil sequestration in burned mice［J］. J Burn Care Rehabil, 6：428—442.

ZHU Z M, KONG Q H, JIA X M, 1995. Oxygen free radicals and skin storage at 40C［J］. Cryobiology, 32：471.

ZIMMERMAN T J, SASAKI G M, KHATTAB S, 1987. Improved ischemic island skin flap survival with continuous intraaterial infusion of adenosine triphosphate-magnesium chloride and superoxide dismutase：arat model［J］. Ann Plast Surg, 18：218—223.

第18章

烧 伤 康 复

第 1 节　烧伤康复的意义

现代医学进步的标志之一是重视了康复治疗。一个医院是否把康复治疗融入各学科的医疗活动之中，是划分医院是不是现代化医院的分水岭，一名医生有没有康复意识，是检验其是否达到现代化合格医生的重要标志之一。各种疾病有其自身的转化规律，但归根结底都是要使患者去除疾病、恢复健康、重返社会。烧伤患者更有其共性之外的特殊性，烧伤康复治疗是一项长期的系统工程，需要有持之以恒的综合治疗手段。

康复英文名称为 rehabilitation，是指患病机体恢复到原来正常或良好的状态。1969年世界卫生组织的康复医学专家委员会将康复定义为：康复是指综合和协调地应用医学、社会、教育和职业等各种措施对患者进行训练和再训练的过程，并尽可能地使患者的心理及各项功能恢复到最佳水平，达到或接近原来的状态。康复医学的对象既包括能够利用医学方法处理的永久性躯体残疾，也包括暂时性躯体障碍。颈、肩、腰痛、关节肌肉韧带挫伤、创伤、烧伤等，这些疾病或损伤也并不完全发展为永久性残疾。暂时性残疾是康复医学服务的主要对象，而永久性残疾只占康复医学服务对象的 8%～10%。人类对健康要求的提高，医学模式由单纯的生物学模式转变为生物、心理和社会医学模式，WHO 已明确将康复计划归属于现代医学所必须具备的预防、治疗、康复及保健的四大功能之一。1994 年委员会将康复概念进一步规范为：康复是指应用所有措施，以减少残疾的影响，使残疾者达到自立，有较好的生活质量，能实现其抱负，成为社会的整体。从而进一步完善了康复的概念，并把对康复的认识从简单的功能和外形恢复提升到了功能、心理、社会等全方位的恢复，体现出现代康复医学的理念，从另一方面也折射出人们生活水平的提高，以及对康复的认识和要求也逐渐提高和重视，进而也进一步推动了康复医学的发展。

1996 年卫生部发文《综合医院康复医学科管理规范》，明确康复医学科是综合医院的一个临床科室，从而推动了康复医学的发展。然而这种新兴的康复医学科大多是原来理疗科业务的拓展和延伸，由于病种病源的限制，许多医院的康复科并没有涉足烧伤患者的康复，即便是有烧伤科的医院也因为种种原因而没有开展针对烧伤患者的康复治疗。

一、烧伤后功能康复的意义

随着现代科学技术的迅猛发展，烧伤医学的发展也有了长足的进步，从对烧伤的基本病理生理学认识的深入，到后期的瘢痕防治、功能康复治疗等治疗方法的不断改进，都伴随着医学的不断发展和人民生活水平的提高而不断改善。烧伤医学正在从单一的"治疗医学模式"逐步被"预防 - 治疗 - 康复三位一体"的模式所取代。广大的烧伤专业人员，一定要转变观念，"烧伤治愈"绝不能只狭义地理解为单纯的创面愈合和生命延续，近代对烧伤治愈的含义应理解为"早期救治成功和后期康复满意"两大部分。

1. 康复治疗的紧迫性

烧伤和其他原因所致的创伤一样，在组织修复过程中必然有瘢痕形成，可以说没有瘢痕就没有创伤愈合。如果瘢痕生长超过一定限度，就会表现为瘢痕增生、挛缩，乃至畸形，不仅改变了外观，影响了功能，还给患者心理上造成极大创伤，给生活自理、社会交往、恢复工作等各方面留下诸多后患。

伴随我国烧伤救治水平的提高，治愈的严重烧伤病例也越来越多，其中绝大部分都需要接受康复治疗。当前我国对烧伤康复的治疗尚不能令人满意。制约开展康复治疗的主要原因如下：

（1）康复开展时间短，认识浅，在许多方面还是空白：我国是在 20 世纪 80 年代初期才由发达国家引进现代的康复理念，起步较晚，临床医学与康复医学还未能完全渗透融合。许多临床医师康复意识滞后，总是把"治病救命"作为治疗的唯一目的，只要创面愈合就算完成任务，认为深度烧伤遗留瘢痕增生或功能障碍是天经地义的，待留给整形科去做。

（2）人力物力不足导致安于现状，能完成眼前医疗任务已属不易，无力再开辟康复新业务。

（3）不可否认已经有越来越多的有识之士意识到康复治疗的重要性，但苦于不懂康复技术，不知从何做起，治疗早期没有介入康复治疗，待瘢痕增生严重甚至导致畸形后再行康复治疗，为时已晚。

（4）等待医院投入人力和设备以后再开展康复治疗。所以患者在早期治疗期间和出院后的漫长阶段并无康复治疗介入，任其自由发展，丧失了早期最佳康复时机，导致了瘢痕增生所致的挛缩畸形。

（5）烧伤患者受经济条件限制，早期治疗已负债累累，再无条件奢望康复治疗，等日后有钱再说。加之患者对康复的认知浅薄，自己又怕痛不愿意动，家属也缺乏康复护理知识，久而久之仅存的功能也进一步恶化，更加剧了康复负担。

要想使我国的康复事业更快发展就要加强临床医师的康复观念，真正做到临床与康复相结合。作为广大的烧伤、整形外科医生更应及早掌握康复治疗的基本技术和理念，早期预防比后期治疗更重要。切记，康复不是始自瘢痕增生后，而是要在伤后尽早介入，强调早期干预，提高创面愈合质量，最大限度地减少瘢痕增生。

2. 康复治疗的重要性

世界卫生组织将现代医学体系分为保健医学、预防医学、治疗医学和康复医学。1984 年卫生部要求全国医学高校开设康复医学课程，三甲医院设立康复科，都体现了对康复医学发展的重视。严酷的现实是：

我国烧伤早期治疗的水平很高，而烧伤后期的康复治疗明显的滞后，远不如发达国家。国外已把烧伤的早期治理、理疗、体疗、职业疗法融为一体，成为常规治疗，有专门的人才、特殊的设备、健全的制度，视前期治疗与后期的治理同等重要，使烧伤患者的身心都能最大限度的得到康复。在我国已有越来越多的单位意识到烧伤康复的重要性，认识到治理的目的首先是使创面愈合、保住生命，同时还要尽最大的可能改善外观与恢复功能。使大面积烧伤患者不仅能做到生活自理，还要走向社会、参加工作，成为自食其力的劳动者。事关烧伤患者的治理的战略方针问题，国内一些条件比较好的烧伤中心率先开展了功能康复治理，并将自己的经验传授出去，通过撰文、办学习班、进修学习等手段，已经使更多的人开始接受并逐渐形成了康复的观点，而且也摸索出一条适合当地条件的康复治理方法，可以预言在不久的将来可望在全国范围内兴起烧伤康复治理的热潮。然而，当前形势不容乐观，仍需要靠长期的宣传教育工作，强调康复治疗的重要性，呼吁全社会共同重视，各级领导共同关心，烧伤界同仁共同参与，尽快地落实烧伤康复治疗，以造福于已然发生不幸的烧伤患者，让他们尽早回归健康人群。

另外，近年来，小儿烧伤有逐年上升的趋势，特别是 1～4 岁的儿童是烧伤的高发人群。据不完全统计，全国每年发生火灾 20 万～30 万起，因火灾受伤的人数在 500 万～1000 万之间，其中儿童烧烫伤患者大约占 30%。由于儿童自身生理学特点以及多方面制约因素限制，儿童烧烫伤后致残率和病死率均明显高于成人患者。尤其是由于缺乏相关康复治疗的知识和理念，儿童烧伤患者后期因缺乏康复治疗而导致的严重畸形发生率一直居高不下。所以，我们应摒弃以往的救治仅仅保住性命即可的思想，把烧伤康复早期引入儿童烧伤患者的治疗当中，更多地考虑烧伤儿童后期的生活与就业的问题，尽可能地维持和改善烧伤患儿肢体的残存功能。

二、烧伤康复的内容

烧伤康复就是利用康复的基本手法与技术，在患者的容貌、肢体、心理等方面最大限度地恢复功能，并且重返社会。烧伤康复治疗也逐渐由单一的治疗模式逐渐向综合性治疗方式转变。

烧伤康复的目标包括下述六个方面：

1. 功能康复

在烧伤后遗留的一系列错综复杂的矛盾中，居第一位的当属功能康复，这是康复治疗的重中之重。最起码的目标要达到生活自理，还患者以基本生活的权利，继而能参加力所能及的工作，成为自食其力的劳动者和一个有益于社会的人。

2. 容貌康复

严重烧伤后的毁容给患者带来的精神负担是不言而喻的，浅度烧伤愈合后遗留色素沉着，重度烧伤则呈现瘢痕增生，五官畸形，在治疗全过程中只重功能，不重容貌，不能称其为满意的康复，只有容貌得以明显改善，才能最大限度地消除自卑，减少或扫除心理障碍，迈出家门，走向社会。

3. 心理康复

自受伤之日起患者就承受着巨大的心理压力，他们难以接受瞬间烧伤就一下子改变了自己命运的现实，懊悔、焦虑、担忧、烦躁各种心态交织在一起，个人忍受着反复换药与手术的痛苦，毁容的煎熬，还要担心自己的前途与家庭的维系，更有甚者担心妻离子散，承受着巨大的心理压力，痛不欲生。针对不同时期的心态适时地做好心理康复，是保证其他康复治疗顺利实施的基础。

4. 体能康复

烧伤治疗期间的能量消耗，长期卧床的肌肉萎缩，体力明显不支，即便是经过功能康复治疗和手术疗法矫正了挛缩与畸形，仍显动力不足，迫切需要加强力量与耐力的训练，只有体能恢复到一定程度，才能将功能改善体现在生活与工作中，这样才能真正提高生活质量，胜任力所能及的工作。

5. 职业康复

虽然烧伤严重程度不一，组织毁损情况也不尽相同，但康复的目标是一致的，即动用各种康复治疗手段（包括整复手术），历经数月、数年，坚持不懈，必将达到最佳的康复效果，功能改善，体能恢复，重返工作岗位，从事各自的职业，这种职业康复应被视为最重要的康复。当然，受伤情所限，不可能人人达到理想职业康复的目标，但起码应做到：无功能的要重建，有功能的要训练，将自身条件得到最大限度的发挥与利用。

6. 社会康复

每一个人都生活在社会群体之中，当烧伤患者功能恢复，容貌改善，体魄健康，参加工作的同时，心理压力也逐渐解除，消除自卑，恢复自信，以平和的心态走向社会时，单位的同事、周围的群众应为之营造一个祥和的社会氛围，同情与理解，关怀与鼓励，无疑会为之增加自尊与自信，提高生活的勇气，使他们完全融入社会大家庭，发挥他们的光和热，这才是康复治疗的最终目的。

三、康复治疗的落实需调动五方面的积极性

要使康复治疗落到实处，关键要调动五方面积极性，包括医护人员、患者、家属、单位及全社会。

1. 医护人员是实施康复治疗的主体

长期以来烧伤科医生存在认识的误区，狭义地认为烧伤科医生负责前期治疗，创面愈合即算治愈。至于出院后的瘢痕增生、挛缩畸形，那是深度烧伤愈合后的必然后果，不可抗拒。只能待其自行软化，影响功能的瘢痕需做手术，是整形科的事。即便是兼职烧伤与整形的医生，也只是把最后的康复理解为关节活动功能改善，所谓的康复，仅此而已。尽管国际上已把康复医学纳入正规学科，而我国许多医院尚未设立康复学科，既没有治疗的设备，又没有专人司职康复治疗。

实际上现代康复医学是一项非常复杂的系统工程，康复治疗绝非始自创面愈合之后，而是包括了早期与后期治疗的全过程。美国 Hennig 曾说康复的哲学和应用要从伤后就开始，会大大提高远期疗效。笔者认为要将康复疗法贯穿治疗的全过程，甚至延续到出院后的若干年。浅Ⅱ度烧伤不会形成增生性瘢痕，但会产生色素沉着，影响外貌，应在愈合后即开始皮肤护理；深Ⅱ度、Ⅲ度及Ⅳ度烧伤，从入院之初就要注意保持正确的体位（包括摆放在功能位和对抗挛缩位），在 ICU 即开展床上功能锻炼，还要积极促进创面愈合，减少瘢痕。开展早期切痂，功能部位移植自体皮，提高愈合质量。医生要不断提高自己的技术水平，懂得各种康复疗法，使患者伤而不残，残而不废，做到最大限度的康复。

2. 患者是接受康复治疗的对象，只有得到患者良好的配合，才能达到康复治疗的目的

然而许多患者康复意识十分薄弱，他们认为花钱治烧伤是应该的，再花钱、花时间进行康复治疗则无必要。对"三分病七分养"中的"养"理解成多吃点好的，在床上静养，却不肯接受康复治疗。

患者欲得良好的康复，首先要过心理障碍关，严重烧伤后一方面表现心理压力大，对生活失去信心，不愿接受各种治疗，甚至拒绝治疗，对待这种烧伤患者要极富耐心地进行心理康复辅导，心理障碍不消除，康复治疗永远无从体现；另一方面思想障碍来自公费医疗患者，他们担心一旦功能康复就得不到单位的照顾，撤走陪伴，取消营养补贴。这两方面的思想障碍严重束缚着他们的手脚，需要医务人员、家属、单位三方面密切配合，积极疏导，让他们真正理解"别人的照顾是暂时的，自身的康复是永远的"，错过早期最佳康复时机，后期付出几倍于早期的努力也难获显效。只有让他们消除不良思想影响，方能愉快地接受康复治疗。

其次要过"疼痛关"，患者饱受了烧伤、换药、手术的疼痛刺激，产生惧痛心理，精神处于高度紧张状态。然而康复治疗是漫长而艰辛之路，不付出代价，很难有良好的效果。讲清了道理，又看到其他患者的示范，许多患者便横下一条心，咬紧牙关，坚持主动锻炼和接受被动按摩，常见泪水伴着汗水流，功夫不负有心人，凡是渡过"疼痛关"的患者，心理、机体都得到满意的康复，有的避免了后期整形手术，有的即使需要辅以必要的手术治疗，也会使手术范围变小，手术次数减少。

3. 家庭的关心是康复治疗的保证

严重烧伤后的心理压力一部分是来自家庭，尤其当面部毁容，双手致残时这种压力尤为突出，他们不仅想到将来如何面向社会，更直接地会联想到家庭，是否会危及家庭破裂。此时家庭的温暖胜似一切灵丹妙药，会给患者坚定信心、战胜伤痛的动力。增加了康复治疗的决心。然而，并非所有的家庭都能正确对待烧伤患者，有的家庭基础本就不牢，正好利用这一契机分道扬镳，这种打击有如冷水浇头，使患者心灰意冷，心理障碍加重。自认为众叛亲离，走投无路，甚至郁闷而死。也有的家庭经济拮据，不愿或无力支付康复治疗费用，患者终日郁郁寡欢，自然也就没了康复动力，任凭瘢痕肆虐。也有的患者家中无人或鳏寡独居，主动活动无人督促，被动活动无人协助，结果畸形日益严重。由此可见家庭对患者康复具有巨大的精神支柱作用，在既往救治的大面积烧伤患者中，凡康复效果良好者，都离不开一个美好家庭的支持。

4. 单位的支持是康复治疗的保证

烧伤治疗的全过程不仅需要单位领导的支持和同事的关怀，更需要足够的经费保障。如果单位只负责早期治疗，不愿出钱支持后期的康复治疗，患者的康复则后续无援，半途而废。若单位能始终如一的支持，会给患者增加康复的信心，足够的经费会保证完成各种康复治疗，尽快返回工作岗位。

5. 全社会的关爱，帮助弱势群体渡过难关

大部分烧伤患者来自基层或农村，经济拮据，早期治疗经费都难以筹措，何谈后期康复治疗，只能望疤兴叹。这就需要各方热心公益事业的人们伸出援手、奉献爱心、募集善款、扶危济困，帮助那些特困烧伤患者重拾生存质量。回归社会后恢复自信，再无冷眼相望，为社会接纳，凭借一己之力为社会创造财富，开创新的人生。

典型病例介绍：

1980 年 10 月 15 日，某单位电话总机室的一场大火吞噬了 6 名女话务员中的 5 条生命，唯一的幸存者孙某全身烧伤面积达 95%，Ⅲ度烧伤 90%，伴有重度吸入性损伤。此前国内外Ⅲ度烧伤面积达 90% 者只治愈 3 例，救治难度之大不言而喻。解放军总医院第一附属医院不仅治愈了这位罕见严重烧伤患者，而且实施了一系列的康复治疗，创造了史无前例的病情最重、康复最好的奇迹。

考虑到康复任务的艰巨性和复杂性，伤后 2 周病情基本稳定后便开始了旨在功能康复的体位疗法，继而在浸浴创面的同时开展水中体疗，浸浴后局部按摩加被动活动，利用口角撑开器预防口角挛缩，穿衣、洗脸、吃饭力争自己完成，瘢痕增生前即全身戴弹力套加压，患者主动锻炼咬牙坚持，常见汗水伴着泪水流。再加上积极封闭创面，辅以必要的整形手术，功能恢复非常满意，愈后不仅做到了生活自理，还能到商店购物，买菜做饭，料理家务，辅导孩子，挥拍打乒乓球，用缝纫机为孩子做衣服，在无一完整手指的情况下利用残指钩针，钩制沙发巾、织毛衣、包饺子，全过程均由她一个人承担，学外语、使用计算机、切菜烹调样样精通，切出的黄瓜片、土豆丝又细又匀。她为什么能获得如此良好的康复效果，除了医生制订了周密的康复计划，住院期间和出院后回家坚持不懈的康复训练以外，就靠患者自己的刻苦锻炼，她以无比坚强的性格和咬紧牙关的毅力，硬是把僵如棍棒的肢体恢复得屈伸自如。大家为她的坚韧不拔所折服，亲切地称她为"女强人"。她成功的另一半应归功于她丈夫的理解与支持，在治疗的全过程始终如一的安慰、鼓励，帮助她树立信心，管好家庭后勤，照顾好 3 岁的儿子，还要协助她戴弹力套和进行各项功能锻炼，充分体现了一个美好家庭的支持带来的巨大动力和促进康复的效果。如今儿子已经 39 岁，早已成家立业，一家人一直生活在其乐融融、和谐幸福的气氛中，中央电视台记者还专程采访报道了他们全家的生活片断（彩图 18-1）。我们将患者的前期治疗和后期康复制作了一套完整录像带，在国内外学术活动上多次播放，受到与会专家高度赞誉，连称这是"奇迹，简直是人间奇迹"。如此严重病例在欧美国家从无治愈的记录，更令人称绝的是这么严重的患者不仅治愈了，而且康复得如此完美，真令人难以置信。笔者在加拿大研修时，Burns 教授看过录像后紧紧地把笔者抱住，转了两圈，激动得热泪盈眶，深情地说"太了不起了，从录像中不仅看到了奇迹的发生，更折射出了解放军总医院第一附属医院乃至中国烧伤事业的顶尖水平"。

（郭振荣）

第 2 节　烧伤康复的综合疗法

烧伤功能康复工作必须贯彻三项基本原则：①强调自身功能训练；②注重整体，即整个人的康复；③目的在于回归社会，参加社会劳动。现代康复医学主要包括康复预防、康复功能评定和康复治疗三部分。康复预防分三级。在三个不同层次上来预防伤残或功能障碍的发生。

1. 康复预防

过度瘢痕增生是造成身体畸形和功能障碍的主要原因，因此康复治疗的重要内容之一就是防止瘢痕过度增生。这些预防性治疗措施包括：及早封闭创面，防止创面感染；对烧伤的Ⅲ度创面、功能部位的深Ⅱ度创面应及早手术；对创面要控制感染，防止创面加深；应用整形外科治疗原则与基本操作技术修复组织缺损等。另外，治疗过程中应注意保持功能位。功能位的保持可借助可塑性夹板、支具或石膏托等，并注意动静结合，及早进行功能锻炼。早期行动锻炼，不仅能预防肢体功能障碍，而且可以改善人体各器官的功能，预防后期畸形的发生。

增生性瘢痕的自然挛缩常导致关节畸形甚至脱位，利用夹板外固定可对抗关节挛缩，既可预防又可治疗关节畸形。可塑性夹板具有加热变软，可随意塑形的特点，起到良好的制动与对抗挛缩的作用。

1982 年 8 月解放军总医院第一附属医院首先应用的是军事医学科学院卫生装备研究所研究的以氯乙烯—醋酸乙烯为主要原料的氯醋夹板，40～50℃开始变软，70℃左右即可随意塑形，1～3分钟硬化，再次加热还可重新软化塑形，无毒无刺激性，能透过 X 线，轻便易携带，固定效果可靠。此夹板的缺点是变硬速度较快，影响满意塑形。1990 年又改变配方，生产出新型白色夹板，可塑性强，硬化时间延长，塑形充分，更轻便。吉林化学工业公司研究院研制的反式 1、4 异戊二烯医用夹板放在 70℃热水中 2min 软化，10min 硬化定型，有足够时间塑形，温度高时具有黏性好的特点，适用于身体各部位。上海民政工业技术研究所生产的 LTS 型可塑性夹板是由线型热塑性高分子材料添加填料制成，具有质量轻、无味、无毒、对皮肤无刺激、自黏性好、易塑性、强度高、透 X 线性能好等特点，是一种较好的国产可塑性夹板。广州科莱瑞迪基疗器材公司利用美国原料在国内生产的"快易康"夹板，具有重量轻、强度高、塑形好、透气不怕潮湿、透 X 射线、有记忆功能等特点，可与国外产品相媲美。

将夹板放在 75℃左右的热水中变软后取出，内层衬以敷料，根据所固定部位形状，迅速手捏塑性，外用绷带加压维持形状。若板材形状与固定部位不相适应，软化后可任意裁剪，对造形不满意处可用吹风机加热修整。

可塑性夹板适用于身体各部位的固定，旨在以抗挛缩防畸形为目的的部位，可让其白天功能锻炼，夜间固定，神志不清者或植皮后固定者则需 24h 连续固定。可塑性夹板还可制成牵引架，通过持续牵引，可获更佳功能效果。

2. 康复评定

瘢痕增生是烧伤患者创面愈合后严重后遗症，瘢痕挛缩和增生会严重影响患者的生活质量。患者烧伤后，因年龄大小、个体差异、烧伤面积大小及创面深浅不同，在创面愈合后会有不同程度的色素沉着、瘢痕增生。此时如有一系统的康复评定和康复治疗，可很好地避免或减轻色素沉着、瘢痕增生和由此引起的挛缩畸形。而烧伤后系统的康复评定不仅可以为烧伤后功能障碍的恢复提供依据，并为以后的系统康复打下基础，而且可显著提高烧伤患者的康复疗效。因此烧伤后康复评定在烧伤康复治疗中起到非常重要的作用。康复评定对于制定康复治疗计划，以及帮助患者完成从医院康复到家庭康复具有指导性的意义。康复评定按照时间周期分为：初期评定（入院当天）、中期评定（入院后每两周进行）和后期评定（出院前）。瘢痕康复评定主要包括：运动功能评定（关节活动度、肌力）、瘢痕评定（颜色、厚度、柔韧性、疼痛度等）、医学心理学测定（创伤后精神障碍等）、语言及言语交流能力测定、日常生活能力和功能独立性评定、生活质量及就业能力检查和鉴定。康复评定的借助的设备有各种关节功能评定的仪器、心理测试软件、瘢痕测量工具、调查问卷等。

3. 康复治疗

主要应用以下方法或技术为患者提供全面康复服务：①物理疗法：包括水疗、光疗、电疗、磁疗、超声波、离子导入等；②运动疗法：包括运动、体操、太极拳、气功等；③作业疗法：包括日常生活如衣、食、住、行训练，职业性劳动，工艺劳动如编织、泥塑等。通过作业训练，使患者适应个人生活、家庭生活及社会生活的需要。也有人将作业疗法归于医疗体育项内；④语言训练；⑤心理治疗：对残疾者及慢性病患者进行心理学检查，提供心理咨询及治疗；⑥康复工程：用电子的、机械的或自动化的器具以恢复或代替人体运动或感觉功能，如轮椅等；⑦中国传统康复治疗方法：祖国医学的推拿或按摩、针灸等也是常用的行之有效的康复手段；⑧康复护理：以减轻患者的症状，预防并发症和促进功能恢复。⑨文娱治疗和音乐治疗：合称"娱乐疗法"；⑩营养治疗：拟定合理的膳食和营养食谱。康复治疗要求患者主动参与，主张采取综合性治疗方案，物理治疗与运动疗法、心理治疗等不可脱节，需要联合、全程的配合使用。康复治疗应纵贯疾病治疗的始终，以瘢痕从外形、功能、心理等多方面全面康复为主要目标。

康复的标准根据康复的程度可分为高水平、中等水平、低水平（也称高标准、中标准、低标准）。①高水平：身心功能获得显著恢复，能生活自理或基本自理，或虽然有明显残疾，生活不能完全处理，但可经常得到人力或辅助器帮助，残疾与健康尚稳定，不影响重返社会，为社会服务。②中等水平：身心功能获得显著改善，生活自理或基本自理，但难以坚持学习，未能与社会结合。③低水平：身心功能有某些改善，但未能走出家门，重返社会，未能就业。

一、加 压 疗 法

以弹性织物对伤口愈合部位持续压迫而达到预防和治疗瘢痕增生的方法，称为加压疗法即压力治疗。早在 1832 年就有人提出用加压的方法治疗肥厚性瘢痕。20 世纪 60 年代以来越来越多的外科医生认识到加压疗法在防治瘢痕增生中的重要作用。20 世纪 70 年代，很多的医院一直把加压疗法作为烧伤后预防增生性瘢痕的首选治疗方法之一。随着现代医学和材料技术的不断改进，加压疗法的相关设备也不断出现，但是其具体的作用机制还不是十分清楚。

研究表明，在一定的外源性压力的作用下，瘢痕组织内的毛细血管血管出现狭窄，血流减弱，瘢痕组织内血氧分压下降，而二氧化碳分压逐渐上升，血管内皮细胞因缺血、缺氧而肿胀、变性、坏死。瘢痕组织内成纤维细胞的增殖生长受到抑制，成纤维细胞内线粒体出现肿胀、空泡化。调节瘢痕组织的各类相关基因出现改变，如转化生长因子 $-\beta_1$ 等表达减弱，同时胶原酶生成增加，而合成黏多糖的酶类减少，进而使胶原纤维合成和分泌减少，分解增加。瘢痕组织内纤维结构出现重排，厚度降低，瘢痕表现为增生减轻，颜色、外观逐渐恢复正常。

近年来，随着现代医学科技的发展和材料学技术的进步，加压材料与随之不断改进，使用的部位可以从头至脚，形状可以按照个性化的原则进行设计和制作。常用加压方法有如下几种：

（1）海绵加压固定法：将聚丁二烯盐海绵剪成与所压迫的瘢痕一样大小，用胶将海绵固定于瘢痕表面，再用弹力绷带或者弹力套压迫，4～7d 更换 1 次，压迫至瘢痕充血消退，由硬变软，由高变平后再巩固性治疗 1～2 个月。

（2）垫塑料夹板法：热塑夹板（thermoplast）为 1，4- 异戊二烯塑料制品，具有可塑性，在 72～77℃热水中可软化，在软化时极易被塑型，可塑成所需要的形态，冷却 10min 即可变硬、定型。根据这些特性，临床上将裁剪好的热塑料夹板，放入 72℃水中软化后置于患处塑型，用于防止瘢痕挛缩造成的有关畸形效果较好。因其塑型后变硬，无弹性，故应内衬海绵和纱布，防止其直接接触皮肤，压迫皮肤坏死。热塑料夹板的透气性差，阻碍皮肤或创面水分蒸发，为避免此不足。可将热塑料夹板软化后快速打孔，并经常地更换衬垫及敷料，注意保持敷料干燥。

（3）弹性绷带压迫法：弹性绷带是一种纤维织物或外包纤维织物的弹力橡皮筋，每层可产生 10~15mmHg（1.33~2.13kPa）的压力，包扎 2~3 层可获 16~22mmHg（2.13~2.93kPa）的压力，未愈合的创面或使用夹板时，均可应用弹性绷带包扎。该法简单方便，四肢应从肢体远端的正常皮肤开始（仅露出指、趾末端），作螺旋状成"人"字形包扎，圈间相互重叠 1/2~2/3。四肢需缠弹力绷带 2~3 层，躯干则需缠 3~4 层。腋部瘢痕挛缩可用半圆形海绵置于腋下，上臂外展 90° 及前屈 10° 体位（以避免肩关节向前脱位），以弹性绷带作 8 字形包扎。弹性绷带宜每天更换洗涤。下肢深度烧伤愈合后，开始下床活动时，虽然此时无明显瘢痕挛缩，但亦应包扎弹力绷带，以防因肢体静脉回流障碍，使已愈合的创面起水泡、溃破而形成新的创面。

（4）弹力衣（套）压迫法：弹力衣（套）的原材料为对苯二甲酸、乙二酯纤维及含 88% 以上聚氨基甲酸乙酯的长链聚合体纤维组成，称作珠罗纱立体织物。可按患者瘢痕部位制成面罩、背心、手套、裤子、袜子等，对防止面部、四肢、指（趾）的瘢痕效果明显。

（5）空气波压力治疗：主要通过对多腔气囊有顺序的反复充放气，形成了对肢体和组织的循环压力，并达到促进血液和淋巴的流动及改善微循环的作用，减轻瘢痕组织的水肿程度。空气波压力循环治疗是一个气体压力梯度循环系统，它采用多腔体充气气囊依次对肢体进行波浪式充气、膨胀、放气，具有方向性、渐进性、累积的"挤出作用"，促进淤积静脉血及淋巴液的回流血循环中，加强动脉灌注，加速肢体静脉血流速度，消除水肿；促进淤积血静脉排空及肢体血液循环，预防凝血因子的聚集和对血管内膜的黏附，防止血栓形成；稀释疼痛和炎症因子，促进渗出物的吸收，达到解除疲劳，促进愈合，提高血管弹性，改善周围血管功能的疗效。烧伤后长期卧床的患者，该治疗是一种非侵入性、无创伤、无副作用，可反复随时使用的康复治疗新方法。

加压疗法主要适用于增生性瘢痕，特别是全身大面积的增生性瘢痕，也可作为瘢痕疙瘩手术或放疗后的辅助治疗措施。一般而言，伤后 14d 以内愈合的烧伤不需给予预防性加压治疗；14d 愈合的烧伤可以考虑给予预防性加压治疗。对于临床最常用的弹力衣及弹力绷带加压治疗过程中，应遵循"一早、二紧、三持久"的治疗原则，"一早"：即在不影响血运情况下在创面愈合的早期即进行压力治疗；"二紧"是指：压力大小应在 2.0~2.4kPa（15~18mmHg）最为合适，低于此压力治疗瘢痕的效果不明显，而高于 3.33kPa（25mmHg）则有可能造成肢体静脉回流受阻，肢体水肿，甚至发生缺血性肌肉、神经损伤。如果压力过高，患者因疼痛难耐而自动松绑，达不到治疗目的。"三持久"原则主张加压治疗必须持续进行，除了洗涤、涂润滑剂、进食等外，每天均需加压 23h 以上，最好每天 24h 连续加压，而且压迫时间不少于 3 个月，治疗周期一般在半年以上，具体时间的长短要依据患者瘢痕增生的程度来决定。在某些特殊部位如躯干、会阴部位、颈部、头面部等使用加压绷带、弹力背心、弹力裤、头套等加压治疗。终止加压的临床标准是瘢痕痛痒减轻、颜色不红、硬度变软、厚度变薄、功能改善。

另外，儿童烧伤患者弹力衣加压方法也是瘢痕预防措施中必不可少的。儿童患者早期佩戴弹力衣过程应遵循循序渐进的原则，从每天几小时逐渐过渡到每天 24h 穿着。压力一般在 3.33kPa 最为合适，并可根据患儿的实际情况和瘢痕增生、恢复的程度及时进行调整。一般情况下，加压治疗 2 周左右可见一定的效果，主要表现为瘢痕痒痛症状减轻，瘢痕厚度降低，1 个月后瘢痕逐渐软化变平，但这一过程与患者坚持治疗的时间，家长的配合程度，以及个体差异等有很大的关系。更需要注意的是，压力治疗虽然可以减轻瘢痕组织的增生，软化瘢痕，但对于儿童烧伤患者的新生皮肤容易造成二次损伤，另外长期、压力过大的压迫疗法对小儿的骨骼、肌肉等的生长发育也会有一定的影响，比如面颈部的弹力套使用可影响下颌发育、上下牙齿咬合，上肢弹力套长期使用可使肢体变细、胸部弹力衣可造成胸部发育畸形（如桶状胸）等。通常解除压迫后都可自动恢复。在加压过程中应随时根据患者的情况，及时调整弹力衣的松紧程度，必要时交替更换加压治疗过程中的方法和设备，同时应加强上下肢、胸部等部位肌肉力量的训练，预防二次损伤的发生。

二、硅凝胶疗法

1983 年 Perkins 等首先报道了应用硅凝胶贴膜治疗烧伤后瘢痕效果明显，随后 Ouinn 等先后使用硅凝胶膜治疗增生性瘢痕和瘢痕疙瘩，均取得了满意的临床治疗效果。近 50 年来，硅凝胶材料在医学领域应用十分广泛。硅凝胶材料质地柔软光滑，早期常作为压力治疗的内层衬垫使用。这种凝胶可在 −65～200℃ 温度范围内长期保持弹性，并具有优良的化学稳定性能。耐水、耐臭氧、耐气候老化、防潮、防震、无腐蚀，且具有生理惰性、无毒、无味、线收缩率低、操作简单等优点。医用级硅凝胶膜为无色半透明薄膜、质地柔软、随行性好，由医用级有机硅胶膜和医用级的二甲基硅油制作而成。成品的医用硅凝胶膜为两层薄膜组成，膜的一面光洁无黏性，另一面具有很好的黏附性，能紧贴于瘢痕的表面。然而，对于一些小的凹陷性瘢痕，普通的硅凝胶贴膜无法起到作用，随着生物科技的发展，逐渐推出各类硅凝胶喷雾剂、霜剂等，以解决此问题。经大量临床实践证明，硅凝胶产品对增生性瘢痕皮肤确实存在一定疗效，可减轻疼痛、瘙痒等不适感觉，促使瘢痕软化，但其具体的作用机制尚无定论。

有研究表明，硅凝胶可减少瘢痕表面的水分蒸发量，从而抑制了毛细血管的活性，同时硅凝胶良好的黏附性可产生一定的压力，使瘢痕组织缺血、缺氧，进而抑制成纤维细胞合成和分泌胶原的功能，抑制胶原纤维的生成。另外，硅凝胶膜能释放出低分子硅油，促进坏死组织与创面表面分离，进而促进创面上皮细胞的再生，并进一步阻碍瘢痕表面水分的蒸发，进一步抑制毛细血管的增生，胶原纤维的密度下降，导致瘢痕组织内胶原纤维出现结构的重排等，从而达到抑制瘢痕增生的作用。有学者认为硅凝胶膜可使瘢痕内发生水化作用，进而使瘢痕组织出现内部结构松解的表现，起到软化瘢痕的作用，而硅凝胶膜中渗出的硅油可渗透角质层，使增生性瘢痕内部发生细微的化学改变，软化瘢痕，减轻瘢痕的厚度。同时，使用硅凝胶可使瘢痕组织内的一些细胞因子水平也发生改变，如转化生长因子 TGF-β1 及其受体含量降低，成纤维细胞 α2SM-action 表达减弱等，这些都是影响瘢痕增生的因素之一。

硅凝胶膜一般为创面愈合后早期即开始使用，通常选择在创面愈合后 1～2 周即可使用。创面愈合的早期皮肤的结构和功能尚未恢复到正常水平。因此，在使用硅凝胶膜时应注意采用循序渐进的方法，即开始使用时每天贴敷 4～8h，并根据皮肤的敏感程度及患者的主观感受调整硅凝胶膜贴敷的时间长短和使用间隔，然后逐日增加硅凝胶膜的贴敷时间，直至 24h 持续使用。硅凝胶膜治疗的周期为 1 个疗程（至少在 2 个月左右），使用时间的长短以瘢痕软化、颜色恢复的程度作为依据。临床研究表明，持续使用硅凝胶膜 1 个月后瘢痕组织的组织学结构并未见出现明显的改变，而继续持续使用硅凝胶膜 3 个月后瘢痕组织内成纤维细胞功能即出现明显抑制，胶原的合成和分泌功能等受到抑制，瘢痕组织内的胶原纤维结构出现改变及重新排列，并逐渐接近于正常皮肤的水平。硅凝胶霜剂的使用通常与瘢痕手法按摩治疗相结合使用，一方面可使硅凝胶充分与瘢痕表面结合，另一方面手法按压本身就具有一定的减轻瘢痕和软化瘢痕的作用。硅凝胶喷雾剂通常用于大面积瘢痕的防治，由于大面积瘢痕难以全部贴用硅凝胶膜，喷剂的使用就显得使用方便；瘢痕凹陷处也可得到有效治疗；此外喷剂有一定的止疼、止痒的作用。

三、超声波疗法

超声波是一种由特殊的仪器发射的一种疏密交替可向周围介质传播的波形，有比一般声波更强大的能量。频率在2000Hz以上的声波，不能引起正常人听觉反应的机械振动波。通常把频率在500～5000kHz的超声波，通过各种方式作用于人体达到治疗疾病的方法，称为超声波疗法。其作用原理是利用超声波作用于人体时产生的机械振动作用、温热作用及化学作用。物体进行机械振动时，空气中产生疏密的弹性波，达到耳内而成声音。一般振动频率在16～16 000Hz之间，当超过16 000Hz不能引起正常人听觉的机械振动波，即为超声波。超声波具有频率高，方向性好，穿透能力强、张力大等特点，当它传播到物质中会产生剧烈的强迫振动，并产生定向力和热能。超声美容治疗仪就是一种通过声波作用于人的肌肤的美容治疗仪器。现在超声波治疗已经广泛应用于医疗、美容领域，如瘢痕治疗中药物的超声离子导入方法，在消除、软化瘢痕，改善皮肤外观，以及溶脂、塑形等方面越来越显示出其优越性。

超声波的生物物理学效应及其对瘢痕的作用机制有如下几方面：

（1）机械作用：超声波具有很高的能量，频率高，振动速度快，提供的动能大；当其作用于人体时，会引起皮肤细胞振动，刺激皮肤细胞便得到了细微而强烈的按摩，从而增强了细胞膜的新陈代谢、通透性，改善了血液与淋巴的循环，提高了组织的再生能力，使坚硬的瘢痕结缔组织延长、变软，使细胞内部发生改变，引起细胞功能的变化。利用超声波产生的机械效应可刺激成纤维细胞产生新的胶原纤维，使皮肤重新变得饱满光滑，恢复原有弹性，达到松解粘连，软化瘢痕，减轻瘢痕形成及预防瘢痕挛缩的目的。另外，超声波能使药物经皮肤透入体内，加强药物的药理作用。由于超声波的机械振动，压力变化，可以形成对细胞物质及细胞结构的按摩作用。可改变细胞膜的通透性，加速弥散过程，加快新陈代谢，改善细胞缺血、缺氧状态，提高细胞组织的再生能力。所以，超声波治疗在修复伤口、软化瘢痕、松解粘连、促进代谢、刺激神经系统功能恢复等方面都有重要临床意义。

（2）温热作用：超声波的声能可以转化为热能，是一种皮肤无感觉的内生热。当声波传入皮肤后，组织细胞间的振动摩擦使机械能变成热能，从而引起血管功能（增强血管功能，改善微循环）及新陈代谢过程的变化，血液循环旺盛，吞噬细胞吞噬作用加强，进而提高了机体的免疫防御能力，并可加速炎症消失，达到软化瘢痕和促进创面及早愈合的作用；同时可降低神经的兴奋性，起到镇痛、解痉等治疗作用。

（3）理化作用：主要表现在聚合反应和解聚反应。聚合反应是将许多相同或相似的分子合成一个较大分子的过程，实质上表现为对损伤组织的再生有较强的促进作用。解聚反应是使大分子黏度下降，相对分子质量减少。在超声波作用下，药物解聚，药物黏稠度暂时下降，有利于药物的渗透和加速组织对药物的吸收，配合软化瘢痕、淡化色素的药物，可以增强药物的临床疗效。有文献报道，超声波导入治疗瘢痕组织可引发不同药物、营养物质、介质、细胞内微粒的高速振动，降低细胞的膜电位，增加细胞膜的通透性，改变皮肤脂层结构促进营养物经皮吸收，还可激活深层组织细胞，加速瘢痕组织的新陈代谢。

超声波的临床治疗作用主要表现：①增加肌腱和关节囊内的胶原纤维的伸展性；②减低关节的僵硬度；③减少肌肉的痉挛，松解粘连；④减缓疼痛；⑤增加血流，软化瘢痕；⑥轻微的炎症反应帮助解除慢性发炎状况，促进伤口愈合；⑦改变神经传导速度，增加感觉反馈。

超声波治疗临床运用中的注意事项有如下几点：①治疗时间：最长不超过 15min。②治疗强度：每平方厘米不超过 3W。③超声波频率：组织深度达到 5cm 深的选用 1MHz，较表浅的组织 1～2cm 选用 3MHz。④总效率周期：治疗目标为增加组织的温度选用连续波式的输出，希望超声波产生非热效应且组织的温度不要升高选用脉冲式输出。⑤剂量：超声波刺激的力量即强度与治疗的时间合并产生。⑥治疗强度：根据治疗目标选用强度。治疗目标为增加组织温度时，患者应在超声波施用 2～3min 内感觉温热，并且整个治疗过程不增加任何不适感，一般而言，使用 1MHz 的超声波强度 15～2W/cm^2 可产生此种效果，3MHz 时，强度 0.5W/cm^2 已足够。⑦治疗区域等于 2～3 倍超声波转换器的有效输出范围面积、治疗时间 5～10min。

治疗方法如下：

（1）直接接触法：将声头和体表直接接触，进行治疗的方法有：①移动法：最常用，声头在治疗部位作均匀螺旋式推进或作直线往返移动，一般速度为 2～4cm/s，强度：进口机 0.3～0.5W/cm^2，国产机 0.8～2W/cm^2。②固定法：将声头固定在治疗部位，用于较小的部位或痛点。剂量宜小，一般为移动法剂量的 1/3 或 1/2，此法容易形成驻波，导致局部过热或疼痛，应观察患者反应。③移动和固定结合法：在上述移动法的基础上，在痛点固定 2～3s。

（2）水下法：用于体表不规则部位。将治疗部位置于水中，声头浸入水内，对准治疗部位，声头与皮肤保持 2～3cm 的距离。如果声头表面和体表有气泡集聚，应拭去气泡再开始治疗，水最好用蒸馏水或开水。

（3）辅助器治疗法：用水袋、漏斗、超声接管、反射器等进行治疗。适用于不规则或不平的体表或特殊部位，如眼、颈、面、关节等。

（4）穴位治疗：用小探头、漏斗或声头接管固定在穴位上。

四、石蜡疗法

石蜡疗法（以下简称蜡疗）是利用加热溶解的石蜡作为温热的介体，将热量传入机体，充分发挥其机械压迫作用，并将有效成分导入机体。我国开展蜡疗有着悠久的历史，已经用于很多疾病的治疗中。

石蜡是石油蒸馏后产生的高分子碳氢化合物，其热容量大，不溶于水，微溶于乙醇，为良好的热载体。医用石蜡在常温下为白色半透明固体，无臭无味，熔点 50～60℃，精炼石蜡熔点 52～54℃，沸点 110～120℃，石蜡具有热容量大、导热系数小的物理特性。因此石蜡在溶解过程中吸收大量热能，透热作用可达皮下组织 0.2～1.0cm，并且热容量很大，不至于烫伤皮肤，而释放的过程却又非常缓慢，随着局部石蜡温度的下降，体积可逐渐缩小 10% 左右，可降低纤维组织的张力，增强其弹性，且能持久地作用于皮肤。同时，石蜡具有良好的延展性、可塑性和黏滞性，这些理化特性奠定了石蜡在医学中的应用基础。

石蜡的主要治疗作用有温热作用、机械压迫作用和化学作用。

（一）温热作用

石蜡的热容量大，导热性小，又不含水分，冷却时放出大量热能（溶解热和凝固热），每千克溶解的石蜡变为固体时释放出 39kcal（163.3kJ）的热量。一般认为石蜡敷于人体后，局部温度很快升高（8～12℃）。经过一段时间后逐渐下降，但是温度下降的非常缓慢，可在 60min 内仍然保持一定的温度。在这种温热作用下，可发挥一定的治疗作用。

（1）改善创面血液循环的作用：皮肤烧伤使人体失去一道天然屏障，创面不仅有利于细菌繁殖，而且使局部血液循环也开始减慢。利用蜡疗后可使局部小血管扩展，血流加快，血氧浓度升高，血液中营养物质增多，新陈代谢加快。因此，可改善烧伤创面的血液循环和代谢情况。

（2）减轻创面炎症的作用：严重的烧伤使机体调理机制受到抑制，使人体抵抗力下降，容易发生创面感染而引起炎症反应。因此，蜡疗的温热作用可促进血液循环，加强静脉和淋巴回流，增强网状内皮细胞系统的吞噬功能，增加创面的抵抗力，减轻创面的炎症。

（3）镇痛作用：大多数烧伤患者都会出现不同程度、不同部位的疼痛现象。一般来讲，蜡疗短时间的热刺激会降低感觉神经的兴奋性使痛域升高，缓解疼痛，开始治疗时会出现局部舒适温暖的感觉，对瘢痕具有很好的镇痛作用。

（二）机械压迫作用

石蜡的固有特性是具有良好的可塑性和黏滞性，在冷却的过程中石蜡的体积逐渐缩小 10%～20%，治疗时与皮肤又紧密接触，产生组织压缩和轻微的挤压，因而促进温度向深部组织传递，呈现一种机械压迫作用。可消除肿胀、松解粘连、软化瘢痕。

1. **消除创面肿胀的作用**：烧伤后的患者由于血液循环、静脉回流等障碍，常导致烧伤局部的肿胀现象。使用温热的石蜡可使毛细血管通透性增高，促进渗出液的吸收，能够加速烧伤局部肿胀的消除。

2. **松解粘连，软化瘢痕的作用**：深度烧伤的患者，烧伤创面瘢痕愈合后，瘢痕会继发增生和挛缩，周围的结缔组织容易出现粘连。石蜡黏滞性机械压迫作用可增加瘢痕内胶原纤维组织的延展性，起到软化瘢痕的作用，促进关节的活动度增加，并且更加有利于后期的功能康复训练。

3. **温热作用**：蜡疗黏附性机械压迫作用可以使瘢痕内的毛细血管轻度受压，进而有助于热量向瘢痕组织深层传递，充分发挥石蜡的温热治疗作用。

4. **增加弹性和柔韧性**：深度烧伤创面愈合后瘢痕开始出现增生，随着增生的加重可逐渐出现瘢痕挛缩、瘢痕变形、组织变硬、周围组织受牵拉、移位等现象。医用石蜡具有良好的延展性、可塑性和黏滞性，蜡疗后可增加瘢痕及周围皮肤的弹性和柔韧性，从而减轻以上的症状。

（三）化学作用

石蜡中的有效成分还有促进烧伤创面再生的作用，石蜡的化学成分能刺激上皮组织生长，且可贴敷于烧伤创面的各个部位。现代把中药和蜡疗有机地结合起来，可以加强细胞膜的通透性，减轻组织水肿，使皮肤柔软并富有弹性，能改善皮肤营养加速上皮生长，有利于创面溃疡和骨折的愈合，疗效好、见效快。

此外，石蜡对烧伤创面的康复还有着其他作用。比如淡化烧伤创面颜色，减轻色素沉着；止痒；促进创面痂皮脱落；缓解肌肉紧张和肌肉痉挛等作用。

石蜡疗法的注意事项：

（1）蜡疗设备的选择：针对不同部位及大小的瘢痕组织，应选择合适的熔蜡设备，目前常用的蜡疗设备有各类蜡疗机，主要是针对蜡块的熔点通过设定不同的温度，温度调节范围为40～100℃。制作大的蜡块可选择大型的蜡疗机器，其熔蜡容积在5～50kg不等，而制作小的蜡块或者进行刷蜡治疗时可选择1～2kg的小型蜡疗机。

（2）蜡疗温度的选择：通常情况下，瘢痕组织对热的耐受性相对较差，因瘢痕的散热作用较弱，所以制作蜡块及刷蜡时应根据患者瘢痕的颜色、形成时间、质地、患者年龄、瘢痕的部位等选择合适的温度（40～60℃）。

（3）蜡疗时间和频次的选择：一般每日进行蜡疗1～2次，每次时间30～60min，根据患者瘢痕的软化程度及耐受性，随时调整蜡疗的时间和频次。

（4）蜡质的选择：一般躯干部位的大面积瘢痕治疗可选择医用白蜡，其熔点高，成本相对较低，面部、手部可选熔点相对低的美容蜡、药物复合蜡等。一般不主张长期反复使用同一块蜡块，蜡块需要定期更换，以防止蜡中的杂质或者污物污染伤口或者引起交叉感染的可能性。

（5）蜡疗环境的选择：一般蜡疗时需要相对安静、舒适的环境，这样的环境下治疗一方面可让患者放松心情，另一方面可让患者充分感受蜡疗的舒适作用，更好地配合治疗，有利于瘢痕的恢复。

五、冷 冻 疗 法

冷冻疗法通常是利用0℃以下的低温，作用于病变的组织，利用其超低温性，通过冷冻引起一系列物理化学变化，使瘢痕处的细胞外部或内部结冰，细胞脱水皱缩，细胞内溶质浓度变化，造成细胞坏死、组织萎缩，进而破坏瘢痕组织的细胞结构，从而达到治疗瘢痕的目的。

目前临床常用的冷冻源有液氮（−196℃）、液氧（−183℃）、固体二氧化碳又称干冰（−70℃）、氧化亚氮（−40℃）、氟利昂12（−60℃）、氟利昂13（−90℃）、氟利昂22（−70℃）及半导体制冷器（−30℃）等。其中以液氮及固体二氧化碳较为常用，尤其是液氮的制冷温度最低，价格低廉，使用安全，是目前应用最广泛的制冷剂。冷冻时产生的是一种冷冻生物学的综合效应，正常和新生的细胞，均可由于极度冷冻而产生不可逆的损害、破坏。一般机体组织处于−20℃以下环境时，超过1min就可以导致组织出现不可逆性损伤，甚至组织坏死。这种超低温损伤的机制目前尚未完全清楚，目前认为当处于超低温度时，细胞内外形成冰晶，造成细胞脱水、皱缩，直到细胞破坏死亡。因此，制冷剂温度越低，对细胞的破坏作用越大，此外，低温还能使细胞膜类脂蛋白复合物变性，产生局部血循环障碍，进一步促进破坏作用。冷冻融解期对组织的损伤作用一直存在，所以多次冻融较一次冻融具有更大的破坏性。

冷冻疗法的作用机制如下：

（1）直接导致组织坏死：目前对低温引起组织坏死的机制已研究得较清楚，主要包括以下几个方面：①冷冻时细胞内外冰晶形成和冰晶的机械损伤：在低温的迅速冷冻下，细胞内外的水分凝固成冰，形成的冰晶致使细胞受损；在冷冻后冰晶的缓慢液化过程中，细胞间冰晶先熔化而大量吸收周围的热能，致使细胞内的冰晶再凝固，形成更大的冰晶，引起细胞更大损伤；②细胞中毒死亡：在低温作用下，细胞内外水分凝固结冰，致使组织液中的电解质浓度增高，引起细胞中毒死亡；③微循环障碍：低温使血管收缩，血流减慢，血栓形成，血管内皮细胞肿胀、坏死，引起组织缺血、坏死；④破坏细胞膜：低温使细胞的主要成分脂蛋白复合物变性，而致细胞破裂、死亡；冷冻时细胞外液逐渐浓缩，引起细胞内外渗透压差异，细胞内液外渗而致细胞脱水和皱缩。

（2）引起免疫反应：应用冷冻治疗疾病时，可致组织内抗原的释放和多种细胞活性物质的形成，引起机体的免疫反应，进而减轻局部和远位组织的损害。

目前用于临床的冷冻方法大致有5种：①接触冷冻：冷冻头置于组织表面轻轻加压冷冻。②插入冷冻：将针形冷冻头插入组织内，以达较深部位组织的治疗。③漏斗灌入：如将液氮通过漏斗灌入组织内。④直接喷洒：如将液氮直接喷在病变区，适用于表面积大而高低不平的弥散性浅表病损。⑤棉拭子或棉球浸蘸法：如血管瘤、乳头状瘤、白斑、疣等，选用相应大小的消毒棉签，浸足液氮，即直立接触病灶，由于冷冻范围和深度易控制，愈合后瘢痕轻薄。

冷冻后的临床病理生理学改变：冷冻形成的组织冰球内，各点的温度是不一致的，在接触制冷剂处的温度最低，由此向外，温度逐渐增高，形成同心圆状的不同温度的等温带，冰球边缘的温度为0℃。因此，冷冻后受冻组织首先发红，冻区较周围稍肿，出现可以忍受的疼痛，30min后局部出现水肿或水泡，24～72h发生组织坏死、结痂。2～3d痂皮开始发黑，7～10d坏死的瘢痕组织形成的干痂脱落。如冷冻深度超过真皮层，创面2～4周才能愈合，愈合后一般不形成明显瘢痕，这可能与成纤维细胞对冷冻有特别的耐受性有关。

瘢痕组织经冷冻治疗后组织发生变化，首先表现为瘢痕表皮及表皮下瘢痕组织的退化、变性和坏死；新的肉芽组织逐渐形成；周围正常表皮细胞在肉芽创面上自外向内匍行融合，闭合创面。冷冻创面脱痂后，新生皮肤1～2周内色素减退，之后因外界环境的刺激及紫外线的照射，可出现不同程度的色素沉着，通常3个月至1年可以自行消退。治疗前应向患者讲明色素变化的自然过程，手术后避免阳光暴晒，也可口服维生素C，以减轻色素沉着的发生。色素沉着不必作特殊处理，待其自然恢复。另外，冷冻治疗的时间过长或冷冻的深度过深都可造成局部的水泡和血肿形成。冷冻对组织的破坏程度的影响因素：①制冷物质的温度：温度越低，组织破坏越大；②冷冻时间：时间越长，组织破坏越大；③冻融次数：冷冻使组织结成冰块后，让其自然溶解，为一次冻融。多次冻融对组织破坏的深度及范围较一次为甚；④压力：在冷冻治疗时，施加一定压力，减少局部血流，可增加冷冻的强度。制冷物质作用于组织时，结成冰球。随着冷冻时间的加长，低温向周围传播，冰球不断向水平和纵深方向扩大。但当冰球扩大到一定范围时，由于低温的扩散和血流带来的热处于平衡状态，就会停止扩大。因为，冷冻一定时间后，延长治疗时间是无意义的。因此，治疗过程中应根据瘢痕的大小、深浅及部位不同选择不同的冷冻时间和冷冻源，过大的瘢痕可以分次治疗。水泡出现后应嘱患者不要搔抓、碰破以防感染。小水泡大多数可自行吸收，较大的水泡可用注射器将渗液吸出后稍加压包扎。若水泡已破，可外用甲紫、伤安素等，使局部自然干燥结痂脱落。血泡的处理相同。冷冻后局部血管收缩，血液循环暂时障碍可引起疼痛。疼痛程度与冷冻范围和深度呈正相关。一般1～2d

后逐渐减弱。对疼痛敏感的患者、小儿，手术前可先行局部麻醉，较大范围的瘢痕可以分次进行。极少数人对冷冻刺激敏感，表现为面部潮红，严重时还可能出现头晕、寒战、血压下降等副交感神经反应。术前对高血压病及自主神经功能紊乱的患者，可适当给予镇静剂。出现上述症状时，嘱患者平卧，密切观察，一般无须处理，可自行缓解。

冷冻疗法的禁忌证：雷诺病、严重的寒冷性荨麻疹、冷球蛋白血症、冷纤维蛋白血症、严重冻疮、严重糖尿病患者以及年老、幼儿、体弱等对冷冻治疗不耐受者。

六、直流电疗法

直流电（galvanization）疗法是使用低电压的平稳直流电通过人体治疗疾病的方法，是最早应用的电疗之一。目前，单纯应用直流电疗法较少。但它是离子导入疗法和低频电疗法的基础。人体内各种体液是组织细胞进行各种代谢和功能活动的内在环境，体液中含有各种电解质。体液中的电解质对维持细胞内外液的容量和渗透、酸碱平衡、神经肌肉兴奋性等具重要作用，而一些微量元素是许多酶的激活剂，能够导电。直流电治疗时，两电极间存在着稳定不变的电势差，人体组织内各种离子向一定的方向移动而形成电流。由于离子移动并引起体液中离子浓度对比的变化是直流电生物理化作用的基础。直流电离子导入疗法是利用直流电将药物离子导入人体以治疗疾病的方法，其基本原理是根据直流电场内同性电荷相斥、异性电荷相吸的原理，使药物离子通过完整的皮肤或黏膜导入人体。该疗法具有直流电与药物的综合作用，直流电导入人体的药物对机体即可直接发挥作用，又可通过神经反射和体液途径间接产生影响。

对伴有奇痒刺痛的瘢痕增生，可适当选择该治疗方法，其具体的作用机制和方法如下：

1. 直流电离子导入疗法

小面积瘢痕可用 10% 碘化钾直流电阴极导入，对早期瘢痕水肿有明显疗效，同时瘢痕痒痛减轻或消失，对晚期瘢痕的疗效较差。20～25 分钟，每天或隔天 1 次，15～20 次为一个疗程。肢体瘢痕范围较大者，可采用槽浴法碘离子导入。

此法除电流作用外，主要为导入药物的药理特性。主要适应证：术后瘢痕粘连、血栓性静脉炎、关节炎、慢性前列腺炎、神经炎、周围神经损伤等。如碘透明质酸酶软化瘢痕和粘连等。

2. 直流电和药物的综合性作用

直流电药物离子导入除药物作用外，同时有直流电的作用，两者互相加强，其疗效比单纯的药物或直流电的疗效好。

3. 神经反射治疗作用

直流电药物导入疗法可引起神经反射性的治疗作用。直流电药物导入治疗时，将一定面积的电极放置在身体某些部位，由于直流电引起组织内理化性质变化和药物在表层组织内存留，构成了对内外感受器的特殊刺激因子，通过反射途径引起机体的一定反应。特别是电极放置在某些神经末梢分布丰富的部位，通过感觉-自主神经节段反射机制而影响相应节段的内脏器官和血管的功能。

4. 创面离子导入法

创面离子导入法可使药物在伤口内的浓度增高，并且达到较深层组织，且有直流电的协同作用，疗效比其他投药法好。治疗时，先将创面分泌物除去，然后用抗生素或其他药物浸湿的无菌纱布敷于创面或填入窦道内，再放置电极。非作用极置于创口对侧。例如用庆大霉素治疗铜绿假单胞菌感染的创面、用锌离子导入法治疗营养不良性溃疡等。

5. 穴位导入法

将直径 2～3cm 的圆形电极放在穴位上，非作用极放在颈部或腰部。

直流电疗法的主要适应证：皮肤感觉迟钝或敏感、术后粘连、瘢痕疙瘩、瘢痕增生。

直流电疗法的主要禁忌证：对直流电敏感、严重心脏病心力衰竭、传染病、局部有广泛或严重皮损、急性湿疹、出血倾向疾病等。

直流电疗法电流强度以衬垫单位面积毫安数计算。一般成人为 0.03～0.1mA/cm^2，儿童为 0.02～0.08mA/cm^2。做反射治疗时，电流强度应适当减小。治疗时间 15～25min，每日或隔日 1 次，12～18 次为一个疗程。

七、激光、离子束治疗

临床常用的治疗瘢痕的激光器有脉冲点阵激光、染料激光等。碳点阵激光采用扫描点阵方式发射激光，在表皮形成一个由激光作用点阵和间隔组成的灼烧区，每个激光作用点由单个或数个高能激光脉冲组成，可直接穿透至真皮层，在瞬间气化瘢痕组织，同时刺激瘢痕内胶原重新排列等。主要适用于表浅性瘢痕的治疗。以染料为介质而产生的激光称为染料激光，主要针对血管性疾病，可明显改善瘢痕高度、颜色和韧性，主要作用机制为通过瘢痕表面的毛细血管及瘢痕浅层的毛细血管对特定波长激光的吸收作用，进而起到封闭血管的作用，减轻瘢痕组织增生，促进胶原重新排列。

闪耀离子束不同于激光，它是基于射频原理的微剥脱技术，利用多点单极射频(RF)激发微等离子作用，当多点单极射频探针靠近皮肤组织时，探针与皮肤间隙中的氮气被激发成微等离子状态，在皮肤组织上建立热通道，等离子在皮肤表面产生非气化性的微剥脱，同步单极射频深部对胶原组织加热，两种能量协作，改变瘢痕表浅的均匀度和平整度，促进深部胶原层的增生重新排列，快速有效重建。紧密接触皮肤时，单极射频造成深部组织的加热和收紧。等离子体产生的热效应可以刺激更深的皮肤组织，造成成纤维细胞介导的热变性，使上层真皮层再生，在 1～3 个月内呈现渐进性改善。因此，其治疗周期以 2～3 个月左右为宜，可以用于各类瘢痕的治疗。离子束治疗与超声药物导入结合治疗瘢痕的效果更佳。

八、光动力疗法

光动力疗法是 20 世纪 70 年代末开始形成的一项肿瘤治疗新技术，光动力疗法（photodynamic therapy，PDT），这一疗法已在国际学术界获得了公认和广泛应用，其是利用光化学反应进行疾病诊断和治疗的一种新技术。

PDT 的三大要素：光敏剂、照射光和组织中的氧。瘢痕疙瘩中氧自由基信号是正常皮肤组织中的 2.4 倍以上。这些氧自由基来源有两方面：一方面是从浸润的白细胞膜上经氧化酶作用而产生；另一方面是瘢痕疙瘩中微小血管的闭塞，组织中氧分压低，导致细胞内线粒体发生非酶性氧化反应。自由基的增加可使胶原合成增加，原因是自由基可使前胶原蛋白在脯氨酸和赖氨酸的存在下迅速转化成胶原蛋白。因此，对瘢痕的治疗可以通过控制瘢痕组织内氧自由基的产生而达到治疗目的。光动力疗法可使瘢痕组织中的氧经其退激过程产生大量活性氧，其中主要是单线态氧，活性氧能与多种生物大分子相互作用，产生细胞毒性作用，进而导致细胞受损乃至死亡，因此产生治疗作用。采用光动力疗法即可减少瘢痕组织中的氧，控制瘢痕的形成又利用自身的氧使成纤维细胞受损乃至死亡，安全地消除瘢痕。

光动力治疗中，除了光能转化过程中产生的单态氧和自由基能直接杀伤病变细胞外，还因这一过程引发的毛细血管内皮损伤和血管栓塞造成的局部微循环障碍，进一步导致病变组织的缺血性坏死。增生性瘢痕或瘢痕疙瘩的色泽红得发紫，这是因为瘢痕组织中存在大量异常的毛细血管，聚集了大量的血液以供养成纤维细胞的生长，丰富的血供是瘢痕生长的基本条件。如果我们把毛细血管损伤让血液凝固、栓塞，那瘢痕就没有血液供应，瘢痕就变平、变软，恢复正常颜色。研究表明，氦氖激光照射瘢痕时，当能量密度大于 $180J/cm^2$ 时对成纤维细胞有抑制作用。

光动力疗法这项与世界同步的治疗新项目，目前已经常规开展用于治疗术后粘连，毛细血管扩张和烧伤后的色素沉着斑的皮肤疾病等，该技术具有创伤小、复发率低等优点。随着新的光敏剂的出现，激光器的完善及 PDT 基础和临床研究的进一步深入，光动力疗法将成为一种很好的诊断和治疗手段，具有广阔的应用前景。

九、紫外线光疗

紫外线光疗利用了紫外线辐射的治疗作用，其基本原理是皮肤中存在可以吸收光能的生物分子即色基，色基吸收紫外线后发生的光化学反应可以改变皮肤的生理状态，从而产生一系列治疗作用。细胞核中的 DNA 是一个主要的内源性色基，核苷酸吸收紫外线后产生一系列 DNA 光合产物（主要为嘧啶二聚体），这些光合产物可以影响细胞周期的进程，进而导致细胞死亡，同时可诱导前列腺素的释放并影响细胞因子的表达和分泌，从而在临床上表现为治疗作用或不良反应的生物效应。紫外线光疗照射皮肤患处可直接杀灭细菌病毒，同时可以激发组织充血，增强白细胞的活动能力，加强组织细胞的新陈代谢，从而抑制细菌和病毒的生长，间接地发挥杀菌作用。以下是紫外线光疗对瘢痕的主要作用机制。

1. 免疫抑制作用

紫外线照射后直接作用于各种免疫活性细胞，影响其表面标志的表达及细胞因子和多种免疫调节分子的合成与分泌，继而影响瘢痕皮肤局部及全身的免疫功能。紫外线主要引起抗原特异性 T 细胞介导的免疫抑制。紫外线免疫抑制作用的机制是通过以下几个方面完成的：

（1）影响表皮朗格汉斯细胞的功能和形态：紫外线照射可以改变细胞膜能动性，降低抗原呈递和加工效率，使朗格汉斯细胞数目减少，抗原呈递功能丧失，从而产生免疫抑制反应。深入研究进一步提示，UVB 的作用主要是使朗格汉斯细胞丧失激活 Th1 的能力，却完全保留激活 Th2 的能力，使 Th2 型细胞因子的生成具有优势。

（2）影响表皮角质形成细胞分泌的细胞因子：紫外线照射可促使角质形成细胞合成分泌较多具有抗炎或免疫抑制特性的细胞因子，如 TNF-α、IL-1、IL-10 等，间接发挥免疫抑制作用；紫外线照射可有效抑制角质形成细胞表达细胞间黏附分子 -1，进而阻止炎症细胞的浸润。

（3）抑制自然杀伤（NK）细胞的活性：紫外线照射可剂量依赖性地抑制自然杀伤细胞的活性。

（4）UVB 诱发皮肤靶细胞 DNA 的直接损伤。

（5）尿苷酸的变构作用：尿苷酸是表皮角质层中的色基，是机体受到紫外线照射后最早与之发生反应的光受体，表皮中的尿苷酸在紫外线的作用下以剂量依赖的方式由反式（t-UCA）异构为顺式（c-UCA），后者可抑制免疫活性细胞，引起免疫抑制。

2. 色素沉着作用

紫外线照射引起的皮肤色素加深是紫外线光疗治疗烧伤后瘢痕皮肤脱色的重要机制之一。以 300～400nm 的紫外线促使皮肤色素加深的作用最明显。在紫外线的作用下，黑素细胞体积增大、树突延长、酪氨酸酶及多巴色素互变异构酶等黑素合成相关酶的活性增强，黑素的合成增多，黑素在表皮的分布由集合状态变为分散状态，表皮各层含有的黑素相应增多，皮肤变黑。其作用机制如下：

（1）酪氨酸酶活性增加：紫外线照射使黑素细胞释放二酰甘油，二酰甘油可激活蛋白激酶，从而导致酪氨酸酶活化，黑素合成增加。

（2）DNA 损伤的修复直接刺激色素生成：DNA 修复会导致光合产物的短片段二核苷嘧啶释放。试验表明，二核苷嘧啶外用可使皮肤出现明显的色素沉着。

（3）产生内皮素 -1：角质形成细胞经紫外线照射后产生内皮素 -1。内皮素 -1 是一种促树突生长因子，可促进黑素细胞生长，增加酪氨酸酶活性，促进黑素生成。

（4）一氧化氮增加：角质形成细胞经紫外线照射后产生的一氧化氮增加，一氧化氮具有促黑素生成的作用，其作用可能与黑素细胞内酪氨酸酶的数量增加有关。

（5）促使黑素母细胞从毛囊处迁移，形成黑素皮岛。

（6）使黑素转为氧化态：初合成的黑素为还原态，紫外线照射使之成为氧化态。氧化态黑素的颜色较还原态深，故在紫外线照射后皮肤立即出现色素沉着，此种即刻的色素沉着于 2～3d 后因黑素又转为还原态而消退。皮肤色素加深对保护皮肤免于光线损伤具有重要作用。

3. 红斑反应

在较大剂量的紫外线照射后，照射区皮肤可以发生红斑、水肿，甚至水疱形成，重者可出现全身反应。引起红斑反应的光谱主要是 UVB，以 295nm 的作用最为明显。UVA 也可以引起皮肤红斑反应，但所需辐照剂量较 UVB 大 1000 倍以上。

产生红斑反应的主要机制：在一定辐照度的紫外线照射后，细胞的蛋白质和核酸吸收大量的紫外线，局部产生多种生物活性物质，如组胺、IL-1、IL-6、前列腺素、TNF-α、角质形成细胞和其他细胞中的溶酶体酶，以及紫外线直接作用于血管内皮所释放的球蛋白及血管舒缓素等。这些物质弥散入真皮，引起真皮血管扩张及炎症细胞浸润，进而诱发反应性红斑。红斑反应是紫外线光疗在疾病治疗过程中常见的伴随反应。

4. 增强皮肤屏障功能

紫外线照射可使角质层增厚，最显著时可增厚 2～3 倍，从而增强皮肤对光的反射和吸收，减轻光损害、加速光耐受，同时还加强了皮肤对外来损害（酸、碱等化学物质、病原体、抗原等）

的抵抗力。紫外线照射可使皮肤角质层中脂质，特别是神经酰胺含量增加，对防止水分蒸发和保持角质层中水分含量起着重要作用。紫外线致皮肤屏障作用的增强为皮肤对紫外线的保护机制，同时也是光敏性皮肤病紫外线脱敏治疗的基础之一。

5. 诱导细胞凋亡

紫外线照射可引起浸润的 T 细胞凋亡。T 细胞经 UVA 照射诱导凋亡可能是其治疗特应性皮炎的基本机制之一。UVA1 可通过不依赖于 p53 的途径、蛋白合成依赖性及非依赖性途径诱导恶变的皮肤浸润 T 细胞凋亡，是其治疗皮肤 T 细胞淋巴瘤的可能机制。此外，紫外线可通过诱导活性氧及细胞因子产生 DNA 损伤和基因表达改变等，导致角质形成细胞凋亡。

6. 抑制前胶原合成

体外实验表明，紫外线照射可在体外抑制前胶原合成，大剂量的 UVB 可诱导基质金属蛋白酶（即胶原酶Ⅰ）表达，UVA1 可上调培养的人真皮成纤维细胞中胶原酶Ⅰ表达，胶原酶Ⅰ mRNA 水平的上升呈 UVA1 剂量依赖性。同时体内实验发现：人体皮肤经小剂量 UVA1 照射后，真皮成纤维细胞中胶原酶Ⅰ mRNA 呈中等或大量表达，皮损处干扰素 γ 水平显著升高，而胶原蛋白Ⅰ、Ⅲ，转化生长因子 -β 明显降低。此为紫外线光疗参与治疗硬皮病的可能机制。

7. 促进皮肤创伤的愈合

紫外线照射可促使基底细胞增生，有丝分裂增加，同时表皮角化过程也加速。红斑反应促使局部血管扩张，改善血液循环，对创伤的愈合有积极作用。UVA1 能促进成纤维细胞分泌血管内皮生长因子，从而加速伤口的愈合。

8. 杀菌作用

紫外线杀菌作用以 UVC 最显著，UVB 也有杀菌作用，但较 UVC 弱得多。其杀菌作用主要通过胸腺嘧啶二聚体的形成，使细菌的 DNA 复制及转录功能终止，同时紫外线照射也使细菌的蛋白质变性，酶失去活性。体外实验证明，紫外线能有效杀灭痤疮丙酸杆菌，为紫外线光疗治疗难愈创面提供了依据。

9. 小剂量紫外线照射

小剂量紫外线能刺激上表皮细胞生长，促进组织再生，可加速伤口愈合，对骨折、周围神经损伤、皮肤破损（创伤、冻伤、烧伤、压疮等）、因瘢痕增生引起的瘙痒症及细菌和病毒引起的皮肤病，都有很好的辅助治疗作用。

照射紫外线有全身照射和局部照射之分，这要根据具体情况来选择使用。照射的剂量，开始宜小，以后视情况再逐渐增加。由于人们对紫外线的敏感性差别相当大，所以没有相对固定的剂量表可供参考。每个患者，在治疗前最好都能进行红斑阈值的测定。红斑阈值是指光源在一定的距离照射，使皮肤上产生刚可看到的红斑反应所需要的时间。比如照射到 1min 时发生了刚可看到的红斑反应，那么 1min 就是 1 个红斑阈值或者叫 1 个生物剂量。根据病例情况，选用适当的红斑阈值数进行照射，既能达到所需要的治疗程度，又能避免过度照射可能产生的副作用。随着治疗的反复进行，皮肤对紫外线的敏感性可逐步降低，因此应逐步地加大照射量，以便保持良好的治疗效果。

目前，临床使用的各类紫外光治疗仪都具有一定的波长调节功能，可依据临床治疗疾病的需要调整剂量的大小，并逐渐形成了复合光治疗的功能。通常治疗瘢痕组织的紫外光波长在 300～400nm，照射时间通常选择在 20～30min，每天照射 1～2 次。照射后注意保持照射部位的清洁，防止各种理化刺激，预防二次损伤的发生。

十、远红外线治疗

由于远红外线具有独特的物理特性，作用到人体后，被人体皮肤吸收，会产生一系列生物学效应：①远红外线的温热效应；②共振效应，活化水分子；③激活体内大分子；④改善微循环功能，增强人体新陈代谢；⑤提高免疫功能。而其中最显著的是温热效应和共振效应，其生物学效应如下：

（1）水分子活性化作用：人体约 70% 是水分，血液的水分比率更高达 80%。若气血不足，血液中的水分子便集结成惰性水（即 4 个氢分子和 1 个氧分子结合），不能通过细胞膜。远红外线能使水分子产生共振，变成独立水分子（即 2 个氢分子和 1 个氧分子结合），提高身体的含氧量，细胞因而能恢复活力，能提高因烧伤／术后等多种原因造成的痂皮尽早脱落，促进伤口肉芽组织的快速生长，伤口愈合能力。

（2）改善微循环作用：独立水分子可自由出入细胞之间，再通过共鸣共振，转化为热能，令皮下深层的温度微升，血流速度加快，微丝血管扩张；微丝血管开放越多，就可以促进皮下组织粘连得到释放，激活基底细胞，促进因烧伤等原因造成的肢体肿胀等问题。微丝血管的功能是向人体细胞供应氧气和营养，同时将新陈代谢产生的废物排出体外，若微循环系统出现问题，会导致多种疾病，包括肢体肿胀、创面久不愈合、心血管疾病、关节炎、四肢冰冷麻痹等。成年人微丝血管的总长度可围绕地球 3 周，被称为人体的第二个心脏，可见其重要。

（3）促进新陈代谢：植皮区域没有汗腺造成患者体内多余废物无法从汗腺排除等因素，导致烧伤患者机体常处于一个代谢水平失衡的状态，通过远红外热效应，可以增加细胞的活力，加强新陈代谢，使体内外的物质交换处于平稳状态。

（4）平衡身体的酸碱度：远红外线能净化血液、改善皮肤质素、预防因尿酸过高而引致骨骼关节疼痛。

（5）促进和改善血液循环：远红外线作用于皮肤后，能量转化为热能，引起皮温升高，刺激皮肤内热感受器，通过丘脑反射，使血管平滑肌松弛，血管扩张，血液循环加快。另一方面，由于热作用，引起血管活性物质的释放，血液循环加快，血液循环得以改善。

（6）提高人体免疫功能：免疫是人体的一种生理保护反应，它包括细胞免疫和体液免疫两种，对人体防御功能和抗感染作用有极其重要的作用。经临床观察，远红外线确有提高机体的巨噬细胞吞噬功能，增强人体的细胞免疫和人体液免疫功能，有利于人体的健康。

（7）抗炎、消肿：远红外线的热作用，使原来遭到破坏的生理平衡状态得到恢复，提高了局部和全身的抗病能力，激活了免疫细胞功能，加强了白细胞和网状内皮细胞的吞噬功能，达到抗炎抑菌的目的；皮肤温度增加，使血管活性物质释放，血管扩张，血流加快，血循环改善，增强了组织营养，活跃了组织代谢，提高了细胞供氧量，改善了病灶区的供血氧状态，加强了细胞再生能力，控制了炎症的发展并使其局限化，加速了病灶修复；改善了微循环，建立了侧支循环，增强了细胞膜的稳定性，促进了有毒物质的代谢和废物的排泄，加速了渗出物质的吸收，导致炎症水肿的消退。

（8）镇痛：远红外线的热效应，降低了神经末梢的兴奋性，改善血液循环，水肿消退，减轻了神经末梢的化学和机械刺激。

远红外线的治疗通常与其他物理治疗方法结合使用，如外用防治瘢痕的药物涂膜时结合远红外线治疗可增加药物的吸收，改善组织的水肿程度，减轻手法治疗后的疼痛、肿胀等。治疗时间以每次 15～30min，每天 1～2 次为宜，治疗过程中注意局部温度的掌控，避免长时间照射后二次损伤的发生。

十一、放 射 疗 法

利用放射线照射防治增生性瘢痕或瘢痕疙瘩的方法始自 1906 年。X 线穿透力较强，用浅层 X 线照射患部，电辐射可以抑制或破坏成纤维细胞增生，减少胶原纤维合成与沉积，达到减轻瘢痕增生的目的。由直线加速器产生的 β 射线不像 X 线一样逐渐衰减，而是产生一个从皮肤表面开始的高剂量平顶区，在平顶区后剂量很快地下降至 0，所以应用 β 射线更安全。

利用放射性核素 ^{32}P（磷）或 ^{90}Sr（锶）-^{90}Y（钇）贴敷瘢痕部位，每天一次，5d 一疗程，可持续 2～3 疗程。依靠其衰变过程中释放的 β 射线对瘢痕有防治作用，促进成纤维细胞核皱缩与凝固，线粒体变性，影响细胞代谢，阻抑成纤维细胞生长，使细胞繁殖力下降，可预防或减轻瘢痕增生。放射性核素穿透力比 X 线弱，不易损伤深层正常组织。通常在创面愈合后 1 周左右开始，也可于术后 2 周开始，150～200cGy，每日一次，总剂量 1500～2000cGy，治疗中可根据局部反应增减剂量。另外，对于瘢痕疙瘩采用放射性粒子（^{125}I）置入，可在局部 1.7cm 半径内形成持久性放射场，3 个月后放射剂量衰减至一半水平，6 个月后消失。该方法副作用低，但作用持久，缺点是金属的粒子包裹不能吸收。

近年来，随着放射技术的普及和设备的不断发展，浅层 X 线放射治疗技术（60～160kV）被逐渐引入瘢痕的常规治疗，这种治疗系统可以相对精确定位，按瘢痕大小、厚度等决定所需 X 线的条件及皮肤至焦点距离，并决定治疗部位、剂量、次数、间隔时间。通常治疗时间在手术后 24h 内为宜，对复发性瘢痕不可多次重复治疗，如必须行第二疗程时应间隔半年。

放射疗法只适于局限瘢痕照射，在照射区周围贴敷防护屏以保护正常皮肤。照射时出现轻度红斑属正常现象，照射剂量过大会出现疱性皮炎、脱毛、急性皮肤缺损乃至溃疡形成。在照射间隙及照射治疗结束后涂擦一些油剂，每日 2 次，可减轻局部放射反应。X 线易损伤深层组织，严格掌握照射剂量与时间，谨防皮肤发生放射性损伤。

十二、运 动 疗 法

烧伤尤其是大面积烧伤的治疗过程中，患者会出现长期卧床，运动功能减少，机体往往会出现长时间的负氮平衡，导致肌肉萎缩、关节僵硬等。因此，早期的康复训练对预防瘢痕增生、功能畸形，促进患者早期康复至关重要。通常情况下，运动疗法在创面大部分愈合后即可早期介入，运动疗法主要是通过患者身体的主动和被动运动来实现，运动疗法可有效防治关节僵直、肌肉萎缩，改善局部和全身血液循环，增强人体免疫力和抵抗力。运动疗法可分为主动运动和被动运动。主动运动主要是在康复师的指导下患者依靠自身的力量进行功能锻炼的方法，而被动运动则主要是依靠他人辅助或者康复器械的辅助下进行。运动疗法的具体内容包括关节活动度训练、肌力训练、步行和步态训练、平衡训练、抗阻训练、减重训练等。

（一）早期康复介入

（1）促进创面早期愈合，预防瘢痕形成：瘢痕是人体深度创面修复过程中的必然产物，但过度瘢痕增生是造成身体畸形和功能障碍的主要原因。因此，康复治疗的一个重要内容就是防止过度的瘢痕增生。及早封闭创面，防止创面感染，促进创面早期愈合是防止瘢痕增生最重要的手段。对深度在Ⅲ度以上的创面以及功能部位和会阴等特殊部位的深Ⅱ度创面应及早手术治疗，对浅Ⅱ度创面和躯干部位的深Ⅱ度创面要注意预防和控制创面感染，防止创面加深所致的瘢痕形成。另外，提倡应用整形外科治疗原则与基本操作技术修复深度烧伤或组织的缺损，可很好地恢复患者的功能与外观，并可有效地预防不必要的瘢痕形成。对四肢、颜面部、会阴部等功能部位应采用大张厚断层皮片或皮瓣移植，特别要注意双手和面颈部位的早期功能和外形的修复，可以预防瘢痕形成。

（2）注意受伤早期保持患者的功能体位：患者感到舒适的体位，往往是及机体的非功能位置。因此，烧伤早期应注意保持身体各部位的功能位置。根据瘢痕挛缩的好发部位，应注意早期的体位摆放。如颈前部受伤应使颈部伸直；腋部受伤应使上肢外展90°；手背受伤应使手掌指关节保持屈曲60°～90°位，指间关节伸直，拇指对掌位，手掌受伤应使手指各关节保持伸直位；臀、会阴部受伤应保持髋伸直位，双下肢外展45°～60°；膝后侧受伤使膝关节保持伸直位；踝后部受伤应使踝关节保持90°位等。功能位置的保持可借助各种体位垫、可塑性热塑夹板、各种支具、石膏绷带、石膏托、牵引设备等，同时应注意动静结合的原则，鼓励患者及早进行功能康复的训练。

（3）鼓励患者及早进行主动和被动活动：早期行功能锻炼，不仅能预防肢体的功能障碍，而且可以改善人体各器官的功能，有利于患者的早期康复过程。因此，一旦患者全身情况、创面情况允许，即应鼓励患者及早主动、被动活动。

（4）早期即应进行心理分析，实施心理治疗。

（二）早期功能康复训练

总的治疗原则是创面愈合早期以主动训练为辅、被动训练为主，创面愈合后期逐渐转化为主动训练为主、被动训练为辅的方式，同时进行各关节的全方位运动和肌力的逐渐恢复治疗。

（1）主动康复训练：主动训练可以预防和减轻各关节的功能障碍，增加患者自身的体力，改善其心、肺功能，是烧（创）伤患者的康复之本，并贯穿康复治疗的全过程。在许多功能锻炼方法中，主动活动应放在第一位。主动活动能增强肌力，改善关节活动范围，从而预防和减轻各关节的功能障碍。主动活动要从小范围开始，循序渐进，逐渐增加运动量及运动幅度，要特别注意眼、口、颈、肩、肘、手、髋、膝、足等部位的功能活动，如闭眼、张口、颈后伸、上肢外展、肘腕关节屈伸、前臂旋前旋后、握拳伸指及下肢各关节的屈伸活动。主动活动可借助各种器械。

（2）颈部康复训练：颈前烧伤者仰卧位时肩背下垫小枕头，俯卧位时抬头使颈部过伸；颈一侧烧伤者头向健侧斜和转动，或患者手提重物使肩关节向下牵拉，以增加患侧颈部过伸程度，预防后期的瘢痕挛缩畸形的发生。

（3）腋部康复训练：上肢上举过头，仰卧位时双手交叉于脑后，使腋部伸展；一侧腋部瘢痕，患侧手放置在肩以上，健侧手放置在腰臀部，双手各握毛巾的一端做上下的擦背动作；患侧上肢沿门墙壁上举，用手做爬门动作，也可使用训练用阶梯辅助锻炼。

（4）肘部康复训练：肘前烧伤者用手拉门把或牵拉肋木，利用自身体重产生牵拉作用；患肢提重物可用抗屈曲挛缩，手握门把伸展肘部做前臂旋转运动；改善前臂旋前旋后功能。

（5）手部康复训练：拇指尖掌面与其余四指指尖掌面做对掌运动；进行屈伸指、分指、握拳运动，利用健手帮助患手的掌指、指间关节做屈曲活动；预防双手指蹼瘢痕，可以左右手指交叉插入按压；双侧虎口烧伤者可用左右拇指交叉插入虎口按压；站立位手掌放置在桌面上靠体重下压使腕背曲或将第2~5指背放置在桌面上进行掌指关节屈曲运动，鼓励患者自己洗漱、吃饭、穿衣，每日的生活锻炼是最有效的主动活动方法。

（6）髋及臀部康复训练：仰卧位做下肢外展活动，或下肢屈曲抱膝动作，或下肢抬高运动；站立位做下肢后伸运动，或抬高患肢用手帮助进行压腿运动，或下蹲以牵拉瘢痕。

（7）膝关节及足部康复训练：俯卧位膝关节伸直使腘窝伸展；站立时背部贴墙壁，足跟着地，从而牵拉瘢痕；或做屈膝活动，或单腿站立用毛巾置于患肢小腿下1/3处用手向下拉，使膝屈曲，并练习下蹲；仰卧位或坐位进行足背屈、外翻、内翻活动，站立位应穿平底鞋使足跟踩地以预防足部瘢痕。

（8）被动康复训练：被动锻炼就是依靠别人通过按摩、推拿、牵拉等方法使关节恢复一定的活动度，为主动活动创造相对宽松的活动范围。烧伤瘢痕硬韧、缺乏弹性，严重制约着关节活动。因而对烧伤患者来讲按摩是被动活动的主要措施。

（9）静力性肌收缩康复训练：对于长期卧床，活动不便的患者，要鼓励他们做静力性肌收缩，其作用是保持肌肉张力，防止肌萎缩，改善伤肢的血液循环，减轻水肿，加强营养，以利于创面的愈合，为以后主动活动做准备。

（10）被动牵拉康复训练：在患肢肌肉不能做主动收缩或疼痛不敢做主动肌肉收缩时，可以由医务人员或患者的健肢带动患肢的活动。被动活动常用以牵拉挛缩粘连的各关节，改善关节活动度，使挛缩的瘢痕放松。动作须平稳、轻缓，用力大小以患者能耐受为度，切忌用暴力，以免造成新的创伤。按摩是被动活动主要措施之一，通过按摩、推拿、牵拉等方法，使关节恢复一定的活动度，为主动活动创造良好的条件。被动活动可借助各种弹力性支具，如小口开大器、手指支具等，以帮助其活动。

（三）功能康复训练器械的种类

康复训练器械按照使用的用途不同可大致分为以下几类：

第一组（综合、高使用率）：平行杠、肋木、阶梯、姿势镜、训练台、PT凳、运动垫、倾斜台、砂磨台、术钉盘、滚桶、平衡板。

第二组（综合、较高使用率）：套圈、粘木铁棍插盘、手指阶梯、分指板、踝关节矫正板、踝关节矫正站立板、楔形垫、训练球、体操棒、肩梯、多用组合箱、实用步行练习装置。

第三组（综合、次高使用率）：治疗台、固定带式训练台、训练枕、站立架、滑轮训练器、肩吊带、握木、握球、内旋矫正板、内收矫正板、内翻矫正板、外翻矫正板。

第四组（侧重于肌力、耐力训练）：支撑器、沙袋、挂式沙袋、哑铃、悬吊架、墙壁拉力器、股四头肌训练器、手指肌训练台、划船器、功率自行车、跑步机。

第五组（侧重于关节活动度训练）：肩关节旋转运动器、前臂内外旋运动器、腕关节掌屈运动器、腕关节旋转运动器、膝关节旋转运动器、踝关节跖屈背伸运动器、多功能组合运动器。

第六组（侧重于日常生活活动训练及其他）：手功能综合训练板、生活自助具、取物器、防洒碗、轮椅、轮椅桌、轮椅垫、助行架、腋杖、肘杖、手杖、四脚手杖、角度尺、偏瘫综合康复器。

第七组（儿童专用）：姿势矫正椅、梯椅、爬行架、钻滚桶、钻笼、蹦床、球浴、矫形背带、保护头盔。

（四）运动疗法的时间和频次

采用循序渐进的原则。早期的运动时间可由每次 5min 开始，逐步延长至 30～60min。运动量逐步加大，可由每日 3～4 次，每次每部位 20～30min 开始，逐步扩大，活动量也由小到大。病情一旦允许，尽早离床活动。并根据康复评定的结果，及时调整运动治疗的方案。

十三、其他康复综合治疗方法

1. 音乐疗法

在功能康复的治疗过程中心理治疗也是重要的治疗手段。音乐疗法或称心理音乐疗法是心理治疗的重要手段之一。自 20 世纪 40 年代起，人们已逐渐将音乐作为一种医疗手段，在某些疾病的康复中起一定的效果，如减轻疼痛及消除紧张等。西方人士认为听音乐，尤其是古典音乐效果最佳。有的专家指出，舒伯特的音乐能助失眠者入睡，巴赫音乐可减轻消化不良，莫扎特音乐能减轻风湿性关节炎的疼痛感。也有的说，莫扎特的音乐可以起到消除疲劳、重振精神的作用。音乐治疗在最初阶段多采用单纯聆听的方式，后来发展到既聆听又主动参与，如包括简单乐器操作训练，有选择地音乐游戏、音乐舞蹈等在内的综合性音乐活动。另外，通过身体可以感受到的音乐振动称之为"音乐体感振动"，即体感音波治疗系统，其最大范围为 16～20 000Hz，20～50Hz 的频率范围最能够给人以安全舒适感，这种感觉是存在于人的潜意识中。体感音波治疗至今已发展成为一种新的声学治疗技术，即体感振动音乐疗法。它通过音乐的振动来减弱症状、诱导松弛并减轻压力，迅速消除疲劳、调整神经平衡，已广泛用于心理调节、生物反馈训练、康复护理、临床医疗等身心健康领域，也是许多研究机构用于精神放松、亚健康调治和临床疾病的康复治疗的科研实践的方法。体感音波治疗作用主要包括以下几点：①通过物理换能作用于人体传导感知，这种完美谐振对人体能产生深度的放松与理疗作用，即能缓解肢体痉挛和紧张状态，放松情绪，进入稳定心态。②音乐治疗床通过精密的振动，有效促进了人体局部血循环和微循环。同时对糖尿病患者的血压的改善有很明显的效果。③体感音乐疗法是能有效改善失眠、抑郁状态、功能性高血压及自主神经功能紊乱等。对于自闭症、偏头痛、肌肉抽搐和大脑麻痹等治疗非常有效。④体感音乐疗法还具有无药物的毒副作用、患儿能感受到身心的愉悦和欣快感、护理起来容易和每日可不断重复等优点。⑤在机体放松的过程中，尤其对儿童瘢痕患者，有利于患儿与康复师之间建立治疗的信任感，对儿童瘢痕的治疗极其有利。

2. 游戏治疗

部分烧伤患者，尤其是儿童在康复治疗过程中表现为极大的不配合性，这主要与儿童的心理特点有关，表现为对疼痛的极大恐惧感，对康复师的不信任。因此，如何消除这种烧伤后的疼痛恐惧感，在患儿与康复师之间建立一种信任关系，是影响康复治疗效果的关键因素。儿童具有好奇心强、主动参与性强、注意力容易出现转移等特点，我们发现音乐治疗，尤其是带有游戏性质的音乐治疗是烧伤儿童康复治疗中不可或缺的治疗手段。击鼓治疗是调动患儿主动参与意识的良好手段，在击鼓过程中患儿很容易与康复师建立良好的信任关系，在此基础上康复师可以进行后续的康复治疗，如手法按压、被动训练等。同时在击鼓的过程中，通过不断变换的姿势、乐器种类等，患儿可以在手指精细运动、大关节运动等方面得到主动的康复锻炼，同时在击鼓过程中的团结协作及游戏气氛，能很好缓解儿童对疼痛的恐惧感，转移对患肢的注意力，提高其对康复治疗的依从性。当然，部分患儿对于体感音波治疗、单纯录放乐曲也表现出很好的依从性，这类患儿更容易接受后续的康复治疗。

3. 水疗与药浴康复疗法

水疗（hydrotherapy）是利用不同温度、压力和溶质含量的水，以不同方式作用于人体以防病治病的方法。水疗对人体的作用主要有温度刺激、机械刺激和化学刺激。按其使用方法可分浸浴、淋浴、喷射浴、旋水浴、气泡浴等；按其温度可分高温水浴、温水浴、平温水浴和冷水浴；按其所含药物可分碳酸浴、松脂浴、盐水浴和淀粉浴等。水疗时按病情需要决定所浴的温度、方法及药物，如高温全身淀粉浸浴。矿泉浴也属水疗，但一般属疗养学范围。

水的比热和热容量均很大，携带热能较易。其传热的方式有传导和对流两种。水除传热作用外，还有机械作用，如浮力、压力和水流、水射流的冲击作用。水又可溶解各种物质、药物，这些溶质也可起治疗作用。水疗法可以单独应用或用于综合治疗。水疗简便易行，不像药物疗法那样副作用较多，也不像矿泉疗法受疗养地点、环境、条件的限制。芳香SPA也称芳香水疗，利用天然的水资源结合沐浴、按摩和香熏来促进新陈代谢，满足身体听觉、嗅觉、视觉、味觉、触觉和冥想等愉悦感觉的基本要求，达到一种身心舒缓畅快的享受。SPA水疗的功效有很多，主要有恒温冷却、肌肉放松、脑细胞再生复活、血液氧气的增加、促进心脏功能、促进血液循环、皮肤漂白、毛孔清洁、清除体臭、去除皮肤老化角质层等。其原理是通过各种水疗设备的交替使用，水中的富氧被吸收，以及水疗对穴位的按摩达到治疗和保健的作用。患者在水中可利用水的浮力、静水压及水温等进行治疗，水疗可缓解痉挛、改善循环、调节呼吸频率和幅度，温热水浸泡可软化瘢痕，水的浮力作用有助于减轻肢体活动阻力、增大活动范围、恢复关节活动度、减低肌张力、增强肌力和耐力、促进血液循环和心肺功能、增强新陈代谢和身体抵抗力，改善情绪、改善协调、平衡和步态等作用。

药浴疗法也可以称之为浸浴疗法，这种治疗方法已经广泛应用于多种创面的治疗。该治疗方法采用中草药、西药消毒药物等为主要成分，通过浸浴促进机体吸收药物的有效成分，但不经过胃肠，而是通过皮肤吸收入血液，对人体副作用小。其中的中药药浴，属于传统中医疗法中的外治法之一，它是将水和外用药物盛于器械内，浸泡身体某个部位或全身药浴，利用水温本身对皮肤、经络、穴位的刺激和药物的透皮吸收，达到治疗疾病的目的。浸浴治疗不同于一般的洗浴、温泉浴等，是按照中医辨证施治和创面处理的基本原则，根据不同的疾病或同一疾病不同阶段，加入不同的药物，收到不同的效果。尤其对于烧伤患者适当的药浴有利于创面的愈合和早期的功能康复训练，其主要作用：①创面经过浸浴后，包扎用敷料容易去除，并且可以减少创面换药时的疼痛及创面出血；②经过浸浴治疗能够相对彻底地清洁创面，利用水的冲刷作用以及各种药物的消毒功能，可减少创面的细菌数与毒素，控制创面的感染，促进创面的愈合。③借助水的浮力，患者可在浸浴设备内完成一些日常简单的动作如翻身、坐立等，同时也有利于康复师的治疗。④减轻瘢痕的挛缩、僵硬程度等，有利于患者关节的运动和肌力的训练。

浸浴治疗的温度通常设定在28～42℃之间，通常以患者感觉舒适，瘢痕充血不明显为宜。浸浴时间通常在15～30min，浸浴的同时可结合运动疗法或手法按压等治疗，促进瘢痕的软化，以及增加关节的活动度。在治疗过程中，需密切注意观察患者的病情变化，若有心慌、出汗、呼吸急促、脉搏加快、面色苍白等虚脱现象时，应立即终止治疗，对症治疗，口服葡萄糖盐水。

根据患者的不同情况，可以选择合适的中草药或者西药进行药浴治疗，对烧伤患者的瘢痕一般我们选择的中药具有抑制瘢痕的增生、软化瘢痕、淡化色素等功能；另外，在药浴疗法后，可以根据瘢痕的性状，增加必要的指法按压，同时结合一些外用抗瘢痕药物，以促进药物的有效吸收。

中药的药浴有多种浸浴方法，选择的常用中药制剂：①积雪甘草：具有止痒，抑制瘢痕增生的作用。②仁丹：使皮肤感觉沁凉，烧伤患者温度升高时候会感觉痒痛，所以可以用仁丹浸浴。③绿豆、百合冰片各10g，滑石、白附子、白芷、白檀香、松香各30g：研末入汤温浴，可使容颜白润细腻。④人参、当归、白芷、川芎、细辛：在洗浴过程中，即可以治疗面部损容性疾病，又可以补充皮肤的水分，利用汗腺和皮脂腺的分泌，清除已死亡的表皮细胞，改善头面部血液循环，增强皮肤弹性，防止皮肤过早松弛和产生皱纹，还能使皮肤细腻光滑。⑤五枝药浴汤（槐枝、桃枝、柳枝、桑枝各一把，麻叶250g）：调养血脉，疏导风气，煎汤洗浴，治疗皮肤瘙痒、皮疹。⑥香醋浴：很方便的方法，泡澡时，在水中加入500g醋，可以使皮肤光滑、洁白细腻，延缓衰老。⑦当归、苏木、皂刺、红花、穿山甲、鳖甲、薄荷冰、透骨草，能改善瘢痕组织中的微血管及周围神经末梢的缺氧状况，有利于抑制瘢痕增生，促使瘢痕变软、变平。⑧黄连、黄柏、穿心莲、苦参、虎杖、白矾、冰片、毛冬青、大黄、山枝仁。⑨一些中成药物如复春散2号药浴，在软化瘢痕、减轻色素、止痒止痛和改善关节功能等方面，具有良好效果。

4. 口服中药与食疗康复

口服药物一般是最直接、最方便的方法：①积雪甘草、金银花、牡丹皮、当归、穿山甲、桃仁、赤芍、红花、黄芩、防风、白芷、玄参、陈皮、牛蒡子、白藓皮、地肤子、甘草水煎服，治疗瘢痕疙瘩有良好的效果。②以人参汤口服，加重其中生黄芪用量。此药对本病治疗能起到代谢调理的作用，且能有效促进创面愈合减轻瘢痕挛缩。

在烧伤者饮食方面对于瘢痕来说，食疗也是很重要的治疗方式，应该细心饮食，避免出现痒痛等不舒服的症状，影响愈合：①烧伤患者火毒内盛，最忌辛热助火之物，如辣椒、辣酱、洋葱、胡椒粉等，否则会助火生热，出现痒痛的感觉，促进瘢痕生长。②忌油炸煎烤食物。凡用油炸、烧烤的食物，食后会引起消化不良，并能生火。

5. 儿童瘢痕康复治疗

儿童瘢痕康复治疗的特点：①不配合，有一点疼痛或是不舒服就会哭闹，抗拒治疗。②儿童正处于生长发育阶段，治疗方法是否适合于儿童的生长规律，这一点是值得考虑的。有些理疗给儿童做起来是有利于功能的恢复但是会抑制儿童的骨骼发育生长，所以，尽量少用或是不用，宁可选择见效慢的治疗方法。③对于治疗师来说儿童的烧伤康复需要极大的耐心与高度的爱心：烧、烫伤对于儿童来说，不管在容貌、外观和心灵上已经是很大的打击与创伤，我们要感同身受地理解孩子的心情与痛苦，在抗拒治疗时要有极大地耐心去说服或是讲解，不能强硬，家长更不能因为急于治疗而打骂孩子。治疗师要对家长进行一定的康复宣传教育。④与成人相比，对于儿童的康复治疗更应该注重游戏治疗：不管是什么原因导致受伤，可能会使其性格发生变化，所以，利用儿童天生的特性会将他（她）们带入原来的快乐环境，慢慢地改变心理的各种情绪。⑤重视儿童的想法与意见，注意儿童的思想变化：有些儿童的思想敏感，我们同样要尊重孩子的人格，听取儿童的想法，满足儿童的合理要求，以便取得积极的治疗。即使错误我们也应该以委婉的方式去纠正，做出正确的处理，使儿童有被尊重和被重视的感觉，知道没有人是歧视他（她）们的，人人平等。⑥治疗师要有很好的转换角色的能力，充分融入儿童的角色：在治疗时就给儿童以平等伙伴的关系，不可以严肃、强制教育、施暴治疗。一起玩笑，一起游戏，一起讲故事等，会增加儿童对治疗师的信任度和好感。⑦对儿童讲清楚治疗的程序与出现的情况：治疗的过程难免有疼痛，我们应该对儿童说清楚，做之前可以与儿童一起演示一遍，提前减少恐惧感。针对儿童患者的特点制定个性化的治疗方案，可有助于儿童患者更好地接受康复治疗，减少后期瘢痕增生的发生和后期畸形的发生率。

6. 其他

（1）作业疗法（occupational therapy，OT）：包括日常生活如衣、食、住、行训练，职业性劳动，工艺劳动如编织、泥塑等。通过作业训练，使患者适应个人生活、家庭生活及社会生活的需要。也有人将作业疗法归于医疗体育项内。

（2）语言训练：是语言障碍患者的语言学习或再学习过程。

（3）心理治疗：对残疾者及慢性患者进行心理学检查，提供心理咨询及治疗，观察患者各阶段的心理反应，采取必要对策。通过宣教解释、讨论交流、集体治疗、经常的鼓励等方法，给予心理支持，使患者建立康复信心，提高功能锻炼的积极性，克服悲观、抑郁、消极情绪，以及各种思想负担。必要时使用行为疗法及抗抑郁、抗焦虑的药物治疗。

（4）康复工程：用电子的、机械的或自动化的器具以恢复或代替人体运动或感觉功能，为残疾人设计制作各种功能辅助或功能替代装置，如各种功能支架、假肢、拐杖、轮椅、特制生活用具、人工耳、鼻装置等。

（5）中国传统康复治疗方法：调节机体功能，或舒筋活血、抗炎镇痛，为功能恢复创造条件，祖国医学的推拿或按摩、针灸等也是常用的行之有效的康复手段。

（6）康复护理：康复护理要求执行活动性护理制度，防止过多休息，缺乏运动引起肺炎、压疮、静脉血栓形成等并发症，以及长期少动的不利影响，在日常护理工作中要体现生理护理、心理护理并重，结合进行功能训练及心理引导，预防并发症和促进功能恢复。

（7）康复手术：是旨在改善功能的手术，如爪形手的整形手术等。

（8）康复宣教：既然康复治疗有着非常重要的作用，那么就有必要大力宣传其重要性，使康复一词深入人心，同时，要从多个层面对烧伤、创伤患者进行宣传，能有效提高患者对病情的认识，配合各项康复计划的实施，积极预防严重瘢痕及各类并发症的发生，巩固康复疗效，提高日常生活自理的能力，为早日回归家庭和社会打好基础。

综上所述，康复治疗不仅是在医院中的功能康复、心理康复治疗，还包括家庭康复治疗、职业治疗和社会康复治疗。家庭康复治疗是瘢痕治疗的重要环节，患者的瘢痕治疗具有时间上的持久性，同时大面积的瘢痕往往需要家人的辅助治疗，是否能够长时间坚持家庭康复治疗对烧伤患者的瘢痕预后有极大的影响，好的家庭康复治疗可有效预防瘢痕和减少畸形的发生。另外，患者出院后的康复治疗中必然会涉及后期的工作、学习、生活、交往等多方面的问题，应根据患者的差异，制定个性化的职业康复训练方法，使之能够尽早融入社会。在这一过程中家庭、学校、单位、政府等多部门都需要有极高的社会责任感来参与患者的康复过程中，而这也是我们今后要重点关注的问题。

（曹卫红　郭振荣）

第3节　烧伤系统性康复治疗进展

深Ⅱ度以上的烧烫伤创面愈合后的瘢痕问题一直是烧伤及整形外科学界的热点及难点问题。瘢痕不仅会影响美观，瘢痕的过度增生和挛缩还会造成机体出现不同程度的功能障碍和畸形，并可引发一系列的心理疾病。因此，如何有效预防瘢痕及其导致的功能障碍和畸形对烧伤治疗至关重要。近年来的研究提示，系统性的康复治疗可有效预防烧伤后的瘢痕和后期畸形。国外在这方面已经取得了很好的经验，但烧伤后的早期系统性康复治疗的概念在国内尚未普及，其重要性尚未引起足够的重视，而针对于此的系统性康复治疗方法还需要进一步的推广和探讨。

1. 早期系统性康复治疗概念的延伸

现代医学认为，烧伤瘢痕防治的关键在于如何有效地控制瘢痕增生的程度、改善创面瘢痕愈合的质量、恢复皮肤的正常结构和功能。过去我们对于瘢痕早期治疗往往过多地集中于药物的治疗作用，而忽略了早期系统性康复治疗的重要性。随着现代康复医学的不断发展以及康复治疗技术的不断进展，瘢痕康复治疗的概念已经不再局限于简单的药物治疗，而是逐渐发展到了系统性综合治疗的领域。比如创面愈合前的功能性体位摆放，预防后期的瘢痕畸形形成；手术供皮区和植皮区的早期皮肤护理；烧伤早期的心理介入治疗、音乐治疗、游戏治疗；早期的医院内康复治疗模式向家庭康复医学模式的转变；早期的功能康复向职业康复、社会康复等模式的转变等。因此。烧伤瘢痕防治早期系统性康复治疗的概念是包含功能康复、心理康复、职业康复、家庭康复、社会康复等多方面康复，不但要重视康复治疗的方法，更要注重康复治疗的质量。

2. 烧伤瘢痕的系统性康复治疗方法

烧伤瘢痕的系统性康复治疗方法的认识逐渐深化，烧伤康复应该包括康复预防、康复功能评定和康复治疗三部分。

（1）烧伤康复预防：过度瘢痕增生是造成身体畸形和功能障碍的主要原因，因此康复治疗的重要内容之一就是防止过度瘢痕增生。及早封闭创面、防止创面感染是防止瘢痕过度增生最重要的手段。

另外，烧伤治疗过程中应注意保持功能位置。功能位置的保持可借助可塑性夹板、支具或石膏托等，并注意动静结合，及早进行功能锻炼，预防后期畸形的发生。

（2）烧伤康复功能评定：烧伤康复评定对于制定康复治疗计划，以及帮助患者完成从医院康复到家庭康复具有指导性的意义。烧伤康复评定按照时间周期分为：初期评定（入院当天）、中期评定（入院后每两周进行）和后期评定（出院前）。烧伤康复评定主要包括：运动功能评定（关节活动度、肌力）、瘢痕评定（颜色、厚度、柔韧性、疼痛度等）、医学心理学测定（创伤后精神障碍等）、语言及言语交流能力测定、日常生活能力和功能独立性评定、生活质量及就业能力检查和鉴定。康复评定借助的设备有各种关节功能评定的仪器、心理测试软件、瘢痕测量工具、调查问卷等。

（3）烧伤康复治疗方法

1）运动治疗方法：烧伤尤其是大面积烧伤治疗过程中，患者长期卧床导致肌肉萎缩、关节僵硬等。运动疗法通过身体的主动和被动的运动，可有效防治关节僵直、肌肉萎缩。运动疗法可分为主动和被动运动。主动运动主要是在康复师的指导下依靠自身的力量进行锻炼的方法，而被动运动主要是依靠他人辅助或者器械的辅助下进行。具体方法包括关节活动度训练（包括关节松动和关节活动）、肌力训练（包括肌肉力量和肌肉耐力）、步行和步态训练、平衡训练、辅助训练、抗阻训练等。

2）烧伤康复理疗方法：理疗是应用声、光、电、磁、热、冷、机械等物理因子治疗疾病和功能恢复的方法。烧伤康复的理疗方法主要包括：石蜡疗法、中频电疗法、磁疗、光疗（紫外线、红外线、复合光等）、空气压力波、弹力加压、冷疗、超声波、浸浴水疗、体感音波治疗法等。在理疗的过程中可以同时给予一些软化瘢痕、缓解疼痛、减轻瘙痒的药物进行相应的对症治疗。传统中医药方法具有一些独到的疗效，如按摩、针灸、复春散、积雪苷等对烧伤瘢痕具有"舒筋活络，行气活血"的作用，并具有改善微循环、镇痛等作用。

3）烧伤康复中的音乐治疗方法：音乐疗法或称心理音乐疗法是心理治疗的重要手段之一。在最初阶段多采用单纯聆听的方式，后来发展到既聆听又有主动参与，如包括简单乐器操作训练，还可选择音乐游戏、音乐舞蹈等形成综合性音乐活动。另外，人类通过身体可以感受到的音乐振动称之为"音乐体感振动"即体感音波治疗系统，其最大范围为16～20 000Hz，20～50Hz的频率范围最能够给人以安全舒适感，这种感觉存在于人的潜意识中。

部分烧伤患者，尤其是儿童在康复治疗过程中表现为极大的不配合，这主要与儿童的心理特点有关，表现为对疼痛的极大恐惧感，对康复师的不信任。因此，如何消除这种烧伤后的疼痛恐惧感，在患儿与康复师之间建立一种信任关系，是影响康复治疗效果的关键因素。儿童具有好奇心强、主动参与性强、注意力容易转移等特点，临床实践证实音乐治疗，尤其是带有游戏性质的音乐治疗是烧伤儿童康复治疗中不可或缺的治疗手段。击鼓治疗是调动患儿主动参与意识的良好手段，在击鼓过程中患儿很容易与康复师建立良好的信任关系，在此基础上康复师可以进行后续的康复治疗，如手法按压、被动训练等。同时在击鼓的过程中，通过不断变换的姿势、乐器种类等，患儿可以在手指精细运动、大关节运动等方面得到主动的康复锻炼，同时在击鼓过程中的团结协作及游戏气氛，能很好缓解儿童对疼痛的恐惧感，转移对患肢的注意力，提高其对康复治疗的依从性。当然，部分患儿对于体感音波治疗、单纯录放乐曲也表现出很好的依从性，这类患儿更容易接受后续的康复治疗。

4）烧伤康复中的综合康复：烧伤康复治疗不仅是在医院中的功能康复、心理康复治疗，还应包括家庭康复治疗、职业治疗和社会康复治疗。家庭的康复治疗是防治烧伤瘢痕的重要环节，患者的瘢痕治疗具有时间上的持久性，同时大面积的瘢痕往往需要家人的辅助治疗，是否能够长时间坚持家庭康复治疗对烧伤患者的瘢痕预后有极大的影响，好的家庭康复治疗可有效预防瘢痕和减少畸形的发生。

另外，患者出院后的康复治疗中必然会涉及后期的工作、学习、生活、交往等多方面的问题，因此后期的治疗过程中应根据患者的差异，制定个性化的职业康复训练方法，使之能够尽早融入社会。在后期的康复过程中，社会康复是最复杂和薄弱的环节，这一过程需要社会各方面的参与，以帮助患者真正实现社会功能的全面康复。在这一过程中家庭、学校、单位、政府等多部门都需要有极高的社会责任感来参与患者的康复过程中，而这也是我们今后要重点关注的问题。

参 考 文 献

鲍卫汉，2000. 实用瘢痕学［M］. 北京：北京医科大学出版社，290.

曹卫红，2012. 重视烧伤瘢痕防治中的早期系统性康复治疗［J］. 中华临床医师杂志：电子版，6（18）：5407—5409.

曹卫红，蒋玉洁，张丹丹，等，2011. 三种音乐疗法在97例烧伤患儿康复治疗中的应用［J］. 中华烧伤杂志，27（5）：390.

曹卫红，蒋玉洁，张丹丹，等，2012. 系统性康复治疗在儿童烧（烫）伤患者中的应用初步研究［J］. 中华临床医师杂志：电子版，6（18）：5429—5431.

冯光珍，郭振荣，2006. 烧伤瘢痕的防治［M］// 葛绳德，夏照帆. 临床烧伤外科学. 北京：金盾出版社，808—830.

郭振荣，1995. 烧伤病人的功能康复疗法［J］. 中华整形烧伤外科杂志，1995，11：59.

郭振荣，2002. 促进烧伤康复，提高生存质量［J］. 中国康复医学杂志，17：133—134.

郭振荣，2003. 重视创面修复与瘢痕防治，提高康复质量［J］. 中华外科杂志，41：870—872.

郭振荣，2004. 烧伤康复治疗［M］// 杨宗城. 烧伤救治手册. 北京：人民军区出版社，200—212.

郭振荣，2008. 瘢痕康复的综合治疗［M］// 蔡景龙. 现代瘢痕学. 北京：人民卫生出版社，426—429，486—488.

郭振荣，贾晓明，朱兆明，等，1985. 无针注射器在治疗增生性瘢痕中的应用［J］. 中华外科杂志，23：238.

郭振荣，盛志勇，1999. 我国烧伤外科的进展与展望［J］. 中华外科杂志，37：598—601.

郭振荣，盛志勇，李昌国，等，1985. 可塑性夹板在烧伤整形中的应用［J］. 中华整形烧伤外科杂志，1：45.

郭振荣，盛志勇，王德文，等，1984. 加压疗法治疗增生性瘢痕的组织学观察及机制探讨［J］. 中华医学杂志，64：440.

郭振荣，盛志勇，朱兆明，等，1992. 烧伤面积大于90%Ⅲ°超过70%的烧伤病人的康复［J］. 解放军医学杂志，17：466.

郭振荣，唐晓熹，2001. 烧伤康复治疗［M］// 黎鳌. 黎鳌烧伤学. 上海：上海出版社，633—652.

郭振荣，唐晓熹，贺端，2000. 烧伤康复治疗［M］// 盛志勇，郭振荣. 危重烧伤治疗与康复学. 北京：科学出版社，382—403.

郭振荣，朱兆明，王德文，等，1993. 醋酸去炎松治疗烧伤增生性瘢痕的临床观察及机制探讨［J］. 解放军医学杂志，18：430.

贾赤宇，2011. 我国烧伤康复治疗的现状和发展思考［J］. 中华临床医师杂志：电子版，5（8）：2174—2217.

盛志勇，郭振荣，2000. 危重烧伤治疗与康复学［M］. 北京：科学出版社，256—260.

谭维溢，2001. 努力提高我国康复医学的水平［J］. 中华医学杂志，81(2)：65—66.

唐晓熹，1989. 烧伤康复治疗［M］// 邝安堃. 烧伤医学在中国，长沙：湖南科学技术出版社，299.

唐晓熹，许伟石，1985. 烧伤后增生性瘢痕的形成与防治［M］// 杨之骏，许伟石，史济湘. 烧伤治疗. 2版，上海：上海科技出版社.

魏育林，2004. 日本的音乐体感振动治疗［J］. 中国医疗器械信息，10（1）：76—78.

卓大宏，2003. 中国康复医学［M］. 北京：华夏出版社，235.

AHMADI H, WILLIAMS G, 2009. Permanent scarring in a partial thickness scald burn dressed with Biobrane［J］. J Plast Reconstr Aesthet

Surg, 62（5）：697—698.

BAUR P S, 1982. Myofibroblasts:their atitachments and cansquences in human burn wound granulltaion tissues and scars［J］. J Burn Care Rehabil, 3(3): 214—219.

BAUR P S, BANWATT G F,BROWN G M, et al, 1979. Ultrastructure evidence for the presecce of fibroclasts and myofibroclasts in wound healing tissues［J］. J Trauma, 19(10):744—756.

BAUR P S, LARSON D L, STACEY T R, 1975. The observation of myofibroblasts in hypertrophic scars［J］. Surg Gyecol Obstet , 141(2): 22—26.

BAYAT A, RAMAIAH R, BHANANKER SM, 2010. Analgesia and sedation for children undergoing burn wound care［J］. Expert Rev Neurother, 10（11）：1747—1759.

BENNETT N T, SCHULTZ G S, 1993. Growth factors and wound healing：part Ⅱ. Role in normal and chronic wound healing［J］. Ann J Sur, 166：74—83.

BITTMAN M, BARRY D, 2001. Composite effects of group drumming［J］. Alternative Therapies in Health and Medicine, 7（1）：38—47.

BURNS B F, MC CAULEY R L, MURPHY F L, et al, 1993. Reconstructive management of patients with greater than 80 per cent TBSA burns［J］. Burns, 19:429.

COHEN L K, PEAROCK E Q, 1990. Keloid and hypertrophic scar [M] //MCCARTHY J G. Plastic Surgery, Philadelphia:WB Saunders company.

CONVERS J M, 1977. Reconstructive plastic surgery［M］. 2nd ed. Philadelphia: Saunders, 424.

DOMAIN, 2008. Occupational therapy practice framework［J］. American Journal of Occupational Therapy, 62（6）：609—639.

GABBIANI G, MAJNO G, 1972. Dupuytren's contracture, Fibroblast contraction?An ultrastructural study［J］. Am J Path, 66 (1):131—138.

GILBOA D. 2001. Long-term psychosocial adjustment after burn injury［J］. Burns, 27（4）：335—341.

HUNT T K, KNIGHTON D R, THAKRAL K K, et al, 1984. Studies on inflammation and wound heling:angiogenesis and collagen synthesis stimulated in vivo by resident and activated wound macrophages［J］. Surgery, 96(1): 48—54.

JEFFERY M, 1995. Growth factors in wound healing［J］. Wounds, 7（Suppl）: A53—64.

JOHNSON G, OTTO D, CLAIR AA, 2001. The effect of instrumental and vocal music on adherence to a physical rehabilitation exercise program with persons who are elderly［J］. Journal of Music Therapy, 38（2）：82—96.

JYUNG R W, WU L, PIERCE G F, et al, 1994. Granulocyte-macrophage colony-stimulating factor and granulocyte colony-stimulating factor:Differential action on incisional wound healing［J］.Surgery, 11 (3): 325—334.

LAMBERTY B G H, WHITAKEN J, 1981. Prevention and correction of hypertrophic scarring in post-burns deformity［J］. Physiotherapy, 67:2.

LARSON D L, BAUR P S LINARES H A, et al, 1975.Mechanism of hypertrophic scar and contracture formation in burn［J］. Burns, 1(2):119—127.

LEE CA, 2008. Music therapy group-work with special needs children：The evolving process［J］. Canadian Journal of Music Therapy, 42(1): 36—38.

LIN R Y, SULLIVAN K M,ARGENTA P A, et al, 1995. Exogenous transforming growth factor-beta amplifies its own expression and injuries scar formation in a model of human fetal skin repair［J］. Ann Surg, 222(2):146—154.

LIN R Y,ADZICK N S, 1996.The role of the fetal fibroblast and transforming growth factor-beta in a model of human fetal wound repair［J］. Semin Pesiatr Surg, 5(3);165—174.

MA G E, LEI H, CHEN J, et al, 2010. Reconstruction of large hypertrophic scar on trunk and thigh by means of liposuction technique［J］. Burns, 36（2）：256—260.

MICHAEL A, SERGHIOU, SHEILA OTT, et al, 2009. Comprehensive rehabilitation of the burn patient［J］. Total Burn Care, 30：620—649.

MINORU H A, HITOSHI O K, GARY R, 1994. Elavated levels of PDGF receptors in keloid fibroblasts contribute to an enhanced response to PDGF［J］. J Invest Dermatol, 103(4):560—563.

ORGILL D, 1988. Current concepts and approaches to wound healing［J］. Cri Care Med, 16：899—892.

PERUCCIO D, GASTAGNOLIC C, STELA M, et al, 1994. Altered biosynthesis of tumour necrosis factor(TNF)alpha is involved in postburn hypertrophic scars［J］. Burns, 20(2):118—121.

PROTACIO, 2010. Patient-directed music therapy as an adjunct during burn wound care［J］. J Crit Care Nurse, 30（2）：74—76.

RATCLIFF S L, BROWN A, ROSENBERG L, et al, 2006. The effectiveness of a pain and anxiety protocol to treat the acute pediatric burn patients［J］. Burns, 32（8）: 554—562.

RIMMER R B, BAY R C, ALAM N B, et al, 2014. Burn-injured youth may be at increased risk for long-term anxiety disorders [J]. J. Burn Care & Research, 35: 154.

ROBSON M C, BARNETT R A, LEITCH O W, et al. 1992. Prevention and treatment of postburn scars and constructure［J］. World J Surg, 16:87.

ROBSON M C, PHILLIPS L G, THOMASON A, et al, 1992. PDGF-BB for the treatment of chronic pressure ulcers［J］. The Lancet, 339: 23—24.

ROCKWELL W B, COHEN L K, DHRLICH H P, 1989.Keloids and hypertropic scars:a comprehensive review［J］. Plast Reconstr Surg, 84(5):827—837.

SCHNEIDER J C, QU H D, LOWRY J, et al. 2012. Efficacy of inpatient burn rehabilitation: a prospective pilot study examining range of motion, hand function and balance［J］. Burns, 38（2）: 164—171.

SHAH M, FOREMAN D M, FERGUSON M W. 1992. Control of scarring in adult wounds by neutralizing antibody to transforming growth factor beta［J］. Lancet, 339: 213—214.

SHAKESPEARE V, 1998. Effect of small burn in jury on physical, social and psychological health at 3-4 months after discharge［J］. Burns, 24（8）: 739—744.

SHAN M, FOREMAN D M, FERGUSON M W, 1995. Neutralisation of TGF-β2 or exogenous addition of TGF-β3 to cutaneous rat wounds reduces scaring［J］. J Cell Sci. 108: 985—1002.

TAN E M, ROUDS S, GREENBAUN S S, et al, 1993. Acidic and basic fibroblast growth factors down-regulate collagen gene expression in kiliod fibroblast［J］. Am J Pathol, 142(2): 463—470.

TAN X, YOWLER C J, SUPER D M, et al, 2010. The efficacy of music therapy protocols for decreasing pain, anxiety, and muscle tension levels during burn dressing changes: a prospective randomized crossover trial［J］. J Burn Care Res, 31（4）: 590—597.

WHITAKER, MAUREE H, 2010. Sounds soothing: music therapy for postoperative pain［J］. Nursing, 40（12）: 353—354.

ZHANG K, CARNER W, COHEN L, et al, 1995. Increased Ⅰ and Ⅲ collagen and transforming growth factor-β, mRNA and protein in hypertrophic scar［J］. J Invest Dermatol, 104: 750—754.

Chapter 19

第19章

烧伤后瘢痕和瘢痕疙瘩

瘢痕是皮肤损伤后过度修复的结果，从宏观上来讲，可以被视为正常组织结构如皮肤弹性、颜色、血供、神经营养及组织化学特性等紊乱的表现；从组织学上来讲，瘢痕可以被描述为组织结构的微观变化，包括胶原形成和沉积的异常。瘢痕疙瘩具有与瘢痕相类似的组织学特征，但其生长特性有别于瘢痕。

第1节　瘢痕形成的机制及影响因素

一、瘢痕的形成机制

1. 成纤维细胞与肌成纤维细胞

成纤维细胞是创面愈合过程中主要的功能修复细胞。在创面修复过程中成纤维细胞异常活化、增殖、分化，合成、分泌大量胶原、纤维连接蛋白及蛋白多糖等细胞外基质，导致增生性瘢痕和瘢痕疙瘩的形成。这一过程不仅受到多种细胞因子的调控，更重要的是成纤维细胞本身的生物学特性发生了改变。此外，增生性瘢痕中成纤维细胞数量较正常皮肤明显增多，随着瘢痕的成熟和重塑，成纤维细胞凋亡增加数量随之减少。

整合素是细胞膜上细胞外基质的组合受体，为膜上跨膜蛋白。在功能上，它既是细胞与细胞外基质之间的主要联系桥梁，也是细胞沟通内外信息的重要渠道。细胞膜上整合素的表达水平一方面影响着细胞形态、增殖、分化、迁移及某些大分子成分合成，另一方面对组织保持结构完整及结缔组织收缩有着重要意义。研究表明，增生性瘢痕成纤维细胞不仅具有更强的整合素表达功能，而且长时间培养后各亚型整合素表达下降幅度也明显低于正常成纤维细胞，由此可见整合素对瘢痕组织的增生、挛缩有着重要意义。整合素可能的作用：①促进细胞外基质对成纤维细胞活性功能调节；②使成纤维细胞与胶原、纤维连接蛋白、层粘连蛋白之间的联系更为紧密，导致瘢痕组织结构致密、质地变硬及组织挛缩；③协同瘢痕组织中某些细胞因子作用。

钙网蛋白作为钙离子主要结合蛋白，主要通过影响细胞内钙离子的储存与释放而影响细胞的一些生物学活性效应，另外它在细胞迁移扩散及细胞内相关基因表达等方面均有直接的介导和调节作用。在瘢痕成纤维细胞内，钙网蛋白不仅分布广泛，而且其表达量明显增多，瘢痕成纤维细胞异常的迁移扩散能力是细胞内丰富的钙网蛋白、整合素黏附分子表达及肌动蛋白积聚共同作用的结果，其中积聚的肌动蛋白是其异常迁移扩散的主要动力来源，而有效表达的钙网蛋白及整合素黏附分子则是细胞与细胞外基质之间迁移动力的传递媒介；另外，钙网蛋白的丰富表达对瘢痕成纤维细胞钙离子的储存、释放及信号传导等也有着重要的意义。

肌成纤维细胞又称为肌纤维母细胞，具有成纤维细胞和平滑肌细胞的特征和功能，它出现在皮肤伤口愈合过程中的肉芽组织中，对伤口收缩和细胞外基质的堆积起作用。在创伤愈合过程中，肉芽组织中的成纤维细胞在细胞因子等因素的调控下，细胞形态发生改变，并且出现含有 α- 平滑肌肌动蛋白（α-SMA）的肌微丝在细胞内高表达，此时的成纤维细胞则转变为肌成纤维细胞。α-SMA 是组织收缩的能量供应者，所以肌成纤维细胞是一种有收缩性的细胞，由于肌成纤维细胞之间以裂隙连接及桥粒相连，因此产生同步收缩，彼此牵拉及对周围基质的牵拉可维持数小时，导致增生的胶原重新排列，然后胶原沉积、伤口闭合。此外，肌成纤维细胞还有合成胶原的作用，当肉芽组织开始收缩时，肌成纤维细胞增生常与胶原同时出现，而在伤口愈合后，肌成纤维细胞通过凋亡消失。肌成纤维细胞的持续存在、成纤维细胞行为异常，引起胶原过度沉积，导致增生性瘢痕和瘢痕疙瘩。

2. 细胞外基质代谢紊乱

增生性瘢痕和瘢痕疙瘩以胶原蛋白的合成显著增加为病理特征，主要反映在胶原蛋白生物合成途径中的关键酶——羟脯氨酸羟化酶的活性明显增强，尤其是瘢痕疙瘩。羟脯氨酸是胶原蛋白的特征氨基酸，其含量可表示胶原的数量。在增生性瘢痕组织中，Ⅰ、Ⅲ型胶原蛋白 mRNA 的表达水平均升高，而瘢痕疙瘩仅显示Ⅰ型胶原蛋白 mRNA 的表达水平升高，二者组织中Ⅰ、Ⅲ型胶原的比例均发生了改变。此外，增生性瘢痕和瘢痕疙瘩中胶原纤维的排列明显不同于正常皮肤，表现为无序的不规则排列方式。Santucci 等研究发现，病程在 1 年以内的增生性瘢痕组织中含有大量散在分布的 α-SMA 和纤维连接蛋白（FN）染色阳性细胞；病程在 1～3 年的增生性瘢痕组织中可见许多胶原小结节；病程在 3 年以上的增生性瘢痕组织显示广泛纤维化现象。而瘢痕疙瘩组织学特征与病损年限无关，表现为持续存在、异常增厚的胶原纤维结节，其 α-SMA 和 FN 表达较增生性瘢痕为低。上述现象提示瘢痕疙瘩和增生性瘢痕具有不同的分子机制。

胶原的合成与降解是一个复杂的动态过程，包括蛋白质的翻译、修饰以及许多氧化酶、蛋白酶、胶原酶和金属蛋白酶抑制剂的参与，创伤局部成纤维细胞、巨噬细胞、内皮细胞等通过它们的相互作用及其分泌和释放的细胞因子在多个环节上调节胶原的合成与分解，从而参与瘢痕形成的过程；透明质酸、整合素黏附分子、金属蛋白酶组织抑制剂等在增生性瘢痕和瘢痕疙瘩组织中含量的变化也是瘢痕过度增殖的重要原因。

3. 细胞因子调节机制紊乱

在创面修复的过程中，细胞因子是细胞与细胞外基质间重要的信号传导物质。在正常情况下，生长因子通过旁分泌或自分泌机制影响成纤维细胞增殖、分化和代谢活动，从而决定胶原等细胞外基质形成与降解之间的动态平衡状态。细胞因子调节机制的异常即可导致这种平衡的破坏，进而导致愈合的紊乱。

TGF-β 参与创面愈合过程的所有阶段，被认为是瘢痕形成中关键的效应因子。将 TGF-β 注入新生小鼠皮下，能导致小鼠体内纤维化及血管产生，其缓释片加入到胚胎皮肤伤口中导致瘢痕形成。增生性瘢痕和瘢痕疙瘩来源的成纤维细胞体外 TGF-β 刺激试验显示其胶原蛋白合成较正常增高。研究表明，TGF-β 能上调 I 型胶原的合成，下调胶原酶基因表达的作用，而在增生性瘢痕组织中 TGF-β₁mRNA、I 型和Ⅲ型前胶原 mRNA 及蛋白的表达增加，并分布于成纤维细胞中，这表明增生性瘢痕和瘢痕疙瘩中确实存在着 TGF-β 的紊乱。此外，TGF-β 能促进 α-SMA 在成纤维细胞中的产生，而这一结果可能与病理性创伤收缩及瘢痕形成有关。

碱性成纤维细胞生长因子（bFGF）、PDGF、胰岛素样生长因子 -1（IGF-1）、白介素 -1（IL-1）、肿瘤坏死因子 α（TNF-α）等细胞因子也是创面愈合过程中的重要调控因子，其异常表达均可引起皮肤创面正常愈合过程的紊乱，导致瘢痕的形成。

4. 免疫学因素

增生性瘢痕和瘢痕疙瘩中存在着与正常皮肤不同的免疫反应。有观点认为，瘢痕疙瘩的形成是机体对进入皮肤的抗原如皮脂、黑色素、血流产物等产生免疫反应的结果，是皮肤抗原的迟发型变态反应的结果。Castsgnoli 等发现在增生性瘢痕浸润细胞中存在大量激活的 T 细胞，在增生性瘢痕表皮细胞及成纤维细胞中存在 HLA-DR 异常表达。Cracco 等发现增生性瘢痕和瘢痕疙瘩中，朗格汉斯细胞发生了形态学改变。

IgE 介导肥大细胞所释放的产物——组胺参与了瘢痕疙瘩的形成。组胺是微血管内皮细胞分裂强有力的刺激因子，能使大量微血管增生、胶原沉积；组胺也是赖氨酸氧化酶的竞争性抑制剂，该酶活性受抑制即可引起异常的胶原结合，溶解性胶原量即见增多。利用抗组胺药——盐酸苯海拉明可抑制此效应，这表明变态反应参与了增生性瘢痕及瘢痕疙瘩的形成。

二、影响瘢痕形成的因素

1. 遗传学因素

病理性瘢痕尤其是瘢痕疙瘩有些呈现家族性发病，如 Alexander 和宋文刚等对 18 个家族性瘢痕疙瘩系谱的研究发现，其遗传模式符合常染色体显性遗传，并伴有不完全显性和表型差异。O'Toole 等报道没有家族史的三兄弟均在青少年期因不同原因的皮肤损伤发生瘢痕疙瘩，而有些个体在不同时期、不同部位发生的瘢痕均为瘢痕疙瘩。上述现象说明在病理性瘢痕的发生中，遗传因素发挥了重要作用。

2. 损伤部位和张力

不同部位的创面愈合后瘢痕形成程度有所不同，如下颌、胸骨前、三角肌、上背部、肘、髋、膝、踝关节、足背等活动部位，是增生性瘢痕的好发部位，而眼睑、前额、背部下方、前臂、小腿、外生殖器和乳晕等部位，创面愈合后瘢痕形成程度较轻。

研究表明，运动部位之所以容易形成增生性瘢痕，与该处皮肤张力大、活动多有关。张力牵拉导致瘢痕反复破裂、出血，刺激成纤维细胞增殖、胶原纤维增多。相反，眼睑、前额、背部下方、前臂、小腿、外生殖器和乳晕等部位皮肤张力小、活动少，瘢痕形成概率较低。此外，人体表面皮肤存在张力松弛线，切口方向和张力松弛线的关系与瘢痕形成程度也有密切的关系，当切口方向垂直于张力松弛线时，切口张力较大，所形成的瘢痕往往比较严重，反之则瘢痕程度较轻。因此手术时应尽可能按照皮纹或皮肤张力松弛线做切口，以减少瘢痕的形成。

3. 年龄

瘢痕疙瘩在青年人比较常见，而在老年人则较少，即使在同一部位，年龄不同，瘢痕厚度也有所不同。这主要是因为青年人正处于青春发育期，体内各种激素分泌及组织生长旺盛，创伤后反应性强；同时年轻人皮肤张力大，易发生瘢痕增生，而老年人皮肤松弛，皮肤张力小，胶原纤维反应低下，增生性瘢痕发生率低。

4. 皮肤色素

皮肤色素和瘢痕疙瘩的发生有着密切的关系。皮肤色素是色素激素作用的结果，而色素激素最易激起组织反应，形成瘢痕疙瘩。如有色人种尤其是黑人，瘢痕疙瘩的形成概率明显高于白人；在人体色素集中的部位，瘢痕疙瘩形成概率也比较高，色素少的部位如手掌或足底，瘢痕疙瘩较少见；垂体生理活动期，色素激素大量分泌，如青春期和孕期，瘢痕形成程度往往较重。氢化可的松等糖皮质激素是色素激素的阻滞剂，可使色素沉着减少，同时导致胶原分解，减轻瘢痕，目前临床上已有多种此类药物用于防治瘢痕。

5. 感染

创面发生急性或慢性感染，刺激成纤维细胞功能紊乱，且成肌纤维细胞数量增多，导致胶原过度沉积且紊乱排列，形成肉芽组织及瘢痕组织。

6. 异物

灰尘、滑石粉、植物纤维、线结和某些化学物质可刺激伤口局部组织增生，加重瘢痕产生程度。

7. 其他

切口与皮肤表面的角度、创面的深度、创面修复的时间、移植皮片的厚度与瘢痕形成程度有关。当切口垂直于皮肤表面时，瘢痕形成程度较轻，反之较重；创面的深度达到真皮网状层，可产生增生性瘢痕，如仅伤及真皮浅层，则瘢痕形成概率较低；创面修复的时间越长，瘢痕产生的概率越大；皮片移植的厚度越厚，创面成肌纤维细胞数量越少，皮片挛缩越轻，瘢痕形成程度也越轻。

第2节　瘢痕的分类及临床表现

1. 表浅性瘢痕

表浅性瘢痕多见于擦伤，为皮肤浅表感染后形成，其外观稍粗糙，可有色素变化，表面平而软，无功能障碍，一般不需处理。

2. 凹陷性瘢痕

瘢痕表面凹陷，范围广泛者常伴有皮下组织、肌肉骨骼等粘连或缺损，有功能障碍，与神经粘连者可发生疼痛，需行手术修复。

3. 萎缩性瘢痕

萎缩性瘢痕又称不稳定性瘢痕，瘢痕较硬，局部血管少，呈淡红色或白色，表皮极薄，基底部有大量胶原纤维，深部组织紧密粘连，不能耐受摩擦与负重。此类瘢痕易反复破溃、感染，形成经久不愈的慢性溃疡，晚期可导致恶变，应及早切除、修复创面。

4. 挛缩性瘢痕

挛缩性瘢痕严重破坏功能，多见于深度创面自行愈合者。瘢痕挛缩引起各部位功能畸形，如不及早松解瘢痕挛缩，往往导致关节僵直、脱位、器官移位，发生于青少年则可影响发育，因此应尽早手术。

5. 增生性瘢痕

增生性瘢痕多见于深Ⅱ度烧伤、浅Ⅱ度烧伤及中厚皮片供皮区创面自行愈合后。瘢痕厚且硬，色红或紫色，时有痒痛感。瘢痕表面为萎缩型上皮所覆盖，瘢痕内有大量结缔组织增生，毛细血管扩张，并有炎症细胞浸润及肌成纤维细胞。一般持续 6 个月或更久，以后充血减退，毛细血管减少，瘢痕渐趋柔软、平坦，痒痛症状缓解或消失。治疗应结合部位、功能影响及患者主观愿望确定，手术应于瘢痕稳定后进行，但若发生于功能部位且影响功能，则应尽早手术。

6. 瘢痕疙瘩

瘢痕疙瘩又称蟹足肿，于烧（创）伤甚至未引起患者注意的极轻微损伤后形成，是以皮肤损伤后真皮异常纤维增生反应为特征的病理性组织。好发部位为身体上半部，如头、颈、胸骨正中、肩和上臂，眼睑、乳晕和阴茎等处少见。外观形态不一，有时呈带状与皮纹平行，范围一般都超过原病变，瘢痕组织边缘明显突出于其界线外，呈粉红色或紫红色，软骨样硬度，无弹性，血供差。偶有痒痛感，搔抓后易破溃，或其中的皮脂腺和毛囊感染致脓肿、窦道，形成经久不愈的溃疡。瘢痕疙瘩不同于增生性瘢痕之处在于其超过皮损边缘呈浸润性生长，无自限性，单纯手术切除后易复发，必须辅以放射治疗等综合手段，有良性真皮肿瘤之称。具体鉴别诊断见表 19-1。

表 19-1　增生性瘢痕和瘢痕疙瘩的特征及鉴别诊断

项　　目	增生性瘢痕	瘢痕疙瘩
发病年龄	各种年龄均可发病	3 岁以上发病
好发部位	不定	胸骨前、上背部、耳垂及肩峰等
症状体征	灼痛和奇痒 病变局限于创面范围内 早期色鲜红、质硬 常呈过度角化、溃疡及挛缩	痒、痛较轻 病变超出原创面范围 边缘呈"蟹足肿"样突起，质坚硬 极少有过度角化、溃疡及挛缩
病程转归	病程短，数月至 1～2 年后症状可消失，并逐渐变为暗褐色，平坦而柔软，趋于稳定	病程长，多在数年乃至几十年，多持续增大，很少自行萎缩
病理表现	胶原纤维方向与瘢痕长轴平行，且较整齐，向周围正常皮肤中逐渐消失	含较多成纤维细胞，并可见分裂象；后期呈嗜酸性透明样胶原纤维，具折光性，较密；纤维方向不规则，呈旋涡状，与周围皮肤分界清楚
细胞培养	无Ⅱ型细胞；无黏液	有 5%～10% 为Ⅱ型细胞（细胞大、活动度小）；产生黏液
压力疗法	持续加压数月，多能促使萎缩	多无效
手术切除	复发少	复发多

目前临床上将增生性瘢痕、萎缩性瘢痕和瘢痕疙瘩统称为病理性瘢痕。此外根据瘢痕形态还可将瘢痕分为线状瘢痕、蹼状瘢痕、桥状瘢痕等。

第 3 节 瘢 痕 治 疗

一、手 术 治 疗

常规外科手术切除是临床瘢痕治疗的常用方法之一。手术时机一般选择在瘢痕成熟后，此时瘢痕变软而平坦，充血消退；但在功能部位的瘢痕，一旦影响功能，应尽早实施手术。瘢痕切除后，可予以直接缝合、Z 或 W 字成形术、组织移植（皮片、皮瓣）或软组织扩张术，改善病损部位的外观及功能。手术过程中应特别注意掌握无菌、无创、无张力操作的原则。应当注意的是手术切除后瘢痕仍存在一定的复发率，尤其是瘢痕疙瘩，复发率可高达 45%～100%，且手术有可能刺激原有病变和周围皮肤，使病变范围扩大、病情加剧，因此手术后辅以加压疗法、放射治疗等综合手段治疗是目前公认的方法。此外手术切口应尽可能与皮纹方向一致，而且保留瘢痕边缘部分的切除可以有效减少复发率，这一术式值得借鉴。

二、非手术治疗

1. 加压治疗

弹力加压是目前临床上瘢痕防治的有效手段。其机制在于持续压力作用下局部组织缺血低氧，从而导致一系列病理生理变化，如血管数量减少、管腔变窄、内皮细胞变性，限制了瘢痕增生；低氧状态下承担细胞生物氧化功能的线粒体肿胀、空泡化，使成纤维细胞增殖受到抑制，胶原合成下降；缺血后 α_2-M 球蛋白减少，使受压部位胶原酶增多，胶原降解增强。

加压疗法应遵循"早""紧""久"的原则。"早"即创面愈合后尽早开始加压；"紧"即内层要紧，以维持一定的压力；"久"即创面愈合后 6 个月内应持续应用。终止加压的标准为瘢痕变软、颜色变浅。

2. 硅材料治疗

采用硅材料防治瘢痕在临床上已有 20 多年的历史，其安全性和有效性已被证实。目前临床上最常用的是硅凝胶敷贴片，其作用机制可能是通过保持瘢痕水分以及减少毛细血管活动、早期炎症细胞浸润和胶原沉积，达到抑制瘢痕增生的目的，也有人认为与静电作用有关。从预防和治疗的角度审视，硅凝胶敷贴的最佳时机为伤口愈合后 2 周左右，在此后的 6 个月内效果最佳；对已形成的增生性瘢痕或瘢痕疙瘩，也可起到缓解红肿、硬度和痒痛感的作用。

3. 药物治疗

目前常用的药物包括皮质激素类、钙拮抗剂、维生素类、抗组胺类和中药。

（1）常用的瘢痕内注射皮质激素类药物：商品名有曲安舒松、曲安奈得、得保松、康宁克通 A 等。临床观察表明，应用上述药物后瘢痕组织变软、变平，颜色从红色逐渐接近周围皮肤颜色，局部痒、痛等症状减轻或消失。其作用机制在于降低局部瘢痕组织的高免疫应答状态、抑制成纤维细胞增殖及其合成胶原和其他细胞外基质的能力、加速胶原的分解，借此来发挥抗瘢痕作用。

（2）常用的钙拮抗剂：维拉帕米局部注射后可导致瘢痕萎缩、变软、变平。其作用机制可能是通过阻断钙离子通道、调节细胞内钙离子浓度而影响细胞周期中 mRNA 的合成，使瘢痕成纤维细胞停滞在分裂期，减少胶原合成或诱导三磷酸肌醇合成而起作用。

（3）维生素类药物：维生素类药物可以对瘢痕产生抑制、软化作用，常用的有维 A 酸和维生素 E，但疗效并不十分肯定。

（4）抗组胺药物：苯海拉明可以减轻瘢痕瘙痒症状，在临床上使用渐多。曲尼司特可以抑制瘢痕成纤维细胞的胶原合成，从而达到减轻瘢痕的作用。

（5）中医中药对瘢痕的防治作用近年来受到重视。中医认为瘢痕疙瘩是气血壅滞，属疳症，是经络痹疽，邪毒与体内浊气、淤血等引发的病症。外用黑布药膏是祖国医学治疗瘢痕和瘢痕疙瘩的常用方药，其他如桃红四物汤、复方艾叶煎浸剂、鸦胆子软膏以及内服的通脉灵片等，对治疗瘢痕疙瘩均有一定的疗效。以活血化瘀法为主的中医药瘢痕防治疗法如丹参，对于纤维化疾病包括瘢痕疙瘩有一定的治疗作用，值得进一步研究。

此外，目前临床上也有使用透明质酸、复方秋水仙碱等药物的，但疗效尚不确切。生长因子在瘢痕形成过程中的作用是近年来基础研究的热点，相关制剂将会具有广阔的应用前景。

4. 放射治疗

放射治疗（简称放疗）可用于瘢痕的一线治疗和辅助治疗，它通过破坏增殖的成纤维细胞和新生血管来抑制瘢痕增生。放疗的有效率平均为 56%，但未经切除单独对瘢痕疙瘩放疗的效果较差，复发率仍然较高，手术联合早期放疗可以明显降低瘢痕疙瘩的复发率，被认为是一种行之有效的治疗方法。放疗的时机一般在术后 1 周内，常用照射剂量为 $15\sim20Gy$。放疗常用 ^{192} 铱、^{90} 锶、深部 X 线等进行外照射或术中放疗，低能量光子和电子的应用进一步减少了对周围皮肤的照射剂量和皮下组织的破坏。近年出现的皮损腔隙内照射疗法与普通外照射疗效相当，但可更好地限制照射范围，应用方便，为术后放疗提供了新的选择。放疗的副作用有红斑、皮肤萎缩、溃疡、毛细血管扩张、色素沉着、切口愈合延迟等，对于年幼者或对可能促进潜在致癌的部位（乳腺和甲状腺）以及大面积、多部位病变者应注意严格掌握适应证。

5. 激光治疗

激光用于瘢痕的治疗始于 20 世纪 70 年代，其治疗机制为凝固瘢痕内毛细血管，导致瘢痕局部乳酸和低氧环境形成，从而抑制细胞增殖及胶原合成、促进胶原降解、诱导细胞凋亡等。目前已有 CO_2 激光、氩激光、Nd:YAG 激光、585nm 脉冲染料激光等用于临床实践，但单纯应用激光治疗疗效有限，常需配合放疗等其他治疗来提高疗效，降低复发率。

6. 冷冻治疗

冷冻治疗是利用冷冻剂来破坏局部细胞和血液微循环，使组织坏死脱落，达到去除瘢痕的目的。每个疗程对瘢痕疙瘩进行两三次时间约为 30s 的冻蚀 - 解冻的循环操作，需治疗 $2\sim10$ 个疗程，间隔 25d，可使瘢痕疙瘩变平，收到良好的治疗效果，复发率低。主要的副作用为皮肤脱色，因黑色素细胞对寒冷敏感。冷冻疗法的使用在临床上受到限制，主要在于疗程较长、存在个体疗效不稳定性。

7. 基因治疗

随着细胞生物学和分子生物学在病理性瘢痕机制方面研究的不断深入，可望通过病理性瘢痕相关致病基因的克隆及基因位点定位，使在基因水平上控制病理性瘢痕的发生成为可能，有望达到从根本上防治的目的。

8. 其他

如紫外线疗法、红外线疗法、直流电疗法、超短波疗法、高压氧疗法、水浴疗法、石蜡疗法等，疗效尚不确定。

第4节　胎儿无瘢痕愈合机制研究进展及其前景

1971年，Burrington发现孕中期的胎儿创伤后没有瘢痕形成，并提出"无瘢痕愈合"的概念，由此引发了人们对无瘢痕愈合机制的研究，希望能够在成人体内复制这一过程，避免瘢痕的产生。

一、胎儿无瘢痕愈合的主要特征

（1）胎儿皮肤创面愈合过程中急性炎症反应缺乏；

（2）胎儿创面成纤维细胞的表现型与成人有所不同，具有较强的游走性；

（3）胎儿创面含有高浓度的透明质酸，且能维持较长的时间，这使得其细胞外基质随形性好、流动性大，有利于成纤维细胞的增殖、游走和保持逆向分化；

（4）胎儿创面Ⅲ/Ⅰ型胶原的比例较成人高，胶原纤维的排列呈正常网状结构；

（5）胎儿创面愈合过程中TGF-β和bFGF等生长因子低表达。

二、胎儿无瘢痕愈合机制的研究进展

1. 环境因素

胎儿浸泡在温暖、无菌的羊水中，羊水富含生长因子和细胞外基质如透明质酸、纤维粘连蛋白等，这些都是创面愈合过程中重要的调节因子。研究表明，羊水对于创面的收缩也有一定的影响，如Somasundaram等对胎兔的创面愈合研究结果发现：当胎兔处于羊水中时，创面不发生收缩，而当其与羊水隔离时，创面发生了收缩。

氧分压和创面炎症反应是胎儿与成人创面环境的另外一个不同点，研究结果表明：胎儿的动脉血氧分压约为2.6kPa，成人的动脉血氧分压则界于5.3～8.0kPa之间；胎儿创面炎症反应较成人轻，且程度与胎龄直接相关，其创面基质中缺乏多核粒细胞和免疫球蛋白，而巨噬细胞相对较多。这些对创面愈合都可能会产生一定的影响，但这种环境因素对创面愈合的影响目前认为不是决定性的。Longaker等将成年羊的皮肤移植至60d孕龄的胎羊，孕100d时当胎羊创面愈合后，在移植的皮片上做切口，组织学观察证实其创面愈合后有瘢痕形成。目前对无瘢痕愈合机制的研究主要集中在创面内在因素，如成纤维细胞、细胞外基质等方面。

2. 内在因素

（1）成纤维细胞：成纤维细胞是创面愈合过程中的主要功能细胞，创伤发生后，成纤维细胞迁入局部，增殖、分化、合成和分泌胶原蛋白。研究表明胎儿的成纤维细胞与成人的成纤维细胞表现型有所不同。胎儿的成纤维细胞具有较强的游走性，其原因之一可能是合成分泌透明质酸

（hyaluronic acid, HA）的水平较高，而 HA 是成纤维细胞细胞外基质的主要成分，它对成纤维细胞的游走、增殖、分化等具有刺激作用。其次，胎儿成纤维细胞表面的透明质酸受体（cluster of differentiation, CD44）含量高于成人成纤维细胞。Alaish 等用蛋白质印迹（Western Blot）方法分别测定了胎兔和成年兔真皮成纤维细胞表面 CD44 的含量，结果显示胎兔成纤维细胞表面 CD44 含量是成年兔的 4 倍。CD44 在细胞表面密度的增高，更加增强其游走、增殖、分化能力。此外，与成人成纤维细胞相比，胎儿成纤维细胞合成、分泌胶原的水平和类型有所不同，Adzick 等实验结果证实，胎儿成纤维细胞合成、分泌胶原的水平较高，其中Ⅲ型胶原的含量明显高于成人，排列也比较规则。

（2）细胞外基质：细胞外基质（extracellular matrix, ECM）是创面愈合过程的一个重要参与因素，其主要成分包括胶原蛋白、透明质酸、黏附分子等。

胶原蛋白的合成和分泌是创面愈合过程的重要内容，研究表明，在胎儿和成人创面愈合过程中Ⅰ型、Ⅲ型、Ⅴ型、Ⅵ型胶原均存在，所不同的是胎儿创面愈合过程中胶原蛋白分泌和合成速度较快，且各型胶原比例有别于成人。Hallock 和 Merkel 等实验表明，在胎儿和成人创面愈合过程中，Ⅰ型胶原是创面存在的主要胶原，但Ⅲ/Ⅰ型胶原的比例有所不同，在成人创面，Ⅲ型胶原占胶原总量的 10%～20%，而在胎儿创面则可以占到 30%～60%，随着胎儿的生长成熟，该比例逐渐接近成人，创面愈合的结果也呈现类似变化。胎儿创面高浓度的Ⅲ型胶原可能对于正常组织结构的形成有一定的作用。

透明质酸是细胞外基质的另一个重要成分，胎儿创面愈合过程中存在高浓度的透明质酸，且能维持较长的时间。Krummel 和 Depalma 等将聚乙烯醇（polyvinyl alcohol, PVA）海绵分别植入孕24d 的胎兔和成年兔体内，第 1～6 天采集伤口液，发现与成年兔相比，第 2～6 天胎兔海绵中黏多糖（glycosaminoglycan, GAG）含量明显升高，是正常胎兔皮肤中 GAG 含量的 10 倍，而其主要成分即为 HA。Longaker 等对胎羊创面的伤口液进行了研究，结果表明，胎羊的伤口液中 HA 的含量在创伤后 3 周都能维持于较高水平，而在成年羊的伤口液中，HA 只能在创伤后 3d 内保持较高水平，第 7 天则降至零。Mast 等将透明质酸酶处理过的 PVA 海绵植入胎兔体内后，局部 HA 浓度明显降低，而且伴随着炎症细胞和成纤维细胞的大量渗入、血管增生及胶原沉积的增多，有明显的瘢痕形成，说明高浓度的 HA 在无瘢痕愈合过程中发挥着重要作用。目前认为高浓度 HA 的作用主要为：①抑制急性炎症的发生和发展；②使 ECM 随形性好、流动性大，有利于成纤维细胞的增殖、游走和保持逆向分化；③促进Ⅲ型胶原纤维的形成，有利于胶原纤维呈正常的网状排列；④能够定位各种生长因子，提高其在细胞表面的有效浓度，更有效地发挥其生物学作用。胎儿创面高浓度 HA 产生的机制可能与胎儿血清、胎尿及羊水中含有高浓度 HA 刺激激动剂（hyaluronic acid stimulating activity, HASA）有关。胎儿的成纤维细胞表面 CD44 含量较高，也进一步证实了透明质酸在胎儿创面愈合中有一定的作用。

黏附分子是近年来创面愈合研究的一个热点，它存在于细胞及细胞外基质中，对细胞的黏附、游走及其他生长因子的作用过程等起调节作用，如肌腱蛋白（tenascin）有助于细胞游走，纤维粘连蛋白（fibronectin, Fn）有助于细胞的定位。这两种黏附分子均出现于胎儿及成人创面，但表现有所不同，对胎鼠、新生鼠、成年鼠唇部创面的研究表明：创伤 1h 后，Fn 出现于创面；而创伤后肌腱蛋白的出现时间则有所不同，其中胎鼠创面创伤后 1h 肌腱蛋白即已出现，新生鼠创面则出现于创伤后 12h，成年鼠创面的肌腱蛋白则于创伤后 24h 才出现。肌腱蛋白出现时间与创面愈合程度有一定的相关性。

（3）生长因子：生长因子在胎儿和成人创面愈合过程中发挥着重要的调控作用，目前研究较多的是 TGF-β、表皮生长因子（epithelial growth factor,EGF）、PDGF 和 bFGF。

TGF-β 是一个多功能的多肽家族，分为 3 型：TGF-β_1、β_2、β_3，在细胞的生长发育和组织创伤后的修复重塑中均起着重要的作用，是目前创面愈合过程中研究最多的生长因子。Whitby 用免疫染色方法对胎鼠创面 TGF-β 的表达进行了研究，结果显示：TGF-β 染色呈阴性，而在新生鼠及成年鼠结果却正好相反。Adzick 等对低氧环境中胎儿和成人成纤维细胞的 TGF-β_1 基因的表达情况进行了研究，发现前者明显低于后者。Longaker 等将 TGF-β 加入成年鼠的创面，发现可以促进创面的愈合和瘢痕的产生，而将 TGF-β 加入到孕 24d 的胎兔创面，则产生炎症反应及纤维化。目前观点认为 TGF-β 在体内能够刺激血管生成和上皮化，刺激成纤维细胞的增殖、分化，显著增加细胞外基质的合成，促进肉芽组织形成，导致瘢痕的产生。胎儿创面愈合过程中 TGF-β 低表达也是其无瘢痕产生的因素之一。

bFGF 是另一个在创面愈合过程中扮演重要角色的生长因子，它具有强烈的促进血管生成作用。Whitby 等的研究表明，在新生鼠及成年鼠唇部创面，bFGF 大量存在，而在胎鼠唇部创面则未发现 bFGF。EGF 和 PDGF 作为促细胞分裂剂，在诱导快速上皮化、胶原产生、HA 合成等方面发挥一定的作用。

三、胎儿无瘢痕愈合机制研究的前景

近年来的研究表明：哺乳动物的胎儿能够很完美地修复大块皮肤缺损，表现为再生式，可能与其范型基因如同源异形框基因有关。同源异形框基因是动物体内主要的发育调控基因，它建立在所有的遗传层次之上，对形态发生和细胞分化的各个方面进行调节。同源异形盒是所有同源异形框基因内的一个共同片段，大小 183bp，最早在果蝇体内发现，以后的研究表明它存在于所有从海绵体至脊椎动物的后生动物及植物和真菌体内，在进化过程中属高度保守。同源异形盒编码一个 60-AA 的同源片段（homeodomain），后者作用于特异序列的 DNA 进而调控较大的同源片段蛋白即转录调节因子，它们能够激活或抑制靶基因的表达。在发育的不同阶段，同源异形框基因的表达有所不同。在正常的皮肤发育过程中，源自外胚层、中胚层和内胚层的细胞按照精确的时间和空间次序，共同形成复杂的三维网状结构，这一切都离不开同源异形框基因的调控。Stelnicki 等对人胎儿和成人皮肤中 MSX-l、MSX-2 和 MOX-1 的表达进行了观察，证实其表达在人胎儿皮肤和成人皮肤有所不同。宋慧锋等对正常胎儿和成人皮肤创面愈合过程中几种同源异形框基因的表达进行了观察，发现胎儿和成人呈现差异表达。

无瘢痕愈合作为胎儿发育过程中的一个特殊现象，其发生机制与发育生物学因素必然有着密切的关系。这一结果提示我们，胎儿和成人处于不同的发育阶段，在发育生物学上的诸多差异可能是创面愈合不同结果的根本原因。从发育生物学角度着手，对胎儿、成人和新生儿皮肤创面愈合过程中与发育生物学相关的指标进行对比性研究，找出其中存在的差异，进而在上述创面愈合过程中施加相应的干预因素，观察创面愈合情况的变化，可能是阐明胎儿无瘢痕愈合、"过渡期瘢痕"及瘢痕产生机制的最具前景的方向。同时，针对胎儿创面愈合功能细胞内在特性的研究加深了人们对创面愈合及瘢痕产生机制的认识，并为创面愈合和瘢痕防治提供了新的思路，如移植具有胎儿成纤维细胞特性的成纤维细胞至成人创面；将外源性 HA 或 HASA 加至创面，以增强成纤维细胞的游走能力并促进胶原纤维的正常排列；加入外源性黏附分子于成人创面，诱导成纤维细胞游走至创面，并促进早期上皮化等，这些方法在临床的最终应用将会大大改善创面愈合及瘢痕的防治。相信随着进一步的研究和探索，困扰人类的创面愈合问题一定会得到圆满解决。

（宋慧锋）

参 考 文 献

边曦，黄琛，李博仑，等，2012. 瘢痕疙瘩相关基因的生物信息学分析［J］. 中国微创外科杂志，12（5）：444—449.

柴家科，宋慧锋，2002. 瘢痕形成机制的发育生物学思考［J］. 中华烧伤杂志，18（6）：325—326.

陈敏亮，柴家科，林子豪，等，2003. 整合素表达对伤口愈合时成纤维细胞合成原胶原的影响［J］. 中华医学美学美容杂志，9（3）：166—168.

刘畅，陈敏亮，2013. 瘢痕疙瘩发病的分子机制研究进展［J］. 中国美容医学，22（14）：1557—1560.

盛志勇，郭振荣，2000. 危重烧伤治疗与康复学［M］. 北京：科学出版社，386—391.

宋慧锋，柴家科，陈敏亮，等，2003. 人创面愈合过程中同源异形框基因的表达及意义［J］. 中华烧伤杂志，19（2）：112—115.

宋慧锋，林子豪，2001. 胎儿无瘢痕愈合机制的研究进展及前景［J］. 中华整形外科杂志，17（3）：176—177.

滕国栋，陈敏亮，2013. 全基因组测序技术的发展和应用［M］. 中国美容医学，22（4）：503—504.

汪良能，高学书，1989. 整形外科学［M］. 北京：人民卫生出版社，318—325.

王炜，1999. 整形外科学［M］. 杭州：浙江科学技术出版社，426—445.

ADZICK N S, LORENZ H P, 1994. Cells, matrix, growth factors and the surgeon: The biology of scarless fetal wound repair［J］. Ann Surg, 220（1）: 10—18.

FRANTZ F W, DIEGELMANN R F, MAST B A, et al, 1992. Biology of Fetal Wound Healing: Collagen Biosynthesis During Dermal Repair［J］. J Pediatr Surg, 27（8）: 945—948.

HUANG C, OGAWA R, 2013. Roles of lipid metabolism in keloid development［J］. Lipid Health disea, 12: 60—62.

LANGAKER M T, ADZICK N S, 1991. The biology of fetal wound healing: A review［J］. Plast Reconstr Surg, 87（4）: 788—798.

LEE Y B, LEE J Y, KO H R, et al, 2013. Combination therapy using fractional micro-plasma radio-frequency treatment followed by a drug delivery system with a sonotrode in Korean patients［J］. J Cosmet Laser Ther, 15（1）: 34—36.

NASSIRI M, WOOLERY-LLOYD H, RAMOS S, et al, 2009. Gene expression profiling reveals alteration of caspase 6 and 14 transcripts in normal skin of keloid—prone patients［J］. Arch Dermatol Res, 301（2）: 183—188.

SCOTT G A, GOLDSMITH L A, 1993. Homeobx genes and Skin development: A Review［J］. J Invest Dermatol, 101（1）: 3—8.

WALLMICHRATH J, GIUNTA R, ENGELHARDT T O, 2013. Stage adjusted therapy of burn injuries［J］. MMW Fortschr Med, 155（12）: 50—52.

第20章

皮肤软组织扩张技术在烧伤处理中的应用

第1节 概　　述

皮肤软组织扩张技术（skin soft tissue expansion）简称皮肤扩张术，指将皮肤软组织扩张器（skin soft tissue expander，简称扩张器）植入正常皮肤软组织下，通过注射壶向扩张囊内注射液体，用以增加扩张器容量，使其对表面皮肤软组织产生压力，通过扩张机制对局部的作用，刺激组织和表皮细胞的分裂、增殖并使细胞间隙拉大，从而增加皮肤面积，或通过皮肤外部的机械牵引使皮肤软组织扩展、延伸，利用新增加的皮肤软组织进行组织修复和器官再造的一种方法。

1. 发展简史

皮肤软组织可以扩张是一种自然现象，随着胎儿的生长，妊娠妇女腹部的皮肤软组织逐渐扩张；肥胖的人随着皮下脂肪的增多，表面的皮肤随之生长扩张；病理状态下，如肿瘤、疝等，均可导致表面的皮肤生长扩张。

在人类漫长的历史过程中，不自觉地将皮肤软组织扩张原理应用于美容也不乏例证。埃塞俄比亚和乍得的妇女将一小盘不断植入下唇，以延长下唇的长度，并以此为美。缅甸和我国部分少数民族的妇女在颈区下段加戴项圈，认为项圈越多，颈区越长，越美。

在医学上，始于20世纪初牵引延长肢体的方法实际上就应用了组织扩张术的原理。

整形外科医生将皮肤软组织扩张原理应用于临床已有几十年历史。分次切除术、牵引治疗关节部位严重瘢痕挛缩畸形、用模具压迫行阴道再造及小口开大等，通过外力使皮肤软组织生长增加，实际上与现在的皮肤扩张术原理一样。

真正开创现代皮肤扩张术的是美国整形外科医生 Radovan（1976年），他和生物医学工程师 Schulte 研究了第一个真正的皮肤软组织扩张器。1982年，Radovan 首先在美国整形外科杂志上发表了应用皮肤扩张器行乳腺切除后乳房再造的58例临床报道。美国波士顿的 Austad 于1975年开始研制在硅胶囊内装入氯化钠，植入皮下后通过硅胶囊的半透膜渗透压作用将组织内水分吸入扩张器内，这种扩张器可以自行膨胀。由于扩张速率难以控制，因此在了解到 Radovan 的扩张器后他放弃了这一尝试。因扩张产生的皮肤颜色、质地、结构和毛发均与受区相匹配，是理想的修复材料，并且扩张产生的皮瓣多数能保存感觉神经，供区继发畸形小，故具有传统整形外科治疗方法无可比拟的优点。这一划时代的伟大创造与皮管、取皮鼓、显微外科技术、轴型皮瓣等发明或应用一样，是整形外科发展史上里程碑性的成果，是一种全新的、安全有效的、可广泛应用的整形外科的新技术、新方法。

在我国，张涤生等于 1985 年首次在国内报道了皮肤扩张术在 10 例烧伤后遗畸形中的应用，紧接着，国产皮肤软组织扩张器的研制与应用在西安、重庆、成都、天津、北京、上海等地先后开展，第四军医大学西京医院、上海第二医科大学第九人民医院、北京大学第三临床医学院等先后报道了皮肤软组织扩张器的临床应用。1991 年，鲁开化、艾玉峰主编的《皮肤软组织扩张术》一书出版。皮肤扩张术在我国已经得到了比较广泛的应用。

2. 现状和展望

皮肤扩张术经过近 20 年的发展，已经积累了比较丰富的实验研究资料和临床经验，该项技术已成为整形外科常规治疗手段之一。对于某些疾患，如烧伤后瘢痕性秃发、鼻缺损、面颈区瘢痕的治疗，皮肤扩张术已成为首选的治疗方法。一些先天性畸形、体表肿瘤等，用扩张术治疗后的外观效果明显优于其他方法。根据临床要求和实用需要不断有新的品种和规格问世，目前已有几十种不同型号和大小的扩张器可供整形医生选择。

扩张术的普及与扩张术相应配套设备、器材（如恒压注水泵、外置性注水阀、负压引流装置等）先后进入临床，对于提高扩张术的效果、保证扩张术的安全性以及提高扩张的效率有着很大帮助。

尽管扩张术已被广泛应用于临床，但对于该项技术的基础研究和技术改进仍在不断进行。例如用扩张术治疗腭裂可不用减张切口就能直接缝合裂口，又如最近报道的皮肤伸展器牵拉局部皮肤使其延长后直接缝合皮肤缺损区，以及利用重力牵拉皮肤组织使其延伸扩展达到修复目的的皮肤外扩张术等，均可获得与扩张术同样的效果。总之，皮肤扩张术仍在不断地发展和改进，短期内仍是整形外科研究的热点课题之一，其应用的前景将更加广泛。

（陈敏亮）

第 2 节　扩张器的类型、结构与原理

1. 皮肤软组织扩张器的类型

皮肤软组织扩张器的类型有可控型与自行膨胀型两大类，每类又有若干不同的规格和型号。下面重点讲一下可控型软组织扩张器（controlled tissue expander）。可控型软组织扩张器主要由扩张囊、注射阀门（或称注射壶）和导管组成，可根据需要有多种形状（图 20-1）。该类型扩张器的优点在于可根据需要控制扩张容量和扩张时间。

2. 皮肤软组织扩张术的实验研究

对扩张术的实验研究，主要是针对扩张后皮肤增加的来源、扩张对局部血液循环的影响以及扩张对皮肤组织形态学的影响几个方面来进行。

（1）扩张后局部表面面积增加的来源：扩张后局部表面面积增加的来源一般认为由 3 个方面组成：①局部组织细胞的增殖，细胞绝对值增加；②细胞间隙被拉开、增宽；③邻近皮肤组织被牵拉移位到扩张区。

（2）扩张本身具有延迟的功效，且优于一般延迟术，扩张后皮肤软组织局部的血供得到了增

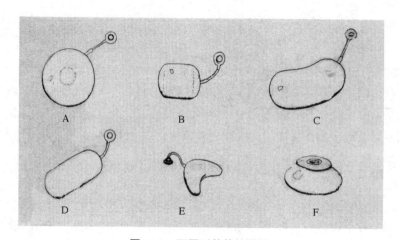

图 20-1　不同形状的扩张器

A. 圆形　B. 方形　C. 肾形　D. 圆柱形　E. 三角形　F. 顶部注射形

强，从而提高了皮瓣的活力。

（3）对扩张后组织形态学的研究：大部分学者的研究结果及临床病理检验显示，扩张器埋入体内后，在其周围要形成一层包裹于扩张囊外面的纤维囊壁，主要由纤维结缔组织以及胶原纤维构成。皮肤软组织扩张后新生毛细血管与神经末梢均有明显增加，毛细血管增加 62.9%，神经末梢增加 27%。

（陈敏亮）

第 3 节　皮肤软组织扩张术的应用范围

自 1976 年 Radovan 等设计出可控型皮肤软组织扩张器后，皮肤软组织扩张术的临床应用日臻完善及普及，其应用范围可归纳为 7 方面。

1. 瘢痕性秃发、部分颅骨外露或头部肿瘤切除后创面的修复

烧伤、烫伤后致头部部分瘢痕性秃发，面积在头皮 50% 以内，部分头皮撕脱伤或感染后秃发均可选用。头部良性或恶性肿瘤，切除后创面的修复可以先扩张，切除肿瘤后遗留的创面可在取出扩张器后行皮瓣转移修复，也可先植皮消灭创面后再于秃发区四周埋植扩张器，二期手术时再修复。根据已有的经验，面积在 250cm² 以内有可能一次扩张后消灭秃发区或继发创面，若有更大范围的秃发区需要修复时可施行“接力”式的连续扩张。对瘢痕性秃发的修复是有限度的，整个有发区面积太小则不能应用此法。

2. 面、颈部瘢痕，炸伤后文身（tattoo），血管瘤及巨痣切除后的修复

颜面部、颈部条状增生性或萎缩性瘢痕的修复是当前整形、美容外科治疗中的难点，传统的游离植皮及远位皮瓣修复均存在色泽不匹配的特点，局部皮瓣或分期切除的方法能修复的范围有限，皮肤软组织扩张术经过十余年的临床实践的确是一种比较好的方法，最主要的优点是色泽一致。同样的理由，面部和颈部的血管瘤、巨痣、外伤性文身等亦可获得良好的效果。

3. 器官再造

据近年来的报道，用皮肤软组织扩张后的额部、胸前或前臂皮瓣行全鼻再造，以耳区皮肤扩

张后行耳郭再造，以及上、下唇和上、下睑的再造与修复，隆乳术或乳房再造的预扩张，阴囊再造等，均已有临床应用成功的报道。其中扩张后的额部皮瓣行全鼻再造不仅再造鼻的血液循环及外形好，而且解决了额部继发创面的修复问题，是目前较公认的全鼻再造术首选方法。过去阴囊再造缺乏理想方法，扩张术在部分病例应用成功也为阴囊再造寻找到一种可行的办法。

4. 躯干部的瘢痕、缺损、骨质外露、良性肿瘤及文身切除后创面的修复

由于躯干有较大的范围，因此遇上述一些情况，在病变周围可以埋置多个扩张器，因而最终应用扩张后的皮瓣转移常能完全消除创面，而不需植皮，也不增加新的供区创面，深受患者欢迎。

5. 四肢的瘢痕，足跟、足底软组织缺损的修复

在四肢应用软组织扩张术的适应证较广泛，只要四肢皮肤软组织周径的一半是正常的，就可以采用软组织扩张的方法。特别对大关节周围的瘢痕增生修复效果超过传统的皮片移植方法。对于胫前部分骨质外露或贴骨瘢痕的治疗，也可采用内后侧扩张的方法，扩张后的皮瓣一般可向前滑行推进 4～5cm，而不会遗留继发创面，效果也是令人满意的。

6. 供皮区的扩张与皮瓣的预制

供皮区的扩张与皮瓣的预制对整形外科有极大的实用价值，特别对大面积烧伤皮源十分缺乏的患者可说是一个"福音"。已有的经验证明，一侧下腹部扩张可注水 1000mL 以上，可获得"额外"的皮肤为 240～300cm^2（将近一鼓半皮），皮瓣经扩张预制后不仅面积可以增大，皮瓣可以变薄，且血液循环更加丰富，转移更加安全。部分病例供皮瓣区经扩张转移后，继发创面可以直接缝合，实属一项创新。缺点是治疗时间较长，但从最终的效果来衡量，仍然是值得的。还可以预先缝成皮管，在皮管内埋植扩张器进行扩张，这样皮肤的扩张利用则更充分。另外，静脉皮瓣或动脉化的静脉皮瓣目前成活机制尚待深入研究，但经扩张预制后，使动脉化静脉皮瓣度过适应期，可以明显提高此类皮瓣的成活率，也是值得进一步探讨和研究的。

7. 周围神经、血管、输尿管的扩张延长

近年来已有实验研究及临床试用证明，周围神经经过缓慢扩张延伸（1mm/d），不会造成神经损伤，经过 1～1.5 个月，神经可以延长 30%～50%，在临床试用中，正中神经或尺神经可以延长2.5～3.5cm，再加上神经的游离以及屈曲关节等措施，部分病例即可达到直接吻接的目的，而免除了神经移植，因而是有一定临床实用价值的。另外，血管及输尿管经扩张后亦能延长，这些为临床应用提供了可能。

（陈敏亮）

第 4 节　基本手术操作方法与注意事项

一、扩张器的选择与准备

1. 扩张器的选择

扩张器的选择要根据拟修复的部位、形态、病变范围和可供扩张的正常皮肤大小形态来决定。扩张器的容量一般取决于需要修复的面积大小和可供扩张的正常皮肤面积大小。根据第四军医大学（2017年更名为中国人民解放军空军军医大学）西京医院整形外科中心近15年来2000余例应用的体会，扩张容量的计算，主要依据需修复区域的面积大小和扩张的情况而定。头部1cm²的缺损需3.5～4.0mL，面部需要6.0～8.0mL，颈部则需8.0～13.0mL，躯干或四肢则在其间，为5.0～6.0mL。在同样的容量和时间扩张后，不同形态的扩张器所获得的面积增长率是不同的，如圆形扩张器扩张面积增长率要比椭圆形大一些，而比方形扩张器略小一些。有的作者根据临床经验及实验研究结果设计了不同形态扩张器的扩张面积及扩张所需要容量，其计算公式如下：

Duits公式（圆形扩张器）：

$$扩张量（V）=\frac{\pi D^2}{8}+\frac{\pi h^2}{6}（D代表直径，h代表高度）$$

2. 扩张器的检查和消毒

新扩张器使用前需要检查其是否有破损，可向扩张器内注入10～20mL的生理盐水，或注入气体将扩张囊放入水中，检查是否有渗漏。

扩张器由医用硅橡胶制成，容易吸附、沾染灰尘，沾染灰尘的扩张器植入体内后易刺激纤维包膜增生。因此，使用前应避免接触灰尘，如果已沾染灰尘，应认真清洗。如果使用过的扩张器重复使用，应用稀盐酸溶液或0.25%胰蛋白酶溶液浸泡24h后再进行清洗，以免植入体内后引起异体蛋白反应。一般不主张重复使用扩张器。

扩张器可采用高压蒸汽、煮沸、环氧乙烷和放射消毒，但不宜采用浸泡和甲醛熏蒸消毒，因后两种方法很难杀灭囊内的细菌。煮沸或高压消毒前要将扩张囊内气体抽空，以防消毒中膨胀破裂。

二、扩张器植入术（一期手术）

1. 扩张区域的选择

供区与受区解剖部位越近，修复后皮肤的色泽、质地、毛发分布越匹配，治疗的效果越好，所以选择扩张区域时应首选病变区的邻近部位。如相邻的区域已无供区可用时，可选择远位进行扩张，如胸部扩张后转移至面部。

选择供区的另一考虑因素是供区继发畸形是否相对隐蔽。因扩张皮瓣转移时，多数情况下需要有辅助切口，埋植扩张器前需要预测未来扩张皮瓣的切取转移方式和转移后皮瓣边缘所处的位置，所以应尽可能将切口瘢痕置于相对隐蔽的位置。

拟扩张区域皮肤血管的来源和走行方向也是决定扩张器埋植部位的重要因素。拟埋植的部位应离扩张皮瓣血供的主要血管从深部穿出的部位有一定距离（如胸三角皮瓣预扩张时要保护胸廓内动脉穿支），并应切断那些不必要保留的血管，达到皮瓣延迟的效果，如胸三角皮瓣预扩张时可切断颈横动脉颈段皮支和胸肩峰动脉的皮支等。

扩张区的选择同时需考虑不损伤重要的组织和器官，不影响功能，不引起周围器官的变形。

2. 切口的选择

扩张器植入时切口的选择要根据扩张器埋植的部位而定。如果在病变的邻近区域埋植扩张器，则切口可选择在正常组织与病变交界处，或病变组织一侧距离交界处1～2cm。如果病变组织两侧均埋植扩张器，而病变组织又不太宽，可在病变组织中央做切口，向两边分离埋植扩张器。如果是远位埋植，则切口宜选择在比较隐蔽的部位（如额部扩张时做头皮内切口，或选择在二期转移扩张皮瓣的边缘）。

切口一般与扩张器的边缘平行。切口的长度一般以能充分暴露拟分离的腔隙而又不越过病变范围为度。一次埋植多个扩张器时每个扩张器可共用一个切口，亦可分几个切口。也有人主张切口与扩张囊应垂直，理由是扩张囊不易自切口处外露。

3. 埋植的深度

扩张器埋植的深度因供区和受区的不同而异。头皮扩张时扩张器一定要埋植于帽状腱膜深面，骨膜表面；额部宜植于额肌深面；面颊部宜在皮下组织深面；SMAS 层浅面；耳后位于耳后筋膜浅面；颈部位于颈阔肌的浅面或深面；躯干和四肢扩张器一般植入深筋膜的浅面，部分可埋植在深筋膜深层肌膜的表面。

4. 扩张器埋植腔隙的剥离

首先将扩张器放于拟埋植部位的皮肤表面，用亚甲蓝画出手术切口线、扩张囊埋植的位置和注射壶埋植的位置，其中扩张囊埋植的组织腔隙剥离范围应比扩张囊周边大 0.5～1cm。

切开皮肤时刀口须垂直于皮肤表面，一直切到需要剥离的平面。剥离一般采用剥离剪钝性剥离。头皮、额部、耳后区一般层次较清楚，完全以钝性分离即可完成，这些部位也可用尿道探子或手指推开。颈前部、躯干和四肢组织分层也较清楚，应以钝性剥离为主，但需注意分离结扎沿途遇到的深部血管穿支，其中结扎与电凝不要离表面的组织太近，以防影响其血液循环。面颊部和侧颈部组织分层不十分清楚，剥离时先用剥离剪钝性分离形成许多腔道，钝性分离不开的部位可剪开。剥离尽可能在直视下进行，光源可直接从切口射入，有条件者亦可用带冷光源的拉钩将光线射入。术者必须对埋植扩张器部位的组织解剖非常熟悉，以免损伤重要的组织器官。剥离过浅可导致表面皮肤坏死，而剥离过深将有可能伤及重要神经、血管组织，特别是在面颈区时更应仔细、认真。

剥离过程中遇到较大的血管或活跃的出血点应立即止血。剥离完后可用温盐水纱布填塞压迫5～10min。如果是分离多个腔隙，可在分离完每一个腔隙后填塞，全部分离完后再依次止血。大的活动性出血点应结扎或缝扎，小的出血点可电凝止血，肾上腺素应慎用，以防术后反弹出血。

埋植注射壶的组织腔隙剥离可略浅一些，一般放置在皮下即可，以利于手术后注射，但如果表面为瘢痕则不宜过浅，以防表面组织坏死而注射壶外露。也有将注射壶置于体外的外置法，其优点是注射时患者没有疼痛，同时免除了注射壶埋植和取出时的剥离，减少了创伤和出血，但注射壶外置也有诸多不便。注射阀门埋植时，穿刺面要向上勿放反。阀门位置不可距扩张囊太近，以免穿刺注液时误伤扩张囊。扩张导管勿成角折叠以免影响注水。

缝合前每个扩张囊下放置负压引流管一根，引出体外以便接于负压瓶上，缝合时一定要在直视下进行，注意保护扩张囊和导管，绝对不可刺伤，否则必将导致渗漏而不能扩张。负压引流管接于负压瓶上，负压瓶可用空输液瓶抽真空后使用，可以随时更换，负压引流维持3～4d拔除。

5. 术后处理

术后早期扩张器埋植区可适当加压包扎。面颈区埋植扩张器者，术后3d内最好进流食。全身应用抗生素（3～5d）。负压引流瓶应保持持续负压，引流管中的引流液变为淡黄色后即可拔除引流管。如果切口位于正常组织内可按时拆线，若位于瘢痕病变组织内，拆线时间可推迟3～5d。

三、注　液　扩　张

1. 注射液的选择

最常选用的注射液是注射生理盐水。扩张囊为半透膜，小分子物质在渗透压的作用下可自由进出，因此，注射液应为等张溶液。可在生理盐水中加入止痛（如利多卡因）、抗感染（如甲硝唑、庆大霉素）、防止纤维包膜形成和挛缩（如地塞米松）及促进扩张（如茶碱类）的药物。

2. 注射时间

实际上在手术时即已开始了注液扩张。手术中扩张囊内的注液量视扩张器的容量、表面皮肤的松弛度和注液对切口张力影响的大小而定，一般为扩张量的 10%～20%。

在对切口张力影响不大的前提下，术后开始注液的时间一般宜早不宜晚，多数情况下可于术后 5～7d 开始注液，即尚未拆线前就可注水。但如果注液对切口张力影响比较大，应推迟注液的时间或推迟拆线的时间。

目前常用的扩张方法与速度：

（1）即时扩张（术中扩张）：指在术中施行注水扩张，达到一定容量后维持扩张压 30～60min，而后放水减压 10～20min 再注水扩张，如此反复 2～3 次，使皮肤松弛能满足修复需要为止，此法多用于较小面积缺损的修复；

（2）快速扩张（急性扩张）：每天注水，7～14d 完成扩张；

（3）亚速扩张（亚急性扩张）：2～3d 注水 1 次，3～4 周完成扩张；

（4）常速扩张（常规扩张）：4～5d 注水 1 次，6～8 周完成扩张；

（5）慢速扩张（慢性扩张）：7～10d 以上注水 1 次，8 周以上完成扩张。

3. 注射方法以及注意事项

（1）用手指扪及注射阀门顶盖穿刺部位，常规碘酊、乙醇消毒穿刺部位及操作者左手示指拇指。

（2）用左手拇指、示指固定住皮下阀门，右手持注射器，针尖对准阀门中央部位垂直刺入达有金属抵触感止，缓缓推入扩张液。

（3）注液扩张间隔时间可视需要及扩张情况而定，短者 2～3d，长者 7～10d，亦可每天 1 次，但注入量要适当减少。

（4）注入量不可太多，皮肤张力不能过大。实验结果显示，注射后囊内压以 5.3～8.2kPa 为宜，如注液后局部皮肤张力过大、苍白、无充血反应，停止注液 5min 左右仍不恢复者，一定要经阀门抽出适量溶液减压。

四、扩张器取出和扩张后皮瓣转移术（二期手术）

当皮肤软组织经过充分地扩张达到预期目的，即可取出扩张器，形成扩张后皮瓣，在保留足够组织覆盖供区的同时，用扩张产生的"额外"组织修复受区。如果一次扩张不足以修复全部病变区，可在二期手术转移后的扩张皮瓣下再次埋植扩张器，进行"接力"扩张（也称重复扩张）；也可于伤口愈合后半年再次埋植扩张器扩张。

（一）扩张后皮瓣的设计

1. 设计原则

设计方式取决于受区的要求和供区的条件。设计时应遵循以下原则：

（1）充分舒展具有立体形态的扩张后皮瓣多数呈半球面体，最大可能地应用扩张获得的组织；

（2）尽可能地减少辅助切口，或将辅助切口置于相对隐蔽的位置，尽可能与皮纹方向一致；

（3）顺血供方向设计皮瓣，如为轴型皮瓣则不应超出其血供范围；如为任意型皮瓣，其长宽比例可比未扩张皮瓣略大一些，但不能过大；

（4）皮瓣远端携带的未扩张皮瓣不宜超过 1∶1 的比例，最好不要超过扩张区的边缘；

（5）扩张皮瓣的设计同样应该遵循常规皮瓣设计的一切原则。

2. 常见的皮瓣设计方法

（1）滑行推进皮瓣：此法设计较简单，使用方便，多以顺血液循环一侧为蒂，形成皮瓣的远端与受区接壤。切口线分别设计在受区和供区交界处及扩张部位的两侧，切开后可形成一矩形瓣，直接向受区滑行推进，一般扩张 140～200mL 容量后所形成的皮瓣可向前滑行推进 4～5cm。为增加修复面积，皮瓣远端两侧可携带部分未扩张皮肤，但以每侧不超过 3cm 为宜。

（2）旋转皮瓣：皮瓣设计以邻近修复区的一侧为蒂，形成一个皮瓣与受区轴线相平行的旋转皮瓣，皮瓣旋转角度以不大于 120° 为好，以便减少"猫耳朵"的形成，设计时皮瓣远端可较蒂部略宽，以利旋转。此种皮瓣转移至受区后供区可形成一定范围的缺损区，可以利用剩余扩张皮肤及形成皮瓣供区或受区远侧端产生的三角形皮肤。

（3）易位皮瓣：以顺血液循环一端为蒂形成一个较长的三角或舌状瓣，其蒂部一侧靠近受区，而远端则可横跨扩张区指向远离受区的部位，所形成的皮瓣与受区之间有部分扩张或未扩张的正常皮肤组织。该部分正常皮肤又可形成一个蒂在另一端的三角形皮瓣，向供区转移，用于修复供区。

两个易位皮瓣可形成交错皮瓣，在受区两侧各有一个扩张区，设计时可分别形成两个蒂在不同方向相对应的三角形皮瓣，转移后使两个皮瓣相互交错缝合覆盖受区。

（4）其他类型皮瓣：扩张后皮肤组织也可形成包含知名血管在内，并沿其轴线设计的轴型皮瓣；亦可形成以轴形皮瓣或皮管携带的远位皮瓣，如胸三角皮瓣、髂腰皮瓣等；还可形成皮下蒂岛状皮瓣，如额区扩张皮瓣全鼻再造等。

（二）手术方法与步骤

（1）先取出扩张器，其切口可以是原先理植时的切口，也可位于正常组织与病变组织交界处，亦可以是设计皮瓣的边缘。切开皮肤、皮下组织直达纤维包膜的表面，用血管钳分开纤维包膜或采用切开腹膜的方法切开纤维包膜，待纤维包膜形成一裂口后即可用剪刀剪开全部切口，注意防止刀或剪刀尖等锐器刺破扩张囊。取出扩张囊后顺导管钝性剥离取出注射壶，剥离时要一直紧贴导管和注射壶。由于注射壶大、导管细，只有充分松解开全部纤维包膜后方能取出注射壶。

（2）扩张囊基底部周边形成的横断面为三角形比较厚的纤维环，对皮瓣的舒展有影响，应将其切除。对于囊壁上的纤维包膜是否去除，要视具体情况而定。如果影响皮瓣的舒展，要仔细剥除或多处切开，否则可留于原位待其自行吸收，这样可以使扩张后皮瓣的血供更趋丰富。

（3）二期手术时须先取出扩张器形成扩张后皮瓣，根据可供修复材料的多少决定病变组织切除的面积，以防止先切除病变组织后扩张皮瓣不足而陷于被动的局面。对于同一受区有多处供区者，除术前统筹设计外，注意术中不可同时将几个皮瓣翻开，或是将受区瘢痕一次全部切除，这样往往会造成某处皮瓣超出所需要的面积，而另一处又明显不足，给手术带来困难，故术中应将所有扩张器取出后，再逐个形成皮瓣。每形成一个皮瓣即可转移受区并定点缝合几针，而后形成第二个、第三个皮瓣，形成一个，转移一个，这样可根据前面皮瓣修复情况适当修正设计，可更有效地利用所有扩张后皮肤，根据每个所能覆盖面积大小切除瘢痕或病变组织。扩张术适用于头部瘢痕性秃发、头皮缺损、颅骨外露、头皮肿瘤切除后创面的修复，效果优于以往的各种手术方法。只要头皮缺损面积不超过面积的2/3，全身及局部条件允许，都有完全修复的可能。对于一次扩张术不能修复者，可在扩张并转移后皮瓣下再次埋入扩张器继续"接力"扩张。已有病例证实 $320cm^2$ 的秃发区，两次扩张后可完全修复。

考虑到扩张过程中皮肤软组织需持续保持一定的张力，皮瓣转移后亦应保持一定的张力，如果皮瓣太松而回缩率过高，有可能导致皮瓣中的血管迂曲而影响血液循环，因此，扩张皮瓣下亦应放置负压引流管，术后适当加压包扎。

伤口愈合后，应采取防止瘢痕增生、对抗皮瓣挛缩的措施，如应用弹力外套、颈托、支架等。术后早期扩张皮瓣变硬，并有回缩的趋势，一般术后6个月左右能够软化并恢复自然弹性。

（陈敏亮）

第5节　常见皮肤软组织扩张术的临床应用

一、皮肤扩张术在头部的应用

（一）扩张器植入术

1. 术前准备

一般术前剃去头发。如果患者不愿剃发时，可于术前3d用1:2000苯扎溴铵每天洗头1次，术前仅剃去手术切口处2~3cm宽的头发。

2. 麻醉

儿童多选用基础加局麻，成人则多选用强化加局麻。在局部神经阻滞麻醉的基础上，用低浓度局部麻醉药每15~20mL加入1滴肾上腺素在帽状腱膜下浸润，可达到止痛、减少出血和有利于剥离的效果。

3. 扩张器的选择

根据笔者临床经验，每修复 $1cm^2$ 的秃发区需要3~3.5mL的扩张容量，据此决定扩张器的大小。

4．扩张部位和切口的选择

一般选择邻近容易扩张和便于二期手术的部位埋植扩张器。枕部组织致密，层次不清楚，不易剥离，出血较多且不易止血，因为扩张过程中患者不能仰卧，除非必要，一般不选为扩张区。扩张器注射壶一般植入秃发区、耳后或额区，应距离扩张囊有一定距离。如果秃发区瘢痕太薄则也不宜埋植，以防瘢痕坏死、注射壶外露。

切口一般选择在正常头发与病变区交界处，与扩张器边缘相平行。如果颅骨外露，可选在外露颅骨边缘 1.5cm 的正常头皮内。如果同时埋植几个扩张器时，两个扩张器可共用一个入路切口。有时也可选择与扩张器边缘垂直的切口，该类切口术后早期即可开始扩张，并且扩张器不易从切口外露。

5．扩张器埋植腔隙的剥离

切开皮肤、皮下组织及帽状腱膜后，在帽状腱膜和颅骨骨膜之间用剥离剪刀或剥离器进行钝性剥离，也可用手指进行分离，因此层结构疏松，容易剥离，加之穿支血管很少，出血也不多。埋植注射壶的腔道不宜过大，注射壶恰好能通过即可，以防术后注射壶向扩张囊方向移位。由于剥离形成的腔隙内很少有大的出血点，一般用湿纱布填塞压迫止血 5～10min 即可，术后也较少形成血肿。

6．扩张器的植入

由于头皮松动性有限，埋植扩张器时囊内注液量不宜过多，一般 10～20mL 即可。扩张器下放置负压引流，直视下全层缝合头皮切口，缝线可密一些，便于切口边缘止血，术后适当加压包扎。负压引流管插入抽成真空的输液瓶内。

（二）扩张器的注液扩张

头皮注液扩张可于术后 3d 拔除引流管后即开始，亦可待伤口基本愈合后再开始注液，拆线时间推迟到术后 10～14d，甚至更晚。

二、皮肤扩张术在面颈区的应用

（一）扩张方法的选择

1．方法

颜面部埋植扩张器的剥离层次应位于腮腺咬肌筋膜浅层，保持在一个平面上进行，注意彻底止血。颈区扩张修复面部的剥离层次一般在颈阔肌浅层或深层平面进行。颈区沿胸锁乳突肌走行方向自下而上沿途发出数支肌皮动脉，剥离至此处时易出血，应注意此部位的止血。埋植区一定要留置负压引流 2～3d。术后常规应用抗生素防止感染。

2．注液中注意事项

面部注液扩张，张力不可过大，避免造成血供障碍，注液时要注意无菌操作，防止感染。面部扩张容量的预计，依修复 $1cm^2$ 区域需 4.5mL 左右容量计算。如用颈区扩张修复面部，则应按 $1cm^2$ 区域需 5mL 以上计算。

（二）面颈区扩张后皮瓣的设计

应用扩张后皮瓣治疗修复面颈区瘢痕或缺损的关键是要满足外形上的要求。首先，根据器官的分布，颜面有不同的分区，如额区、眼眶区、鼻区、面颊区、口周区等，在修复时必须充分注意到每个区域的特点和要求，切口线一般宜与轮廓和分区界线相一致（如鼻唇沟、眼眶区等）。另外，眼、鼻、口等部位均不能有张力或牵拉，因为有张力或牵拉必然会造成器官的移位及变形（如眼睑外翻、口角喎斜等），故在皮瓣转移之前，必须预测扩张后产生的"额外"皮肤软组织的量是否能够满足修复的需要。具体注意事项如下。

（1）面中部鼻翼平面以上需要修复者，扩张后皮瓣形成一个蒂在内下的旋转皮瓣，比较合理；

（2）以面下部皮肤损伤为主者，扩张区选在外上方为多，在二期手术时，形成一个蒂在外上的旋转皮瓣较好；

（3）颈区扩张修复面部多采用滑行推进或易位皮瓣。

三、皮肤扩张术在肢体的应用

1976 年，当 Radovan 发明可控型皮肤组织扩张器后，临床首例应用于治疗患者上肢文身。其后，皮肤软组织扩张术被广泛应用各部位。皮肤软组织扩张术为整形外科、骨科、手外科治疗肢体疾患、修复和重建外形与功能，提供了一种全新的方法，达到了以往用传统方法所无法达到的治疗效果。

（一）手术方法与步骤

1. 皮肤软组织扩张器在四肢的埋植

埋植扩张器的切口一般选在病变部位的边缘。埋植扩张囊的平面一般位于深筋膜下，采用钝性分离，剥离比较容易，但肌间隔表面剥离比较难。一定要分离、切断并结扎从肌间隔穿出的血管，以防术后形成血肿。但从肌间隔穿出的皮神经要尽可能予以保护，防止术后肢体感觉缺失。注射阀门应埋于皮下浅层，特别是比较肥胖的患者，以便术后注射生理盐水时触摸定位和固定。术后必须放置负压引流装置充分引流。与面颈区比较，术后包扎的压力可略大一些，以减少渗血。扩张器埋植时应避开神经易受压的部位，如腓骨小头、尺神经沟等，以防术后压迫神经引起麻痹。埋植比较深时，应避免将扩张器直接置于大血管表面，防止术后肢体血液循环受到影响。

2. 注射盐水

早期每次注射量可大一些，间隔的时间可短一些，但后期若肢体远端有水肿或出现神经压迫症状，则每次注射量要少一些，间隔时间要长一些。肢体埋植扩张器后，一般活动不受影响，也不必限制活动。但关节周围埋植扩张器后，扩张后期关节屈伸活动将部分受限。

3. 二期手术扩张后皮瓣转移

当估计扩张产生的"额外"皮肤足够时，方可考虑行二期手术。如果勉强缝合切口，张力太大，术后瘢痕增生明显，治疗效果就会受到影响。在肢体转移扩张皮瓣时，多选用滑行推进皮瓣，皮瓣两侧采用多个三角皮瓣易位的方法，以利皮瓣向前推进，充分舒展具有二维空间结构的扩张组织，使之得到充分作用，这是手术成功的关键。术后早期由于扩张时皮瓣变薄，皮下组织含量减少，肢体局部略显低凹，后期一般都能逐渐恢复到正常的厚度和外形。

（二）并发症

据文献报道，四肢应用皮肤软组织扩张术时，并发症发生率较高，特别是皮肤软组织扩张器外露比较多见。Antonyshyn 报道下肢应用皮肤软组织扩张器，其并发症的比例高达 83%，并认为下肢并发症的发生率比上肢高。笔者在实践中发现，四肢并发症的发生率约为 15%，与身体其他部位埋植扩张器无显著差异；在临床应用中无血肿及感染发生，只有 2 例扩张器部分外露，其最终治疗效果受到了部分影响。预防扩张器外露的关键是埋植层次要合适，术后注射生理盐水时，要根据表面的皮肤张力决定每次注射量和间隔时间，这样才不致因为压力过大而引起表面皮肤坏死。少数病例肢体远端在扩张过程中因周围神经受压出现麻木，或因淋巴回流受阻而出现水肿，可暂时回抽注射液以减轻症状。二期手术取出扩张器解除压迫后一般都能很快恢复，且无后遗症状。

四、皮肤扩张术在躯干部的应用

凡躯干部各种缺损需要皮瓣修复者，均可在缺损周围事先行皮肤软组织扩张，再用扩张后的皮瓣转移修复。

（一）适应证

（1）躯干（胸、腹背、腰、会阴部）良性肿瘤切除后创面及压疮的修复；
（2）烧、创伤后躯干部瘢痕及挛缩的修复；
（3）阴囊及阴茎的再造与修复。

（二）手术步骤与术中注意要点

（1）躯干部巨痣、血管瘤等良性肿瘤切除后，可用扩张后的皮瓣修复。一期手术时须测量及计算肿瘤面积的大小，选择扩张囊的大小、形状、数量，并在肿瘤边缘正常皮肤处做切口。切开皮肤、皮下组织，在深筋膜的浅面剥离一个大于扩张囊周径 1cm 的腔隙，然后植入扩张器。

（2）面积不太大的增生性瘢痕，一期扩张后，可用扩张后的皮瓣转移后交错缝合。面积广泛的瘢痕，尚需采取多个扩张器或多次"接力"扩张的方法，逐步向前推移，方能奏效。最后将瘢痕换成质量好的皮肤。

（3）腰臀区的瘢痕挛缩或瘢痕增生，有烧（烫）伤所致，也有婴儿皮下坏疽后遗，可致弯腰受限、坐凳不便等，儿童期还影响发育；骶尾部黑毛痣或毛发异常，常伴不同程度隐性脊柱裂。这些病例过去采用切除病变组织后植皮的方法修复，效果不够理想，采用周围正常皮肤埋植扩张器扩张，二期再行扩张后皮瓣转移，常可取得比植皮更为优良的效果。

（4）先天性阴囊发育不良伴有睾丸下降不全或隐睾症者，可先用扩张囊行小阴囊扩张，待阴囊扩张完成后再将隐睾从腹区或腹股沟引至阴囊。阴囊部严重皮肤软组织撕脱伤，睾丸脱出，可分期手术，先行阴囊再造，再将睾丸还纳阴囊内。

（三）术后处理

躯干部埋植扩张器及注液扩张后应注意皮肤的保护，防止阀门等处包扎过紧引起血液循环障碍或活动时磨破。阴囊再造术后要用橡皮筋（条）牵引2～3周以上，以防再造阴囊很快挛缩、变小。

五、供皮区与供瓣区扩张术

大面积烧伤患者，所剩的可利用皮源十分有限，利用皮肤软组织扩张器扩张有限的供皮区皮肤，不但提供了更多的"额外"供区皮肤，而且使供皮区直接缝合显得更为容易。

皮肤软组织扩张术能提供"额外"皮肤，通过形成推进、旋转、易位皮瓣等多种形式修复邻近部位的皮肤软组织缺损，在较远部位皮肤组织缺损中同样可以应用。对较大创面常用的皮瓣不能完全覆盖时，亦可先用扩张器行皮瓣预制，二期再行皮瓣转移。经扩张后的皮瓣变薄，在一定程度上解决了皮瓣移植后臃肿的弊端。

（陈敏亮）

第6节　并发症及其防治

皮肤扩张术需两次手术和1～2个月甚至更长时间的注液扩张，整个疗程长达3～4个月，容易发生并发症，轻者影响治疗效果，严重者可导致治疗的失败而前功尽弃。并发症发生率，国内外统计有很大差异，为6%～69%。扩张术时间较长与并发症发生率较高，是亟待解决的问题。因此，对并发症的预防和处理应引起高度重视。

影响并发症发生率的主要因素：①术者操作的熟练程度，一般操作越熟练，并发症的发生率越低；②患者的个体因素，如年龄、身体素质等；③扩张器埋植的部位及层次、病变种类、扩张部位组织健康程度等均与并发症的发生率有关，其中不同部位并发症的发生率差别很大，一般而言，颈部并发症发生率最高，头皮最低，躯干和四肢居中；④扩张器的质量，质量不佳可因扩张囊破裂而被迫中断扩张，注射壶太厚也易造成局部皮肤坏死。常见的并发症介绍如下。

（一）血肿

血肿多数发生于埋植扩张器后24h以内，少数患者发生在术后14d以内和第二期手术后。

1. 发生血肿的主要原因

①在剥离面颊部和颈区组织埋植腔隙时层次不清，由深部向表面垂直走行的血管比较多，术中容易被切断；②止血不易彻底，埋植扩张器时因为形成的腔隙难以在直视下操作，容易造成血管损伤而止血又不彻底；③引流不通畅，包括引流管放置不够深、脱出或堵塞；④全身有出血倾向；⑤局部应用肾上腺素，术后反弹出血；⑥血管断端结扎不牢靠或电凝不彻底，术后活动时扩张器摩擦发生再出血。

2. 预防及处理方法

①面颊部和颈区埋植扩张器时一定要高度重视血肿的预防；②尽可能在直视下操作，在情

况允许时尽可能采用比较大的切口，采用冷光源、直射光或透过表面组织的透射光照明，并充分暴露和显示剥离形成的腔隙；③止血务必彻底，仔细检查所有的创面，大的出血点必须结扎或缝扎，电凝只能用于小的出血点，慎用或不用肾上腺素，止血彻底后方可植入扩张器；④负压引流管要放至剥离形成腔隙的最深部，在切口处缝合固定以防术后脱落，用注射器抽吸证明有负压后再包扎伤口，术后及时更换负压瓶，保持持续的负压引流，引流液清淡后拔除负压引流管；⑤术后 3d 局部制动，颈区手术后进流食，适当加压包扎，可全身或局部应用止血药。

发生血肿后的临床表现为术区肿胀明显，表面张力增加，并逐渐加重。扩张器表面的皮肤青紫甚至出现淤血斑，引流管堵塞，颊部可压迫颊黏膜使之突入上下齿间，颈区可压迫气管而影响呼吸甚至出现颈动脉窦受压症状。发现血肿应及时在无菌条件下清除血肿并彻底止血，如果处理及时，一般不会影响治疗效果。血肿不清除易引起感染，在吸收过程中可形成较厚的包膜，影响二期手术效果。

（二）扩张器外露

扩张器外露多见于切口处和扩张顶端表面皮肤破溃时，有扩张囊外露及注射壶外露两种情况。

1. 扩张器外露的原因

①切口选择不当，如位于不稳定瘢痕表面，扩张器离切口太近或扩张器移位到切口下，可造成切口愈合不良；②剥离层次过浅或损伤表面主要血管引起皮肤坏死；③扩张器未展平，折叠成角；④注水过程中一次注水量过多，阻断皮肤表面血循环，这是导致扩张器从表面外露的最常见原因；⑤注射壶太厚或早期包扎过紧，压迫表面皮肤使之坏死；⑥感染和血肿影响切口愈合或继发表面皮肤坏死。

2. 预防及处理方法

①切口应距扩张器边缘最小 1cm，切开时务必垂直切入并达拟埋植的层次后再剥离，剥离过程中避免用锐利的器械对切口缘的组织反复牵拉；②关闭切口时应分层缝合，并且在距切口 1cm 左右处将皮瓣与深部组织缝合固定几针，以防止扩张器移位到切口下；③剥离层次要清楚，结扎或电凝止血时离表面皮肤有一定距离；④分离的腔隙周边要比扩张器大 1cm，扩张器要展平，如果注液过程中发现扩张囊有折叠成角现象，应加快注液的速度并轻轻按摩使其尽快展平；⑤一次注液量不可过多，如发现表面皮肤颜色苍白，充血反应消失，等待 5min 后不能恢复正常，应立即回抽部分液体直到血循环恢复，也可在注射过程中使用经皮氧分压仪或激光多普勒等仪器监测微循环。

发现扩张器从切口外露，应尽快处理，或进一步剥离后将扩张器向深部埋植，或回抽部分液体，在最小张力下重新缝合切口。如果注射壶外露，可采用体外注射法。若由于扩张部位皮肤破溃，扩张囊外露，应尽快行二期手术。

（三）感染

1. 造成感染的原因

①切口附近有感染灶；②术中无菌操作不严格；③扩张器外露；④血肿；⑤扩张器表面或周围感染灶如疖肿等向扩张囊周围扩散；⑥向扩张囊内注液和更换负压引流瓶无菌操作不严格；⑦全身抵抗力低所致的血源性感染。

2. 预防及处理方法

①严格无菌操作；②术区及附近有感染灶应暂缓埋植扩张器手术；③全身有感染灶时应积极

处理；④向扩张器内注射的液体中加防止感染的药物；⑤积极处理血肿、扩张器外露等并发症。

如果扩张器周围发生感染，除红、肿、热、痛等局部表现外，引流液可变得浑浊；严重者体温升高，淋巴结肿大，白细胞数升高，诊断一般比较容易。抗感染的措施：①全身大剂量应用敏感有效的抗生素；②将扩张囊内液体更换成含抗生素的液体；③早期可直接从引流管中向扩张囊周围冲洗及滴注抗生素，边滴注边引流，后期可切开放置引流管滴注；④加快扩张速度使扩张器展平，减少死腔。若感染经上述处理无效时，宜取出扩张器，取出扩张器后感染一般都能得到控制。

（四）扩张器不扩张

1. 扩张器不扩张的原因

①扩张器有破损，植入时未能发现；②术中误伤扩张器，特别是缝合关闭切口时误伤扩张器而未发现；③注液过程中压力增加或扩张器粘接部质量不佳而裂开；④导管折叠成锐角；⑤注射壶移位到扩张囊下或翻转；⑥穿刺注液时因注射壶离扩张囊太近而误伤扩张囊；⑦两个扩张器一起埋植时，注液过程中一个扩张器压迫另一个的导管。

2. 预防及处理方法

预防扩张器不扩张的关键是术前选购优质扩张器，并于消毒前、埋植前仔细检查，特别是埋植前要向扩张器内注入 10～20mL 生理盐水后检查有无渗漏及破裂。操作过程中避免锐器与扩张器接触。注射壶埋植距扩张囊应有一定距离。

如果因扩张器导管折叠、注射壶移位或翻转等原因造成不能向扩张器内注液，可行局部切开并针对有关问题进行矫正。

（五）皮瓣坏死

1. 造成皮瓣坏死的原因

造成皮瓣坏死的原因主要是由于皮瓣血液循环障碍引起，包括皮瓣长宽比例过大、损伤了主要供血血管、蒂部受压，以及皮瓣转移时过于松弛造成皮瓣内血管迂曲，引起血液回流不畅造成淤血和皮瓣下血肿等。

2. 预防及处理方法

应严格遵守整形外科皮瓣设计的原则；皮瓣近端和远端尽可能不要超过扩张区；剥离纤维囊壁时要十分仔细，扩张囊要充分展开并保持一定的张力。

如果皮瓣远端出现青紫等回流不畅的表现，可在皮瓣远端轻微加压包扎以利回流。

（六）其他并发症

1. 疼痛

疼痛多见于头皮、额区和四肢，以成人多见。注液扩张后期每次注液后可发生剧烈疼痛，有时疼痛难以忍受，可采用少量多次注射、缓慢持续注射、扩张注射液体中加入利多卡因等局部麻醉药以及局部神经封闭等方法来缓解疼痛。

2. 神经麻痹

神经麻痹多见于肢体，面颈区偶有发生，一般为扩张器压迫所致，二期手术后一般能自行恢复。

3. 骨质吸收

骨质吸收头部多见，主要是由于扩张器压迫所致，二期手术后 2～3 个月能自行恢复。

4. 肢体水肿

肢体水肿多由扩张器压迫影响淋巴回流所致，二期手术后能自行恢复。

5. 头发脱落

少见头发脱落，多因扩张速度过快引起毛囊缺血所致，减慢扩张速度后能自行恢复。

6. 颈区压迫表现

颈区压迫表现包括颈动脉窦受压引起的恶心、呕吐、面色苍白、血压下降等症状和体征，一般很少见，回抽部分液体后可恢复。

典型病例

病例 1：男，7 岁。左面部因外伤后瘢痕挛缩致下眼睑外翻 2 年。一期手术在左侧面部正常组织处植入 80mL 肾型扩张器，注水时间 55d。二期手术沿下眼睑缺损边缘切开皮肤，取出扩张囊，彻底松解下眼睑瘢痕组织，使下眼睑充分恢复至正常位置。将扩张的局部皮瓣经过旋转推进覆盖于下眼睑创面。术后左下睑外形良好，瘢痕不明显（彩图 20-1）。

病例 2：女，7 岁。因烧伤后颈胸区瘢痕挛缩，致头部上抬受限及胸廓发育不良（彩图 20-2A）。第一次手术在颈区及胸壁植入 3 个扩张器（彩图 20-2B）（容量分别为 200mL、200mL、300mL），7 周完成注水。第二次行扩张器取出，瘢痕切除局部皮瓣转移修复术，术后伤口一期愈合，效果满意（彩图 20-2C）。

（陈敏亮）

参 考 文 献

艾玉峰，鲁开化，1988. 国产皮肤软组织扩张器用于烧伤晚期整形 [J]. 中华整形烧伤外科杂志，4（4）:247.

查之坤，戴永贵，1995. 现代美容外科学 [M]. 北京：人民军医出版社，447—457.

陈敏亮，2005. 扩张器在烧伤后期修复中的应用 [J]. 中华医学美学美容杂志. 11（1）：17—19.

黎鳌，杨枫，郭恩覃，等，1996. 手术学全集：整形与烧伤外科卷 [M]. 北京：人民军医出版社，395—443.

鲁开化，1988. 皮肤软组织扩张术的适应证与并发症（临床应用 100 例分析）[J]. 修复重建外科杂志，2（3）：43—45.

鲁开化，艾玉峰，1991. 皮肤软组织扩张术 [M]. 北京：金盾出版社，10—18.

盛志勇，郭恩覃，鲁开化，等，2004. 整形与烧伤外科手术学 [M]. 北京：人民军医出版社，334—367.

汪良能，高学书，1989. 整形外科学 [M]. 北京：人民卫生出版社，206—211.

王其芳，1988. 扩张头皮修复瘢痕性秃发 17 例 [J]. 中华整形外科杂志，4（3）：174.

王炜，1999. 整形外科学 [M]. 杭州：浙江科学技术出版社，294—323.

俞宝梁，1988. 应用国产皮肤软组织扩张器修复瘢痕挛缩畸形 [J]. 中华整形烧伤外科杂志，4（4）：249.

张涤生，金一涛，1985. 皮肤软组织扩张术应用于烧伤晚期整复 [J]. 中华整形烧伤外科杂志，1（4）：241.

张涤生，冷永成，1996. 整形外科手术图解 [M]. 南京：江苏科学技术出版社，157—164.

ADAMSON J E, 1988. Nasal reconstruction with the expanded forehead flap [J]. Plast Reconstr Surg, 81（1）: 12.

ANTONYTHYN O, 1988. Tissue expansion in head and neck reconstruction [J]. Plast Reconstr Surg, 82: 58.

AUTONYTHYN O, GRUSS J S, MACKINNON S E, et al, 1988. Complications of soft tissue expansion [J]. Br J Plast Surg, 41: 239.

BANNEROT H, GARNIER D, 1993. Forum on tissue expansion, fast continuous tissue expansion, a. 3-years evaluation of its use from a retrospective study of 78 cases [J].Ann Chir Plast Esehet, 38: 41.

LUNDBORG G, RYDEVIK B, 1973. Effects of stretching the tibial nerve of the rabbit [J]. J Bone Joint Surg, 556: 390.

MACKINNON S E, GRUSS J S, 1985. Soft tissue expanders in upper limb surgery [J]. Journal of Hand Surgery, 10A: 749.

MILNER R H, 1989. The effect of tissue expansion on peripheral nerve [J]. Br J Plast Surg, 42: 414.

NORDSTROM R E, 1988. Auricle reconstruction with the help of tissue expansion [J]. Facial Plast Surg, 5（4）: 338—346.

QUABA A, 1988. Reconstruction of a Posttraumatic ear defect using tissue expansion: 30 years after Neumann [J]. Plast Reconstr Surg, 82(3): 521—524.

STARK G B, 1987. Rapid elongation of arteries and veins en rats with a tissue expander [J]. Plast Reconstr surg, 80: 570.

第21章

烧伤瘢痕整形

烧伤无论在战时或平时均较常见。深度烧伤创面愈合后，由于瘢痕形成及其挛缩，常能造成不同程度的畸形与功能障碍，有些则需要进行整复或再造。随着外科技术的进步，我国烧伤早期救治水平和后期整形技术提高很快，取得许多惊人的成就和有用的经验。本章仅就烧伤瘢痕畸形的整复与组织器官缺损的再造做一粗浅的介绍。

第 1 节　烧伤瘢痕及其整形特点与原则

各部位组织器官遭受创伤愈合后皆可形成瘢痕，然而皮肤是最常容易发生瘢痕而引起不良后果的组织，皮肤位于人体最表浅部位，因而也是最易遭受烧伤并形成瘢痕的组织。

一、烧伤瘢痕概述

（一）瘢痕的形成与转归

瘢痕增生是创伤愈合中胶原合成沉积超过其分解移除的结果。创伤愈合开始，纤维素网状结构将伤口黏合在一起，之后逐渐出现成纤维细胞和毛细血管内皮细胞增生及神经末梢长入，表面为一层新生上皮覆盖。成纤维细胞按一定模式形成胶原纤维，成为瘢痕组织的主要成分。当胶原纤维出现在伤面时，即迅速增长、增多并沉积，伤口愈合，瘢痕形成。

愈合早期，瘢痕组织处于增生阶段。胶原纤维不断合成的同时，由于创口组织内胶原酶的作用，分解代谢也不停地进行着，但此时合成超过分解，瘢痕不断增生。常见瘢痕隆起于皮表、色潮红、质坚硬、有痛痒感。病理检查光镜下可见胶原纤维呈漩涡状排列，电镜下见其排列无序，呈年轮样结节状。

到后期，瘢痕进入成熟阶段。这时胶原纤维的合成与分解代谢达到平衡，成纤维细胞转变为纤维细胞。可见瘢痕充血消退、色淡褐、形平整、质地变软、基底松动、痛痒减轻或消失。病理检查可见成纤维细胞、毛细血管成分减少，胶原纤维呈相互平行而有序的束状排列。

瘢痕是人体创伤、烧伤愈合过程中的必然产物，没有瘢痕形成就没有伤口愈合。但瘢痕必定是一种血液循环不良、结构异常、神经分布紊乱、给机体带来麻烦的不健康组织。特别是烧伤后瘢痕，范围广、部位多、面积大、挛缩与畸形重，给人体带来的形态改变与功能障碍尤其严重。由于紊乱异常的组织结构和硬韧的质地，压迫神经末梢，产生难以忍受的痛痒不适感觉。瘢痕组织还具有进行性收缩的特点，其增生与收缩往往形成严重影响关节活动部位功能的畸形。有些瘢痕由于血液循环不良，长期处于不稳定状态，反复破溃，经久不愈，少数甚至发展成为瘢痕癌。

（二）烧伤瘢痕的分类

体表遭受烧伤后，不同的损伤深度、不同的修复过程所形成的瘢痕形态、性状、临床表现和引起的后果均有所不同；有些瘢痕的不同阶段，其外观和质地亦有区别，这就使其在处理上亦可采用不同的方式。

1. 浅表瘢痕

浅Ⅱ度烧伤愈合后皮肤上形成的浅表瘢痕，局部比较平坦，皮肤显得粗糙，无功能障碍，时间较久，可变得不甚明显，一般可不予处理。

2. 萎缩性瘢痕

萎缩性瘢痕多发生于深度烧伤未经植皮而在较长时间后自然愈合而形成，这是一种不稳定易破溃的瘢痕组织，又称不稳定性瘢痕，表面平坦，瘢痕表层仅覆盖一层菲薄的表皮细胞，即瘢痕表皮，易破溃而形成溃疡。瘢痕质地坚硬，基层含有大量胶原纤维。此种瘢痕常与深部组织粘连，其收缩使创缘带动周围皮肤呈向心性收缩，造成功能障碍。手术治疗时宜将瘢痕切除，使挛缩组织松解复位，采用皮片或皮瓣移植覆盖创面。

另有一种时间较久的稳定性瘢痕，表面平滑光亮，色素沉着减退，质地变得韧而软，基底松动，外观呈萎缩状态。如无功能障碍可不处理，如因影响外貌可予以切除。四肢躯干者可消除瘢痕组织，以其表皮回植；或只剔除瘢痕组织，可解决供皮区缺乏之难题。

3. 增生性瘢痕

增生性瘢痕又称肥大性瘢痕，常因深Ⅱ度烧伤自行愈合引起，也可见于Ⅲ度烧伤较稀疏邮票植皮愈合后的皮片间隙处。早期局部硬厚，毛细血管充血扩张，呈红或红紫色；局部痛痒不适，关节活动部位者易破溃，成为不稳定性瘢痕或形成溃疡，影响局部功能活动。经过较长时间，增生性瘢痕处于稳定状态，充血减轻、色泽变淡、表面平复、质地柔软、痛痒减轻，成为萎缩性瘢痕。增生性瘢痕可采用弹性压迫促进软化，影响外貌或有功能障碍者可手术切除。

4. 瘢痕疙瘩

瘢痕疙瘩为进行性高度生长的瘢痕组织，表面光滑，色红润有光亮，隆起呈瘤状增生，病变自其边缘向外伸出，痛痒、灼热感重。有些烧伤增生性瘢痕，表现为高度隆起，又厚又硬，需与瘢痕疙瘩加以区分，主要形态上的区别是，瘢痕疙瘩呈瘤样，病变边缘延及健康皮肤。瘢痕疙瘩常用的治疗方法为手术切除、创面植皮并进行浅部X线放射治疗。未严重影响功能的烧伤瘢痕疙瘩可首先采用物理方法，而待其稳定后再采取整复手术治疗。

5. 瘢痕癌

瘢痕癌多发生于不稳定性瘢痕，对于历时较久的不稳定性瘢痕形成溃疡应予警惕。1928年法国 Marjolin 首先介绍瘢痕溃疡恶变的特点和过程，后人称之为 Marjolin 溃疡。瘢痕癌多为鳞状上皮癌，少数为基底细胞癌。治疗应早期广泛切除，如有淋巴结转移，加做淋巴结清除术，手术后进行免疫疗法和化疗。四肢瘢痕癌侵犯范围广大时可考虑截肢术。

可见，烧伤瘢痕是烧伤创面愈合过程中的必然产物，然而并非创面愈合的最终结果。对于大多数烧伤瘢痕，如不加以正确处理，可以给患者带来程度不同的麻烦与伤害。首先，瘢痕影响外观自不待言；其次瘢痕部位痛痒不适使患者不得安宁；瘢痕的增生与挛缩可妨碍功能活动；有些瘢痕溃疡可能发生恶变等。如何面对烧伤瘢痕并对其所产生的后果给予恰当的处理，将在本章根据各部位具体情况分别予以简要介绍。

二、烧伤瘢痕整形特点与原则

整形外科治疗范围很广，先天与后天的畸形或缺损以及体表肿瘤或某些疾病等，可以通过各种组织或其他代用品移植的手段，得到改善或恢复功能与外形。烧伤后期整形治疗是其中十分重要的任务。

（一）烧伤瘢痕整形的特点

深度烧伤创面愈合后常发生瘢痕增生与挛缩，有些可能造成体表组织器官的移位、毁损与伤残。因此可以说，烧伤创面愈合后瘢痕组织造成的畸形较某些创伤畸形或先天畸形尤为复杂而修复更为困难。也就是说，烧伤后期整形治疗，既有一般整形外科的共同点，又有其特殊性，要求高、方法多、选择性强。

1. 功能与形态兼顾

烧伤瘢痕的存在及其挛缩所产生的畸形，再加上有些严重者造成体表器官的移位、毁损或肢体的残疾，不仅在外观上失去原来完美的形象而变得丑陋，而且造成生理功能不同程度的障碍或丧失。因此，烧伤后期整形的任务是尽可能修复外形与重建功能。所谓以功能恢复为主，并非通过整复治疗仅获得功能恢复就算满足，必须兼顾形态的改善，两者通常并无孰轻孰重。一般来说，功能重建与形态恢复是统一的，而其程度都是相对的。有时一定的形态是一定功能得以实现的保证，即功能的重建，必须具有良好的形态；然而有时二者难以兼得，迫使改善外形服从于恢复功能，实施治疗时宜依据具体情况正确处理。

2. 重视心态平复

烧伤患者往往感觉祸从天降，一个完美、幸福的健康人，猛然遭受突如其来的烧伤袭击，转而变为体无完肤、畸形丑陋、丧失工作能力、衣食住行难以自理的残疾者，心理上承受不住，精神上痛苦不堪，不能正确对待治疗，有的期望过高，有的丧失信心。针对患者临床表现，医护人员、家庭成员或其他陪护人员应了解其心理状态，分析其情绪变化的原因，采取可行措施，无论在家庭、医院或疗养场所，创造和谐的氛围，有效地稳定其情绪，调整其心态，消除其忧虑，使其面对现实，适应新情况，配合整形治疗。

3. 积极配合以康复治疗

随着烧伤救治水平的提高，严重烧伤治愈的病例越来越多，康复治疗应越来越受到重视。

烧伤创面治愈不是最后目标，而应尽量恢复、改善其功能与外形，使其重返社会。康复治疗是预防功能障碍和促进功能恢复的重要手段。通过康复治疗使患者心理上得到疏解，消除忧患，树立信心，争取好的前景；身体上防止和纠正功能障碍，改善各系统器官的功能，为必要的整复手术创造良好的条件。应该强调，康复治疗应适当而合理地贯穿于烧伤治疗的全过程。有效的康复治疗可能使有些手术得以免除，或使复杂手术变得比较简单。烧伤康复治疗种类很多，可以体疗为主，加强功能锻炼，辅以弹性压迫、按摩以及其他措施，争取使患者伤而不残，残而不废。

（二）整形治疗原则

深度烧伤，尤其大面积严重烧伤，治愈后遗留畸形的部位多，可用来修复的皮肤组织来源较少，整形治疗困难大、时间长，为了实施手术治疗，可考虑如下原则。

1. 修复目的与主攻方向

烧伤后瘢痕及其挛缩或组织器官缺损产生的畸形给患者带来外形的改变与功能障碍。那么，修复的目的应该是尽可能地改善或恢复外形与功能；主攻方向无疑应放在瘢痕及其挛缩或组织器官缺损方面。手术时将瘢痕去除、组织挛缩予以松解、移位组织得以复位，再采用适宜的组织移植修复创面，畸形得以矫正；有些组织器官缺损，采用适当的方法予以修复与再造，使外形和功能得到改善和恢复。

2. 手术治疗时间

如前所述，烧伤畸形整复治疗的主攻方向是瘢痕及其挛缩或组织器官缺损。而瘢痕是创伤愈合的必然产物，其转归有自然发展过程。通常，手术治疗应在瘢痕稳定，即瘢痕组织充血消退、色泽变淡、质地变软、基底松动、痛痒减轻之后进行。如有残留肉芽创面应及时进行皮片移植封闭，以利整形手术施行。但是有些特殊情况应提早手术治疗，如烧伤后睑外翻应及时矫正以防止角膜损伤；手指关节挛缩应提前手术防止产生关节僵硬或半脱位畸形；口周瘢痕造成小口畸形应早些行口角开大手术以方便进食，并为以后其他部位手术的麻醉创造条件；婴幼儿的瘢痕挛缩宜尽早松解。

3. 手术治疗次序

首先要了解畸形部位、程度。如有多部位、多种畸形需要修复时，在安排先后次序上有轻重缓急之分，一般而论，重要的功能部位，应先予修复，根据患者精神状态、残存健康部位、每个畸形修复的难易程度等，制订治疗计划，比如大致需采用什么方法、需进行几次手术、总疗程需多长时间等，某些部位的手术可相间或交叉进行，合理搭配。根据残存健康部位合理选择修复材料供区，合理、有效利用残存的健康皮肤组织。

4. 治疗方法选择

整形外科手术方法多样化，要针对患者具体情况、畸形特点以及技术力量等情况进行选择。一般来说，应选择简便、有效、代价又小的方法，而且要注意新方法与传统技术相结合。原则上，组织移位畸形采用复位术；组织过多畸形采取切除术；组织缺损畸形采用移植修补术。各种皮片、皮瓣移植，皮肤软组织扩张术，其他组织移植和组织代用品的应用等，应恰到好处，做到求新务实，既能使修复部位功能获得重建、外形得到改善，又能使供区部位遗留尽可能小的继发畸形。

5. 非手术治疗

烧伤瘢痕畸形手术不是唯一的治疗方法，在考虑手术治疗的同时应重视非手术治疗，即前已叙述的康复治疗。有些瘢痕畸形不一定需要手术；有些瘢痕畸形不急于手术；有些瘢痕畸形需首先采用非手术治疗而后再进行手术治疗。

（陈宝驹）

第 2 节　头面颈区瘢痕畸形的整复

就体表面积而言，儿童因双下肢相对较小而头部面积相对较大，而在成人头面颈区仅占 9%，不足全身体表面积的一成，但若烧伤形成瘢痕畸形后，却会给患者带来莫大的痛苦，这就要求整形外科工作，既要有负责任的态度，又要有精湛的技术，还要有效果良佳的修复重建方法。

一、瘢痕性缺发与颅骨缺损的修复

头皮为 5 层软组织所组成，分别为皮肤、皮下组织、帽状腱膜、腱膜下疏松结缔组织、骨膜。皮肤为最外层，厚而致密，中含毛囊、皮脂腺和汗腺。皮下组织致密而坚韧，结缔组织形成许多纤维间隔，内含脂肪小叶，形成一层很少弹性的组织，血管和神经均在此层中，血管侧支吻合极多。帽状腱膜为坚韧而富有张力的腱膜，前后分别与额肌、枕肌相连，两侧与颞浅筋膜相延续，二者没有明显分界。以上 3 层组织连接紧密，宛若一层。帽状腱膜下为一层疏松的结缔组织，许多小动脉及连接颅内静脉窦和头皮浅静脉的导静脉在此间隙中。紧贴颅骨的为骨膜，颅骨骨膜无形成新骨的能力。

头皮的动脉供应主要来自颈外动脉，分前、侧、后 3 组。前组为眶上动脉、滑车上动脉；侧组为颞浅动脉、耳后动脉；后组为枕动脉。同名静脉与动脉伴行，汇入颈外静脉。额静脉与眶上静脉在内眦部吻合汇入面静脉，一小部分与颅内静脉交通而入海绵窦与颈内静脉相通。头皮的神经亦与动脉、静脉伴行，前组为与血管同名的眶上神经、滑车上神经；侧组为耳神经和面神经耳后支；后组为枕大、小神经。

颅骨由额、顶、枕诸骨与颞骨的鳞部构成，各骨以骨缝相连而形成一完整的圆形颅骨盖，均属扁骨。其结构分为外板、板障和内板三层。内、外板为致密骨，板障为松质骨。板障内有板障静脉与头皮相通。

（一）瘢痕性缺发的修复

头皮烧伤深及毛囊时，由于部分毛囊坏死，创面愈合后伤区将遗留毛发稀疏或缺发。头皮Ⅲ度烧伤早期植皮修复后，植皮区将无毛发生长，形成瘢痕性缺发。瘢痕缺发的修复视其面积大小而采用不同的方法。

1. 皮瓣法或分次切除法

缺发面积不大，且周围头皮组织较松弛的部位，如头顶区、颞区，可以采取切除瘢痕直接缝合的方式，亦可分次切除，最后完全消除缺发区。一次可切除瘢痕的宽度，视头皮松弛程度不同而异，通常为2~3cm。如果切除的瘢痕较宽，缝合时张力较大，则术后切口瘢痕仍可能会比较宽。

有些瘢痕性缺发难以通过瘢痕切除直接缝合的办法修复，但若面积不很大，可据其部位、局部头皮的松弛程度设计不同形状的局部头皮瓣转移修复（图21-1）。若面积过大，可转移头皮瓣修复额颞区发际，待头发长长后即可掩盖缺发区。颞鬓区缺发若颞浅动脉健存，可下移颞顶区头皮岛状瓣重建鬓角（图21-2）。

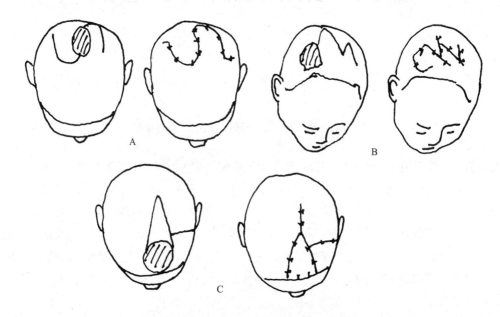

图21-1 局部皮瓣修复缺发

A. 局部旋转皮瓣修复顶枕部缺发；B. 局部转移皮瓣修复颞顶部缺发；

C. 颞浅动脉岛状皮瓣修复顶额部缺发

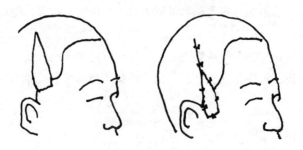

图21-2 颞浅动脉岛状皮瓣重建鬓角

2. 栽插法

所谓栽插法，即头皮小块游离移植法，可做点状、小方块状。头皮点状移植，即用4.0mm直径的环形角膜钻，按毛发生长方向钻入皮下层，厚度约 0.5cm，向上牵引移植片，用剪刀在毛囊深面剪断皮下组织，此皮片内一般含 10～15 根头发，在受发区以同法钻洞，直径 3.75mm，植入头皮片，左右间隔 1.5～2mm，前后间隔 6～7mm，用油纱覆盖包扎，一般皮片存活后 3 个月开始生长头发。小方块移植法即取一窄条带毛囊的头皮，切成 2.0mm×3.0mm 小块，植于秃发区。小皮片做适当缝合固定，术后处理同游离植皮术。在进行栽插法移植时应注意毛发方向，使其与受区毛发方向一致。

3. 皮肤软组织扩张术

目前，使用扩张术修复头皮瘢痕缺发是首选的、最佳的外科手术方法。头皮缺发区小于头皮总面积 2/3 者，一般均可通过头皮扩张术达到完全或基本修复的效果。

（二）颅骨缺损的修复

头颅区严重烧伤或电击伤，伴有颅骨坏死，遗留颅骨缺损通常合并有头皮瘢痕性缺发或瘢痕粘连。颅骨修复前，必须先检查了解局部软组织的情况，并行 X 线拍片检查，了解颅骨缺损范围与深度。如果局部头皮瘢痕较少，且已软化，与基底无粘连，可考虑一次修复颅骨缺损，如果局部瘢痕范围较大或与基底有粘连，就应先修复头皮组织，或在修复颅骨缺损的同时修复头皮软组织，以健康的皮瓣覆盖颅骨修复物。

1. 颅骨修复材料的选择

颅骨修复材料分为生物性材料及非生物性材料两大类。生物性材料即自体或异体的骨、软骨；非生物性材料有不锈钢、有机玻璃、医用硅橡胶、丙烯酸酯等。非生物性代用品取材、塑形方便，但用后可因外伤、感染或产生异物反应而脱出，有时异物反应可导致纤维组织增生或癫痫等。因其大小固定，故不适宜于儿童。自体肋骨、髂骨或颅骨外板是良好的修复材料。颅骨外板及髂骨的结构、形态和弧度与缺损处相似，应用极方便。儿童严重颅骨缺损，损伤时骨发育中心亦受到伤害，肋骨移植后可保持颅骨正常发育，减轻畸形。

2. 手术方法

（1）自体骨移植法：按缺损大小切取自体肋骨、髂骨内板或颅骨外板备用。肋骨按其形状劈开两半。设计切口，剥离皮下组织，注意不要伤及硬脑膜，暴露骨缺损边缘，用咬骨钳咬去少许骨外板，使成斜坡状。将所取的骨片置于缺损处，使其边缘正好置于斜坡上。劈开的肋骨片一片髓腔向上，另一片向下方，如为髂骨片或颅骨外板则均为骨皮质向外。移植骨边缘如有空隙，可用咬下的松质骨充填。

（2）有机玻璃或其他代用品修复术：按颅骨缺损大小及其弧度制成有机玻璃模型，并打磨光滑，边缘锉薄，周边钻孔适量，术前将其浸泡于乙醇中消毒备用。

手术切口及准备同前法，止血必须彻底。有机玻璃模型须恰好与骨缺损处吻合，且有机玻璃下不能留有空隙，如不合适，可将模型加热再塑形。在颅骨缺损周缘，于模型钻孔部位相应处钻孔，用钢丝将模型固定于颅骨边缘，以防术后移位。仔细缝合头皮，如有帽状腱膜，可将其垫于有机玻璃模型下，以消除无效腔。皮下应放置引流条，加压包扎。如局部没有健康的头皮瓣覆盖，可设计邻近皮瓣修复。

二、眼周瘢痕畸形的修复

眼周组织包括眼眶、眼睑、眉、泪器几部分，眼眶分为上、下、内、外四壁。眶内容物主要是眼球、眶脂肪和筋膜囊、肌肉等。眼睑分为上、下眼睑两部分，作用主要是保护眼球和展现容貌，特别是上睑，起的作用更大，故上睑外翻时应尽早矫正。眼睑由外向内依次为皮肤、皮下组织、肌层、眶区、睑板和睑板腺、眦韧带、睑结膜及其间的血管、神经等组织。位于眶缘外上方的泪腺及泪道组成泪器，其作用为引流泪液至鼻腔。

（一）眼睑外翻的修复

睑缘和睑结膜向外翻转，睑闭合不全即为睑外翻。瘢痕挛缩引起的睑外翻是常见的面部烧伤瘢痕畸形。眼睑长期外翻，使角膜暴露干燥，继发角膜损害，影响视力，同时结膜肥厚充血，甚至角化，也可因睑缘炎而糜烂溢泪，故睑外翻应及早修复。

修复瘢痕性睑外翻应将外翻的眼睑松解复位，用皮肤或其他组织移植以修复眼睑组织的缺损，常用方法有以下几种。

（1）Z成形术或V-Y成形术：适用于条索状瘢痕或部分眼睑的轻度外翻。

（2）全厚皮片移植术：绝大多数瘢痕性睑外翻都适合植皮修复，常用的供皮区为上臂内侧、耳后区等。上睑松解切口可与重睑线的高度一致，如严重外翻，所剩睑组织过少，切口与睑缘距离可适当缩小，但应不小于2～3mm，以便缝合。下睑松解切口可距睑缘3mm左右，切口两侧应超过内、外眦，并略高于内、外眦。笔者强调睑挛缩松解应充分，移植全厚皮片应足够大，以防止再外翻。

如睑缘损伤严重，睫毛已丧失者，可在松解后将睑裂大部分缝合，上、下睑创面移植一整块皮片，内、外眦各留一小洞以利眼内分泌物排出，3～6个月后切开，睑缘创面分别缝合。

（3）复合组织移植：如下睑板亦有缺损，可取耳甲软骨的复合皮肤移植修复。

上、下睑均严重外翻时，手术可分两期进行。下睑的松解切口，在外眦可略高于睑裂水平；上睑的切口线不宜向下超过睑裂，而应像重睑切口一样，在外眦部顺皮纹方向微微上翘。如上、下睑同时修复时，内、外眦均应保留0.3～0.5cm宽度的皮肤或瘢痕不动，不宜将上、下睑植皮片连成一体，否则术后环形瘢痕挛缩易致睑裂变小，这种小眼畸形较睑外翻更难矫治。

（二）眉缺损的修复

眉区的深度烧伤可导致眉的部分或完全缺损。眉缺损有碍于容貌与仪表，影响正常的表情活动，并失去阻挡额区汗水向下流入睑裂的功能，故应予以修复。小儿眉缺损通常待成年后修复。

眉修复时应特别注意眉毛方向、位置和形态。正常眉毛可分为头、体、尾三部分，头部毛向上，体部横向朝外，尾部斜向外下。眉的位置顺眶上缘眉弓部，中外1/3为眉最高点。眉毛修复一般用头皮，应选择与眉毛方向最接近的头皮区取材。眉毛的形态因人而异，一侧缺损或部分缺损者，可对照健侧之形态修复，双侧全缺损者，可根据患者性别、脸形设计出眉形。

（1）纹饰法：纹饰法适于眉部分缺损及不接受或无条件进行头皮移植的眉缺损患者。传统的方法系用尖刀片在眉区划痕，以墨汁染色。现在通常使用文眉机纹饰。纹饰法的优点是方法简单，损伤小，外形好；缺点是缺乏立体感，且没有正常眉毛阻挡汗液下流的功能，且常见染色剂褪色变浅淡。

（2）头皮游离移植法：此法适用于眉部分或全部缺损者，供区一般选择同侧耳后发际区或颞区。术前 1d，患者理发，但不要剃得很光，以能辨别毛发方向而不影响手术消毒为限。选择毛发方向与眉方向最接近的部位作供区。切取头皮时注意顺毛发方向，连带皮下脂肪层、帽状腱膜切下，包含完整的毛根。亦常有术者在头皮片取下后用小剪刀仔细剪除帽状腱膜及部分头皮下脂肪，但勿损伤毛根。在受区切除一小条皮肤，或仅做瘢痕切开至额肌浅面，稍行剥离，形成一个血液循环良好的受植床。将头皮片嵌植于受植床，为不伤及毛囊，缝合时可做表皮层缝合，打包包扎，2 周后拆线。

皮片成活后，1～3 周内常看到毛发生长，但多在 3～4 周后几乎全部脱落，此时务必注意保护皮片及毛囊，如表面有痂皮千万不要强行剥除，以防把毛囊连根拔出。可涂眼药膏，保持皮片湿润、防止感染待痂皮自行脱落。2～3 个月后，成活的毛囊会再次长出毛发。移植后的头皮毛发仍会不断增长，需经常修剪，但毛发生长的速度会逐渐减慢。

（3）头皮瓣移植法

1）岛状皮瓣法：在眉缺损同侧以颞浅动脉的分支为蒂，于其顶端设计一形状、大小、毛发方向适当的头皮瓣，剥离皮瓣成岛状。于耳轮脚前方，血管蒂基部至眉弓移植床间做一宽1.5～2.0cm 皮下隧道，将头皮瓣自隧道引至眉部（图 21-3），皮瓣四周以 5-0 线做表浅间断缝合固定，加压包扎，2 周左右拆线。为使再造之眉毛更接近正常，可将皮瓣边缘稍微削薄，损毁部分毛囊毛根，可使再造眉与正常皮肤间有一个逐渐变稀的区域。与游离头皮移植法相比，有蒂头皮移植再造眉血液循环好，毛发生长旺盛，眉毛外观浓密，故不适用于女性，亦不适宜健侧眉毛稀疏淡薄者。

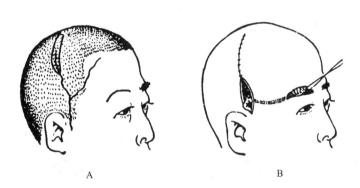

图 21-3　岛状头皮皮瓣修复眉的手术方法

A. 以颞浅动脉后支为蒂的岛状皮瓣；B. 皮瓣转移

（引自张涤生. 中国医学百科全书：整形外科学，1986）

2）游离皮瓣法：如再造眉同侧颞顶部头皮因瘢痕缺失或其他原因不可作供瓣区时，可选用对侧颞顶区头皮形成游离皮瓣，与患侧颞浅血管吻合。

三、口周瘢痕畸形的修复

唇的范围上界为鼻底，下界为颏唇沟，两侧以唇面沟为界。横形的口裂将唇分为上唇和下唇两部分，口裂的两侧为口角。唇部主要由皮肤、浅筋膜、肌层、黏膜下层及黏液等构成。皮肤层内富有毛囊、皮脂腺和汗腺；肌层主要为口轮匝肌，宽约2.5cm。黏膜下层有黏液腺及上、下唇动脉形成的冠状动脉环，上、下唇的游离缘系皮肤与黏膜的移行区，称为唇红，唇的内侧为黏膜。

唇部的血液供应和淋巴管均较丰富，血液供应主要来自颌外动脉的分支上、下唇动脉，静脉回流至面前静脉，淋巴液均注入颌下淋巴结。唇部感觉神经来自上、下颌神经的分支，运动神经则由面神经支配。

面部烧伤后所致口唇部畸形主要为唇外翻和小口畸形。唇部畸形可引起流涎、进食困难、语言障碍及不同程度的毁容，严重上唇外翻可形成鼻唇粘连，鼻孔狭窄或闭锁，影响用鼻呼吸；严重下唇外翻可致唇颏、唇颈甚至唇胸粘连，时间过久，儿童可导致下颌骨发育不良，影响咬合。

（一）唇外翻的修复

根据唇外翻的程度及范围不同，可采用不同的修复方法。

1. V-Y推进皮瓣法

轻度的唇外翻可采用此法修复。采用此法，唇组织须比较松软，有一定推移度。术前应检查估计V形瓣前移后能否使唇红复位，而缝合后的Y形瓣又没有过大的张力。

2. Z成形术

用于上、下唇线状瘢痕所致局部唇外翻。

3. 邻位皮瓣法

下唇较深的组织损伤，范围较局限的可考虑用鼻唇沟皮瓣修复。皮瓣长宽比例超过4∶1时，为保险起见，可先做皮瓣延迟。一侧下唇及口角外翻，可用颏下动脉口底岛状皮瓣修复（图21-4）。

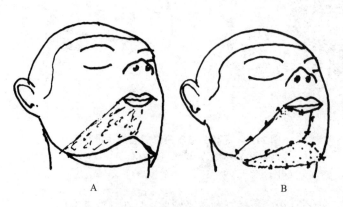

图21-4　下唇及口角外翻用口底皮瓣矫正
A. 皮瓣的设计；B. 皮瓣转移修复缝合后

4. 游离皮片移植

植皮术适用于大多数唇外翻病例。一般选用全厚皮片，挛缩的瘢痕应做彻底切除，充分松解，使唇复位。

通常上、下唇外翻采取分次手术修复，先修复下唇，如颏部瘢痕广泛，切除范围上自下唇红缘，下至颏颈角或唇颈粘连者只沿下唇红缘切开，两侧可达口角外侧 2.0cm 左右至下颌角，如此可将唇外翻及颏部创面一并修复。

（二）小口畸形的修复

口周皮肤烧伤后瘢痕挛缩可使口裂变小，形成小口畸形，影响进食，严重时口裂只能伸进筷子，患者只能靠吸管进流食，但一般口腔内黏膜组织未受伤害，有充分的组织量供修复用。

小口畸形的修复方法有许多种，可根据畸形程度及口周瘢痕情况选择不同的方法。

术时首先要确定口角的正常位置。正常口角一般位于两眼平视时两瞳孔的向下延伸线上。作口角开大时，需矫枉过正，可将新口角位置定在正常口角点外 0.5cm。

1. 唇红滑行瓣

适用于一侧口角唇红部瘢痕粘连、唇红缺损少于 1～1.5cm 者。术时依健侧口角位置定出患侧口角点，沿此定点向口裂做水平切开，直至口腔黏膜，切除粘连、挛缩的瘢痕。沿上、下唇唇红缘及口腔黏膜边缘分别做水平切口，形成两个唇红组织瓣，向外移行，缝合于新的口角定点上。唇红瓣的长度，应在缝合后无张力。唇红瓣尖端可做一褥式缝合，固定于口角外正常皮肤上，以减少皮瓣回缩。

2. 黏膜瓣法

口角定点，切除瘢痕，黏膜做 Y 形切开，稍做游离，将黏膜瓣拉出，与上、下唇创面及口角皮肤缝合（图 21-5）。

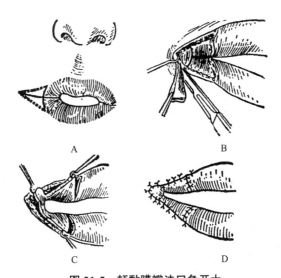

图 21-5　颊黏膜瓣法口角开大

A. 切口线；B. 切除的部分；C. 口腔黏膜分离拉出；D. 缝合完成后

（引自汪良能，整形外科学，1989）

3. 黏膜切开法

口角定点，切除口角部三角形瘢痕皮肤，形成的口角创缘即为新的口角部唇红缘位置。口角创缘外侧过厚瘢痕予以深层切除，松解口轮匝肌及口角邻近的唇与口腔黏膜，将黏膜向口角处水平切开，拉向口角及唇创缘缝合。此手术方法简便，为使效果稳定，术后新口较大，在切除口角瘢痕时，口角切口角度可适当圆钝些，以减轻手术后再挛缩程度。

四、鼻部瘢痕畸形与缺损的修复

鼻是人体上一个特殊的器官，具有呼吸、嗅觉、防护、反射、共鸣等多种生理功能，此外，其形态完整与比例协调对容貌至关重要。鼻以骨及软骨为基础，内衬黏膜，外被皮肤。鼻根部及鼻背部皮肤较薄，皮下组织和脂肪较少，与其下面的结构连接疏松，有一定的移动性；鼻尖及鼻翼部皮肤较厚实，皮下组织较发达，含有丰富的皮脂腺和汗腺，与深部组织紧密相连，无移动性，不易分离。鼻呈三角形锥状体，无论是横着看还是竖着看都位于面部中央，是颜面最凸出的体表器官，容易遭受烧伤，任何瘢痕畸形或缺损都会对一个人完善的容貌产生比较显眼的影响。面部深度烧伤鼻部如受累，可能遗留区域性瘢痕，也可能全鼻瘢痕畸形或缺损，整复时可根据情况选择适宜的方法。如全面部存在广泛瘢痕畸形，除鼻孔狭窄或闭锁畸形以外，鼻部整复应待鼻周畸形整复治疗稳定后进行。

（一）鼻部增生性瘢痕

深Ⅱ度烧伤愈合后形成的增生性瘢痕，可能位于鼻背，也可能位于鼻尖、鼻翼、鼻下端，甚至全鼻遍布瘢痕。由于瘢痕的挛缩，可能引起鼻外形的改变，鼻肿厚粗大，鼻尖扁塌，鼻孔上翘或变形，鼻小柱扭曲，鼻周器官可能受到牵拉变形移位，内眦瘢痕性赘皮而呈蹼状或帘状。

鼻背部极小范围的块片状瘢痕或条片状瘢痕切除后，创缘适当剥离后直接拉拢缝合，必要时可作Z成形术修复。一般而言，鼻部增生性瘢痕，瘢痕切除后，多可进行全厚皮片移植修复。鼻背广泛增生性瘢痕合并鼻翼边缘缺损，沿鼻部轮廓线切除瘢痕皮肤，鼻翼缘将瘢痕皮肤剥离成瘢痕皮瓣下翻形成衬里，连同鼻背形成一整片创面，如某部位残存有少许正常皮肤，予以切除，不必姑息保留，应力求两侧对称，然后在适当位置（以上臂内侧为佳）切取全厚皮片覆盖鼻部创面，缝合压力敷料包扎，鼻孔内置胶管支撑，10d后拆线。

由于鼻背及内眦部瘢痕引起的瘢痕性或瘢痕挛缩性内眦赘皮，单纯按Z成形术矫正有时是有困难的。如果合并眼睑畸形，应首先修复眼睑，稳定后再修复鼻部及内眦部畸形；如果内眦区是由瘢痕挛缩引起的赘皮，可通过鼻根部瘢痕切除来矫正，鼻根部瘢痕切除后将内眦皮缘向中靠近，通过皮片的张力使内眦重新显现；如果内眦区布满瘢痕，应予以切除，充分显示内眦角，创面进行全厚皮片移植，方可重新显现内眦形态。

鼻部增生性瘢痕有时很复杂，鼻尖部及鼻小柱皆可能由自身瘢痕或上唇瘢痕挛缩而产生严重变形或缺损。修复宜首先修复上唇部瘢痕挛缩或矫正外翻，同时将鼻小柱松解，使鼻小柱挛缩彻底松解后，鼻端瘢痕压迫解除，鼻尖可自然恢复隆起，能明显改善外形。

（二）鼻翼缺损

烧伤鼻翼缺损可因鼻部瘢痕畸形的状况呈现不同程度，整复时可选择适当的方法。

1. 全厚植皮术

上已叙述，鼻部大范围增生性瘢痕或瘢痕挛缩合并鼻翼缘缺损，可在鼻背瘢痕切除时，将鼻翼残缘瘢痕皮瓣向下翻转形成鼻翼内侧面，全鼻部进行整块全厚皮片移植，可取得满意的形态恢复。如为单纯鼻翼缘缺损，亦可在鼻翼残缘上方，相当于鼻翼沟的部位做切口，从鼻翼软骨浅面剥离向下翻转残存鼻翼缘皮瓣，翻转后将皮瓣游离缘进行修剪，使其较健侧稍长些，然后在鼻翼沟至翻转皮瓣游离缘的创面上进行全厚皮片移植（图 21-6），压迫敷料包扎，10d 后拆线。

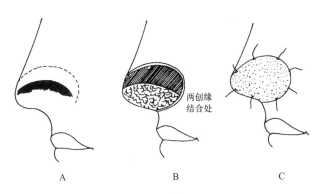

图 21-6 全厚植皮修复鼻翼缺损
A. 切口；B. 掀开瘢痕瓣；C. 全厚皮片移植

2. 局部皮瓣转移术

如鼻翼缺损较小，鼻翼缘呈凹陷形，可在鼻翼及其上方设计适当的 Z 形切口，将形成的两个三角形皮瓣互换位置，鼻翼缘下移平复，缝合切口（图 21-7）。

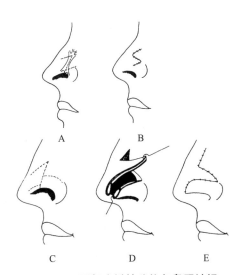

图 21-7 局部皮瓣转移修复鼻翼缺损
A. 切口设计；B. 缝合后；C. 切口设计；D. 掀开皮瓣；E. 缝合后

3. 复合组织移植

如鼻翼呈三角形缺损，或瘢痕挛缩形成鼻孔狭小，可采用耳郭复合组织移植修复。该复合组织中含有耳郭软骨，厚度及弹性同鼻翼软骨，移植成活后组织块的色泽、厚度同鼻翼相似，但适宜的缺损宽度不超过1.5cm。先切除鼻翼缘瘢痕组织，在形成的鼻翼创缘进行适当皮下分离。按缺损的大小，在同侧耳轮切取全层复合组织块，将耳轮创口妥善缝合。将耳郭组织块植于鼻翼缺损处，内外层皮肤分别与鼻翼黏膜面及皮面创缘缝合（图21-8），压迫敷料包扎，鼻孔内置胶管支撑，2周拆线。

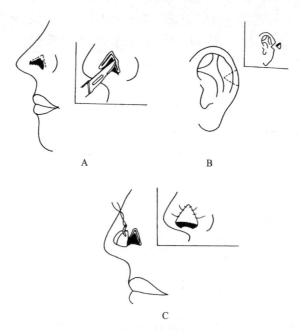

图21-8　耳郭复合组织移植修复鼻翼缺损
A. 鼻翼造创；B. 切取耳轮复合组织块；C. 缝合

4. 鼻翼劈裂植皮术

如果部分鼻翼缺损，而全颜面遍布皮片移植痕，或面部瘢痕需进行皮片移植修复，而鼻翼因瘢痕或早期已植皮并挛缩形成鼻翼缺损及鼻孔狭小，可采用鼻翼局部劈裂植皮术来修复。在相当于鼻翼沟部切开向外至鼻翼基部达鼻翼缘，从鼻翼软骨浅面掀开，在适当位置切开鼻翼软骨黏膜层，必要时向上鼻侧面分离，附加切口切开软骨黏膜层，将皮面及黏膜面两层向中向外拉开并适当下移，形成新的鼻翼并扩大鼻孔，在创面上进行全厚皮片移植（图21-9），鼻孔内置胶管，外侧适当压力敷料包扎，10d后拆线。

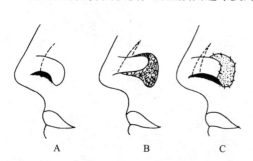

图21-9　劈裂植皮术修复鼻翼缺损与鼻孔狭窄
A. 切口；B. 鼻翼劈裂成两层；C. 缝合、植皮

5. 远位皮瓣转移术

如鼻翼缺损较大，上述方法难以修复，可根据能提供适当皮瓣供区情况选择颞浅动脉滋养的

颞额区岛状皮瓣、耳后乳突部岛状皮瓣或颞额区镰刀状皮瓣，也可选择滑车上动脉滋养的额区岛状皮瓣，必要时亦可选择其他部位如手或前臂部的皮瓣修复。

（三）鼻小柱与鼻尖缺损

鼻部烧伤，鼻小柱受累，可因瘢痕挛缩发生倾斜、移位、短缩，甚至缺损，鼻小柱短缩使鼻尖扁塌，鼻小柱缺损亦常伴鼻尖缺损。

鼻小柱、鼻尖畸形可能与鼻部其他畸形或鼻周组织与结构的瘢痕同时存在，治疗时应统筹考虑。如上唇瘢痕挛缩引起鼻小柱移位，加之鼻小柱本身瘢痕短缩，可在切除上唇瘢痕时，鼻小柱下端进行松解后退复位，并可有助于鼻尖隆起。单纯鼻小柱短缩可先在人中做 V 形切口，向上沿鼻小柱侧缘延伸掀开鼻小柱，按 V-Y 成形原则缝合使之延长（图 21-10）。

如鼻小柱移位可采用 Z 成形术矫正，并可使鼻孔变形得到改善（图 21-11）。

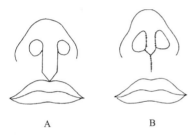

图 21-10　V-Y 成形术延长鼻小柱
A. 切口；B. 延长鼻小柱缝合

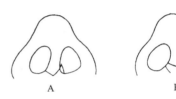

图 21-11　Z 成形术纠正鼻小柱移位
A. 切口；B. 复位缝合

单纯鼻小柱缺损，可采用耳郭复合组织移植修复（图 21-12）。

如鼻小柱及鼻端缺损，鼻及鼻周完好，可采用鼻唇沟部皮瓣转移修复，但此法适于面部皮肤较松弛的患者。有时也可采用手指皮瓣转移修复，于示指背中近节设计皮瓣，指桡侧中线切开显露桡侧指血管神经束，锐性解剖，使指固有动脉与指神经分离，掀起指固有动脉指背岛状皮瓣并使桡侧指背静脉包括在蒂内，示指背创面进行中厚皮片移植覆盖，将手置于额区或颌区，以示指桡侧指固有动脉指背岛状皮瓣适当塑形修复鼻小柱及鼻尖（图 21-13），3 周行断蒂术。

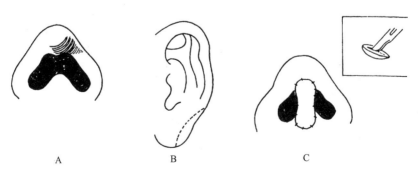

图 21-12　耳垂组织移植法
A. 鼻小柱缺损；B. 切取耳垂组织；C. 缝合

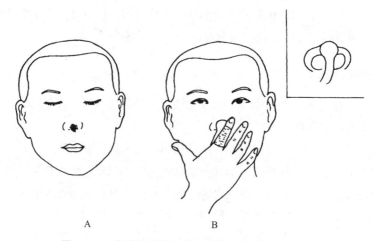

图 21-13　指动脉指背岛状皮瓣修复鼻尖及鼻小柱

A. 鼻尖及鼻小柱缺损；B. 指固有动脉示指背岛状皮瓣转移修复鼻尖及鼻小柱，皮瓣
末端可覆盖鼻尖，亦可修复鼻小柱，指背创面行皮片移植

（四）鼻孔狭窄与闭锁

烧伤瘢痕可引起多种状态的鼻孔变形、狭窄或闭锁，程度不同地影响呼吸与发音，鼻涕引流不畅，感冒时痛苦难当。矫正时依局部和邻近组织情况选择如下的方法。

鼻孔狭窄不严重而无蹼状挛缩，按 Z 成形术采用同侧鼻唇沟部三角形皮瓣，转移至鼻翼基部而鼻翼基外移使鼻孔开大（图 21-14）。

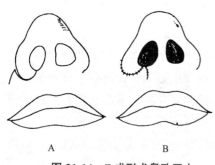

图 21-14　Z 成形术鼻孔开大

A. 切口设计；B. 复位后鼻孔开大

如鼻部遍布瘢痕，可在切除鼻背鼻端瘢痕时，将鼻翼缘进行适当松解，使鼻孔开大。而如鼻及上唇为广泛瘢痕，可使鼻孔严重缩小，有时仅见一小孔，可在切除上唇瘢痕时予以处理。切除上唇瘢痕时，将鼻孔底瘢痕一并切除；在相当于人中部位作 V 形切口，并于鼻小柱侧方向上延伸，掀开鼻小柱部瘢痕瓣向上推移缝合；鼻翼基部自上唇切除瘢痕的创缘进行松解，使之上移，此时鼻孔即可增大，如鼻孔上缘即鼻翼游离缘瘢痕较厚，可沿缘切开，切除皮下之瘢痕组织后重新缝合，进行上唇植皮（图 21-15），术

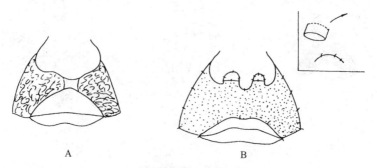

图 21-15　上唇松解鼻小柱复位鼻孔开大

A. 上唇区瘢痕切除，人中瘢痕瓣上推；B. 鼻小柱成形，鼻孔开大，上唇植皮

后鼻孔内置胶管支撑。

　　如鼻孔周围广泛瘢痕而鼻孔闭锁，修复时，切开鼻孔部瘢痕，并将鼻孔周缘瘢痕切除，显露前庭部正常皮肤，将外鼻孔周缘创口切成锯齿状，再选与鼻孔相应粗细的胶管包裹肉面向外的中厚皮片，皮片上缘缝 2～3 针，将此缝线绕过上端管口，通过管腔由下端管口穿出，拉紧缝线。将包裹皮片的胶管插入鼻孔时可牵拉缝线，防止皮片滑脱或翻卷。皮片外缘与鼻孔外缘间断缝合，以纱布压迫包扎，并以长线头扎紧于胶管防其滑脱（图 21-16）。术后 7～10d 拆线，清理后将胶管重新置入鼻孔，支撑半年。

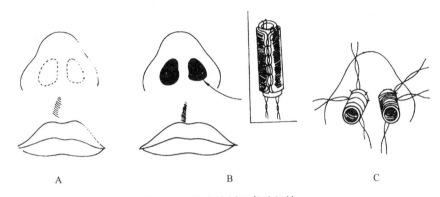

图 21-16　植皮法纠正鼻孔闭锁
A. 鼻孔闭锁；B. 形成创面；C. 植皮与固定

（五）鼻缺损或鼻损毁畸形

　　颜面深度烧伤造成鼻损毁或鼻缺损畸形的病例并不少，笔者统计亲自治疗的一组 67 例鼻部烧伤畸形中鼻损毁或鼻缺损畸形 17 例，占 25.4%，多数为鼻翼、鼻尖、鼻小柱缺损，鼻梁低陷，鼻中隔及前庭外裸，鼻背瘢痕挛缩，部分病例鼻结构基本丧失，这类畸形需要采用皮瓣移植进行鼻再造。

　　在进行鼻再造时，要考虑皮肤、支架、衬里 3 种组织成分的来源。一般来说，烧伤鼻损毁或鼻缺损，再造鼻衬里可考虑采用局部残存皮肤或已软化的瘢痕皮肤，有的可用外被皮肤即转移皮瓣折叠完成，这并不困难；关于支架，因多数病例鼻骨存在，鼻中隔亦多有部分存在，并不非常需要另植支架，但若必需，自体软骨、骨的切取亦不为难，此外，硅胶支架可以根据需要雕塑而且价格便宜，取用便利，亦可完成鼻再造。传统鼻再造的皮肤组织来源很多，随着整形外科技术的进步，鼻再造方法不断增加，使鼻再造手术方法多有可选。如前额的正中皮瓣、斜形皮瓣、镰刀状皮瓣、扩张后皮瓣，上臂、肩胸、腹区皮管，前臂的游离皮瓣、岛状皮瓣及其他部位的皮瓣等。然而面对烧伤后期患者，则应根据烧伤瘢痕或组织缺损这一严重事实，依据理想的需要和现实存在的条件，进行合理选择、缜密设计、精心操作，再造一只符合实际的鼻子。

　　上已谈及，烧伤鼻缺损，包括鼻毁损畸形，程度不同，形态各异，剩余组织参差错落，而且多可能合并鼻周组织的瘢痕、挛缩、移位或缺损，进行鼻再造时，应统一计划，全面考虑。有必要再强调应首先修复鼻周如面、颊、睑、颌、唇的畸形，然后再进行鼻重建，以使获得再造鼻稳定的外形。还有必要强调，对于那些鼻结构多已缺失或呈损毁状态，虽仍有部分鼻结构存在，局部修复不仅难以恢复原貌，而且增加手术难度，应进行全鼻再造术，残存鼻的皮肤组织除留作衬里以外的均应清除。

1. 额区正中皮瓣

内眦、眉间、额中区皮肤侥幸健存者最为适宜；额区虽曾遭受烧伤，而瘢痕已软化者或曾在额肌表面进行皮片移植，可考虑采用。

（1）皮瓣设计：按比鼻外形稍放大的纸样在额正中，自眉间向上标划皮瓣轮廓。

（2）制作衬里：切开并翻转残鼻背及鼻翼瘢痕皮瓣，去除多余部分，将从鼻背向下翻转皮瓣创缘与两侧向中翻转皮瓣创缘缝合；如鼻中隔尚完整，则将其两侧黏膜适当剥离，与下翻皮瓣所做纵切口两缘缝合，如此可将鼻腔及鼻孔分而为二。延长翻转皮瓣时的切口至鼻翼基部，于鼻前棘弧形切口向上翻转的皮瓣与下翻皮瓣连接缝合。

（3）掀起额区皮瓣：沿设计线切开皮瓣边缘，从帽状腱膜及额肌深面掀起皮瓣，至眉间区进行钝性剥离，以达到足够长度，避免损伤皮瓣蒂部内的滑车上动脉，注意观察皮瓣血液循环，严密止血。

（4）鼻成形：将额区皮瓣远端切成三叶状，分别折叠形成鼻翼及鼻小柱，使其3个叶状瓣向中拱起隆成鼻尖，将皮瓣向鼻部旋转覆盖鼻部创面，如必要可取肋软骨一块修成支架或以消毒的硅胶块作支架，固定于鼻梁部位，缝合创口。额区创面另取中厚或全厚皮片覆盖（图21-17）。

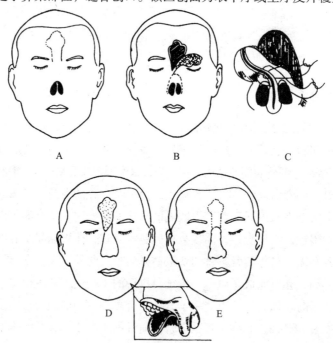

图 21-17 额正中皮瓣鼻再造
A. 皮瓣设计；B. 掀起皮瓣；C. 鼻部作创与衬里；D. 皮瓣转移与鼻成形；E. 断蒂后

（5）术后处理：鼻孔内置胶管支撑，鼻背两侧以纱布卷固定。3周后断蒂，分别修整、缝合鼻根及眉间创口。

2. 额区扩张皮瓣

依据额区是否遭受深度烧伤及残存皮肤的部位，决定将来鼻成形皮瓣蒂的位置与皮瓣的方向，分期进行手术。

（1）额区扩张器埋置术：于额区发际内做 3～5cm 横形或纵形切口，切开皮肤、皮下组织及帽状腱膜，向额区做潜行剥离，剥离范围比预先选定的扩张囊周边超出约 1.0cm，向消毒的 200mL 长方形扩张器内注入 20mL 生理盐水，如无破损，将扩张囊平展置入额区剥离的囊腔内，将注射壶置于与扩张囊稍隔开的适当位置。缝合创口，创口内可置负压引流管，持续负压引流 2～3d 拔除。1 周拆线，然后采取持续扩张或间断扩张，使扩张容量达 170～200mL。

（2）鼻成形术：扩张完成后即可考虑进行鼻再造术，如能间隔 3 个月以上，皮瓣可比较稳定。皮瓣设计可根据情况，选在扩张器取出之前或取出之后，因扩张器取出后皮肤可回缩 10%～15%，取出扩张器后一般应以 3% 过氧化氢溶液及抗生素盐水冲洗囊腔。然后按设计形成额区皮瓣，并同上法制作鼻衬里、固定支架。将皮瓣转移至鼻部塑形，形成鼻小柱、鼻翼及鼻尖，缝合鼻及额区创口。其余处理同上法。

3. 前臂岛状皮瓣

头面部严重烧伤，额区无法形成皮瓣进行鼻再造，而前臂完好，或前臂中远段可形成皮瓣进行鼻再造，比通过手或前臂携带腹区皮管进行鼻再造手术次数少，前臂皮瓣质地、厚薄、色泽皆优于腹区皮管。肩胸皮管或上臂皮管亦须多次手术，转移时姿势不及前臂皮瓣转移姿势舒适。

（1）皮瓣设计：前臂远段以桡动脉为轴，依鼻形及大小纵向设计三叶状皮瓣，一般（4～7）cm×9cm，以亚甲蓝划出皮瓣轮廓。

（2）掀起皮瓣：手术在驱血止血带下进行。沿标线切开皮瓣周边，深及筋膜层，结扎、切断桡动脉及其伴行静脉远端，向近侧掀起桡动脉及其伴行静脉岛状皮瓣，皮瓣内不必包含头静脉，将皮瓣肉面朝前臂背面向桡侧旋转 90°，蒂部皮缘缝合数针固定，松开止血带止血。前臂创面及岛状皮瓣蒂部裸露面，另取中厚皮片移植覆盖。

（3）鼻成形：翻转缝合残鼻皮瓣形成衬里，如需要，可植入支架（硅胶块或自体肋软骨块）。将前臂置于额区，以前臂背面与前额接触较舒适。岛状皮瓣覆盖鼻创面，远端三叶状瓣分别折叠成鼻翼及鼻小柱，注意使鼻尖隆起，创缘与鼻部创缘相应部位缝合（图 21-18）。

（4）术后处理：鼻背纱布卷固定，鼻孔内置胶管。额与前臂之间加软垫后以绷带缠扎固定，注意不必过紧，1 周后可去除。3 周后断蒂，修整缝合鼻根及前臂创口，完成鼻再造。

4. 前臂逆行岛状皮瓣

前臂逆行岛状皮瓣是前臂岛状皮瓣进行全鼻再造的一种变通应用的手术方法，对于前臂远端皮肤有少量瘢痕而影响其质量、中段皮肤完好者更适宜，此种方法姿势较前述方法更舒适一些。

手术时仅将岛状皮瓣尾端及血管蒂设置在前臂

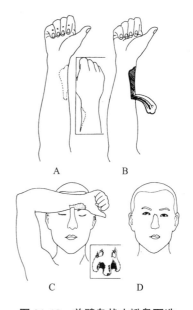

图 21-18　前臂岛状皮瓣鼻再造
A、B. 皮瓣设计掀起；C. 皮瓣转移与鼻再造；D. 断蒂后

远段，结扎、切断桡动脉及其伴行静脉近侧端，向远侧逆向掀起皮瓣，其余操作同上法。

5. 桡动脉细小皮支前臂岛状皮瓣

桡动脉于前臂远段位置表浅，走行于桡侧屈腕肌腱与肱桡肌腱之间的结缔组织内，发出细小皮支营养前臂皮肤，而近腕部常有一支稍粗于其他支。以桡动脉的这些细小皮支一部分为蒂，形成岛状皮瓣进行全鼻再造，不损伤桡动脉。头面部深度烧伤致鼻缺损，鼻支架及鼻翼尚有部分组织残存，应用该皮瓣进行鼻修复，手术操作简便，对尺动脉或掌动脉弓损伤的病例亦不影响采用。

沿桡动脉走行方向设计蒂近腕部的三叶状皮瓣；切开皮瓣周缘，在桡动脉浅面向前臂远侧掀起皮瓣，至皮瓣中部及尾部改用钝性剥离，保护进入皮瓣的桡动脉细小皮支，其周围保留适量的疏松结缔组织（图21-19）；既不探查分离桡动脉，亦不寻找分离蒂内的皮支血管，位于蒂部的皮下浅静脉亦不结扎、切断，然后按前臂逆行岛状皮瓣进行鼻再造术的操作与处理完成鼻再造手术。

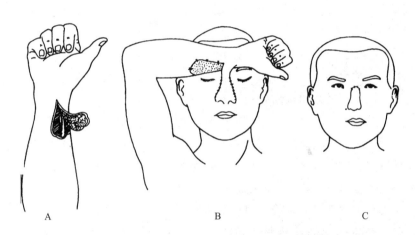

图 21-19　桡动脉细小皮支岛状皮瓣鼻再造
A. 掀起皮瓣；B. 皮瓣转移与鼻再造；C. 断蒂后

6. 前臂串联皮瓣游离移植术

面部遭受深度烧伤遗留面部瘢痕畸形及鼻缺损的患者，单纯一个游离皮瓣移植进行全鼻再造手术可能较困难。而鼻缺损合并颌颈区瘢痕挛缩畸形，采用2个游离皮瓣串联移植，修复颌颈区畸形的同时进行全鼻再造，手术一次完成。在两个皮瓣中，直接与受区进行血管吻合的皮瓣称桥梁瓣，必须具有贯通的血管，如前臂皮瓣、足背皮瓣等，另一个皮瓣称末端瓣，其血管可与桥梁瓣血管的另一端吻合，通过桥梁瓣的血管接受供血。

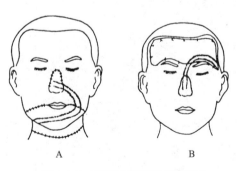

图 21-20　串联皮瓣移植鼻再造
A. 颌鼻修复；B. 额鼻修复

手术时首先进行桥梁瓣移植修复颌颈区畸形。根据桥梁瓣远端血管在面部的位置设计并切取纵向或横向三叶状前臂皮瓣。将该皮瓣血管与桥梁瓣远端血管吻合，皮瓣覆盖鼻部创面进行鼻再造（图21-20）。注意吻接血管的覆盖，必要时可使其通过皮下隧道，要保证血管吻合质量。

7. 其他方法

除额区皮瓣（印度法）及前臂皮瓣的多种形式进行全鼻再造以外，以往常采用皮管，如上臂皮管、肩胸皮管、腹区皮管等，均需多次手术才能完成。对于严重烧伤患者，有时可能缺少采用这样、那样手术方法的局部条件，可根据实际情况，利用仅有的条件，采用可行的方法，完成鼻的修复与再造。

笔者采用残手携带的远位薄皮瓣预制转移全鼻再造获得成功。患者女性，大面积烧伤后周身瘢痕挛缩、全鼻损毁、额区贴骨瘢痕、双上肢瘢痕、双手指缺损，仅右髂腹股沟部残存一窄条皮肤。因其体型较胖，此窄条皮肤无法直接制成皮管。首先将该窄条皮肤形成双蒂真皮下血管网薄皮瓣。3 周后重新掀起薄皮瓣切断髂端蒂，将皮瓣缝合成单蒂皮管转移至右手第 1 掌骨残端；过 3 周后切断腹端蒂，并缝合蒂端。再过 3 周将皮管游离端剖开转移至鼻部并进行鼻成形；又过 3 周后断蒂完成全鼻再造，外形满意。手部皮管残端修复虎口。在鼻成形过程期间，进行其他部位需整复的畸形整形术。

五、外耳瘢痕畸形与缺损的修复

外耳位于头颅两侧，左右对称，在眼与枕外隆凸之间，相当于眉弓至鼻翼的高度，长轴大致与鼻梁平行，由双层皮肤夹以薄而具弹性的软骨支架构成。耳郭凸面向后，凹面向前外且高低不平，其卷曲的游离缘称耳轮，以耳轮脚起自外耳门上方，向上呈"？"弯曲，下端与耳垂相接。耳甲是外耳道口的前庭部分，被耳轮脚分为耳甲艇及耳甲腔两部分。耳甲外上侧与耳轮平行的弓形隆起称为对耳轮，其上端分叉为对耳轮上（后）、下（前）脚，两脚间的凹形称三角窝。对耳轮与耳轮间弯曲的凹沟称耳舟。从后面看，耳甲与颅侧壁及耳甲与耳舟间各呈直角。在耳甲腔前方遮盖外耳门的突起称耳屏。对耳轮前下端与耳屏相对处有一隆起称对耳屏。耳屏与对耳屏之间的凹陷称为屏间切迹。耳郭下端无软骨支架，由皮肤及皮下组织构成，称耳垂。外耳道长2.0～2.5cm，为略呈 S 形的软骨骨质管，开口于耳甲腔内，自外耳道口向前、微向上，继向内后、内前、微向下，达鼓膜。

外耳是人体重要的体表器官之一，有判断音源、收集音波、增强音响的功能，还有助于口罩、眼镜的正常佩戴。此外，其正常外形对容貌的完美是极其重要的。耳郭面积虽小，但其位置裸露、突出且由薄的皮肤和软骨构成，遭受烧伤的机会较多，深度烧伤后遗留不同程度的畸形或缺损，需通过整形治疗以恢复其解剖形态和生理功能。

（一）外耳增生性瘢痕

深Ⅱ度烧伤或浅Ⅱ度烧伤处理不适当、延期愈合后引起局部瘢痕增生，瘢痕可为条索状至片块状不等，常影响耳郭外形。治疗可将增生性瘢痕彻底切除，直达软骨膜浅面，然后采用中厚皮片或全厚皮片移植修复创面。如果形成瘢痕疙瘩，也可将病变切除，创面采用较薄的皮片移植修复，手术后局部需进行浅部 X 线放射治疗，防止瘢痕疙瘩复发。

（二）耳郭粘连

面部烧伤累及耳后及其邻近区域时，创面愈合后可因瘢痕挛缩导致耳郭与耳后乳突部粘连，致使耳郭与颅侧壁的正常角度消失，影响容貌，同时还带来一定的功能障碍，如影响口罩与眼镜的正常佩戴等。耳垂与乳突部之间的皱褶处有部分皮肤幸免烧伤而残留，有时还形成隐窝或桥状瘢痕粘连，创面瘢痕愈合后，由于瘢痕挛缩形成深凹的囊袋，积藏污物反复感染，需要手术处理。对于范围较小的条索状或蹼状瘢痕粘连，可采用 Z 成形术或 V-Y 成形术矫正。如粘连范围较广，则应切除瘢痕组织，松解挛缩，使耳郭复位，形成的创面采用中厚或全厚皮片移植修复。手术时需注意，当掀起耳郭时，勿暴露耳软骨；松解挛缩要彻底，剥离应直至耳后皱褶处；耳后残留面积较小的孤岛状皮肤应予切除，但皱褶处残留的三角形皮肤可予保留，必要时于耳后乳突区形成一个三角形皮瓣转移至耳后皱褶处，以使修复后形成稳定的耳颅角；移植皮片的面积要够大，张力要适当，防止过于松弛影响皮片成活，也要防止过于紧张而影响手术效果。皮片移植后可采用压力敷料包扎固定，拆线后坚持支撑包扎数月，防止皮片收缩。

（三）外耳道口狭窄和闭锁

烧伤瘢痕增生或挛缩发生的外耳道口狭窄或闭锁，妨碍听力。手术时沿狭窄口处切开，逐步进入外耳道，彻底切除瘢痕组织，必要时可切除部分耳甲软骨，使重建的外耳道口比正常略宽大。另取一块中厚皮片，肉面向外，包裹在印模胶或适当粗细的塑料管或橡皮管上，塞入外耳道内，皮片边缘与外耳道口皮肤创缘缝合后加压包扎。手术后 10d 更换敷料并拆线，继续以橡皮管或塑料管支撑扩张半年以上，防止皮片收缩。

如狭窄外耳道口周围瘢痕皮肤松软或呈蹼状，可按 Z 成形术原则进行矫正。

（四）菜花状耳畸形

耳郭遭受烧伤如发生化脓性软骨膜炎，愈合缓慢，如果未得到及时、正确处理，可导致耳软骨坏死、脱落或吸收。由于耳郭失去正常支架，萎缩变形，或因结缔组织增生造成局部臃肿，耳郭丧失了正常轮廓，耳轮、对耳轮、耳舟及耳甲腔常形成多数突起和皱褶，形状如菜花，外形与功能受到严重影响。

菜花状耳治疗较难获得满意的效果。手术治疗需待炎症消退、局部瘢痕完全稳定后进行。

沿耳轮前缘约 0.5cm 处做切口，切开并小心掀起耳郭前面皮肤，适当地切除增厚或皱缩的组织，有时耳软骨已纤维化成硬块状，可在适当的位置切开或将其切除，使耳郭充分舒展。必要时将切开之软骨削薄，雕刻塑形，重新缝合修补软骨缺损区。如软骨缺损较多，可另取肋软骨，雕塑后作支架移植，最后缝合皮肤创口。如伴有耳轮、耳垂或其他部位皮肤缺损可另设计适当皮瓣修复。创口缝合后，用柔软敷料充填凹陷面，加压包扎，使皮肤与软骨紧密贴敷以利愈合。术后继续维持外形加压包扎 1~2 个月。有时可能须进行多次手术修整。

（五）耳轮缺损

烧伤所造成的耳轮缺损，可根据缺损具体位置灵活选择适当的方法进行修复。

1. 局部直接缝合

局部直接缝合适于范围较小的耳轮缺损的修复。首先切开缺损边缘皮肤或切除瘢痕组织，根据缺损情况，在缺损内侧星状切除耳郭全层组织，或做附加切口，将缺损区创缘对接，分层缝合。这种方法手术简便，修复后耳郭略缩小，但仍可保持较好的外形（图 21-21）。

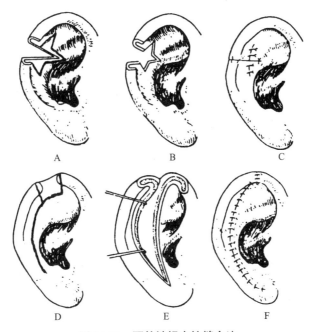

图 21-21　耳轮缺损直接缝合法
A. 切口设计；B. 星状切除多余组织；C. 缝合；D. 切口设计；E. 切除多余组织并做附加切口；F. 缝合

2. 耳后皮瓣耳轮成形

耳后皮瓣耳轮成形适于耳轮边缘均匀而稍长的轻度缺损的修复，瘢痕轻微或已软化，耳后侧面皮肤完整。首先设计一蒂位于缺损边缘的耳后侧面皮瓣，然后切开并掀起皮瓣，直达接近缺损前缘，将皮瓣折叠缝合修复耳轮缺损，耳后遗留创面用游离皮片移植修复（图 21-22）。使用本法修复耳轮缺损需注意皮瓣血液循环状况，必要时宜先行延迟术。亦可在耳后适当位置做纵弧形切

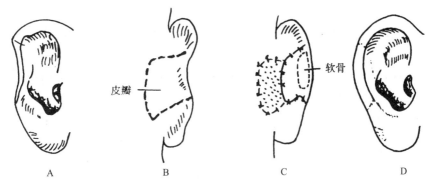

图 21-22　耳轮缺损耳后皮瓣修复法
A. 耳轮缺损；B. 耳后皮瓣设计；C. 植入软骨，皮瓣缝合，创面植皮；D. 术后

口，将耳后皮肤向缺损边缘充分剥离，并将其推移至缺损边缘折叠形成耳轮，必要时可连带一窄条耳软骨或移植一窄条软骨包埋于折叠之皮肤内，有助于形成凸出的耳轮。新耳轮缘内侧可做数针褥式缝合加橡皮条固定，耳后创面行皮片移植修复。

3. 皮管转移耳轮成形

皮管转移耳轮成形适用于范围广泛的耳轮缺损，手术分期进行。首先于侧颈区或上臂内侧制备 10cm×2cm 左右的细长皮管；皮管形成后 3~4 周开始转移，先切断皮管一端，转移并修复耳轮脚及上部耳轮，待再次手术切断皮管另一端，修复全部耳轮。

4. 颞筋膜岛状瓣转移植皮耳轮成形

本方法适于范围较广的耳轮缺损的修复。手术可一次完成。患侧颞部头皮纵切口，显露颞浅动脉及静脉顶支，掀起适当长、宽的颞筋膜岛状瓣；切开耳轮缺损区的边缘或切除瘢痕组织，通过皮下隧道将颞筋膜岛状瓣引入缺损区，卷折固定缝合数针；必要时可用筋膜内包裹窄条软骨以作支撑，然后移植中厚皮片覆盖筋膜瓣形成新耳轮，颞部头皮创口缝合（图 21-23）。

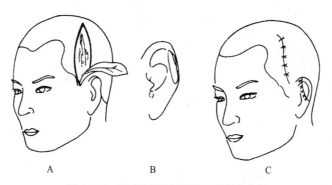

A   B   C

图 21-23　耳轮缺损颞筋膜岛状瓣修复法

A. 掀起颞筋膜岛状瓣；B. 植入软骨支架；C. 筋膜瓣包裹支架后游离植皮

（六）耳郭上半部缺损

烧伤所致单纯耳上半部缺损较少见，多数可能伴有其他部位畸形，整复时除修复耳上部缺损外，需考虑其他部位畸形的修复。耳上部皮肤与软骨缺损如耳后颅侧皮肤侥幸健存，恰适宜采用该部皮肤修复。手术分期施行。将残耳按贴于颅侧壁，在与缺损缘相齐部位做切口，切开耳后颅侧壁皮肤，剥离皮下组织形成一底位于上方之腔穴。取软骨一片雕塑成形后埋入腔穴内，将软骨片及切口上、下缘分别与残耳软骨缺损缘及耳郭前、后皮肤创缘缝合。3 个月后，再次手术，沿埋植入软骨片的外缘切开皮肤，并于其背侧进行分离，注意勿使软骨裸露。然后在耳后侧创面及颅侧区创面进行中厚皮片移植（图 21-24），加压包扎，2 周后拆线。

如耳后颅侧壁皮肤亦遭受烧伤无法利用，而残耳耳甲部尚属完好，可于耳甲形成一个蒂在前的耳甲皮肤软骨复合瓣，向上转移填补耳上半缺损，各创面进行中厚皮片移植覆盖（图 21-25）。

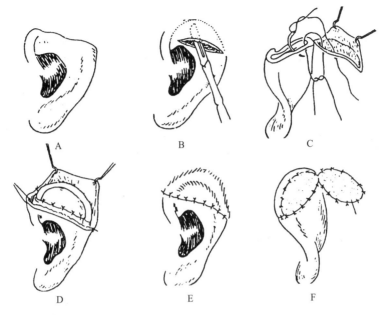

图 21-24 耳上部缺损的修复

A. 耳上部缺损；B. 耳缺损上方乳突区形成皮下囊袋；C, D, E. 植入支架；F. 二期掀起耳郭，创面植皮

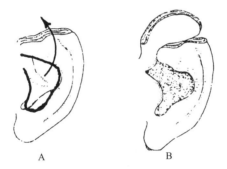

图 21-25 耳上部缺损耳甲复合组织瓣修复

A. 耳甲复合组织瓣切口设计；B. 组织瓣掀起后向上旋转缝合，创面植皮

（七）耳垂缺损

耳垂缺损可采用乳突部皮瓣或瘢痕皮瓣修复。按健侧耳垂大小，在患侧乳突部掀起一蒂在前方之双叶皮瓣，折叠成耳垂状，与耳垂创面缘缝接。如耳郭已与耳后粘连，可在掀起耳郭同期于耳垂残基与乳突区瘢痕皮肤相连处设计一 U 形切口，切开瘢痕皮肤，连同该瘢痕皮肤瓣一并掀起粘连之耳郭，于其背侧创面进行中厚皮片移植。此法重建之耳垂较易收缩，故设计切口时瘢痕皮瓣宜适当放大。

（八）全耳缺损

严重烧伤造成的耳郭缺损，常有增生性瘢痕或者萎缩性瘢痕累及耳郭周围皮肤，给耳郭修复重建带来一定的困难。有时患者从正面观之似全耳缺损，而从侧面观之却有部分耳郭组织存在。因此，应根据缺损程度及邻近部位组织健存状况来决定手术方法。

1. 粘连伴耳轮缺损

有些病例，虽然耳轮因遭受烧伤而缺失，但耳舟或部分耳舟、对耳轮、耳甲甚至耳垂仍存在，只是这些残余耳郭组织完全粘连于颅侧壁。此类患者多为全颜面烧伤，伤愈后颜面尚遗留其他畸形，他们对耳郭重建的最大希望多是恢复功能及有助于佩戴眼镜或口罩。手术可选择粘连分离游离植皮重建耳郭的方法，即沿残耳缘外侧切开瘢痕皮肤，然后掀起残耳郭，至耳根部钝性剥离松解挛缩之耳后肌，以使耳郭能充分伸展。如耳垂缺失可按前述在残耳下端下方作 U 形切口，连同残耳郭一并掀起瘢痕皮肤瓣，止血后连同颅侧壁创面一并进行厚中厚皮片或全厚皮片移植，压力敷料包扎固定。注意保持皮片张力适当，切勿使皮片过紧。术后 10d 拆线，维持支撑包扎 2～3 个月。这种方法手术后耳郭略小，但外形与颜面多能协调。

2. 耳缺损合并耳周瘢痕

严重烧伤造成耳缺损，如残存耳组织少，局部遗留广泛、厚实的瘢痕组织，无法利用局部皮肤，可采用颞浅血管岛状筋膜瓣转移即时植皮法进行全耳再造。本法手术一次完成。根据所需筋膜瓣的大小，在患侧颞部头皮做 T 形或 S 形切口，于颞浅血管浅层向两侧掀开头皮瓣，暴露筋膜范围最大需 10cm×10cm。宜采用锐性剥离，慎勿损伤头皮毛囊及颞浅血管，应使颞浅动脉及静脉完整地保留于颞浅筋膜上。然后将筋膜岛状瓣掀起，通过耳上方皮肤切开或皮下隧道转至耳区。头皮创缘适量切除后缝合伤口。将切取雕塑成形的肋软骨支架与耳部软骨残基或深部组织缝合固定，使耳颅整体角度成45°，必要时可在其后方加垫楔状软骨块以作支撑。以颞浅筋膜包裹软骨支架，最后在筋膜瓣上进行中厚皮片移植。用柔软敷料或棉花填充耳郭凹陷部位并加压包扎。2 周拆线，继续维持支撑包扎 1～2 个月。本手术方法因颞筋膜上含有耳颞神经支，手术后可恢复部分感觉。采用本法的基本条件是患侧颞浅血管健存，如颞部为瘢痕皮肤只要血管存在，即不影响手术。如颞部恰为烧伤性缺发，且瘢痕平软，则可直接采用该瘢痕皮肤岛状瓣进行耳郭再造。本法可适用任何程度耳缺损的修复。

3. 耳后皮肤可以利用的烧伤耳缺损

如果耳后乳突区皮肤幸存，或为少量瘢痕且已软化，则耳郭再造可如先天性小耳症选择手术方法。

（1）耳后乳突区皮下埋植支架法：①第一期手术：手术前测量健全耳大小，利用废旧 X 线胶片描画耳郭支架轮廓，作为雕塑再造耳郭软骨支架的参照依据。术时于右侧 6～8 肋软骨联合处切取大、小软骨各一块，按胶片模型雕塑成形，使耳郭支架具有耳轮、对耳轮、耳舟以及三角窝的形态，注意确保正反面与患侧符合。于耳上方靠近发际缘做切口，于真皮下层向耳区做潜行分离，止血后将雕塑成形的软骨支架置入分离的皮下囊腔内，如果尚残存部分耳软骨，则应注意置入支架与残存耳软骨缘的接合。调整位置合适后用细丝线在支架凹陷处做数针褥式缝合固定，以显示耳郭前面各部位的形态。缝合创口后软敷料包扎，手术后 10～12d 拆线。②第二期手术：于第一期手术 3 个月以后施行。在距埋植之耳郭支架外缘 0.5～1.0cm 处切开皮肤，自支架软骨背面软组织层分离掀起耳郭复合瓣，注意勿使支架裸露。使耳郭整体与颅侧壁夹角在 45°以上，以形成明显的颅耳沟。最后，乳突区与耳郭背侧创面进行中厚皮片移植，加压包扎固定。拆线后继续支撑包扎 2～3 个月。如有必要可第三期手术进行耳屏及耳甲腔成形。

（2）耳后筋膜组织瓣法：沿耳郭样线外做切口，切开皮肤至皮下层，向后外上剥离皮肤 2.0～2.5cm，显露耳后区筋膜，其面积以能包裹整个支架为宜，自耳后筋膜深面掀起皮肤、筋膜组织瓣至相当于耳甲腔的位置。如此形成一"皮肤 - 筋膜组织瓣"。切取肋软骨并雕塑成耳郭支架，将其置于皮肤 - 筋膜组织瓣下适当位置，"耳甲后壁"软骨基部与颅侧壁缝合固定，而将耳轮脚插入前上方皮下，支架下端插入耳垂内。皮肤筋膜组织瓣覆盖耳郭支架，并包裹支架缝合，遗留创面进行游离植皮（图 21-26）。软敷料加压包扎，2 周后拆线。

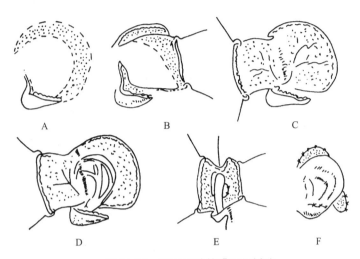

图 21-26 耳后皮肤筋膜组织瓣法

A，B，C. 耳后形成皮肤筋膜组织前；D，E，F. 筋膜瓣包裹支架，补充植皮形成耳郭

（3）耳后皮下隧道（皮下囊袋）法：Avekar 用于小耳症的一期全耳再造术。手术在乳突下方做一小切口切开至皮下层，用弯止血钳或剪刀沿设计的耳轮、对耳轮的位置紧贴皮下做钝性分离，形成要容纳支架的皮下隧道，注意相当于耳甲腔和耳轮外缘的部位不要分离。将雕塑成形的软骨支架引入相应的皮下隧道内，此时即可显示出耳郭形状。于耳轮缘外侧平行切开皮肤皮下层及筋膜层，自其深面掀起新耳郭至耳甲腔部位，乳突区及耳郭背面创面进行中厚皮片移植（图 21-27）。术后处理同其他手术方法。

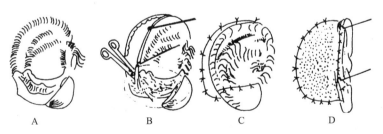

图 21-27 耳后皮下囊袋一期耳再造

A. 植入耳支架；B. 掀起复合组织瓣；C，D. 耳郭、颅侧创面植皮

（4）颞部血管化皮瓣法：手术须分两期，间隔 3 周。①第一期手术为血管化皮瓣制备术。在患侧颞部按需要大小设计 T 形切口。切开头皮至皮下层，仔细分离，在颞浅血管浅层掀起头皮瓣，慎勿损伤毛囊与血管，使颞浅动脉及静脉顶支完整地保留于颞部创面上，止血后头皮瓣卷折缝合。然后在颞部创面上先进行中厚皮片移植，压迫敷料包扎；也可将掀起之头皮瓣原位缝合覆盖移植的皮

片上。②第二期手术为耳郭形成术。沿颞部植皮区周缘切开，结扎、切断颞浅血管远端，自其深面掀起血管化岛状皮瓣，将卷折的头皮舒平后原位缝合，然后向前掀起耳后皮瓣或残存的耳郭组织，将雕塑成形的软骨支架与耳软骨残基缝合固定。将血管化岛状皮瓣旋转至已掀起的耳后皮瓣与耳郭支架的背面，卷折血管化皮瓣边缘形成耳轮缘，缝合创口（图21-28），软敷料包扎，10d后拆线。

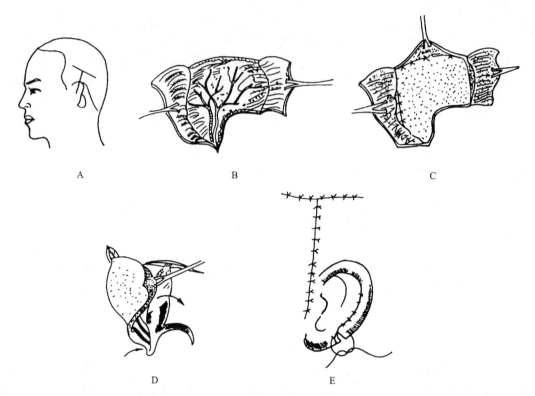

图 21-28　颞部血管化皮瓣法

A. 切口设计；B. 向两侧掀起头皮瓣；C. 在颞浅筋膜上植皮；D. 掀起颞浅血管蒂皮瓣转移再造外耳；E. 缝合

（5）颞筋膜岛状瓣法：颞筋膜岛状瓣法是将血管化皮瓣法的两期手术合成为一期手术的耳再造，即在覆盖耳郭支架的筋膜外面即时进行皮片移植完成耳郭再造的手术方法，前已叙述。

上面介绍的每一种耳再造手术方法，并不适合于所有烧伤耳缺损的患者，应根据不同病例的具体情况，有所选择。对于全身多部位烧伤畸形患者，耳缺损的修复重建大多不需急于安排。应首先考虑其他重要功能部位畸形的修复；头面部广泛瘢痕畸形合并耳缺损，可与鼻缺损一样，在头面其他畸形修复稳定后再进行耳的再造，当然在实施其他畸形修复时，应考虑耳再造手术方法的选择，以保留或创造耳再造时所需要的皮肤软组织条件。

六、颈区瘢痕畸形的修复

颈为人体暴露部位之一，易与颜面同时遭受烧伤。颈前部与颜面部邻近，皮肤菲薄、细嫩；由于颈可做前倾后仰、左右摇摆旋转等多种动作，皮肤松弛、可移动性大。深度烧伤如果早期得不到良好的皮肤覆盖，瘢痕愈合后会产生各种不同程度的挛缩。轻者，瘢痕局限于颈前或颈侧较小区域，可造成单一或多发条索状或蹼状挛缩，与深部组织多无粘连，颌颈角存在，颈区活动受限较轻。中度，颈区瘢痕范围较广，涉及颈前、口底等部位，颌颈角消失，仰头时闭口困难，口角与鼻翼向下牵移，颈区活动受限。重者，颈区广布瘢痕，严重的颌颈区挛缩使颏颈粘连或颏胸粘连，甚至唇胸粘连，除严重限制颈区活动外，还常见耳垂下移、下睑外翻、闭口不能、流涎，如患者系儿童，经久得不到矫治，影响下颌骨发育，下齿前倾咬合不正，进食困难，有些可造成颈胸椎发育畸形。如此各种程度的瘢痕影响颈区形态完美和功能活动，需适时予以恰当治疗。

颈区瘢痕畸形修复一般需待其稳定后进行，根据瘢痕形态、范围、挛缩或粘连程度，选择可行的有效方法。

（一）麻醉选择

成人较小范围的瘢痕或瘢痕挛缩修复术可在局部浸润麻醉下进行，于瘢痕周围及瘢痕下注射 0.1%～0.25% 含 1：200 000 肾上腺素的利多卡因可获得满意麻醉效果。小儿及较复杂的瘢痕畸形修复术可选用静脉给药的复合麻醉，可放置口咽或鼻咽通气管，必要时应进行气管内插管全身麻醉。

（二）修复方法

1. **Z 成形术**　Z 成形术适于颈区条索状或蹼状瘢痕挛缩，根据瘢痕长度、挛缩程度选用单个 Z、双 Z 或多个 Z 成形矫正，必要时可进行 Z 成形术加游离植皮术。Z 成形术时避免三角形（瘢痕）皮瓣过大或末端过于尖长，防止其因血液循环障碍而愈合不良。

2. **皮片移植术**　皮片移植术是颈区瘢痕畸形修复应用最多的方法，适于各种类型颈区瘢痕的修复。大多数病例，笔者采用全厚皮片而少用其他种类皮片移植修复，此类皮片移植术修复后可获得比较稳定且满意的效果。

皮片移植修复颈区瘢痕畸形时应注意：

（1）切除瘢痕应彻底：尤其位于创基的瘢痕组织，如不切除干净，皮片成活后易导致挛缩；松解挛缩应充分，使移位的组织与器官尽量回复到原来位置；创面止血应仔细，防止血肿发生是皮片成活的重要保障。

（2）恢复颌颈角：于颈前上方与口底交界部切除皮下脂肪组织及部分颈阔肌有利于颌颈角的形成；创面两侧创缘形成三角形（瘢痕）皮瓣有利于颌颈角轮廓；口底（颏下三角区）形成适当大小的（瘢痕）脂肪筋膜瓣，翻转缝合至颏尖，可使颌颈角和颏突更明显。

（3）颈前侧方创缘成锯齿状，既可减轻手术后挛缩，又有利于恢复颈区外形。

（4）全厚皮片供区选择：依次为上臂内侧、侧胸区、腹髂部、腹内侧等。如锁骨区、前上胸区皮肤完好的年轻人，其他部位有可供移植的皮肤，笔者不建议选取这片皮肤。

（5）保证移植之皮片足够大，避免在张力下勉强缝合，尤其如涉及下唇、口角，宜使下唇紧闭于上唇位缝合皮片，有利于防止皮片成活后收缩再次造成唇外翻；如皮片需接拼，最好使接合线位于颌颈角。

（6）包扎固定应妥善，手术后适当制动，进稀软饮食，可管饲 3d。

（7）拆线后使用弹性加压半年。

3. 皮瓣移植术

前已叙述，颈区瘢痕畸形主要采用全厚皮片移植的方法进行修复，但有些病例亦可采用皮瓣修复，以取得满意的外形。有些情况，在选择皮瓣修复时应予以考虑：①颈区宜采用薄的皮瓣修复；②严重的颏颈、颏胸粘连，松解后缺损较深，可用皮瓣修复；③颌颈区采用一块皮瓣修复外形较佳；④单纯颈前部增生性瘢痕或由其产生的挛缩畸形可不考虑皮瓣修复。

可根据局部修复的需要、烧伤后遗留健康皮肤情况以及患者的体能、年龄等决定采用局部转移的皮瓣、岛状（轴型）皮瓣或者游离皮瓣来进行修复。

（1）颈项肩部皮瓣：这类皮瓣蒂部位于颈侧方、乳突区及项枕部，其血液循环基础为甲状腺上动脉、耳后动脉、枕动脉、椎动脉以及颈横动脉的分支，但皮瓣内不含上述动脉中的任何一条。皮瓣可达肩峰、三角肌上方。一般需经延迟术再安全转移修复颈区缺损。

（2）锁胸皮瓣：如颈颌部瘢痕切除后创面需皮瓣覆盖，锁胸区有健康皮肤可供形成皮瓣，可设计轴型或岛状皮瓣转移完成。颈横动脉在颈段发出的一条皮支于锁骨中点上方约 1.8cm 进入皮下，向胸前外下行走。可在腋前线、胸骨中线、乳头上方平面之间设计皮瓣，在胸肌表面掀起皮瓣，至锁骨区可见该血管，仔细剥离形成轴型皮瓣或岛状皮瓣，转移至颈区创面。供皮瓣区如不能缝合，可另取中厚皮片移植覆盖。此皮瓣位于前胸上部，肥胖或年轻人尤其女性应尽量避免应用。

（3）薄皮瓣扩张：于瘢痕边缘有健康皮肤的颈侧面、锁骨区、上胸区，以及可形成颈项肩部皮瓣、锁胸皮瓣的部位，估计瘢痕切除后形成缺损创面的大小、形状，选定适当容量的扩张器、薄皮瓣蒂部的方位与埋置扩张器的位置，以适当的皮肤切口，在皮下脂肪浅层锐性剥离，形成可容纳扩张器的囊腔，止血后，将扩张器置于囊腔内。采用常规、快速或持续扩张方法完成扩张后，切除颈区瘢痕，松解挛缩，取出扩张囊，按预定皮瓣的方位扩张的薄皮瓣转移覆盖颈区创面。

（4）游离皮瓣：务须采用皮瓣修复的颈区严重瘢痕粘连，或涉及颌颈区的瘢痕畸形修复，如局部有健康的受区血管，可选用前臂皮瓣、肩胛皮瓣、脐旁皮瓣、股前皮瓣等游离移植一次性修复，可获得满意的皮肤覆盖，即时的外形与功能改善。以颌颈区瘢痕挛缩采用游离前臂皮瓣移植进行修复为例，手术可在静脉复合麻醉或气管内插管全麻下进行，可同组或分组施行手术。①切除颌颈区瘢痕：自口角稍上方、下唇红缘，两侧经下颌角，向下至上颈区切除瘢痕组织，松解挛缩，使下唇充分复位，切除颏颌下过多脂肪组织，充分显现颌颈角，创面仔细止血。于一侧下颌角前方分开颈阔肌，显露面动脉及面前静脉并予适当游离。在颈侧方分开颈阔肌于胸锁乳突肌浅面显露并游离颈外静脉，注意保护耳大神经，防止损伤。②切取皮瓣：以选定与面动脉颈外静脉相同侧肢体做供区，依颌颈区创面以桡动脉走行为轴线设计皮瓣，面积通常可达（18～20）cm×（12～15）cm，可在驱血止血带下进行。沿标线切开皮瓣周缘，自深筋膜浅面从两侧锐性剥离，随时结扎、切断浅静脉分支及肌皮穿支血管；至肱桡肌与桡侧屈腕肌肌腱切开深筋膜，自其深面向桡动脉剥离；结扎、切断头静脉、桡动脉与桡静脉远端；自桡动脉、桡静脉深面从远向近掀起皮瓣，随时仔细结扎、切断桡动、静脉至肌肉的分支；至近侧，尽量将肱桡肌与桡侧屈腕肌及旋前圆肌之间的结缔组织及走行其内的桡动脉皮支连同桡动脉包含在皮瓣内；向近侧适当游离桡动脉、头静脉至足够长度，必要时可仔细游离肘正中静脉，保持其与头静脉、桡静脉的交通连系，结扎、切断其余分支；松开止血带止血。③皮瓣移植：于近端切断桡动脉、桡静脉、头静脉并结扎它们的近侧断端，切断前臂外侧皮神经，将前臂皮瓣覆盖颌颈区创面。将皮瓣内头静脉与颈外静脉近侧断端吻合（9-0 尼龙线 10～12 针），桡静脉选一条与面前静脉近侧断端吻合（9-0 尼龙线 6～8 针），桡动脉与面动脉近侧断端吻合（9-0 尼龙线 8 针）；分别结扎颌颈区上述血管的远侧断端，松开止血夹，检视皮瓣血液循环并止血。将皮瓣周缘与颌颈区创缘间断缝合。皮瓣下放置橡皮引流条，24h 后拔除。④闭合前臂创面：另于其他部位（大腿、腰背）切取中厚皮片缝植于前臂创面，压力包扎。⑤术中注意要点：设计皮瓣应与创面大致相符，勿过大或过小。切取皮瓣时保持桡动、静脉与皮瓣的联系，勿使其分离；结扎细小分支血管时操作应轻柔，结扎线不要过于贴近桡动脉；显露面动脉时，注意避开跨行其表面的面神经下颌缘支，防止其损伤；血管吻合前勿过早夹闭要吻合的血管，吻合时注意保证吻合质量，为使血管断口显露清晰，可应用肝素（12 500U）、利多卡因（2% 20mL）加入等张盐水（180mL）间断冲洗吻合口；如有血管痉挛发生可应用 1% 利多卡因 1～2mL 血管周围封闭，静脉内滴注小剂量肝素（3125U），预防吻合时吻合口血栓形成；注意血管蒂不宜过长，防止吻合血管扭转或迂曲，避免头静脉与面动脉交叉、扭跨。如果颌颈区受区血管因质量等问题不得已使面动脉与头静脉分别位于两侧，可有两种解决办法，一是在切取皮瓣时，保持肘正中静脉与头静脉及桡静脉的交通连续性，将头静脉与面前静脉、颈前静脉或颈前静脉与颈外静脉的交通支进行吻合，而不使用该侧不健康的颈外静脉；二是将头静脉与健康侧的颈外静脉吻合、桡静脉与面前静脉或颈外静脉的分支吻合，而将桡动脉远侧断端与对侧面动脉吻合，通过桡动脉逆向供血营养皮瓣，皮瓣可同样获得良好的存活。⑥术后处理：手术后 3d 内应注意观察皮瓣血运状况，如有变化应及时处理。应用必要的抗生素预防感染，应用罂粟碱或右旋糖酐 -10 防止血管痉挛或血栓形成。1 周后即可拆除缝线。

（陈宝驹　谷　斌）

第 3 节　上肢瘢痕畸形与组织缺损的修复

上肢尤其是手，是人类实现智慧的运作器官，遭受烧伤的机会很多。由于瘢痕的形成与挛缩，功能活动出现不同程度的障碍，给患者工作、学习、生活、社会交往等活动带来不便，加之外形的改变，患者的心态亦受到严重影响。手以其多而灵活的关节、肌肉、肌腱和灵敏的感觉，完成各种复杂的功能。烧伤后由于瘢痕形成并挛缩，除感觉发生改变外，关节活动受限，进而产生不同程度的畸形，造成功能障碍。因此，必须掌握手部烧伤后瘢痕畸形整复的时机，一般而言，涉及关节的手烧伤畸形整复宜提早施行。上肢其他关节部位瘢痕挛缩亦会影响整个肢体的功能活动，应给予适当的处理。

一、腋部瘢痕挛缩的修复

腋窝位于全身最灵活的肩关节的内下方，在上臂与胸壁之间，由腋前、后皱襞围成一个圆锥形空隙。腋窝周围有多块肌肉，腋前皱襞中有胸大肌、胸小肌，腋后皱襞中有肩胛下肌、大圆肌、背阔肌等；腋窝顶部软组织中有腋动脉、腋静脉及臂丛神经干通过。包括腋部在内的大面积烧伤患者，早期往往不容易得到防止腋部瘢痕形成与挛缩的全面治疗，创面愈合后瘢痕形成容易产生挛缩畸形，轻者在腋前、后皱襞处形成蹼状瘢痕挛缩，限制肩关节活动；重者发生臂胸瘢痕粘连，导致胸大肌、背阔肌萎缩，使肩关节活动障碍，产生严重后果。

　　腋部瘢痕挛缩的治疗以手术修复为主，手术成功后配合以积极的功能锻炼。手术治疗应根据瘢痕挛缩的性质、程度选择合理的方法，手术的主要目的是瘢痕挛缩松解与合理覆盖创面，应尽量少切除瘢痕皮肤而多松解挛缩，勿使手术扩大化，避免增加皮源困难。注意防止损伤重要神经与血管，不要将残存腋毛皮肤分离或移位。

　　1. 蹼状瘢痕挛缩

　　蹼状瘢痕挛缩为一种比较多见的腋部瘢痕畸形，可由肩、胸、臂部瘢痕挛缩引起，也可由历时较久的腋部软化瘢痕引起，可根据局部情况采取不同的手术方法进行修复。

　　（1）局部改形术：蹼状瘢痕已软化、松弛或局部有较多健康皮肤存在，可沿瘢痕采用单个Z成形术，解除挛缩恢复肩关节活动度。若瘢痕蹼较长，或周围健康皮肤较少，可采用连续Z成形术。若蹼状瘢痕面积较大，可进行五瓣成形术矫正。五瓣成形术是将Z成形术与Y-V成形相结合，以蹼状瘢痕挛缩线为轴，设计两个相对的Z形，轴线两端同侧向内各做一切口，夹角60°～70°；轴线中点另侧做相应的V形切口；轴线中点V形切口会合处向对侧做一适当角度的垂直切口，形成5个三角形（瘢痕）皮瓣，两侧2对三角瓣分别互相易位缝合，中部1个三角瓣向前推进成V形缝合，使蹼状挛缩消失。

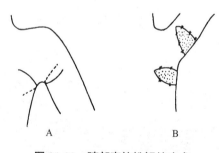

图 21-29　腋部挛缩松解植皮术
A. 切口设计；B. 松解植皮后

　　（2）皮片移植术：如蹼状瘢痕宽阔涉及整个腋部，施行改形术难以矫正，或局部均为瘢痕皮肤，虽已软化亦不宜施行改形术，可采取挛缩松解植皮术。切口做在蹼状瘢痕两端，即在臂内侧及胸侧壁各做横切口，松解挛缩使蹼状瘢痕皮肤平退至腋窝顶，在上臂及侧胸形成的创面上进行中厚皮片移植（图21-29）。如此手术方便、安全，节省皮源，解除大片皮片供皮困难，便于包扎固定，挛缩松解彻底，效果可靠。

　　2. 洞穴状瘢痕挛缩

　　腋窝顶部深邃隐蔽，多有腋毛庇护，有时虽然腋周烧伤，而腋窝顶可能残存一片健康皮肤。瘢痕的挛缩形成一个洞穴状的腔隙，表面仅见小孔，洞内易积存污秽。修复时注意保留残存的皮肤，并注意维持其正常位置。

　　如果洞穴周围为不稳定的增生性瘢痕，手术时将其切除，充分松解腋部挛缩，将腋窝顶残存的皮肤舒展、固定、缝合到正确位置，分离时勿使其完全与基底脱离以免造成血液循环障碍，其余创面进行中厚皮片移植覆盖，侧方创缘做锯齿状缝合。手术后妥善包扎并固定，应用抗生素预防感染，5～7d去除敷料检视如无感染，重复包扎固定。

　　有的患者洞穴表浅，腋部瘢痕已软化，瘢痕皮肤松弛，则可在洞穴边缘做方向相反的Z形切口，侧方三角形瘢痕皮瓣分别插向洞穴上下边缘松解后形成的创面，完成修复（图21-30），若三角形瘢痕皮瓣尚不足以覆盖创面可补充进行中厚皮片移植。

3. 臂胸粘连

臂胸粘连见于肩胸臂广泛烧伤而早期未得到良好皮肤覆盖，创面瘢痕愈合后严重挛缩使臂胸粘连，更有甚者肩臂胸腋部烧伤创面未经植皮而使臂胸直接愈合在一起，形成粘连，腋窝消失，肩关节完全失去活动能力。此种畸形基本无法切除瘢痕，而只能做瘢痕切开松解挛缩，使臂胸分离，形成广大创面，且腋窝顶部亦形成创面，有时有重要神经、血管裸露。

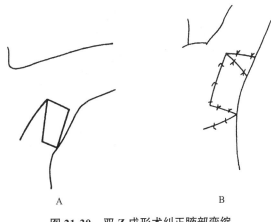

图 21-30　双 Z 成形术纠正腋部挛缩

如果有重要神经血管裸露，肩胛区或胸区有部分相对健康皮肤，或局部瘢痕已软化变薄而松动，可采用肩胛旁皮瓣、胸区皮瓣或瘢痕皮瓣转移，覆盖腋窝顶部创面，其余创面进行皮片移植。

腋、臂部无重要神经血管直接裸露，则可采用整张大块中厚皮片移植覆盖创面；若大面积烧伤患者全身无良好皮肤可作供皮片区，则可收集各部位能够切取下来的小片中厚皮片，剪成1.0cm 左右小块，进行小皮片移植，进行这种植皮时，应尽量密植，皮片间少留或不留缝隙，移植后妥善固定制动，必要时可采用暴露疗法，如皮片移动可随时予以植回，待皮片已贴敷于创面之后再加压包扎，愈合后与大片植皮一样可取得满意结果。

二、肘部瘢痕畸形的修复

肘部瘢痕增生与挛缩在烧伤畸形中也是比较多见的。片状增生性瘢痕、萎缩性瘢痕伴轻度挛缩，虽然对肘关节伸展活动无严重影响，但多影响外观，对年轻患者可产生一定的心理障碍。手术时可将瘢痕切除进行中厚皮片或全厚皮片移植。注意上、下两端创缘松解后比较松弛，应做适当修整，使移植皮片与皮缘保持相同张力；另外肘窝部大片瘢痕切除后两侧创缘宜成锯齿状，防止后期挛缩。

条索状瘢痕及蹼状瘢痕影响肘关节伸展，采用 Z 成形术或连续 Z 成形术矫正时要注意充分松解挛缩，必要时可同时进行 Z 成形与皮片移植术来修复。

肘前严重瘢痕挛缩，有时虽经彻底切除瘢痕组织，仍不能使肘关节伸直，可将肱二头肌腱膜切除，必要时切断部分肱二头肌肌腱，并以手法使肘关节逐渐伸展，创面进行中厚皮片移植。如仍不能伸直，应考虑到是关节周围软组织和关节囊广泛挛缩，勿以暴力强行拉直肘关节，以免损伤神经血管等重要组织，可先进行牵引治疗。在桡、尺骨远端横穿一枚克氏钢针，先以 1kg 重锤进行牵引，逐渐增加至 3kg，创面暂以凡士林纱布包扎或以异体皮、人工皮覆盖，待 1~2 周，关节伸直时，再于创面上进行中厚皮片移植。

对于肘关节环形瘢痕，可先进行肘前瘢痕切除及挛缩松解植皮治疗，后期再进行肘后瘢痕的修复术。对于肘后贴骨的不稳定性瘢痕或溃疡，最好采用适当的皮瓣转移进行修复。如果上臂及前臂均已遭受烧伤，无形成局部皮瓣、岛状皮瓣的条件，而侧胸腹区有健康皮肤存在，则可采用该部皮瓣转移修复。首先切除肘后部瘢痕，根据创面大小按肋间血管走行方向，由后向前设计斜行皮瓣，并从前向后自深筋膜深面掀起筋膜皮瓣，止血后创面如不能直接缝合，可另取中厚皮片移植覆盖；将肘置于侧胸腹区，其尺侧创缘与胸腹创面移植皮片边缘缝合，将皮瓣覆盖肘后部创面，各创缘缝合。3周后进行断蒂手术，分别缝合肘部及胸腹区创口，完成修复。

严重肘部屈曲挛缩或慢性溃疡，当挛缩松解、病变切除后若创面不适合接受皮片移植，如上臂中下段外侧皮肤健存或仅有表浅瘢痕，则可设计以桡侧返动脉为蒂的桡侧副动脉上臂外侧逆行岛状皮瓣转移修复。桡侧返动脉起始于桡动脉起点稍下方，穿过桡神经深浅二支之间于肱桡肌后侧上行，与桡侧副动脉相吻合。桡侧副动脉作为肱深动脉终支之一走行于上臂外侧肌间隔，逐渐浅行穿出深筋膜并发出皮支营养上臂外侧皮肤。于上臂外侧肱骨外上髁与三角肌后缘之间依大小需要设计皮瓣。切开皮瓣周缘，自两侧向中自深筋膜下剥离达肌间隔，于皮瓣末端切断、结扎桡侧副动脉及静脉，向肘部掀起皮瓣，注意保护桡神经及其分支，将皮瓣转移覆盖肘部创面。上臂供皮瓣区如难以直接缝合，应进行断层皮片移植覆盖。

三、手部瘢痕与缺损畸形的修复

手部烧伤畸形很常见，因手部遭受烧伤的机会多，手部深度烧伤后早期处理不当或创面自然愈合，常产生瘢痕与挛缩，引起不同的畸形与功能障碍，治疗除改善其外形以外，应尽量恢复其捏持与握拳等基本功能。手部烧伤畸形的手术治疗应根据畸形特点掌握时机，选择合理的手术方法。对不涉及关节或不影响关节活动的局限性瘢痕，可不急于或不施行手术治疗；有引起关节挛缩可能或已引起关节活动受限的瘢痕畸形，应提早手术治疗；有关节僵硬畸形时，应先行功能锻炼或其他康复治疗；病损仅限于皮肤，可行瘢痕切除采取皮片移植修复，涉及深部结构及关节时需做相应的处理，但应首先或有把握同时修复皮肤，通常需转移皮瓣覆盖，以较薄皮瓣为适宜；手术治疗应与功能锻炼、康复疗法相结合。小儿手烧伤后常引起较严重的挛缩畸形，由于处于生长发育阶段，畸形的发展容易导致患手部分组织发育障碍，比如血管、神经及肌腱相对短缩以及关节变形等，手术宜早施行，而且手术时不可强行暴力复位，对有些复杂畸形不必苛求一次手术完成修复，以分期或多次手术治疗为妥。

（一）手背瘢痕畸形

手背皮肤质地薄软、有弹性，其深层为疏松的结缔组织，使其富有松动性，能适应手部各关节屈曲运动时皮肤伸展的需要。烧伤瘢痕形成后，手背皮肤的这些特点丧失，使手功能活动受到限制。

前已叙述，瘢痕具有进行性收缩的特性。手背深度烧伤创面愈合后，由于瘢痕横向收缩，引起手掌横径缩窄，拇指内收并向背侧旋转移位，靠向示指，与其他各指并列，致使手掌横弓由凹变平，甚或向手掌心凸出形成反弓。瘢痕组织纵向收缩，引起掌指关节过度背伸。若手指背烧伤伸指肌腱中央束断裂，近侧指间关节呈屈曲畸形，掌骨与指骨构成的正常纵弓消失。骨间肌与蚓状肌支点向背侧移位，由屈曲掌指关节的功能转而变为伸的作用，促使该关节更为背伸，有些病例腕部瘢痕掌屈挛缩，终使伤手呈爪形手畸形。如果烧伤早期曾发生感染、组织水肿或长期未活动关节，可发生手内肌、肌腱、关节继发病变，如关节囊挛缩、侧副韧带短缩增厚、关节半脱位、关节面变形、伸指肌腱粘连短缩、肌肉萎缩等，畸形加重使手功能几乎完全丧失。对这类手畸形的手术治疗关键在于修复皮肤、整治关节、矫正拇指，目的在于恢复正常的纵弓与横弓，从而恢复捏持与握拳功能。

手背瘢痕畸形在实施整复治疗时，可根据有无爪形手畸形或爪形手轻重采取有针对性的矫正，采取缺皮补皮、哪里挛缩就松解哪里、由浅入深、逐一修复的方法。一般而言，病损仅局限于皮肤，可行瘢痕切除中厚皮片移植术；病损涉及肌腱、关节等，应做相应的处理，如伸指肌腱的延长或修复、腱帽松解、关节囊松解、侧副韧带切除，关节成形术等，有的可在皮肤修复的同时进行上述结构的处理，有的可先行皮肤修复，然后再进行上述结构的处理。皮肤修复方法可根据肌腱、关节等结构裸露程度而定，如肌腱及关节裸露范围广而无适宜有血液循环组织覆盖，宜采用皮瓣移植来解决。

（1）手背瘢痕切除植皮术：沿手背瘢痕周边切开皮肤，自瘢痕下、手背浅静脉浅面锐性切割彻底切除瘢痕组织，个别部位瘢痕组织侵犯较深，注意保留腱周组织，偶有腱暴露，可将局部脂肪筋膜组织拉拢缝合遮盖。侧方创缘做成锯齿状，锯齿切口应超过 1.0cm。瘢痕切除后，有挛缩的组织应予松解。瘢痕涉及指蹼，可将其一并切除，并将指蹼掌侧缘适当切开，将指蹼背侧缘脂肪筋膜组织及静脉向两侧分离，以加深、加宽受累指蹼。瘢痕涉及手指背侧，可有两种方法：①将瘢痕全部切除；②如供皮源有限，可将瘢痕部分切除，即纵形切除指背中央全层瘢痕，两侧创缘仅切除深层瘢痕组织，然后直接缝合。瘢痕组织切除后，创面进行电凝与结扎止血，在适当部位切取整块中厚皮片移植覆盖手背创面。如创面巨大，难以一整块皮片覆盖而必须连接时，一种方法是于第 1、2 掌骨间分界做锯齿状纵向接合两块皮片；另一种方法是整个手背包括指蹼为一块皮片覆盖，而手指背创面分别另行中厚皮片覆盖（图 21-31）。

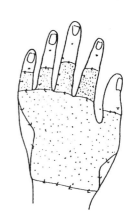

图 21-31 手背瘢痕切除植皮术

笔者认为手背植皮的缝合与包扎以稀疏缝合为好，即缝线间距不必小于 1.0cm，以创缘与皮片缘不分离即可；包扎时以分指中立位纱垫包扎，因压力均匀，移植皮片每每获得良好成活。

（2）指蹼加深术：手深度烧伤愈合后常遗留各种程度的指蹼挛缩畸形，诸如假蹼形成、瘢痕粘连甚至并指等。这些畸形既影响手部形态，又造成手的活动功能障碍。在手瘢痕畸形整复治疗中，指蹼的修复是一项很重要的内容。指蹼修复的目的是恢复指蹼的深度和宽度，修复方法较多，可根据畸形状态适当选择。①改形术：多适合于指蹼轻度瘢痕挛缩、假蹼周围皮肤较正常或仅有表浅瘢痕或增生性瘢痕业已软化。常用的改形术如 Z 成形术、Y-V 成形术、V-M 成形术、五瓣成形术等，均可使假蹼消失、指蹼加深增宽。对于稍重的指蹼瘢痕畸形，可采用 M 瓣成形术，即在邻指两侧各形成一狭长的三角形皮瓣，同时转向指蹼背侧，插入松解后的创面，创口缝合成 M 形。②指蹼瘢痕皮瓣与皮片移植术：适合于指蹼重度瘢痕粘连、瘢痕性并指，主要有三角形皮瓣、矩形皮瓣或 T 形皮瓣。三角形皮瓣与矩形皮瓣大体相同，指蹼掌、背面各形成一末端相对的三角形或矩形皮瓣，掀起后分别向前推移并交错缝合，两侧遗留创面可植以中厚皮片覆盖。此法修复效果稳定，采用掌背面双皮瓣修复，设计时不宜过宽，有时亦可应用指蹼背侧单皮瓣修复（图21-32）。T形皮瓣位于指蹼背侧，T形瓣的纵行部分为蒂，不窄于横瓣的三分之一，其长度依指蹼需加深的程度而定，横瓣位于指蹼游离缘部，可向相邻指根背侧适当延伸，T形瓣掀起后推移，缝合于指蹼掌侧创面，T形皮瓣两侧创面亦须植皮覆盖。③指蹼加深植皮术：在指蹼背侧中部纵向切开直至掌侧，分离至掌指关节平面，将指蹼皮下脂肪与静脉血管推向侧方，在创面上植以中厚皮片。此方法手术简便，唯后期可能产生不同程度的再挛缩。

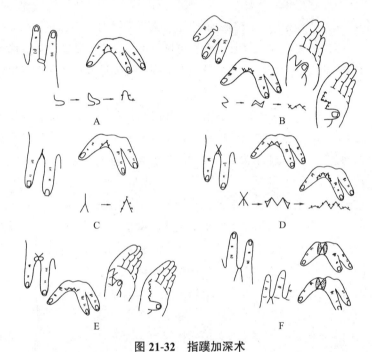

图 21-32　指蹼加深术

A. 局部旋转皮瓣；B. Z成形术；C. Y-V成形术；D. Y-V-M成形术；E. 五瓣成形术；F. 三角瓣及植皮术

（3）虎口开大术：拇指的内收、外展、屈伸及旋转对掌功能与宽阔的虎口有关，如果虎口区因瘢痕挛缩，虎口不能正常展开，则限制拇指功能。处理虎口瘢痕挛缩可根据虎口挛缩瘢痕的形态、性质选择适宜的方法进行。①锯齿形切口：在涉及虎口区的手背瘢痕切除时，虎口部皮肤做锯齿切口，松解挛缩后使创缘成M形，防止皮片移植成活后再挛缩。②改形术：如为条索或蹼状瘢痕挛缩引起虎口狭窄，可进行Z成形术、五瓣成形术矫正。③如果虎口瘢痕挛缩伴拇指严重内收，单纯切除瘢痕难以解除挛缩，可切开深筋膜，剥离内收拇肌横头，以刀柄将内收拇肌横头自其在近节指骨基底部的附着点推开，注意应推断纤维化的肌纤维，不可全部切断以免影响内收拇肌功能，在处理纤维化肌纤维时应防止损伤指血管神经束。

虎口的挛缩做瘢痕切除和松解挛缩时，应注意设计局部皮瓣，通常在虎口掌、背侧各形成一个三角形皮瓣或瘢痕皮瓣覆盖虎口基底，两侧创面进行中厚或全厚皮片移植。有时两个三角形皮瓣不能接触缝合，也可在二者中间的创面进行皮片移植（图21-33），术后同样可取得满意而稳定的效果。

（4）手背瘢痕切除皮瓣移植术：手背深度烧伤后，由于严重的瘢痕挛缩并伴有肌腱、骨、关节继发畸形、肌腱短缩、关节囊挛缩、关节脱位及拇指极度内收等，手呈现严重的爪形手畸形。这些继发畸形处理需良好的皮肤覆盖，在手背瘢痕切除后，单纯皮片移植已不适应这些畸形修复的需要，应采用皮瓣移植进行创面覆盖。以往采用皮管转移修复，虽可提供较充足的组织量，但其手术次数多、疗程长；也有采用髂腹区皮瓣即时转移，需二期断蒂，并因过量脂肪显得臃肿，后期需去脂术；还有采用前臂桡动脉逆行岛状皮瓣转移修复，牺牲前臂一组重要血管，肥胖病例该皮瓣也比较肿厚。笔者采用傍轴型血管（如旋髂浅血管、腹壁浅血管、腹壁下血管脐旁穿支等）的腹区真皮下血管网薄皮瓣修复瘢痕切除后的手背创面，效果满意。该皮瓣修复手部创面，色泽、质地、厚薄适宜，肢体制动体位舒适，断蒂时间短，小儿及老年人均可酌情采用。将皮瓣蒂部设计在靠近表浅轴型血管部位，蒂部通过皮支接受轴型血管供血，使真皮下血管网内血流灌注压升高，增加供血量，促进静脉回流，有利皮瓣成活。

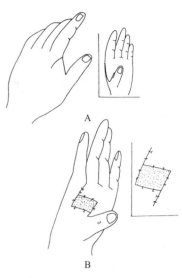

图 21-33　Z 成形植皮虎口开大术

A. 切口设计；B. 挛缩松解后补充植皮

切除手背瘢痕松解组织挛缩、止血后，依创面大小、形状及肢体摆放舒适位置，在腹区表浅轴型血管部位设计皮瓣。以傍腹壁浅血管真皮下血管网薄皮瓣为例，于腹股沟韧带上方 1.0～2.0cm 稍偏外侧，向上设计皮瓣，皮瓣长可达 12.0cm，宽 18.0cm，蒂宽 8.0cm，切开皮瓣边缘，自皮下脂肪浅层锐性切割分离，掀起皮瓣，蒂部不必加深加厚过多剥离，不探查、显露、处理傍血管。供皮瓣区如难以直接缝合则另取中厚皮片移植修复。将手置腹区，皮瓣覆盖手背创面缝合，涉及手指背，皮瓣边缘可裁剪对应缝合（图 21-34），之后松软包扎，5～7d 行断蒂术。

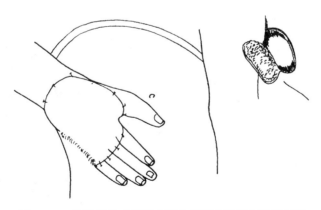

图 21-34　傍腹壁浅动脉真皮下血管网皮瓣修复手背创面

（5）掌指关节背屈畸形的处理：此为爪形手整复的重点和难点，为了恢复手的正常纵弓，必须矫正掌指关节的过度背屈。

烧伤后时间不太长，瘢痕切除松解挛缩后，掌指关节背屈可得到纠正。如果时间较长，则关节囊及其周围组织处于纤维化挛缩状态，手术时切除瘢痕之后，再松解关节周围组织粘连与挛缩，并以手法施以缓而持续的力量使掌指关节被动屈曲70°～80°，必要时还应松解或做伸指肌腱的延长。若如此仍不能使掌指关节屈曲达到70°，则应进行关节松解术。①掌指关节侧副韧带与背侧关节囊的处理：侧副韧带是掌指关节的连接结构之一，由掌骨头背侧结节向前斜向近节指骨基底掌侧。掌指关节屈曲时，侧副韧带处于长而紧张状态，而掌指关节伸直或过伸时则处于短而松弛状态。掌指关节背屈畸形使侧副韧带在最短状态下挛缩，因其短缩并增厚从而限制了掌指关节活动。手术可采取掌指关节侧方或背侧入路，分开指背腱膜，显露侧副韧带，切除约1.0cm×0.5cm，然后活动掌指关节，必要时可切除两侧侧副韧带。如掌指关节屈曲仍不满意，可切开背侧关节囊，并分离掌骨头与关节囊的粘连，然后缝合腱帽与皮肤切口。在切除掌指关节侧副韧带时，注意先识别骨间肌、蚓状肌肌腱，避免误伤，该二肌腱位于侧副韧带浅面，可用小钩将其拉开，即可见白色增厚的侧副韧带。②掌指关节成形术：掌指关节严重背屈挛缩，且时日较久，掌指关节呈半脱位，近节指骨基底重叠于掌骨头背侧，而且掌骨头变大，处理软组织挛缩难以矫正，可做关节成形术。手术时切开关节囊，将膨大的掌骨头切除，将掌骨头断面稍向掌侧倾斜并修平，然后缝合关节囊及其他组织。

（6）指间关节畸形的整复：指背皮肤薄，伸指肌腱亦薄而扁，深度烧伤后常造成伸腱中央腱束损伤，随着屈指动作，损伤的中央腱束向两侧劈裂，两侧侧腱束从指间关节背面滑向两侧甚至到掌侧，形成近侧指关节屈曲、远侧指间关节过伸的畸形，成为爪形手畸形的一部分。严重病例，除存在上述畸形以外还有指背皮肤的不稳定性瘢痕或粘连，有的甚至连指间关节亦受损，致使指间关节活动严重受限。上述畸形使手不能正确实施捏持、握拳动作。①远侧指间关节松解植皮术：远侧指间关节过度背伸，可沿远侧指间关节背侧横纹做向近侧的弧形切口，直达两侧中线，向远侧剥离瘢痕皮瓣，再施以手法缓慢用力使该关节屈曲，然后在创面上进行中厚皮片移植并压力敷料包扎。手术时注意勿将伸指肌腱切断或拉断。关节松解复位后末节手指背侧瘢痕皮瓣可能翘起，连同该翘起瘢痕皮瓣创面一并植以一块皮片（图21-35），成活后形成的隆起畸形会自然消失平复。②近侧指间关节的修复：近侧指间关节破坏严重，不能通过修复肌腱、关节囊等组织恢复其活动功能，可进行关节融合

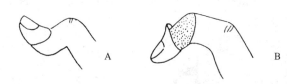

图21-35　远指关节背屈挛缩松解植皮术

A. 切口设计；B. 远指关节松解植皮

术，尤以2～5指多指损伤更为适合。关节背侧横切口切开达骨面，以剥离器推开骨膜皮瓣，将关节两侧做楔形截除，以克氏针贯穿固定，垂直褥式缝合法缝合皮肤。固定角度在135°左右，从示指至小指依次适当缩小角度。

若仅中央束断裂而指间关节被动活动度良好，且指背已有健康皮肤覆盖，可行伸指肌腱修补术，修复要点在于松解侧腱束及网状韧带的挛缩，重建中央束的连续性，方法较多。诸如将两侧腱束向中央拉拢缝合；一侧腱束切断绕另一侧腱束重新缝合；两侧腱束切断交叉缝合；桡侧束劈开靠指背的一半及尺侧腱束切断缝合并与中央束缝合等方法（图21-36）。然而烧伤伸腱中央束断裂不仅仅是肌腱的病损，而且还有肌腱粘连、皮肤瘢痕或缺损等多种问题，使上述方法在实施时增加一定难度。笔者采用屈指浅肌腱止端转位修复烧伤伸指肌腱损伤，可与近侧指间关节背侧皮肤缺损同期进行，效果满意。

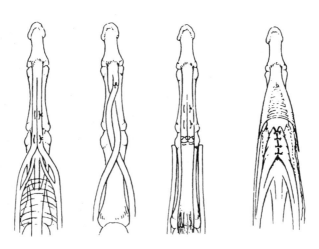

图 21-36　伸指肌腱中央束断裂的常用修复方法

切除近侧指间关节背侧不稳定瘢痕，显露并剥离伸腱侧束及近端中央腱束；自侧方创缘皮下及指固有血管神经束深面向指掌侧剥离；掌指横纹横切口显露屈指浅肌腱并切断它，将其远端完全分开，分别自血管神经束深面引向指背围绕伸指肌腱对侧腱束缝合，使两侧束向中央靠拢并与中央束缝合；于近节指侧背设计适当大小的皮瓣，切开皮肤皮下组织，切断、结扎指固有动脉近端，分离指神经，掀起含有指固有动脉的逆行皮瓣，旋转覆盖指间关节背侧创面，指侧背创面进行中厚皮片移植（图 21-37）。术后制动 3 周开始功能训练。

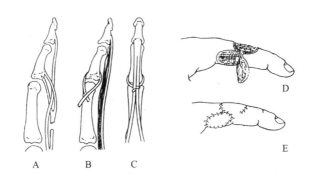

图 21-37　屈指浅肌腱止端修复伸指肌腱

A. 切断屈指浅肌腱；B. 腱止端于血管神经束与指骨间通过；C. 缝合固定侧束；
D. 掀起指动脉逆行皮瓣；E. 修复指背创面

（二）手掌瘢痕挛缩

手掌瘢痕挛缩，若大小鱼际及手指被牵向掌心，严重时可形成握拳状畸形。因手掌部皮肤及皮下脂肪组织较厚，其下又有掌腱膜存在，血管、神经及肌腱在多数情况下是健存的。主要治疗是将手掌部瘢痕切除，彻底松解挛缩，如掌腱膜挛缩，应予切除，使手掌及掌指关节舒展，两侧创缘做成锯齿状，创面进行全厚皮片移植，多可获得较好的功能与外形的恢复。

还有一些病例，虽然手掌看不到较多的瘢痕，而手掌及掌指关节呈屈曲状、手指呈过伸位挛缩，可能因烧伤早期炎性水肿时间持续较长，未及时进行关节功能活动而引起。虽然瘢痕不多，但皮下组织、掌腱膜，甚至部分肌腱及关节囊呈不同程度粘连与挛缩，这类畸形整复处理有一定困难，手术时应对粘连与挛缩组织进行彻底松解，必要时将指背腱膜侧方做部分切除或将蚓状肌肌腱切断向近侧移位缝合固定。手术后加强功能活动，必要时手术前后均做弹性牵引治疗。

手指屈曲挛缩较为复杂。有些病例掌指关节及近侧指间关节，甚至远侧指间关节向掌面均呈屈曲状挛缩，手掌皮肤拉向近侧指节，指蹼变浅，指掌侧皮肤缩小。此时松解手术可在掌指横纹做横切口直切至两侧，若指蹼仍挛缩则将切口两端分别向指蹼背侧延长，切开瘢痕进行松解，使掌指关节、手掌皮肤与指蹼得到复位，近侧指间关节屈曲状态明显改善，如仍感不满意可于近远指间关节做附加切口，切开瘢痕皮肤，加以手法，屈掌指关节状态下，缓缓推压使手指伸直，往往使整个挛缩状态改善，植以全厚皮片后呈现出一只完整手的掌面形态。如为单纯掌指关节掌侧与近节掌面的瘢痕挛缩产生的上述畸形，沿此切口切开、松解并行全厚皮片移植后，畸形解除，组织复位，手术简便。

有些病例屈曲挛缩时间长，血管神经束与屈指肌腱短缩，经上述切开松解，畸形可改善，若手指难以伸直，不可强行暴力手法矫正，防止血管神经束损伤，可暂时进行皮片移植，之后进行功能锻炼，适当时机再次手术松解、逐步矫正。

（三）手残缺畸形

随着烧伤早期救治水平的提高，整形外科技术与手段已在早期深度烧伤创面处理上得到广泛应用。因此，烧伤手残缺畸形逐渐减少。但因烧伤原因不同，如电接触性烧伤、热压伤、化学烧伤有增无减，加上难免有些未能挽救的烧伤手，伤愈后遗留各种程度和类型的残缺手畸形，需进一步整复治疗，以恢复其部分功能，达到生活自理或恢复部分工作，减轻家庭与社会负担。

1. 拇指缺损的再建

可根据伤残的具体情况与患者的要求等，综合分析，选择适当的方法。

（1）第1掌骨拇化术：适合于拇指近节残存少许或缺失，其余指有或没有而掌骨存在的病例。要加深虎口，而且要使虎口增加一定的宽度。切除虎口区瘢痕，切断纤维化挛缩变硬的部分内收拇肌，使第1、2掌骨间的空隙加宽，必要时可切除第2掌骨的中远段，将第1背侧骨间肌肌腱缝合固定于第3掌骨，然后设计适当的局部皮瓣覆盖虎口区，残余创面进行全厚皮片移植（图21-38），无皮瓣成形条件，则可完全进行皮片移植覆盖虎口创面，皮片成活后加强功能锻炼。

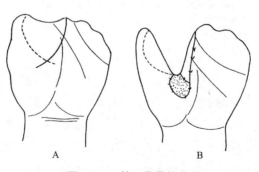

图21-38　第一掌骨拇化术

A. 切口设计；B. 去除第二掌骨，加深加宽虎口，闭合创面

（2）残指转位术：适于拇指缺损而其余指残存的病例，因应用示指转位拇指再造手术简便，如示指末节已缺失，则转移至拇指其长度较为合适。以残示指转位术为例。切除拇指残端瘢痕组织，横形切开虎口缘。于示指根部掌、背侧各做 V 形切口切开皮肤，显露示指神经、血管、肌腱及掌、背侧骨间肌。游离示指的手背静脉，切断第一背侧骨间肌腱，于第 2 掌骨中部切断示指伸腱，切断第 2、3 掌骨头间韧带。游离示、中指指总动脉与神经，切断结扎中指桡侧指动脉，劈开指总神经，切断示、中指间的掌腱膜及其他软组织，于基底部截断第 2 掌骨，根据需要去除过长部分掌骨，将示指掌骨与第 1 掌骨残端以克氏针固定，使示指呈旋转 10°～15° 成对掌位。将伸拇长肌腱与示指伸肌腱缝合，第 1 背侧骨间肌缝合固定于原第 1 掌侧骨间肌止点，屈拇短肌腱缝合固定于原第 1 背侧骨间肌止点，外展拇短肌缝合固定于示指近节基底桡侧，缝合创口（图 21-39）。

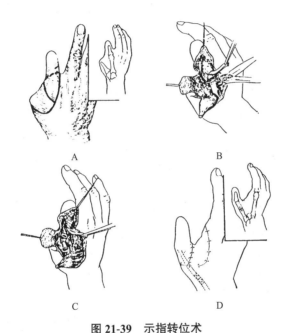

图 21-39　示指转位术

A. 切口设计；B. 分离软组织后截断第 2 掌骨；C. 将示指移位与第 1 掌骨衔接；D. 重建拇指

（3）皮瓣或皮管移植、植骨拇指再造术：适合于拇指缺损、拇指近节基底残存、其余指基本健存。皮瓣可选择示指桡侧指固有动脉指背岛状皮瓣与拇指桡侧指背动脉掌背逆行岛状皮瓣（图 21-40）、第 1 掌背动脉示指背皮瓣与虎口皮瓣等；皮管可采用髂腹区皮管；植骨可采用髂骨。皮管植骨法后期需进行指血管神经束岛状皮瓣转移以重建感觉。

（4）足趾移植：通过血管吻合将足趾移植于手部再造拇指或其他手指，外形与功能恢复较好，足部遗留缺趾的严重畸形。

2. 其他手指再建

拇指以外手指的再建，应根据患者情况综合分析决定，有的可采用血管、神经吻合的方法移植足趾重建手指。对于各指缺损而掌骨存在的病例，可考虑掌骨指化术，即在各掌骨间切开，局部三角皮瓣插入植皮，加深指蹼，术后经锻炼可获得一定功能。

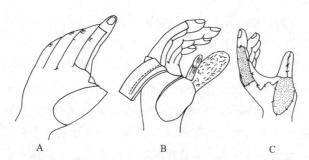

图 21-40　拇指桡侧指背动脉掌背逆行岛状皮瓣与示指桡侧指动脉指背岛状皮瓣拇指再造

A. 拇指缺损与皮瓣设计；B. 植骨与掀起皮瓣；C.皮瓣包裹植骨拇指再造

烧伤后手部广泛瘢痕，尤其因挛缩造成的畸形手，涉及部位广，受累组织结构多，致使畸形无论从广度、深度、方位都很复杂，修复治疗远非一次手术所能成功。对于一只如此麻烦的畸形手，无须盼求一日之间可能复原。首先制订一个妥善的计划，耐心地实施，每次整复都有改善，穿插各手术间歇期的功能锻炼，必功到自然成，终能获得完满的回报。

四、腕部电烧伤手畸形的系统治疗

腕部接触性电烧伤，常累及皮肤、屈侧肌肉肌腱、正中神经、尺神经、桡动脉、尺动脉等重要结构，早期虽经及时扩创、转移皮瓣覆盖，后期仍多遗留手部严重畸形与功能障碍。如果伤后获得正确救治与指导，注重伤手各关节被动活动，使之保存相当的活动度，即使畸形严重，经系统手术治疗，亦可望改善手的形态并修复其部分功能。修复手术须分期分次进行。首先应进行皮肤缺损的修复，酌情采用游离皮瓣、局部或邻近皮瓣、远位皮瓣转移等，做好皮肤准备，良好的皮肤覆盖是电烧伤手畸形整复的开始，亦是其后诸组织结构修复的必备条件与使其成功的可靠保证。然后或有条件可同时修复神经缺损、修补肌腱缺损或进行肌腱粘连的松解。再后须改善因神经损伤造成的内在肌瘫痪手畸形，包括掌指关节与指间关节协调动作即联动装置功能的恢复，拇指对掌功能重建。结合每次手术间歇期间的主动与被动功能锻炼，进行体疗，必要时根据恢复情况或畸形改善状态，进行必要的修正手术，如神经、肌腱探查，松解粘连，处理神经瘤等，终使畸形状态或多或少、或大或小地有所改变。

（一）神经损伤的修复

接触性电烧伤造成周围神经损伤，尤其是前臂远端及腕部接触性高压电烧伤致正中神经、尺神经损伤相当多见，使患者伤手感觉、运动功能受到严重损害或丧失。电烧伤后神经损伤的病理表现和普通机械性损伤大有不同，而且损伤程度与转归预后皆各有所别。有人观察烧伤早期手术时保留烧伤神经连续性并采用有良好血运的皮瓣覆盖，使伤口一期愈合，然而烧伤神经功能自然恢复的比例是很小的，有时即使皮肤烧伤轻微、周围软组织较健康而创面自行愈合者，都遗留永久性、完全性的神经损伤。然而，也有少数病例在神经干表面有明显的损伤，保护其连续性而以皮瓣覆盖后却得到神经感觉与运动传导功能的理想恢复。无论如何目前早期治疗的趋势是早期手术清除坏死组织，修复创面，对神经连续性存在的病例，保持其完整，用有丰富血液循环的组织覆盖。笔者认为不管早期处理如何，后期畸形须依烧伤神经的表现决定修复方针，结合临床症状对烧伤神经进行显露探查，对支配区感觉、运动功能障碍或减低而神经连续性存在的病例，探查时如可见神经束，应仔细松解，清除瘢痕组织使烧伤神经干甚至神经束从瘢痕禁锢中解放出来，多可改善原来的感觉状态。对支配区感觉、运动功能丧失的病例，即使是神经连续性存在，如果其明显瘢痕化，细硬如铁丝，应去除病损段行神经移植术。由于伤后手内在肌在短时期内即可发生不易恢复的瘫痪，神经修复多以感觉重建为主，运动功能需辅以其他替代性手术。

至于神经探查、神经移植与神经吻合，依笔者的经验：①神经干的探查手术应从其健康段开始，即在邻近病损区的健康组织入手，牵开肌肉，在正确位置的肌间隙显露神经干的健康段，然后沿健康段向病损段剥离显露之，如此操作较在瘢痕内寻找容易且损伤轻。②神经移植首先是受植神经端的准备，确应如教科书所强调切除瘢痕彻底，至神经断端达正常平面、神经束历历在目。供植神经多选腓肠神经，在外踝跟腱之间稍上方做切口斜向腘窝中央方向，切开皮肤皮下组织，即见小隐静脉与腓肠外侧皮神经显露于切口内，锐性分离，以需量截取之。③神经移植，自然张力状态将移植神经置于神经干断端间，以 7-0～9-0 尼龙线缝合其外膜，应使神经束端相对，勿使束端夹裸于神经端外膜间。

（二）骨间肌与蚓状肌瘫痪手畸形的矫正

这是电烧伤内在肌瘫痪手畸形整复手术重要内容与步骤之一，方法很多，大致可分为两种类型，即动态矫正与静态矫正。

动态矫正功能重建术是通过肌腱的移位替代蚓状肌或骨间肌，部分完成屈掌指关节伸指间关节的活动功能。主要方法有指伸肌腱替代如示指固有肌腱移位术、桡侧腕长伸肌移位术等；屈肌腱替代如环指指浅屈肌腱移位术，分别以上述肌为动力，以其肌腱分束（必要时辅以肌腱移植加长）通过蚓状肌管将腱端缝合用于指背腱膜扩张部桡侧，代替蚓状肌行使屈掌指关节伸指间关节功能。

静态型（掌指关节稳定术）是将掌指关节稳定于微屈位 15°～30°，改变其过伸状态，伸屈肌腱运动时完成手指的伸、屈动作。诸如掌指关节掌侧关节囊紧缩（部分切除缩短）术、掌指关节掌侧关节囊折叠缝合术、掌指关节掌侧关节囊重叠缝合术、腱移植固定术（植腱穿过腕背支持带，两端绕蚓状肌管固定于指背腱膜扩展部桡侧）、掌筋膜固定术（分束扣缝于指屈肌腱鞘近端）。或阔筋膜片移植，近端缝合固定于掌腱膜与腕横韧带，远端扣缝于指屈肌腱鞘近端，使掌指关节屈曲 30°，伤口愈合后，经功能锻炼，掌指关节稳定于屈曲 15°～30°。

（三）拇指对掌功能重建

正中神经损伤，其所支配的鱼际肌瘫痪，导致拇指对掌功能丧失，患手不能完成握持动作，需进行拇指对掌功能重建术。

如果腕掌关节被动活动好，有理想的肌腱可以利用，应做肌腱移位。

肌腱移位重建拇指外展功能的方法相当多，主要对动力、方向和止点这三个问题处理不同。

（1）动力肌：多选用掌长肌。因为①掌长肌与拇指外展在功能上是协同肌，当患者用力外展拇指时，可见掌长肌明显收缩，当采用此肌腱移位后，功能训练比较容易；②如果其他腕屈肌存在，掌长肌移位后不致影响屈腕功能和力量；③掌长肌腱和掌腱膜相连续，移位时可带一部分掌腱膜，以弥补肌腱长度不足的欠缺。但此肌与腱常可能早期受累而不存在。除掌长肌外，也可用环指指浅屈肌移位，切取时远较用掌长肌腱方便，也可获得较好结果。还有不少肌腱可供肌腱移位之用，如尺侧腕伸肌腱、示指固有伸肌腱或小指固有伸肌腱等，关键是要有足够力量及滑动范围。

（2）方向：移位肌腱的方向是个重要环节，很多手术设计是从这点出发的，譬如在豌豆骨处做一滑车，移位肌腱要尽量与外展拇短肌方向一致，即移位肌腱在前臂远端，朝着拇指腕掌关节及掌指关节桡侧的方向。若用指浅屈肌腱，也应将肌腱剥离至前臂而不是从腕管的远侧在掌部移位。移位肌腱的方向如果偏掌侧则使拇指腕掌关节及掌指关节屈曲，偏背侧则起伸展作用，为了避免出现这些情况，要求皮下隧道方向准确，而且宽度要合适，太狭窄易粘连，过宽不能保证移位肌腱不发生侧方移动。

（3）止点：移位的肌腱先与拇外展短肌腱缝合，然后于拇指指间关节伸直位，再缝合到拇长伸肌腱的尺侧。这样，移位的肌腱可起到使拇指腕掌关节外展对掌、掌指关节外展、拇指旋前的作用。

在缝合固定时要检查移位肌腱方向、张力是否合适。在屈腕位，先将移位肌腱在拇外展短肌腱处缝合一两针，然后伸腕，如果隧道方向和张力合乎要求，拇指应立即呈现外展位。反之，如果拇指位置不理想，则需重新调整方向及张力。如果拇指呈现屈曲，则可能由于移位肌腱缝合处偏于掌指关节的掌侧，需拆除缝线重新缝合。当位置合适后，则将移位肌腱绕经拇长伸肌腱背面，并缝合在其尺侧。如果张力、方向和肌腱止点均合乎要求，术中被动伸腕以后，可见拇指的腕掌关节、掌指关节均呈外展位，拇指的指间关节呈伸直位，并见拇指旋前。

术后于屈腕及拇外展位固定3周，然后去石膏开始功能练习，一般能获得满意效果。

对掌功能重建，如果没有条件做肌腱移位，如腕掌关节僵直，则应行骨固定手术，通常采用掌骨间植骨术。于第1、2掌骨间背侧做弧形切口，将第1背侧骨间肌于掌骨附着处剥离，以显露两掌骨相邻面。拇指被动外展，以小凿在两掌骨中近端1/3处，各凿一骨孔，两骨孔略偏掌侧。这一步骤很重要，植骨后能否将拇指支撑于外展位，全在于骨孔的位置。此外，如骨孔位置太远，握物时物体易与植骨块相抵触；愈近，植骨的长短对拇外展的角度影响愈大，因此，植骨块安置过近，则拇指常不易充分外展。取髂骨时皮质骨与松质骨兼要，以骨皮质为杵，修尖后插入骨孔内。一般情况下植骨稳定不需要内固定。若用钢针贯穿植骨与两掌骨，操作十分困难，且易将骨块劈裂，可用一枚钢针将植骨与第2掌骨固定即可。术后石膏托须确实保持拇指于外展位，直至骨愈合，需要8～10周。这种手术的缺点是，只有拇指腕掌关节的外展，而掌指关节位置无改进，这和肌腱移位的结果不同；而且固定于外展位的拇指也给日常生活带来一些不便，如正常人手掌必须放平才能插到衣服口袋里，由于拇指位置固定，使这一经常性的动作感到十分不便。

腕电烧伤后有些可供移位的肌与肌腱可能已不存在，则应根据实际情况进行合理选择，指浅屈肌腱、尺侧腕伸肌腱甚至小指或示指的固有伸肌腱皆可用于拇指功能重建术。

（陈宝驹）

第 4 节 下肢瘢痕畸形的修复

下肢的主要功能是站立和行走，下肢的髋、膝、踝 3 个大关节，必须维持其正常的角度，即髋、膝关节 180°，踝关节屈曲 90°，方可平稳地站立。关节必须有一定的活动度，即髋关节前屈 60°，后伸 20°～40°，内收、外展 45°；膝关节伸直 180°，屈曲 30°；踝关节中立位应是 90°，正常应能背屈 35°，跖屈 45°。另外，下肢髋、膝关节尚有内旋、外旋运动，踝关节有内翻、外翻运动，这样，下肢才能正常自如地行走。下肢关节运动范围较大，需要皮肤有足够的伸缩性。由于烧伤后瘢痕缺少弹性，限制了关节的活动范围，导致不同程度的功能障碍。下肢深 Ⅱ 度以上烧伤，创面愈合后应尽早应用弹力绷带加压，特别是下地站立行走时间，由于下肢血液回流差，站立与行走时患者常感到瘢痕区胀痛、奇痒，重者两脚不停地换位，影响正常生活和工作，使用弹力套或弹力绷带加压，能减少下肢充血，减轻症状。

小腿胫前区皮下软组织少，烧伤较深时，愈后瘢痕紧贴骨面，容易碰伤破溃，加之局部血液循环差，破溃后的创面较难愈合，有时反复破溃，形成慢性溃疡。

下肢瘢痕畸形的修复，首先应使瘢痕充分松解，恢复关节功能位，使患者能站立行走。松解后的创面大多可采用中厚植皮修复，术后一般应卧床 2 周左右，10d 后拆线。大片植皮后，早期下地活动时要使用弹力绷带，以防皮片淤血。

一、腹股沟区及臀区瘢痕挛缩的修复

腹股沟的瘢痕可表现为条索状、蹼状或大片状。轻者仅在髋关节后伸时感觉皮肤紧；重者牵拉腹区、会阴部皮肤，致肚脐移位等畸形；再重者影响髋部运动，不能直立，腰区向前或向一侧倾斜。幼儿烧伤后严重畸形者如不及时矫治，可造成脊柱畸形，影响正常发育。

治疗方法的选择应视患处情况而定。条索状或蹼状瘢痕可采用 Z 成形术或局部皮瓣，挛缩较严重者有时尚需植皮。片状瘢痕挛缩通常只需做瘢痕松解植皮，除非是不稳定性瘢痕或表面凹凸不平易于藏污纳垢的瘢痕，多还需进行瘢痕切除，以避免扩大创面增加取皮困难。腹股沟区皮下软组织较多，热力烧伤所致瘢痕松解后一般均有血液循环良好的创基，可以做中厚皮片移植。植皮区打包包扎，局部制动，直至皮片成活。

大片游离植皮后，皮片的挛缩会严重影响手术效果，因此术后半年内应嘱患者平卧或俯卧位睡眠，避免侧卧位屈髋姿势。如配合体疗按摩，可以起到减轻皮片挛缩的明显效果。

臀区与股后侧深度烧伤后形成的大片增生性瘢痕，由于瘢痕硬，缺乏弹性，限制了髋关节的运动，股不能前屈，患者无法下蹲，生活很不方便。采用臀皱襞部位松解植皮，术中患者取侧卧位，在臀皱襞部横向切开挛缩的瘢痕，必要时切除部分瘢痕，充分松解，使髋关节能完全屈曲。移植中厚皮片。皮片打包包扎，患肢固定于屈髋位，直至皮片愈合。皮片成活后，应鼓励患者多锻炼，做屈髋、下蹲等运动，减少皮片挛缩。晚上睡觉时，应多取侧卧屈髋位。

二、腘窝、膝关节部位瘢痕挛缩畸形的修复

烧伤后膝部瘢痕，有的为环形大片状，有的在膝侧方或腘部形成宽条索状瘢痕。膝前瘢痕限制膝关节的屈曲运动，患者不能完全下蹲，腘窝部的瘢痕挛缩，使膝不能完全伸直，站立行走不便，有跛行。有些腘部瘢痕无明显挛缩，膝关节伸直不受限，但因瘢痕较厚、较硬，影响关节屈曲，下蹲受限。由于膝关节活动较多，牵拉瘢痕易破溃，有时形成慢性溃疡。双侧膝关节均严重屈曲挛缩者，无法站立行走，长期卧床，可导致骨骼疏松脱钙，甚至发生病理性骨折。长时间屈曲挛缩，腘部的血管、神经、肌腱均短缩。

依据瘢痕部位、大小、挛缩的程度设计手术方案。

1. Z成形术

Z成形术适于索条状瘢痕、周围皮肤较松弛者，有时可做几组Z形皮瓣。

2. 局瓣皮瓣 + 游离植皮

位于腘窝一侧的瘢痕，其边缘常形成纵形的瘢痕条索，利用腘窝部正常皮肤形成皮瓣，打断纵形挛缩的瘢痕，皮瓣不能覆盖的部分植以中厚皮或全厚皮，可以收到良好的效果，不易复发。

3. 瘢痕切除或松解 + 游离植皮

膝前片状瘢痕经常破溃形成溃疡者，可行瘢痕切除，中厚皮片移植。腘窝瘢痕挛缩，一般行松解，必要时切除部分质量很差的瘢痕。术中充分松解创缘四周的粘连，使膝关节能完全伸直，两侧应用鱼尾状或锯齿状切口，切口应超过侧中线，这样可防止愈后再挛缩。

挛缩严重、时间较长的患者，由于肌腱、血管、神经的短缩，瘢痕切除松解后膝关节仍无法伸直，这时不可强行牵拉，应仔细解剖游离局部的肌腱、神经、血管束，广泛地松解粘连，并根据情况切断腘内侧的半膜肌、半腱肌、缝匠肌、股薄肌的附着点，可将半腱肌的近侧端与半膜肌的远侧断端缝合做肌腱延长，必要时于腘外侧做股二头肌延长术，切断这些肌肉不会影响屈膝运动，因为腓肠可代替完成屈膝动作，做腘部松解时应防止损伤腓总神经。

严重的腘部挛缩常伴有血管、神经束的弓状短缩及关节韧带的僵硬，有时虽做了肌腱延长切断，亦不能达到完全松解的目的，对这类病例最好做持续牵引治疗。

4. 牵引 + 游离植皮

腘窝部做横形切开瘢痕，尽可能地松解，创面暂不植皮，以油纱及抗菌纱布覆盖包扎。做跟骨或胫骨下端持续骨牵引，有些挛缩较重者股、小腿粘连在一起，切开松解后形成较大创面，可在股、小腿创面分别植中厚皮，皮片之间留一条缝不缝合，股、小腿分别包扎固定，中间缝隙以油纱覆盖，术后进行牵引。

牵引重量由小量开始，逐渐加大，成人可加至6kg。牵引时间视挛缩程度而定，常过2~3周膝关节即可伸直，牵引过程中应注意观察患足血液循环状况及感觉，防止神经、血管过度牵拉而受损。膝关节完全伸直后，腘部形成肉芽创面，此时可在创面上移植中厚皮片。植皮后石膏固定，直至皮片愈合、能下地行走时，拆除石膏进行功能锻炼。在此阶段，可白天进行功能锻炼，下地行走，夜间睡觉时以石膏或夹板将患肢膝关节固定于伸直位，这样可有效地预防皮片挛缩（图21-41、图21-42）。

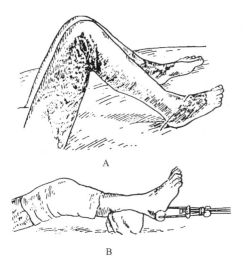

图 21-41　膝关节屈曲挛缩畸形采用跟骨牵引治疗

A. 术前膝关节屈曲不能伸直；B. 术后做跟骨牵引

（引自汪良能，整形外科学，1989）

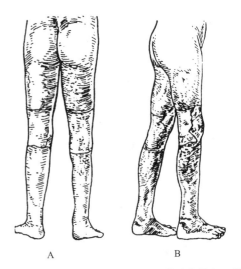

图 21-42　牵引＋植皮治疗后膝关节功能恢复正常

A. 后面观；B. 侧面观

（引自汪良能，整形外科学，1989）

三、足踝部瘢痕畸形的修复

（一）瘢痕挛缩性足下垂

小腿、足踝部深度烧伤，常继发足下垂。下肢深度烧伤早期均较长时间卧床，如果不注意维持踝关节 90° 的功能位，小腿后侧瘢痕很容易挛缩，继而跟腱挛缩，造成足下垂；部分由于小腿后侧深度烧伤，腓肠肌、跟腱损伤，愈合后形成瘢痕挛缩，或腓总神经烧毁，造成足下垂。

足下垂发生时，足围绕横轴翻转，跟骨被拉向上，内侧面向内踝移位，足前部向内翻，三角形韧带及跖筋膜增厚，踝关节囊及跟胫韧带中部改变明显。

根据畸形程度，足下垂分为单纯性和复杂性两种，单纯性仅有足下垂畸形，复杂性伴有足内翻，常伴有三关节变位、跖趾关节半脱位、过伸畸形，重者无法下地行走。

多采用瘢痕跟腱瓣修复。术前应站立位测量患侧足底距地面距离，估计跟腱需延长的长度。瘢痕跟腱瓣的最大长度依据小腿长度而略有差异，跟腱瓣的上界在腓肠肌肌腹与肌腱交界部，一般可达 12cm 左右。

根据小腿及足跟后面的主要血管分布，设计瘢痕跟腱瓣时，一般内侧瓣蒂部在上方，外侧瓣蒂在下方，内侧瓣之内侧于邻近胫骨内缘做切口，瓣内保留了胫后动脉的主要分支。外侧瓣内有腓动脉发出的皮支，尽管瓣的长宽比例达到 4∶1 或 5∶1，仍然有可靠的血液循环。但笔者常依病例的具体情况进行相反的设计，即内侧瓣蒂在下方，外侧瓣蒂在上方，皮瓣同样成活良好；皮瓣呈梯形远端宽约 2.5cm，蒂部增宽至 3.5cm 左右或更宽，这样不仅血液循环更为可靠，松解也更彻底（图 21-43）。

手术一般采用硬膜外麻醉，患者取俯卧位，或侧卧位，先画出切口设计线，按设计线于跟腱正中做纵形切口，将瘢痕与跟腱一并切开，直达跟腱前脂肪层，再切开跟腱瓣内外两侧边缘，蒂

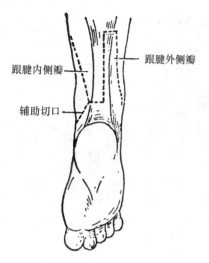

跟腱外侧瓣

跟腱内侧瓣

辅助切口

图 21-43　瘢痕跟腱瓣切口

在上的瓣远端在跟腱附着处上方约 1.0cm 处切断，蒂在下的瓣远端在肌腱与肌腹交界处切断。为避免瘢痕与跟腱分离造成瘢痕瓣血液循环障碍，应将瘢痕与跟腱缝合 1～2 针，分离跟腱瓣时应注意勿伤及分支血管，勿伤及胫神经或腓肠神经。跟腱瓣掀起后助手握住足前部，被动屈曲踝关节，矫正其跖屈畸形。如此时踝关节不能达到正常角度，应检查影响背伸的挛缩部位，并进行松解。瘢痕性足下垂常常伴有关节囊的挛缩，有时需切开踝关节囊的后壁，使关节达到背屈 90°。在踝关节保持 90° 的情况下，将两侧瘢痕跟腱瓣相互缝合。两侧的继发创面以中厚皮游离移植，打包包扎。石膏托固定踝关节于功能位，3 周后拆除石膏，进行功能锻炼，佩戴弹力套下地行走。

在部分瘢痕较浅、与跟腱无粘连、挛缩较轻的病例，可考虑做瘢痕 Z 形皮瓣，术中松解跟腱周围粘连，使踝关节复位至 90°。Z 形皮瓣覆盖不到的创面植全厚皮或中厚皮。

（二）足背及足趾挛缩畸形的修复

足背部烧伤很常见，足背部瘢痕挛缩造成跖屈受限，严重者足过度背伸畸形，足前部不能着地，影响行走。足背远侧部分瘢痕挛缩，致足趾背伸畸形，常造成跖趾关节脱位或半脱位，甚至足趾完全翻转，粘连于足背，穿鞋、穿袜均有困难。

足背瘢痕治疗一般不难，皮源充足时，可以切除瘢痕，松解足趾，移植中厚皮片；皮源不很充足时，可做瘢痕部分切除，或仅做松解，将踝关节及足趾复位后，植皮修复。

足趾挛缩严重者，由于肌腱短缩，单纯切除瘢痕后仍不能完全复位，此时可做伸趾长肌腱延长术或切断术，因为足趾不需要像手指一样有多方面的精细动作，可以简单地做伸趾长肌腱切断，将远断端缝合固定在伸趾短肌腱上，防止趾下垂即可。如若进行伸趾长肌腱延长术，可采用肌腱鞘内延长法，即在肌腱远、近两侧将腱鞘膜做小切口，将肌腱做 Z 形劈裂，加以手法使足趾伸展，缝合鞘膜切口。

足背松解后创面较小的可用全厚植皮，较大范围一般采用中厚植皮。如果植皮片位于踝前，术后应将足固定于跖屈位，使皮片充分伸展；如植皮在足前半部，则可将足踝固定于功能位。固定的方法可以用前、后石膏托，亦可用较厚的敷料包扎固定。

（三）足底瘢痕

足底皮肤角质层厚，且有鞋底保护，不易造成深度烧伤，故足底瘢痕畸形病例不多见。如果足底瘢痕位于负重部位，站立行走时会感到患处疼痛，且瘢痕处易磨破，破溃后不易愈合。如瘢痕较浅，足底的纤维脂肪垫大都依然完好，则可将瘢痕切除后植皮。瘢痕范围较局限者，可切取足弓内侧全厚皮游离移植，因为足弓部皮肤质地与足底部极相近，移植后效果最理想。但应注意将足底创缘周围角质层部分切除，使皮片与创缘有较好的对位。术后 3～6 个月，植皮区可变平坦，外形及功能均恢复，与正常皮肤无异。

对于足底负重点、跟腱区、足残端较深的瘢痕、软组织垫已不存在的贴骨瘢痕，一般需要皮瓣修复。足跟部瘢痕可取跖内侧皮瓣，这种皮瓣皮肤质地等同于足跟部，薄而不需去脂肪，并带有神经感觉，且手术可一期完成，是最理想的供瓣区。如果足跟瘢痕范围较大，或跖内侧皮瓣不能达到的足底其他部位，则可考虑其他远位皮瓣，如以胫动脉为蒂的小腿逆行岛状皮瓣、小腿交叉皮瓣、股交叉皮瓣等，须根据患者自身条件及医生的技术条件做出决定。小腿腓动脉逆行岛状皮瓣是较常用的皮瓣，小腿外侧是非负重部位，切取皮瓣后对功能及外观无大的影响，对小腿血液循环的影响较胫动脉为蒂的皮瓣小。如果没有条件做同侧小腿皮瓣，则可考虑做对侧小腿皮瓣，交叉转移修复足跟。交腿皮瓣目前仍是用途广泛的术式，带蒂移植血液循环可靠，供瓣范围较大，但对年龄较大者不适宜。

（陈宝驹　谷　斌）

第 5 节　躯干与会阴部瘢痕畸形的修复

在所有整形外科手术中，躯干、会阴部手术所占比例相对来说不似头、面、颈、手那么多。就其解剖部位而言，躯干居中，构成人体支柱，上与颈项相接，侧邻肩腋，下续臀股；会阴区域狭小隐蔽，为腹、臀、股所围夹，遭受烧伤机会相对略少。深度烧伤瘢痕愈合后，因挛缩引起局部或相关部位功能障碍，手术治疗可与相关部位畸形的整复通盘安排。

一、躯干瘢痕畸形的修复

躯干部位严重瘢痕挛缩多见于大面积深度烧伤，常合并相邻部位畸形，整复术可综合施行。

1. 胸区瘢痕挛缩

与颌颈区瘢痕相连续的胸区瘢痕常造成颌颈区挛缩、抬颈受限，甚至产生严重的颌面畸形。合并肩腋瘢痕挛缩的胸区广泛瘢痕，使肩内收前倾，宽阔隆起的胸脯变得狭窄扁平，肩胛翘起，常呈后凹状，胸廓难以舒展，严重者可影响呼吸。儿童因其处于生长发育阶段，由于瘢痕牵拉使脊柱前弯，形成驼背。女性患者乳房区域的瘢痕可使乳房受压、受牵拉而变形或埋没在瘢痕内，有些可因早期深度烧伤而造成乳房缺失，本当耸起的女性乳房因其缺失而变得胸前平坦无物，幼年女性因瘢痕存在，可限制乳房发育。

（1）区域性局限性瘢痕：胸壁局限性瘢痕，如无明显挛缩引起的功能障碍、无破溃可不予手术治疗，时日较久可自行软化。如系年轻患者或积极要求手术的患者，可考虑予以瘢痕切除术，创面进行游离植皮覆盖，术中注意彻底止血防止皮片下积血，术后妥善包扎固定，10d 后拆线。如条件许可，可行皮肤扩张术，手术分二期完成，首先行扩张器置入，在瘢痕外周适当部位皮下剥离适当大小的囊腔，置入 1～2 枚或更多的扩张囊，总容量可按 $4.0\sim5.0\text{mL/cm}^2$ 估计，手术后分次注水扩张。扩张完成后即可行瘢痕切除皮瓣修复术，在做附加切口进行皮瓣推进或转移时需注意考虑局部形象，避免手术后遗留纷乱的继发性切口瘢痕。

对于线状或条索状瘢痕，可以 Z 成形术处理，如瘢痕过长，不宜以单个 Z 成形术解决，避免切口过长，三角皮瓣过大，以采用多个 Z 成形术来解决效果为佳。

（2）胸壁广泛瘢痕挛缩：胸区大面积深度烧伤治愈后，常形成整胸壁板硬瘢痕，因其挛缩限制胸廓运动，影响呼吸，有些病例则使乳腺埋没于瘢痕内。对于此类瘢痕，手术治疗的目的是消除挛缩、宽松胸廓、改善呼吸，有些女性患者则还要解放乳房，使之成形或得以正常发育。

手术主要以松解挛缩为主。切口应根据瘢痕具体情况选在锁骨区、胸骨两侧、侧胸壁、季肋部等，必要时可切除少许条状瘢痕组织，至瘢痕皮下脂肪层，使切口两侧处于紧张状态的瘢痕或皮肤回缩至松弛状态，创面止血后进行断层皮片移植。

如乳腺组织存在，而其表面为瘢痕组织，可在相当于乳房下皱襞部位稍下方做长弧形切口，松解切口上、下方的挛缩，使乳腺组织复位，并使其表面的瘢痕皮肤松弛；如果乳房上方亦有挛缩瘢痕使乳房向上移位，亦可切开挛缩的瘢痕皮肤，松解后创面进行彻底止血，在适当部位切取全厚或中厚皮片移植覆盖。

（3）合并颌颈、肩腋部挛缩的胸壁瘢痕：颌颈、肩腋瘢痕挛缩或粘连是大面积深度烧伤多见而严重的后遗畸形，有些病例尚伴有胸壁的广泛瘢痕，患者头颈、肩臂蜷缩在一起，饮食起居困难，痛苦异常。这类畸形治疗比较复杂，要考虑到患者的全身情况、营养状态等，是否能耐受多次手术，还要考虑麻醉选择、供皮源是否充分与合理应用、手术次序等，应进行全面衡量，制订治疗计划，争取手术成功并指导手术后的功能锻炼等康复疗法。

一般而言，对于此类严重畸形，可采取分而治之、化大为小的办法来解决。首先进行颌颈瘢痕畸形的处理，切除瘢痕，松解挛缩，恢复颌颈区轮廓，创面以全厚皮片、中厚皮片或适宜皮瓣覆盖。然后进行肩腋臂部瘢痕的处理，主要步骤是松解挛缩，而应少切除瘢痕以防形成过大创面造成供皮源困难，创面进行皮片或皮瓣转移覆盖，通常中厚皮片移植即可满足需要。上述两个部位瘢痕挛缩处理得好，则胸区瘢痕挛缩就可部分缓解或减轻，根据所剩挛缩的情况进行局部的区域性处理就相对容易得多了。值得强调的是，应注意每次手术的成功及加强手术后的防再挛缩措施，以获得稳定的整复效果。

（4）乳房区瘢痕挛缩：女性胸区烧伤难免累及乳房。成年女性胸区深烧伤除个别病例造成乳房缺损或乳头乳晕毁损以外，多见瘢痕增生、挛缩使乳房移位、平坦或轮廓不清。女性孩童的胸区烧伤，其乳腺乳房发育可能受到严重影响。根据损伤轻重及瘢痕状况分别予以适当手术修复。

对于乳房区域的条索状挛缩瘢痕，可根据牵拉程度、方向以及附近健康或接近健康皮肤的情况，采取 Z 成形术、V-Y 成形术或五瓣成形术等方法处理。

乳房表面或双乳间的片块状瘢痕可予切除，创面以全厚皮片或厚中厚皮片移植修复。

累及乳房下部的下胸区瘢痕常使乳房平坦，并向下移位，乳房轮廓不清，可于乳房下皱襞稍下方做长弧形切开或切除一条新月形瘢痕，松解挛缩，使乳房复位，创面植皮形成乳房皱襞，恢复乳房轮廓。

2. 肩背部瘢痕

深Ⅱ度烧伤愈合后遗留的肩背部增生性瘢痕除伴腋部挛缩需行松解植皮治疗以外，一般可不予手术修复，但有些病例瘢痕厚硬、痛痒症状明显、影响肩部活动，可考虑采取瘢痕削除、瘢痕表皮回植的方法来解决。首先以取皮刀按切取刃厚或薄中厚皮片的手法将瘢痕表皮大片地切取下来，再将深部瘢痕削除，为了不使创面扩大，可保留瘢痕深层一薄层纤维组织（该层为真皮网状层一部分），然后将切取的瘢痕表皮回植覆盖创面，欠缺部分另取其他部位薄中厚皮片补足，必要时将皮片做稀疏间断褥式缝合，妥善包扎固定。

对于 1.0～4.0cm 宽的块状瘢痕，可采取深层瘢痕组织挖除的方法。即先在瘢痕的一侧切开，于瘢痕组织浅层向对侧锐性切割，掀起瘢痕表层皮瓣，然后切除深层瘢痕组织，适当修剪瘢痕表层皮瓣游离缘，将该皮瓣原位缝合，稍加压包扎。如此处理，局部多可平复，痛痒缓解，外观改善。

3. 腹髂腰区瘢痕

腹区、腰胁区、髂腰区片块状瘢痕，如需处理，可行瘢痕切除术，创口可多直接拉拢缝合，如缝合困难可行皮片移植闭合创口。

腰胁及腹髂腰区挛缩性瘢痕常影响功能活动，幼年患者常影响身体发育，时间较久可能造成脊柱侧弯畸形。因此，腰胁、腹髂腰区挛缩性瘢痕应给予适时、适当的手术治疗。

条索或狭长的条片状挛缩瘢痕可行瘢痕松解单个 Z 或多 Z 成形术，注意切开、剥离、松解层次，既要彻底松解挛缩（即完全切断挛缩的瘢痕组织）又要保证三角形皮瓣的血液循环。操作时可将瘢痕皮肤连同深筋膜一并切开，剥离时勿使三角形皮瓣皮肤、皮下脂肪及筋膜分离，皮瓣尖端勿过尖细狭长，止血应彻底，缝合时亦应勿使各层组织脱节。如果单纯 Z 成形术不能达到满意的松解，则应附加皮片移植以使手术获得良好的效果。

4. 胸腹壁缺损

胸腹壁缺损可因局部深度烧伤或电烧伤而引起。近代由于烧伤早期救治水平的提高，以及整形外科手段和技术的介入，胸腹壁缺损多能在早期得到恰当的处理，因此，后期的胸腹壁缺损畸形已少见。

胸腹壁缺损畸形的修复，单纯游离植皮较少能满足修复的要求。如缺损附近有健康的皮肤与肌肉，应首先考虑就近选择合适的皮瓣或肌皮瓣，如胸大肌肌皮瓣、背阔肌肌皮瓣、肩胛皮瓣、腹直肌肌皮瓣、胸脐皮瓣、髂腰区皮瓣等转移修复，笔者采用胸廓内动脉穿支胸骨前岛状皮瓣修复胸壁缺损，获得成功。如邻近缺乏局部皮瓣、肌皮瓣转移的条件，可考虑远位转移的皮瓣或肌皮瓣来修复。皮瓣可先形成皮管然后跳跃转移，也可通过肢体（手）携带转移修复缺损。肌皮瓣亦可通过手携带转移，比如将胸大肌肌皮瓣、背阔肌肌皮瓣或其他肌皮瓣切取之后，其血管蒂与手部血管如桡动脉、桡静脉或头静脉的分支吻合后，再转移覆盖胸、腹区缺损区，创口愈合后再将血管结扎切断（一般约需 3 周）完成修复。

二、会阴部瘢痕挛缩畸形的修复

会阴是人体排泄管外口所在的部位，呈菱形，位于躯干的下端，亦即封闭骨盆下口的部位。其前界为耻骨联合，后界为尾骨尖，两侧界为耻坐骨支及坐骨结节等。会阴部位隐蔽，遭受烧伤机会相对较少，但烧伤愈合后由于部位狭小、局部皮肤软组织松弛而易发生瘢痕挛缩或造成外生殖器及肛门周围组织的畸形，影响排泄功能乃至影响性活动。该部位瘢痕畸形整复治疗常有较大难度。

1. 瘢痕畸形特点

人们常笼统地把外阴、会阴、肛门一起称作会阴部。烧伤侵害的范围不同，后期产生的瘢痕畸形亦有所区别。根据瘢痕的情况常分为会阴周围型和会阴中央型两大类瘢痕挛缩畸形。

（1）中央型瘢痕挛缩畸形：此类畸形较少见，主因热源直接损伤会阴部引起，如电烧伤或放射性损伤，多涉及深部组织；广泛的化学烧伤如强酸碱烧伤等，除累及其他部位外，会阴组织与器官受累亦可造成深部损伤；有时大面积深度烧伤累及会阴、处理不当或感染亦可加重会阴深部组织损伤。这些直接的、严重的深部损伤可产生严重的瘢痕畸形，如阴茎、阴囊缺损，阴道狭窄，肛门狭窄或闭锁等，产生不良后果。

（2）周围型瘢痕挛缩畸形：较中央型畸形多见。成人大面积烧烫伤会阴及其周围区域受累，或幼儿坐于热源局部遭受烧烫伤可引起。瘢痕侵及会阴周围、股内侧、臀区、阴阜等部位，创面愈合后形成瘢痕，常于会阴两侧及股内侧之间形成单一或多条蹼状瘢痕，其收缩影响大腿活动。有时耻骨前方、腹股沟区、骶尾部亦遍布瘢痕，有时蹼状瘢痕可掩盖外阴或肛门，外露小孔甚至假性闭锁，向内形成曲折深邃的穴道，将外阴、肛门围裹其中，行走、蹲坐、排泄等功能严重障碍，生活不便，痛苦极大。

2. 整形治疗原则

外科手术是会阴部瘢痕挛缩畸形最直接、最有效、几乎是其他措施无能替代的治疗办法。关键在于确保手术成功。

（1）手术治疗方案：会阴部瘢痕挛缩畸形整形治疗目的在于彻底松解瘢痕的挛缩，使移位组织与器官回复正常位置，矫正或修复肛门及外生殖器的畸形与缺损，恢复排泄与性功能。实施手术治疗之前，应判断畸形的性质、程度，了解瘢痕部位、残存健康皮肤或只复位不切除的瘢痕皮肤可利用情况、排泄外口的现在位置等。对严重周围型和中央型瘢痕挛缩引起的狭窄和假性闭锁，有进行造影检查的必要，如造影时未发现憩室状囊腔存在，说明排泄管孔周围已无正常皮肤残留。以掌握的上述判断为依据制订手术方案，采用皮片移植、皮瓣转移修复，一次或分次完成修复等。

（2）手术前准备：由于会阴部特殊的解剖位置和生理功能，狭小的区域，瘢痕畸形产生后的尿、粪以及女性月经排泄不畅和不便清洁而造成的污染，无疑给手术带来容易因感染而失败的可能性，再加上有些患者长期生活不便，饮食、排泄困难，营养不良，因此，手术前的准备是相当必要的。①改善全身状况：纠正贫血、电解质紊乱及低蛋白血症，给予高营养食物如高蛋白、含维生素食品，必要时输血，使患者处于良好的健康状态，提高抗感染与组织愈合能力；②肠道准备：手术前3d给予缓泻剂帮助排除、清理肠道堆积粪便，并口服卡那霉素、甲硝唑等抗生素清除肠道致病菌，术前晚清洁洗肠；③皮肤准备：术前洗澡，清洁会阴；④留置尿管：如有困难可在手术时挛缩松解后下尿管留置。

（3）手术后处理：与其他部位一样，手术后妥善处理是保证会阴部瘢痕畸形修复成功的重要环节。①体位与制动：术后石膏固定下肢外展位并制动，拆线时解除；②留置尿管：防止尿液浸湿敷料，导尿管留置5～10d；③控制排便：术后除低渣饮食外，必要时口服阿片酊；④适当应用抗生素。

3. 会阴瘢痕挛缩畸形

手术的主要任务是切除部分过于厚硬或不稳定的瘢痕，彻底松解挛缩，使移位的组织、器官复位，比如分离和松解双股间瘢痕粘连，使移位的阴茎、阴囊、阴道口与肛门回复至正常位置，皮肤缺损可采用皮片移植或皮瓣转移修复。

（1）阴阜部位挛缩瘢痕：该部瘢痕常呈帘状或蹼状挛缩，有时掩盖阴茎，如果合并会阴挛缩瘢痕，两处瘢痕合围，表面仅见或可见一小孔，牵拉阴囊或阴唇皮肤形成一憩室状陷窝，外阴被掩盖其内。

如果阴阜部蹼状或帘状瘢痕已软化，可按 Z 成形术原则予以松解，首先切除不稳定的瘢痕游离缘，沿其游离缘，设计两个或多个 Z 形切口，连同深筋膜切开，掀起三角形皮瓣，分别将对偶三角瓣易位缝合。如果单纯 Z 成形术达不到彻底松解，可在瘢痕两端扩展切开，松解挛缩后创面进行皮片移植。

（2）尾骨部瘢痕挛缩：骶尾部瘢痕有时与臀区瘢痕连在一起，于尾骨尖部形成蹼状掩盖臀沟和肛门，有时瘢痕累及臀沟使之粘连。手术修复亦应以松解为主，可按 Z 成形术原则，设计多个 Z 形切口，松解后对偶三角形瘢痕皮瓣易位缝合。如果臀沟部瘢痕粘连，单纯连续 Z 成形术不能满足修复要求，可设计五瓣成形术，即双 Z 成形加 Y-V 成形，中部三角瓣向下推进覆盖臀沟松解形成的创面。还仍须注意，如要单纯 Z 成形术或 Y-V 成形术达不到理想的松解程度，应该在适当位置，一般选在两侧，做扩展的松解切口，使臀区皮肤能向两侧分开、臀沟与肛门显露、尾骨尖部隐窝消失，而且瘢痕皮肤平复。扩展松解形成的创面进行皮片移植覆盖。

（3）会阴瘢痕挛缩：会阴区域狭小，皮肤皮下组织松软，烧伤时创面难以获得理想的皮肤覆盖，愈合后形成严重的瘢痕挛缩，瘢痕堆缩、局部厚硬、表面粗糙或多褶皱、双股内侧粘连、股外展不能。如与阴阜部及尾骨部、臀区瘢痕连续成片，则掩盖外阴及肛门，患者行走蹲坐及解便困难。

手术以彻底松解挛缩为主，注意切口选在贴近股内侧区域，切开后进行松解剥离，避免紧贴阴囊或阴唇边做切口，防止加重阴囊或阴唇的皮肤缺损。边松解边使下肢外展，逐渐使双股内侧分离并使外阴与肛门得以显露，必要时延长切口以使阴囊或阴唇皮肤复位，如此在双股近端内侧分别形成较大创面，止血后以中厚或全厚皮片移植覆盖。如果松解后瘢痕松缩堆积于会阴，可适量切除，即取横向平行双锯齿切口切除部分瘢痕，平展缝合切口。如此手术简便、安全、有效。

4. 外生殖器瘢痕畸形

会阴及其邻近部位烧伤常累及外生殖器。一般而言，男性外生殖器遭受烧伤的概率大于女性，而且烧伤后受损程度与后期畸形亦较女性为重。由于烧伤原因、累及部位、程度及早期处理不同，可产生外生殖器的各类畸形，如阴茎的挛缩与移位、不同程度的缺失、阴唇粘连、阴道口闭锁以及阴道狭窄等。阴囊皮肤较厚而且皱缩，一般烧伤多不致造成睾丸的完全缺损。

（1）阴茎瘢痕挛缩与缺损：阴茎瘢痕挛缩常见于会阴周围型瘢痕畸形，由于瘢痕收缩牵拉引起其移位、偏曲，而阴茎体完整。修复时把瘢痕切除干净，充分松解挛缩，使阴茎回复正常位置，创面全厚或厚中厚植皮。

会阴部深烧伤或特殊原因如电烧伤、化学烧伤等可造成不同程度的阴茎缺损。

阴茎缺损不足 1/3，残存阴茎体达原长度 2/3，可不必加长，如尿道口瘢痕性狭窄可予以修整开大。

阴茎缺损约 1/2，可行阴茎松解延长术。于阴阜部环绕阴茎根背侧做 ∧ 形切口，切开皮肤、皮下组织达耻骨联合，切断阴茎悬韧带，沿耻骨弓将阴茎脚做部分剥离，使阴茎拉长，然后作 Y 形缝合切口，必要时以局部皮瓣或植皮覆盖创口，以确保阴茎的长度。

阴茎缺损过多，可进行阴茎再造。根据局部及身体其他部位瘢痕或健存皮肤的情况选择适宜方法。①腹壁浅血管与旋髂浅血管腹壁皮瓣法阴茎再造术：适于肋缘以下腹股沟以上腹区皮肤完好的非肥胖者。于腹股沟韧带下方股动脉搏动处向上做相距 3.0cm 的两条平行切口线，长约

10.0cm，续其远侧设计长、宽各为 12.0～14.0cm 的皮瓣。首先切开皮瓣上外缘，自深筋膜下腹外斜肌腱膜浅面剥离达腹股沟韧带及腹直肌外缘，继之切开皮瓣内缘再切开皮瓣下缘及其下方两平行切口，切至皮下脂肪浅层，向两侧剥离达旋髂浅血管外侧及腹壁浅血管内侧。然后向下掀起包含腹壁浅动静脉及旋髂浅动静脉的皮瓣，于皮瓣一侧 4.0cm 处纵向切除宽约 1.0cm 的一条表层皮肤，将该侧皮瓣皮面向内卷缝成管。将预先切取并修理光滑的长约 10.0cm 的肋软骨 1 条，缝合固定于皮管肉面背侧。将皮瓣另一侧包绕软骨条及反卷之皮管，创缘缝合，远端妥善塑形缝合形成阴茎龟头与尿道外口。最后将制成阴茎的皮瓣转移至已形成创口的阴茎根部，将软骨条近端嵌入阴茎海绵体残端之间缝合固定，缝接尿道，缝合皮肤创口。腹壁创面植皮覆盖（图 21-44）。②腹壁下血管脐旁穿支岛状皮瓣法阴茎再造术：自脐下 3.0cm 旁开腹中线 2.0cm，沿脐至肩胛骨下角的方向设计长、宽各约 14.0cm 的皮瓣。先做皮瓣外上及下方切口，自腹外斜肌腱膜浅面向脐区剥离，在距腹直肌鞘外缘 1.0～2.0cm 处，可见 2～3 条脐旁穿支血管进入皮瓣，注意保护其中 1～2 条粗大者。切开皮瓣内侧缘及脐下正中切口，显露腹直肌鞘，在脐旁穿支周围菱形切开腹直肌前鞘并向下延长切开，在腹直肌后面显露并游离腹壁下血管，结扎、切断其行程中除至皮瓣内的脐旁穿支以外的分支。在解剖至进入皮瓣的穿支处，可带肌袖以防止损伤血管蒂。掀起腹壁下动、静脉及其脐旁穿支，并连带小块腹直肌前鞘及肌袖的脐旁岛状皮瓣，妥善缝合腹直肌鞘、闭合腹壁供皮瓣区创面。将岛状皮瓣如上法相似操作制作阴茎体，并转移至阴茎根部，与其缝接（图 21-45）。③吻合血管的游离皮瓣法阴茎再造术：对于腹壁和大腿前内侧均不适作皮瓣供区的病例，可考虑应用吻合血管的游离皮瓣移植进行阴茎再造，如前臂皮瓣血管蒂长、皮下组织相对较少、面积较大，可选该皮瓣游离移植进行阴茎再造。首先切取游离皮瓣，在切断血管蒂前，按上述方法相似操作制作阴茎体。然后在阴茎根部造成接纳形成阴茎皮瓣的创面，在腹股沟韧带中点下方切口显露大隐静脉分支如阴部外浅静脉、腹壁浅静脉或旋髂浅静脉，以及股动脉分支如阴部外浅动脉、腹壁浅动脉或旋髂浅动脉。股部切口及阴茎根部创口之间形成通畅的皮下隧道。形成阴茎的皮瓣断蒂后移至阴茎根部，血管蒂通过皮下隧道引至股部切口，其静脉和动脉分别与口径相当、位置适宜的大隐静脉的分支、股动脉的分支进行吻合。通血后将已制成阴茎体的皮瓣与阴茎根缝合，完成阴茎再造。④其他方法的阴茎再造术：在缺少上述方法条件的病例，可采取邻近皮管转移法进行阴茎再造，手术次数较多，疗程较长。亦可考虑采用各种皮瓣或皮管通过手的携带转移的方法完成阴茎再造。

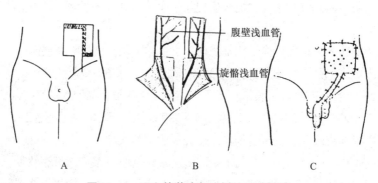

A. 皮瓣设计；B. 掀起皮瓣；C.阴茎再造

腹壁浅血管

旋髂浅血管

A   B   C

图 21-44　双血管蒂腹部皮瓣法阴茎再造
A. 皮瓣设计；B. 掀起皮瓣；C.阴茎再造

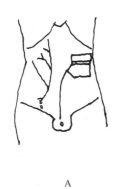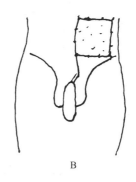

图 21-45　腹壁下动脉脐旁岛状皮瓣法阴茎再造

A.皮瓣设计；B. 阴茎再造后

（2）阴道瘢痕性狭窄：会阴部较深度烧伤早期处理不当，愈合后由于阴阜、会阴的瘢痕挛缩使阴唇及阴道口被掩盖或移位。通过阴阜及会阴部的瘢痕松解可使阴唇及阴道口重新显现及复位。

阴唇部瘢痕粘连可造成假性阴道闭锁，可切除或切开瘢痕，充分松解挛缩，通过 Z 成形术或皮片移植修复。

阴道因特殊原因烧伤造成瘢痕性狭窄，经狭窄的阴道口将肛门、直肠与尿道间隙内的瘢痕横形切开，必要时切断瘢痕化的球海绵体肌、会阴深横肌、部分提肛肌，形成可容纳宽 4 横指、深 6.0～8.0cm 的腔穴，以局部皮瓣修复创面。如无条件形成皮瓣，可采用包膜植皮法进行中厚皮片移植修复阴道。

5. 肛门瘢痕挛缩

会阴部烧伤引起肛门狭窄和闭锁有两种情况，一为假性狭窄或闭锁，另一为真性狭窄或闭锁。

假性狭窄或闭锁常见于周围型瘢痕挛缩，此类病例肛门周围尚残存健康皮肤，可在切除瘢痕、充分松解挛缩重新显现肛门之后，采用皮片移植或局部 Z 成形术或 Y-V 成形术闭合创面。在采用皮片移植时，注意创缘做成锯齿状，防止后期再挛缩。

肛门真性狭窄或闭锁常由热源直接侵犯而引起。因伴有慢性肠梗阻导致全身营养不良，须待全身状况改善之后方可行肛门修复术，必要时可先行暂时结肠造口术以解除肠梗阻，恢复正常进食和排泄，3 个月后再做肛门手术。

（1）皮片移植修复：适于肛门及其周围广泛瘢痕，局部无条件形成皮瓣或瘢痕皮瓣修复时，可采取中厚皮片移植修复。

手术时应彻底切除瘢痕组织，充分松解挛缩，将肛门内、外侧切口做成锯齿状，防止后期再挛缩发生。

（2）皮瓣转移修复：如果肛门附近残存健康皮肤或者瘢痕软化松动，可采用皮瓣或瘢痕皮瓣转移修复。

切除肛门周围及肛管部瘢痕，使肛门复位，肛管黏膜创缘放射状切开。在两侧臀区或阴囊后方各设计适当大小的皮瓣，掀起后转移至肛门，与肛管黏膜创缘嵌插缝合，供皮瓣创口可直接缝合或补充植皮闭合。

如果瘢痕切除后形成创面大，不适宜采用局部皮瓣或瘢痕皮瓣修复，可采用阴股沟皮瓣转移修复。在阴囊（阴唇）与大腿间皱襞处，设计阴部内动脉或闭孔动脉皮支的筋膜皮瓣，可长达10.0～12.0cm，宽5.0～6.0cm，蒂位于后方，可在会阴浅横肌平面。在深筋膜下掀起皮瓣，旋转至肛门修复创面，供皮瓣区可直接拉拢缝合，亦可采用阴囊（唇）后动脉皮瓣转移修复。

（陈宝驹）

第6节　广泛瘢痕畸形修复的有关问题

尽管烧伤早期救治水平已明显提高，整形外科手段已经引入深度烧伤早期创面处理，然而大面积深度烧伤患者治愈后仍然难免遗留广泛瘢痕畸形，给后期整复处理带来各种各样的困难。

一、面临的问题

无论轻重烧伤，创面愈合后患者对自我生存质量大多都有比较高的要求，企盼显著改善目前的形态，甚至恢复原来的容貌，向往与常人一样步入社会，对于整形外科工作人员所面临的问题却是众多的。

（1）生活能力低下：早期救治时长期卧床，各关节活动减少，创面愈合后瘢痕紧缩，运动受限，单位与家人的同情、热心、生活中无微不至的照料，饭来张口，衣来伸手，甚至不伸手，久而久之，全无自我生活能力。

（2）多部位畸形：面颈区、四肢甚至会阴、躯干遍布瘢痕，肢端或面部耳、鼻等器官残损，眼睑、口唇外翻，有的唇胸粘连，不能闭口；各关节甚或僵缩蜷曲，甚或挺而不弯；有的口周瘢痕，小口畸形；有的会阴部挛缩，大小便困难重重。而这些畸形都需施以整复治疗。

（3）手术次数多：多部位畸形需要整复治疗，而且有些部位畸形很复杂，多非一次手术所能完全解决，有些病例可能进行十几次甚至几十次手术才能略见分晓。如此必须实行阶段性住院安排手术。

（4）皮源困难：由于烧伤面积大，加上早期创面处理用皮，所剩健康的皮肤较少，而且残存的健康皮肤又可能缺乏连续性。整复治疗时，大多需进行皮片或皮瓣移植，需皮量颇多，自然形成供求的矛盾。

（5）其他问题：整复手术时间长，手术相对来说比较大，需要有高质量并且安全的麻醉，由于瘢痕及其挛缩，患者张口困难，颈区活动严重受限，气管插管经常难以实施。为了保证手术的顺利进行，需输血补液，而表浅静脉多可能受到破坏；另外，烧伤畸形患者心态变化，能否配合每一次手术治疗，都须认真探讨和正确处理。

二、与治疗有关的几个问题

面对广泛烧伤瘢痕畸形与组织器官缺损，只有实施有效的手术的或非手术的治疗，才能使其外形与功能获得改善或恢复。

1. 手术治疗方案与计划及实施

接触要求治疗的患者，首先对患者一般状况有所了解，除了其健康状态之外，要检查其畸形部位、畸形程度、外形与功能情况，残存健康的可供利用皮源情况，还要详细询问患者、家人、单位有关负责人对治疗的意见与要求，争取其对所安排治疗的部位、方法、效果、治疗时间、治疗次数、阶段和总的疗程、花费等事宜的意见，如有不同意见，应尽量协调，达到思想认识上的统一，以取得必要的配合。

（1）关于手术治疗的时间：除有些部位的畸形需提早进行手术矫正以外，一般可待创面愈合后半年以上，在此期间可进行适当的功能锻炼与康复治疗。

（2）手术部位的安排：多部位畸形不可能在一次手术内完成所有的修复。应分清轻重缓急，可选择肯定能取得良好效果的部位首先修复，如此既能了解患者对手术的承受程度，也可增强其治疗信心。

口周瘢痕小口畸形、颌颈区挛缩，应首先开大口角、解除挛缩，为以后的手术麻醉开辟安全之路。

严重睑外翻、涉及关节或将导致关节变形的手部瘢痕挛缩应先治疗。

会阴部挛缩影响尿、便，亦应考虑及早处理。

易形成溃疡、易造成感染的不稳定性瘢痕或严重影响体位的挛缩可考虑早些解决。

鼻、耳部畸形合并面部瘢痕畸形应先期修复面部畸形，稳定后再行鼻、耳整复。

关节已发生僵硬的畸形可先进行功能锻炼或必要的康复治疗。

可根据情况合理搭配；某个部位需多次手术，间歇期可穿插安排其他部位手术。

（3）手术方法选择与手术次数：对于广泛瘢痕畸形的患者手术治疗，可选择操作简便、能取得良好效果的手术方法。如眼睑外翻畸形可选用全厚皮片移植，过度矫正，上、下睑分次进行，不做睑缘粘连；下唇外翻畸形不做唇组织切除，而使下唇充分复位植以足够大的皮片修复；鼻背瘢痕合并鼻翼部分缺损，可应用全厚皮片移植修复，利用下翻的鼻翼残缘瘢痕皮肤做衬里；鼻再造可选用桡动脉细小皮支血管岛状皮瓣作为皮肤组织来源，不损伤桡动脉；耳缺损，多数病例包括对耳轮在内的残存耳壳与颅侧壁粘连，可将耳壳组织与颅侧壁分离，创面进行皮片移植，有条件以乳头区三角形皮瓣转移至耳颅角以使其外形稳定；全颜面部瘢痕畸形采用全厚皮片移植治疗，以按轮廓线分区进行效果较佳。需要皮瓣修复的手指背侧或掌侧畸形，所需皮瓣往往小而薄，全手烧伤瘢痕时不能以手做供区，其他远位皮瓣难以敷用，可在靠近轴型血管的部位残存的小块健康皮肤区域内，设计傍轴型血管真皮下血管网薄小皮瓣，小至恰适覆盖手指创面，薄至几同手指皮肤，可同时修复几个手指，手术简捷，1 周即可断蒂完成修复。

有些畸形整复，如关节严重屈曲或过伸挛缩、小儿的多部位畸形，不必强求一次手术完成整个治疗，不可强行暴力手法复位，以分次手术简便、有效，每次都成功，每次都有改善，最终取得满意的恢复。

（4）供区选择：根据残存健康皮肤的分布，给予合理的分配。面部畸形修复，可选面积较大，色泽、质地较好的部位做供区，如全厚皮片以上臂内侧为最佳；如确需皮瓣移植，可选前臂皮瓣，或面颈区健存部位先行皮肤扩张术以获得可用的皮肤。有些已软化的表浅瘢痕部位，或已切取刃厚甚至薄中厚皮片的躯干、下肢，亦可再切取适当厚度的皮片以供移植。有些大关节屈侧，如腋部甚至颈区的挛缩，在确无大块皮片可取的情况下，可在能收集皮片的任何部位切取，以小皮片密植的方法移植，术后妥善制动，皮片成活后可收到与大皮片同样的手术效果。自体微粒皮外被异体皮的移植，对解决此类畸形亦有裨益。

2. 麻醉问题

根据每次手术的情况选择局部浸润麻醉、神经阻滞麻醉或全身麻醉，以安全、有效为主。

3. 非手术疗法

手术是必要而有效的，但不是烧伤畸形唯一的矫治方法。无论在手术前和手术后，都应注意强调非手术治疗。

最主要的非手术治疗应该首选功能活动锻炼，可以先行被动锻炼，由他人施行，然后进行主动锻炼，加强关节功能活动，为取得良好手术效果做必要的准备。手术后的自主功能锻炼可防止再挛缩的发生，能稳定手术效果。有条件可利用器械进行练习。

其次是压迫疗法，以弹性绷带进行加压，一般而言，压力在 3.5kPa 为宜，用于肢体的可制成弹力套，使用方便，注意坚持，持续弹性加压比间断弹性加压效果好。

支具或牵引也是有效的非手术治疗方法，有时还应与手术结合进行。如肘、膝关节严重屈曲挛缩，可进行重力牵引，以 2～3kg 重力对抗缓慢牵引，促使瘢痕及关节囊挛缩松解。采用弹性支架进行手指关节的牵引可以减轻屈曲或过伸畸形。

4. 心理治疗

本章着重介绍烧伤后各部位瘢痕畸形的手术治疗，在第一节中提到应重视此类患者心态平复的问题，实际上就是心理疗法。如上所述，手术是烧伤瘢痕畸形整复治疗的主要方法，却非唯一的治疗方法，还要分阶段地有针对性地进行适当的物理疗法、体育疗法和工娱疗法，并且应当自始至终强调心理治疗，使患者形体、功能、心理均得以康复。

患者遭受意外烧伤的突然袭击，因为伤痛、身体结构的异常变化、生活活动不能正常进行等各种苦恼的折磨，极易发生心理和情绪的变化，有的可能发生精神紊乱，出现某些精神神经症状，诸如紧张、恐惧、愤怒、烦躁、焦虑、沮丧、挫折感、孤僻、自卑、盲目乐观或期待依赖等多种多样的临床表现，有些极度抑郁和严重悲观失望者甚至可能产生自杀心理和行为。

整形外科的医护人员、家庭成员或其他陪伴人员应了解患者心理状态，分析其情绪变化的原因，根据具体临床表现，制订可行的方案，有效地稳定情绪，调整心态，使其尽快达到心态平复。

（1）引起情绪变化的因素：除了烧伤及遗留的瘢痕畸形以外还有许多因素，如特殊性格、有关人员心理变化和周围环境影响等，都可以导致患者出现精神和情绪问题。

伤前就存在情绪和心理紊乱或不稳定性格的患者，伤后更容易出现心态和情绪的改变，急躁、要求超过现实条件，或极度沮丧和压抑，甚至不配合治疗。

家庭成员举止言行可影响患者心理与情绪。家人关于家庭负担或家庭事务的谈话，比如谈到治疗所交付的巨额花费、收入减少及其他问题，可引起其严重误解而发脾气。

医护人员忽视恰当地解释伤情、治疗、预后或不小心谈及患者尚不能理解的情况，或举止、态度使患者不悦，均可造成无端的焦虑、恐惧、不满、愤怒、无望等情绪变化。

伤后救治过程中的繁多检查与麻烦的处置，以及伤愈后瘢痕形成、关节活动部位的功能减退或障碍、容颜外形的改变甚至残疾的出现，随时可引发患者情绪问题和心态改变，应及时调整和纠正。

（2）心态变化的类型与调整：患者情绪问题和心理紊乱的表现，可从轻微的恐惧与焦虑，到有严重心理与行为异常，在伤后各阶段有不同的表现。

紧张、恐惧等常出现在烧伤早期和瘢痕形成期，在毫无思想准备的情况下，瞬间发生重大改变，灾难突降，心理上难以承受重大打击，造成精神紧张和恐惧。抢救人员动作要沉稳有序，给患者以安全感和信任感，尽快使其稳定下来；在瘢痕形成期，本来已治愈的创面再度发生新的病理变化，患者心理难以承受二次打击，此时应向患者解释瘢痕的转归，并给予适当的防治措施，消除不健康的心理状态，取得良好的合作。

焦虑、烦躁等情绪变化，以中期或后期偶尔出现欠理想的手术治疗时较为多见，频繁的换药、打针或手术等多种处理措施，患者对预后莫测，身心憔悴，忧心忡忡，此时应耐心地解释诸多处置的必要性，言语温和、亲切，态度热情、诚恳，操作轻柔、准确，提高手术成功率，以取得患者理解，确保治疗方针执行。

自卑、沮丧、孤寂和依赖性等，是恢复期容易出现的问题。经过救治，伤口基本愈合，生命危险的可能性越来越小，对患者自然是喜事，可能产生盲目乐观的感觉。随着时间的延续，创伤部位渐渐出现新的病理改变，诸如表皮色素沉着、瘢痕增生与挛缩、容貌变丑、关节僵硬、功能活动受限或出现残疾等将使伤员对未来一片茫然，全无信心，终日惆怅满腹、精神委顿、行为退缩、无欲交往。应该进行疏导，指明损伤程度及其发生畸形、功能障碍的必然性，以及通过手术治疗、功能锻炼和其他康复疗法逐渐得以改变或恢复的可能性。实际上，包括医护人员在内的所有有关的人，都希望患者机体、容颜、功能都能得以最大限度的保留、改善或恢复。因此，医护人员、家庭成员、亲朋好友以及单位都应紧密联系，共同努力去实现这一目标。但有一点必须指出，愿望、理想与实际可能有一定距离，有些理想或愿望必须通过艰苦的努力才能实现，而有些理想与愿望虽然经过漫长的治疗也只能达到比较接近的程度。必须引导伤员面对实际，经过康复治疗、整形治疗，有些已失去或减退的功能可以改善、恢复或增加，有些人虽然不能从事原来的工作，但仍然可以通过改做其他工作来为社会服务。

可以采取各种方式来鼓励患者克服低落的思想情绪和心理紊乱状态，比如组织他们进行与自己状况相当的各种功能康复活动，也可以让已经取得满意变化的患者现身说法，介绍成功的经验，他们的鼓励、同情与指导具有独特的鼓动作用。可以指出患者不幸中的万幸是生存下来，或较多功能部位保留下来，指出他们未来前途是光明而有希望的。医院、单位相互沟通，为患者的未来创造良好的社会氛围，共同给予同情、照顾，给予与同事或其他人进行社会交往、共事的机会（此实际上就是社会康复），甚至单位给予经济负担、住房、未来工作安排的某些承诺都是改变或克服心理情绪问题的有效方法。另外，对有些情况类似的青年未婚男女，可以创造条件，促成婚姻，解决其许多方面的烦恼和负担。

（陈宝驹）

参 考 文 献

陈宝驹，1994. 傍轴型血管的真皮下血管网皮瓣［M］//冯光珍. 烧伤整形基本问题与进展. 兰州：甘肃科学技术出版社，166—170.

陈宝驹，1995. 蒂傍动脉的下腹区真皮下血管网薄皮瓣修复手部创面［J］. 中华整形烧伤外科杂志，11：90.

陈宝驹，1995. 手部岛状皮瓣修复手部皮肤缺损［J］. 中国修复重建外科杂志，9：47.

陈宝驹，2000. 外鼻烧伤后缺损与瘢痕畸形的修复［J］. 中国美容医学杂志，9：372.

陈宝驹，2001. 真皮下血管网薄皮瓣扩张术在面部畸形修复中的应用［J］. 中国美容医学杂志，10：496.

AVELAR J M，1981. Microtia: total reconstruction of theauriclc in single operation［J］. Br plast Surg, 34：224.

Chapter 22

第22章

儿童烧伤的预防，中国台湾地区的实践和经验

烧伤不仅是生命财产的损失，也是国家社会的问题。预防重于治疗，是面对各种疾病和伤害的正确态度。一门医学科学如果忽视预防，将是一门不完整的学科。

中国台湾卫生署每年都会公布意外伤害的原因排名，提醒民众注意，当然也包括烧烫伤在内。健保局则有依据烧烫伤医疗申请健保给付的资料，可看出灼烫伤种类、人数、死亡率的变化，另外社会局、劳保局、消防局及国民健康局都有资料可查，这些单位也参与预防观念的推广及实际操作，设立咨询窗口或网址，出版手册或刊物，利用媒体（平面或电子）、电影院、公共场所等宣传烧烫伤预防，例如公共电视制作单位会举办座谈会，在"有话好说"的单元集合消防局预防科科长、灼伤医疗专家、民间相关基金会执行长及知名民间人士举办一个谈话性节目，谈谈烧烫伤紧急处置、急救五步骤（指冲、脱、泡、盖、送）、发生原因、错误的治疗观念等，并在网络公布（表22-1、表22-2）。

表 22-1　烧烫伤居家危险源

○煤气炉、烤箱、热水壶（器）

○浴缸热水

○高温食物、饮料（热汤置桌边或使用桌巾）

○打火机、火柴、蜡烛

○暖气、吹风机

○电线、插头、延长线

○易燃物品：油漆、汽油、杀虫液、强力胶、酒精等

○香烟烟头、烧纸钱

○强酸、强碱清洁剂

表 22-2　烧烫伤治疗错误观念

错误观念	说明
○伤口泡盐水或敷盐降温	刺激伤口更加疼痛、盐水吸收水分，烫伤部位脱水，组织更易溃烂坏死
○用去瘢药膏让瘢痕消失	会延迟色斑淡化时间，产生瘢痕
○伤口涂酱油、牙膏、糨糊	无疗效，只能帮助降温稍减疼痛

至于民间团体则似乎着力更多，其中最需要介绍的是儿童烫伤基金会（简称儿烫）及阳光基金会（简称阳光）。儿烫最为人所称道的是倡导急救五步骤，即冲、脱、泡、盖、送，在预防方面则提出"远离烫伤，从家做起"。儿烫的缘起及做法如下（感谢儿烫提供资料，儿童烫伤基金会网址 http://www.cbf.org.tw/Default.asp）。

一、远离烫伤，从家做起

1. 为烫伤的孩子争取生机

据统计，中国台湾地区儿童死亡原因排行第一的是意外事件；其中，交通事故与烫伤又是主要的原因。儿童烫伤事故的发生，大半由于父母的疏忽，幼儿年幼无知缺乏照顾所造成。一旦烫伤意外发生，大部分人又因为慌张和急救常识有限，无法及时做正确的急救处理，甚至有依据过去生活经验使用错误方法，因而引起感染或治疗上困扰的案例。加上幼儿的抵抗力较弱，遭受严重烫伤时，常因病菌感染而引发败血症，所以死亡率相当高。

最不幸的是，大部分烫伤儿童来自中下阶层家庭，往往不堪负担每天高额的医疗费用，1995 年后虽有全民健保的补助，但健保不给付的部分，却是这些孩子接受初期治疗后真正最需要的部分。

2. 我们所要做的事

鉴于这样的问题和需要，马偕医院与美生总会慈坛社于 1988 年 11 月共同发起成立了"财团法人中华民国儿童烫伤基金会"，并以下列四大宗旨作为基金会的主要业务方向：

（1）协助医院推广儿童烫伤医疗与研究。

（2）举办募集烫伤基金之活动。

（3）医疗救助个案的处理。

（4）烫伤预防宣导教育。

在这期间，儿童烫伤基金会的经营除开发社会资源外，以和设有烫伤中心的医院合约的方式共同合作救助烫伤儿童。从最初的 11 所合约医院，到 2000 年有 37 所合约医院，至 2013 年则已有 42 家医院加入合作行列，共同在经济上和社会心理上服务烫伤儿童及他们的家庭。

在宣传教育方面，儿童烫伤基金会以"三级预防"的概念，加强落实烫伤的预防、急救的宣传。第一阶段的宣传以"烫伤是可以预防的"为主题，推行一级预防，提醒社会各界认识烫伤危险源并小心预防。第二阶段的宣传以"别让错误的观念害了孩子"为主题，教导大家了解烫伤急救的正确步骤，避免错误的急救方式造成更严重的伤害。第三阶段的宣传，则以如何预防及减少病童伤愈后回归社会或学校的心理伤害为重点，呼吁社会各界接纳烧烫伤儿童。成立后的十年间，基金会每年陆续推出年度宣传主题并制作宣传短片，通过电视广告及报刊等大众媒体的资源与力量，共同呼吁社会大众一起来关心烧烫伤儿童的身心复健，并落实烧烫伤的预防急救宣传教育。

为了让社会各界对烧烫伤的预防及正确急救有更明确、深入的认识，宣传的媒介从大众媒体转化为小众宣传，不但制作设计精美的宣传手册及宣传品供社会各界索取，更与基金会的合约医院共同合作，由医疗团队人员向民众进行面对面的讲座，让宣传教育能深入全台湾托儿所、幼儿园、中小学校园及社区，让大家从小建立完整、正确的烧烫伤三级预防观念。

另外不可不提的是阳光基金会的努力，他们的做法如下（感谢阳光基金会提供资料，阳光基金会网址 http://www.sunshine.org.tw/ ）。

二、阳光基金会烧伤预防宣传

1. 宣传策略依据资料分析拟定

阳光每年会针对全台湾资料和基金会病案资料进行分析，找出规划宣传策略的依据。以个案资料分析来看，我们发现大多数烧伤案例发生在家庭，并且 6 岁以下的孩子很容易受伤（表 22-3）。

表 22-3　2012 年阳光烧伤个案分析

烧伤年龄			烧伤原因		
年龄 / 岁	例数	占比 /%	受伤原因	例数	占比 /%
0～6	80	14.4	自伤	55	10.0
7～12	52	9.4	遭恶意伤害	17	3.1
13～17	30	5.4	工作伤害	164	29.8
18～24	37	6.7	家庭意外	231	41.9
25～34	81	14.6	公共场所意外	39	7.0
35～44	88	15.9	其他	45	8.2
45～54	110	19.9	空 白	16	
55～64	45	8.1	总 计	567	100.0
65+	31	5.6			
空 白	13				
总 计	567	100.0			

数据呈现居家安全不够的问题，以及急救措施错误的问题，因此宣传方面会特别着重于"居家安全"和"儿童"的部分。因为受害者为孩子，加强照顾者和保姆系统对烧伤预防特别重要，尤其是面对隔代教养问题的偏远地区，需要特别针对祖父母进行宣传。

2. 宣传主题

（1）烧烫伤预防宣传（表22-4）：正确的预防概念：明确提示危险来源，减少事故发生（居家安全、燃气安全、厨房油锅起火安全等）。

表22-4 宣传方式

方　式	说　明	例　子
政策立法	发掘被忽视且具有相当危险性的事物，并且通过与政府倡议的方式，提醒政府针对现行公安维护的缺口善尽改善义务，提醒民众做好自身的防御保护	● "栓不住它，就酸死您"公听会（1999年）：阳光提倡政府应该更严格规范强酸化学物质贩售地点场所、确实登记买者、谁可以买或使用、贩售者的责任，以及使用单位连带责任 ● 铁道悲歌网络公听会（2003年）：吁请交通部路政司及台湾铁路局注重铁道安全，安全零事故 ● 拒绝熏香精油气爆伤害之倡议活动（2003—2004年）：通过公听会的形式，督促政府应善尽管理熏香精油产品之责任
影响社会环境	运用不同渠道将烧伤预防和关怀、尊重相关知识做最有效率的传播	
	● 媒体：通过公开媒体的力量，传达正确知识（新闻报道或新闻回应、电视节目、广告）	"最简单心愿"公益广告（2005年）：烧伤者的复健/就业需求
	● 网络：网络数字宣传，让各地的老师、家长、社会大众可以通过阳光网站的网上宣传获得到更多烧伤预防的相关资讯	阳光线上 http://online.sunshine.org.tw/： 　运用网上动画、漫画以及游戏，呈现许多居家安全小常识，提醒小朋友预防烧烫伤的常识
	● 教科书：与教科书出版社合作，将烧伤预防相关教材纳入教科书内容	
	● 宣传品：制作各种宣传品（海报、文具、DVD、书）	
社区宣传	在全台湾各地，由基金会的社教专员在校园、职场或社区举办宣导活动	
培训种子	针对学校的校护人员，阳光特别以培养种子部队的形式，提供专业知识研习	教师专区 （http://teacher.sunshine.org.tw）网上提供给教师相关教材和宣传工具

正确的急救方式：意外发生时，正确处理，减少后遗症（烧烫伤急救口号"冲、脱、泡、盖、送"）。

（2）关怀尊重（生命教育）宣传：为了创造更友善和平等的环境，并且帮助伤友获得较佳的就学、就业适应及社会适应，让民众了解烧伤者的经验和处境，然后理解和尊重他们。

（3）就学适应宣传：班级宣传：针对烧烫伤儿童进入的班级进行宣传，以关怀、接纳为主轴，预防宣传为辅，使班级师生能理解颜损及烧伤者的需求，对孩子的心路历程有更多认识，并学习与颜损及烧伤者互动的正面方式。

全校或年级宣传：视学校规模及需求，进行全校或年级宣传，以预防宣传为主轴，并带入关怀、接纳的概念，增加全校师生对颜损及烧伤者的认识与接纳。

个案讨论会：以学校老师为参加对象，召开个案讨论会，介绍颜损及烧伤，说明烧烫伤儿童的生理、心理状态及需求，消除老师的担心与困扰，给予协助、支持。

家长座谈会：若学生家长对于烧烫伤儿童有所担心、困惑，则可召开家长座谈会，通过介绍说明、消除并回应家长的担心与需求，增加家长对烧烫伤儿童的了解与接纳。

3. 阳光宣传的特色

（1）伤友的参与：通过伤友的经验分享（媒体参访、专题演讲、宣传分享），可以让社会大众"看到""听到""接近"伤友，并且更了解其心路历程。

（2）体验学习（experiential learning）：社教专员在宣传活动过程中，会安排民众穿着压力衣或体验其他烧伤者使用辅具，目的为让民众亲身体验烧伤者复健过程的不舒服和不方便。希望借由这种活动方式，可以提升民众对烧伤者的了解和同情，当民众了解烧伤者的处境，他们也会用更友善的态度对待他们。

还有其他单位，例如身心障碍者服务资讯网（http://disable.yam.org.tw/）。除了官方、民间基金会的宣传外，其他教育团体、各医学中心、医学会等在这方面当然也扮演了重要的角色，利用学会活动或其他公开场合加强灼伤预防宣传，如阳光、儿烫基金会摆摊位宣传（图 22-1、图 22-2）。

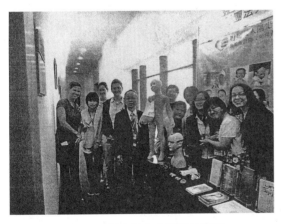

图 22-1　阳光基金会摆摊位宣传

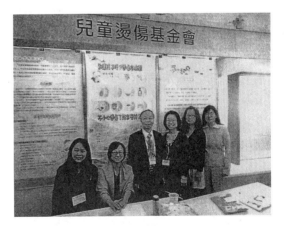

图 22-2　儿童烫伤基金会摆摊位宣传

台湾在官方、民间及其他单位的共同努力下，预防医学包括灼烫伤预防已有相当的成效。案件越来越少，严重度也在下降，后遗症减少，社会成本相对降低，是个好现象。

  在台湾，预防医学推行的成效可由下面图表（图 22-3，图 22-4）窥知一二。表内的数据以每 5 年为一个阶段来比较。虽然是长庚医院的统计，但该院收纳全台约 1/4 的烫伤伤患，足可反映全台湾的情况。

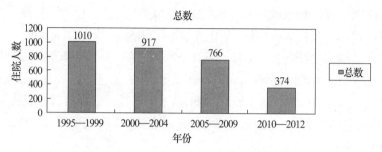

图 22-3　每 5 年小儿烫伤住院总数的比较

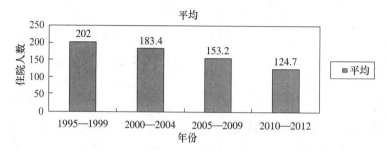

图 22-4　每 5 年小儿烫伤住院总数的年平均值

（杨瑞永）

Chapter 23

第23章

成批烧伤的救治

第1节 概 述

一、成批烧伤概念的解析

1. 成批烧伤的概念

成批烧伤一般是指由于自然灾害、战争、事故等原因引起的众多人员伤亡的烧伤事故或事件。由于短时间内烧伤患者众多，超越了单一医疗机构或烧伤救治中心的常规应急能力，需要多家医疗机构，乃至社会力量的支援和社会团体的参与。

2. 定义成批烧伤的三要素

多年来，对于成批烧伤概念的争议一直不断，主要争论点就在于烧伤人数，即多少人烧伤才算成批烧伤。作为一个学术问题，选取一个客观标准不仅是为了组织救治工作需要，而且也将有助于国内外学术交流。1988年全国抢救成批烧伤学术会议在参考国际经验，结合国内情况下，确定了按烧伤人数分轻、中、重三级成批烧伤事故严重程度的标准，即轻度：10～50名，中度：51～250名，重度：250名以上。但是界定成批烧伤的概念单纯以人数为准，难免片面，我们必须还要考虑伤情因素，以及医疗资源分布的地域性和医疗水平的差异性。一批次同等人数的轻度烧伤和面积超过50%TBSA的特重度烧伤的救治要求和难度绝对是不一样，如果再合并吸入性损伤、复合伤等复杂伤情情况，就使得救治难度更高。我国各地医疗资源配置相对不均等和烧伤救治水平的差异是客观存在的事实，对于医疗资源相对充足、医疗水平较高的地区或单位，即使面对相当数量的成批烧伤，也能够独立应对，而对于医疗资源相对贫乏、医疗水平相对低的地区，无疑需要动用绝大部分或全部的救援力量，甚至需要外界的援助，才能完成救治任务。因此，给成批烧伤下一个科学的定义，必须要考虑烧伤人数、伤情和救治能力三个必要因素。

3. 成批烧伤事故严重程度分级的商榷

笔者所在单位曾考虑以烧伤人数、烧伤程度、合并伤和救治单位能力为参考变量，以公式计算方式对成批烧伤严重程度进行分级，即成批烧伤严重程度分级分数=伤员A（计数1）×烧伤程度系数×合并伤系数+伤员B（计数1）×烧伤程度系数×合并伤系数+…

其中，烧伤程度系数参考1970年中华医学会烧伤外科分会制定的严重烧伤严重程度轻、中、重、特重分级标准，系数分别为1、1.5、2和3；合并伤系数参照中国人民解放军总后勤部卫生部1996年制定的《战伤救治规则》对轻、中、重、危重伤的分级标准，系数分别为1、1.5、2和3。通过计算分数总和，当烧伤总人数超过5，分值≥10时可界定为成批烧伤事件。但是由于几个变量系数界定缺乏理论依据和循证医学证据，该公式亦未通过大样本实践检验，其可行性还有待进一步临床验证。

二、成批烧伤的发生原因

成批烧伤的产生往往是由于自然因素引起的重大火灾，战争、重大的生产事故和人口密集区的重大火灾所导致，也有报道由于台风引起化学物品浸水泄漏导致超过百例的化学烧伤的事故，总之，除自然因素引起偶发的灾难性烧伤之外，主要是社会因素引起。

1. 重大生产事故

大型工矿企业发生重大事故引起成批烧伤，究其原因主要是：违章操作，设备故障或老化，高危企业或区域的管理监控制度不完善或制度执行落实不到位。此外也有新技术、新设备试用阶段出现重大事故的情况，比如2009年无锡钢厂新型炼钢炉试运行期间发生爆炸事故。但造成国内成批烧伤发生的工厂企业主要是一些私营的小工厂、小作坊和违规建设的私矿，这些企业技术条件差，设备陈旧，制度不严，易燃易爆品和危险区域管理没有按照消防安全管理规定执行，常常会有事故频发，如未加以重视，常会酿成大祸。所以，加强对小型私营工厂、作坊、矿山的安全生产管理，不失为在和平时期防范成批烧伤发生的最有效措施之一。

另外，易燃易爆品的仓储、运输、使用过程中，违规操作运行、无资质人员的参与、为降低运行成本而减少消防安全措施的投入等都是造成火灾和人员伤亡的重要隐患，应及时排查，严格管理。对于矿山、油田、化工厂、鞭炮厂等高危企业，除了制定严格的安全生产管理、监督、检查制度外，定期的消防安全知识教育也是重要的防范举措。

2. 生活意外

生活意外引起重大火灾导致成批烧伤的原因无外乎有三个必要因素：燃烧源、易燃物和比较集中且不易疏散的人群，如国内外数次夜总会失火，同时出口不畅，发生数以百计的烧伤伤员。生活意外引起火灾的燃烧源多为用火不慎、用电不当，比如家用炊具电器故障、电路老化、房屋装修电焊违规操作、吸烟、放烟火、儿童玩火，等等。但是如果没有大量的可易燃物，例如密集的尘埃，也不会造成重大火灾事故。在笔者所在单位2012年处理的6起总烧伤人数超过5例重度烧伤超过2例的火灾事故中，有2起是因为居民区拾荒者违规堆放大量纸壳、塑料等易燃物品导致大面积火灾。而最应重视也最有效地防范措施就是加强人口集中地区的消防安全管理，加强消防安全知识的普及教育。但遗憾的是，消防安全知识和火灾逃生在欧美、日本等发达国家已作为小学生必修学习内容，而我国的消防安全教育在专业从事高危职业的人群中尚未全面普及，可谓任重而道远。

3. 森林火灾

森林火灾中，由于风向突变，可能造成成批灭火人员被烧伤。

4. 战争

现代战争中，由于高燃、高爆武器的使用，短时间内发生成批烧伤患者是不可避免的。美军在 20 世纪 70 年代越南战场上更是使用以烧伤为致伤目的的燃烧弹，常导致短时间内大批越南军民的烧伤。如果在未来使用核武器，则烧伤发生占战伤比例将高达 70% 以上。就作战环境条件而言，海战条件下，由于作战人员均集中于舰船舱室，一旦被鱼雷、导弹或舰炮等武器击中，可同时造成多名战斗人员烧伤，而且由于舱室密闭，逃逸空间小，常会造成严重烧伤合并吸入性损伤。

5. 恐怖主义袭击事件

恐怖主义袭击常常起因于国家、民族和地区间激烈的矛盾冲突，如果极端分子采用爆炸袭击方式往往会造成成批烧伤。近年来，美国、俄罗斯、英国等国家和中东地区接连发生了多起恶性自杀或连环爆炸袭击事件，造成惨重的伤亡和损失。尽管由于中国奉行和平自主的外交政策，发展团结协作的民族氛围，使得国家之间、国内民族之间的矛盾趋于缓和，国内更是鲜有恐怖袭击事件发生，但如果不采取一定的防范措施，在平时做好应急救援准备，一旦发生恐怖袭击，后果必将惨重。

6. 恶性刑事案件

国内近几年发生的、造成巨大负面社会影响的重大火灾事故中，恶性纵火的刑事案件引发了广泛关注。这些案件多发生于人口密集的公共场所，纵火发生突然，亦造成了大批的人员伤亡。比较典型的是，2008 年上海杨浦区 842 路公交车火灾事故，2009 年成都 4 路公交车火灾事故，2013 年厦门快速公交车火灾事故，均造成数十人的伤亡，后果惨重，社会影响极其恶劣。防治此类恶性刑事案件造成人员伤亡，除了加强重点公共场所区域的安全检查措施以外，加强易燃易爆品销售的管控和强化国民防灾避险相关知识教育也尤为重要。

三、成批烧伤的特点

1. 事故突发性

成批烧伤的发生，除了在战争条件下可以根据作战环境、使用武器、双方投入兵力和作战战术推测估算伤员的发生，做好一定的应急救援准备，由自然灾害、生产生活事故、恐怖袭击和恶性犯罪等原因引起重大事故造成的成批烧伤均具有突发性，伤员发生的数量、伤情和救援难度均不可预见。所以平时重大事故发生的突发性、应急性和时效性决定了一切应对和救援措施都是根据事故的具体情况被动而为之。尽管如此，积极开展对平时成批烧伤流行病学的调查研究，建设一支常备的应急救援力量，完善区域性紧急应对和救援响应机制，在一定程度上是能够起到未雨绸缪的作用，是可以提高此类事故成批烧伤的应急救援能力的。

2. 伤情复杂性

成批烧伤伤员很少会只有单一的体表皮肤烧伤，一般均有不等数量的伤员合并不同程度的吸入性损伤。如果事故原因为可燃物的爆炸，那么在爆点附近的伤员很可能合并爆震伤，即某些文献专著所述的冲击伤。而滞留火场时间较长的伤员，很可能因吸入大量的一氧化碳后合并一氧化碳中毒，在火灾发生后逃生过程中，人群拥挤可能会发生踩踏事故，有些人情急之下甚至可能会选择跳楼逃生，因此，成批烧伤伤员还可能合并多发骨折、颅脑外伤等复合伤。所以，在对成批烧伤伤员进行分类后送过程中，要充分考虑到伤情复杂的可能性，对出现与烧伤面积不相符的临床表现，要考虑到存在致命或严重的合并伤、复合伤的可能，并及早进行诊断处置。

3. 影响扩大化

在当今信息时代的大背景下，由于互联网信息传播速度快，范围广，影响大，一旦某地发生重大火灾并造成成批烧伤，相关信息可以在短时间内见诸网端并迅速传播，而舆论导向和社会影响也往往超出了可控制范围。从正面讲，舆论引导妥善，政府及相关机构处置得当，减灾避险教育推行有力，可以起到获得多方支持援助、教育国民、提高防灾意识的积极作用；相反，则可能造成一定程度的民众恐慌，引发舆论矛盾，降低政府及相关机构的公信力，严重影响今后的灾难防范和安全教育。因此，一旦发生成批烧伤的重大火灾事故，正确引导舆论，加强减灾避险教育，争取积极的社会响应应该是一个文明和谐社会的正确反应。

4. 救援专业化

专业队伍第一时间迅速介入救援不仅是提高重大事故成批烧伤救治成功率、降低病死率的关键，也是减少因救援措施不当造成救援人员意外烧伤的重要措施。重大火灾事故的专业救援力量主要是指消防和医疗两支队伍。在重大火灾事故发生后，现场伤员及其他人员迅速脱离火场后，建议其除了进行必要的自救、互救和控制小范围的火情外，不再参加火灾的抢险和深入火场的人员搜救。因为，非专业消防人员继续滞留危险区域随时可能再次被烧伤，并增加消防人员的救援难度。至于专业化医疗救援力量，这里不仅指现场的医疗急救力量，同时也指烧伤专科医生，烧伤科医生尽早介入成批烧伤的急救能够迅速有效地对伤员进行分类，能够在最短的时间内诊断并处理有可能影响伤员生命安全的严重合并伤，从而提高成批烧伤救治的效率，降低死亡率。2010年上海市胶州路特重大火灾事故，上海长海医院烧伤科专家在事故发生后即迅速赶到现场，并在第一时间对收治伤员的一线医院进行巡诊，及早发现并诊断了6名重度吸入性损伤合并轻度体表烧伤的危重患者，进行了必要的急救措施，挽救了患者的生命。因此，坚持以专业化救援力量为主体的灾情紧急处理应对机制，是提高成批烧伤救治效率的关键。

第2节 成批烧伤的医疗救援

一、成批烧伤医疗救援的组织

非战争因素造成的成批烧伤的救援不是一家医疗单位独立的医疗行为，而是一个涉及面广、具备相当规模的社会活动。常需要政府行政管理部门、消防、120急救中心、医院、公安，乃至企业和社会机构的共同参与，涉及的问题包括事故现场的处理、医疗救援、事故原因调查及责任认定、理赔、新闻舆论响应等多个方面，而医疗救援则是成批烧伤救援的核心内容。

1. 烧伤救治网络建设现状

成批烧伤能够成功地实施医疗救援往往需要依托一个成熟的救援网络或是一个有效的应急响应机制。在欧美，不少国家已经按地理环境、交通联系、人口分布、医疗机构等级组织起烧伤救治网。这些救治网多以附属医学院校的教学医院和医学中心的烧伤研究所和烧伤中心为核心，以地区和市级医院的烧伤中心和烧伤科为重点，以区、县等基层医院为基点，形成网络。通过医疗协作、科研合作和学术活动，普及和提高所属医护人员的烧伤专业知识，交流临床经验，建立协作关系，制定抢救方案，并在成批烧伤发生后进行协同救援。

我国目前已经初步建成了以地区和中心城市的烧伤专科中心为核心的省、市、地、县级的医疗救护网，近些年发生的一些重大或特重大火灾，如成都公交车爆燃事故、上海胶州路教师公寓大火、厦门 BRT 公交车燃烧事故等的医疗救援中，在地方卫生行政部门的领导下，采取集中和分散相结合的救治原则，取得了较好的治疗效果。但就全国范围而言，烧伤救治网的建立还不够平衡，大城市和经济发达地区发展较快，经济落后地区发展较慢，还需要继续加强和完善。

2. 卫生行政管理机构

县级以上政府一般均设有灾害应急救援的行政管理机构，而相应卫生行政部门也设有负责医疗救援组织的管理办公室。其职责和行政工作内容包括了平时管理、调研、督查、指导、预防等；受灾时，根据灾情及时派出医疗救护队和卫生防疫队，组织现场急救、卫生防疫、药品器材供应及后勤物资保障等。在灾难性烧伤事故现场，卫生行政管理机构可组织建立医疗救援指挥部，指挥现场医疗救护、伤员分流、卫生防疫等工作，完成抢险救灾任务后，应及时组织卫生学和流行病学的调查，参与对灾害环境卫生和健康等有害因素的监测和评价，以全面反映灾情、确定减灾目标、优化防御措施、评价减灾效益、制定或改善减灾决策。

二、医疗救援力量的构成

1. 消防力量

消防力量通常是指公安消防部队，消防部队的主要工作内容包括：火灾预防和消防监督管理、灭火与救援、火灾事故调查与火灾统计。按照《消防法》的规定，公安消防部队除保证完成火灾扑救工作外，还应当参加其他灾害和事故的抢险救援工作。2006 年 5 月，国务院下发《关于进一步加强消防工作的意见》，进一步明确了"公安消防队在地方各级人民政府统一领导下，除完成火灾扑救任务外，要积极参加以抢救人员生命为主的危险化学品泄漏、道路交通事故、地震及其次生灾害、建筑坍塌、重大安全生产事故、空难、爆炸及恐怖事件和群众遇险事件的救援工作"。这就界定了，重大火灾事故发生时，火场内人员的搜救工作主要由消防官兵来完成，同时消防力量在条件允许的情况下，也应参加伤员的现场急救。

2. 120 急救中心

120 急救中心一般是向 100 万人口以上区域提供高水平院前急救服务的医疗机构。重大火灾事故造成的成批烧伤，120 急救中心主要承担伤员现场急救、简单分类和转送后送任务。

3. 一般医疗救援力量

一般医疗救援力量是指具有医疗执业资格和能力的非烧伤专科医疗单位和人员。一般成批烧伤发生地域内无烧伤专科中心，或省市级烧伤专科中心距离事故发生地较远，伤员伤情不允许进行长途转运，成批烧伤的早期救治通常在就近的医疗单位实施。因此，一般医疗救援力量通常要承担成批烧伤早期救治工作，并完成轻度烧伤及部分中度烧伤伤员的全部救治工作。

4. 烧伤专科中心

烧伤专科中心通常设置于地市级以上地区的三级医院中。烧伤专科中心在成批烧伤救治中应扮演主导的角色，承担全部危重烧伤、部分伤情不稳定的中度烧伤（致伤原因特殊、老幼人群、复合伤或合并伤尚未诊断明确）的专科救治和后期康复治疗工作。如果成批烧伤发生地点距离烧伤专科中心较近，烧伤专科中心可考虑派出高年资医师参加现场救援或前接伤员。

三、院 前 救 治

成批伤员院前救治的根本原则就是在最短的时间内，终止损伤，实施有效维持生命的急救措施，同时通过合理的分流把合适的患者送往最合适的医院接受最恰当的治疗。一般来说，院前救治分为现场急救和伤员转送两个环节。

1. 现场急救方法

抢救烧伤患者必须分秒必争，因地制宜采取一切可行和有效的办法，尽快使患者与致伤因素脱离接触，并迅速离开现场，防止再次损伤和污染。

（1）终止烧伤：急救的首要措施是去除致伤源，迅速有效地终止烧伤，可以减轻伤情。对火焰烧伤来说，指的是灭火。常用终止烧伤的方法是：①尽快脱去着火的衣服，特别是化纤衣服，以免继续燃烧，使创面扩大加深。②迅速卧倒，慢慢在地上滚动，压灭火焰。③用身边不易燃的材料，如雨衣（非塑料或油布）、大衣、毯子、棉被等，阻燃材料，迅速覆盖着火处，使之与空气隔绝。④用水将火浇灭，或跳入附近水池、河沟内灭火。⑤衣服着火时不得站立或奔跑呼叫，以防头面部烧伤或吸入性损伤。⑥已灭火而未脱去的燃烧的衣服，特别是棉衣或毛衣，务必仔细检查是否仍有余烬，以免再次燃烧，使烧伤加深加重。而对于化工产品所致的烧伤，如酸、碱等，应用大量清水持续冲洗创面。避免使用中和剂，以免中和产热，加重烧伤，或忙中出错，附加损伤。对生石灰烧伤，应先用软毛刷清除石灰粉或用干布擦拭干净后，再用大量清水冲洗。用无菌敷料清洁布单保护创面，现场不必施用外用药或油质敷料。

（2）脱离现场：现场急救是一场争时间、抢速度的战斗。关键是迅速解脱致伤原因，使患者迅速离开火区或尽快脱离现场，并及时给予适当的处理。火焰烧伤经现场灭火，可以依据烧伤面积大小与严重程度，有无复合伤或中毒等后给予不同的急救处理。现场救护人员应引导小面积烧伤者迅速离开现场，转移至安全地点。烧伤面积较大者，用干净的床单包裹创面，由救护人员迅速将伤员从着火现场转移至现场救治站，进行急救和简单的创面处理，分类后按级转送。不论任何原因引起心跳、呼吸停止的伤员，应立即行胸外心脏按压和人工呼吸。设法将伤员撤离现场（即脱离缺氧环境），待复苏后送至就近医疗单位进行处理，或在继续进行心肺复苏的同时，将伤员迅速转送至最近的医疗单位进行处理。

（3）必要的冷疗：对冷水处理应该提高到疗法的高度来认识。冷疗是源于北欧冰岛的一种古老的烧伤急救方法。热力烧伤后尽快给予冷水冲洗或浸泡，及时冷疗可以减少创面余热继续损伤尚有活力的组织，有利于防止热力继续作用于创面使其加深；局部及时冷却还具有减轻疼痛的作用，并可降低创面的组织代谢，通过减少局部的前列腺素、减轻疼痛、减少渗出和水肿。因此，如有条件,热力烧伤灭火后的现场急救中宜尽早进行冷疗。

(4)保护创面:烧伤创面现场急救不予特殊处理,不涂任何药物,尤其是甲紫一类有色的外用药,会影响对创面深度的判断,也增加清创的困难。创面不得涂擦红汞,因可经由创面吸收而导致汞中毒。可以采用清洁敷料包扎或用干净被单覆盖创面,以免再受损伤或污染。中小面积烧伤的四肢创面,可进行冷疗。若暂时无法送往医院救治,可对烧伤创面进行简单处理。

(5)镇静止痛:烧伤后伤员都有不同程度的疼痛和烦躁,可给予镇静止痛剂。一般轻伤口服止痛片;大面积严重烧伤可注射哌替啶1～2mg/kg,因周围循环障碍,肌内注射药物吸收不良,故应稀释后缓慢静脉注射。对伴有颅脑外伤或吸入性损伤或有呼吸功能障碍者忌用。年老体弱者、婴幼儿慎用。用药后伤员仍有烦躁不安,可能为血容量不足的表现,应加强抗休克措施,不宜短时间内重复用药,以免造成累积中毒的危险。

(6)复苏措施:由于急救现场多不具备输液条件,口渴者,可口服淡盐水或烧伤饮料(每片含氯化钠0.3g、碳酸氢钠0.15g、苯巴比妥0.03g、糖或糖精适量。每片以100mL开水冲服)。或含盐的饮料,如加盐的热茶、米汤、豆浆等。但不可大量饮用,以免引起呕吐。更不宜单纯喝大量白开水,防止发生水中毒。严重烧伤患者或伴有消化功能紊乱(腹胀、呕吐等)的患者,如有条件,对重伤者应尽快进行静脉输液。静脉补液可根据院前急救的条件最好选择平衡盐溶液,也可适当选用等渗盐水。无法送院时,则应尽早根据院内救治要求,适当输用右旋糖酐。有条件时,可以根据需要选用血浆等。

(7)吸入性损伤:现场急救过程中,应询问伤员受伤史,关注其有无长时期滞留火场并吸入热空气和烟雾的情况,仔细排查伤员有无咽痛、声嘶、呼吸困难等症状,检查其鼻腔、口咽部,以确定是否存在吸入性损伤。绝不可因伤员在火灾现场未表现出胸闷、气急、呼吸困难等明显症状就放弃进一步观察。所有有火场滞留史或气道开放史的伤员,均应医学观察至少6h以上,而后由有经验的专科医生排除吸入性损伤风险后决定伤员的去向。

2. 伤员的前接

成批烧伤发生后,烧伤专科中心派遣烧伤救援小组至现场前接伤员并参与急救,势必将大大提高对伤员伤情的快速诊断效率,加快伤员分类分流,有利于重伤员应急救治。

(1)派遣烧伤救援小组前接的条件:并不是所有的灾害救援均需要烧伤救援小组的参与。国外一般以以下标准作为派遣烧伤救援小组的条件:①引起超过5例烧伤患者(定义为成人烧伤面积>20%,儿童烧伤面积>10%)的灾害;②由烧伤现场转运到当地医院时间超过1h。笔者认为有很好的借鉴价值,国内成批烧伤救治派遣烧伤救援小组可参照此标准。

(2)前接小组的组成和主要任务:负责前接任务的烧伤救援小组一般是由来自烧伤中心的专业医生、护理人员和麻醉医生组成。他们在烧伤严重程度评分、现场分流和伤员专业护理方面均受过专业训练。烧伤救援小组主要在灾害救援现场和社区医院发挥作用,协助现场救援队伍对于烧伤伤员实行专业救治,协助现场伤员分流,为接收烧伤伤员的社区医院提供伤员的评估、咨询和救治方面的专业帮助。需要指出的是,美国、英国、澳大利亚等国家针对成批烧伤发生时派遣的烧伤救援小组人员培训已纳入其专科中心的常规工作,尤其是美国,在"9·11"恐怖袭击后伤员现场救治和伊拉克战争等实践中,应急救援小组充分显示了其机动、专业和高效的工作能力。

（3）注意事项：对于灾害救援中烧伤伤员的救治，派遣烧伤救援小组前接时应当严格掌握其派遣指征，加强平时的训练和教育，完善现场组织和实施，这样才能充分发挥其作用。前接小组在完成既定主要任务外，还应注意：①加强现场和指挥协调中心的信息交流，提高伤员的生存率；②指导现场和转运途中给烧伤伤员实施不间断的专业救治；③严格控制需后送往烧伤中心行专业救治的指征，减轻烧伤中心救治压力。

3. 伤员分流后送

（1）目的：现场急救之后，为尽早对成批烧伤明确伤情诊断，开始正规和确定性的救治，需先将伤员迅速送至就近的医疗单位进行初步治疗，然后依情况进一步处理。后送的主要目的是使伤员能够及时、顺利、安全地到达指定的医疗单位，以便接受正规的专科治疗。因为严重烧伤伤员休克发病率高，如后送不当将会加重休克或加速休克的发生和发展以及相关并发症的发生，甚至导致死亡。就某一具体伤员而言，该不该后送，后送时机和后送工具的选择，以及后送前及转送途中应注意的事项，要结合当时的人力和物力等条件，周密计划和安排。

（2）方向：后送经过现场急救的成批烧伤，需由卫生行政部门统一指挥，根据伤情和医疗单位（尤其是烧伤专科中心）分别作出统一部署；如果卫生行政介入过晚，120急救中心应将伤员迅速转至就近医疗单位，进行复苏补液和创面处理。对一些严重和特殊原因烧伤患者，不可立即长途转至距离较远的大医院或烧伤专科中心，以免贻误抢救时机。基层医疗单位如技术力量不足，治疗确有困难时，可以请有关单位派出专科医护人员支援，或请有关专家亲临指导。若一个医疗单位超员收容，过度负荷，势必影响抢救效果，需及时进行分流。严重烧伤在基层医院进行抗休克等抢救治疗后，在做好充分准备的前提下，待病情稳定后再行转送上一级医院或烧伤专科中心。

（3）要求：成批烧伤后送前除考虑休克和吸入性损伤等关键性问题外，还应注意有无严重合并伤和中毒。严重烧伤或已发生休克者应先建立静脉通路进行补液复苏，同时积极排查并处理有关合并伤如气胸、骨折（一般多采用外固定）、颅脑损伤等。切忌不负责任、不予处理、无准备地转送。转送前，应与接收单位主动联系，详细报告病情，并征得同意，充分准备好抢救药品与器械，以保证转送途中治疗不中断。

四、院 内 救 治

1. 急诊救治

成批烧伤送到急诊室时，可能会在伤后数小时或十数小时，甚至数十小时。正处在休克期，因此，急诊救治的各种处理得当与否，直接关系到后续的临床治疗。

（1）保持呼吸道通畅：接诊伤员第一时间应即刻检查呼吸情况，尽量保持头轻度后仰位，清除鼻、口腔中各种异物及分泌物，鼻导管给氧或面罩给氧。对怀疑有吸入性损伤者，按后文中吸入性损伤的诊断急救措施处置。

（2）迅速掌握伤情：接诊医生应在较短时间内通过重点问诊和体检了解伤员受伤原因、时间、经过和现场急救措施，迅速判断伤员的呼吸、意识状态、循环状况，初步估计烧伤的面积，判断烧伤深度，甄别有无复合伤、合并伤，初步判断损伤的严重程度，以便在后续的急救过程中能够准确把握救治关键环节，避免对重要伤情诊治的延误和遗漏。

（3）小面积烧伤的处理：中小面积烧伤根据创面分布部位、深度，依照本书相关章节创面处理原则和方法进行治疗。主要治疗内容包括：冷疗、清创和创面处理，同时应给予必要的止痛治疗，并注射破伤风抗毒素。原则上具有Ⅲ度烧伤创面或烧伤面积超过10%TBSA者，以及怀疑有吸入性损伤、一氧化碳中毒或其他复合伤、合并伤者均应考虑住院治疗，如果医院收治能力有限，应向上级卫生行政部门汇报后决定患者去向，不能确定者应考虑一定期限的留院观察。

（4）严重烧伤的处理：严重烧伤的急诊处理应在最短的时间内解决最关键的问题，然后迅速转入专科监护室进行治疗。

1）休克复苏：休克复苏的指征、复苏液体选择、补液公式、监测指标的综合评价，本书其他章节均有详细阐述。需要强调的是，成批烧伤休克复苏的实施，应综合考虑伤员伤情、医护人员的经验和本单位药品物资储备情况。在急救阶段必须要做的是：①留置2条以上可靠的静脉补液通路是非常必要的；②留置导尿管应连接滴液瓶而不是引流袋，以便及时观察尿量变化；③必要的心率、血氧饱和度、血压、呼吸监测应详细记录；④复苏补液计划，因国内通用公式，各级医院医生大部分具有实践经验，应优先考虑。复苏液应选择0.9%氯化钠注射液或平衡液，尽量避免使用单纯的葡萄糖溶液，如果有经验的专科医生参加救治，可考虑进行高张盐溶液复苏。

2）吸入性损伤的诊断和急救：成批烧伤伤员中吸入性损伤的高发生率并非偶然，而是普遍现象，特别是气道烧伤后早期梗阻，以及由刺激性气体引起喉痉挛，吸入低氧空气或窒息性毒气等引起呼吸功能障碍是伤者现场死亡和早期死亡的首要原因。在密闭和通风不良环境中因明火受伤者，发生吸入性损伤的可能极高，而木料和合成建筑材料不完全燃烧、化学物品燃烧等都很可能引起吸入性损伤。临床上按损伤部位，结合病理变化和临床表现将吸入性损伤分为轻、中、重度三种。吸入性损伤的严重程度差别很大，轻度吸入性损伤，可无明显症状和体征，而严重吸入性损伤，伤后可迅速并发急性肺衰竭，因此应尽快明确诊断以进行正确及时有效的治疗是提高此类伤者生存率的关键。

笔者认为，对于成批烧伤伤员早期分类和伤情诊断时应注意：①根据病史、体征和动脉血气分析，初步筛查吸入性损伤者并进行分级诊断（轻、中、重）；②对于疑诊中度以上吸入性损伤，应保障气道通畅，必要时进行预防性气管切开，并尽快转至专科中心诊治，尽早行纤维支气管镜检查明确伤情；③对于重度吸入性损伤或中度以上吸入性损伤纤支镜下有广泛黏膜损害者，为避免黏膜脱落坏死和气道水肿等因素引起的气道阻塞，应定期进行纤维支气管镜检查，以便动态观察病情并进行治疗。

3）一氧化碳中毒的救治：一氧化碳（CO）是最常见的窒息性气体，是物质不完全燃烧产物。为无色、无味、无刺激性的气体。吸入的CO立即与血红蛋白结合成碳氧血红蛋白（HbCO）。CO与血红蛋白的亲和力是氧与血红蛋白亲和力的200～250倍，所形成的HbCO解离却比氧合血红蛋白的解离缓慢。吸入空气中含0.1%CO即可使HbCO水平高达50%。HbCO不能携带氧，使血氧含量降低，造成组织缺氧。缺氧使高度需氧的大脑和心肌遭受损伤，随后可遍及全身其他器官，严重的能引起窒息、死亡。

成批烧伤发生时，尤其是被搜救出的伤员，如果出现意识障碍，应考虑 CO 中毒的可能性。其一般临床表现是：早期常表现为欣快、幻觉，搏动性头痛、头晕、恶心，定向力障碍。伤后 4h 内面颊、前胸皮肤和口唇处可呈 CO 中毒后典型的樱桃红色。严重者表现为意识丧失、全身麻痹等中枢神经系统抑制状态和急性心力衰竭或心肌梗死等。快速定性测定血中 HbCO 可以准确诊断 CO 中毒。HbCO 的半衰期为 4h，所以应该争取在伤后 4h 内进行检测。

CO 中毒的治疗主要措施：①尽快脱离现场移至新鲜空气处。②尽早进行氧疗，最好吸入纯氧。情况好转再行给予 50%～60% 氧气吸入。严重者应及时进行高压氧治疗。意识障碍严重者立即或尽快行气管切开或气管插管，出现呼吸衰竭应及时使用呼吸兴奋剂，并给予机械通气。在液体复苏中，患者出现明显烦躁时，结合血流动力学监测指标排除容量不足的情况，应考虑可能是 CO 中毒引起的脑水肿。防止脑水肿可考虑给予糖皮质激素治疗，对于甘露醇的使用应谨慎，避免应用不当导致容量不足而加重烧伤休克。

4）创面处理：原则上不在急诊进行创面清创、用药或包扎，应注意Ⅱ度创面的保护和全身的保暖。如果伤员病情尚稳定，考虑转送至上级医院和烧伤中心，建议创面处理方法是：①简单清创或不清创，尽量缩短创面处理时间；②四肢、躯干部位的优先选择包扎疗法，头面部和会阴部创面可暴露；③Ⅱ度创面可考虑用磺胺嘧啶银冷霜，Ⅲ度创面可考虑应用碘伏。目前很多新型敷料，可以选择吸收渗液性能好、抗菌效能时间长、性价比较高的敷料覆盖创面，但对于价格昂贵的、没有抗菌作用的异种皮类生物敷料，不建议在未进行手术清创的急救阶段应用于创面。

5）其他治疗：对于严重烧伤者，在进行前述治疗的基础上，还应考虑应用质子泵抑制剂来预防应激性溃疡。肢体、躯干及颈部深度烧伤创面焦痂形成影响局部或远端血液循环者，酌情考虑行焦痂切开减张术。明确吸入性损伤诊断或已行气管切开者，应加强气道湿化和护理，可考虑应用氨溴索来促进痰液稀释排出。

2. 住院治疗

住院治疗阶段，伤员伤情诊断和治疗原则、措施，其他章节均有详细阐述。成批烧伤伤员住院治疗在短时间内将给医院组织管理、医疗救护工作、药材器械供应和后勤保障造成较大压力，甚至超出医院常态运转的承受能力。对于医院或烧伤专科中心如何有效组织对成批烧伤伤员救治，提高工作效率和救治效果，在第 3 节将详细阐述。

3. 伤员转院

成批烧伤伤员考虑转院问题通常是两种情况：一是严重烧伤伤员完成急诊救治后，首诊医疗单位非烧伤专科中心且无把握和能力完成此类伤员的专科治疗，需转送至上级医院或烧伤专科中心；二是伤员的数量和救治要求超出首诊医疗单位的承受能力，需进行分流。

（1）原则要求：应迅速根据伤情分类、现场救护和首诊医疗单位急救情况，有组织地对伤员进行分流后送，使伤员都能按照伤情的轻重缓急，得到及时治疗。边远地区或特殊情况，转送不便和后送困难时，可就地展开治疗，同时也可请上级医院派专家协助指导，既能发挥上级医院的技术优势，又有利于调动基层医务人员的积极性和提高基层医院救治烧伤的水平。一些严重烧伤或特殊原因烧伤，在基层医院治疗确有困难，应在做好充分准备的情况下，再转往上级医院救治。某些轻伤伤员在经过急救处理后，可以留观或门诊随访。

（2）时机：送院时机的选择，取决于烧伤严重程度。①烧伤面积在 30%TBSA 以下的患者，视情况可以随时转送。②烧伤面积在 31%～50%TBSA 者，应在伤后 4h 以内送到指定医院。③烧伤面积为 51%～70%TBSA 者，应在伤后 2h 内送到指定医院，或就地复苏休克，待伤情稳定达 24～48h 之后，再行转送。④烧伤面积在 70%TBSA 以上者，最好能在伤后 1～2h 之内送到附近医院，先进行抗休克治疗，待复苏平稳 48h 之后，再行转送。

（3）注意事项：决定转送时，应全面考虑伤情发展和必要的处理，特别对有吸入性损伤者，应根据预见和判断进行预防性气管切开。重度烧伤，应有医护人员护送，保证转送途中治疗，特别是补液不得中断，需要在休克期中转送时，应留置导尿管，观察并记录尿量，以帮助了解休克情况。做好途中的护理，注意防寒、防暑、防尘等工作。详细填写好病情报告单，同时做好各项转送前的准备工作，以保证转送途中患者的安全。凡情况需要，在伤后 48h 以内转送，应对上述注意事项给予更为细致的观察和慎重妥善的处理，重点突出早期复苏补液治疗和吸入性损伤的呼吸道处理。

第 3 节　成批烧伤的救治组织实施预案

预案是指根据评估分析或经验，对潜在的或可能发生的突发事件的类别和影响程度而事先制定的应急处置方案。预案具有专一性、专业性、周密性、时限集中性等特点，其作用主要是提高应急处置效率。除战争外，由其他各种原因造成的成批烧伤均不可预测，其医学救援在一定时间、地域均由政府组织卫生力量以备应对。因此，卫生行政部门和承担救援任务的医疗单位编制相应的《成批烧伤救治组织实施预案》（以下简称《预案》），可以做到未雨绸缪，提高应对和救援效率。

一、《预案》编制的必要性

成批烧伤救治任务的承担可由医疗单位自现场救治开始，亦可由卫生行政部门指派参与。地市级以上卫生行政机构一般会设立相关办公室，来负责突发公共事件的应急卫生处置，如上海市卫生和计划生育委员会就设有突发事件应急处置办公室和应急指挥中心，该机构对于突发公共卫生事件和其他应急医学救援的指挥协调均有编制预案。在 2010 年上海市胶州路教师公寓特重大火灾的救援中，该机构根据预案启动的全市响应机制，明显缩短了成批伤员院前急救时间，提高分流、后送的效率，更重要的是使 20 例重度吸入性损伤患者得到了及时有效的专科治疗，大大提高了整体救治成功率。值得注意的是，成批烧伤的成功应对不仅仅依靠卫生管理机构的行政能力，更主要是依靠地区专业医疗水平。我国具有承担成批烧伤救治能力的烧伤中心大多分布于大中城市，救治实力以京沪渝最强，加之全国性的救治网络尚未形成，成批烧伤救治基本依托省市级烧伤救治中心。所以，提高我国成批烧伤救治能力和水平，省市级烧伤救治中心的建设和发展是关键一步。第二军医大学长海医院制定了《成批烧伤救治组织实施预案》，2005 年上海麦莎台风袭击致 118 名化学烧伤救治的组织系统见图 23-1 所示。

（1）指挥组：由院主管领导任组长，其他相关领导及烧伤科主任担任组员。负责组织抢救、

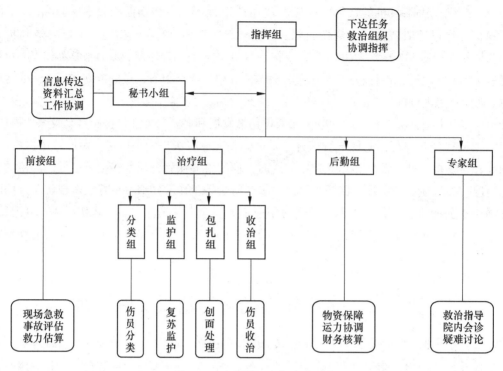

图 23-1　人员编组和权责分配

协调后勤保障等指挥工作，根据伤情、伤员人数向全院下达救治任务，做好救治组织实施和后勤供应保障等任务。指挥组下设秘书小组，负责抢救过程中指挥组一切信息流通、传递、联络等工作。

（2）前接组：由2名医生、2名护士、1名行政助理员和1名驾驶员组成。负责事故现场指挥和急救。其工作目的：迅速使伤员脱离险区，指导伤员自救、互救或组织群众参与抢救，决定转送方式。

（3）治疗组：由烧伤科主任兼任组长，负责急诊救治和病房治疗的组织与实施。

1）急诊抢救编组及职责：救治人员分为5组：①分类组：由1名烧伤科主治医师任组长，烧伤科医生2名，护士4名。负责伤员分类。②补液组：1名副主任医师以上职称者任组长，配2名主治医师，静脉穿刺熟练护师2名，4名护士。立即给予输液、抗休克、抽血、留置导尿等治疗。③监护组：设于急诊抢救室，1名烧伤科副主任医师以上职称者任组长，配麻醉科主治医师1名、呼吸治疗师1名、耳鼻喉科主治医师1～3名，烧伤科医师2名，护师2名，护士2～4名。主要负责特重度伤员监护和急诊气管切开。重点负责呼吸道通畅，给氧，吸痰，心电监护，气管切开，呼吸机的运用和监护。④包扎组：由1名烧伤科主治医师任组长，配3～4名住院医师，2～3名护士，主要负责轻伤员的创面处理和包扎，以及部分重伤员创面的简单清创处理。⑤转送组：1名烧伤科主治医师任组长，配2～4名住院医师，5～6名护士，负责重伤员转送入病房工作，重点注意转送途中病情观察和处理。工作结束后编入监护组。

2）病房治疗阶段编组及职责：按原既定组织方式编制治疗组，即每组配1名副主任医师以上职称人员任组长，同时配1～2名主治医师，2～4名住院医师（可从其他外科调配），2～3名护师，

3～6 名护士。根据所治疗伤员伤情不同，分重症组和常规组。重症组负责 1～3 名重度以上烧伤伤员救治，常规组负责病区内原住院患者的救治。同时增设护理指导组和联络组。护理指导组由护理部 1 名主管护师以上职称人员担任，配 2 名护师以上职称人员，负责病区消毒隔离制度督察，危重护理质量监控和心理护理指导等工作。联络组由 1 名医疗助理员、烧伤科住院总医师、烧伤科 ICU 护理组长组成，负责伤员伤情评估统计，医护工作总结汇报，查房会诊工作安排，医护人员分组排班等工作的实施。

（4）后勤组：由院务处主管领导任组长，医院相关后勤部门主官参加，设 1～2 名联络员。主要负责医疗物资的院外调配和车辆管理，配合协调组做好必需医资物资的供应和管理，同时做好医护、行政等人员一应后勤保障工作。

（5）专家组：由院领导、烧伤科、麻醉科、急诊科等相关科室主任医师及医院相关科室专家临时组成。主要负责制定危重症患者的治疗方案。

二、《预案》实施程序及要点

预案实施工作流程如图 23-2 所示。

（1）指挥组：在接到上级行政命令或医疗值班报告后，根据伤情、伤员人数向全院下达救治任务，负责启动和指挥各组工作的开展。组织抢救、协调后勤保障等指挥工作，做好救治组织实施和后勤供应保障等任务。秘书小组负责记录、传达指挥组命令，并督察命令落实情况，及时向院领导汇报。烧伤科主任在接到通知后根据院领导下达命令，直接组织烧伤科人员按既定预案开展工作，同时根据现有事故及伤员信息对救治人员和物资做出初步估算。

（2）前接组：当医疗总值班接到呼叫电话时，问清现场地点、人数、伤情、伤因等，即刻向组内各单位发出通知，并向领导小组报告。5～10min 派出前接组。前接组到达现场参与现场指挥和急救。迅速组织伤员脱离险区，指导伤员自救、互救或组织群众参与抢救；根据病情采取直接转送、先救后送、边救边送方式后送；上报指挥组，启动院内抢救协调组，做好迎接抢救伤员的一切准备。伤员前接结束后，前接组参加急诊抢救的分类组，协助其完成工作。

（3）治疗组

1）急诊抢救预案的实施：①分类组：将伤员分为轻、中、重 3 组，统一使用分类卡。红色表示伤情非常严重，危及生命者，需立即实施抢救，入急诊抢救室；黄色表示严重，无危及生命者，但需严密观察，可建立静脉通道后，收治入病房；绿色表示受伤较轻的，可行走者，入清创换药室处理。分类卡后有简明扼要的病情，统一系伤员左胸部，随其入科室，随后急诊科护士到科室进一步了解伤员的病案录入资料，收回分类卡，及时将伤员信息录入电脑。分类结束后分类组编入补液组和包扎组。②补液组：根据伤情，行静脉穿刺或静脉切开术，建立 2 条以上液体通路，立即给予输液、抗休克、抽血、留置导尿等治疗。并根据伤情需要，计算输液和输血量，填好物资信息卡，送后勤组联络员。③监护组：设于急诊抢救室，根据具体伤情判断，组长组织各位医生分别负责气管切开、监护措施的实施和呼吸机的运用。护理人员则负责伤员生命体征和监护指标观察，执行吸痰等操作，执行医生医嘱并做好相应记录。④包扎组：组长对轻伤员创面情况进行初步评估，做出需手术创面和非手术创面的判断，对于需手术创面指导下级医生在护士协助下

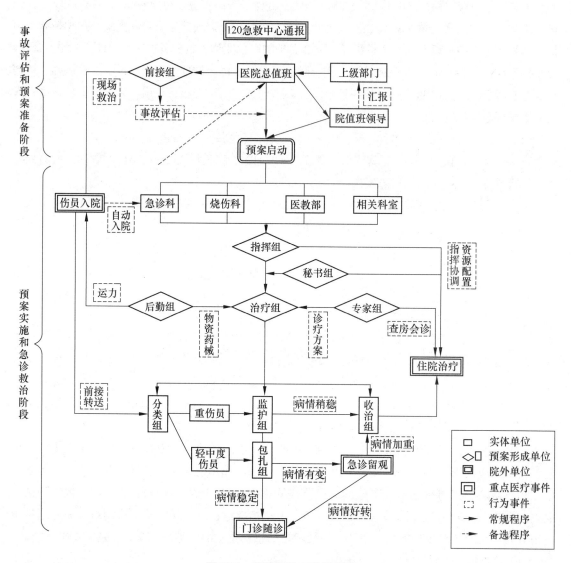

事故评估和预案准备阶段

预案实施和急诊救治阶段

图 23-2　预案实施工作流程图

进行必要包扎处理后，让伤员自行办理入院手续。对于非手术创面，伤员进行包扎后，完成急诊病例，指导伤员完成其他非必要性治疗，以及院外活动注意事项。⑤转送组：负责重伤员转送入病房工作，重点注意转送途中病情观察和处理，如果转送途中病情发生变化，原地进行急救。工作结束后编入监护组。

2）病房治疗工作组织实施预案：重症组负责本组床位危重伤员的一应救治工作，同时与其他重症组互相协调，共同完成危重伤员特大手术，其他治疗组内自行完成。各重症组每日治疗情况和伤员病情变化、会诊请求，以及对下一步治疗计划和物资需要，在每日下午17时以书面形式汇总至住院总医师处。住院总医师与联络组其他两名成员（医疗助理员、烧伤科ICU护理组长）对伤情评估统计，完成医护工作总结汇报，并上报指挥组各直接负责人，同时安排次日大查房和会诊工作（见大查房和会诊工作实施要点）。常规组按平时科室工作程序进行正常工作，必要治疗和处置由组长上报科室领导后执行，无须上报院领导。

（4）后勤组：在急救组织实施时，后勤联络员于急诊统计各组急诊物资需要信息，并上报组长，由后勤组长根据需要量组织人力、运力调配物资，联络员则负责物资下拨和使用情况统计，急诊工作结束后，对物资下拨和使用量进行统计，上报后勤组长和院领导。在病房救治期间，后勤联络员每日与病房联络组联系，根据病房需要，制定次日物资调拨计划并送后勤组长审批，并通知各物资供应单位做好物资调拨准备，次日监督各项物资下拨情况，每周对物资调拨和使用情况进行统计并上报后勤组长及院领导。

（5）专家组：病房联络组根据各重症组会诊要求拟订次日非烧伤科专家查房会诊人员名单，并上报指挥组副组长审批，然后通知次日参加专家组专家。主要负责制定危重症患者的治疗方案。如果伤情复杂，存在特殊原因烧伤（如有毒化学物质等）、其他复合伤或出现主要脏器并发症，则在专家组成员中增设相应科室专家。专家组定期查房、会诊，提出有效治疗抢救措施，指导合理用药。会诊治疗方案最终由烧伤科专家根据其他科室意见拟定，上报院长或业务副院长批准后执行（急症或急诊条件下，烧伤科主任医生有优先处理权，烧伤科主任有绝对处理权）。

三、《预案》制定的几点建议

1. 人员培训

成批烧伤救治并非省市级烧伤救治中心一己之任，其所在医院应积极组织全院力量参与救治。但限于专业知识技术掌握和实践经验的限制，相关人员的培训是十分必要的。建议由院方统一组织安排烧伤中心及相关各学科培训计划。各相关科室则根据培训计划要求积极参与。培训内容除业务讲座、技术培训外，还应定期进行模拟实战的联合演练，以提高实际协作能力，发现并解决问题。

2. 所需人力和物资的估算和准备

成批烧伤救治对于人力和物资的需求往往会超过医院实际的供应和保障能力，常常需要上级部门调拨。省市级烧伤中心所在的医院应在《预案》制定时，规定常用物资、药品的最低保障需求，一般保证符合预案收治伤员数量 48h 内必需量即可。如有可能，理顺物资购置、调配的信息渠道更佳。

3. 伤员的后送和院外会诊

如果遇到成批烧伤伤员数量超出医院实际收治能力，应根据后送标准和伤员伤情迅速决定后送相关事宜，不应延误。在遇到复杂伤情或本单位无法处置的病情变化时，同时考虑伤员不适宜后送，可及时联系院际会诊或向上级卫生管理部门提出跨区域会诊的请求。

第 4 节　损伤控制在成批烧伤的救治中的应用

一、损伤控制理念

损伤控制（damage control）理念从 20 世纪 90 年代开始逐渐在文献中出现。损伤控制一词源于航海，意为航船在遇到损伤时，能控制损伤的扩大，并经迅速适当的修复后返回环境良好的港口。在医学领域，这一概念是指严重创伤疾病经初步处理后，并经进一步的调控，达到治疗的目的，是包含治疗全过程在内的一种理念，绝非单纯指手术处理。更进一步的理解应是控制复苏以及医疗操作对已受损伤的机体损伤加重。任何治疗操作对机体来讲都是一种创伤，一种应激因素，机体都会有一种反应，只是程度大小、反应轻重不同而已。损伤控制理念正是在这样一种认识的基础上产生并发展起来。手术操作无疑应是有益于患者的一种手段，在多数经过准备，机体生理功能基本正常的情况下，手术可去除病变，修复组织，虽对机体可引起一定的应激，但总体权衡应是利多弊少。然而，在一个已经受到创伤打击的患者，生理状态已经出现失衡情况下，一个原认为是需要进行的操作，却使已产生不平衡的生理状态更加失去平衡，其弊将明显大于利，甚至使患者进入不可逆转的状态。简言之，损伤控制的含义是迅速控制复杂、危重的伤情，进行有利于抗休克、复苏的措施，避免过多操作、延长手术时间、增加损伤，减轻第二次打击，也就是"既要控制原发损伤，又要控制后继的医源性损伤"。归根结底，损伤控制可通俗地理解为"先救命，后治伤"，先积极设法维持患者主要生命器官的功能，恢复已经受损的生理状态，挽救生命，然后再治疗创伤或疾病。

二、损伤控制理念的延伸和在烧伤外科的发展

损伤控制理念在近20年应用面越来越广。凡以手术作为治疗手段之一的专科都引入了这一理念，且将范围由创伤处理扩展至非创伤疾患的处理。在此基础上，"损伤控制性外科""损伤控制性复苏""损伤控制性手术"等衍生概念也广泛渗透到烧（创）伤救治的多个领域。损伤控制性外科，其核心理念就是站在宏观角度，以治愈创伤疾病为目的，而不是实施何种手术或外科操作，其强调的是医疗行为最终的有效性。损伤控制性手术则对于手术的目的、时机、方式进行了更为具体的阐释，指出在严重烧（创）伤时，实施损伤控制性手术是为了控制损伤、减少应激，控制全身病情恶化，为后续治疗奠定基础，而不是一味完成确定性手术。对于围术期处理和ICU治疗，损伤控制性复苏则提出更为具体的治疗措施，其治疗目的在中断创伤后低体温、酸中毒和凝血功能障碍"死亡三联征"的恶性循环基础上，以维持循环稳定和维护脏器功能为目的，避免了一味补足血容量、以提高血压为目的的复苏误区。可以说，损伤控制这一先进理念正在引领烧（创）伤，乃至整个外科领域的认知和技术革新。

烧伤是一类特殊的创伤，损伤控制理念在创伤救治领域形成的一些观点和技术方案在烧伤的救治中均具有明确的指导意义。尽管损伤控制理念在烧伤外科领域的研究起步尚晚，国内外文献相关报道也较少，但损伤控制理念已逐步渗透到危重烧伤救治的各个领域，国内各单位也在积极积累经验，加强交流。第二军医大学长海医院烧伤科夏照帆教授主持的两项获得国家科技进步奖的研究成果——"烧创伤诱导的内源性损伤防治的基础与临床研究"和"烧伤相关肺损伤系统控制技术的研究与应用"系统性阐明了烧伤后机体内源性损伤的机制和病程演变特点，提出了针对严重烧伤后内源性损伤的救治方案，尤其是对于烧伤相关肺损伤和呼吸系统并发症的防治更是提出了基于损伤控制理念的系统性救治方案、技术，引领了国内烧伤损伤控制领域研究的新热点。

三、成批烧伤的损伤控制性复苏

1. 损伤控制性复苏的理念

损伤控制性复苏的理念是由损伤控制性外科理论发展而来。近年来，在对战争创伤与外科感染患者的诊治中，美军创伤外科顾问 Holcomb 上校和美国陆军研究所 Dubick 博士及其研究团队最早根据中东和阿富汗战争战伤救治经验总结，最早提出损伤控制性复苏的概念。传统的液体复苏强调维持血压与尿量及纠正代谢异常，忽略了对凝血机制异常的防治，并错误地认为凝血机制的异常可能是液体复苏、血液稀释和低体温的结果，而烦琐的血库输血规则进一步加重了这一异常。国外学者提出的损伤控制性复苏概念强调：创伤患者在一入（野战）医院时，就应立即同时纠正凝血机制异常、代谢性酸中毒和低体温。应该说，目前国内外所倡导的损伤控制性复苏的基本原则是迅速识别具有凝血机制异常风险的患者，通过液体复苏纠正凝血异常、低体温和代谢性酸中毒。

2. 严重烧伤患者液体复苏的损伤控制问题

严重烧伤患者液体复苏在恢复有效血容量的同时，更加重视改善机体微循环和维护重要脏器功能。自 20 世纪 40 年代至今，对于烧伤休克液体复苏的研究亦未间断，先后有多个复苏补液公式以资临床实践参考，或被作为专科医生实施复苏的指南。但是，最近 20 余年的研究，尤其是对严重烧伤液体复苏过度后第三间隙水肿相关并发症的回顾性分析，发现许多单位在复苏时按公式实施"高限"补液，为了将血压、尿量等反映复苏效果的血流动力学指标维持到人体正常值标准，不同程度地增加了复苏的补液总量，从而导致整个机体容量负荷过重，而由此导致的肺水肿、腹腔腔隙综合征、心功能下降、凝血异常等严重并发症的发生。而这类情况在大面积深度烧伤患者中尤为突出。因此，我们认为以往所提出并在学术界推广的损伤控制性复苏的根本原则需要进一步补充限制性补液的概念内涵。严重烧（创）伤救治全过程中，液体复苏是一个全程性的治疗问题。尽管现行损伤控制性复苏概念的应用提高此类患者的复苏质量和临床疗效，但是对于过度复苏问题尚未形成深入、一致性的认知和理解，而对于复苏中凝血机制异常、低体温等问题的防治，尤其是系统性复苏方案，尚缺乏适用范围较广的指导性意见。

3. 成批烧伤液体复苏的损伤控制

1）成批烧伤液体复苏实施的要点：对成批烧伤实施液体复苏治疗要考虑伤员伤情、救治所需的液体药品供应情况、实施救治医生的能力 3 个重要因素，由此来决定哪些伤员需要液体复苏、参考什么公式用什么液体来复苏、复苏过程中如何实施监测和补液调整、伤员后送和分流对复苏会产生何种影响 4 个关键问题。一般情况下，烧伤液体复苏的指征是烧伤总面积为成人 ≥ 15%TBSA，儿童 ≥ 10%TBSA，婴幼儿 ≥ 5%TBSA，但是由于成批烧伤发生时受各种条件限制，该复苏指征应更加严格，在没有充足静脉用液体的前提下，对于符合上述指征但伤情相对较轻的伤员也可以考虑口服补充盐溶液。而复苏过程中，既要参考补液公式，又要考虑到伤情和伤员个体差异，即做到复苏的程式化、均一化、个体化。在液体复苏基础上，如果能有针对性地给予细胞能量代谢底物，进行序贯性细胞保护治疗，将有助于提高液体复苏的效果，改善重要脏器功能，降低脏器并发症的发生率。

2）限制性补液在成批烧伤严重病例复苏中的意义：20世纪60年代以前，休克是严重烧伤患者死亡的主要原因。而各种烧伤补液公式的应用，使得很多严重烧伤患者度过了休克期。由于复苏突出容量变化，诊断性质是低容量性休克，补液自然成为主要的救治手段。但机械地遵从公式，甚至为了将血压、尿量等指标维持到人体正常值标准，复苏补液量也大大超出了实际的需求，使得机体容量负荷过重，导致肺水肿、心力衰竭、腹腔间隙综合征等严重并发症的发生。但如果一味为了避免上述并发症的发生而过于严格限制补液量，导致血容量不足，休克进入失代偿状态，微循环出现紊乱，脏器功能受损，则是走向另一个极端。Cannon在1918年提出限制性液体复苏的概念，即机体处于有活动性出血的创伤失血性休克时，通过控制液体输注速度，使机体血压维持在一个较低水平范围内，直至彻底止血。其目的是寻求一个新的复苏平衡点，既可以通过液体复苏适当恢复组织器官灌注，又可以不至于过多地扰乱机体代偿机制和内环境，这样可以减少创伤后各种并发症，改善预后。国内外学者对严重烧伤限制性液体复苏的观点，也是从预防水肿相关并发症，改善预后出发，提倡在烧伤后血管通透性恢复之前，适当控制补液的速度和输液总量，减轻组织水肿，减轻循环负荷过重对心功能的影响，避免相关并发症引起的脏器功能损害。由此可见，提倡限制性补液并不是"限制复苏"，而是针对过度复苏造成的危害提出的提高复苏质量的建议。所以，烧伤休克复苏究竟是应该放宽指征，还是限制补液，并非是讨论的核心问题。我们所提倡的限制性液体复苏是在积极预防休克，保证机体有效循环容量和内环境的稳定的前提下，倡导严格控制严重烧伤患者液体输注总量，提高复苏质量，争取患者平稳度过休克期的一项治疗建议。对于成批烧伤救治，如果不能保证液体供应持续，大量补液很可能出现单位时间内输液量不均等，而过度复苏引起头面部肿胀加剧和肺水肿很可能导致伤员早期即出现超出急救人员能力的危险情况。因此，成批烧伤早期液体复苏，重在"复苏"，而不是"补液"。

3）高张盐液体复苏：高张盐液体复苏最早由美国学者Monafo于1974年提出，是指通过静脉输注高张盐溶液以提高血浆晶体渗透压，减少外周循环中水分向组织间隙的渗出量，达到扩容和维持血浆容量的作用。具有输液总量少、扩容效果快速有效、水肿性并发症发生率低的优点。但需注意的是，应用高张溶液对严重烧伤早期实施复苏治疗，应该注意防止血清钠和血浆晶体渗透压过高，致使脑细胞严重脱水，造成中枢性损害。为此，应该注意和重视在发挥有效复苏作用中，要逐步递减高张盐溶液含钠的浓度，以防细胞过度脱水和因换用5%葡萄糖溶液导致血清钠和血浆晶体渗透压的迅速降低。有鉴于高张盐溶液的有效复苏作用和存在的安全问题，学术界一致认为，可以用于成批烧伤的救治，也可以用于战争。目的是，用液量少，复苏疗效好。但绝非不存在危险，使用中应该多加注意。目前国内应用高张盐溶液复苏，可考虑用含钠250mmol/L、含氯100mmol/L和含乳酸150mmol/L的复方乳酸钠溶液。复苏方法：伤后48h内，按3mL/（kg·%TBSA）补给。要求第一个24h，补给总量的2/3，即2mL/（kg·%TBSA）。其中第一个8h输入第一个4h的半量，后16h中的两个8h，分别输入第一个24h的1/4。而第二个24h，补给1/3，即1mL/（kg·%TBSA）。

四、成批烧伤围术期的损伤控制

临床上，小面积烧伤的手术难度和麻醉风险多无特殊性，围术期伤员的病死率很低；而大面积烧伤则是一种严重创伤，烧伤后除局部组织损伤以外，疼痛、大量体液丢失、烧伤毒素、感染等使全身受到强烈的刺激，可引起广泛而持久的生理功能紊乱，而且在这个复杂多变的病程中，往往需行多次手术，以消除创面、解除疼痛、提高生存率。因此，严重烧伤患者围术期处理往往是决定其救治成败的关键环节，既要考虑上述因素的一般共性，又要考虑成批烧伤患者临床救治的特性，即如何保证在短时间内超负荷工作的前提下，整合现有的医疗资源对成批烧伤患者实施手术，最终达到手术计划的合理化和救治效果的最优化。

1. 手术次序

成批烧伤患者的手术，应优先考虑对危重、深度烧伤患者进行手术，中小面积烧伤手术可考虑限期延后。预防性气管切开、焦痂切开减张术、电烧伤重要血管伤的处理等急救手术应第一时间实施。手术次序的选择应以先救命，再保功能，最后考虑封闭创面为原则。

2. 手术方式

烧伤手术，尤其是对于大面积严重烧伤和复杂伤情的中度以上烧伤，往往一次手术难以达到完全修复创面的治疗目的，所以，手术方式的选择应遵从于整体治疗和手术计划的要求，切削痂面积不应盲目贪多，异体／异种皮移植和自体皮植皮应考虑患者全身情况、创面条件、手术医生技术水平，力求稳妥安全。而成批烧伤由于医疗力量有限，尤其是异体／异种皮以及创面临时覆盖物供应相对有限，手术方式选择应同时考虑围术期安全和手术的治疗效果。

3. 术前准备

考虑周全、准备充分是成功实施手术的保障。烧伤手术术前准备内容繁多复杂，除了一般外科的常规术前准备，还应考虑手术创面准备、供皮区准备、特殊器械准备、术中用血、特殊药品以及术中用异体／异种皮、创面临时覆盖物等，成年女性患者还应考虑月经期的问题。临床上发生因术前准备不充分导致手术推迟甚至取消的情况并不少见，如果成批烧伤救治中发生此类情况，往往会导致一系列手术计划的变更，实属不该。

4. 围术期用血

烧伤围术期用血是保证手术成功实施、效果确切的重要因素。用血计划可从术前 2～3d 一直持续到术后 5～7d，患者除了需要输注大量的红细胞悬液、血浆以外，还可能需要补充一定量的血小板悬液和冷沉淀。成批烧伤救治会造成医疗机构用血供求的严重压力，常需市级或地区级医疗管理机构进行协调，甚至需要动员献血。这就要求成批烧伤围术期用血计划一定要严谨翔实，严格控制输血的指征，严格做好手术用血的预估，避免造成浪费。

5. 手术麻醉和术中管理

成批烧伤手术麻醉应以效果确切、操作简便、安全性大、麻醉后遗症小为基本原则，同时对于严重烧伤实施较大范围手术者优先考虑全身麻醉。严重烧伤实施全身麻醉及实施手术过程中，应注意以下要点：

（1）气道管理：严重烧伤患者可能合并吸入性损伤等气道或肺部合并伤、并发症，术前最好行纤维支气管镜或胸部 CT 检查以明确诊断，麻醉诱导期成功实施气管内插管（或已行气管切开）后，应注意血氧饱和度和呼吸末二氧化碳（$ETCO_2$）的变化，通过上述指标评估全身麻醉下气管插管患者的通气状态，以便及时调整机控呼吸参数，清除气道内分泌物。

（2）动静脉置管：因为烧伤患者四肢有创面或需反复采血，故多数患者需有创动脉监测，如果所有穿刺部位都烧伤或存在疤痕，可选择股动脉穿刺。烧伤患者外周静脉无法置管或手术中需快速补液时，必须使用中心静脉置管。穿刺置管部位应尽量选择正常皮肤，如果是特大面积烧伤必须经创面穿刺，应严格消毒创面后穿刺，穿刺后注意局部护理，置管时间应尽量短，条件允许应对穿刺部位行切痂异体/种皮覆盖后再考虑置管。

（3）液体管理：大面积烧伤手术，因伤情特殊性和手术导致失血、失液，对术中输液的质、量、速度都有较高要求；同时考虑手术一般需多条液体通路，输注液体和药物种类繁多，术中患者可能需要翻身，加之室内工作人员多、走动频繁，因此，术中液体管理是保证大面积烧伤手术顺利和术中安全的重要环节。术中液体管理的关键点：①液体通路和输注药品的准确标识和识别：术中可能输注的液体和药物包括血制品、血管活性药物、静脉麻醉药物、抗生素等，很多情况下液体和药品不能同时由单一通路输注，血管活性药物、麻醉药物、抗生素的输注还要考虑给药浓度和速度，因此要求麻醉医生和巡回护士要准确标记并识别液体通路，给药过程中应严格查对；②给药/液量和速度的准确实施和记录：给药/液过程中和给药/液后，麻醉医生应即时评估治疗效果，并详细记录，术中还应多次检查液体通路连通情况；③正确摆放液体管路：大面积烧伤手术术中室内人员多，走动频繁，液体管路多，术中操作常需术者交替换位，患者亦需翻身。因此，在手术消毒前，麻醉医生应尽量将液体管路放置远离手术操作区，避开工作人员频繁走动的区域，术中翻身或变换体位应有专人看管液体通路，从而避免人为因素造成静脉置管脱落或管路意外断开。

（4）低体温控制：低体温是导致创伤患者死亡的独立因素，是近年来创伤患者早期救治的重点。无论是平时急救还是野战环境，均有大量的保温器械与措施。但是，对于严重烧（创）伤患者术中和术后低体温现象的认识和预防显然没有得到相关医护人员和学者的普遍重视。就笔者所在单位18个月针对严重烧（创）伤患者进行术中低体温现象观察结果看，约有40%进行全身麻醉手术超过3小时以上的患者出现体温下降并低于35℃，而大面积烧伤患者所占比例更是超过70%。因此，严重烧（创）伤患者术中，低体温现象的控制和预防应是一个需要持续关注的问题。目前烧伤科围术期体温监测常选用鼻咽温度和直肠温度。对于大面积烧伤患者，如果预计手术时间大于3h，应将室内温度保持在30℃以上，消毒和湿敷用液应提前加温，减少术中非即时手术创面的暴露，液体及血制品加温输注，非手术部位可用温毯加热，当体温低于34℃时应考虑终止手术。

6. 术后处理

（1）术后镇痛：烧伤会导致持久而剧烈的疼痛，而且为预防感染、促进愈合经常性的换药则使疼痛更为剧烈，这分别被称作背景痛和操作痛，在术后共同作用，影响患者情绪，增加患者痛苦，干扰功能锻炼，增加并发症的发生率。烧伤术后的背景痛和正常组织取皮及创面清创后的疼痛，根据循证医学知识和患者主诉，通过诸如阿片类镇痛药、弱阿片类镇痛药、非甾体抗炎药等药物可以有效地控制。目前常用术后镇痛药有：① 对乙酰氨基酚和非甾体抗炎药（NSAIDs），具有解热、镇痛、抗炎、抗风湿作用的药物。主要作用机制是抑制环氧合酶和前列腺素的合成。②曲马朵，一种非阿片类中枢性镇痛药，作用于 μ-阿片类受体以及去甲肾上腺素和血清张力素系统，可用于治疗中等至严重的疼痛。有研究表明，曲马朵对去甲肾上腺素和血清张力素系统的作用以及减轻痛感的作用，无抑制呼吸作用，长期应用依赖性小。一次静注量为 2mg/kg，日剂量不超过 400mg。无脏器毒性，主要副作用有恶心、呕吐、头晕。③阿片类镇痛药，阿片类药物通过对大脑、脊髓和外周神经系统作用而抑制疼痛，能影响许多器官系统，从而引发相关副作用，如神经兴奋、缩瞳、呼吸抑制、窦性心动过缓、组胺释放、恶心呕吐、皮肤瘙痒，且容易发生药物依赖。临床常用为吗啡、哌替啶、芬太尼。术后镇痛的给药途径和给药方案，目前在临床上常采取以下两种方式：①患者自控镇痛（PCA），这是术后镇痛最常用和最理想的方法。其优点：起效快，无镇痛盲区；血药浓度相对稳定；及时控制爆发痛；用药个体化，满意度高；疗效与副作用比值大。临床上常用的有 PCIA（静脉）、PCEA（硬膜外）、PCSA（皮下）和 PCNA（神经阻滞）。②多模式镇痛（multimodal analgesia），多模式镇痛是指多种药物、多种给药途径、多种方法的联合使用达到最佳的舒适镇痛效果。其优点：发挥镇痛药的协同作用和相加作用；降低单一用药的剂量和不良反应；提高对药物的耐受性；加快起效时间；延长镇痛时间。

（2）术后复温：大面积烧伤患者手术历时长，术中体温下降是普遍存在的。体温丢失主要有以下几方面原因：①躯体暴露：术中创面消毒、各种操作常使肢体和躯干部位大范围暴露，导致体温丢失。②消毒和创面冲洗应用常温液体：尽管很多单位实施手术过程中创面用液体已预加温，但术中大量液体反复冲洗切痂或备植皮创面仍会导致体温丢失。③静脉输注常温液体：静脉输注液体，包括输血，尽管常规行预加温，但仍会导致体内热量的丢失。④血管扩张：麻醉后，患者血管床普遍扩张，使得单位时间内单位体积的人体组织散热量增加，导致体温下降。⑤术中使用肌松药物使产热能力大幅下降。术后复温措施主要是通过提高房间的温度来实现，也可采用复温毯覆盖躯体或加温装置直接烘烤躯体取暖，但使用高温热源时，应注意避免患者躯体意外烫伤。

（3）术后持续镇静：大面积烧伤术后给予持续镇静在学术界一直存在争议，反对术后给予持续镇静的原因主要是考虑手术结束后，在不进行任何有创操作的前提下，持续镇静会抑制呼吸，延长外周血管扩张时间，从而增加容量负荷，等等。笔者所在单位在近 10 年来，对大面积烧伤术后患者常规实施持续镇静，并予以呼吸机辅助呼吸支持，进行持续动脉压、血氧饱和度、心率、呼吸末二氧化碳、体温等综合监测，镇静通常采用静脉泵输注丙泊酚或者芬太尼加咪达唑仑，镇静时间通常为术后 2～5h。笔者认为这样做的好处有：①避免肌松药残留抑制呼吸：麻醉苏醒期，因肌松药残留而导致呼吸恢复不完全时，临床上常使用肌松药拮抗剂，一般是抗胆碱酯酶药，如新斯的明、吡斯的明。但抗胆碱酯酶药常引起的心血管系统、气管和肠道等 M 胆碱样不良反应，且去极化肌松药的作用不能为其所拮抗。因此，术后持续镇静并结合呼吸机辅助呼吸，可避免肌松药残留效应。②体温复温的需求：前述内容已讲明大面积烧伤手术后复温的重要性，在无镇静的条件下，低体温患者在清醒后会出现严重的肌肉颤动以增加自身产热，这会使得患者机体耗氧增加，心率加快，血压增高，增加患者各脏器的负担，增加创面再出血的风险。③调整液体容量负荷：大面积烧伤手术过程中因麻醉药物应用，血管普遍扩张，容量相对不足，因此术中补液维持血流动力学稳定后，患者实际容量负荷明显高于平时，而且具有"水多血少"的特点。术后应根据手术情况，计算容量负荷的差值，逐步减少外周循环中多余的水分，及时补充血制品，平稳调整容量负荷。④避免肺水肿：术后如果患者出现烦躁、呼吸急促、血氧饱和度和动脉氧分压下降，应首先考虑急性肺水肿。其产生原因可能为：术后容量负荷过多，循环中多余水分较多潴留于肺间质；患者术后低体温，严重的肌肉颤动导致机体耗氧量明显增加；术后患者疼痛等因素导致精神紧张，过度通气加重肺泡内压的下降，使肺泡 - 肺间质 - 肺血管压力平衡失衡，加重肺间质水肿。而上述情况，均可以通过术后持续镇静，待体温恢复、外周容量负荷中过多的水排出体外后得到明显改善。

五、成批烧伤感染防治的损伤控制

烧伤是一种开放性损伤，由于创面开放、全身和局部免疫功能减低，病原菌入侵形成全身性感染和感染性并发症常难以避免。尤其是延迟复苏的大面积深度烧伤，创面构成病原菌滋生和定植的基地，感染难以控制，严重者可以致死。烧伤感染的治疗，需要注意的是：烧伤感染是可以通过预防措施降低风险的；合理应用抗生素既可以达到治疗目的，又可降低二重感染、机会感染的发生率；加强院内管理和监控也是一种防治措施。

1. 烧伤感染的预防

（1）局部感染的预防：对烧伤局部创面来说，尤其是深度创面，感染发生率高，甚至是不可避免。但在积极的防治措施下，还是可以做到预防有效，至少可以使感染推迟或减轻。及时和正规清创是预防烧伤创面感染最基本的措施，也是行之有效的办法；其次是早期手术，争取尽早实行切痂和削痂植皮手术，消除感染温床，及时封闭创面；还有是正确的局部创面处理，如积极换药和扩创；再者是外用抗菌药物，对来不及和不能或无法手术的创面，会起到积极的防治作用。不得把全身应用的抗生素当作外用抗菌药物用于局部创面，这是合理抗生素的最基本的原则和要求之一，也是烧伤感染损伤控制要求最重要的内容之一。

（2）全身感染的防治：全身性感染往往是局部感染的继续和发展，应该重视观察和发现感染入侵的条件和时机，掌握主动治疗的时机。全身感染的防治是重视科学根据，结合临床经验，实施有针对性的综合性治疗。全身性感染的防治并不是如何合理地使用抗生素。烧伤全身性感染的治疗是涵盖创面外科处理、营养支持、免疫调理、脏器保护、抗生素使用等多项治疗的综合性措施，单一强调抗生素的使用和效果必然会走入误区。

2. 合理应用抗生素

《抗菌药物防治感染的指导意见》是我国规范临床抗生素应用的指导性文件，由中华医学会外科学会感染学组牵头组织撰写的《应用抗菌药物防治外科感染的指导意见》和由葛绳德教授和孙永华教授撰写的《应用抗菌药物防止烧伤感染的指导意见》已发表。上述应用规范和指导意见对烧伤感染合理应用抗生素的要求已经作出明确的规定，有关条款比较原则，涵盖临床各个方面，这里就不再赘述。需要强调的是，对于抗生素在烧伤感染中的具体使用，应注意以下几个问题：①从临床实际出发，避免机械遵从原则，贻误治疗时机。比如对于碳青霉烯类抗生素使用需要有微生物学检测证据，但由于微生物检测常需 3～5d 才会有菌种和药敏结果，但临床病情进展迅速，这时富有临床经验的高级职称医生则应果断地根据病情需要使用此类抗生素。②抗生素临床应用的规范是，在有要求指征的前提下实行科学用药和经验用药。超越这两种情况，都将陷于滥用抗生素的错误境地。③全身使用超广谱抗生素期间，应注意定期进行相关微生物检测，及时调整治疗。④严格禁止全身使用广谱抗生素外用于烧伤创面。

3. 感染控制的行政管理

感染是医院临床科室共同面临的防治任务。特别是当前，耐药菌株在医院内部的传播，而由此造成的院内感染问题时刻威胁危重患者的抢救和很多患者的治疗。医院应该建立医院感染监控办公机构，专人负责组织有关医院感染防治工作的调查和研究，定期公布病原菌耐药动态，供临床参考和指导用药。对于烧伤专科的管理重点，应放在消毒隔离制度贯彻执行，无菌技术和外科操作的严格管理和实施。局部创面感染的防治措施都离不开局部处理和手技操作。然而，这些最为基本的治疗条件和技术操作在某种程度上，正在被忽视，或者有被忽视的倾向。譬如，在各种操作前后的洗手，就很难保证做到。对消毒隔离制度也不够重视，管理上有所放松。这些与创面感染关系密切的问题，都值得重视，并应该采取有效措施，加以解决。此外，药事管理也应该列入医院感染管理的常规工作。执业药师将进入临床，提供药学信息，参与决策用药，将会有效提高危重监护病房和烧伤科执业医师临床应用抗生素的规范性和合理性。总之，要创造一个围绕合理应用抗生素的问题，组织感染、微生物、流行病学、药学、相关学科等专家和感染监控行政管理人员批次学习，共同合作的局面。这对烧伤外科的感染防治工作无疑会带来好处。

（夏照帆　马　兵）

参 考 文 献

葛绳德，夏照帆，2006. 临床烧伤外科学 [M]. 北京：金盾出版社.

郭庆龙，夏照帆，2012. 对灾害救援中烧伤患者救治的思考 [J]. 中华医学杂志，92（4）：221—223.

黎介寿，2006. 腹部损伤控制性外科 [J]. 中国实用外科杂志，26（8）：561—562.

黎介寿，2009. 对"损伤控制性外科"的理解 [J]. 中华创伤杂志，26（1）:3—5.

唐洪泰，马兵，夏照帆，2012. 重视火灾事故成批烧伤的救治 [J]. 中华烧伤杂志，28（3）：161—164.

夏照帆，王钟山，房贺，2013. 烧创伤相关肺损伤系统控制技术的研究与转化 [J]. 中华烧伤杂志，29（2）：113—115.

中华医学会，2007. 临床诊疗指南 - 烧伤外科学分册 [M]. 北京：人民卫生出版社.

周一平，2002. 50 年来我国成批烧伤救治的回顾 [J]. 中华烧伤杂志，16（1）：17—18.

BEURAN M, IORDACHE F M, 2008. Damage control surgery-new concept or reenacting of a classical idea? [J]. J Med Life, 1（3）：247—253.

BREEDERVELD R S, KREIS R W, 2009. Damage control in burn surgery [J]. Br J Surg, 96（11）：1227—1228.

COTTON B A, REDDY N, HATCH Q M, et al, 2011. Damage control resuscitation is associated with a reduction in resuscitation volumes and improvement in survival in 390 damage control laparotomy patients [J]. Ann Surg, 254（4）：598—605.

HESS J R, HOLCOMB J B, HOYT D B, 2006. Damage control resuscitation: the need for specific blood products to treat the coagulopathy of trauma [J]. Transfusion, 46（5）：685—686.

HOLCOMB J B, JENKINS D, RHEE P, et al, 2007. Damage control resuscitation: directly addressing the early coagulopathy of trauma [J]. J Trauma, 62（2）：307—310.

JAUNOO S S, HARJI D P, 2009. Damage control surgery [J]. Int J Surg, 7（2）：110—113.

JIM É NEZ VIZUETE J M, PÉREZ VALDIVIESO J M, et al, 2012. Resuscitation damage control in the patient with severe trauma [J]. Rev Esp Anestesiol Reanim, 59（1）：31—42.

LE NOËL A, MÉRAT S, AUSSET S, et al, 2011. The damage control resuscitation concept [J]. Ann Fr Anesth Reanim, 30 (9): 665—678.

MA B, WEI W, XIA Z F, et al, 2007. Mass chemical burn casualty: Emergency management of 18 patients with alkali burn during a Matsa typhoon attack in Shanghai, China in 2005 [J]. Burns, 33 (5): 565—571.

MOORE E E, KNUDSON M M, SCHWAB C W, et al, 2007. Military-civilian collaboration in trauma care and the senior visiting surgeon program [J]. N Engl J Med, 357 (26): 2723—2727.

SCHREYER N, ALLARD D, 2008. "Damage control surgery" (DCS); just the surgery the patient needs [J]. Rev Med Suisse, 4 (167): 1754—1756, 1758.

WEI L, XIA Z F, CHEN X L, 2002. Clinical comparison between prophylactic and emergency tracheotomy after inhalation injury [J]. Annals of Burns and Fire Disasters, XV: 90—93.

Chapter 24

第24章

粉尘爆炸烧伤的诊治

粉尘爆炸是可燃性固体微粒悬浮在空气中,当达到一定浓度时,被火源点燃急剧氧化燃烧,同时产生大量的热和高压,引起爆炸。粉尘爆炸涉及的范围很广,粉尘的火灾爆炸事故多发生在煤矿、粮仓、食品加工、纺织厂、金属加工厂等企业。粉尘燃烧速度或爆炸压力上升速度比气体爆炸要小,但燃烧时间长,产生的能量大,所以破坏和焚烧程度大。具有极强的破坏性,发生爆炸时,有燃烧粒子飞出,如果飞到可燃物或人体上,会使可燃物局部严重炭化和人体严重烧伤,爆炸产生的冲击波吹起积聚在地面或者其他表面的粉尘使其悬浮在空气中,引起第二次爆炸。爆炸过程中伴随着不完全燃烧,燃烧气体中含有大量一氧化碳气体,引起人员中毒。

一、特 点

1. 烧伤伤情

无数的微小颗粒,每个颗粒周围都带有空气中的氧,在一个密闭的空间,遇到火源,千万个带氧的颗粒立即燃烧引致爆炸,因此位于这密闭的空间中的人员不可避免被烧伤,其结果往往是受伤伤员多,烧伤面积大,且深度烧伤面积大,粉尘爆炸损伤程度剧烈,患者体表烧伤总面积大,不但烧伤面积大,而且Ⅲ度烧伤患者所占比例大。2014 年 8 月 2 日昆山粉尘爆燃事件造成死亡 71 人,严重烧伤 186 人。

2. 吸入性损伤发生率高

在不通风或密闭的环境,粉尘爆炸燃烧时,产生大量未燃尽的烟雾、炭粒、有刺激性的化学物质等,不易扩散,患者被迫吸入大量有害气体,造成缺氧和一氧化碳中毒;同时高温、高压、高流速的气流也可引起呼吸道和肺实质的损伤,其发生率达 95% 以上。

3. 合并伤发生率高

粉尘爆炸产生巨大的冲击波,可引起除烧伤外的其他创伤,如头颅外伤、胸腹部外伤、四肢骨折等合并伤。

4. 延期复苏发生率高

粉尘爆炸后患者多、合并伤多,病情复杂,现场混乱,早期复苏不能到位,导致延期复苏。昆山粉尘爆燃事件患者最迟接受救治达伤后 20 小时以上。

5. 院前处理不到位多

粉尘爆炸现场混乱，伤员不能得到及时的救治，且救治过程中的操作相对粗糙、不专业。故致医源性并发症增多，例如气管切开并发症、血管神经损伤大出血加重休克。

二、救治原则

1. 维持生命第一，创面修复第二

粉尘爆炸通常受伤人多且伤情重。具有较大政治及社会影响力，关注的人多。所以救治的成败关系到整个社会的稳定。尽可能降低死亡率、尽可能降低伤残率是救治的原则。

烧伤创面的彻底清创是稳定全身情况的保证。患者烧伤后，机体的损伤坏死组织激活免疫功能，产生大量致炎细胞因子，导致患者发生全身炎症反应综合征，多脏器功能损伤，因此早期及时切除焦痂有利于控制感染，促进机体恢复。同时在烧伤早期施行大面积的焦痂切除，其先决条件是妥善的休克复苏和机体良好的心功能的保护措施。危重烧伤患者全身情况差，机体免疫功能低下，机体多器官功能衰弱，对于手术大面积切痂不能耐受，会影响治疗效果。对于危重烧伤患者需全身治疗和创面处理有机结合，对机体的多器官功能进行支持和调理，围术期调理后尽快进行创面处理，减轻细菌感染率，促进烧伤创面的恢复。

2. 烧伤外科与重症医学学科有机结合

对于严重烧伤的患者能否抢救成功，与能否平稳度过休克期，维持机体内环境的稳定和重要脏器的正常功能，控制病原微生物的入侵等密切相关。建立烧伤专用的重症监护病房，为实现救治重症烧伤的预期目的提供了一个坚实有力的平台，为休克期平稳度过提供了保障，维护重要器官的正常功能，保持机体内环境相对平衡，为后续的治疗打下坚实的基础。这样不仅提高了医疗护理质量，而且使烧伤治疗取得了明显效果，危重烧伤的治愈率大幅度提高，内脏器官并发症发生率显著减少，死亡率明显降低；且重症监护病房设备齐全，能及时有效地对烧伤患者进行各种治疗和观察等。

早期救治对全程治疗影响较大，难度较高，若救治及时正确有效，可为后续的治疗提供条件，治愈率大幅提升，降低并发症发生率和死亡率。粉尘爆炸患者的救治是一个紧急、凶险和复杂的过程，早期对患者的救治是集中人力、物力和多学科协作的系统工作。烧伤又有其特殊性，危重烧伤患者表皮损伤后，大面积创面裸露，患者的皮肤屏障作用遭到破坏，即面临着感染威胁，同时是一个对外传播的感染源，对这一专业性较强的危重病群体隔离和保护十分必要，对此成立烧伤专用的重症监护病房具有重要意义。重症监护病房维护好患者的生命体征，为下一步烧伤外科创面的处理提供可能。

3. 感染防与治提前干预

烧伤创面感染是危重烧伤者发生的重要症状，创面感染进一步引起烧伤脓毒症和多器官功能障碍综合征等危害患者生命的疾病。对于创面感染，抗生素有重要作用。

粉尘爆炸发生后，情况紧急下可先根据经验，选择杀菌作用强、抗菌谱较广的抗生素。这样才有可能在最大限度上覆盖可能的致病菌。其次，抗生素的应用要早。烧伤早期使用抗生素为治疗提供一个缓冲阶段，在此期间可对烧伤创面行切削痂植皮，封闭保护创面，去除可能造成感染

的焦痂，降低感染率。且烧伤中后期深度烧伤创面焦痂形成以及各种原因引起的创面加深后的血管闭塞，使全身性使用的抗生素无法有效到达无血管创面。因此，宜在烧伤早期通过全身性使用广谱高效抗生素使早期血管扩张的创面及痂下形成抗生素屏障。及时留取病原菌培养标本，根据致病菌的不同种类及其药物敏感检查结果，及时全身性应用针对性抗生素，选择抗菌谱窄但针对性强的抗生素。从而减少广谱抗生素所带来的危害。

4. 病程中并发症的有效处置

粉尘爆炸患者的合并伤发生率高，且已发生感染。烧伤后细菌感染、损伤细胞产生的炎症因子和自由基等都会引起患者全身炎症反应的发生，导致全身多器官功能障碍。及时有效地控制烧伤患者的全身炎症反应，有助于患者重要脏器的保护。

机械通气和血液净化技术是粉尘爆炸患者救治过程中的重要支持技术。对于粉尘爆炸引起的患者吸入性损伤，维持机体正常通气至关重要；血液净化对于全身过度炎症反应、脓毒症、中毒和多脏器衰竭等危重症具有良好的救治作用。另外，对烧伤重症患者并发的特殊情况，如严重电解质紊乱、过高热等，也可通过血液净化达到一定的治疗目的。需要注意的是，在进行机械通气和血液净化治疗过程中应注意危重烧伤患者的药物剂量调整和营养支持，同时持续监测患者的神志、心率（律）、血压、每小时尿量、电解质、酸碱平衡等临床指标，出现异常情况应做相应的及时处理。

三、创 面 处 理

烧伤创面处理是贯穿于整个治疗过程中的重要环节。而创面的早期处理又是创面处理的关键，早期及时合理处理，可以防止创面的进一步加深，促进创面的愈合，减少创面感染、创面脓毒症和 MODS 的发生，利于病情平稳度过。烧伤创面早期处理的目的是移除致伤物质，清洁创面，减少污染，保护创面，为预防并发症及促进创面愈合打好基础。早期切削痂，有效的创面覆盖，变烧伤为创伤，减少了感染途径，减轻了中毒反应，保护了伤后机体重要脏器，阻断伤后创面进行性再损伤的病理过程，提高了创面治愈率。

1. 手术时间的选择

对于烧伤面积小于 50% 的患者，创面处理尽量早做，一般安排在伤后第 3 天；烧伤面积超过 50%、病情较重的患者手术时间安排在伤后的第 4、第 5 天；首次手术 3~5d 后可施行第二次手术。

2. 手术方式的选择

（1）根据烧伤的深度、患者全身情况及供区情况决定采用切痂或削痂方式。

若粉尘爆炸患者数量少，尽量采用削痂，且削痂程度能浅不深；对于大面积的成批粉尘爆炸患者尽量采用切痂的方式，且切痂的程度能深不浅。在实际应用过程中，需根据患者的自身情况综合评估。

（2）根据深度烧伤的面积决定植皮术式。

Ⅲ度烧伤面积大于 80% 者采用混合移植，自体微粒植皮；Ⅲ度烧伤面积在 50%~80% 者采用混合移植，自体微粒植皮或嵌皮；Ⅲ度烧伤面积 30%~50% 者采用 MEEK 植皮或混合移植微植皮；Ⅲ度烧伤面积 10%~30% 者采用异种皮覆盖更植自体小皮片或 MEEK 植皮；Ⅲ度烧伤面积 5%~10% 者采用自体拉网皮或大张皮移植；Ⅲ度烧伤面积小于 5% 者采用自体大张皮移植。如有肌肉坏死一并切除，肢体肌肉广泛坏死，感染严重的应酌情考虑截肢术。

3. 手术部位的选择

手术部位按照先四肢再前躯干，后肢体根部，最后背臀部的顺序进行，且伤后休克期过后卧悬浮床保证背臀部焦痂干燥完整。

4. 植皮后再出现创面的处理

及时采用邮票状异种皮或异体皮覆盖再暴露的创面，直至肉芽新鲜异种异体粘着后更植自体小皮片消灭创面。前期应用异种异体皮贴敷盖，较好改善了创面的内外环境，植皮手术的成活率极高，且不需反复植皮。在一些手术后因异体异种皮过早脱落出现肉芽创面，当溶痂创面出现后要及时予以生物敷料、异体皮、活血化淤药性异种皮覆盖，可有效保护裸露的肉芽创面。这一做法可有效防止感染，阻断创面脓毒症的发生；同时保护创面，防止肉芽的老化，便于日后自体皮片的移植成功。

5. 晚期残余小创面的处理

对于晚期残余小创面，按照中西医结合、换药手术结合、全身用药与局部处理结合的原则可通过中药浸浴浸泡、中西药局部换药、异种异体皮覆盖创面、全身支持、负压引流、手术清创植皮的方式处理。愈合后的创面康复治疗，可通过浸浴水疗。在恢复期定期进行中药浸浴水疗可清洁创面，防止创面的慢性感染；改善创面的微环境，加速创面愈合；促进愈合创面的康复；改善受伤部位的关节功能。

6. 供区的保护和计划应用

大面积烧伤后供皮区匮乏紧张，供区创面处理原则：粉尘爆炸患者烧伤面积大，患者皮源不足，因此对于患者供皮区要十分珍惜，做到有计划取皮，合理利用，尽可能照顾到晚期整复的需要。头皮是重要的供皮区，头皮皮肤较厚，血供丰富，抗感染能力强，6～7d可重复切皮，一般供皮10次以上仍然不影响头皮生长。对于大面积粉尘爆炸患者应加以利用。

四、吸入性损伤

在粉尘爆炸中，除烧伤外，烟雾对患者也产生重大的危害。本院收治的昆山患者全部伴有吸入性损伤。患者吸入大量有害气体后，引起呼吸道和肺实质的损伤。气管黏膜细胞变性坏死，纤毛消失，黏膜屏障防御作用丧失，气道排痰和清除细菌、异物的能力减弱，肺内巨噬细胞 / 单核细胞系统的免疫功能降低，易引起肺部感染。由于呼吸道阻塞、肺水肿及肺部感染等，造成呼吸困难，呼吸阻力增加，气体交换量明显下降，动脉血氧分压下降、二氧化碳分压增高，最后可导致急性呼吸功能不全。吸入性损伤患者死亡率较高，多数并发肺水肿和急性呼吸衰竭。

在急救现场，若伤员在密闭环境中发生的烧伤，面颈和前胸部特别是口鼻周围深度烧伤，鼻毛烧焦，口唇肿胀，口腔上咽部红肿有水疱或黏膜发暗；刺激性咳嗽，痰中有炭屑；声嘶，吞咽困难或疼痛；呼吸困难或哮鸣应引起重视，多伴有吸入性损伤。

吸入性损伤的治疗手段比较贫乏，因涉及代谢及内环境紊乱、肺部功能性病理生理变化，以及常合并其他损伤，故多为对症治疗。

1. 保持气道通畅，防止及解除梗阻

中、重度吸入性损伤争取于伤后6h内建立人工气道，上气道梗阻是吸入性损伤早期严重并发

症，以往多在出现梗阻征象时再建人工气道。严重吸入性损伤早期气道水肿和颈部软组织水肿，必然导致气道不通畅。一部分患者伤后早期无明显梗阻迹象，但在水肿高峰期逐渐加重，并发严重上气道梗阻，被迫紧急气管切开，而于此期行气管切开或气管插管均非易事。所以在伤后 6h 前水肿不太严重时，建立人工气道。

2. 保证血容量

吸入性损伤后早期不宜限制补液量。吸入性损伤早期补液应以保证组织的良好灌注为目的，与单纯体表烧伤比较，吸入性损伤早期补液时更应严密监测心肺功能，防止并发肺高压和心脏负荷过重，及时调整补液量。

3. 维持气体交换功能，纠正低氧血症。

严重吸入性损伤伤后立即吸高浓度氧 1~2h。吸入性损伤容易导致患者缺氧和一氧化碳中毒，患者脱离现场后应立即吸纯氧。碳氧血红蛋白水平降至接近正常值时，吸氧浓度分数应降至 0.4 左右，维持氧分压 9.3kPa（70mmHg）即可。

4. 早期应用机械通气，防治低氧血症

重度吸入性损伤后可迅速并发肺水肿、低氧血症，若不及时纠正低氧血症，将加重肺水肿形成恶性循环。吸氧后有如下情况，可考虑采用机械通气：PaO_2 仍降至 9.3kPa（70mmHg）以下，肺分流量超过 30%，或肺泡 - 动脉血氧分压差大于 46.6kPa（350mmHg）；潮气量小于 10~20mL/kg，二氧化碳分压低于 3.3kPa（25mmHg）或高于 6.0kPa（45mmHg），生理无效腔增加（与潮气量比值大于 0.6）。

5. 重度吸入性损伤早期气管内灌洗，预防并发症

吸痰及灌洗是治疗吸入性损伤普遍采用的措施，通常是在气道内分泌物、坏死物质增多时应用。而吸入性损伤后，深积在肺内的炽热炭粒除导致烧伤外，包被于其上的毒性物质能持续引起损伤数小时甚至数天。因此吸入性损伤后应尽早进行灌洗，清除残存致伤物质，终止其继续损伤作用，同时清除继发炎性因子，减轻继发性炎症反应。

预防：由于气道及肺部受损，纤毛功能破坏、气道分泌物及异物不能及时排出、局部及全身抵抗力下降等，常致气道及肺部感染。因此彻底清除气道内异物和脱落的坏死黏膜组织，引流通畅，是防治感染的基本措施，其次是严格的无菌操作技术和消毒隔离，严格控制创面 - 肺 - 创面细菌交叉感染；定期做气道分泌物涂片和培养，选用敏感抗生素。另外，应加强全身支持疗法，以提高机体免疫功能，对防治感染有重要意义。

（吕国忠）

参 考 文 献

丁瑞金，2000. 美国堪萨斯州一个粮食仓库发生粉尘爆炸［J］. 消防技术与产品信息，5：52—56.

刘邦先，周乃如，朱凤德，2005. 粮食粉尘爆炸及防护［J］. 粮食与油脂，1:10—12.

潘成明，2004. 粮食粉尘爆炸及预防对策［J］. 粮食与油脂，6:55—56.

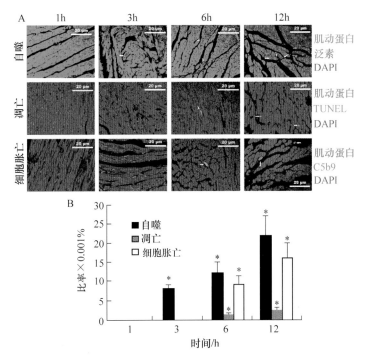

图 3-2　大鼠 30%TBSA Ⅲ 度烧伤后心肌组织自噬和凋亡（免疫荧光染色）

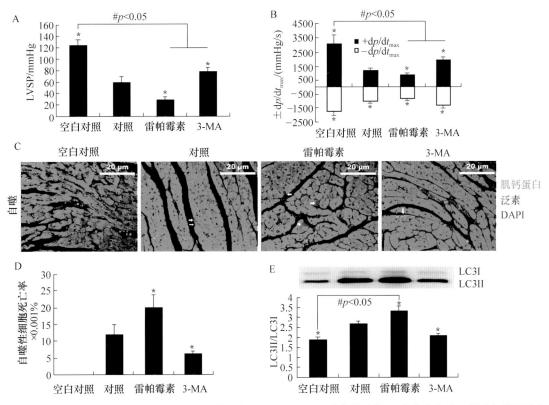

图 3-13　调控心肌细胞自噬对心功能的影响。大鼠 30%TBSA Ⅲ 度烧伤离体心脏灌注模型，激活自噬可使心功能降低加重，抑制自噬则使心脏功能改善

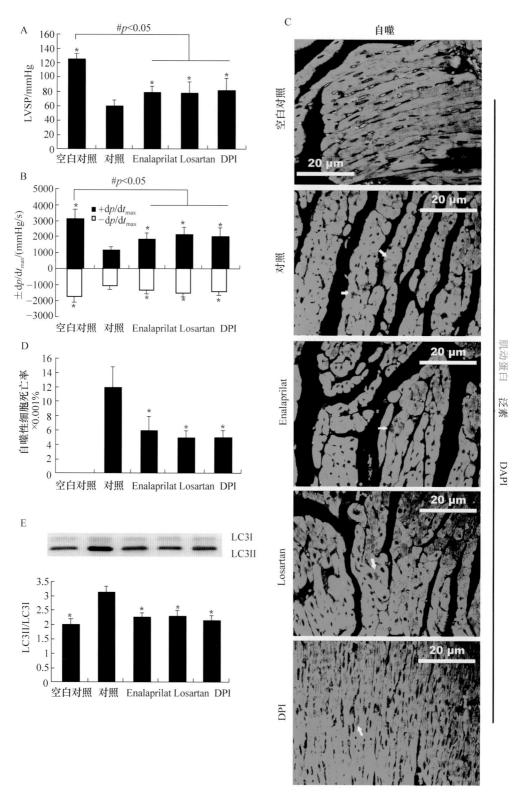

图 3-14　血管紧张素 Ⅱ 抑制剂（依那普利拉，Enalaprilat）、血管紧张素 Ⅰ 抑制剂（氯沙坦，Losartan）和氧自由基清除剂（DPI）对心肌细胞自噬和心功能的影响

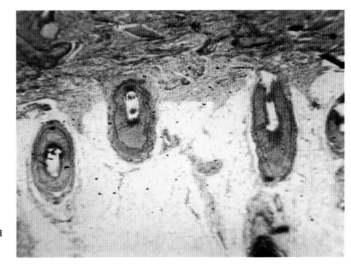

彩图14-1　头皮毛囊多而密，延伸至真皮深层，甚至达脂肪层

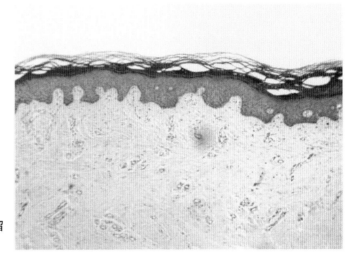

彩图14-2　头皮嵌皮移植25年，仍保留头皮组织学形态，角质层只有2～5层

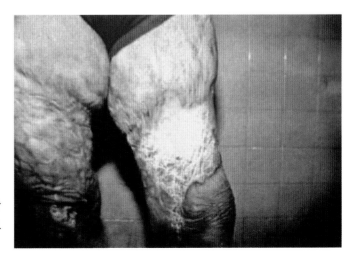

彩图14-3　左大腿足底皮嵌移植后25年，始终干燥，过度角化，呈鱼鳞状剥脱

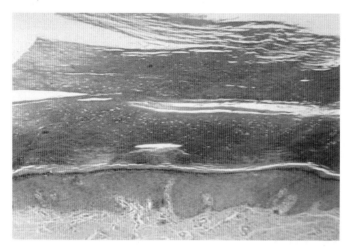

彩图14-4 足底皮移植25年，仍保留足底角质增生的特性，角质层有40～50层

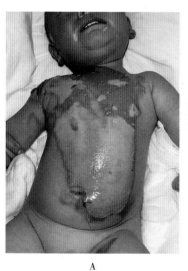 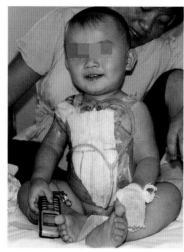 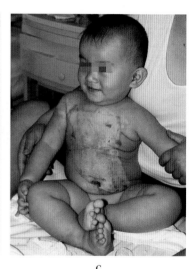

A   B   C

彩图 14-5 病例一负压治疗经过

A. 负压治疗前：胸腹部热水烫伤创面，腐皮脱失，创基红润，渗出多；

B. 持续负压治疗；C. 负压治疗第 8 天（伤后第 9 天）：创面上皮化愈合

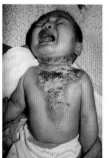 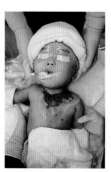 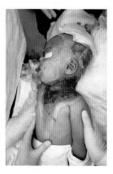 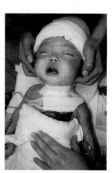 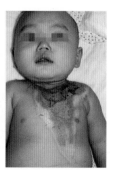

A   B   C   D   E

彩图 14-6 案例二负压治疗经过

A. 术前创面情况；B. 术中清创后；C. 术区移植邮票皮片；

D. 术中应用负压治疗技术有效固定皮片；E. 术后拆去负压见移植皮片成活好

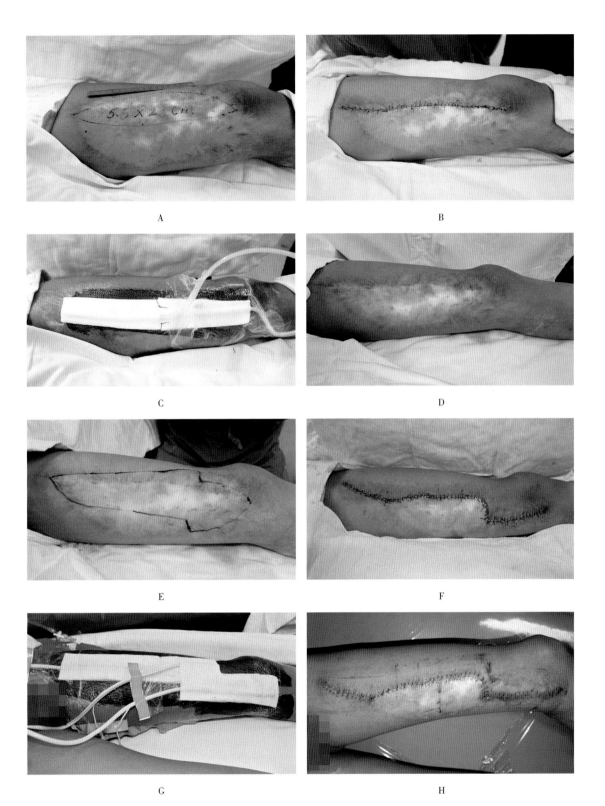

彩图 14-7　病例三负压治疗经过

A. 设计手术切口，切除范围达 5.5cm×23cm；B. 行瘢痕部分切除、缝合；C. 手术切口行负压减张固定；D. 第 2 次手术前，左
下肢瘢痕较前明显缩小；E. 设计手术切口，明确切除范围；F. 拉拢对位缝合后呈线状切口；G. 手术切口行负压减张固定；
H. 两次术后手术切口愈合良好，瘢痕仅为原瘢痕的约 1/6，整体外观明显改善

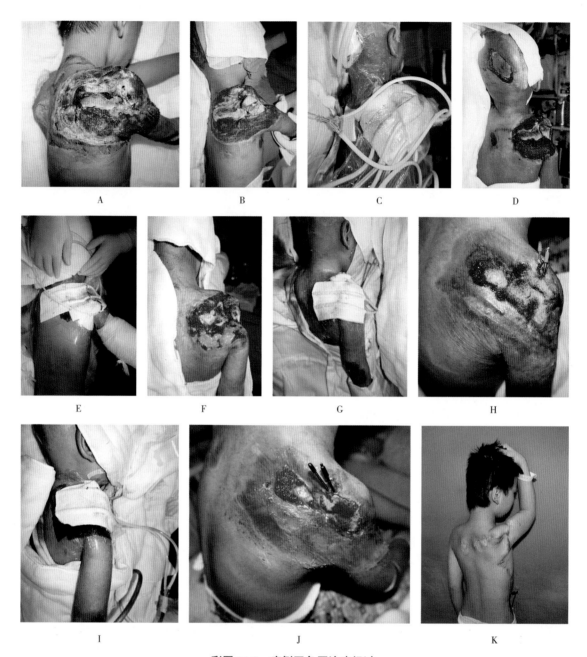

彩图 14-8 病例四负压治疗经过

A. 右肩关节毁损严重，关节腔外露；B. 术中清创后；C. 持续负压封闭引流及冲洗治疗；D. 创面再次行清创，肉芽创面植皮；

E. 植皮创面负压封闭固定；F. 皮片成活好、去除部分坏死骨质后创面外观；G. 负压封闭引流；H. 经负压吸引，创面新鲜；

I. 负压封闭引流；J. 肉芽组织已将大部分骨外露覆盖；K. 伤后 3 年随访

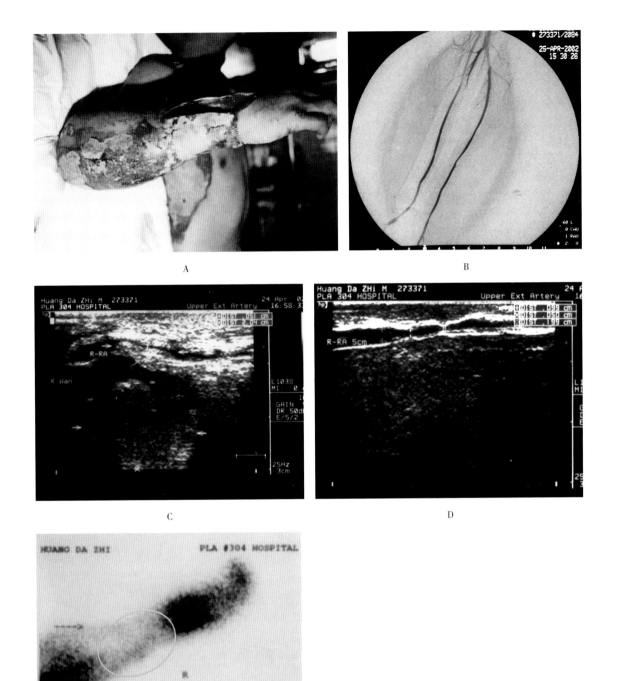

彩图 15-1　高压电击伤病例 1

A. 患者右上肢被 10 000V 高压电烧伤；B. DSA 检查，见尺、桡动脉管腔不规则，有多处不完全狭窄，肌支血管减少；C. B 超显
示桡动脉内膜水肿增厚，管腔狭窄；D. B 超显示桡动脉管腔局部狭窄或扩张，串珠样改变；E. 锝（^{99m}Tc）亚甲基二磷酸闪烁显
像放射性充盈缺损提示组织坏死

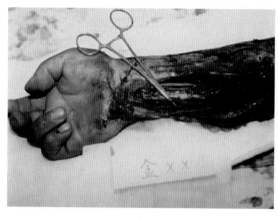

A

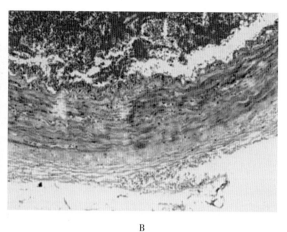

B

彩图 15-2　高压电击伤病例 2

A. 术中探查创面皮肤及皮下组织坏死，腕上 3~5cm 处尺动脉可见血栓形成；

B. 病理检查提示：管腔可见血栓形成，局部管壁凝固坏死，远端内膜水肿，管壁增厚

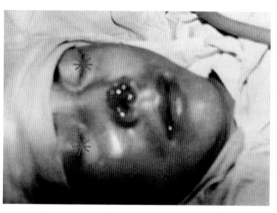

A

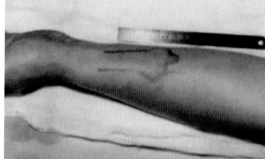

B

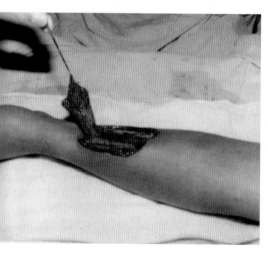

C

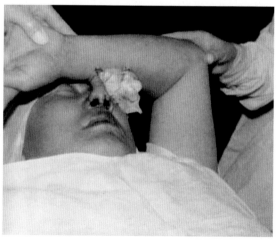

D

彩图 15-3　咬伤性鼻尖缺损

A. 患者被咬伤后，鼻尖缺损；B. 皮瓣设计；C. 皮瓣掀起；D. 皮瓣转移；E. 患者术后侧面观；F. 患者术后仰卧位观

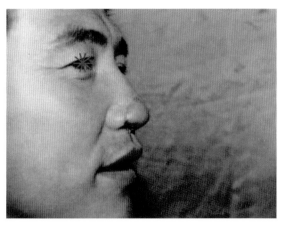

E

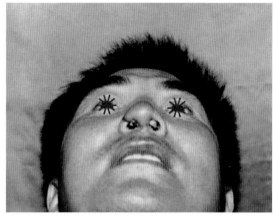

F

彩图 15-3 （续）

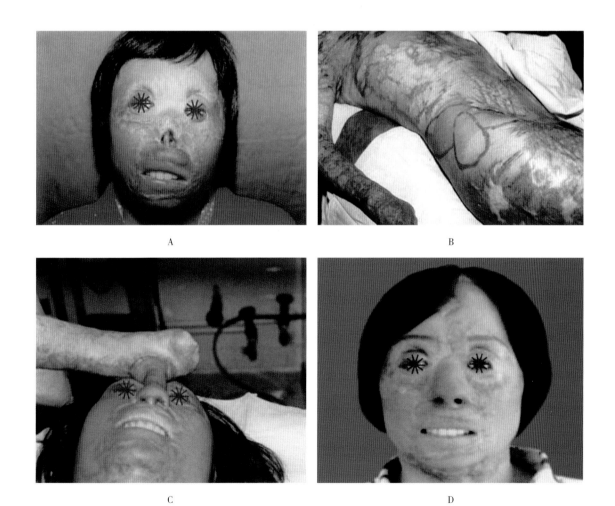

A

B

C

D

彩图 15-4　全鼻损毁畸形

A. 患者前正面观；B. 皮瓣设计；C. 皮瓣转移至受区；D. 患者术后 7 年正面观

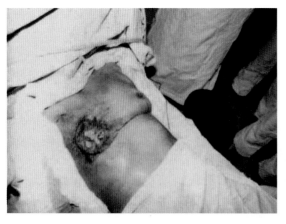

A

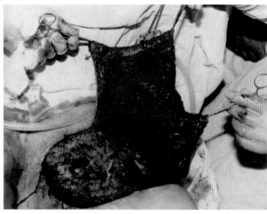

B

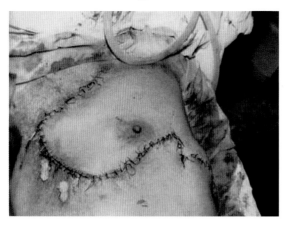

C

彩图 15-5　胸壁溃疡

A. 患者胸壁放射性溃疡；B. 患者健侧乳房皮瓣劈裂；C. 患者术后正面观

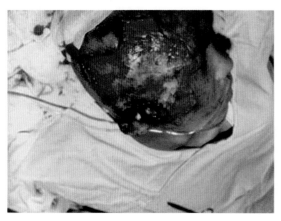

A

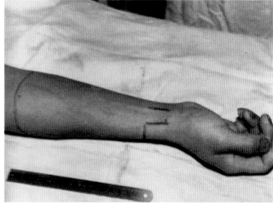

B

彩图 15-6　颜面部深度烧伤

A. 患者颞面耳部深度烧伤，切除焦痂后创面；B. 皮瓣设计；C. 皮瓣转移；D. 患者术后 3 个月侧面观；

E. 患者术后 4 年正面观

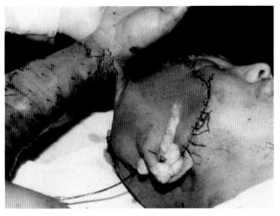

C

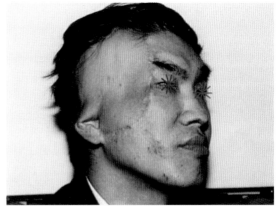

D

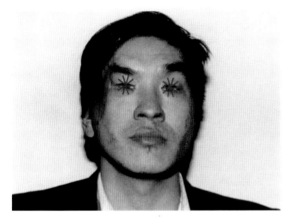

E

彩图 15-6 （续）

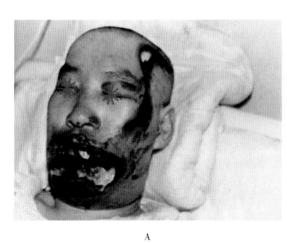

A

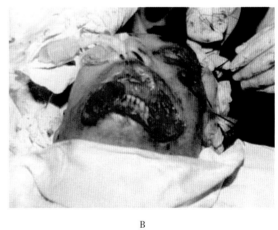

B

彩图 15-7 高压电烧伤致唇颊软组织缺损

A. 患者面部电烧伤；B. 消除患者焦痂；C. 皮瓣转移后；D. 患者术后 3 年仰位观

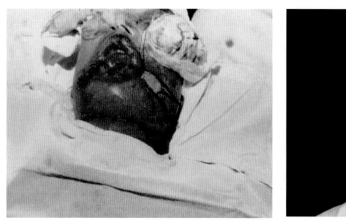

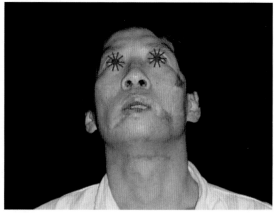

C

D

彩图 15-7 （续）

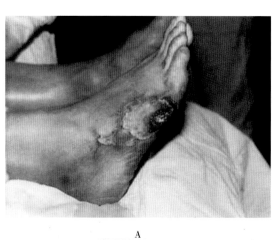

A

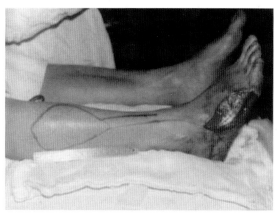

B

C

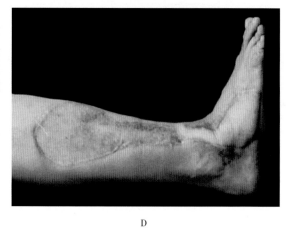

D

彩图 15-8　足部电烧伤

A. 患者足外侧电烧伤；B. 皮瓣设计；C. 患者术后侧面观；D. 患者术后 7 年侧面观

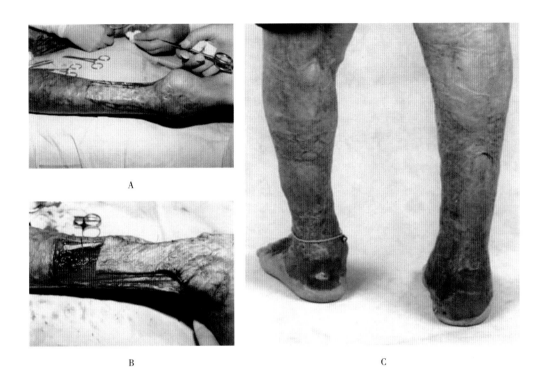

A   C

B

彩图 15-9　烧伤瘢痕性足下垂

A. 患者逆常规跟腱瓣设计；B. 患者皮瓣掀起；C. 患者术后后面观

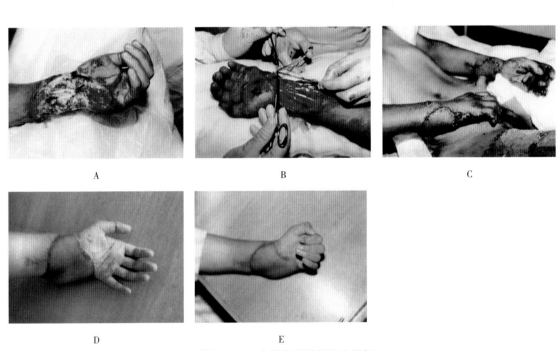

A   B   C

D   E

彩图 15-10　电烧伤致腕部深度损坏

A. 患者腕部电烧伤；B. 局部清创，去细胞异体肌腱移植；C. 髂腰部皮瓣覆盖创面；

D. 患者术后 10 个月，伸指；E. 患者术后 10 个月，屈指

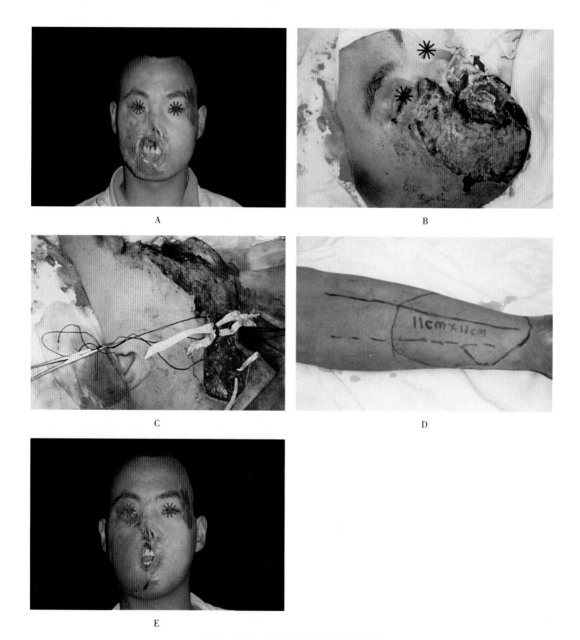

彩图 15-11　面颊部烧伤后重度缺损

A. 患者面颊部重度缺损正面观；B. 患者面颊部瘢痕切除后，衬里制作；C. 面动脉及伴行静脉颈外浅静脉游离；

D. 前臂游离皮瓣设计图；E. 患者皮瓣游离移植术后正面观

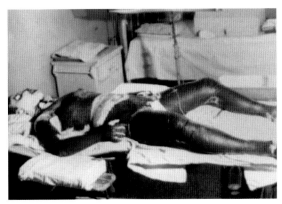

A

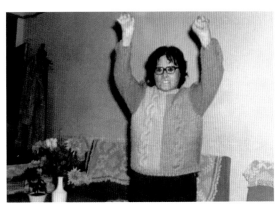

B

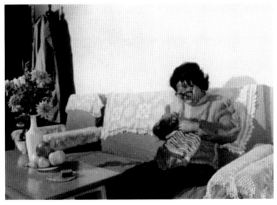

C

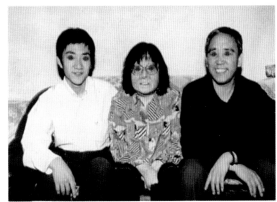

D

彩图 18-1　重度烧伤患者康复过程

A. 烧伤总面积 95%、Ⅲ度烧伤面积 90%，伤后 3d 的患者照片；B. 经过综合康复治疗，患者功能恢复令人满意；C. 患者愈后从事各项家务劳动，残指能钩出漂亮沙发巾；D. 患者伤后 25 年，中央电视台记者为患者拍摄的"全家福"

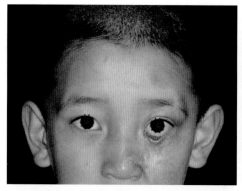

A

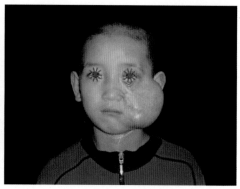

B

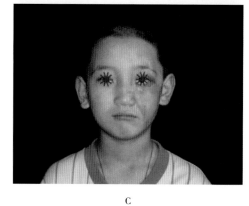

C

彩图 20-1　病例 1

A. 患者下眼睑外翻，术前正面观；B. 植入 80mL 肾形扩张器，患者正面观；C. 瘢痕松解，扩张皮瓣转移术后 3 周的患者正面观

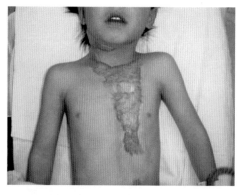

A

B

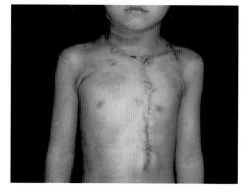

C

彩图 20-2　病例 2

A. 患者颈胸部瘢痕术前正面观；B. 置入 3 个扩张器的患者正面观（容量分别为 200mL、200mL、400mL）；C. 瘢痕切除，局部皮瓣转移术后 1 个月的患者正面观